Arzneiverordnungs-Report 2022

Erratum zu: Arzneiverordnungs-Report 2022

Wolf-Dieter Ludwig, Bernd Mühlbauer und Roland Seifert

Erratum zu:
W.-D. Ludwig, B. Mühlbauer,
R. Seifert (Hrsg.),
Arzneiverordnungs-Report 2022,
https://doi.org/10.1007/978-3-662-66303-5

Trotz sorgfältiger Erstellung unserer Bücher lassen sich Fehler nicht vermeiden, daher weisen wir auf Folgendes hin:

Erratum zu Kapitel 1: Ludwig, W.-D., Mühlbauer, B. (2022). Arzneiverordnungen 2021 im Überblick. In: Ludwig, W.-D., Mühlbauer, B., Seifert, R. (Hrsg.) *Arzneiverordnungs-Report 2022*. Springer, Berlin, Heidelberg. https://doi.org/10.1007/978-3-662-66303-5_1

Auf Seite 3 wurde 4-mal Mio. anstatt Mrd. geschrieben.

Es muss wie folgt heißen:

An der Spitze der 40 nettokostenstärksten Arzneimittelgruppen stehen auch 2021 – wie bereits seit 2018 – die Onkologika, deren Nettokosten erneut um 12,4 % auf 10,625 Mrd. € und deren Verordnungen um 4,1 % auf 8,42 Mio. gestiegen sind. Mit deutlichem Abstand folgen an den Positionen 2–4 die Immunsuppressiva (6,08 Mrd. €), Antithrombotika (3,05 Mrd. €) bzw. Antidiabetika (ebenfalls 3,05 Mrd. €).

Die Fehler wurden im Kapitel korrigiert.

Erratum zu Kapitel 9: Wille, H. (2022). Antithrombotische Therapie. In: Ludwig, W.-D., Mühlbauer, B., Seifert, R. (Hrsg.) *Arzneiverordnungs-Report 2022*. Springer, Berlin, Heidelberg. https://doi.org/10.1007/978-3-662-66303-5_9

Abb. 9.1. Die Symbol-Angaben für die Verordnungen waren vertauscht.

Die korrekte Abbildung finden Sie hier. Außerdem wurde die Abbildung im Werk korrigiert.

Die korrigierten Originalversionen der Kapitel sind verfügbar unter
https://doi.org/10.1007/978-3-662-66303-5_1
https://doi.org/10.1007/978-3-662-66303-5_9

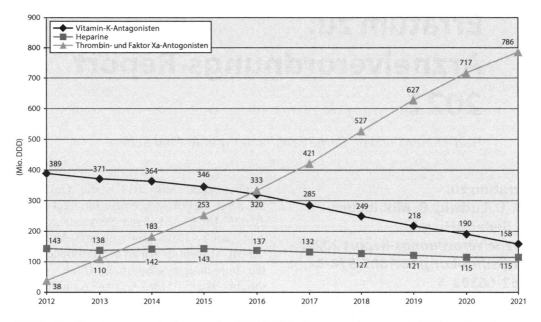

■ Abb. 9.1 Verordnungen von Antikoagulantien 2012 bis 2021. Gesamtverordnungen nach definierten Tagesdosen

Wolf-Dieter Ludwig · Bernd Mühlbauer · Roland Seifert
Hrsg.

Arzneiverordnungs-Report 2022

Aktuelle Daten, Kosten, Trends und Kommentare

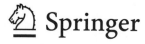 Springer

Hrsg.
Prof. Dr. med. Wolf-Dieter Ludwig
Arzneimittelkommission der deutschen
Ärzteschaft
Berlin, Deutschland

Prof. Dr. med. Roland Seifert
Medizinische Hochschule Hannover
Hannover, Deutschland

Prof. Dr. med. Bernd Mühlbauer
Klinikum Bremen-Mitte
Bremen, Deutschland

ISBN 978-3-662-66302-8
https://doi.org/10.1007/978-3-662-66303-5

ISBN 978-3-662-66303-5 (eBook)

Die Deutsche Nationalbibliothek verzeichnet diese Publikation in der Deutschen Nationalbibliografie; detaillierte bibliografische Daten sind im Internet über http://dnb.d-nb.de abrufbar.

Planung: Dr. Fritz Kraemer
Fotonachweis Umschlag: © nikesidoroff/fotolia.com

Springer ist ein Imprint der eingetragenen Gesellschaft Springer-Verlag GmbH, DE und ist ein Teil von Springer Nature.
Die Anschrift der Gesellschaft ist: Heidelberger Platz 3, 14197 Berlin, Germany

Vorwort der Herausgeber

Erklärtes Ziel des 1985 von Ulrich Schwabe und Dieter Paffrath erstmalig herausgegebenen Arzneiverordnungs-Reports war und ist es, eine unabhängige Informationsmöglichkeit über die verschiedenen Segmente des Arzneimittelmarktes sowie die Arzneimittelverordnungen in Deutschland zu schaffen und dadurch einen wichtigen Beitrag zu einer zweckmäßigen, sicheren und wirtschaftlichen Arzneimitteltherapie zu leisten. Die aktuellen Herausgeber des Arzneiverordnungs-Reports 2022, Prof. Dr. Wolf-Dieter Ludwig (Internist und Vorsitzender der Arzneimittelkommission der deutschen Ärzteschaft) sowie die beiden Pharmakologen, Prof. Dr. Bernd Mühlbauer (Klinikum Bremen-Mitte und Universität Bremen) und Prof. Dr. Roland Seifert (Medizinische Hochschule Hannover) halten an dieser bewährten Tradition fest, zusammen mit zahlreichen Autorinnen und Autoren aus unterschiedlichen Bereichen der Medizin, der Pharmakoökonomie und der gesetzlichen Krankenversicherung (GKV). Auch im Jahr 2022 soll dieses Buch anhand einer kritischen Analyse der Verordnungen und Umsätze von Arzneimitteln wegweisende Hilfestellung geben bei der Verordnung einer rationalen und kostengünstigen Arzneitherapie.

Die Herausgeber verfügen über langjährige pharmakotherapeutische Erfahrungen, insbesondere aufgrund von Lehr- und Sachbuchveröffentlichungen (z. B. Basiswissen der Pharmakologie; Medikamente leicht erklärt) und mehrjähriger Herausgabe unabhängiger Informationsblätter zu Arzneimitteln (DER ARZNEIMITTELBRIEF, Arzneiverordnung in der Praxis).

Die Analysen im Arzneiverordnungs-Report 2022 basieren auf den Verordnungsdaten des GKV-Arzneimittelindex für ambulante Patienten, der in der Trägerschaft des AOK Bundesverbandes vom Wissenschaftlichen Institut der AOK (WIdO) erstellt wurde. Ein Beirat, in dem alle relevanten Institutionen im Gesundheitswesen vertreten sind, begleitet den GKV-Arzneimittelindex. In bewährter Weise wurden die Daten zu Verordnungen, Umsätzen, Nettokosten und definierten Tagesdosen (DDD) von Arzneimitteln in den Tabellen und Abbildungen vom WIdO zusammengestellt nach den Vorgaben der Herausgeber sowie Autorinnen und Autoren in Bezug auf Arzneimittelklassifikation und Patentstatus. Ein bis 2019 im Arzneiverordnungs-Report enthaltenes Kapitel (Der GKV-Arzneimittelmarkt: Trends und Marktsegmente) erscheint seit 2020 als Teil einer eigenen Online-Publikation des WIdO (Der GKV-Arzneimittelmarkt: Klassifikation, Methodik und Ergebnisse: ▶ https://www.wido.de/fileadmin/Dateien/Dokumente/Forschung_Projekte/Arzneimittel/wido_arz_gkv-arzneimittelmarkt_klassifikation_methodik_ergebnisse_2022.pdf).

Unser herzlicher Dank gilt allen Autorinnen und Autoren sowie Beraterinnen und Beratern aus Pharmakologie, ärztlicher Praxis, Klinik, Gesundheitsökonomie und Krankenversicherung. Darüber hinaus danken wir allen Mitarbeiterinnen und Mitarbeitern des WIdO, insbesondere Frau Dr. M. Schröder, Herrn H. Schröder und Herrn Dr. C. Telschow, die an der Datenlieferung für den Arzneiverordnungs-Report 2022 beteiligt waren und wichtige Anregungen für das Gesamtwerk geliefert haben. Abschließend gilt unser

Dank dem Springer-Verlag, insbesondere Frau A. Herzer, Frau H. Wilbertz und Herrn Dr. F. Kraemer, ebenso Frau Dipl. Ing. K. Berger von le-tex publishing services GmbH in Leipzig, für die engagierte und professionelle Begleitung der Herausgeber im Rahmen der Erstellung des Arzneiverordnungs-Reports 2022.

Wolf-Dieter Ludwig
Bernd Mühlbauer
Roland Seifert
Berlin, Bremen, Hannover
4. Januar 2023

Inhaltsverzeichnis

VIII Erkrankungen des Nervensystems und der Augen

IX Erkrankungen der Lungen und der Luftwege

X Urologische Erkrankungen

Verzeichnis der Herausgeber, Autoren und Berater der Herausgeber

Herausgeber

Prof. Dr. med. Wolf-Dieter Ludwig Arzneimittelkommission der deutschen Ärzteschaft (AkdÄ), Herbert-Lewin-Platz 1, 10623 Berlin
wolf-dieter.ludwig@baek.de

Prof. Dr. med. Bernd Mühlbauer Klinikum Bremen-Mitte, St.-Jürgen-Straße 1, 28205 Bremen
muehlbauer@pharmakologie-bremen.de

Prof. Dr. med. Roland Seifert Institut für Pharmakologie, Medizinische Hochschule Hannover, Carl-Neuberg-Straße 1, 30625 Hannover
seifert.roland@mh-hannover.de

Autoren

Prof. Dr. med. Stefan Bleich Klinik für Psychiatrie, Sozialpsychiatrie und Psychotherapie, Medizinische Hochschule Hannover, Carl-Neuberg-Straße 1, 30625 Hannover
bleich.stefan@mh-hannover.de

Prof. Dr. med. Rainer H. Böger Institut für Klinische Pharmakologie und Toxikologie, Universitätsklinikum Eppendorf, Martinistraße 52, 20246 Hamburg
boeger@uke.de

Dr. med. Christian Brandt Epilepsie-Zentrum Bethel, Krankenhaus Mara gGmbH, v. Bodelschwinghsche Stiftungen Bethel, Universitätsklinikum OWL der Universität Bielefeld, Maraweg 21, 33617 Bielefeld
christian.brandt@mara.de

Prof. Dr. med. Reinhard Busse Fakultät Wirtschaft und Management, Technische Universität Berlin, Straße des 17. Juni 135 (H80), 10623 Berlin
mig@tu-berlin.de

Prof. Dr. Dr. Monika Daubländer Institut für medizinische und pharmazeutische Prüfungsfragen, Rheinstraße 4F, 55116 Mainz
mdaublaender@impp.de

Prof. Dr. med. Thomas Eschenhagen   Institut für Experimentelle Pharmakologie und Toxikologie, Universitätsklinikum Hamburg-Eppendorf, Martinistraße 52, 20246 Hamburg
t.eschenhagen@uke.de

Prof. Dr. med. Marc Freichel   Pharmakologisches Institut der Universität Heidelberg, Im Neuenheimer Feld 366, 69120 Heidelberg
marc.freichel@pharma.uni-heidelberg.de

Prof. Dr. med. Arnold Ganser   Klinik für Hämatologie, Hämostaseologie, Onkologie und Stammzelltransplantation, Medizinische Hochschule Hannover, Carl-Neuberg-Str. 1, 30625 Hannover
ganser.arnold@mh-hannover.de

Prof. Dr. med. Dr. h.c. Franz Grehn   Universitäts-Augenklinik Würzburg, Josef-Schneider-Straße 11, 97080 Würzburg
grehn_f@ukw.de

Dr. rer. nat. Judith Günther   Kurt-Tucholsky-Straße 38, 79100 Freiburg
judith.guenther@t-online.de

Prof. Dr. med. Klaus Hager   Institut für Allgemeinmedizin und Palliativmedizin, Medizinische Hochschule Hannover, Carl-Neuberg-Str. 1, 30625 Hannover
hager.klaus@mh-hannover.de

Prof. Dr. med. Lutz Hein   Institut für Experimentelle und Klinische Pharmakologie und Toxikologie, Albert-Ludwig-Universität, Albertstraße 25, 79104 Freiburg
lutz.hein@pharmakol.uni-freiburg.de

Prof. Dr. rer.nat. Klaus Höcherl   Institut für medizinische und pharmazeutische Prüfungsfragen, Rheinstraße 4F, 55116 Mainz
khoecherl@impp.de

Prof. Dr. med. Günter Höglinger   Klinik für Neurologie, Medizinische Hochschule Hannover, Carl-Neuberg-Straße 1, 30625 Hannover
hoeglinger.guenter@mh-hannover.de

Prof. Dr. med. Samuel Huber   Zentrum für Innere Medizin I. Medizinische Klinik und Poliklinik, Universitätsklinikum Hamburg-Eppendorf, Martinistraße 52, 20251 Hamburg
shuber@uke.de

Prof. Dr. med. Dr. med. dent. Dr. h.c. Hans Christian Kasperk   ENDONET AG am Unispital Basel, Aeschenvorstadt 57, 4051 Basel, Schweiz
christian.kasperk@unibas.ch

Prof. Dr. med. Winfried V. Kern   Innere Medizin II/Infektiologie, Universitätsklinikum Freiburg, Hugstetter Straße 55, 79106 Freiburg
winfried.kern@uniklinik-freiburg.de

Dr. med. Andreas Klinge   Diabetes Schwerpunktpraxis Eidelstedt, Lohkampstraße 11,
22523 Hamburg
klinge@diabetes-eidelstedt.de

Prof. Dr. med. Katja Kollewe   Neurologische Klinik mit klinischer Neurophysiologie,
Medizinische Hochschule Hannover, Carl-Neuberg-Straße 1, 30625 Hannover
kollewe.katja@mh-hannover.de

Dr. med. Agnes Krause   Institut für Allgemeinmedizin und Palliativmedizin,
Medizinische Hochschule Hannover, Carl-Neuberg-Str. 1, 30625 Hannover
krause.agnes@mh-hannover.de

PD Dr. med. Jörn Kuchenbecker   SmileEyes Augenarztpraxis Tegel, Berliner Str. 25,
13507 Berlin
j.kuchenbecker@web.de

Prof. Dr. med. Ansgar W. Lohse   Zentrum für Innere Medizin I. Medizinische Klinik
und Poliklinik (Gastroenterologie mit Sektionen Infektiologie und Tropenmedizin),
Universitätsklinikum Hamburg-Eppendorf, Martinistraße 52, 20246 Hamburg
alohse@uke.de

Prof. Dr. med. Martin J. Lohse   Institut für Pharmakologie, Universität Würzburg,
Versbacher Straße 9, 97078 Würzburg
lohse@toxi.uni-wuerzburg.de

Dr. med. Horst Luckhaupt   Füssmannstraße 6, 44265 Dortmund
dr.h.luckhaupt@web.de

Prof. Dr. med. Wolf-Dieter Ludwig   Arzneimittelkommission der deutschen Ärzteschaft
(AkdÄ), Herbert-Lewin-Platz 1, 10623 Berlin
wolf-dieter.ludwig@baek.de

Prof. Dr. med. Georg Maschmeyer   Arzneimittelkommission der deutschen Ärzteschaft
(AkdÄ), Herbert-Lewin-Platz 1, 10623 Berlin
gm-k@gmx.de

PD Dr. med. Jan Matthes   Zentrum für Pharmakologie, Universität Köln, Gleueler
Straße 24, 50931 Köln
jan.matthes@uni-koeln.de

Prof. Dr. med. Hans Merk   Klinik für Dermatologie und Allergologie, RWTH Aachen,
Pauwelsstraße 30, 52074 Aachen
Hans.Merk@post.rwth-aachen.de

Prof. Dr. med. Bernd Mühlbauer   Institut für Pharmakologie, Klinikum Bremen-Mitte,
Sankt-Jürgen-Strasse 1, 28177 Bremen
muehlbauer@pharmakologie-bremen.de

Prof. Dr. med. Hartmut Oßwald   Händelstraße 10, 79312 Emmendingen
hartmut.osswald@uni-tuebingen.de

Dr. PH Dimitra Panteli   Fachgebiet Management im Gesundheitswesen, Technische
Universität Berlin, Straße des 17. Juni 135 (H80), 10623 Berlin
dimitra.panteli@tu-berlin.de

Prof. Dr. med. Friedemann Paul   Max Delbrück Centrum für Molekulare Medizin und
Charité – Universitätsmedizin Berlin, Experimental and Clinical Research Center,
Lindenberger Weg 80, 13125 Berlin
friedemann.paul@charite.de

Prof. Dr. med. Susanne Petri   Klinik für Neurologie, Medizinische Hochschule
Hannover, Carl-Neuberg-Straße 1, 30625 Hannover
petri.susanne@mh-hannover.de

Prof. Dr. med. Tom Schaberg   Birkenweg 15, 27356 Rotenburg
tom-schaberg@t-online.de

Dr. med. Bastian Schirmer   Institut für Pharmakologie, Medizinische Hochschule
Hannover, Carl-Neuberg-Straße 1, 30625 Hannover
schirmer.bastian@mh-hannover.de

Dr. med. Jochen Schuler   Peregrinstrasse 14, 5020 Salzburg, Österreich
schuler@gesundheit5020.at

Dr. med. Johanna Seifert   Klinik für Psychiatrie, Sozialpsychiatrie und Psychotherapie,
Medizinische Hochschule Hannover, Carl-Neuberg-Straße 1, 30625 Hannover
seifert.johanna@mh-hannover.de

Prof. Dr. med. Roland Seifert   Institut für Pharmakologie, Medizinische Hochschule
Hannover, Carl-Neuberg-Straße 1, 30625 Hannover
Seifert.Roland@mh-hannover.de

Prof. Dr. med. Dr. h.c. Thomas Strowitzki   Gynäkologische Endokrinologie und
Fertilitätsstörungen, Universitäts-Frauenklinik, Im Neuenheimer Feld 440, 69120
Heidelberg
Thomas.Strowitzki@med.uni-heidelberg.de

Dr. rer. soc. oec. Sabine Vogler   Gesundheit Österreich GmbH, Stubenring 6, 1010
Wien, Österreich
sabine.vogler@goeg.at

Prof. Dr. iur. et Dr. med. Kerstin Noëlle Vokinger   Rechtswissenschaftliche Fakultät,
Universität Zürich, Rämistrasse 74/37, 8001 Zürich, Schweiz
kerstin.noelle.vokinger@rwi.uzh.ch

Prof. Dr. med. Joachim Weil Medizinische Klinik II, Sana Kliniken Lübeck,
Kronsforder Allee 71-73, 23560 Lübeck
joachim.weil@sana.de

Dr. med. Hans Wille Hackfeldstraße 17, 28213 Bremen
h.wille@pharmakologie-bremen.de

Prof. Dr. med. Leszek Wojnowski Institut für Pharmakologie, Universitätsmedizin
Mainz, Langenbeckstaße 1, 55131 Mainz
wojnowski@uni-mainz.de

Dr. rer. nat. Anette Zawinell Wissenschaftliches Institut der AOK, Rosenthaler
Straße 31, 10178 Berlin
anette.zawinell@wido.bv.aok.de

Mag. (FH) Nina Zimmermann, MA Gesundheit Österreich GmbH, Stubenring 6, 1010
Wien, Österreich
nina.zimmermann@goeg.at

Berater der Herausgeber

Dr. P.H. Stanislava Dicheva-Radev Arzneimittelkommission der deutschen Ärzteschaft
(AkdÄ), Herbert-Lewin-Platz 1, 10623 Berlin

PD Dr. med. Thomas Held Klinik für Hämatologie und Zelltherapie, Helios Klinikum
Berlin-Buch, Schwanebecker Chaussee 50, 13125 Berlin
thomas.held@helios-gesundheit.de

Allgemeine Verordnungs- und Marktentwicklung

Inhaltsverzeichnis

Arzneiverordnungen 2021 im Überblick

Wolf-Dieter Ludwig und Bernd Mühlbauer

Auf einen Blick

Ausgabenprofil Die Arzneimittelnettoausgaben der Gesetzlichen Krankenversicherung (GKV) sind 2021 auf 50,3 Mrd. € gestiegen. Die Zunahme gegenüber 2020 übersteigt mit fast 9 % klar die Vorjahreszunahme. Bei GKV-Gesamtausgaben von ca. 263 Mrd. € stieg der Arzneimittelanteil auf fast 18 % der Leistungsausgaben der GKV. Wie seit Jahren stellen nach den Kosten für Krankenhausbehandlung (85,9 Mrd. €) die Arzneimittelausgaben den zweitgrößten Posten der GKV-Ausgaben dar, gefolgt von der vertragsärztlichen Versorgung und den Ausgaben für zahnärztliche Behandlung.

An der Spitze der 40 nettokostenstärksten Arzneimittelgruppen stehen auch 2021 – wie bereits seit 2018 – die Onkologika, deren Nettokosten erneut um 12,4 % auf 10.625 Mio. € und deren Verordnungen um 4,1 % auf 8,42 Mio. gestiegen sind. Mit deutlichem Abstand folgen an den Positionen 2–4 die Immunsuppressiva (6,08 Mio. €), Antithrombotika (3,05 Mio. €) bzw. Antidiabetika (ebenfalls 3,05 Mio. €). Gegensätzlich verhielten sich die Umsatz- und Verordnungsvolumina von Generika und Orphan-Arzneimitteln. Während Orphan-Arzneimittel in 2021 trotz des relativ geringen Verordnungsvolumens (31,7 Mio. DDD) ein Umsatzvolumen von 7,1 Mrd. € erreichten (Steigerung um 20 %), verringerte sich der Kostenanteil der Generika trotz eines hohen Verordnungsanteils am gesamten Arzneimittelmarkt (77,8 %) und betrug in 2021 nur noch 26,6 % des Gesamtumsatzes.

Im Jahr 2021 sind die Arzneimittelnettoausgaben der Gesetzlichen Krankenversicherung (GKV) auf 50,3 Mrd. € gestiegen. Dies bedeutet mit fast 9 % eine größere Steigerung der Ausgaben gegenüber der Ausgabensteigerung im Jahr 2020 um 5,1 %. Angesichts der GKV-Gesamtausgaben von ca. 263 Mrd. € im Jahr 2021 stieg der Arzneimittelanteil auf fast 18 % der Leistungsausgaben der GKV (Bundesministerium für Gesundheit 2021d, 2022). Schon seit Jahren verursachen die Kosten für Krankenhausbehandlung den größten Teil der GKV-Ausgaben. Dies bestätigt sich auch 2021: Sie betrugen 85,9 Mrd. €. Der zweitteuerste Posten sind die Arzneimittelausgaben, danach folgen mit 44,8 Mrd. € die Ausgaben für die vertragsärztliche Versorgung und mit 12,4 Mrd. € die Kosten der zahnärztlichen Behandlung (Bundesministerium für Gesundheit 2022).

An der Spitze der umsatzstärksten Arzneimittelgruppen stehen mit deutlichem Abstand die Onkologika, deren Nettokosten 2021 erneut um 12,4 % auf 10,6 Mrd. € gestiegen sind (◻ Tab. 1.2). Die Arzneimittelnettoausgaben für patentgeschützte Arzneimittel sind 2021 auf 26,4 Mrd. € gestiegen und inzwischen einen Umsatzanteil am Gesamtmarkt von deutlich über 50 % erreichen (◻ Tab. 1.1).

W.-D. Ludwig, B. Mühlbauer, R. Seifert (Hrsg.), *Arzneiverordnungs-Report 2022*,
https://doi.org/10.1007/978-3-662-66303-5_1

Trotz des mit 31,7 Mio. DDD relativ geringen Verordnungsvolumens haben Orphan-Arzneimittel 2021 ein Umsatzvolumen von 7,1 Mrd. € erzielt, was einer Steigerung um 20 % entspricht (◻ Abb. 1.5) Umgekehrt verhält es sich bei den Generika (ohne patentfreie generikafähige Erstanbieterpräparate): Obwohl sie mit 77,8 % ihren sehr hohen DDD-Verordnungsanteil am gesamten Arzneimittelmarkt beibehielten, fiel ihr Kostenanteil wie in den Vorjahren weiter ab und betrug 2021 nur noch 26,6 % des Gesamtumsatzes (◻ Abb. 1.4).

1.1 Segmente des Arzneimittelmarktes

Die Marktsegmente des GKV-Arzneimittelmarktes gliedern sich in die beiden Hauptbereiche Patentarzneimittel und Nicht-Patentarzneimittel. Auch im Jahr 2021 stehen die Patentarzneimittel mit einem Umsatz von 27,5 Mrd. € (über 49 %) an der Spitze, während die patentfreien mit 22,7 Mrd. € auf knapp 41 % Marktanteil abfielen (◻ Tab. 1.1). Wesentlich stärker unterscheiden sich die beiden Marktbereiche nach Verordnungen bzw. verordneten definierten Tagesdosen (DDD). Hier überwiegen bei weitem die patentfreien Arzneimittel, während die Patentarzneimittel einen Anteil von gerade einmal 6,5 % am DDD-Gesamtvolumen haben (◻ Abb. 1.2). Dementsprechend liegen die durchschnittlichen DDD-Kosten fast 17-fach höher für die unter Patentschutz stehenden Arzneimittel im Vergleich zu den patentfreien Arzneimitteln (◻ Tab. 1.1).

Eine weitere wichtige Differenzierung des Arzneimittelmarktes ist die Klassifikation in Nicht-Biologika und Biologika, die sich vor allem im Herstellungsverfahren unterscheiden. Nicht-Biologika oder chemisch definierte Arzneimittel sind kleinmolekulare Wirkstoffe, die überwiegend chemisch synthetisiert werden und biologisch relativ stabil sind. Eine spezielle Untergruppe sind komplexe Nicht-Biologika („Non-Biological-Complex-Drugs", NBCD) die aus mehreren Elementen bestehen und aufgrund ihrer komplexen Struktur nicht vollständig physikochemisch charakterisierbar sind (liposomale Arzneimittel, Eisen-Zucker-Komplexe, Glatiramoide) (Übersicht bei Schellekens et al. 2014). Biologika sind hochmolekulare Wirkstoffe, die von einem biologischen Organismus hergestellt werden und vorwiegend aus Polypeptiden (Antikörper, Zytokine, Hormone) bestehen. Biologika werden als Impfstoffe schon seit mehr als 200 Jahren angewendet (Übersicht bei Freissmuth 2016).

Die unterschiedlichen Moleküleigenschaften und Herstellungsverfahren der beiden Arzneimittelgruppen bestimmen auch wesentlich den Status nach Ablauf des Patentschutzes. Patentfreie chemisch definierte Arzneimittel werden als Generika oder generikafähige Erstanbieterpräparate bezeichnet und weisen eine identische molekulare Struktur wie der ursprünglich patentgeschützte Wirkstoff auf. Patentfreie biologische Arzneimittel sind in der Regel Biosimilars, die in Bezug auf Struktur, Funktion, Qualität sowie klinische Wirksamkeit und Sicherheit einem zugelassenen biologischen Originalprodukt sehr ähnlich, aber nicht identisch sind (Ausnahme: „Bioidenticals") (Declerck et al. 2016; Arzneimittelkommission der deutschen Ärzteschaft 2021; siehe auch Arzneiverordnungs-Report 2021, Kap. 5). Ein Überblick über die Maßnahmen zur Förderung des Einsatzes von Biosimilars in europäischen Ländern findet sich in Kap. 4 des Arzneiverordnungs-Reports 2022 (Überblick über Maßnahmen zur Förderung des Einsatzes von Biosimilars in europäischen Ländern).

Bei generikafähigen und biosimilarfähigen Erstanbieterpräparaten handelt es sich um ehemals patentgeschützte Arzneimittel, die trotz Verfügbarkeit von generischen Alternativen oder Biosimilars weiterhin in Form der teuren Originalpräparate verordnet werden. Änderungen gegenüber den im Vorjahr publizierten Zahlen ergeben sich zum größten Teil daraus,

◘ **Tab. 1.1** Marktsegmente des GKV-Arzneimittelmarktes 2021. Angegeben sind Umsatz (Fertigarzneimittel plus Rezepturarzneimittel), Nettokosten (Umsatz abzüglich gesetzliche Hersteller- und Apothekenabschläge ohne vertragliche Rabatte nach § 130a Abs. 8 SGB V), definierte Tagesdosen (DDD), die jeweiligen Veränderungsraten gegenüber 2020 (in %) und DDD-Kosten

Marktsegmente	Umsatz	Änderung	Netto-kosten	Änderung	DDD	Änderung	DDD-Kosten
	Mrd. €	%	Mrd. €	%	Mrd.	%	€
Arzneimittel (Fertigarzneimittel und Rezepturen)							
Patentarzneimittel	27,549	14,0	26,392	14,4	3,021	4,7	8,74
Nicht-Biologika	14,864	13,1	14,299	13,4	2,387	5,7	5,99
Biologika	12,685	15,1	12,093	15,6	0,635	1,3	19,06
Nicht Patentarzneimittel	22,705	2,1	21,135	2,4	40,947	1,5	0,52
Generika	14,196	2,1	13,107	2,3	37,792	1,8	0,35
Generikafähige Erstanbieterpräparate	4,325	−0,6	4,013	−0,3	2,574	−4,3	1,56
Biosimilars	2,537	21,9	2,454	22,8	0,151	17,3	16,23
Biosimilarfähige Erstanbieterpräparate*	1,809	−12,8	1,713	−12,5	0,514	10,6	3,33
Unklassifizierte Arzneimittel**	3,046	−7,6	2,729	62,6	2,322	21,2	1,18
Rezepturen und Fertigarzneimittel	53,300	8,4	50,256	8,8	46,290	1,8	1,09
Nicht-Fertigarzneimittel*							
Rezepturen****	5,902						
In-vitro-Diagnostika	0,489						
Sonstige Apothekenprodukte	1,625						
Nicht-Fertigarzneimittel ohne Rezepturen	**2,114**						
Gesamtmarkt	**55,414**						

* Einschließlich weiterer Biologika, die weder Referenzarzneimittel noch Biosimilar sind.
** Arzneimittel ohne Informationen zu Patent- bzw. Schutzfristen, die weder dem geschützten noch dem generikafähigen Markt zugeordnet werden können. Dazu gehören beispielsweise Mineralstoffe und homöopathische Arzneimittel.
*** Neben den Rezepturen und In-vitro-Diagnostika sind unter anderem Pflaster und Verbandsstoffe oder Hilfsmittel enthalten
**** Individuell hergestellte parenterale Lösungen, Zytostatikazubereitungen, Auseinzelungen und aus Fertigarzneimitteln entnommene, patientenindividuelle Teilmengen, die in allen Arzneimittelgruppen (Rezepturen und Fertigarzneimittel) enthalten sind.

dass bisher unklassifizierte Arzneimittel den einzelnen Marktsegmenten zugeordnet wurden.

Im Patentmarkt haben die Biologika mit 12,7 Mrd. € inzwischen 46 % des Gesamtumsatzes erreicht. Im Nicht-Patentmarkt dominieren dagegen die chemisch definierten Nicht-Biologika mit 18,5 Mrd. €, die überwiegend in Form von Generika (14,2 Mrd. €) und zu einem geringeren Anteil als generikafähige Erst-

1

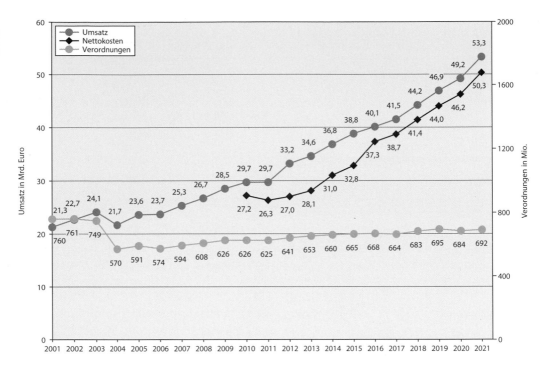

◻ Abb. 1.1 Verordnungen und Umsatz 2001 bis 2021 im GKV-Arzneimittelmarkt (seit 2012 Fertigarzneimittel und Rezepturarzneimittel)

anbieterpräparate (4,3 Mrd. €) verordnet wurden. Bei den patentfreien Biologika war 2021 eine stärkere Verordnungszunahme (DDD) bei den preisgünstigeren Biosimilars (+17,3 %) zu beobachten als bei den biosimilarfähigen Erstanbieterpräparaten (+10,6 %), sodass der Umsatz der letzteren gegenüber dem Vorjahr auf ca. 40 % zurückgegangen ist (◻ Tab. 1.1). Wiederum in allen Arzneimittelgruppen sind wie im vergangenen Jahr Rezepturarzneimittel enthalten, auf die ein Umsatzvolumen von 5,9 Mrd. € und damit knapp 10,6 % des gesamten GKV-Arzneimittelmarktes entfällt. Erst seit Einführung der gesetzlichen Auskunftspflicht für die Herstellung von Rezepturarzneimitteln 2010 ist es möglich, auch den Bereich der Rezepturarzneimittel zu analysieren. Dies betrifft in erster Linie die Onkologika (▶ Kap. 5).

Die pharmakologisch-therapeutischen Analysen werden im AVR auf Basis der Arzneimittelnettokosten (Bruttoumsatz minus

gesetzliche Hersteller- und Apothekenabschläge) durchgeführt. Im Jahre 2021 betrugen sie 50,3 Mrd. € (◻ Tab. 1.1). Die von den Krankenkassen ausgehandelten Herstellerrabatte von über 5 Mrd. € sind im Einzelnen nicht öffentlich zugänglich und erscheinen nur als Gesamtsumme in der Statistik KJ1 des Bundesministeriums für Gesundheit. Die Arzneimittelnettokosten sind nicht direkt mit den GKV-Arzneimittelausgaben nach Gesundheitsberichterstattung vergleichbar, weil weitere Ausgaben berücksichtigt werden, die in den Statistiken des Bundesministeriums für Gesundheit nicht enthalten sind (WIdO 2021).

Im GKV-Arzneimittelmarkt hat sich der Umsatz seit 2005 von 23,6 auf 50,3 Mrd. € im Jahre 2021 mehr als verdoppelt. Dass seit 2012 zusätzlich zu den Fertigarzneimitteln auch die Umsätze der Rezepturarzneimittel einbezogen werden, verändert diese Feststellung nicht wesentlich (◻ Abb. 1.1). Seit 2003 gab es mehrere gesetzliche Versuche, den überproportionalen Anstieg der Arzneimittelausgaben zu begrenzen (GKV-Modernisierungsgesetz, GMG 2003; Gesetz zur Verbesserung der Wirtschaftlichkeit in der Arzneimittelversorgung, AVWG 2006; GKV-Änderungsgesetz, GKV-ÄG 2010). Diese gesetzlichen Maßnahmen bewirkten jedoch nur marginale Reduktionen der Arzneimittelkosten; die grundsätzlichen Kostenprobleme bekamen sie nie längerfristig in den Griff. Mit dem GKV-Änderungsgesetz 2010 wurde durch die temporäre Erhöhung des gesetzlichen Herstellerabschlages für verschreibungspflichtige Nichtfestbetragsarzneimittel von 6 auf 16 % nur eine relativ kurzfristige Stabilisierung der Arzneimittelnettokosten erreicht, die bereits 2012 durch einen relevanten Anstieg kompensiert war (◉ Abb. 1.1). Zugleich war dieses Gesetz eine flankierende Maßnahme zur Vorbereitung des 2011 inkraftgetretenen Gesetzes zur Neuordnung des Arzneimittelmarktes (AMNOG, Inkrafttreten 2011), das zu jährlichen Einsparungen von 2,0 Mrd. € führen sollte. Der Verlauf der GKV-Arzneimittelkosten zeigt allerdings, dass dieses Ziel keineswegs erreicht wurde. Trotz deutlich höherer Einsparungen als geplant trat das Gegenteil ein, nämlich ein Anstieg der Arzneimittelnettokosten bis 2021 auf mehr als das Doppelte (◉ Abb. 1.1).

Der ungebremste Kostenanstieg hat mehrere Ursachen. Hauptursache ist seit vielen Jahren das überproportionale Umsatzwachstum der Patentarzneimittel (siehe ▶ Abschn. 1.4)

Die ursprüngliche Intention des Gesetzgebers bei Formulierung des AMNOG zielte nicht nur darauf ab, den Zusatznutzen neuer patentgeschützter Arzneimittel zu bewerten; es sollte vielmehr auch der Nutzen versorgungsrelevanter Patentarzneimittel des Bestandsmarkts auf den Prüfstand kommen. Obwohl auch Jahre nach Inkrafttreten des AMNOG die jährlich angestrebten Einsparungen durch Erstattungsbeträge nicht erreicht worden waren, wurde die Nutzenbewertung des Bestandsmarkts nach nur sechs abgeschlossenen Verfahren in einer einzigen Indikationsgruppe (DPP-4-Inhibitoren bei Typ 2-Diabetes mellitus) bereits 2014 mit dem 14. SGB V-Ände

rungsgesetz durch Streichung des § 35a Absatz 6 SGB V wieder aufgehoben.

Der enorme Kostenanstieg ist umso bemerkenswerter, da sich die Zahl der ärztlichen Verordnungen patentgeschützter Arzneimittel nie wieder von dem starken Rückgang um 15 % im Jahr 2004 aufgrund des GKV-Modernisierungsgesetzes erholt hat, sondern seitdem fast stetig abgenommen hat. Seit 2012 beträgt die Gesamtzahl von Verordnungen patentgeschützter Arzneimittel mit etwa 45 Mio. weniger als die Hälfte im Vergleich zu 2001 (◉ Abb. 1.3). Ebenfalls bemerkenswert ist, dass die Gesamtzahl aller ärztlichen Verordnungen in demselben Zeitraum nur unwesentlich angestiegen ist: Mit 692 Mio. € liegt sie lediglich 15 % höher als im Jahr 2005 (◉ Abb. 1.1). Die Zahl der GKV-Versicherten ist in diesem Zeitraum jedoch keineswegs zurückgegangen; sie hat im Gegenteil um etwa 4 % zugenommen.

Ganz anders als die Umsatzvolumen hat sich das DDD-Volumen in den einzelnen Gruppen des GKV-Arzneimittelmarktes entwickelt. Hier stehen bei den Nicht-Patentarzneimitteln die Generika (einschließlich generikafähige Erstanbieterpräparate) mit 40,4 Mrd. DDD weit an der Spitze und haben damit einen Verordnungsanteil von 87 % (◉ Tab. 1.1). Den Rest teilen sich Patentarzneimittel, Biosimilars bzw. biosimilarfähige Erstanbieterpräparate und unklassifizierte Arzneimittel mit erheblich kleineren DDD-Volumina. Schon seit über 2 Jahrzehnten dominieren bei den Verordnungen die Generika (◉ Abb. 1.2). Seit 2005 ist das Verordnungsvolumen der Generika auf das 2,5-fache angestiegen und liegt jetzt knapp 14-fach höher als das Verordnungsvolumen der patentgeschützten Arzneimittel, das in diesem Zeitraum um über 60 % abnahm. Aus der gegenläufigen Entwicklung der Verordnungsvolumina resultiert 2021 erneut ein enormer Unterschied der mittleren DDD-Nettokosten der patentgeschützten Arzneimittel mit 8,74 € im Vergleich zu den DDD-Kosten der Generika, die unverändert gegenüber dem Vorjahr 0,35 € betragen (◉ Tab. 1.1). Auch die generikafähigen Erstanbieterpräparate sind mit

1

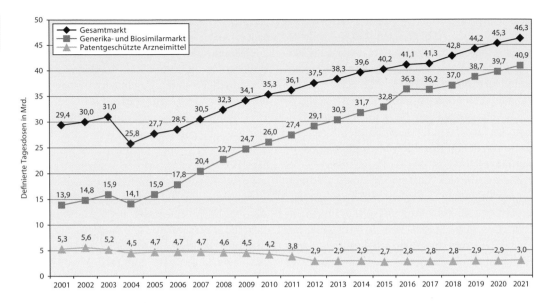

◨ **Abb. 1.2** Verordnungsvolumen nach definierten Tagesdosen für Gesamtmarkt, den Generikamarkt und patentgeschützte Arzneimittel von 2001 bis 2021

durchschnittlichen DDD-Kosten von 1,56 € vierfach teurer als Generika (◨ Tab. 1.1)

Der Vergleich der Tagestherapiekosten offenbart das wesentliche Problem der Kostenentwicklung der Arzneimittel. Bei den patentgeschützten Arzneimitteln (Nicht-Biologika) liegen sie inzwischen 17-mal so hoch wie bei den Nicht-Patentarzneimitteln. Das DDD-Volumen der patentgeschützten Arzneimittel nahm 2021 im Gegensatz zum Vorjahr wieder deutlich zu (+4,7 %). Insgesamt hat es, gemessen an der Verordnungshäufigkeit, im Verhältnis zu den Generika nur einen geringen Anteil an der Arzneimittelversorgung (◨ Tab. 1.1).

Im Generikamarkt scheint der Wettbewerb zumindest teilweise zu funktionieren, während im Patentmarkt die sinkenden Marktanteile vorwiegend durch Preiserhöhungen kompensiert wurden. Seit dem Inkrafttreten des Preismoratoriums von 2010, das zuletzt im Mai 2017 durch das GKV-Arzneimittelversorgungsstärkungsgesetz (AMVSG) bis zum 31. Dezember 2022 verlängert wurde, sind Umsatzsteigerungen durch höhere Preise al-

lein bei neu eingeführten Produkten möglich. Die pharmazeutischen Unternehmer haben auch 2021 diese Strategie mit bisher nie dagewesener Entschiedenheit verfolgt. Mit einer Steigerung des Umsatzes um 3,3 Mrd. € (12 %) im Vergleich zum Vorjahr ist somit bei fast identischem Verordnungsvolumen wie 2019 und 2020 bei patentgeschützten Arzneimitteln eine der stärksten Teuerungsraten in den letzten 20 Jahren zu verzeichnen (◨ Abb. 1.3). Die mit 16 % sehr hohe Kostensteigerung von 2015 auf 2016 erklärte sich vor allem durch die erstmalige Mitberücksichtigung von pharmazeutischen Zubereitungen.

Vorwiegender Preistreiber bei den Patentarzneimitteln ist der überproportionale Kostenanstieg bei Onkologika (+12,4 %) und Dermatika (+18,2 %). Antithrombotika wiesen mit 7,9 % einen im Vergleich zum Vorjahr nur geringen Zuwachs auf. Deutliche Steigerungen der Nettokosten zeigten auch Dermatika (18,2 %), Ophthalmika (+14,3 %), Antidiabetika (+9,2 %) und vor allem Antihämorrhagika (+53,5 %).

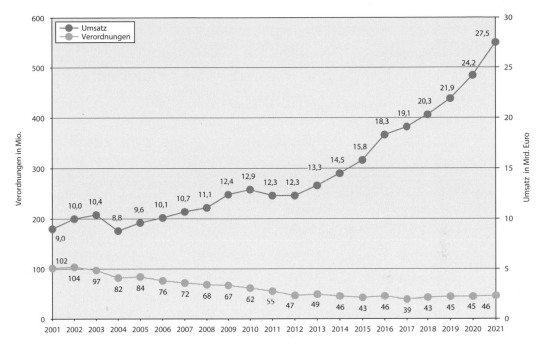

◘ Abb. 1.3 Verordnungen und Umsatz patentgeschützter Arzneimittel 2001 bis 2021 im GKV-Fertigarzneimittelmarkt (ab 2001 mit neuem Warenkorb und ab 2016 ergänzt um Zubereitungen)

1.2 Verordnungsschwerpunkte nach Indikationen

Die wichtigsten Entwicklungen in der Verordnung der 40 führenden Arzneimittelgruppen 2021 finden sich in der in ◘ Tab. 1.2 dargestellten Übersicht zu den hinsichtlich der Nettokosten 40 stärksten Arzneimittelgruppen. Aufgrund der stetig steigenden Kostendynamik der Arzneimitteltherapie werden die therapeutischen Indikationen seit 2016 auf der Basis von Verordnungskosten analysiert. Dadurch sind die Arzneimittelgruppen mit neuen, teuren Patentarzneimitteln und sehr kleinen Verordnungsvolumina besser erkennbar. Die geänderte kostenorientierte Systematik ermöglicht mit den 40 führenden Arzneimittelgruppen eine weitgehende Erfassung des Gesamtmarkts nach Nettokosten (99 %), Verordnungen (92 %) und DDD-Volumen (95 %).

An der Spitze der nach Netto stärksten Arzneimittelgruppen stehen mit weitem Abstand die **Onkologika**, die seit 2017 neben den Fertigarzneimitteln einen größeren Anteil in Form von Rezepturarzneimitteln enthalten (◘ Tab. 1.2). Die Nettokosten sind 2021 erneut um 12,4 % auf 10.625 Mrd. € gestiegen. Damit haben die Onkologika jetzt ihren Kostenanteil am GKV-Gesamtarzneimittelmarkt nochmals auf 21,1 % (Vorjahr 20,5 %) erhöht. Der größte Anteil entfällt auf monoklonale Antikörper (4.323,9 Mrd. €) und Proteinkinaseinhibitoren (2.670,0 Mrd. €), die beide erneut hohe Zuwachsraten (16,4 % bzw. 11,7 %) hatten. Hohe Kosten und eine hohe Kostensteigerungsrate hatten auch wieder spezielle Arzneimittel zur Behandlung des multiplen Myeloms (vgl. ▶ Kap. 5, ◘ Tab. 5.7 und 5.9). Das mit deutlichem Abstand größte DDD-Verordnungsvolumen mit einem Anteil von 62,6 % entfällt weiterhin auf die Gruppe der Hormonantagonisten (Antiöstrogene, Aromatasehemmer, Gonadorelinanaloga und Antiandrogene), die zur Behandlung des Mammakar-

◘ Tab. 1.2 Nettokostenstärkste Arzneimittelgruppen 2021

Rang	Arzneimittelgruppe	Nettokosten		Verordnungen		DDD	
		Mio.	% Änd.	Mio.	% Änd.	Mio.	% Änd.
1	Onkologika	10.625,56	12,4	8,42	4,1	272,77	2,8
2	Immunsuppressiva	6.081,66	6,5	3,45	3,8	175,20	7,0
3	Antithrombotika	3.051,93	7,9	25,45	1,4	1.996,77	0,7
4	Antidiabetika	3.051,86	9,2	32,89	2,2	2.504,39	2,8
5	Dermatika	2.663,64	18,2	24,82	1,3	809,63	3,9
6	Antiasthmatika	2.080,25	3,7	25,38	−1,5	1.411,05	−0,9
7	Analgetika	1.820,83	4,1	52,90	2,0	743,31	1,2
8	Psychopharmaka	1.790,79	4,1	50,66	2,7	2.507,17	2,9
9	Angiotensinhemmstoffe	1.771,14	4,8	66,56	1,3	10.626,79	1,8
10	Ophthalmika	1.566,78	14,3	17,76	1,1	835,80	1,9
11	Virostatika	1.145,12	5,5	1,81	0,4	57,44	5,2
12	Antihämorrhagika	1.047,01	53,5	0,64	45,2	4,31	13,5
13	Immunstimulanzien	955,26	−2,3	0,49	−1,1	19,13	−1,9
14	Antiepileptika	792,03	5,0	13,74	2,6	503,41	1,6
15	Enzymersatz	772,49	9,5	0,11	12,4	1,12	9,3
16	Lipidsenker	739,57	3,6	29,10	7,8	3.347,23	10,4
17	Immunsera und Immunglobuline	675,28	11,0	0,40	3,2	5,88	7,1
18	Betarezeptorenblocker	604,39	0,3	43,79	−0,1	2.145,69	−2,1
19	Antiphlogistika und Antirheumatika	594,13	2,4	35,76	1,3	1.043,91	1,7
20	Ulkustherapeutika	563,62	−4,0	31,75	1,9	3.814,86	1,6
21	Andere Mittel für das Nervensystem	540,78	60,6	4,18	42,1	149,73	19,5
22	Diuretika	506,70	4,5	25,13	1,1	1.914,93	−1,0
23	Antibiotika	490,88	−6,0	24,15	−7,5	217,57	−9,2
24	Zystische Fibrose-Modulatoren	469,65	84,9	0,05	50,1	1,36	43,6
25	Allergene	467,08	6,7	0,97	8,9	179,47	5,1
26	Antiparkinsonmittel	452,96	−1,9	6,37	−0,7	160,07	−1,7
27	Hypophysen- und Hypothalamushormone	424,78	3,0	0,43	−2,0	15,53	0,9
28	Antianämika	416,66	13,5	5,01	3,0	329,52	0,9

◘ Tab. 1.2 (Fortsetzung)

Rang	Arzneimittelgruppe	Nettokosten		Verordnungen		DDD	
		Mio.	% Änd.	Mio.	% Änd.	Mio.	% Änd.
29	Osteoporosemittel	415,84	10,9	2,71	0,7	229,67	1,5
30	Schilddrüsentherapeutika	412,81	0,3	30,11	−0,7	1.898,92	−1,4
31	Blutersatzmittel	372,12	6,6	2,66	0,4	30,26	2,3
32	Sexualhormone	364,03	1,1	10,70	−1,9	1.080,36	0,0
33	Urologika	352,64	2,1	8,94	2,5	782,66	2,5
34	Antihypertonika	341,97	−1,5	5,75	2,2	390,30	1,3
35	Calciumantagonisten	298,57	3,5	23,90	2,5	2.646,58	2,2
36	Antidiarrhoika	267,43	5,3	3,01	4,9	113,33	2,8
37	Herztherapeutika	232,09	−2,9	5,73	−4,1	318,32	−5,6
38	Muskelrelaxanzien	225,13	11,6	3,68	1,9	188,13	9,9
39	Corticosteroide (systemisch)	172,93	4,0	8,93	0,4	433,27	−1,1
40	Calciumhomöostase	142,20	−6,5	0,35	6,5	10,39	9,8
	Summe Rang 1–40	**49.760,60**	**9,0**	**638,64**	**1,4**	**43.916,26**	**1,9**
	GKV-Gesamtarzneimittelmarkt	**50.256,04**	**8,8**	**691,95**	**1,1**	**46.289,97**	**1,8**

zinoms und des Prostatakarzinoms eingesetzt werden (▶ Kap. 5, ◘ Tab. 5.10–5.12).

Auf dem zweiten Rang stehen die **Immunsuppressiva**, die ihre Position durch erhöhte Nettokosten (+6,5 %) und einen deutlichen Anstieg des DDD-Volumens (+7,0 %) weiter ausgebaut haben (◘ Tab. 1.2). Zu dieser Gruppe gehören gemäß der ATC-Kodierung nicht nur die bekannten zytotoxischen Immunsuppressiva (Azathioprin, Mycophenolsäure) und Calcineurininhibitoren, die in der Transplantationsmedizin unentbehrlich sind (▶ Kap. 21, Immunglobuline und Immunsuppressiva), sondern vor allem zahlreiche Biologika aus den Gruppen der TNFα-Inhibitoren, der Interleukin-Inhibitoren und weiterer selektiv wirkender Immunsuppressiva, die in der Rheumatologie (▶ Kap. 17, Antirheumatika und Antiphlogistika), Gastroenterologie (▶ Kap. 12, Magen-Darm-Mittel und Lebertherapeutika) und Neurologie (▶ Kap. 23, Multiple Sklerose) ihren festen Platz haben.

Die **Antithrombotika** zeigen erneut einen Kostenanstieg (+7,9 %) und sind unverändert auf Rang 3 der Indikationsgruppen. Ursache ist die weiter steigende Verordnung der direkten oralen Antikoagulantien (Thrombinantagonisten, Faktor-Xa-Antagonisten; vgl. ◘ Tab. 1.3), sodass sie nun fünfmal so häufig wie die traditionellen Vitamin-K-Antagonisten verordnet werden (▶ Kap. 9, Antithrombotika und Antihämorrhagika, ◘ Tab. 9.1 und ◘ Abb. 9.1). Das hat in den letzten zehn Jahren erhebliche Mehrkosten verursacht, obwohl die neuen direkten oralen Antikoagulantien in einigen Teilindikationen nur einen geringen Zusatznutzen aufweisen und für die Vitamin-K-Antagonisten in evidenzbasierten Leitlinien meist weiterhin ein höherer Evidenzgrad vorliegt als für die neuen oralen Antikoagulantien.

1

◘ Tab. 1.3 Führende 30 Arzneimittel 2021 nach Nettokosten. Angegeben sind die Nettokosten im Jahr 2021 mit der prozentualen Änderung und der Änderung in Mio. € im Vergleich zu 2020

Rang	Präparat	Wirkstoff	Nettokosten Mio. €	Änderung %	Änderung Mio. €
1	Keytruda	Pembrolizumab	1.129,5	29,1	254,3
2	Eliquis	Apixaban	1.118,7	14,1	137,9
3	Xarelto	Rivaroxban	829,8	5,6	43,9
4	Revlimid	Lenalidomid	808,0	15,9	111,1
5	Stelara	Ustekinumab	694,4	27,9	151,3
6	Darzalex	Daratumumab	519,2	48,1	168,7
7	Eylea	Aflibercept	493,4	25,5	100,1
8	Lucentis	Ranibizumab	472,8	13,6	56,7
9	Opdivo	Nivolumab	471,8	6,5	28,9
10	Imbruvica	Ibrutinib	438,8	8,3	33,4
11	Lixiana	Edoxaban	422,4	14,6	53,9
12	Xtandi	Enzalutamid	409,5	17,5	61,1
13	Zytiga	Abirateron	404,6	0,8	3,4
14	Entresto	Valsartan und Sacubitril	365,1	33,9	92,4
15	Cosentyx	Secukinumab	351,2	1,9	6,6
16	Jakavi	Ruxolitinib	314,6	14,1	39,0
17	Vyndaqel	Tafamidis	309,8	118,7	168,2
18	Jardiance	Empagliflozin	307,4	25,5	62,4
19	Novaminsulfon Lichtenstein	Metamizol-Natrium	306,3	2,0	6,0
20	Entyvio	Vedolizumab	298,8	20,6	51,1
21	Dupixent	Dupilumab	289,2	56,8	104,7
22	Gilenya	Fingolimod	287,6	−2,4	−7,0
23	Foster	Formoterol und Beclometason	270,6	7,7	19,4
24	Ocrevus	Ocrelizumab	259,4	43,5	78,6
25	Humira	Adalimumab	258,7	−44,1	−203,8
26	Kaftrio	Ivacaftor, Tezacaftor und Elexacaftor	245,2	380,6	194,2
27	Ibrance	Palbociclib	243,3	4,4	10,3
28	Tecfidera	Dimethylfumarat	241,2	8,6	19,2

◘ Tab. 1.3 (Fortsetzung)

Rang	Präparat	Wirkstoff	Nettokosten	Änderung	Änderung
			Mio. €	%	Mio. €
29	Trulicity	Dulaglutid	234,4	23,2	44,2
30	Perjeta	Pertuzumab	232,7	−5,9	−14,6
Summe Rang 1–30			**13.028,6**	**16,8**	**1.875,7**
Anteil am Gesamtmarkt			**25,9 %**		
Gesamtmarkt			**50.256,0**	**8,8**	**4.064,9**

Dicht dahinter folgen jetzt an vierter Stelle die **Antidiabetika**, die bei einem allerdings nur gering (2,2 %) gestiegenen Verordnungsvolumen eine über neunprozentige Steigerung der Nettokosten aufweisen als Hinweis für das weitere Vordringen teurer Patentarzneimittel. Zu dem Kostenanstieg haben vor allem die SGLT2-Inhibitoren (Gliflozine) und die GLP-1-Agonisten beigetragen, die in Leitlinien von Fachgesellschaften und in der Nationalen Versorgungsleitlinie aufgrund positiver kardiovaskulärer Endpunktstudien neben Sulfonylharnstoffen als gleichwertige Therapie zusätzlich zu Metformin bei Typ-2-Diabetespatienten mit kardiovaskulären Risiken genannt werden (▶ Kap. 28).

Die **Dermatika** hatten einen höheren Umsatzanstieg (+18,2 %) als die Onkologika und sind nun auf Rang 5 der nettokostenstärksten Indikationsgruppen (◘ Tab. 1.2). Das therapeutische Spektrum der Dermatika wurde bisher durch preisgünstige Lokaltherapeutika geprägt. Das hat sich seit 2018 rasant geändert: Die Kosten für Dermatika sind besonders stark angestiegen, obwohl das DDD-Volumen in den letzten Jahren kaum zugenommen hat. Hauptgrund sind die beträchtlichen Kosten von neuen monoklonalen Antikörpern zur systemischen Behandlung der atopischen Dermatitis und der Psoriasis (Dupilumab, Ustekinumab, Secukinumab, Guselkumab), auf die allein weit über die Hälfte der gesamten dermatologischen Verordnungskosten 2021 von etwa 2,7 Mrd. € zurückgeht

(vgl. ◘ Tab. 1.2 und ▶ Kap. 35, Dermatika, ◘ Tab. 35.10 und 35.14).

Auch **Antiasthmatika und COPD-Medikamente** haben weiter leicht steigende Nettokosten (+3,7 %). Das ist vor allem durch die zunehmende Verordnung von Muskarin-Rezeptor-Antagonisten und ihren Kombinationen bedingt. Ein wesentlicher Anteil der Mehrkosten geht allerdings auf den verstärkten Einsatz monoklonaler Antikörper bei bestimmten Formen des Asthma bronchiale zurück, die mit 5,7 Mio. DDD in 2021 zwar ein nur geringes Verordnungsvolumen besaßen, aber mit etwa 274 Mio. € Umsatz über 13 % der gesamten Indikationsgruppe beanspruchten (◘ Tab. 1.2, ▶ Kap. 31, Bronchospasmolytika und Antiasthmatika, ◘ Tab. 31.6).

Psychopharmaka zeigen eine geringe Steigerung sowohl der Nettokosten (+4,1 %) als auch der Verordnungen (+2,7 %). Dies spiegelt wider, dass in den letzten Jahrzehnten keine wirklich innovativen Psychopharmaka hinzugekommen sind und für alle wesentlichen Wirkstoffe einschließlich der früher als atypisch bezeichneten Neuroleptika inzwischen Generika verfügbar sind (▶ Kap. 22, Psychopharmaka, ◘ Tab. 22.8).

Nachdem die **Analgetika** im Vorjahr mit einem Verordnungsrückgang um 21,4 % geradezu eingebrochen waren, stieg ihr Verordnungsvolumen in 2021 geringfügig um 1,2 % und ihr Nettoumsatz um 4,1 % an. Auch im Jahr 2021 war COVID-19 das vorherrschende Thema in der Bevölkerung, sodass diese Ver-

1

ordnungszahlen aufgrund der Vorsichtsmaßnahmen gegenüber SARS-CoV-2 mit seltener aufgetretenen fieberhaften Infekten einerseits und mit weniger Arztbesuchen in Pandemiezeiten andererseits erklärbar sein könnten.

Das DDD-Volumen der **Angiotensinhemmstoffe** ist 2021 geringer angestiegen als die Nettokosten (+4,8 %). Hier scheint eine Sättigung des generischen Marktes erreicht zu sein. Diese Arzneimittelgruppe verzeichnet seit vielen Jahren die höchsten DDD-Volumina überhaupt. Auch in 2021 entfällt auf diese Präparate knapp ein Viertel aller verordneten Tagesdosen. Sie gehören zu den erfolgreichsten Arzneimitteln in der Behandlung der Hypertonie sowie von Herz- und Nierenkrankheiten. Als Angiotensinhemmstoffe werden ACE-Inhibitoren, Angiotensin-AT_1-Rezeptor-Antagonisten und Renininhibitoren zusammengefasst.

Bei den **Ophthalmika** sind die Nettokosten gegenüber 2020 mit 1,56 Mio. € um 14,3 % gestiegen. In dieser traditionell preisgünstigen Indikationsgruppe mit vielen Generika konzentrieren sich die Kosten inzwischen auf Arzneimittel zur Behandlung der altersbedingten neovaskulären Makuladegeneration (Aflibercept, Ranibizumab, Brolucizumab). Die Verordnungskosten dieser drei Präparate betrugen 2021 ca. 1 Mrd. € und kamen damit auf 63 % aller Ophthalmikakosten (▶ Kap. 29, ◘ Tab. 29.9).

Die **Virostatika** befinden sich 2021 weiterhin auf Rang 11 der nettostärksten Arzneimittelgruppen, wobei nach einem Umsatzrückgang in 2020 (−5,6 %) in 2021 wieder ein leichter Anstieg der Nettokosten und Verordnungen zu verzeichnen ist.

Bei den **Immunstimulanzien** waren die Nettokosten 2021 vergleichbar mit 2020 (955 Mio. €, −2,3 %). Zu dieser Gruppe gehören gemäß der ATC-Kodierung koloniestimulierende Faktoren (Filgrastim, Lenograstim), Interferone, Glatirameracetat und BCG-Impfstoff sowie weitere Immunstimulanzien (bakterielle, pflanzliche, homöopathische) ohne spezifische pharmakologische Eigenschaften. Der größte Kostenanteil dieser Gruppe entfällt trotz leichter Verordnungsabnahme auf Betainterferone (ca. 450 Mio. €). Glatirameracetat erreichte nicht mehr die Liste der 30 umsatzstärksten Wirkstoffe und wurde von Dimethylfumarat überholt (◘ Tab. 1.3). In der Behandlung der Multiplen Sklerose werden in zunehmendem Maße orale Präparate mit alternativen Wirkmechanismen bevorzugt (▶ Kap. 23, ◘ Tab. 23.1).

Erwähnenswert sind noch die **Lipidsenker**, weil sie nach Angiotensinhemmstoffen und Ulkustherapeutika das drittgrößte Verordnungsvolumen (3.347 Mio. DDD) insgesamt besitzen. Die Verordnungen (+7,8 %) haben zugenommen, ebenso wie die verordneten DDD (+10,4 %). Der demgegenüber geringere Anstieg der Nettokosten (+3,6 %) dürfte insbesondere in der dominierenden Gruppe der Statine, mit denen in zahlreichen Studien das Risiko für kardiovaskuläre und zerebrovaskuläre Ereignisse gesenkt werden konnte, auf der überwiegenden Verordnung preisgünstiger Generika (▶ Kap. 11, ◘ Tab. 11.1) beruhen.

1.3 Verordnung führender Arzneimittel

Die aktuelle Entwicklung der 30 nach Nettokosten führenden Arzneimittel verdeutlicht weitere Schwerpunkte der Ausgabendynamik des Arzneimittelmarktes. Die Nettokosten dieser Arzneimittel sind 2021 wiederum deutlich stärker angestiegen (+16,8 %) als die Kosten des Gesamtmarkts (+8,8 %) und haben damit Mehrausgaben von 1,88 Mrd. € verursacht (◘ Tab. 1.3). Im Jahr 2021 ist etwa ein Viertel der gesamten Kosten des GKV-Arzneimittelmarkts durch die 30 führenden Arzneimittel verursacht worden.

Die Onkologika sind mit 9 Arzneimitteln (*Keytruda, Revlimid, Darzalex, Opdivo, Imbruvica, Xtandi, Zytiga, Jakavi, Ibrance*) und Nettokosten von 10.625 Mio. € die größte Gruppe der 30 führenden Arzneimittel. Den größten Kostenzuwachs hatte wie bereits 2020 der PD-1-Rezeptorantikörper Pembrolizumab (*Keytruda*), der auch 2021 deutlich häufiger

◘ Tab. 1.4 Führende 30 Arzneimittel 2021 nach Verordnungen. Angegeben sind die Verordnungen und Nettokosten im Jahr 2021 mit der prozentualen Änderung im Vergleich zu 2020

Rang	Präparat	Wirkstoff	Verord-nungen in Mio.	Ände-rung %	Netto-kosten in Mio. €	Ände-rung %
1	Novaminsulfon Lichtenstein	Metamizol-Natrium	24,6	0,6	306,3	2,0
2	Ibuflam/-Lysin	Ibuprofen	17,3	−7,2	198,9	−6,2
3	RamiLich	Ramipril	12,3	−7,3	153,4	−5,8
4	Torasemid AL	Torasemid	10,3	3,6	145,5	4,9
5	L-Thyroxin Henning	Levothyroxin-Natrium	9,0	−3,8	117,8	−2,3
6	Panto/Pantoprazol Aristo	Pantoprazol	7,6	37,0	119,9	34,5
7	Amlodipin Dexcel	Amlodipin	7,5	−5,9	79,5	−4,4
8	MetoHEXAL/MetoHEXAL succ	Metoprolol	6,8	−2,7	97,4	−0,5
9	Metformin Lich	Metformin	6,7	11,4	90,0	14,5
10	L-Thyrox HEXAL	Levothyroxin-Natrium	6,5	0,7	83,2	2,0
11	Ramipril-1 A Pharma	Ramipril	6,3	23,6	73,6	25,3
12	Biso Lich	Bisoprolol	5,7	225,3	68,0	219,5
13	Tilidin AL comp	Tilidin und Naloxon	5,4	8,0	200,0	8,4
14	Atorvastatin Axiromed	Atorvastatin	5,3	304,7	84,8	313,3
15	Eliquis	Apixaban	5,0	10,8	1.118,7	14,1
16	Lercanidipin Omniapharm	Lercanidipin	4,9	11,2	61,1	12,9
17	Pantoprazol BASICS	Pantoprazol	4,5	−23,3	75,1	−31,6
18	BisoHEXAL	Bisoprolol	4,2	3,1	49,3	4,0
19	Bisoprolol-1 A Pharma	Bisoprolol	4,2	2,9	48,4	4,4
20	Bisoprolol-ratiopharm	Bisoprolol	4,1	−44,3	47,7	−43,9
21	Simva Aristo	Simvastatin	3,9	1,7	63,8	0,4
22	Candecor	Candesartan	3,9	42,1	87,3	49,5
23	Simva BASICS	Simvastatin	3,6	−19,8	58,5	−18,9
24	SalbuHEXAL	Salbutamol	3,5	−9,6	57,3	−7,4
25	Metoprolol/-succ-1 A Pharma	Metoprolol	3,3	−13,6	46,7	−12,0
26	Ibu-1 A Pharma	Ibuprofen	3,3	112,4	38,4	117,0
27	Euthyrox	Levothyroxin-Natrium	3,2	−1,4	42,7	0,2
28	Novaminsulfon-ratiopharm	Metamizol-Natrium	3,1	−7,1	39,9	−5,7
29	Amlodipin-1 A Pharma	Amlodipin	3,1	33,2	37,3	35,0
30	Xarelto	Rivaroxaban	3,0	3,6	829,8	5,6
Summe Rang 1–30			**192,0**	**4,3**	**4.520,1**	**7,7**

1

verordnet wurde als im Vorjahr (+29,1 %) und jetzt mit Nettokosten von 1.129,5 Mio. € das umsatzstärkste Onkologikum und 2021 auch führendes Arzneimittel nach Nettokosten ist. Wesentliche Ursache hierfür sind die inzwischen 21 zugelassenen Anwendungsgebiete von Pembrolizumab (Fachinformation Keytruda 2022). Einen deutlichen Kostenzuwachs konnte auch der monoklonale Antikörper Daratumumab verzeichnen (Nettokosten: 519,2 Mio. €; Änderung gegenüber 2020 48,1 %), der sowohl als Monotherapie als auch in Kombination mit Lenalidomid und Dexamethason oder Bortezomib und Dexamethason zur Behandlung des Multiplen Myeloms (▸ Kap. 5, ◘ Tab. 5.9) eingesetzt wird.

Nach weiteren Zuwächsen vor allem von Apixaban (*Eliquis*) und etwas weniger Rivaroxaban (*Xarelto*) aus der Gruppe der neuen direkten oralen Antikoagulantien stehen diese beiden Präparate jetzt an Position 2 und 3 der 30 umsatzstärksten Arzneimittel. Zusammen mit dem auf Position 11 stehenden Edoxaban (*Lixiana*) kommen sie 2021 auf Nettokosten von 2.371 Mio. € (Vorjahr 2.135 Mio. €).

Die früher in den Nettokosten sehr starke Gruppe der TNFα-Inhibitoren ist 2021 nur noch mit dem monoklonalen Antikörper *Humira* (Adalimumab) unter den 30 umsatzstärksten Arzneimitteln vertreten. *Humira* war über viele Jahre der umsatzstärkste Arzneistoff im deutschen Arzneimittelmarkt, ist aber nach der Einführung zahlreicher Biosimilars deutlich zurückgefallen (siehe auch Arzneiverordnungs-Report 2020, Kap. 3, Biologika und Biosimilars). *Humira* steht 2021 nur noch auf Position 27 der umsatzstärksten Arzneimittel.

Während es mit *Novaminsulfon Lichtenstein* im Jahr 2021 – aufgrund besonders hoher Verordnungszahlen – gerade einmal ein Generikum auf Position 19 und damit auf die Liste der 30 kostenintensivsten Präparate geschafft hat, ergibt die Darstellung der führenden Arzneimittel nach Verordnungen ein komplett anderes Bild. Hier sind die 30 führenden Arzneistoffe bis auf zwei Ausnahmen an den Positionen 15 (Apixaban, *Eliquis*) und 30 (Rivaroxaban, *Xarelto*), alles Generika (◘ Tab. 1.4). Die

Liste wird angeführt von dem verordnungsstarken Metamizol-Präparat *Novaminsulfon Lichtenstein*; die große Mehrheit aber sind generisch verfügbare Arzneimittel zur Behandlung von Herzkreislaufkrankheiten und Stoffwechselstörungen. Onkologika sind nicht vertreten.

1.4 Patentgeschützte Arzneimittel

Patentgeschützte Arzneimittel sind seit vielen Jahren Hauptursache der steigenden GKV-Medikamentenausgaben. Ihre Gesamtumsätze sind von 9 Mrd. € im Jahre 2001 auf 27,5 Mrd. € im Jahre 2021 gestiegen; sie erreichen somit einen Umsatzanteil am Gesamtmarkt von 49,6 % (◘ Tab. 1.1, ◘ Abb. 1.3).

Auch das DDD-Volumen von Generika (+2,1 %) und Biosimilars (+21,9 %) nahm zu (◘ Tab. 1.1). Beide Entwicklungen sollten eigentlich einen kostensenkenden Effekt haben. Die dadurch erreichte Kostenreduktion ist aber offensichtlich zu gering, um die Kostensteigerung durch die patentgeschützten Biologika zu kompensieren. Im Jahr 2021 beruhte dies weniger auf einem steigenden DDD-Volumen der Biologika (+1,3 %), sondern vielmehr auf deren erneut in die Höhe getriebenen Tagestherapiekosten von 19,06 €. Dies entspricht einer Steigerung um 9 % gegenüber dem Vorjahr (◘ Tab. 1.1).

1.4.1 Kosten neuer Patentarzneimittel

Die hohen Preise neuer Arzneimittel sind kein deutsches Phänomen, sondern werden in vielen Ländern als Belastung für die Patienten und die Gesundheitssysteme angesehen (Schumock und Vermeulen 2017; Ward et al. 2019; Khullar et al. 2020). Auch in den USA waren Ausgaben für neue Produkte der wesentliche kostentreibende Faktor für die gestiegenen Arzneimittelausgaben im Jahre 2019 (Tichy et al. 2020). Insbesondere kritisiert werden die immens gestiegenen Kosten neuer Onkologika, weil sie nicht nur sehr teuer sind, sondern oft auch ihr Nutzen unsicher ist, da vor der häufig beschleunigten Zulassung lediglich eine Beeinflussung von Surrogatendpunkten (z. B. Ansprechrate der Tumorerkrankung, progressionsfreies Überleben) gezeigt werden konnte (Bach 2019; Vokinger et al. 2020; Gyawali et al. 2021; Ludwig und Vokinger 2021). Aktuelle Untersuchungen aus den USA belegen zudem, dass die von der FDA beschleunigt zugelassenen Onkologika trotz negativer Ergebnisse in Studien nach der Zulassung häufig über mehrere Jahre ihre formale Zulassung behalten und auch in Leitlinien trotz der nicht erbrachten Nutzenbelege oft weiterhin empfohlen werden (Gyawali et al. 2021). International werden deshalb auch zunehmend Lösungsansätze diskutiert, die erschwingliche und am Nutzen der Onkologika orientierte Preisfestsetzungen ermöglichen, auch um die Finanzierbarkeit der Gesundheitssysteme nicht zu gefährden (Godman et al. 2021a, 2021b; Vogler 2021). Die Onkologika waren mit 10 Arzneistoffen auch in Deutschland die größte Gruppe der 38 Arzneimittel mit neuen Arzneistoffen im Jahr 2021, hatten aber bei 7 von den 9 bewerteten Arzneistoffen nur einen nicht belegten oder nicht quantifizierbaren Zusatznutzen (siehe ► Kap. 2, ◘ Tab. 2.1). Die Jahrestherapiekosten neu eingeführter Arzneimittel sind ein wichtiges Signal für die zukünftige Kostenentwicklung. Wie sich die hohen Jahrestherapiekosten je Patienten auf das reale jährliche Gesamtvolumen der Arzneimittelausgaben auswirken, hängt aber entscheidend von der Anzahl der Patienten ab, die tatsächlich mit einem neuen Arzneimittel behandelt werden.

1.4.2 Internationale Preisvergleiche

Seit vielen Jahren ist bekannt, dass die Arzneimittelpreise für Patentarzneimittel in Deutschland höher liegen als in anderen Ländern (Simoens 2007; Garattini et al. 2008; Jönsson et al. 2008; Europäisches Parlament 2011;

Kanavos et al. 2011; Vogler et al. 2014, 2017). Hauptgrund für die großen Preisunterschiede ist die Tatsache, dass Deutschland bis 2010 keinerlei Preiskontrollen bei der Markteinführung patentgeschützter Arzneimittel durchführte. Die Hersteller konnten deren Arzneimittelpreis generell frei festlegen. Das hat sich mit Inkrafttreten des AMNOG zu Beginn des Jahres 2011 geändert. Für Arzneimittel mit neuen Wirkstoffen, die keiner Festbetragsgruppe zugeordnet wurden, vereinbart der GKV-Spitzenverband mit pharmazeutischen Unternehmen innerhalb eines Jahres nach der Markteinführung Erstattungsbeträge gemäß AMNOG (§ 130b Absatz 1 SGB V). Der freie Marktzugang bleibt jedoch erhalten, da neue Arzneimittel im ersten Jahr weiterhin zum geforderten Preis vermarktet werden können. Bei der Festlegung von Erstattungsbeträgen soll auch die Höhe des tatsächlichen Abgabepreises in anderen europäischen Ländern berücksichtigt werden (§ 130b, Absatz 9, SGB V). Im Sinne einer fairen Preisverhandlung ist es allerdings nicht zielführend, wenn seitens der pharmazeutischen Unternehmer lediglich Listenpreise ohne die auf nationaler Ebene verhandelten, oft hohen Preisabschläge angegeben werden.

Internationale Preisvergleiche unterliegen methodischen Problemen. Solche Untersuchungen werden mit unterschiedlicher Zielsetzung durchgeführt (Wagner und McCarthy 2004; Machado et al. 2011). Aussagekräftige Preisvergleiche erhielte man durch den Vergleich identischer Arzneimittelpackungen. Allerdings erreicht man damit nur ein begrenztes Segment des Arzneimittelmarktes, weil Angaben zu Packungsgrößen und Dosisstärken nicht in allen Ländern verfügbar sind (Wagner und McCarthy 2004). Aus diesem Grunde wurde im Arzneiverordnungs-Report die Methode des Preisvergleichs mit den jeweils umsatzstärksten Arzneimittelpackungen für Schweden, Großbritannien, Niederlande und Frankreich angewendet. Mit dieser Methode wurden erhebliche Einsparpotenziale für den deutschen Patent- und Generikamarkt berechnet. Auch der Vergleich mit Brutto-

1

inlandsprodukt-adjustierten Herstellerabgabepreisen aus 8 europäischen Ländern ergab im deutschen Markt für Patentarzneimittel nach Berücksichtigung des gesetzlichen Herstellerabschlags und der Einsparungen durch Erstattungsbeträge für AMNOG-Arzneimittel ein theoretisches Einsparpotenzial, das für die Jahre 2015 und 2016 1,44 Mrd. € bzw. 1,50 Mrd. € und damit 13 % des Herstellerumsatzes betrug (Arzneiverordnungs-Report 2016 und 2017, Kap. 7, Europäischer Preisvergleich für patentgeschützte Arzneimittel).

Der im Rahmen des AMNOG Verfahrens zwischen GKV-Spitzenverband und pharmazeutischem Unternehmer vereinbarte Erstattungsbetrag für neue Arzneimittel gilt erst ein Jahr nach der Markteinführung und nicht rückwirkend. Diese im ersten Jahr zu viel gezahlten Arzneimittelkosten müssen nicht an die GKV zurückerstattet werden. Angesichts der erbittert geführten öffentlichen Diskussion ist unter Berücksichtigung verfassungsrechtlicher Bedenken allenfalls eine Gültigkeit der Erstattungsbeträge ab dem Beschluss des G-BA zur frühen Nutzenbewertung zu erwarten (Deutsches Ärzteblatt 2016: ▶ https://www.aerzteblatt.de/nachrichten/65866/Pro-und-Contra-Erstattungsbetraege-rueckwirkend-ab-dem-ersten-Tag).

Die mangelhafte Transparenz von Arzneimittelpreisen wird seit vielen Jahren kritisiert (z. B. Vogler und Paterson 2017). Kürzlich hat die WHO eine von 20 Mitgliedsstaaten (darunter die EU-Staaten Griechenland, Italien, Luxemburg, Malta, Portugal, Slowenien, Spanien) eingebrachte Resolution zur Verbesserung der Markttransparenz für Arzneimittel, Impfstoffe und andere Gesundheitsprodukte verabschiedet. In der Resolution werden die Mitgliedstaaten aufgefordert, durch wirksame gesetzliche Maßnahmen für mehr Transparenz von Forschungskosten und Preisen für Arzneimittel und Impfstoffe zu sorgen, um den Zugang zu Gesundheitsprodukten weltweit zu verbessern (World Health Organization 2019). Deutschland, Ungarn und das Vereinigte Königreich distanzierten sich förmlich von der angenommenen Resolution, da die Debatte nicht alle möglichen Auswirkungen vollständig berücksichtigt habe. Nach Darstellung des Bundesministeriums für Gesundheit sind die Arzneimittelpreise in Deutschland transparent. Die zwischen pharmazeutischen Unternehmern und Krankenkassen ausgehandelten Arzneimittelrabatte werden dabei als Geschäftsgeheimnisse anerkannt. Diese Position hat für heftigen Streit im deutschen Gesundheitssystem geführt, insbesondere angesichts der zuletzt dramatisch zunehmenden Lieferengpässe.

1.4.3 Patentablauf von Arzneimitteln

Theoretisch entstehen mit dem Ablauf von Arzneimittelpatenten und dem anschließenden Einsatz von Generika und insbesondere Biosimilars hohe Einsparpotenziale bei den Arzneimittelausgaben. Die Realität sieht anders aus. Aufgrund der geringen Preisunterschiede zwischen Originalpräparaten und ihren Biosimilars von Biologika tritt die Kostenreduktion im Biosimilarmarkt deutlich langsamer ein als im Generikamarkt. Der zweite Grund der nur langsamen Kostenreduktion ist die nur verzögerte Markteinführung von Biosimilars und Generika nach ihrem Patentablauf.

Im Jahr 2020 wurden 18 Wirkstoffe in Deutschland patentfrei (Pieloth et al. 2020). Nach den Angaben von INSIGHT Health (Patentdatenbank SHARK) befanden sich darunter fünf umsatzstarke Wirkstoffe, auf die allein 85 % des patentfrei werdenden Umsatzvolumens von 1,13 Mrd. € nach Herstellerabgabepreisen entfallen. Dazu gehören vier Biologika aus der Gruppe der monoklonalen Antikörper (Bevacizumab, Eculizumab, Tocilizumab, Natalizumab) (siehe auch Arzneiverordnungs-Report 2020, Kap. 3) und ein chemisch definiertes Nicht-Biologikum (Tapentadol). Nach den GKV-Verordnungsdaten entfielen auf diese fünf Wirkstoffe im Jahr 2019 Nettokosten von insgesamt 1,216 Mrd. €, die aus den DDD-Werten der jeweiligen DDD-Tabellen berechnet wurden (AVR 2020, Tab. 1.6).

Im Jahr 2021 finden sich drei **Bevacizumab**-Biosimilars (*Zirabev, Mvasi, Aybintio*) unter den 3.000 am häufigsten verordneten Arzneimittel. Sie vereinen auch die meisten Verordnungen dieses Wirkstoffs auf sich. Das ca. 20 % teurere Originalpräparat *Avastin* erreichte 2021 nur noch 12 % des Bevacizumab-Verordnungsvolumens nach DDD (◻ Tab. 5.9). Bei etwa gleich gebliebenen Verordnungsvolumen gegenüber dem Vorjahr resultierte dies insgesamt in einer Verringerung der Nettokosten für Bevacizumab von lediglich etwa 6 %.

Eculizumab (*Soliris*) wurde bereits 2007 als monoklonaler Antikörper gegen das Komplementprotein C5 zur Behandlung von Patienten mit paroxysmaler nächtlicher Hämoglobinurie und mit atypischem hämolytisch-urämischem Syndrom zugelassen (siehe ► Kap. 21). Biosimilars von Eculizumab sind schon länger in der klinischen Entwicklung. **Tocilizumab** (*RoActemra*) ist ein Interleukin-6-Rezeptorantikörper, der 2009 zunächst als Zweitlinientherapie zur Behandlung der mäßig schwer bis schwer verlaufenden rheumatoiden Arthritis zugelassen wurde und wesentlich weniger als die TNFα-Inhibitoren verordnet wird (siehe ► Kap. 19, ► Abschn. 19.2). Auch Tocilizumab-Biosimilars sind in klinischer Entwicklung. Für keinen der beiden monoklonalen Antikörper wurde bisher ein Biosimilar Präparat in den Markt eingeführt.

Das 2010 zugelassene **Tapentadol** ist ein „Me too" Wirkstoff von Tramadol, unterliegt jedoch im Gegensatz zu diesem den Regularien der Betäubungsmittel-Verschreibungsverordnung (BtMVV) (siehe ► Kap. 17, ► Abschn. 17.2.7). Der Arzneistoff hat im Vergleich zu anderen stark wirkenden Opioidanalgetika die höchsten DDD-Kosten, vor allem weil die anderen Arzneistoffe dieser Klasse bereits lange als Generika verfügbar sind. Zwar sind mit *Tapentadol Grünenthal* und *Tapentadol Libra-Pharm* zwei Präparate auf dem Markt, die nicht den Handelsnamen des Originalpräparates *Palexia* tragen und damit den Anschein von generischen Produkten erwecken. Eines davon, *Tapentadol Libra-Pharm*, wird auch 2021 auf der Liste der 3.000 am häufigsten verordneten Arzneimittel in Deutschland geführt (◻ Tab. 17.1). Es hat aber den fast identischen Tagestherapiepreis wie *Palexia*, was daran liegt, dass die beiden Anbieter zum Firmengeflecht des Originalherstellers gehören. Vielleicht hält der mit rund 80 % bereits jetzt hohe Rabatt (Pieloth et al. 2020) die einschlägigen Generikahersteller davon ab, entsprechende Konkurrenzpräparate zu entwickeln. Es ist zudem ein Beispiel dafür, dass Hersteller von Originalarzneimitteln immer häufiger selbst frühzeitig in den Generikamarkt einsteigen.

1.5 Generika

Der Verordnungsanteil der Generika ohne patentfreie generikafähige Erstanbieterpräparate am Gesamtmarkt ist seit 2001 von 50,2 % kontinuierlich angestiegen und liegt seit einigen Jahren bei knapp 78 % (◻ Abb. 1.4). Ein wesentliches Hemmnis für eine zügige Bildung von Festbetragsgruppen ist die relativ lange Dauer des Verfahrens und die gesetzliche Vorgabe, dass mindestens ein Fünftel aller Verordnungen und mindestens ein Fünftel aller Packungen zum Festbetrag verfügbar sein müssen (§ 35 Absatz 5 SGB V). So hatten von den 33 Wirkstoffen, die 2017 patentfrei wurden, 13 Wirkstoffe 2018 immer noch einen Verordnungsanteil von weniger als 20 % (Arzneiverordnungs-Report 2019, Kap. 6, Tab. 6.4) und konnten daher nicht unter Festbetrag genommen werden.

Wie groß der Preisunterschied von generikafähigen Erstanbieterpräparaten zu Generika sein kann, verdeutlicht das Beispiel des 2016 patentfrei gewordenen Imatinib, das mit dem Packungspreis (Stand September 2021) als Originalpräparat (*Glivec* 90 Tbl. 400 mg, 10.382,61 €) etwa dreißigmal teurer war als das preisgünstigste Generikum (*Imatinib Cipla* 90 Tbl. 400 mg 347,85 €). Trotz dieses exorbitanten Preisunterschieds ist erst im November 2021 und damit erst über fünf Jahre nach Markteinführung des ersten Generikums

Anteil in %

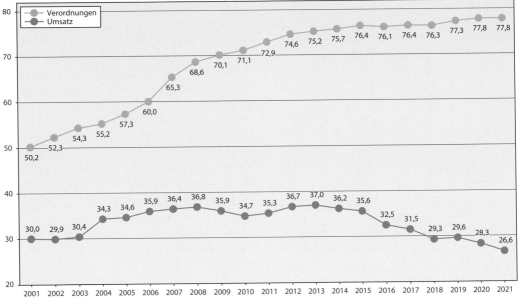

□ Abb. 1.4 Anteil der Generika am Gesamtmarkt 2001 bis 2021 (ab 2016 einschließlich der (v. a. onkologischen) Zubereitungen)

ein Festbetrag für dieses umsatzstarke Onkologikum in Kraft getreten (Gemeinsamer Bundesausschuss 2021). In 2021 entfielen immer noch 29 % aller Imatinib Verordnungen auf das teure Originalpräparat (□ Tab. 5.8).

Die größte prozentuale Zunahme der Generikaverordnungen gab es im Rahmen des Arzneimittelversorgungs-Wirtschaftlichkeitsgesetzes (AVWG) im Jahr 2007 (□ Abb. 1.4).

Im Jahre 2004 ist der Anteil der Generika am Gesamtmarktumsatz als Folge der geänderten Arzneimittelpreisverordnung kräftig angestiegen. Nach einem Maximum des Umsatzanteils von 37,0 % im Jahr 2013 war der Anteil der Generika am Gesamtmarktumsatz in den letzten acht Jahren allerdings konstant rückläufig und betrug 2021 nur noch 26,6 % (□ Abb. 1.4).

Die Verordnung von Generika trägt grundsätzlich zur Dämpfung der Arzneimittelausgaben bei.

Diese prinzipiell positive Entwicklung wurde allerdings in den letzten Jahren wiederholt durch unterschiedliche Strategien der pharmazeutischen Unternehmer konterkariert, um die negativen Auswirkungen der Beendigung des Patentschutzes für ihre Medikamente zu umgehen (Der Arzneimittelbrief 2013; Vernaz et al. 2013; Jones et al. 2016). Hierzu zählen insbesondere: (a) die Verlängerung des Patentschutzes durch Beantragung neuer Anwendungsgebiete, z. B. für pädiatrische Patienten; (b) „Evergreening"-Strategien wie die Beantragung neuer Patente für Medikamente mit nur geringfügig veränderten chemischen Eigenschaften (z. B. Esomeprazol als aktivem Enantiomer von Omeprazol oder Metabolite; sog. Analog- oder „Me-too"-Präparate) bzw. für eine andere (z. B. retardierte) Arzneiform des Originalpräparates; (c) die Verhinderung des Markteintrittes preisgünstiger Generika, bspw. durch illegale Zahlungen an Hersteller von Generika („Pay for Delay"). Wiederholt wurden deshalb auch wegen Verstößen gegen das Kartellrecht von der Europäischen Kommission Geldbußen gegen den Pharmazeutischen Unternehmer des Originalpräparates und Hersteller der Generika verhängt (z. B. Europäische Kommission 2014).

Besonders nachdrücklich kann am Beispiel von fünf preiswerten Zytostatika mit seit langem abgelaufenen Patentschutz (u. a. Melphalan und Busulfan) verdeutlicht werden, welche gravierenden Folgen aus dem unseriösen Verhalten eines pharmazeutischen Unternehmers (Aspen Holdings) für die Versorgung von onkologischen Patienten resultieren (Anonym 2017; Hawkes 2017). Aspen Holdings stoppte 2014 die Auslieferung dieser dringend benötigten Onkologika (z. B. Melphalan für die Konditionierung vor autologer Blutstammzelltransplantation), um durch diese künstliche Verknappung Preissteigerungen bis auf das 40-fache zu realisieren. Ähnliche Strategien mit dem Ziel, weiterhin maximalen Profit nach Ablauf des Patentschutzes für einen Wirkstoff zu erzielen, verfolgten bspw. Anbieter von einem Arzneimittel zur Behandlung der Toxoplasmose (Pyrimethamin) bzw. der Epilepsie (Phenytoin) (Alpern et al. 2014). Verschiedene Faktoren können deutliche Preisanstiege von Generika auslösen (Dave et al. 2017a; Dyer 2019). Hierzu zählen neben künstlicher Verknappung vor allem Störungen in der Herstellung bzw. Lieferung von Arzneimitteln und vor allem Konsolidierung durch Fusionen von pharmazeutischen Unternehmern im Markt der Generikahersteller, da der Preis von Generika abhängt von der Zahl der konkurrierenden pharmazeutischen Hersteller (Dave et al. 2017b).

Aber auch als Geschäftsgeheimnis unveröffentlichte Rabattverträge zwischen Warenanbietern und Kostenträgern können dazu dienen, den offenen marktwirtschaftlichen Wettbewerb von Produkten zu beeinträchtigen, weil sie den nachvollziehbaren transparenten Preiswettbewerb der Anbieter durch intransparente und somit nicht kontrollierbare Rabattabsprachen ersetzen können, sodass der offizielle Preis der Ware nicht mehr handlungsentscheidend ist.

Um den zuvor genannten Strategien wirksam zu begegnen, wurden inzwischen verschiedene Maßnahmen vorgeschlagen. Hierzu zählen neben der konsequenten Verfolgung strafbarer (meist geheimer) Absprachen unter Generikaherstellern – vor allem um fairen Wettbewerb zu verhindern und Marktanteile zu vereinbaren – die staatliche Unterstützung inländischer Produktion dringend benötigter Wirkstoffe und insbesondere die Förderung des Wettbewerbs im Markt der Generika (Dave et al. 2017a; Hill et al. 2017)

Inzwischen liegen auch Berechnungen vor aus England von Pharmakologen und Ökonomen für hochpreisige onkologische Originalpräparate (Bortezomib, Dasatinib und Everolimus; siehe ▶ Kap. 5 Onkologika, ◘ Tab. 5.7 und 5.8), die belegen, dass auch neue teure Onkologika mittels generischer Herstellung zu erschwinglichen Preisen für Patienten produziert und dann weltweit verfügbar sein könnten.

Seit 2003 haben die Krankenkassen die Möglichkeit, mit Arzneimittelherstellern Rabattverträge abzuschließen, die 2007 mit der Verpflichtung der Apotheker zur Abgabe vor allem der rabattierten Arzneimittel noch effektiver wurden. Bereits 2012 überschritten die Rabatterlöse der Krankenkassen die Grenze von 2 Mrd. € und lagen damit weitaus höher als die seit Jahren stagnierenden Einsparungen durch Generika. Inzwischen sind die Rabatterlöse im Jahre 2021 weiter auf 5,11 Mrd. € (Vorjahr 4,97 Mrd. €) angestiegen (Bundesministerium für Gesundheit 2022).

1.6 Biosimilars

Der Markt der Biosimilars ist seit 2010 sprunghaft gewachsen, erkennbar an einer fast 30-fachen Zunahme der Nettokosten von 75 Mio. € (siehe Arzneiverordnungs-Report 2020, Kap. 3, Biosimilars, Abb. 3.1) auf 2,5 Mrd. € im Jahre 2021 (◘ Tab. 1.1). Damit ist der Gesamtumsatz der Biosimilars in 2021 erstmals deutlich höher als der Umsatz der biosimilarfähigen Erstanbieterpräparate (◘ Tab. 1.1) Das DDD-Volumen der Biosimilars hat ebenfalls zugenommen und beträgt mit 151 Mio. DDD jetzt etwas weniger als ein Drittel der biosimilarfähigen Erstanbieterpräparate (◘ Tab. 1.1).

1

Biosimilars gelten heute als ein vielversprechender Ansatz, um den nachhaltigen Zugang zu biologischen Arzneimitteln zu ermöglichen. Im ▶ Kap. 4 (Überblick über Maßnahmen zur Förderung des Einsatzes von Biosimilars in europäischen Ländern) werden detailliert unterschiedliche Marktsteuerungsmechanismen in europäischen Ländern hinsichtlich der Verordnung von Biosimilars dargestellt und sowohl angebotsseitige Maßnahmen (z. B. „Preis-Links", Ausschreibungen, Festbetragssystem) als auch nachfrageseitige Maßnahmen (z. B. Verordnungsvorgaben für Ärzte; Substitution bei Biologika, d. h. Abgabe eines Biosimilars anstelle des Referenzarzneimittels) ausführlich besprochen. Darüber hinaus wird anhand eines europäischen Preisvergleichs von Biosimilars zu 10 in den deutschen Markt eingeführten Arzneistoffen auf die weiterhin relativ hohen Preise der Biosimilars in Deutschland sowie auf die geringen Preisabstände zwischen dem Referenz-Arzneimittel und den Biosimilars hingewiesen (siehe auch Arzneiverordnungs-Report 2020, Kap. 5).

1.7   Orphan-Arzneimittel

Orphan-Arzneimittel werden zur Behandlung seltener Krankheiten eingesetzt. Nach europäischer Definition ist eine seltene Krankheit ein lebensbedrohliches oder chronisch verlaufendes Leiden, von dem nicht mehr als fünf von 10.000 Menschen betroffen sind (Europäisches Parlament 2000). Nach dieser Definition gilt eine Krankheit in Deutschland als selten, wenn weniger als 40.000 Patienten daran erkrankt sind. Lange Zeit wurde die Entwicklung von Arzneimitteln zur Behandlung seltener Krankheiten von der pharmazeutischen Industrie wegen hoher Kosten und geringer Umsatzerwartungen vernachlässigt (Schieppati et al. 2008). Das hat sich in den USA 1983 mit dem ersten Orphan-Arzneimittelgesetz und in Europa im Jahre 2000 mit der Verordnung des Europäischen Parlaments und des Europäischen Rates über Arzneimittel für seltene Leiden grundlegend geändert

(Orphan Drug Act 1983; Europäisches Parlament 2000). Regulatorische und ökonomische Anreize wie erleichterte Zulassung ohne überzeugenden Nachweis der Wirksamkeit und Marktexklusivität für 10 Jahre haben bewirkt, dass derzeit (Stand: Juni 2022) in der EU 136 Arzneimittel mit aktivem „Orphan Drug Status" zugelassen sind, wobei mehr als ein Fünftel dieser Orphan-Arzneimittel bei Krankheiten eingesetzt werden, an denen in der EU sogar weniger als einer von 5.000 Bürgern leiden.

Angesichts sowohl der ökonomischen Anreize und Erleichterungen im Rahmen der Zulassung als auch der hohen Preise für Orphan-Arzneimittel haben pharmazeutische Unternehmer Arzneimittel zur Behandlung seltener Krankheiten als lukratives Geschäftsfeld entdeckt, das durch hohe Wachstumsraten und ständig steigende Umsätze geprägt wird (Viciano und Catanzaro 2021; siehe auch Arzneiverordnungs-Report 2019, Kap. 5 bzw. Arzneiverordnungs-Report 2020, Kap. 1).

Gleichzeitig haben pharmazeutische Unternehmer diese Anreize genutzt, um für ältere Arzneimittel ohne Patentschutz neue Anwendungsgebiete zu generieren oder Marktmonopole mit Marktexklusivität weit über 10 Jahre hinaus zu erreichen, insbesondere auf dem Gebiet der Onkologika. Beispiele hierfür sind Lenalidomid (Celgene) oder Imatinib (Novartis). Diese Strategie – Nichebuster anstelle von Blockbuster – wurde kürzlich ausführlich analysiert und zu Recht kritisiert (Marselis und Hordijk 2020).

Auch in Deutschland haben Orphan-Arzneimittel im AMNOG besondere Beachtung gefunden. Das Gesetz hat festgelegt, dass der medizinische Zusatznutzen von Orphan-Arzneimitteln bereits durch die europäische Zulassung als belegt gilt (§ 35a Absatz 1 SGB V). Die Arzneimittelkommission der deutschen Ärzteschaft und das Institut für Qualität und Wirtschaftlichkeit im Gesundheitswesen haben sich gegen diese Ausnahmeregelung ausgesprochen, die erst in der Schlussphase des Gesetzgebungsverfahrens eingebracht wurde (Windeler et al. 2010). Diese Kritik hat dazu

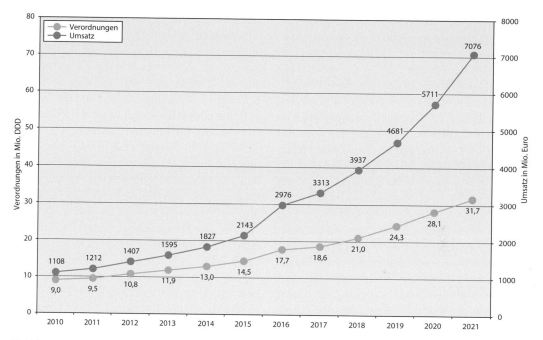

Abb. 1.5 Verordnungen (DDD) und Umsatz von Orphan-Arzneimitteln von 2010 bis 2021 einschließlich aller Arzneimittel nach Ablauf der 10-jährigen Marktexklusivität, aber ohne Arzneimittel nach Rückzug der Orphan-Designation durch Hersteller. Seit 2016 sind neben Fertigarzneimitteln auch Zubereitungen enthalten

beigetragen, dass schließlich eine Umsatzobergrenze für die Freistellung von der nationalen Nutzenbewertung in das Gesetz aufgenommen wurde. Übersteigt der Umsatz eines Orphan-Arzneimittels in den letzten 12 Kalendermonaten den Betrag von 50 Mio. €, muss der Zusatznutzen auch für Orphan-Arzneimittel nachgewiesen werden. Die Zweifel an der Eignung der europäischen Zulassung als Basis für den Nutzennachweis von Orphan-Arzneimitteln haben sich in der praktischen Umsetzung voll und ganz bestätigt. So hat der G-BA nur bei vier von 13 Orphan-Arzneimitteln des Jahres 2021 einen Zusatznutzen gesehen und bei der überwiegenden Mehrheit einen nicht quantifizierbaren Zusatznutzen beschlossen (▶ Kap. 2, ◻ Tab. 2.1). Ein wichtiger Schritt in Richtung einer fairen Nutzenbewertung von Orphan-Arzneimitteln wurde bereits durch das Gesetz zu mehr Sicherheit in der Arzneimittelversorgung (GSAV) im § 35a Absatz 1 Satz 12 unternommen, da in die Berechnung der Schwellenwerte für den Umsatz eines

Orphan-Arzneimittels künftig auch die stationären Kosten einzubeziehen sind.

Orphan-Arzneimittel hatten bereits 2010 vor dem Inkrafttreten des AMNOG einen Anteil von 30 % an den jährlichen Neueinführungen von Arzneimitteln in Deutschland (vgl. Arzneiverordnungs-Report 2011, Kap. 3, Abb. 3.1). Im Jahre 2021 hat sich das auf 34 % erhöht: Unter den 38 Neueinführungen sind 13 Orphan-Arzneimittel (▶ Kap. 2, ◻ Tab. 2.1). Orphan-Arzneimittel (ohne Arzneimittel nach Rückzug der Orphan-Designation durch Hersteller) haben naturgemäß nur kleine Verordnungsvolumina. Sie erreichten 2021 in Deutschland insgesamt nur 31,7 Mio. DDD (◻ Abb. 1.5). Das sind gerade einmal 0,07 % des gesamten Verordnungsvolumens von 46,3 Mrd. DDD (◻ Tab. 1.1). Trotz dieses geringen Verordnungsvolumens haben Orphan-Arzneimittel 2021 ein Umsatzvolumen von 7,08 Mrd. € erreicht. Seit 2010 ist der Umsatz aufgrund eines besonders dynamischen Wachstums mehr als sechsfach an-

1

gestiegen (◨ Abb. 1.5), während die Verordnungen in diesem Markt in diesem Zeitraum gerade einmal 1,5-fach zunahmen. Damit erreichte im Jahr 2021 die nach Verordnungen extrem kleine Gruppe der Orphan-Arzneimittel 12,8 % des Bruttoumsatzes des gesamten GKV-Arzneimittelmarktes von 55,4 Mrd. € (◨ Tab. 1.1). Errechnet man aus Umsatz und Verordnungen die durchschnittlichen DDD-Kosten, sind Orphan-Arzneimittel mit 223 € um den Faktor 37 teurer als patentgeschützte Nicht Biologika und immer noch 12-mal teurer als die Biologika (◨ Tab. 1.1).

Mehrere Organisationen haben Reformen zu Arzneimitteln für seltene Leiden gefordert, um einen weiteren Missbrauch bestehender Regularien zu vermeiden. Deshalb sind auch aktuelle Initiativen auf europäischer Ebene zu begrüßen, wie die öffentliche Konsultation der Europäischen Kommission zur Verordnung über Arzneimittel für seltene Leiden und die bereits verabschiedete Verordnung (EU) 2018/781 der Kommission vom 29. Mai 2018 (Europäische Kommission 2018). Darüber hinaus wird derzeit von der EU-Kommission die „Orphan Drug Regulation" auf den Prüfstand gestellt und mehr als 20 Jahre nach ihrem Inkrafttreten eine Novellierung dieses Regelwerks geplant (Laschet 2022).

1.8 Wirtschaftlichkeitsreserven von Arzneimitteln

Das wichtigste Instrument zur Ausschöpfung von Wirtschaftlichkeitsreserven ist die Neubildung und Aktualisierung von Festbetragsgruppen für Arzneimittel (§ 35 SGB V). Seit 1989 hat sich das mit dem Gesundheitsreformgesetz (GRG) eingeführte Festbetragssystem mit Erstattungshöchstgrenzen für Arzneimittel als erfolgreiche Maßnahme zur Kostenstabilisierung etabliert. Der G-BA bestimmt die einzelnen Arzneimittelgruppen, für die Festbeträge festgesetzt werden können. Festbeträge stellen dabei eine indirekte Form der Preissteuerung dar, da sie nicht direkt in die Preisfestlegung eingreifen, sondern Erstattungshöchstgrenzen

setzen. Referenzpreissysteme werden dabei allgemein als weniger restriktiv angesehen als direkte Preiskontrollen, weil mit diesem Instrument ein wirksamer Preiswettbewerb gefördert wird, ohne dass die therapeutisch notwendige Arzneimittelauswahl und die Versorgungsqualität eingeschränkt werden. Deutschland gehört im internationalen Vergleich zu den Pionieren bei der Etablierung von Referenzpreissystemen. Festbeträge tragen wesentlich zur Begrenzung der Ausgabensteigerung im deutschen Arzneimittelmarkt bei (Kanavos und Reinhardt 2003). Durch die Festbeträge erzielen die Krankenkassen jährliche Einsparungen von über 8 Mrd. € (GKV-Spitzenverband 2019).

Ebenfalls ein Erfolg war 2006 das Gesetz zur Verbesserung der Wirtschaftlichkeit in der Arzneimittelversorgung (AVWG), das Defizite bei der Steuerung der Arzneimittelausgaben beseitigte. Schon bald nach Inkrafttreten des Gesetzes gingen die Einsparpotenziale vor allem von Analogpräparaten zurück (vgl. Arzneiverordnungs-Report 2007, Kap. 1, Tab. 1.8). Hauptgründe waren die Anpassung von Festbeträgen, aber auch Verordnungslenkung von teuren Analogpräparaten hin zu preiswerten Generika.

Eine weitere Rolle zur Ausschöpfung von Wirtschaftlichkeitsreserven haben die Krankenkassen durch die Möglichkeit erhalten, mit Herstellern kassenspezifische Arzneimittelrabattverträge abzuschließen (§ 130a Abs. 8 SGB V). Seit die Apotheken im April 2007 verpflichtet wurden, bei der Arzneimittelabgabe die den kassenspezifischen Rabattverträgen unterliegenden günstigeren Präparate vorrangig zu bedienen, wurde eine umfangreiche und jährlich wachsende Senkung der Arzneimittelausgaben erreicht. Allerdings fehlt hier die notwendige Transparenz, da die rabattierten Arzneimittelpreise nicht öffentlich zugänglich sind und somit rechtlich wie auch wissenschaftlich nicht kontrollierbar sind. Im Jahre 2021 hat der GKV-Rabattbetrag erstmals die Grenze von 5 Mrd. € überstiegen (Bundesministerium für Gesundheit 2022), was etwa 10 % der jährlichen Arzneimittel-

◘ Tab. 1.5 Erreichte Einsparungen durch Rabattverträge (Bundesministerium für Gesundheit 2022) und durch Preisverhandlungen gemäß AMNOG (GKV Spitzenverband 2022)

Einsparungen durch Rabattverträge

Jahr	Summe
2017	4,03 Mrd. €
2018	4,50 Mrd. €
2019	4,97 Mrd. €
2020	5,00 Mrd. €
2021	5,11 Mrd. €

Einsparungen durch Preisverhandlungen gemäß AMNOG

Jahr	Summe
2013	180 Mio. €
2014	450 Mio. €
2015	925 Mio. €
2016	1,35 Mrd. €
2017	1,75 Mrd. €
2018	2,65 Mrd. €
2019	3,2 Mrd. €
2020	3,7 Mrd. €
2021	4,9 Mrd. €

rungen nachträglich verschiedene Abschwächungen des Nutzenbewertungsverfahrens eingeführt wurden. Die Einsparvolumina durch die auf Basis der frühen Nutzenbewertung erreichten Preisverhandlungsergebnisse haben sich dennoch positiv entwickelt. Im Jahre 2021 wurden 5,1 Mrd. € durch die so genannten Erstattungsbeträge eingespart (GKV-Spitzenverband 2022). Damit sind die durch dieses Kostendämpfungsinstrument ursprünglich anvisierten Einsparungen übertroffen. Die Summe aller AMNOG-Einsparungen in der Zeit von 2012 bis 2021 beläuft sich auf über 18 Mrd. € (◘ Tab. 1.5).

Literatur

Alpern JD, Stauffer WM, Kesselheim AS (2014) High-cost generic drugs – implications for patients and policymakers. N Engl J Med 371:1859–1862

Anonym (2017) Künstliche Verknappung: Skrupellose Preissteigerung bei patentfreien Krebsmitteln u.a. Arzneimitteln. arznei-telegramm 48, 41–42

Arzneimittelkommission der deutschen Ärzteschaft (2021) Leitfaden „Biosimilars", 2. Auflage. https://www.akdae.de/Arzneimitteltherapie/LF/PDF/Biosimilars.pdf

Bach PB (2019) Insights into the increasing costs of cancer drugs. Clin Adv Hematol Oncol 17:287–298

Bundesministerium für Gesundheit (2021d) Gesetzliche Krankenversicherung – Endgültige Rechnungsergebnisse 2020. https://www.bundesgesundheitsministerium.de/fileadmin/Dateien/3_Downloads/Statistiken/GKV/Finanzergebnisse/KJ1_2020_Internet.pdf

Bundesministerium für Gesundheit (2022) Gesetzliche Krankenversicherung – Endgültige Rechnungsergebnisse 2021. https://www.bundesgesundheitsministerium.de/fileadmin/Dateien/3_Downloads/Statistiken/GKV/Finanzergebnisse/KJ1_2021_KA_bf.pdf

Dave CV, Kesselheim AS, Fox ER, Qiu P, Hartzema A (2017a) High generic prices and market competition. A retrospective cohort study. Ann Intern Med 167:145–151

Dave CV, Hartzema A, Kesselheim AS (2017b) Prices of generic drugs associated with numbers of manufacturers. N Engl J Med 377:2597–2598

Declerck P, Danesi R, Petersel D, Jacobs I (2016) The language of biosimilars: clarification, definitions, and regulatory aspects. Drugs 77:671–677

Der Arzneimittelbrief (2013) „Evergreening"-Strategien pharmazeutischer Unternehmer kurz vor oder nach

ausgaben in Deutschland insgesamt entspricht (◘ Tab. 1.5).

Mit dem Inkrafttreten des AMNOG wurde erstmals eine verpflichtende Bewertung des Zusatznutzens von Arzneimitteln in Deutschland eingeführt und eine jahrzehntelange Sonderstellung des deutschen Arzneimittelmarktes beendet. Die maßgebende Grundlage für die angestrebten Einsparungen waren internationale Preisvergleiche von patentgeschützten Arzneimitteln, mit denen eine Gesamtentlastung von rund 2 Mrd. € pro Jahr für die GKV geschätzt wurde (Deutscher Bundestag 2010). In den ersten Jahren lagen die erzielten Sparerfolge weit unter den ursprünglichen Erwartungen, weil durch gesetzliche Ände-

1

Ablauf der Patente umsatzstarker Wirkstoffe. AMB 47: 64DB01

Deutscher Bundestag (2010) Gesetzentwurf der Fraktionen der CDU/CSU und FDP: Entwurf eines Gesetzes zur Neuordnung des Arzneimittelmarktes in der gesetzlichen Krankenversicherung (Arzneimittelmarktneuordnungsgesetz – AMNOG). Drucksache 17/2413, 17. Wahlperiode, 6. Juli 2010

Deutsches Ärzteblatt (2016) Pro-und-Contra Erstattungsbeträge rückwirkend ab dem ersten Tag. https://www.aerzteblatt.de/nachrichten/65866

Dyer O (2019) Dozens of US states sue 20 generic drug companies over „industry wide conspiracy" to drive up prices. BMJ 365:I2215. https://doi.org/10.1136/bmj.2215

Europäische Kommission (2014) Zehn Jahre Kartellrechtsdurchsetzung auf der Grundlage der Verordnung (EG) Nr. 1/2002 – Ergebnisse und Ausblick. https://eur-lex.europa.eu/legal-content/DE/TXT/PDF/?uri=CELEX:52014DC0453&from=FR

Europäische Kommission (2018) Evaluation of the legislation on medicines for children and rare diseases (medicines for special populations). https://ec.europa.eu/info/law/better-regulation/have-your-say/initiatives/1248-Evaluation-of-the-legislation-on-medicines-for-children-and-rare-diseases-medicines-for-special-populations-/public-consultation_de

Europäisches Parlament (2000) Verordnung (EG) Nr. 141/2000 des Europäischen Parlaments und des Rates vom 16. Dezember 1999 über Arzneimittel für seltene Leiden. Amtsblatt der Europäischen Gemeinschaften L18/1 vom 22.1. 2000. http://eur-lex.europa.eu/LexUriServ/LexUriServ.do?uri=OJ:L:2000:018:0001:0005:DE:PDF

Europäisches Parlament (2011) Arzneimittel in der EU – Unterschiede bei Kosten und Zugänglichkeit. http://www.europarl.europa.eu/committees/en/studiesdownload.html?languageDocument=DE&file=66237 (Die Studie wurde vom Ausschuss für Umweltfragen, Volksgesundheit und Lebensmittelsicherheit des Europäischen Parlaments angefordert und von der Generaldirektion interne Politikbereiche, Fachabteilung Wirtschafts- und Wissenschaftspolitik herausgegeben)

Fachinformation Keytruda (2022) https://www.fachinfo.de/suche/stoff/125233/Pembrolizumab

Freissmuth M (2016) Biologika. In: Pharmakologie und Toxikologie. Springer, Berlin, Heidelberg

Garattini L, Motterlini N, Cornago D (2008) Prices and distribution margins of in-patent drugs in pharmacology: a comparison in seven European countries. Health Policy 85:305–313

Gemeinsamer Bundesausschuss (2021) Tragende Gründe zum Beschluss des Gemeinsamen Bundesausschusses über eine Änderung der Arzneimittel-Richtlinie (AM-RL): Anlage IX (Festbetragsgruppenbildung) Imatinib, Gruppe 1, Stufe 1. https://www.g-ba.de/downloads/40-268-7606/2021-06-17_AM-RL-IX_Imatinib_G1S1_TrG.pdf

GKV-Spitzenverband (2019) Pressemitteilung. Erfolgsmodell: Seit 30 Jahren sichern Arzneimittel-Festbeträge bezahlbare und hochwertige Versorgung. https://www.gkv-spitzenverband.de/gkv_spitzenverband/presse/pressemitteilungen_und_statements/pressemitteilung_864192.jsp

GKV-Spitzenverband (2022) Persönliche Mitteilung einer Pressemitteilung vom 22.08.2022

Godman B, Simoens S, Kurdi A et al (2021a) Variation in the prices of oncology medicines across Europe and the implications for the future. GaBi. http://gabi-journal.net/pricing-of-oral-generic-cancer-medicines-in-25-european-countries-findings-and-implications.html

Godman B, Hill A, Simoens S et al (2021b) Potential approaches for the pricing of cancer medicines across Europe to enhance the sustainability of healthcare systems and the implications. Expert Rev Pharmacogenomics Outcome Res 21:527–540

Gyawali B, Rome BN, Kesselheim AS (2021) Regulatory and clinical consequences of negative confirmatory trials of accelerated approval cancer drugs: retrospetive observational study. BMJ 374:n1959

Hawkes N (2017) Drug company Aspen faces probe over hiking generic prices. BMJ 357:j2417

Hill A, Redd C, Gotham D, Erbacher I, Meldrum J, Harada R (2017) Estimated generic prices of cancer medicines deemed cost-ineffective in England: a cost estimation analysis. BMJ Open 7:e11965

Jones GH et al (2016) Strategies that delay or prevent the timely availability of affordable generic drugs in the United States. Blood 127:1398–1402

Jönsson B, Kobelt G, Smolen J (2008) The burden of rheumatoid arthritis and access to treatment: uptake of new therapies. Eur J Health Econ 8(Suppl 2):61–86

Kanavos P, Reinhardt U (2003) Reference pricing for drugs: is it compatible with U.S. health care? Health Aff 22:16–30

Kanavos P, Schurer W, Vogler S (2011) The pharmaceutical distribution chain in the European Union: structure and impact on pharmaceutical prices. http://ec.europa.eu/enterprise/sectors/healthcare/files/docs/structimpact_pharmaprices_032011_en.pdf

Khullar D, Ohn JA, Trusheim M, Bach PB (2020) Understanding the rewards of successful drug development – Thinking inside the box. N Engl J Med 382:473–480

Laschet H (2022) Orphan Drugs: Riskante Pläne der EU. https://www.esanum.de/today/posts/orphan-drugs-riskante-plaene-der-eu

Ludwig WD, Vokinger KN (2021) Hochpreisigkeit bei Onkologika. In: Schröder H, Thürmann P, Telschow C, Schröder M, Busse R (Hrsg) Arzneimittel-Kompass 2021. Springer, Berlin, Heidelberg, S 79–92

Machado M, O'Brodovich R, Krahn M, Einarson TR (2011) International drug price comparisons: quality assessment. Rev Panam Salud Publica 29:46–51

Marselis D, Hordijk L (2020) From blockbuster to „nichebuster": how a flawed legislation helped create a new profit model for the drug industry. BMJ 370:m2983. https://doi.org/10.1136/bmj.m2983

Orphan Drug Act (1983) An Act to amend the Federal Food, Drug, and Cosmetic Act to facilitate the development of drugs for rare diseases and conditions, and for other purposes. 97th Congress, Jan. 41 1983. Public Law, Bd. 97–414. http://history.nih.gov/research/downloads/PL97-414.pdf

Pieloth K, Zöllner E, Luley C (2020) Patentabläufe 2020 – Biosimilars weiter im Vormarsch. Monit Versorgungsforsch. https://doi.org/10.24945/MVF.01.20.1866-0533.2196

Schellekens H, Stegemann S, Weinstein V, de Vlieger JS, Flühmann B, Mühlebach S, Gaspar R, Shah VP, Crommelin DJ (2014) How to regulate nonbiological complex drugs (NBCD) and their follow-on versions: points to consider. AAPS J 16:15–21

Schieppati A, Henter JI, Daina E, Aperia A (2008) Why rare diseases are an important medical and social issue. Lancet 371:2039–2041

Schumock GT, Vermeulen LC (2017) The rising cost of prescription drugs: causes and solutions. Pharmacotherapy 37:9–11

Simoens S (2007) International comparison of generic medicine prices. Curr Med Res Opin 23:2647–2654

Tichy EM, Schumock GT, Hoffman JM, Suda KJ, Rim MH, Tadrous M, Stubbings J, Cuellar S, Clark JS, Wiest MD, Matusiak LM, Hunkler RJ, Vermeulen LC (2020) National trends in prescription drug expenditures and projections for 2020. Am J Health Syst Pharm. https://doi.org/10.1093/ajhp/zxaa116

Vernaz N, Haller G, Girardin F, Huttner B, Combescure C, Dayer P, Muscionico D, Salomon J-L, Bonnabry P (2013) Patented drug extension strategies on healthcare spending: a cost-evaluation analysis. PLoS Med 10:e1001460

Viciano A, Catanzaro M (2021) Von 59 auf 27.513 Euro. https://www.zeit.de/zustimmung?url=https%3A%2F%2Fwww.zeit.de%2Fgesundheit%2F2021-06%2Fpharmaindustrie-seltene-erkrankungen-medikamente-orphan-drugs-europa-gesetzgebung-preise

Vogler S (2021) Can we achieve affordable cancer medicine prices? Developing a pathway for change. Expert Rev Pharmacoecon Outcomes Res 21:321–325

Vogler S, Paterson KR (2017) Can price transparency contribute to more affordable patient access to medicines? Pharmacoecon Open 1:145–147

Vogler S, Zimmermann N, Habl C (2014) Kostenintensive Arzneispezialitäten im europäischen Preisvergleich. Wissenschaftlicher Ergebnisbericht. Gesundheit Österreich GmbH

Vogler S, Paris V, Ferrario A, Wirtz VJ, de Joncheere K, Schneider P, Pedersen HB, Dedet G, Babar ZU (2017) How can pricing and reimbursement policies improve affordable access to medicines? Lessons learned from European countries. Appl Health Econ Health Policy 15:307–321

Vokinger KN, Hwang TJ, Grischott T, Reichert S, Tibau A, Rosemann T, Kesselheim AS (2020) Prices and clinical benefit of cancer drugs in the USA and Europe: a cost-benefit analysis. Lancet Oncol 21:664–670

Wagner JL, McCarthy E (2004) International differences in drug prices. Annu Rev Public Health 25:475–495

Ward DJ, Doos L, Stevens A (2019) Trends in the costs of drugs launched in the UK between 1981 and 2015: an analysis of the launch price of drugs in five disease areas. BMJ Open. https://doi.org/10.1136/bmjopen-2018-027625

WIdO (2021) Der GKV-Arzneimittelmarkt: Klassifikation, Methodik und Ergebnisse 2021. https://wido.de/forschung-projekte/arzneimittel/methoden/?L=0. Zugegriffen: 25. Okt. 2021

Windeler J, Koch K, Lange S, Ludwig WD (2010) Zu guter Letzt ist alles selten. Dtsch Arztebl 107:A2032–A2034

World Health Organization (2019) Improving the transparency of markets for medicines, vaccines, and other health products. http://apps.who.int/gb/ebwha/pdf_files/WHA72/A72_ACONF2Rev1-en.pdf (Draft resolution proposed by Andorra, Brazil, Egypt, Eswatini, Greece, India, Italy, Kenya, Luxembourg, Malaysia, Malta, Portugal, Russian Federation, Serbia, Slovenia, South Africa, Spain, Sri Lanka, Uganda). Seventy-second World Health Assembly (A72/ACONF./2, Rev. 1, Agenda 11.7, 28 May 2019)

Neue Arzneimittel 2021

Lutz Hein und Roland Seifert

Auf einen Blick

Trend Im Jahr 2021 wurden 38 neue Arzneimittel in Deutschland auf den Markt gebracht und damit etwas mehr als im Vorjahr (36 Arzneimittel). Wie schon in den Vorjahren stehen Neueinführungen in den Indikationsbereichen maligne Erkrankungen (10 Arzneimittel), seltene Erkrankungen (13) sowie Autoimmunerkrankungen (6) im Vordergrund. Ein Fokus der Arzneimittelzulassungen liegt nach wie vor bei den monoklonalen Antikörpern und Proteinkinase-Inhibitoren. Exemplarisch werden von den neu zugelassenen Arzneimitteln Cefiderocol (Infektionen mit gramnegativen aeroben Erregern), Esketamin (akute Depression), Odevixibat (progressive familiäre intrahepatische Cholestase) und Roxadustat (renale Anämie) im Detail vorgestellt und diskutiert.

Bewertung Im Rahmen der frühen Nutzenbewertung durch den Gemeinsamen Bundesausschuss konnte für nur weniger als 30 % der Arzneimittel (11 von 38) der neuen Arzneimittel ein Zusatznutzen konstatiert werden. Der Zusatznutzen von Cefiderocol (Infektionen durch gramnegative aerobe Erreger) ist belegt. Ein erheblicher Zusatznutzen wurde für das Zelltherapeutikum Atidarsagen autotomecel zur Behandlung der metachromatischen Leukodystrophie festgestellt. Ein beträchtlicher Zusatznutzen wurde für Tucatinib (lokal fortgeschrittenes oder metastasiertes Mammakarzinom) sowie Fenfluramin (Dravet-Syndrom) festgestellt.

2.1 Übersicht

Im Jahr 2021 wurden in Deutschland 38 neue Arzneimittel in den Markt eingeführt (◘ Tab. 2.1). Dies sind zwei mehr im Vergleich zu 2020 (siehe Kap. 2, AVR 2021). Nach Inkrafttreten des Arzneimittelmarkt-Neuordnungsgesetzes (AMNOG) im Jahre 2011 werden die Ergebnisse der frühen Nutzenbewertungen durch den Gemeinsamen Bundesausschuss (G-BA; ▶ https://www.g-ba.de/beschluesse/zum-unterausschuss/2/) in dieses Kapitel einbezogen. Über neu eingeführte Arzneimittel im Bereich der US-amerikanischen Food and Drug Administration (FDA) existieren sehr gute englischsprachige Zusammenstellungen (Kayki-Mutlu et al. 2022; Mullard 2022). Eine deutschsprachige Übersicht über die neuen Arzneimittel des Jahres findet sich in der Deutschen Apotheker Zeitung 52:50–65 (2021).

Erstmalig sind in diesem Jahr die neu eingeführten Arzneimittel in ◘ Tab. 2.1 entsprechend den Indikationsgebieten im AVR 2022 gelistet (Teil II–XIII). Dadurch wird eine bessere Übersicht erzielt, in welchen Indikationsgebieten viele Neuzulassungen bzw. wenige oder sogar keine Neuzulassungen erfolgen.

Wie bereits in den Vorjahren ist das Indikationsgebiet der malignen Erkrankungen mit 10 Neuzulassungen am stärksten vertreten (◘ Tab. 2.1, **1–10**, Teil II). Es folgen mit 7 Neuzulassungen (**28–34**) die Erkrankungen des Nervensystems und der Augen (Teil VIII) sowie die Infektionserkrankungen (Teil VI) mit 6 Neuzulassungen (**20–25**). An vierter Stelle steht das Indikationsgebiet Erkrankungen des Stoffwechsels und des Gastrointestinaltraktes mit 5 Neuzulassungen (**15–19**),

© Der/die Autor(en), exklusiv lizenziert an Springer-Verlag GmbH, DE, ein Teil von Springer Nature 2022
W.-D. Ludwig, B. Mühlbauer, R. Seifert (Hrsg.), *Arzneiverordnungs-Report 2022*,
https://doi.org/10.1007/978-3-662-66303-5_2

◻ Tab. 2.1 **Arzneimittel mit neuen Arzneistoffen 2021.** Zusatznutzen gemäß Nutzenbewertung des Gemeinsamen Bundesausschusses (G-BA), bei mehreren Indikationssubgruppen mit der jeweils höchsten Nutzenbewertung. Zulassungsstatus: O = Orphan-Arzneimittel

	Arzneistoff	Wirkmechanismus, Zielstruktur	Handelsname, Einführung	Zulassungs-inhaber	Indikation	Übergeordnetes Indikationsgebiet entsprechend AVR — Maligne Erkrankungen (Teil II)	Zusatznutzen
1	Fedratinib	Proteinkinase-Inhibitor	Inrebic (O), 15.03.2021	Celgene	Verschiedene Formen der Myelofibrose		Nicht quantifizierbar
2	Pemigatinib	Proteinkinase-Inhibitor	Pemazyre (O), 01.05.2021	Incyte Biosciences	Cholangiokarzinom		Nicht quantifizierbar
3	Selpercatinib	Proteinkinase-Inhibitor	Retsevmo, 15.03.2021	Lilly	Nicht-kleinzelliges Bronchialkarzinom, Schilddrüsenkarzinom		Nicht belegt
4	Selumetinib	Proteinkinase-Inhibitor	Koselugo (O), 15.08.2021	AstraZeneca	Plexiforme Neurofibrome bei Neurofibromatose Typ 1		Nicht quantifizierbar
5	Tucatinib	Proteinkinase-Inhibitor	Tukysa, 15.03.2021	Seagen	Lokal fortgeschrittenes oder metastasiertes Mammakarzinom		Beträchtlich
6	Tafasitamab	Glykoprotein-Inhibitor	Minjuvi (O), 15.09.2021	Incyte Biosciences	Diffuses großzelliges B-Zelllymphom		Nicht quantifizierbar
7	Isatuximab	Glykoprotein-Inhibitor	Sarclisa, 01.02.2021	Sanofi-Aventis	Multiples Myelom		Gering
8	Dostarlimab	Checkpointrezeptor-Antagonist	Jemperli, 15.06.2021	GlaxoSmithKline	Endometriumkarzinom		Nicht belegt
9	Tagraxofusp	Fusionsprotein aus Rezeptorligand und bakteriellem Toxin	Elzonris (O), 15.06.2021	Stemline Therapeutics	Plasmazytoide dendritische Zellneoplasien		Nicht quantifizierbar
10	Brexucabtagen Autoleucel	Zelltherapeutikum	Tecartus (O), 15.03.2021	Gilead Sciences	Mantelzelllymphom		Keine GBA-Bewertung

□ Tab. 2.1 (Fortsetzung)

	Arzneistoff	Wirkmechanismus, Zielstruktur	Handelsname, Einführung	Zulassungs-inhaber	Indikation	Übergeordnetes Indika-tionsgebiet entsprechend AVR	Zusatznutzen
						Herz-Kreislauf-Erkran-kungen (Teil III)	
11	Angiotensin II	GPCR-Agonisten	Giapreza, 15.07.2021	Paion	Refraktäre Hypotonie		Nicht belegt
12	Vericiguat	Allosterische Enzym-stimulatoren	Verquvo, 15.09.2021	Bayer Vital	Symptomatische chronische Herzinsuffizeinz		Gering
						Blut und Gerinnung (Teil IV)	
13	Avatrombopag	Agonist an einem Tyro-sinkinase-gekoppelten Rezeptor	Doptelet, 01.04.2021	Swedish Orphan Biovitrium	Schwere Thrombozytopenie bei chronischer Leberer-krankung oder primärer chronischer Immunthrombo-zytopenie		Nicht belegt
14	Roxudustat	Enzym-Inhibitor	Evrenzo, 15.09.2021	Astellas	Symptomatische Anämie bei chronischer Niereninsuffizeinz		Nicht belegt
						Erkrankungen des Stoffwechsels und des Gastrointestinaltraktes (Teil V)	
15	Inclisiran	RNA-Therapeutikum	Leqvio, 01.02.2021	Novartis	LDL-Hypercholesterinämie		Nicht belegt
16	Lumarisan	RNA-Therapeutikum	Oxlumo (O), 01.01.2021	Alnylam Nether-lands	Primäre Hyperoxalurie Typ 1		Nicht quantifi-zierbar
17	Odevixibat	Transporter-Inhibitor	Bylvay (O). 15.09.2021	Albireo	Progressive familiäre intrahe-patische Cholestase		Gering

◻ Tab. 2.1 (Fortsetzung)

	Arzneistoff	Wirkmechanismus, Zielstruktur	Handelsname, Einführung	Zulassungsinhaber	Indikation	Übergeordnetes Indikationsgebiet entsprechend AVR	Zusatznutzen
18	Icosapent-Ethyl	Fettsäure	Vazkepa, 01.09.2021	Amarin Pharmaceuticals	Erhöhtes kardiovaskuläres Risiko und Hypertriglyzeridämie		Nicht belegt
19	Atidarsagen autotomecel	Zelltherapeutikum	Libmeldy (O), 01.05.2021	Orchard Therapeutics	Metachromatische Leukodystrophie		Erheblich
						Infektionserkrankungen (Teil VI)	
20	Cefiderocol	Enzym-Inhibitor	Fetcroja, 15.01.2021	Shionogi	Infektionen durch grammegative aerobe Erreger		Belegt
21	Relebactam + Imipenem + Cilastatin	Enzym-Inhibitor	Recarbrio, 01.07.2021	MSD Sharp & Dohme	Infektionen durch grammegative aerobe Erreger		Keine G-BA-Bewertung
22	Baloxavir marboxil	Enzym-Inhibitor	Xofluza, 15.02.2021	Roche Pharma	Influenza und Postexpositionsprophylaxe von Influenza		Nicht belegt (Influenza); beträchtlich (Postexpositionsprophylaxe)
23	Remdesivir	Enzym-Inhibitor	Veklury, 01.06.2021	Gilead Sciences	COVID-19-Pneumonie		Nicht belegt
24	Cabotegravir	Enzym-Inhibitor	Vocabria, 01.05.2021	ViiV Helthcare	HIV-1-Infektion		Nicht belegt
25	Fostemasavir	Glykoprotein-Inhibitor	Rukobia, 01.04.2021	ViiV Healthcare	Multiresistente HIV-1-Infektion		Nicht belegt

Tab. 2.1 (Fortsetzung)

	Arzneistoff	Wirkmechanismus, Zielstruktur	Handelsname, Einführung	Zulassungsinhaber	Indikation	Übergeordnetes Indikationsgebiet entsprechend AVR	Zusatznutzen
26	Bimekizumab	Interleukin-Inhibitor	Bimzelx, 15.09.2021	UCB Pharma	Mittelschwere-schwere Plaque-Psoriasis	**Schmerz, Entzündung und Immunsystem (Teil VII)**	Gering
27	Imlifidase	Enzym	Idefirix (O), 15.03.2021	Hansa Biopharma	Verhinderung der Organabstoßung bei Nierentransplantation		Nicht quantifizierbar
28	Cenobamat	Allosterischer Modulator an Ligand-gesteuerten Ionenkanälen	Ontozry, 01.06.2021	Arvelle Therapeutics	Fokale Anfälle mit oder ohne sekundäre Generalisierung	**Erkrankungen des Nervensystems und der Augen (Teil VIII)**	Nicht belegt
29	Esketamin	Antagonist an Ligand-gesteuertem Ionenkanal	Spravato, 01.03.2021	Janssen-Cilag	Aktuelle mittelgradige-schwere depressive Episode bei therapieresistenter Major Depression		Gering
30	Fenfluramin	Verstärkte neuronale Freisetzung von Neurotransmittern	Fintepla (O), 01.02.2021	Zogenix	Dravet-Syndrom		Beträchtlich
31	Ofatumumab	Glykoprotein-Inhibitor	Kesimpta, 01.09.2021	Novartis Pharma	Aktive schubförmige multiple Sklerose		Keine G-BA-Bewertung
32	Ponesimod	GPCR-Modulator	Ponvory, 15.06.2021	Janssen-Cilag	Schubförmig remittierende multiple Sklerose		Gering

◻ **Tab. 2.1** (Fortsetzung)

	Arzneistoff	Wirkmechanismus, Zielstruktur	Handelsname, Einführung	Zulassungsinhaber	Indikation	Übergeordnetes Indikationsgebiet entsprechend AVR	Zusatznutzen
33	Satralizumab	Interleukin-Inhibitor	Enspryng (O), 15.07.2021	Roche Pharma	Neuromyelitis-optica-Spektrum-Erkrankung		Gering
34	Risdiplam	RNA-Therapeutikum	Evrysdi (O), 01.05.2021	Roche Pharma	5q-Assoziierte spinale Muskelatrophie		Nicht quantifizierbar
						Erkrankungen der Lungen und der Luftwege (Teil IX)	
						Urologische Erkrankungen (Teil X)	
						Hauterkrankungen und Allergien (Teil XI)	
35	Berotralstat	Enzyminhibitor	Orladeyo, 01.06.2021	BioCryst Ireland	Hereditäres Angioödem		Nicht belegt
36	Tirbanibulin	Mikrotubuli-Inhibitor	Klisyri, 01.09.2021	Almirall Hermal	Nicht hyperkeratotische, nicht-hypertrophe aktinische Keratose		Nicht belegt
37	Tralokinumab	Interleukin-Inhibitor	Adtralza, 15.07.2021	Leo Pharma	Mittelschwere-schwere atopische Dermatitis	**Hormonsystem (Teil XII)**	Nicht belegt
38	Estetrol + Drospirenon	Agonisten an nukleären Rezeptoren	Drovelis, 01.07.2021	Gedeon-Richter	Orale Kontrazeption bei Frauen	**Erkrankungen des Mundes und der Zähne (Teil XIII)**	Keine G-BA-Bewertung

gefolgt von Hauterkrankungen und Allergien (Teil IX) mit drei Neuzulassungen (**35–37**). Jeweils zwei Neuzulassungen gab es in den Indikationsgebieten Herz-Kreislauf-Erkrankungen (Teil III, **11, 12**), Blut und Gerinnung (Teil IV, **13, 14**) sowie Schmerz, Entzündung und Immunsystem (Teil VII, **26, 27**). In einigen Indikationsgebieten (Erkrankungen der Lungen und der Luftwege, Teil IX; Urologische Erkrankungen, Teil X sowie Erkrankungen des Mundes und der Zähne, Teil XIII) gab es keine Neuzulassungen.

Das Gebiet der seltenen Erkrankungen (*orphan diseases*) ist wie in den Vorjahren (Kap. 2, AVR 2021) sehr stark repräsentiert (13 Arzneimittel; **1, 2, 4, 6, 9, 10, 16, 17, 19, 27, 30, 33, 34**). Dabei werden die Indikationsgebiete maligne Erkrankungen (**1, 2, 4, 6, 9, 10**, Teil II), Erkrankungen des Stoffwechsels und des Gastrointestinaltraktes (**16, 17, 19**, Teil V), Schmerz, Entzündung und Immunsystem (**27**, Teil VII) sowie Erkrankungen des Nervensystems und der Augen (**30, 33, 34**, Teil VIII) erfasst.

In einigen Fällen ist die Zuordnung von Arzneimitteln zu Indikationsgebieten nicht eindeutig, was sich auch in der neuen Gliederung des AVR widerspiegelt. So sind Arzneistoffe zur Behandlung der multiplen Sklerose und der Neuromyelitis optica (**31–33**), dem Indikationsgebiet Erkrankungen des Nervensystems und der Augen (Teil VIII) zugeordnet, obwohl auch eine Zuordnung in das Teil VII (Schmerz, Entzündung und Immunsystem) möglich gewesen wäre. Bimekizumab (**26**) könnte anstelle des Indikationsbereiches VII auch dem Indikationsbereich Hauterkrankungen und Allergien (Teil IX) zugeordnet werden. Insgesamt gab es im Jahr 2021 6 Zulassungen für Arzneistoffe zur Behandlung von Autoimmunerkrankungen (**26, 27, 31–33, 37**), vergleichbar mit dem Niveau des Jahres 2020 mit 5 Zulassungen (Kap. 2, AVR 2021). Die Herausgeber und Autoren des AVR sind sich der Limitationen der Zuordnung von Arzneistoffen zur Behandlung von Autoimmunerkrankungen bewusst.

In den Indikationsgebieten maligne Erkrankungen, orphan diseases und Autoimmunerkrankungen lassen sich regelmäßig sehr hohe Arzneimittelpreise durchsetzen (Kap. 1, AVR 2021 und 2022). Daher liegt es nahe anzunehmen, dass die Fokussierung der pharmazeutischen Industrie auf diese Indikationsgebiete auch entsprechende Renditepotenziale reflektiert, die in anderen Gebieten nicht realisiert werden können, unabhängig vom „medical need".

Betrachtet man die Wirkmechanismen der neu zugelassenen Arzneimittel, so fällt auf, dass im Jahr 2021 weniger Proteinkinase-Inhibitoren (5 Arzneistoffe, **1–5**) zugelassen wurden als im Jahr 2020 (8 Arzneistoffe). Möglicherweise deutet sich hier eine Innovations-Sättigung des Marktes für dieses Wirkprinzip an. Alle Neuzulassungen von Proteinkinase-Inhibitoren im Jahr 2021 betreffen maligne Erkrankungen (Teil II). Neben den Proteinkinase-Inhibitoren spielen auch Inhibitoren anderer Enzyme (**14, 20–24, 35**) eine große Rolle bei den Zulassungen, insbesondere im Indikationsbereich Infektionserkrankungen (Teil VI).

Die Zulassungen im Bereich der monoklonalen therapeutischen Antikörper (sogenannte „Biologicals") haben sich im Vergleich zum Jahr 2020 mit 7 Neuzulassungen (8 Zulassungen im Jahr 2020) nur wenig geändert. Die Arzneistoffe umfassen die Indikationsgebiete maligne Erkrankungen (**6, 7, 8**), Schmerz, Entzündung und Immunsystem (**26**), Erkrankungen des Nervensystems und der Augen (**31, 33**) sowie Hauterkrankungen und Allergien (**37**).

Neue Wirkprinzipien wie Zelltherapeutika (**10, 19**) sowie RNA-Therapeutika (**15, 16, 34**) sind hinsichtlich der Anzahl der Zulassungen auf dem Vormarsch. Hingegen spielen GPCR-Liganden in Umkehrung früherer Trends (Hauser et al. 2017) mit 5 % nur noch eine sehr untergeordnete Rolle bei den Zulassungen (**11, 32**). Insgesamt fällt auf, dass die Wirkprinzipien neuer Arzneimittel immer diverser werden. So sind auch Fusionsproteine aus Rezeptorliganden und bakteriellen Toxinen (**9**), allosterische Enzymstimulatoren (**12**), Agonisten an Tyrosinkinase-gekoppelten Rezeptoren (**13**), Transporter-Inhibitoren (**17**), Enzyme (**27**), Liganden an Ligand-gesteuerten Ionenkanälen (**28, 29**), Agonisten an nukleären Rezeptoren (**38**), Mikrotubuli-Inhibitoren (**36**) und Stimulatoren der Neurotransmitterfreisetzung (**30**) vertreten.

Eine weitere wichtige Entwicklung ist die Diversifizierung der Zulassungsinhaber. Insgesamt sind 31 Firmen vertreten. Führend ist Roche Pharma mit drei Zulassungen (**22, 33, 34**) gefolgt von Novartis Pharma (**15, 31**), Janssen-Cilag (**29, 32**), Incyte Biosciences (**2, 6**) Gilead Science (**10, 23**) sowie ViiV Healthcare (**24, 25**) mit jeweils zwei Zulassungen. Die übrigen Zulassungsinhaber sind mit jeweils einem Präparat vertreten. Lediglich für die multiple Sklerose (**31, 32**) gab es Zulassungen von zwei Firmen für ähnliche Indikationsgebiete. Ansonsten ist zu beobachten, dass sich die Zulassungen verstärkt auf Nischenindikationen mit Alleinstellungsmerkmal für die jeweiligen Zulassungsinhaber fokussieren.

Auffallend ist, dass für COVID-19 nur ein Arzneistoff (Remdesivir, **23**) zugelassen wurde, wobei der Zusatznutzen nicht belegt ist.

Hervorzuheben ist die Zulassung des antibakteriellen Arzneistoffs („Antibiotikums") Cefiderocol (**20**), der bei Infektionen durch gramnegative aerobe Erreger einen belegten Zusatznutzen besitzt. Schon lange wurde kritisiert, dass es auf dem Gebiet der antibakteriellen Arzneistoffe zu wenig Innovationen gebe und damit der Resistenzentwicklung Vorschub geleistet werde (Gregory und Martin 2022). Im Jahr 2021 wurde dieser Trend durch Zulassung von gleich zwei antibakteriellen Arzneimitteln (**20, 21**) gebrochen.

Bestimmte häufige Erkrankungen wie Diabetes mellitus, Hypertonie, Angststörungen und Schizophrenie blieben ohne Neuzulassung. Für die Behandlung des Diabetes mellitus und der Hypertonie gibt es zahlreiche wirksame Arzneistoffe. Aber gerade im Bereich der psychiatrischen Erkrankungen ist es sehr schwierig, wirksame Arzneimittel zu entwickeln (Howes et al. 2022), obwohl der „medical need" sehr groß ist. Positiv hervorzuheben ist immerhin die Zulassung von Esketamin (**20**) zur Behandlung aktueller mittelgradiger-schwerer depressiver Episoden bei therapieresistenter Major Depression.

2.2 Neue Wirkprinzipien

Exemplarisch werden im Folgenden vier neue Wirkprinzipien von im Jahr 2021 eingeführten Arzneimitteln vorgestellt. Die ausgewählten Arzneimittel decken unterschiedliche Indikationsgebiete und Wirkmechanismen ab. Ein vertieftes Verständnis der Wirkmechanismen von Arzneistoffen ist wichtig, um Indikationsgebiete, unerwünschte Wirkungen und Interaktionen besser zu verstehen.

In diesem Jahr liegt der Fokus auf der Nutzung von bakteriellen Transportproteinen für eine verbesserte antibakterielle Wirkung (Cefiderocol, **20**, ◻ Abb. 2.1), die allosterische Hemmung von NMDA-Rezeptoren zur Behandlung der akuten Depression (Esketamin, **29**), die Hemmung gastrointestinaler Transporter zur Behandlung einer seltenen Erkrankung (orphan disease) (Odevixibat, **17**, ◻ Abb. 2.2) und die Nutzung physiologischer Genregulationsmechanismen zur Behandlung der renalen Anämie (Roxadustat, **14**, ◻ Abb. 2.3). Am Beispiel von Esketamin kann man auch viel über die Probleme von Psychopharmaka im Allgemeinen und die Pathophysiologie der Depression lernen.

Es ist zu beachten, dass ein neues (oder mechanistisch interessantes) pharmakologisches Wirkprinzip nicht immer auch automatisch einen klinischen Fortschritt bedeutet. Für Cefiderocol hat der G-BA den Zusatznutzen als belegt definiert; für Esketamin und Odevixibat wurde nur ein geringer Zusatznutzen festgestellt. Im Falle von Roxadustat wurde kein Zusatznutzen festgestellt. Auch bedeutet ein innovatives Wirkprinzip nicht automatisch, dass das neue Arzneimittel nur wenige unerwünschte Wirkungen hat. Am Beispiel von Esketamin und Roxadustat wird deutlich, dass die unerwünschten Wirkungen erheblich sein können. Dies ist bei der Indikationsstellung für eine Verordnung zu berücksichtigen.

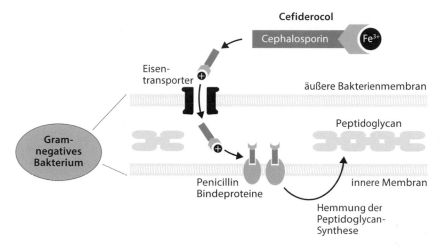

Cefiderocol

Cephalosporin Fe^{3+}

Eisen-transporter

äußere Bakterienmembran

Gram-negatives Bakterium

Peptidoglycan

Penicillin Bindeproteine

innere Membran

Hemmung der Peptidoglycan-Synthese

◘ Abb. 2.1 Wirkmechanismus von Cefiderocol (**20**)

Allen neueingeführten Arzneimitteln ist gemeinsam, dass sie einen hohen bis sehr hohen Preis haben. Hohe Preise neueingeführter Arzneimittel werden u. a. von der pharmazeutischen Industrie mit den hohen Entwicklungskosten begründet. Allerdings gibt es auch Hinweise dafür, dass dies nicht immer der Fall ist, sondern häufig das Profitstreben im Vordergrund steht (Van der Gronde et al. 2017). Im Fall der hier diskutierten vier neuen Arzneimittel soll deutlich gemacht werden, dass es die teilweise extrem hohen DDD-Kosten (teilweise > 1.000 €) erfordert, im Interesse der Pharmakoökonomie Indikationen sehr sorgfältig zu stellen. Am Beispiel von Odevixibat wird deutlich gemacht, dass eine sehr genaue Diagnosestellung (Vorhandensein eines enterohepatischen Kreislaufs) notwendig ist. Am Beispiel von Roxadustat wird erläutert, wie das Vorhandensein wirksamer und preiswerterer Alternativen (Erythropoetin-Präparate) die Verschreibung von Neueinführungen steuern sollte.

2.2.1 **Cefiderocol**

Seit vielen Jahren wird beklagt, dass es auf dem Gebiet der antibakteriellen Arzneistoffe („Antibiotika") zu wenige Innovationen und Marktzulassungen gäbe (Gregory und Martin 2022). Diese zurecht beklagte Entwicklung führt in vielen Fällen dazu, dass bei therapieresistenten bakteriellen Infektionserkrankungen keine wirksamen Arzneistoffe mehr zur Verfügung stehen. Diese unbefriedigende Situation hat sich im Jahr 2021 durch die Zulassung des Cephalosporins Cefiderocol (**20**) (*Fetcroja*) geändert. Sehr gute Übersichten über Cefiderocol findet sich bei Zhanel et al. (2019) sowie Babidhan et al. (2022).

Üblicherweise gelangen Cephalosporine mittels passiven Transportes über Porinkanäle in das Zytoplasma gramnegativer Bakterien. In Cefiderocol ist ein Cephalosporingerüst mit einem Chlorcatechol gekoppelt, welches als Siderophor Eisenionen komplexieren kann. Dadurch gelangt Cefiderocol nicht nur über passiven Transport in die Bakterien, sondern zusätzlich auch über das Eisen-Siderophor-Transportsystem, das einen aktiven Transportmechanismus darstellt (◘ Abb. 2.1). Man könnte den Eisentransporter als „trojanisches Pferd" zur Arzneistoffeinschleusung bezeichnen. Somit erfolgt eine stärkere Anreicherung des Cephalosporins in den Bakterien und durch die entstehenden höheren Wirkstoffkonzentrationen erfolgt eine effektivere Bindung an Penicillin-bindende Proteine mit nachfolgender Hemmung der Peptidoglycan-Biosynthese. Durch die Hemmung der Zellwandsynthese kommt es zum Absterben der Bakterien. Durch die Kopplung eines Cephalosporins mit einem Chlorcatechol nimmt auch die Festigkeit gegenüber β-Laktamasen zu. Resistenzen gegenüber Cefiderocol können durch Mutationen des Eisentransportsystems oder dessen Überexpression entstehen.

Cefiderocol wirkt nur auf aerobe gramnegative Erreger, nicht jedoch auf grampositive oder anaerobe Erreger. Wegen der auch bei Cefiderocol bestehenden Möglichkeit einer Resistenzentwicklung darf der Arzneistoff deshalb auch nur in Situationen eingesetzt werden, in denen alle anderen antibakteriellen Therapiemöglichkeiten bereits ausgeschöpft wurden.

Cefiderocol wird ausschließlich intravenös appliziert (bei normaler Nierenfunktion 2 g alle 8 h). Deshalb ist der Einsatz von Cefiderocol auf den stationären Bereich beschränkt. Grundsätzlich ist Cefiderocol gegen alle aeroben gramnegativen Erreger wirksam. Wegen der Gefahr der Resistenzentwicklung (Mutationen im Eisentransporter bzw. verstärkte Expression von Eisentransportern) darf Cefiderocol nur bei anderweitig nicht therapierbaren Harnwegsinfektionen mit *Actinetobacter baumannii*, *Pseudomonas aeruginosa* sowie *Klebsiella pneumoniae* eingesetzt werden. Bei Nierenfunktionsstörung muss die Dosis von Cefiderocol reduziert werden, nicht jedoch bei Leberfunktionsstörung. Cefiderocol wird nur sehr geringfügig metabolisiert und zu über 90 % unverändert renal eliminiert. Die Eliminationshalbwertzeit liegt bei 2–3 h.

Cefiderocol ist bei bekannter Allergie gegen antibakteriell wirkende Betalaktame kontraindiziert.

Unter Therapie mit Cefiderocol kann es zu Superinfektionen mit *Candida albicans* sowie *Clostridioides difficile* bis hin zur pseudomembranösen Kolitis kommen. Schmerzen an der Infusionsstelle, Phlebitis sowie allergische Reaktionen kommen ebenfalls vor. Cefiderocol ist ein potenzieller Induktor von CYP3A4 (vermittelt über den Pregnan-X-Rezeptor PXR) und kann daher die Wirksamkeit von über CYP3A4 metabolisierten Arzneistoffen verringern.

Die Kosten für eine Therapie mit Cefiderocol sind extrem hoch. In der Roten Liste wird kein Preis genannt, sondern wird nur auf Anfrage mitgeteilt. In den USA kostet 1 g Cefiderocol über $ 2.000 pro g. Dadurch entstehen Tagestherapiekosten von über $ 8.000 (!). Bei einer nur 5-tägigen Therapie kommen Kosten von $ 40.000 zusammen. Da Cefiderocol vor allem bei komplizierten Infektionen eingesetzt wird, dürfte in vielen Fällen die Therapiedauer deutlich länger sein – bei entsprechenden Kosten. In Anbetracht dieser Kostenlage darf Cefiderocol nur bei Patienten angewendet werden, bei denen es keine weitere Therapiemöglichkeit mehr gibt. Ein positives Antibakteriogramm („Antibiogramm") (Seifert und Schirmer 2021) ist zwingend erforderlich, bevor Cefiderocol zum Einsatz kommt.

Fazit Cefiderocol (*Fetcroja*) stellt einen Fortschritt in der Behandlung therapieresistenter Infektionen mit aeroben gramnegativen Erregern dar. Cefiderocol hat sehr hohe Therapiekosten. Aber nicht nur aus pharmakoökonomischer Sicht muss Arzneimittel sehr wenigen ausgewählten Patienten vorbehalten bleiben, sondern auch zur Vermeidung von zukünftiger Resistenzentwicklung, die sich bereits andeutet.

2.2.2 Esketamin

Die Pharmakottherapie der Depression ist nach wie vor nicht befriedigend, was auch darauf zurückzuführen ist, dass unser Verständnis der Pathophysiologie der Erkrankung noch unzureichend ist. Bislang galt die Monoamin-Hypothese als Goldstandard der Erklärungsmodelle, wonach bei der Depression ein Defizit der Neurotransmitter Noradrenalin und/oder Serotonin vorliegt. Dieser Neurotransmittermangel erklärte dann auch die Symptome der Depression und soll durch entsprechende Noradrenalin/Serotonin-verstärkende Arzneimittel („Antidepressiva") wie selektive Serotonin-Wiederaufnahme-Inhibitoren (SSRI), Serotonin-Noradrenalin-Wiederaufnahme-Inhibitoren (SNRI) korrigiert werden (siehe ▶ Kap. 22). Allerdings ist die Wirksamkeit dieser Arzneistoffgruppen insgesamt nur mäßig. Die Wirksamkeit anderer Arzneistoffe bei der Depression wie antipsychotisch wirkenden Arzneistoffen (mGPCR-Antagonisten, „Antipsychotika"), Lithium („Stimmungsstabilisator") oder antiepileptisch wirkenden Natriumkanalblockern wie Lamotrigin („Antiepileptika") (siehe ▶ Kap. 24) sind bereits ein pharmakotherapeutischer Hinweis dafür, dass die Monoamin-Hypothese für die Erklärung der Depression unzureichend ist. Ein weiteres therapeutisches Problem stellt die Tatsache dar, dass der Wirkeintritt der meisten antidepressiv wirkenden Arzneistoffe erst mit einer Latenzphase von mehreren Wochen eintritt. Während dieser Latenzphase kann es den Patienten sogar schlechter gehen und es besteht u. U. ein hohe Suizidgefahr. Eine Komedikation mit Benzodiazepinen in dieser Phase der Depression ist auch problematisch, weil es zu Gewöhnung und Abhängigkeit kommen kann (siehe ▶ Kap. 22 und 26).

Vor diesem pathophysiologischen und therapeutischen Hintergrund gibt es einen großen „medical need" für die Akuttherapie der Depression.

Seit Jahrzehnten wird Ketamin, ein allosterischer NMDA-Rezeptor-Antagonist in der Notfallmedizin zur dissoziativen Anästhesie eingesetzt. Dies bedeutet, dass Ketamin sedativ-hypnotisch und analgetisch wirkt, bei erhaltenen Schutzreflexen. Im Rahmen der klinischen Anwendung von Ketamin in der Anästhesie fiel zufällig auf, dass der Arzneistoff bei Patienten mit Depression akute antidepressive Wirkungen zeigen kann. Ausgehend von diesen klinischen Beobachtungen wurde die mögliche antidepressive Wirkung von Ketamin systematisch untersucht.

Für die Therapie einer akuten mittelgradigen bis schweren depressiven Episode bei therapieresistenter *major depression* bei Erwachsenen wurde nun das S-Enantiomer von Ketamin (Esketamin) unter dem Handelsnamen *Spravato* zugelassen. Sehr gute Übersichten über Esketamin finden sich bei Ruberto et al. (2020) sowie Bahji et al. (2021). Es ist zu beachten, dass Esketamin bereits seit 25 Jahren in der Anästhesiologie klinisch eingesetzt wird (Himmelseher und Pfenninger 1998). Neu ist jetzt nur die nasale Applikationsform. Bereits 1998 wurde eine „neuroprotektive" Wirkung von Esketamin vermutet (Himmelseher und Pfenninger 1998).

Über einen nicht-kompetitiven (allosterischen) Antagonismus am NMDA-Rezeptor kommt es zu komplexen, bisher nur unvollständig verstandenen Veränderungen in der Signalverarbeitung im Gehirn. So wird u. a. eine verstärkte Aktivierung von AMPA-Rezeptoren und eine verstärkte dopaminerge Signalübertragung mit nachfolgender verbesserter Funktion des Belohnungssystems vermutet. Dadurch soll die bei Depression typische Anhedonie verbessert werden. Wegen des nicht geklärten Wirkmechanismus von Esketamin bei der akuten Depression wird hier auf eine grafische Darstellung verzichtet. Unabhängig davon, wie der genaue molekulare und zelluläre Wirkmechanismus von Esketamin bei der akuten Depression ist, zeigt sich auch an diesem Arzneistoff paradigmatisch, dass die traditionelle Noradrenalin/Serotonin-Hypothese der Depressionsentstehung wohl zu einfach ist. Insofern können neue Arzneistoffe zur Behandlung der Depression auch als Werkzeuge zur Aufklärung der Pathophysiologie der Depression betrachtet werden (Tian et al., 2020).

Das Besondere hinsichtlich der Anwendung von Esketamin ist, dass der Arzneistoff nasal appliziert wird. Dadurch wird eine rasche Resorption erreicht mit maximalen Plasmakonzentrationen nach ca. 20–40 min. Bei nasaler Applikation liegt die Bioverfügbarkeit von Esketamin bei 48 %. Das Verteilungsvolumen von Esketamin ist mit über 700 l sehr hoch, was für eine Anreicherung in tiefen Kompartimenten spricht. Esketamin wird vor allem über CYP2B6 und CYP3A4 metabolisiert.

Esketamin ist vor allem für die Akuttherapie der Depression (als Zusatztherapie zu SSRI und SNRI) geeignet. Die Wirksamkeit von Esketamin wurde in insgesamt fünf randomisierten, placebokontrollierten Phase-III-Studien an ca. 1.800 Patienten mit therapieresistenter Depression untersucht (TRANSFORM-1, 2 und 3 sowie SUSTAIN-1 und 2) (Yavi et al. 2022). Die TRANSFORM-Studien fokussierten sich auf die Kurzzeitanwendung von Esketamin. Die SUSTAIN-Studien fokussierten sich auf die Rückfallprävention bei Depression. Insgesamt ist die Wirksamkeit von Esketamin in der Kurzzeittherapie der Depression auf der MADRS-Skala nur gering und eine suizidpräventive Wirkung war nicht nachweisbar. Diese eher mäßigen Therapieergebnisse sind ein deutliches Indiz dafür, dass glutamaterge Mechanismen bei der Depression eine modulierende, aber keine zentrale Rolle spielen.

Esketamin wird nasal über einen Einmal-Applikator zugeführt. Ein Applikator enthält 28 mg Arzneistoff. Für eine therapeutische Wirkung beim Erwachsenen sind 56 oder 84 mg erforderlich. Die 28 mg-Dosen werden abwechselnd in beide Nasenlöcher im Abstand von 5 min appliziert. Die Anwendung wird durch den Patienten selbst durchgeführt, muss aber unter Aufsicht von medizinischem Fachpersonal erfolgen. Außerdem ist eine Nachbeobachtung in einem medizinischen Umfeld erforderlich, um unerwünschte Wirkungen und Komplikationen rechtzeitig erkennen und ggf. behandeln zu können. Dies macht eine Therapie mit Esketamin organisatorisch und personell aufwändig.

Initial wird Esketamin in einer Dosis von jeweils 56 oder 84 mg zweimal wöchentlich über einen Zeitraum von vier Wochen appliziert. In den Therapiewochen 5–8 wird die Applikation auf einmal wöchentlich reduziert, danach auf einmal alle 14 Tage.

Die unerwünschten Wirkungen von Esketamin sind zahlreich und erheblich: Es können Schwindel, Kopfschmerzen, Geschmackstörungen, Empfindungsstörungen, Übelkeit, Erbrechen, Blutdruckanstieg, Angst, Euphorie, Verwirrtheit, Realitätsverlust, Reizbarkeit, Halluzinationen, Agitationen, Panikattacken, Parästhesien, veränderte Zeitwahrneh-mung, Tremor, Sedation, kognitive Störungen, Sprachstörungen, Sehstörungen, Tinnitus sowie lokale Reizerscheinungen im Nasal-, Pharynx- und Larynxbereich auftreten. Hinzu kommen Hyperhidrosis, Dysurie, Dysphorie, Nystagmus und Gangstörungen. Außerdem hat Esketamin Sucht- und Abhängigkeitspotenzial. Diese lange (und noch immer nicht vollständige) Liste unerwünschter Wirkungen zeigt sehr eindrücklich, dass bei vielen Körperfunktionen das glutamaterge System eine modulierende Rolle spielt und dass die Verringerung von Depressionssymptomen nur einen Aspekt unter vielen anderen repräsentiert. Es wäre wünschenswert, die antidepressive Wirkung von Esketamin von den anderen (unerwünschten!) Wirkungen zu entkoppeln, aber dies wird sehr schwierig sein, da das glutamaterge System nicht auf eine anatomische Region im Gehirn beschränkt ist. Insofern zeigen sich mit Esketamin Probleme, die es mit praktisch allen ZNS-wirksamen Arzneistoffen gibt, d. h. die fehlende Selektivität auf eine bei einer Erkrankung gestörten Funktion (siehe ▶ Kap. 22).

Aus der Gefahr der Blutdruckerhöhung ergeben sich auch vielfältige Kontraindikationen und Vorsichtsmaßnahmen. So darf Esketamin nicht bei unzureichend behandelter Hypertonie angewendet werden, ebenso wenig bei den verschiedenen Formen intrakranieller Druckerhöhung sowie bei Zustand nach intrakraniellen Blutungen oder Myokardinfarkt. Bei Schizophrenie und bipolarer Störung können die Krankheitssymptome durch Esketamin verschlechtert werden.

Esketamin kann die sedierende Wirkung von Alkohol, allosterischen $GABA_A$-Rezeptor-Modulatoren (Benzodiazepinen und Z-Substanzen) sowie von MOR-Agonisten (Opioidanalgetika) verstärken. Bei einer Therapie mit MAO-Inhibitoren, indirekten Dopamimetika wie Methylphenidat oder Gabe von Schilddrüsenhormonen kann es zu starken Blutdruckanstiegen kommen. Unter einer Esketamintherapie sollten keine abschwellenden Nasentropfen (α_1-Adrenozeptoragonisten) oder Glucocorticoide eingesetzt werden, da diese Arzneistoffe die Resorption von Esketamin verändern können.

Auch hinsichtlich pharmakoökonomischer Aspekte ist Esketamin nicht unproblematisch. Während die Standardtherapie der Depression mit SSRI oder SNRI DDD-Kosten von unter 1 € verursacht, entstehen durch Esketamin (zusätzlich zu den hohen Kosten, die durch das für die Anwendung erforderliche medizinische Umfeld verursacht werden) erhebliche Kosten. Ein Spravato-Inhalator mit 28 mg schlägt mit ca. 350 € zu Buche, wodurch bei zweimaliger Anwendung von 2×28 mg Esketamin Kosten von 1.400 € pro Woche entstehen (DDD-Kosten von 200 € (!)). Wenn die Dosis auf 84 mg pro Applikation erhöht wird, erhöhen sich die entsprechenden DDD-Kosten sogar auf 300 €. In einem vierwöchigen Therapiezeitraum entstehen somit Kosten in Höhe von 5.600–8.400 €. Auch aus diesem Grund muss eine Behandlung mit Esketamin ausgewählten, therapierefraktären Patienten vorbehalten bleiben.

Fazit Esketamin stellt hinsichtlich des Mechanismus und der Applikation ein interessantes neues Therapiekonzept zur Akuttherapie der therapieresistenten Depression dar. Erhebliche unerwünschte Wirkungen und Arzneistoffinteraktionen sowie die Suchtgefahr schränken seine Anwendung ein. Auch aus pharmakoökonomischer Sicht muss die Anwendung von Esketamin ausgewählten Patienten mit schwerer Depression vorbehalten werden.

2.2.3 Odevixibat

Die progressive familiäre intrahepatische Cholestase (PFIC) ist eine autosomal-rezessive hereditäre Erkrankung (Deeks 2021; Farooqui et al. 2022). Mit einer geschätzten Prävalenz von 1 auf 50–100.000 Neugeborenen ist sie sehr selten. Es können genetische Funktionsdefekte in der Gallensäure-Effluxpumpe der Leber, des Gallengangsproteins Flippase oder eines Phospholipid-Transportproteins vorliegen. Alle diese genetischen Defekte führen

zu einem Sekretionsdefizit für Gallensäuren in der Leber. Die Folge davon ist eine Zerstörung der Leber durch den Aufstau von Gallensäuren (Cholestase) bis hin zur Leberzirrhose. Die Erhöhung der Gallensäurekonzentration im Blut führt außerdem zu starkem Juckreiz. Durch das Fehlen von Gallensäuren im Darm wird die Resorption fettlöslicher Nahrungsbestandteile gestört. In der Folge entsteht eine Malnutrition mit Wachstumsstörungen. Oft leiden die Patienten an Diarrhoe. Bislang konnte die PFIC nur mit einer speziellen Diät behandelt werden. In Spätstadien der Erkrankung sind chirurgische Maßnahmen zur Förderung des Galleabflusses erforderlich. Bei Leberzirrhose ist eine Lebertransplantation ultima ratio. Viele Patienten sterben bereits im Kindesalter.

Odevixibat (*Bylvay*) ist ein reversibler selektiver Inhibitor des Gallensäure-Transporters im Ileum (◘ Abb. 2.2). Über diesen Transporter werden Gallensäuren resorbiert, die vorher über die Galle in den Darm sezerniert wurden, d. h. es gibt einen enterohepatischen Kreislauf von hepatischer Gallensäuresekretion und ilealer Gallensäurereabsorption. Odevixibat hemmt den Gallensäuretransporter im Ileum und verringert dadurch die Reabsorption von Gallensäuren in das Blut. Eine sehr gute Übersicht über Odevixibat findet sich bei Deeks (2021).

In einer randomisierten, doppelblinden, placebokontrollierten Phase-III-Studie wurde Odevixibat an über 60 Patienten mit PFIC untersucht. Nach 24-wöchiger Behandlung mit Odevixibat in einer Dosierung von 40 µg/kg wurde die Gallensäurekonzentration bei 44 % der Patienten um mindestens 70 % reduziert. In der Placebogruppe wurde die Gallensäurekonzentration im Blut nicht verringert. Außerdem verbesserten sich unter Odevixibat Juckreiz, Schlafstörungen und Wachstumsverzögerung.

Odevixibat wird einmal täglich in einer Dosis von 40 µg/kg appliziert. Die Patienten sollten bei der Einnahme ausreichend Flüssigkeit zu sich nehmen. Die Arzneistoffeinnahme ist von der Nahrungsaufnahme unabhängig. Odevixibat wird nur sehr gering aus dem Gas-

2

◻ Abb. 2.2 Wirkmechanismus von Odevixibat (**17**)

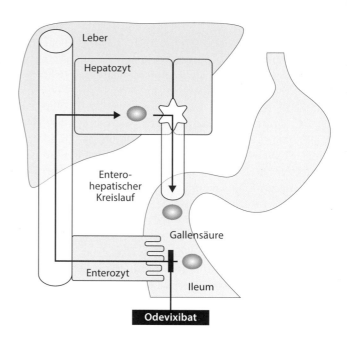

trointestinaltrakt resorbiert und entfaltet seine pharmakologische Wirkung von der luminalen Seite des ilealen Gallensäuretransporters. Wegen der fehlenden systemischen Resorption des Arzneistoffs ist auch keine Dosisreduktion bei leichter bis mittelschwerer Leber- oder Niereninsuffizienz erforderlich. Bei fehlender Wirkung in der Standarddosis kann diese auf 120 µg/kg erhöht werden.

Da es unter Behandlung mit Odevixibat zu einer Akkumulation von Gallensäuren im Dickdarm kommt, können dort entsprechende Reizsymptome durch Gallensäuren hervorgerufen werden. Dazu gehören Diarrhoe und Abdominalkrämpfe. Außerdem kann es zu Hepatomegalie kommen.

Obwohl Odevixibat ein Substrat für das P-Glykoprotein ist und CYP3A4 inhibiert, sind bislang keine klinisch relevanten Arzneimittelinteraktionen aufgefallen. Es ist jedoch möglich, dass die Resorption oraler Kontrazeptiva durch Odevixibat verringert wird. Ebenso ist konzeptionell eine verringerte Resorption der fettlöslichen Vitamine A, D und E möglich, die entsprechend substituiert werden müssen.

Wie die allermeisten Arzneimittel für die Behandlung von orphan diseases, so hat auch Odevixibat einen sehr hohen Preis: Für die Behandlung eines 30 kg schweren Kindes mit der Standarddosis fallen DDD-Kosten von über 900 € an, d. h. in einem Jahr entstehen Kosten von über 300.000 € – ein „üblicher" Preis für die Behandlung vieler orphan diseases (AVR, Kap. 1, 2021 und 2022). Bei eventuell notwendiger Dosiserhöhung oder einem höheren Körpergewicht können die Jahrestherapiekosten leicht die Marke von 1 Mio. € erreichen. Deswegen sollte Odevixibat nur sehr zielgerichtet eingesetzt werden. Eine Wirkung von Odevixibat ist aus mechanistischen Gründen nur dann zu erwarten, wenn auch eine Restfunktion des enterohepatischen Kreislaufs vorhanden ist. Liegt ein vollständiger Defekt der hepatischen Gallensäuresekretion vor, kann naturgemäß auch keine Wirkung von Odevixibat erwartet werden, weil der ileale Gallensäuretransporter kein Substrat erhält.

Fazit Odevixibat stellt ein innovatives Wirkprinzip zur Behandlung der progressiven familiären intrahepatischen Cholestase (PFIC) dar, das bei geeigneten Patienten eine Symptomverbesserung erreichen kann. Bedingt durch die sehr hohen Behandlungskosten wird eine Therapie mit Odevixibat nur für sorgfältig ausgewählte PFIC-Patienten möglich sein.

2.2.4 Roxadustat

Die Niere ist nicht nur ein Exkretionsorgan, sondern auch ein endokrines Organ. Die Niere produziert Erythropoetin, das über eine Vielzahl von Mechanismen einschließlich verstärkter gastrointestinaler Eisenresorption, Hämoglobinproduktion und anschließender Erythropoese einen essenziellen Beitrag zur ausreichenden Sauerstoffversorgung des Organismus leistet. Im Rahmen von kardiovaskulären Erkrankungen (insbesondere Hypertonie), Diabetes mellitus sowie Autoimmunerkrankungen kommt es oft zu einer chronischen Niereninsuffizienz, die als Konsequenz der gestörten Erythropoese zur Anämie führt. Eine Anämie reduziert die physische und psychische Leistungsfähigkeit und Lebensqualität und erhöht das Risiko für weitere Komplikationen wie Infekte oder kardiovaskuläre Ereignisse wie Herzinfarkt oder Schlaganfall. Als Standardtherapie für die renale Anämie hat sich die Gabe von rekombinantem Erythropoetin durchgesetzt, das in verschiedenen Zubereitungen als „Biological" oder in generischer Form als „Biosimilar" zur Verfügung steht (▶ Kap. 8). Durch die Erythropoetintherapie entstehen, je nachdem welches Präparat

eingesetzt wird, DDD-Kosten in Höhe von 8–10 € (◘ Tab. 8.2). Ziel der Therapie ist es, die Hämoglobinkonzentration im Blut auf einen Wert von 10–12 g/dl einzustellen. Höhere Hb-Konzentrationen erhöhen das Risiko für thromboembolische Ereignisse. Letztlich muss für jeden Patienten ein Kompromiss zwischen guter Lebensqualität und Vermeidung thromboembolischer Ereignisse gefunden werden. Erythropoetin-Präparate werden parenteral (subkutan oder intravenös) appliziert. Durch die Entwicklung langwirkender Erythropoetin-Präparate (Darbepoetin) hat sich die Frequenz notwendiger Injektionen deutlich reduziert.

Roxadustat (*Evrenzo*) ist ein neuer Arzneistoff zur symptomatischen Therapie der renalen Anämie, der ein interessantes physiologisches Wirkprinzip aufgreift (◘ Abb. 2.3). Sehr gute Übersichten über Roxadustat finden sich bei Dhillon (2019) sowie Zheng et al. (2021). Unter Bedingungen einer normalen Sauerstoffsättigung (Normoxie) wird die α-Untereinheit des Hypoxie-induzierbaren Faktors (HIF-α) durch die HIF-Prolylhydroxylase (PHD) an zwei Prolinresten hydroxyliert. Bei dieser Reaktion ist Sauerstoff ein wichtiger Kofaktor. Prolin-hydroxyliertes HIF-α wird anschließend ubiquitiniert und anschließend im Proteasom abgebaut.

Unter hypoxischen Bedingungen fehlt Sauerstoff und damit ein wichtiger Kofaktor für PHD. Dementsprechend findet die Pro-

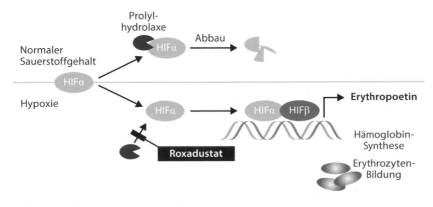

◘ **Abb. 2.3** Wirkmechanismus von Roxadustat (**14**)

2

lin-Hydroxylierung von HIF-α mit anschließender Ubiquitinierung nicht statt. Stattdessen wird unmodifiziertes HIF-α in den Zellkern transportiert und bildet mit HIF-β ein Heterodimer, das an das Hypoxia Response Element (HRE) andockt. Der Komplex aus HIF-α, HIF-β und HRE wirkt als Transkriptionsfaktor und aktiviert die Expression verschiedener für die Erythropoese wichtiger Gene. Insbesondere wird auch die Biosynthese von Erythropoetin stimuliert. Roxadustat hemmt PHD und ahmt gewissermaßen die physiologischen Wirkungen einer Hypoxie nach, mit nachfolgender Stimulation der Expression von Genen der Erythropoese. Roxadustat stellt somit ein elegantes und neues pharmakologisches Wirkprinzip dar.

Roxadustat wurde ausführlich in insgesamt acht Phase-III-Studien an Patienten mit renaler Anämie untersucht, auch an Patienten, die dialysiert werden. In den randomisierten, doppelblinden und placebokontrollierten Studien ALPS, ANDES und OLYMPUS ergab sich, dass Roxadustat innerhalb von 6 Monaten die Hämoglobinkonzentration bei 80 % der Patienten auf 11 g/dl erhöhte (Anstieg um mindestens 1 g/dl). In der offenen DOLOMITES-Studie wurde Roxadustat mit dem Goldstandard Darbepoetin-α verglichen. Hier ergab sich therapeutische Nicht-Unterlegenheit von Roxadustat. In den Studien PYRENEES, SIERRAS, HIMALAYAS und ROCKIES wurden dialysepflichtige Patienten von Erythropoetin auf Roxadustat umgestellt. Hier ergab sich ebenfalls eine therapeutische Äquivalenz. Auch hinsichtlich der unerwünschten Wirkungen (vor allem thromboembolische Komplikationen) waren Roxadustat und Erythropoetin vergleichbar.

Ein Vorteil von Roxadustat gegenüber Erythropoetinpräparaten ist, dass es oral angewendet wird. In aller Regel wird bei normalgewichtigen Patienten mit einer Gabe von 70 mg Roxadustat dreimal pro Woche (nicht an aufeinanderfolgenden Tagen) begonnen. Ziel der Behandlung ist es, eine stabile Hb-Konzentration von 10–12 g/dl zu erreichen. Die Roxadustatdosis richtet sich individuell nach dem

therapeutischen Erfolg und variiert zwischen 3 × 20 mg/Woche und 3 × 400 mg/Woche, wobei die Höchstdosis nur bei Dialyse-Patienten angewendet wird.

Nach oraler Gabe werden maximale Roxadustat-Konzentrationen nach 2 h erreicht. Die Bioverfügbarkeit ist unabhängig von der Nahrungsaufnahme. Roxadustat ist Substrat für verschiedene Transportproteine (BRCP, P-Glykoprotein, OATP1B1/3 sowie OAT-1 und OAT-3). Roxadustat wird über CYP2C8 und UGT1A9 metabolisiert. Die Elimination von Roxadustat (vor allem in Form von Metaboliten) erfolgt im ähnlichen Ausmaß renal und hepatobiliär. Die Eliminationshalbwertszeit beträgt 15 h.

Roxadustat besitzt zahlreiche unerwünschte Wirkungen: Sehr häufig (> 10 % aller Patienten) werden Hyperkaliämie, Hypertonie, Shunt-Thrombosen, Übelkeit, Diarrhoe und Ödeme beobachtet. Häufig (1–10 % aller Patienten) treten Sepsis, Schlaflosigkeit, epileptische Anfälle, Kopfschmerzen, tiefe Venenthrombosen, Obstipation und Erbrechen auf.

Roxadustat kann Komplexe mit zweiwertigen Kationen wie Eisen, Kalzium und Magnesium bilden. Die Komplexbildung führt zu einer gegenseitigen Resorptionshemmung der Komplexbildner. Daher muss ein Mindestabstand von einer Stunde zwischen der Einnahme von Roxadustat und zweiwertigen Kationen (gilt auch für Kationen-enthaltende Nahrungsergänzungsmittel!) liegen. Durch die Inhibition von Transportmechanismen können sich klinisch relevante Arzneimittelinteraktionen ergeben. Bei gleichzeitiger Einnahme von HMG-CoA-Reduktase-Inhibitoren („Statinen") wie Simvastatin und Rosuvastatin kann die Bioverfügbarkeit letzterer Arzneistoffe erhöht sein, weshalb deren Dosis reduziert werden sollte, um gravierende unerwünschte Wirkungen wie Rhabdomyolyse zu verhindern.

Damit Roxadustat seine Wirkung entfalten kann, muss eine ausreichende alimentäre Versorgung mit Eisenionen gewährleistet sein. Eine Umstellung von dialysepflichtigen Patienten von Erythropoetin auf Roxadustat darf nur aus sehr triftigem Grund erfolgen. Bei

Patienten mit erhöhtem kardiovaskulären Risiko darf Roxadustat nur nach sehr sorgfältiger Abwägung von Nutzen und Risiken eingesetzt werden. Gleiches gilt für Patienten mit bekannter Epilepsie. Da Roxadustat in tierexperimentellen Untersuchungen Reproduktionstoxizität zeigte, wird von der Anwendung in den ersten beiden Schwangerschaftsdritteln abgeraten. Im letzten Schwangerschaftsdrittel ist Roxadustat kontraindiziert. Bei Frauen im gebärfähigen Alter muss eine sichere Kontrazeption gewährleistet werden.

Die DDD-Kosten für eine Therapie mit Erythropoetinpräparaten liegen zwischen 8–10 € (◘ Tab. 8.2). Demgegenüber betragen die DDD-Kosten für eine Therapie mit Roxadustat in Standarddosierung (3×70 mg/Woche) 16 €. Bei eventuell notwendiger höherer Dosierung erhöhen sich die DDD-Kosten von Roxadustat entsprechend. Aus pharmakoökonomischer Hinsicht ergeben sich demnach keine überzeugenden Vorteile gegenüber Erythropoetinpräparaten. Es bleibt der Vorteil der oralen Einnahme von Roxadustat, der aber gegen die zahlreichen unerwünschten Wirkungen abgewogen werden muss.

Fazit Roxadustat stellt ein interessantes Wirkprinzip zur Behandlung der renalen Anämie dar, das physiologische Mechanismen aufgreift. Wegen der erheblichen unerwünschten Wirkungen und der im Vergleich zu Erythropoetin durchschnittlich höheren Behandlungskosten sollte Roxadustat nur bei Patienten eingesetzt werden, die nicht mit Erythropoetinpräparaten behandelt werden können, z. B. bei allergischen Reaktionen.

Literatur

Babidhan R, Lewis A, Atkins C, Jozefczyk NJ, Nemecek BD et al (2022) Safety and efficacy of cefiderocol for off-label treatment indications. A systematic review. Pharmacotherapy 42:549–466

Bahji A, Vazquez GH, Zarate CA Jr (2021) Comparative efficacy of racemic ketamine and esketamine for depression: a systematic review and meta-analysis. J Affect Disord 278:542–555

Deeks ED (2021) Odevixibat: first approval. Drugs 81:1781–1786

Dhillon S (2019) Roxadustat: first global approval. Drugs 79:563–572

Farooqui N, Elhence A, Shalimar (2022) A current understanding of bile acids in chronic liver disease. J Clin Exp Hepatol 12:155–173

Gregory E, Martin C (2022) The intersection of antimicrobial stewardship, the pharmaceutical industry, and the federal legislature. Open Forum Infect Dis 9:ofac404

Hauser AS, Attwood MM, Rask-Andersen M, Schiöth HB (2017) Trends in GPCR drug discovery: new agents, targets and indications. Nat Rev Drug Discov 16:829–842

Himmelseher S, Pfenninger E (1998) The clinical use of S-(+)-ketamine – a determination of its place. Anasthesiol Intensivmed Notfallmed Schmerzther 33:764–770

Howes OD, Thase ME, Pillinger T (2022) Treatment resistance in psychiatry. Mol Psychiatry 27:58–72

Kayki-Mutlu G, Aksoyalp ZS, Wojnowski L, Michel MC (2022) A year in pharmacology: new drugs approved by the US Food and Drug Administration in 2021. Naunyn Schmiedebergs Arch Pharmacol 395:867–885

Mullard A (2022) 2021 FDA drug approvals. Nature Rev Drug Discov 21:83–88

Ruberto VL, Jha MK, Murrough JW (2020) Pharmacological treatment for patients with treatment-resistant depression. Pharmaceuticals 13:116

Seifert R, Schirmer B (2021) Problems associated with the use of the term „antibiotics". Naunyn Schmiedebergs Arch Pharmacol 394:2153–2166

Tian H, Hu Z, Xu J, Wang C (2020) The molecular pathophysiology of depression and the new therapeutics. MedComm 3:e156

Van der Gronde T, Uyl-de Groot CA, Pieters T (2017) Addressing the challenge of high-priced prescription drugs in the era of precision medicine: a systematic review of drug life cycles, therapeutic drug markets and regulatory frameworks. PLoS ONE 12:e182613

Yavi M, Lee H, Henter ID, Park LT, Zarate CA Jr (2022) Ketamine treatment for depression: a review. Discov Ment Health 9

Zhanel GG, Golden AR, Zelentsky S, Wiebe K, Lawrence CK et al (2019) Cefiderocol: a siderophore cephalosporin with activity against carbapenem-resistant and multidrug-resistant gram-negative bacilli. Drugs 79:271–289

Zheng L, Tian J, Liu D, Zhao Y, Fang X et al (2021) Efficacy and safety of Roxadustat for anemia in dialysis-dependent and non-dialysis-dependent chronic kidney disease patients: A systematic review and meta-analysis. Br J Clin Pharmacol 88:919–932

Beschleunigte Zulassungen und therapeutischer Nutzen von Arzneimitteln in den USA und Europa

Kerstin Noëlle Vokinger

Auf einen Blick

Sowohl in Europa als auch in den USA hat der Gesetzgeber verschiedene beschleunigte Zulassungsverfahren in Kraft gesetzt. Im Fokus dieses Beitrags stehen die „accelerated approval" in den USA, die bedingte Zulassung in der EU und die befristete Zulassung in der Schweiz. Ziel der beschleunigten Zulassung von Arzneimitteln sowohl in den USA als auch in Europa ist es, wichtige Arzneimittel, für die es einen ungedeckten medizinischen Bedarf gibt, schnell für Patienten zugänglich zu machen. Diese Arzneimittel werden mit weniger aussagekräftigen Daten als regulär erforderlich zugelassen. Damit einhergehende Gefahren sind, dass schwerwiegende Nebenwirkungen nicht erkannt werden, die Arzneimittel nicht den erwarteten therapeutischen Nutzen aufweisen oder nachzureichende Daten häufig erst verspätet oder gar nicht eingereicht werden. In den letzten Jahren hat die Anzahl der Arzneimittel, die beschleunigt zugelassen wurden, sowohl in den USA als auch in Europa zugenommen. Bei den meisten dieser Arzneimittel handelt es sich um Onkologika. Nur ungefähr ein Drittel dieser beschleunigt zugelassenen Arzneimittel weisen einen hohen therapeutischen Nutzen auf. Die Implikationen dieser Ergebnisse sind wie folgt: Zum einen ist es zentral, dass weitere klinische Daten zeitnah nachgeliefert werden. Zum anderen stellt sich die Frage, ob eine mangelnde Evidenz im Rahmen der Preisfestsetzung des Arzneimittels berücksichtigt werden soll. Nach dem Nachweis weiterer Daten und einer Reevaluation des therapeutischen Nutzens könnte der Preis entsprechend angepasst, und bei Vorliegen eines hohen therapeutischen Nutzens erhöht werden. Dies würde den Anreiz für das Nachreichen von wichtigen klinischen Daten stärken, was wiederum eine umfassendere Analyse des therapeutischen Nutzens ermöglichen und damit im Patienteninteresse liegen würde.

3.1 Überblick: Beschleunigte Zulassungen in Europa und den USA

Zulassungsbehörden haben beschleunigte Zulassungsverfahren implementiert, um Arzneimittel gegen lebensbedrohliche Krankheiten, für welche es einen ungedeckten medizinischen Bedarf („unmet medical need") gibt, schneller als gewöhnlich für Patienten verfügbar zu machen (Haas et al. 2021; Ludwig 2019, 2020). Der Begriff des ungedeckten medizinischen Bedarfs ist jedoch nicht klar definiert (Ludwig 2020).

Sowohl in Europa als auch in den USA hat der Gesetzgeber verschiedene beschleunigte Zulassungsverfahren in Kraft gesetzt – in diesem Beitrag stehen folgende beschleunigte Zulassungsverfahren im Fokus: Der „accelerated approval pathway" in den USA, der 1992 eingeführt wurde, die bedingte Zulassung – „conditional marketing authorisation" – (Implementierung in 2006) in der EU und die befristete Zulassung in der Schweiz (Implementierung in 2019) (Vokinger et al. 2022a).

Die drei Jurisdiktionen – USA, EU und Schweiz – setzen ähnliche Voraussetzungen voraus, damit die Arzneimittel über diese beschleunigten Zulassungsverfahren zugelassen werden können.

Die „accelerated approval" in den USA wurde als Antwort auf die HIV-Epidemie eingeführt (Gyawali et al. 2021). Die beschleunigte Zulassung von Arzneimitteln ist erlaubt, wenn das Arzneimittel für die Behandlung einer schweren Erkrankung indiziert ist, einen „unmet medical need" deckt und es hinreichend wahrscheinlich ist, dass das Arzneimittel einen therapeutischen Nutzen aufweist (FDA 2020; Gyawali et al. 2021). In solchen Fällen muss der klinische Endpunkt nicht dem Goldstandard entsprechen, vielmehr reicht der Nachweis des Nutzens mit einem Surrogatendpunkt aus. Die Herstellerin ist jedoch verpflichtet, den antizipierten therapeutischen Nutzen anhand bestätigender Studien („confirmatory trials") nach der beschleunigten Zulassung nachzuweisen. Gelingt ihr dies nicht, kann die FDA – die amerikanische Zulassungsbehörde – das Arzneimittel vom Markt nehmen (FDA 2018, 2020).

Die bedingte Zulassung in der EU setzt voraus, dass das Arzneimittel für die Behandlung einer schwer belastenden oder lebensbedrohenden Erkrankung indiziert ist. Die Europäische Arzneimittel-Agentur („European Medicines Agency", EMA) erwähnt in diesem Zusammenhang explizit, dass hiervon auch Arzneimittel für die Behandlung seltener Krankheiten umfasst sind (EMA 2022). Damit die EMA eine beschleunigte Zulassung bewilligt, müssen die folgenden Bedingungen erfüllt sein: Das Nutzen-Risiko-Verhältnis des Arzneimittels muss positiv ausfallen; es ist wahrscheinlich, dass die Herstellerin umfassende Daten nach der Zulassung liefern kann; das Arzneimittel deckt einen „unmet medical need" und der Nutzen der sofortigen Verfügbarkeit des Arzneimittels ist grösser als das Risiko, welches mit den noch fehlenden Daten einhergeht (EMA 2022). Die bedingte Zulassung ist für ein Jahr gültig und kann jährlich erneuert werden. Sind alle Auflagen erfüllt, wird die bedingte Zulassung in eine reguläre Zulassung umgewandelt (EMA 2022).

Die befristete Zulassung in der Schweiz setzt voraus, dass das betroffene Arzneimittel für die Behandlung von Krankheiten indiziert ist, die lebensbedrohend sind oder eine Invalidität zur Folge haben. Weitere Voraussetzungen sind, dass es mit dem Schutz der Gesundheit vereinbar ist, von der Anwendung des Arzneimittels ein großer therapeutischer Nutzen zu erwarten ist und in der Schweiz kein zu-

▢ Abb. 3.1 Trends bei beschleunigten Zulassungen (FDA: „accelerated approval" in den USA) und bedingte Zulassungen (EMA: „conditional marketing authorization" in der EU) für Arzneimittel, die zwischen 2007 und 2021 zugelassen wurden. **a** differenziert zwischen allen Indikationen und Krebsindikationen, **b** zeigt die Proportion von beschleunigt zugelassenen Arzneimitteln im Verhältnis zu allen Arzneimitteln, **c** bildet das Verhältnis ab von Krebsarzneimitteln (Erstindikationen), die beschleunigt zugelassen wurden im Vergleich zu den total zugelassenen Krebsarzneimitteln. (Quelle: Vokinger et al. 2022a) ▶

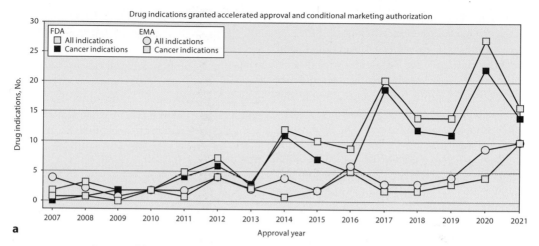

a

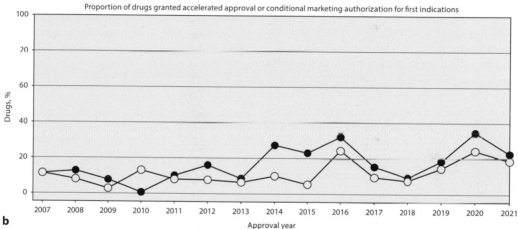

b

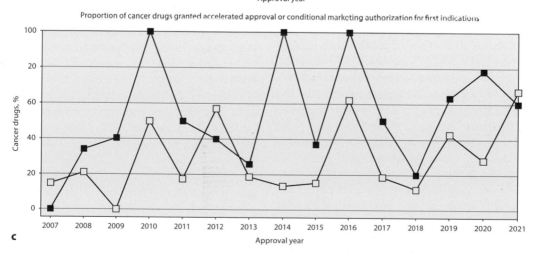

c

gelassenes, alternativ anwendbares und gleichwertiges Arzneimittel verfügbar ist (Art. 9a des Bundesgesetzes über Arzneimittel und Medizinprodukte). Die Zulassung wird für maximal zwei Jahre erteilt und mit besonderen Auflagen verknüpft: beispielsweise mit der Pflicht, laufende Studien abzuschließen oder neue Studien durchzuführen. Die Zulassung kann auf begründetes Gesuch hin verlängert werden. Mit dem Gesuch ist der Swissmedic – der Schweizerischen Zulassungsbehörde – ein Zwischenbericht über die Erfüllung der für die Zulassung angeordneten besonderen Auflagen einzureichen (Art. 21 Verordnung des Schweizerischen Heilmittelinstituts über die vereinfachte Zulassung von Arzneimitteln und die Zulassung von Arzneimitteln im Meldeverfahren).

Ein wichtiger Unterschied zwischen dem beschleunigten Zulassungsverfahren in den USA und jenen in der EU sowie der Schweiz ist, dass in den USA sowohl Erstindikationen als auch zusätzliche Indikationen von Arzneimitteln beschleunigt zugelassen werden können, während dies in der EU und in der Schweiz auf Erstindikationen von Arzneimitteln beschränkt ist.

In den letzten Jahren hat die Anzahl von Arzneimitteln, die beschleunigt zugelassen wurden, stetig zugenommen. Dies gilt insbesondere für Onkologika (Darrow et al. 2022; Vokinger et al. 2022a; ◻ Abb. 3.1). Zwischen 2007 und 2021 wurden 146 Arzneimittel (94 Erstindikationen, 52 zusätzliche Indikationen) in den USA, 58 Arzneimittel in der EU und 13 Arzneimittel in der Schweiz beschleunigt zugelassen – mit zunehmender Zahl in den letzten Jahren. Davon sind 122 Arzneimittel in den USA und 40 Arzneimittel in der EU zur Behandlung einer malignen Erkrankung indiziert, was 84 % bzw. 69 % aller beschleunigten Zulassungen entspricht (Vokinger et al. 2022a).

3.2 Chancen und Gefahren der beschleunigten Zulassungen

Ziele – und damit gleichzeitig auch Chancen – der beschleunigten Zulassung von Arzneimitteln sind es, wichtige Arzneimittel, für die es einen ungedeckten medizinischen Bedarf gibt, schnell für Patienten zugänglich zu machen und damit auch schneller im Vergleich zur regulären Zulassung (Haas et al. 2021; Vokinger et al. 2022a; FDA 2020).

Die beschleunigte Zulassung kam weltweit auch außerhalb der Medizin ins Blickfeld, als die FDA in den USA im Juni 2021 die beschleunigte Zulassung Aducanumab (Aduhelm®) – ein Arzneimittel für die Behandlung der Alzheimer-Erkrankung – gewährt hat (New York Times 2021; Süddeutsche Zeitung 2021). Erstmals seit 18 Jahren hat die FDA eine neue Therapiemethode gegen die Alzheimer-Erkrankung zugelassen. In den klinischen Studien wies der pharmazeutische Unternehmer nach, dass sich bei Studienteilnehmerinnen und -teilnehmer die für Alzheimer typischen Ablagerungen der Beta-Amyloid Plaques im Gehirn reduziert hatten. Bei der Ablagerung von beta-Amyloid Plaques handelt es sich jedoch um einen umstrittenen Surrogatendpunkt, deren Wirkmechanismus bzw. Zusammenhang mit der Schwere der Erkrankung noch nicht verstanden ist (Alexander et al. 2021). Das unabhängige Expertenkomitee der FDA war von den Zulassungsstudien nicht überzeugt und empfahl die Ablehnung des Zulassungsgesuchs – die FDA setzte sich über die Empfehlung des unabhängigen Expertenkomitees hinweg und gewährte der Herstellerin die beschleunigte Zulassung von Aducanumab (FDA 2021). In der EU und der Schweiz hat die Herstellerin das Zulassungsgesuch im Frühling 2022 zurückgezogen – vermutlich um einen wahrscheinlichen negativen Entscheid zuvorzukommen. Über den positiven Zulassungsentscheid der FDA wurde sowohl innerhalb als auch außerhalb der Medizin diskutiert und er hat dazu geführt, dass das Instrument der beschleunigten Zulassung stärker ins Blickfeld rückte. Ein Diskussionspunkt war und ist nach wie vor, ob die Zulassungsbehörden im Rahmen der beschleunigten Zulassung genügend hohe Anforderungen an die Datenqualität der Wirksamkeit und Sicherheit eines Arzneimittels stellen (Alexander et al. 2021; Gyawali et al. 2021; Vokinger et al. 2022a).

Die frühere Zulassung und Vermarktung haben zur Konsequenz, dass diese Arzneimittel mit weniger aussagekräftigen Daten als regulär erforderlich zugelassen werden (Haas et al. 2021). Damit einhergehende Gefahren sind, dass schwerwiegende Nebenwirkungen nicht erkannt werden (Downing et al. 2022; Mostaghim et al. 2017), oder die Arzneimittel nicht den erwarteten therapeutischen Nutzen aufweisen (Gyawali et al. 2021; Vokinger et al. 2022a). Empirische Studien zeigen zudem, dass die nachzureichenden Daten häufig erst verspätet oder gar nicht eingereicht werden. So betrug bei Onkologika die Dauer zwischen beschleunigter Zulassung und Nachweis des therapeutischen Nutzens im Median 3,4 Jahre (Beaver et al. 2018; Gyawali et al. 2021). Ebenfalls konnte in einer Studie nachgewiesen werden, dass ursprünglich beschleunigt zugelassene Arzneimittel, die in den USA in eine reguläre Zulassung umgewandelt wurden, obwohl in den „postapproval" Studien der therapeutische Nutzen nicht überzeugend nachgewiesen werden konnte (Gyawali et al. 2019). Diese Entwicklungen dienen nicht den Patienten. Zu berücksichtigen ist außerdem, dass hohe Anforderungen für die Arzneimittelzulassung dazu dienen, das Vertrauen der Bevölkerung in die Sicherheit und Wirksamkeit von Arzneimitteln zu schützen (Haas et al. 2021). Es ist zentral, dass dieses Vertrauen aufrechterhalten wird.

3.3 Therapeutischer Nutzen beschleunigt zugelassener Arzneimittel

3.3.1 Überblick über die Nutzenbewertung und Nutzenbewertungssysteme

Verschiedene Länder – beispielsweise Deutschland, Frankreich, oder England – haben Nutzenbewertungssysteme (auch „health technology assessment", HTA, genannt) eingeführt. Nach der Zulassung eines Arzneimittels wird dessen therapeutischer Nutzen ermittelt. Basierend darauf wird entschieden, ob die Kostenübernahme durch die sozialen Krankenversicherungen erfolgen sollen und wenn ja, zu welchem Preis (Vokinger 2021).

In Deutschland und Frankreich erfolgt die Berechnung des therapeutischen Nutzens basierend auf dem *Zusatz*nutzen des neuen Arzneimittels im Vergleich zur zweckmäßigen Vergleichstherapie. In England wird der therapeutische Nutzen des neuen Arzneimittels basierend auf der Verlängerung der Lebenszeit und Lebensqualität – sog. „Quality Adjusted Life Years" (QALY) – berechnet (Vokinger 2021). Ein maßgebender Unterschied zwischen den Systemen in Deutschland und Frankreich im Vergleich zu England ist, dass in Deutschland und Frankreich keine direkte Kosten-Nutzen-Bewertung erfolgt, d. h. das Ausmaß des Zusatznutzens dient in den darauffolgenden Preisverhandlungen als *Grundlage* für die Preisfestsetzung, während in England eine *direkte* Kosten-Nutzen-Bewertung stattfindet. Im Grundsatz beträgt der Preis 20.000–30.000 Pfund pro gewonnenes QALY, wobei es zahlreiche Ausnahmen gibt, etwa bei Patienten am Lebensende (Vokinger et al. 2022a).

Seit Januar 2022 ist die EU-Verordnung 2021/2282 über die Bewertung von Gesundheitstechnologien und zur Änderung der Richtlinie 2011/24/EU in Kraft. Diese sieht vor, dass auf EU-Stufe die Nutzenbewertungen harmonisiert werden sollen. Onkologika sind die erste therapeutische Gruppe, die im Jahr 2025 auf

EU-Stufe bewertet werden sollen, weitere therapeutische Gruppen werden danach bis 2030 folgen. Ziel ist, dass das Nutzenbewertungsverfahren im Vergleich zu den bisher nationalen Verfahren beschleunigt und vereinheitlicht werden soll (Hwang und Vokinger 2022). Tatsächlich sind Unterschiede bei der Dauer der Nutzenbewertungsverfahren ersichtlich (Hwang et al. 2022). Die Harmonisierung auf EU-Stufe beschränkt sich auf die Nutzenbewertung. Die Preisfestsetzung fällt nach wie vor in den Kompetenzbereich der Mitgliedstaaten (Hwang und Vokinger 2022).

Nutzenbewertungssysteme werden auch von medizinischen Fachgesellschaften – etwa der „European Society for Medical Oncology" (ESMO) oder der „American Society of Clinical Oncology" (ASCO) – sowie von Non-Profit-Organisationen, zum Beispiel dem „Institute for Clinical and Economic Review" (ICER) oder „Prescrire", entwickelt (ESMO 2021; ASCO 2021; ICER 2021; Prescrire 2019).

Nutzenbewertungen dienen nicht nur Behörden im Rahmen der Kostenübernahme bzw. Preisfestsetzung von Arzneimitteln, sondern informieren auch Ärzte sowie Patient über den therapeutischen Nutzen von Arzneimitteln und unterstützen bei der Wahl des optimalen Therapieverfahrens.

3.3.2 Analyse des therapeutischen Nutzens beschleunigt zugelassener Arzneimittel

In einer Studie haben Wissenschaftler den therapeutischen Nutzen von Arzneimitteln, die in den USA, in der EU und in der Schweiz beschleunigt zugelassen wurden, analysiert. In der Studienkohorte wurden alle Arzneimittel inkludiert, die zwischen 2007 und 2021 in den USA, der EU oder der Schweiz beschleunigt zugelassen wurden. Insgesamt handelte es sich hierbei um 146 Arzneimittel (94 Erstindikationen, 52 weitere Indikationen) in den USA, 58 Arzneimittel in der EU und 13 Arzneimittel in der Schweiz (Vokinger et al. 2022a). In den

USA konnte ein starker Anstieg von beschleunigten Zulassungen insbesondere nach 2013 beobachtet werden, in der EU war ebenfalls ein Anstieg ersichtlich, wenn auch weniger ausgeprägt als in den USA (◙ Abb. 3.1).

Als Nächstes wurde der therapeutische Nutzen dieser Arzneimittel analysiert. Hierfür wurden die Nutzenbewertungen von Deutschland, Frankreich und Kanada verwendet, wobei ein hoher Nutzen bejaht wurde, wenn der Nutzen der betroffenen Indikation von mindestens einer dieser drei Systeme als hoch erachtet wurde. Von den inkludierten Arzneimitteln bzw. Indikationen wurde für 90 Indikationen in den USA (61,6 %), 56 Indikationen in der EU (96,6 %) und 11 Indikationen in der Schweiz (84,6 %) mindestens ein therapeutisches Nutzenbewertungsverfahren in Deutschland, Frankreich oder Kanada durchgeführt. Von diesen Arzneimitteln wiesen ungefähr ein Drittel – konkret 35 (38,9 %) Indikationen in den USA und 21 (37,5 %) in der EU – einen hohen therapeutischen Nutzen auf. In der Schweiz handelte es sich nur um eine (9 %) Indikation mit einem hohen therapeutischen Nutzen. Die Daten in der Schweiz sind jedoch mit Vorsicht zu interpretieren, da die befristete Zulassung erst 2019 implementiert wurde und noch wenige Daten vorhanden sind, um substanziierte Schlussfolgerungen ziehen zu können (Vokinger et al. 2022a).

Auch bei Berücksichtigung der Reevaluation des therapeutischen Nutzens auf der Basis von nachgereichten Studien änderten sich die Ergebnisse nur marginal – 36 (40 %) Indikationen in den USA und 22 (39,2 %) in der EU wiesen dann einen hohen therapeutischen Nutzen auf (Vokinger et al. 2022a).

Diese Ergebnisse sind im Einklang mit anderen Studien, in denen nachgewiesen wurde, dass bei ungefähr einem Drittel aller Arzneimittel (d. h. solche, die beschleunigt oder nicht beschleunigt zugelassen wurden) ein hoher therapeutischer Nutzen vorliegt (Hwang et al. 2020; Vokinger et al. 2022b) und sich dies auch nicht unter Berücksichtigung der später nachgereichten Studiendaten substanziell ändert (Gyawali et al. 2021; Pease et al. 2017).

3.3.3 Würdigung und Implikationen

Die Studienergebnisse zeigen, dass nur ungefähr ein Drittel aller beschleunigt zugelassener Arzneimittel in den USA und der EU einen hohen therapeutischen Nutzen aufweisen. Dieses Ergebnis macht deutlich, wie wichtig es ist, dass *zeitnah* nach der Zulassung weitere klinische Daten nachgeliefert und angefangene klinische Studien abgeschlossen bzw. zusätzliche Studien durchgeführt werden, um zu reevaluieren und verstehen zu können, ob diese Arzneimittel tatsächlich einen therapeutischen Mehrwert für Patienten aufweisen (Vokinger 2022a). 81 % der von der Industrie initiierten Studien nach Zulassung fokussieren sich auf neue Arzneimittel oder Indikationserweiterungen anstatt bereits zugelassener Indikationen (Vreman et al. 2020). Dieses Ergebnis bedeutet, dass sich die Durchführung weiterer Studien bereits zugelassener Arzneimittel aus der Perspektive der Industrie nur lohnt, wenn künftige Mehrumsätze die erforderlichen Investitionen und das Risiko negativer Studienergebnisse aufwiegen. Insbesondere bei Arzneimitteln, die keinen hohen therapeutischen Nutzen haben, können wirtschaftliche Anreize fehlen, weitere wissenschaftliche Studien durchzuführen (Haas et al. 2021). Entsprechend ist es wichtig, dass zum Zeitpunkt der Zulassung das Prozedere für die Finalisierung bzw. Durchführung weiterer Studien und das Nachliefern von weiteren klinischen Daten verbindlich festgelegt wird.

Beschleunigte Zulassungen von Arzneimitteln haben auch Implikationen für die Preisfestsetzung. Es ist bezeichnend, dass gerade für diejenigen Arzneimitteln mit der schwächsten Datenlage die höchsten Preise gefordert werden, zu denken ist hierbei insbesondere an Onkologika und Orphan Arzneimittel (Haas et al. 2021; Ludwig und Vokinger 2021). Zusammengefasst geht die Zunahme der Anzahl Arzneimittel, die beschleunigt zugelassen werden, einher mit einer schwächeren Datenlage. Nach vorliegender Ansicht sollte die Evidenz in der Preisfestsetzung berück-sichtigt werden. Evidenz ist notwendig, um den tatsächlichen therapeutischen Nutzen für Patienten zu analysieren – zahlreiche Studien haben gezeigt, dass Surrogatendpunkte, die in klinischen Studien für die beschleunigte Zulassung erlaubt sind, nur beschränkt geeignet sind, um den therapeutischen Nutzen zu definieren bzw. vorauszusagen (Gyawali et al. 2020, 2022). Diskutiert wird, dass ausgehend von einem niedrigen Einstiegspreis erst mit der Verfügbarkeit aussagekräftiger Evidenz für Wirksamkeit und Sicherheit eine erneute Nutzenbewertung und dann – je nach Ergebnis der Nutzenbewertung – eine Preissteigerung möglich sein sollte (Haas et al. 2021; Cherla et al. 2021).

3.4 Fazit

Zulassungsbehörden in den USA und Europa haben beschleunigte Zulassungsverfahren implementiert, um Arzneimittel gegen lebensbedrohliche Krankheiten, für welche es einen ungedeckten medizinischen Bedarf („unmet medical need") gibt, schneller als gewöhnlich für Patienten verfügbar zu machen. Diese Arzneimittel werden mit weniger aussagekräftigen Daten als regulär erforderlich zugelassen. Damit einhergehende Gefahren sind, dass schwerwiegende Nebenwirkungen nicht erkannt werden, die Arzneimittel nicht den erwarteten therapeutischen Nutzen aufweisen oder nachzureichende Daten häufig erst verspätet oder gar nicht eingereicht werden.

In den letzten Jahren hat die Anzahl der Arzneimittel, die beschleunigt zugelassen wurden, sowohl in den USA als auch in Europa zugenommen, viele davon sind Onkologika. Nur ungefähr ein Drittel dieser Arzneimittel weisen einen hohen therapeutischen Nutzen auf – auch die Reevaluation basierend auf später eingereichten Daten ändert das Ergebnis nicht entscheidend.

Diese Erkenntnisse haben wichtige Implikationen: Zum einen ist es sehr wesentlich, dass weitere klinische Daten zeitnah nachgeliefert werden (etwa im Rahmen der Finalisierung bereits initiierter und neu durchgeführter Studien). Zum anderen sollte auch diskutiert werden, ob eine mangelnde Evidenz im Rahmen der Preisfestsetzung des Arzneimittels berücksichtigt werden soll. Nach dem Nachweis weiterer Daten und einer erneuten Evaluation des therapeutischen Nutzens könnte der Preis entsprechend angepasst, und bei Vorliegen eines hohen therapeutischen Nutzens erhöht werden. Dies würde den Anreiz für das Nachreichen von wichtigen klinischen Daten stärken, was wiederum eine umfassendere Analyse des therapeutischen Nutzens ermöglichen und damit im Patienteninteresse liegen würde.

Literatur

Alexander GC, Knopeman DS, Emerson SS, Ovbiagele B, Kryscio R, Perlmutter JS, Kesselheim AS (2021) Revisiting FDA approval of aducanumab. N Engl J Med 385:769–771

ASCO (2021) Value in cancer care. https://old-prod.asco.org/news-initiatives/current-initiatives/cancer-care-initiatives/value-cancer-care

Beaver JA, Howie LJ, Pelosof L, Kim T, Liu J, Goldberg KB, Sridhara R, Blumenthal GM, Keegan P, Pazdur R, Kluetz PG (2018) A 25-Year Experience of US Food and Drug Administration accelerated approval of malignant hematology and oncology drugs and biologics. JAMA Oncol 4(6):849–856

Cherla A, Naci H, Kesselheim AS, Gyawali B, Mossialos E (2021) Assessment of coverage in England of cancer drugs qualifying for US food and drug administration accelerated approval. JAMA Intern Med 181(4):490–498

Darrow JJ, Avorn J, Kesselheim AS (2022) FDA approval and regulation of pharmaceuticals, 1983–2018. JAMA 323(2):164–176

EMA (2022) Conditional marketing authorisation. https://www.ema.europa.eu/en/human-regulatory/marketing-authorisation/conditional-marketing-authorisation

ESMO (2021) ESMO-magnitude of clinical benefit scale: evaluation forms version 1.1. https://www.esmo.org/guidelines/esmo-mcbs/esmo-mcbs-evaluation-forms

FDA (2018) Accelerated approval. https://www.fda.gov/patients/fast-track-breakthrough-therapy-accelerated-approval-priority-review/accelerated-approval

FDA (2020) Accelerated approval program. https://www.fda.gov/drugs/information-health-care-professionals-drugs/accelerated-approval-program

FDA (2021) FDA's decision to approve new treatment for Alzheimer's disease. https://www.fda.gov/drugs/news-events-human-drugs/fdas-decision-approve-new-treatment-alzheimers-disease

Gyawali B, Hey SP, Kesselheim AS (2019) Assessment of the clinical benefit of cancer drugs receiving accelerated approval. JAMA Intern Med 179(7):906–913

Gyawali B, Hey SP, Kesselheim AS (2020) Evaluating the evidence behind the surrogate measures included in the FDA's table of surrogate endpoints as supporting approval of cancer drugs. eClinicalMedicine. https://doi.org/10.1016/j.eclinm.2020.100332

Gyawali B, Ross JS, Kesselheim AS (2021) Fulfilling the mandate of the US Food and Drug Administration's accelerated approval pathway. The need for reforms. JAMA Intern Med 181(10):1275–1276

Gyawali B, Eisenhauer E, Tregear M, Booth CM (2022) Progression-free survival: it is time for a new name. Lancet Oncol. https://doi.org/10.1016/S1470-2045(22)00015-8

Haas A, Mayer T, Tebinka-Olbrich A, Blindzellner M, Beggerow E, Nickel A (2021) Beschleunigte Zulassung von Arzneimitteln: Herausforderungen für Patient:innen, Datenqualität und faire Preise. In: Schröder H, Thürmann P, Telschow C, Schröder M, Busse R (Hrsg) Arzneimittel-Kompass 2021. Springer, Berlin, Heidelberg, New York, S 105–124

Hwang TJ, Vokinger KN (2022) New EU regulation on health technology assessment of cancer medicines. Lancet Oncol. https://doi.org/10.1016/S1470-2045(22)00008-0

Hwang TJ, Ross JS, Vokinger KN, Kesselheim AS (2020) Association between FDA and EMA expedited approval programs and therapeutic value of new medicines: retrospective cohort study. BMJ 371:m3434

Hwang TJ, Kesselheim AS, Tibau A, Lee CWC, Vokinger KN (2022) Clinical benefit and expedited approval of cancer drugs in the United States, European Union, Switzerland, Japan, Canada, and Australia. JCO Oncol Pract 18(9):e1522–e1532

ICER (2021) Fair pricing, fair access, future innovation. https://icer.org/

Ludwig WD (2019) Zulassungsverfahren für neue Arzneimittel in Europa. In: Schwabe U, Paffrath D, Ludwig WD, Klauber J (Hrsg) Arzneiverordnungs-Report 2019. Springer, Berlin, Heidelberg, New York, S 31–60

Ludwig WD (2020) Beschleunigte Zulassungen und Orphan-Arzneimittel in der Onkologie: Status quo, Probleme und Reformbedarf. In: Katzenmeier C (Hrsg) Festschrift für Dieter Hart. Medizin – Recht – Wissenschaft. Springer, Berlin, Heidelberg, New York, S 361–385

Ludwig WD, Vokinger KN (2021) Hochpreisigkeit bei Onkologika. In: Schröder H, Thürmann P, Telschow C, Schröder M, Busse R (Hrsg) Arzneimittel-

Kompass 2021. Springer, Berlin, Heidelberg, New York, S 79–92

Mostaghim SR, Gagne JJ, Kesselheim AS (2017) Safety related changes for new drugs after approval in the US through expedited regulatory pathways: retrospective cohort study. BMJ 358:j3837

New York Times (2021) How an unproven Alzheimer's drug got approved. https://www.nytimes.com/2021/07/19/health/alzheimers-drug-aduhelm-fda.html

Pease AM, Krumholz HM, Downing NS, Aminawung JA, Shah ND, Ross JS (2017) Postapproval studies of drugs initially approved by the FDA on the basis of limited evidence: systematic review. BMJ 357:j1680

Prescrire (2019) Pourquoi Prescrire. https://prescrire.org/Fr/12/32/0/0/About.aspx

Süddeutsche Zeitung (2021) Fragwürdige Entscheidung über neues Alzheimer-Medikament. https://www.sueddeutsche.de/gesundheit/alzheimer-medikament-aducanumab-zulassung-1.5315816

Vokinger (2021) Kosten-Nutzen-Bewertung von Arzneimitteln. In: Ludwig WD, Mühlbauer B, Seifert R (Hrsg) Arzneiverordnungs-Report 2021. Springer, Berlin, Heidelberg, New York, S 57–66

Vokinger KN, Kesselheim AS, Glaus CEG, Hwang TJ (2022a) Therapeutic value of drugs granted accelerated approval or conditional marketing authorization in the US and Europe from 2007 to 2021. JAMA Health Forum 3(8):e222685

Vokinger KN, Hwang TJ, Glaus CEG, Kesselheim AS (2022b) Therapeutic value assessments of novel medicines in the US and Europe, 2018–2019. JAMA Open 5(4):226479

Vreman RA, Leufkens HGM, Kesselheim AS (2020) Getting the right evidence after drug approval. Fron Pharmacol 11:569535

Überblick über Maßnahmen zur Förderung des Einsatzes von Biosimilars in europäischen Ländern

Sabine Vogler, Dimitra Panteli, Nina Zimmermann und Reinhard Busse

Auf einen Blick

Biosimilars gelten als ein vielversprechender Ansatz, um leistbaren und nachhaltigen Zugang zu biologischen Arzneimitteln zu ermöglichen. Um den Einsatz von preisgünstigeren Biosimilars zu fördern, wenden europäische Länder unterschiedliche Marktsteuerungsmechanismen an, die zum einen am Angebot (Preise) und zum anderen an der Nachfrage nach Biosimilars (an Ärzte, Apotheker und Patienten gerichtete Maßnahmen) ansetzen. Ein Überblick über relevante Maßnahmen in 30 europäischen Ländern zeigt bei einigen, aber nicht allen Maßnahmen ähnliche Zugänge der Länder, bei anderen Maßnahmen haben Länder unterschiedliche Wege gewählt. Deutschland zählt zu der Minderheit der europäischen Länder, die keine Preis-Link-Politik anwenden, bei welcher die Preise von Biosimilars (wie auch für Generika) als Abschlag des Preises des Referenzarzneimittels festgelegt werden. Die Mehrzahl der europäischen Länder nutzen ein Festbetragssystem, und eine Reihe von Ländern haben mittlerweile Biosimilars darin aufgenommen. Wirkstoffverordnung ist in den europäischen Ländern weit verbreitet, allerdings sind des Öfteren Biologika ausgeschlossen. Die Verschreibung von Biosimilars wird bei bio-naiven Patienten im Allgemeinen empfohlen, und ein Switch von dem Referenzarzneimittel auf das Biosimilar ist in vielen Ländern unter bestimmten Voraussetzungen möglich. Die Substitution von Biologika auf Apothekenebene wurde bislang nur in wenigen europäischen Ländern eingeführt.

Biologika spielen eine wichtige Rolle bei der Behandlung eines breiten Spektrums von Erkrankungen (s. ▶ Kap. 1). Dabei kommen viele dieser Arzneimittel mit sehr hohen Preisen auf den Markt. Die damit verbundenen Ausgaben gefährden perspektivisch die nachhaltige Finanzierung öffentlicher Solidarsysteme. Auch in Deutschland war im letzten Jahrzehnt eine beachtliche Steigerung der Ausgaben bei Biologika im GKV-Markt zu beobachten (eine fast 30-fache Steigerung der Nettokosten von 75 Mio. € im 2010 auf 2,1 Mrd. € im Jahr 2020, s. Ludwig und Mühlbauer 2021). Der Spagat zwischen bestmöglichem Zugang für Patienten und bewältigbaren Ausgaben für Arzneimittel, insbesondere für Biologika, beschäftigt seit Jahren die Zahler, auch in wirtschaftsstarken Ländern wie Deutschland.

Vor diesem Hintergrund werden hohe Erwartungen in Biosimilars gesetzt (siehe z. B. Simoens und Vulto 2021; Simoens 2021). Modellrechnungen zum Einsparpotenzial von einzelnen Biosimilars bestätigen, dass durch einen verstärkten Einsatz dieser Produkte Einsparungen für Gesundheitssysteme erzielt werden können, die damit einer höheren Anzahl von Patienten Zugang ermöglichen könnten (Jang et al. 2021; Mulcahy et al. 2022; zu Deutschland: Hübel et al. 2020; Vogler et al. 2021b). Einsparpotenziale wurden auch für andere europäische Länder aufgezeigt, wie zum Beispiel in Spanien (García-Goñi et al. 2021). Aber auch Auswirkungen des Markteintritts von Biosimilars auf die Preise (von Referenzarzneimitteln und Biosimilars selbst) sind dokumentiert: zum Beispiel erreichten in Bulgarien die Preisreduktionen bei Antirheumatika fast 50 % (Tachkov et al. 2021); für den US-amerikanischen Zahler Medicare zeichnete sich bei den Preisen von Originalpräparaten vor dem Markteintritt von Biosimilars eine steigende Tendenz ab; danach haben sich diese Preise entweder stabilisiert oder sind gesunken (Dean und Bond 2021). In mehreren europäischen Ländern wurden hohe Preissenkungen für das Referenzarzneimittel bei Markteintritt eines Biosimilars beobachtet (Quintiles 2017; Moorkens et al. 2021). Beim umsatzstarken monoklonalen Antikörper Adalimumab (*Humira*) erreichten oder überschritten diese in mehreren Ländern sogar 80 % des ursprünglichen Preises (Dänemark, Italien, Norwegen und die Niederlande; Moorkens et al. 2021). Am Beispiel Frankreichs wurde ein Zusammenhang zwischen dem Markteintritt von Biosimilars und einer Reihe von Preissenkungen der Referenzarzneimittel, anderer Biologika für ähnliche Indikationen und aller verwandten Biosimilars beobachtet (Robinson und Jarrion 2021).

Zur Realisierung von Einsparungen spielen sowohl der Preis als auch die Nachfrage nach und die Verordnung bzw. Abgabe von Biosimilars eine Rolle. Somit sind neben Maßnahmen zur Ausgestaltung des Preisbildungs- und Beschaffungsprozesses auch solche von Bedeutung, die an Patienten und Leistungserbringer wie Ärzte und Apotheker gerichtet sind – also „nachfrageseitige Maßnahmen" (Vogler et al. 2019a, 2021b). Darunter fällt zum Beispiel der Austausch innerhalb der Biologika bei der Abgabe in einer öffentlichen Apotheke (Substitution eines Biosimilars anstelle des Referenzarzneimittels bzw. Austausch von Biosimilars untereinander).

Solche Maßnahmen – genau wie Mechanismen zur Preisbildung und Erstattung von Medikamenten (Vogler 2018) – sind in den Ländern der Europäischen Union (EU) nationale Angelegenheit und somit unterschiedlich ausgestaltet (Panteli et al. 2016; Moorkens et al. 2017; Ferrario et al. 2020; Vogler et al. 2021b). Bedeutend ist allerdings in diesem Zusammenhang die gemeinsame Stellungnahme der Europäischen Arzneimittel-Agentur (European Medicines Agency, EMA) und die Leiter der nationalen Zulassungsbehörden für Human- und Tierarzneimittel (Heads of Medicines Agencies, HMA) vom 19. September 2022, dass in der EU zugelassene Biosimilar-Arzneimittel mit ihrem Referenzarzneimittel oder mit einem gleichwertigen Biosimilar austauschbar („interchangeable") sind.

Die Marktdurchdringung von Biosimilars war lange Zeit in Deutschland nicht besonders hoch (Dicheva-Radev und Ludwig 2020); darüber hinaus variierte sie zwischen Wirkstoffen und Bundesländern (Moorkens et al. 2020). Im Jahr 2020 kam es zu einem deutlichen Rückgang der biosimilarfähigen Erstanbieterpräparate, sodass sich der GKV-Umsatz erstmals je zur Hälfte auf diese und die Biosimilars verteilte. Dies kann eine Folge von strategisch eingesetzten Marktsteuerungsmaßnahmen sein (EMA und HMA 2022).

Vor diesem Hintergrund werden in dem vorliegenden Kapitel auf Biosimilars ausgerichtete aktuelle Marktsteuerungsmaßnahmen – zum Teil im Vergleich zu jenen für Generika – in Deutschland und in weiteren 29 europäischen Ländern dargestellt. Der europäische Vergleich umfasst alle Mitgliedstaaten der Europäischen Union (EU) mit Ausnahme von Luxemburg (also Belgien (BE), Bulgarien (BG), Dänemark (DK), Deutschland (DE), Estland (EE), Finnland (FI), Frankreich (FR), Griechenland (EL), Irland (IE), Italien (IT), Kroatien (HR), Lettland (LV), Litauen (LT), Malta (MT), die Niederlande (NL), Österreich (AT), Polen (PL), Portugal (PT), Rumänien (RO), Schweden (SE), Slowakei (SK), Slowenien (SI), Spanien (ES), die Tschechische Republik (CZ), Ungarn (HU) und Zypern (CY)) sowie Großbritannien (UK; im Wesentlichen beziehen sich die Regelungen auf England), Island (IS), Norwegen (NO) und die Schweiz (CH).

Die Informationen über die Marktsteuerungsmaßnahmen rund um Biosimilars stellen eine Aktualisierung und Erweiterung von Beiträgen im Arzneiverordnungsreport 2020 und 2021 dar (Vogler et al. 2020, 2021a). Sie beschreiben die Situation im Juni/Juli 2022 und wurden bei den Mitgliedern des Pharmaceutical Pricing and Reimbursement Information (PPRI)-Behördennetzwerks erhoben und validiert, vereinzelt ergänzt um Daten aus der Literatur. PPRI ist ein von der Gesundheit Österreich GmbH (GÖG) betriebenes Netzwerk von Behörden für Preisbildung und Erstattung von Arzneimitteln in 50 – schwerpunktmäßig europäischen – Ländern (Vogler et al. 2014; Vogler und Zimmermann 2022).

4.1 Angebotsseitige Maßnahmen

4.1.1 „Preis-Link"

Die Maßnahme eines „Preis-Links" wenden 21 der untersuchten europäischen Länder bei der Preisfestsetzung für Generika an, und mit Ausnahme von Griechenland nutzen diese Länder diese Maßnahme auch für Biosimilars.

Bei dieser „Preis-Link"-Maßnahme wird der Preis des Nachfolge-Arzneimittels (z. B. des Generikums bzw. des Biosimilars) in Bezug zum Preis des Original- bzw. Referenzarzneimittels gesetzt, und ein bestimmter (Mindest-)Abschlag ist zu gewähren (WHO

Collaborating Centre for Pharmaceutical Pricing and Reimbursement Policies 2022). In einigen Ländern bestehen auch Regelungen für weitere Nachfolgeprodukte, deren Preise wiederum einander bedingen, und in ein paar Ländern (z. B. Österreich und Norwegen) wird auch der Preis des Originalpräparats bzw. Referenzarzneimittels gesenkt.

◘ Tab. 4.1 gibt einen Überblick über die Existenz dieser „Link"-Politik bei Biosimilars und im Vergleich dazu bei Generika und stellt auch die Höhe des geforderten Preisabschlags für das Nachfolge-Arzneimittel (Biosimilar bzw. Generikum) dar. 15 der 21 Länder, die diesen Preis-Link anwenden, fordern für Biosimilars einen niedrigeren Preisabschlag als für Generika. In Österreich wurden die differenzierten Preisabschläge für Generika und Biosimilars im Rahmen einer Gesetzesnovelle im Jahr 2017 umgesetzt, allerdings als eine befristete Regelung, die ursprünglich Ende 2021 ausgelaufen wäre und dann um zwei weitere Jahre bis Ende 2023 verlängert wurde. Sollte keine Verlängerung oder andere Regelung bis dahin gefunden werden, würde die zuvor gültige Regelung mit gleichen Abschlagsätzen für alle Nachfolge-Arzneimittel (Generika und Biosimilars) wieder in Kraft treten. Lediglich in der Schweiz sind derzeit die Preisabschläge für Biosimilars höher als für Generika; es wird aber an einer Gesetzesänderung für niedrigere Abschläge für Biosimilars gearbeitet.

Italien hat mit 20 % vergleichsweise niedrige Mindestpreisabschläge. Ergänzend führte das Land im Oktober 2020 ein neues Prozedere im Rahmen der Preisbildung und Erstattung von Generika und Biosimilars ein, was in der Praxis zu deutlich höheren Preisabschlägen führen kann: Im Falle eines Angebots eines pharmazeutischen Unternehmers (pU) mit Preisabschlägen von 45 bis 75 % (für erstattungsfähige Arzneimittel im niedergelassenen Sektor) und 30 bis 50 % (für erstattungsfähige Arzneimittel im stationären Sektor) kommt ein beschleunigtes Preisfestsetzungsverfahren zur Anwendung, und das Arzneimittel wird automatisch in die Erstattungsliste aufgenommen. Bei den Abschlägen wird keine Unter-

4

■ **Tab. 4.1** Preis-Link-Politik bei Biosimilars im Vergleich zu Generika in 30 europäischen Ländern, 2022. (Quelle: Behördennetzwerk Pharmaceutical Pricing and Reimbursement Information (PPRI))

Land	Biosimilar-Preis-Link		Generika-Preis-Link	
	In Kraft	Höhe des Preisabschlags	In Kraft	Höhe des Preisabschlags
DE	Nein	–	Nein	–
Länder in Europa				
AT	Ja	1. Biosimilar: min. −38 % des RAM 2. Biosimilar: min. −15 % des 1. Biosimilars 3. und weitere Biosimilars: min. −10 % des vorigen Biosimilars 4. und weitere Biosimilars: −10 Cent unter dem günstigen Arzneimittel der Gruppe RAM muss 3 Monate nach Aufnahme des 1. Biosimilars in die Erstattung den Preis um 30 % senken	Ja	1. Generikum: min. −50 % des Originals 2. Generikum: min. −18 % des 1. Generikums 3. und weitere Generika: min. −15 % der vorigen Generika 4. und weitere Generika: −10 Cent unter dem günstigen Arzneimittel der Gruppe Original muss 3 Monate nach Aufnahme des 1. Generikums in die Erstattung den Preis um 30 % senken
BE	Ja	Biosimilar: −20 % des RAM Weitere Preissenkungen nach 12 Jahren in der Erstattung (abhängig vom Marktanteil des Wirkstoffes)	Ja	Generika der Kategorie A (essenzielle Arzneimittel): −51,52 % des Originals Generika der Kategorie B (alle anderen erstatteten Arzneimittel): −44,75 % Original muss bei Eintritt von Generika ebenfalls den Preis um −51,52 % bzw. −44,75 % senken Weitere Preissenkungen nach 12 Jahren in der Erstattung (abhängig vom Marktanteil des Wirkstoffes)
BG	Ja	Biosimilar: −20 % des RAM	Ja	Generikum: −30 % des Originals
CH	Ja	Biosimilar: −25 % des RAM	Ja	Generikum: −20 % des Originals % abhängig vom Verkaufsvolumen 3 Jahre vor Patentablauf: 20 %, 30 %, 50 %, 60 %, 70 %
CZ	Ja	1. Biosimilar: −30 % des RAM 2. RAM: −15 % des 1. RAM	Ja	1. Generikum: −40 % des Originals 2. Original: −15 % des 1. Originals
DK	Nein	Grundsätzlich keine Preisregulierung (Preise basieren auf Wettbewerb in Prozessen mit Elementen einer Ausschreibung)	Nein	Grundsätzlich keine Preisregulierung (Preise basieren auf Wettbewerb in Prozessen mit Elementen einer Ausschreibung)
EE	Ja	1. Biosimilar: −15 % des RAM	Ja	1. Generikum: −30 % des Originals; 2, 3, 4. Generikum: −10 % des Arzneimittels mit dem günstigsten Preis im Cluster
EL	Nein	–	Ja	Generikum: −35 % des Originals

◘ **Tab. 4.1** (Fortsetzung)

Land	Biosimilar-Preis-Link		Generika-Preis-Link	
	In Kraft	Höhe des Preisabschlags	In Kraft	Höhe des Preisabschlags
ES	Ja	Biosimilar: −30 % des RAM (unverbindlicher Richtwert) Bei Bildung von Festbetragsgruppen muss der Preis der des RAM auf den Preis der Biosimilars gesenkt werden	Ja	Generikum: −40 % des *Originals* (unverbindlicher Richtwert) Bei Bildung von Festbetragsgruppen muss der Preis des Originals auf den Preis der Generika gesenkt werden
FI	Ja	1. Biosimilar: −30 % des RAM	Ja	1. Generikum: −50 bzw. −40 % (bei neuerem „Equipment") des Originals
FR	Ja	*Niedergelassen*: Bei Markteintritt der Biosimilars: Biosimilar: −40 % des RAM und Preissenkung des RAM von −20 % Nach 18 und 24 Monaten Preissenkungen, Höhe (5 %, 10 % und 15 %) abhängig vom Marktanteil (< 40 %, 40–60 %, > 60 %) *Stationär*: Biosimilar: −30 % des RAM und Preissenkung des RAM von −30 %	Ja	*Niedergelassen*: Bei Markteintritt des Generikums: Generikum: −60 % des Originals und Preissenkung des Originals von −20 % Nach 18 Monaten Preissenkungen von −7 % bei Generika und −12,5 % bei Originalen *Stationär*: Generika: −40 % des Originals und Preissenkung des Originals von −40 %
HR	Ja	Biosimilar: −20 % RAM und −5 % des vorherigen Biosimilar	Ja	Generikum: −30 % des Originals und −5 % des vorherigen Generikums
HU	Ja	1. Biosimilar: −30 % des RAM 2. Biosimilar: −10 % des 1. Biosimilar 3. Biosimilar: −10 % des 2. Biosimilar	Ja	1. Generikum: −40 % des Originals 2. Generikum: −20 % des 1. Generikums 3. Generikum: −10 % des 2. Generikums 4, 5, 6. Generikum: −5 % vorherigen Generikums 7. & weitere: Generikum niedriger als bisherige Generika
IE	Ja	Biosimilar: −40 % des RAM	Ja	Generikum: −60 % des Originals
IS	Nein	–	Nein	–
IT	Ja	Biosimilar: −20 % des RAM Seit Oktober 2021: Von pU gelegte Angebote mit Abschlägen in einer vorgegebenen Größenordnung berechtigten für automatische Aufnahme in die Erstattung	Ja	Generikum: −20 % des Originals Seit Oktober 2021: Von pU gelegte Angebote mit Abschlägen in einer vorgegebenen Größenordnung berechtigten für automatische Aufnahme in die Erstattung
LT	Ja	1. Biosimilar: −15 % des RAM	Ja	1. Generikum: −30 % des Originals
LV	Ja	1. Biosimilar: −30 % des RAM 2. und 3. Biosimilar: −10 % des vorherigen Biosimilar Weiteres Biosimilar: −5 % des vorherigen Biosimilar	Ja	1. Generikum: −30 % des Originals 2 und 3. Generikum: −10 % des vorherigen Generikums Weiteres Generikum: −5 % des vorherigen Generikums

◘ Tab. 4.1 (Fortsetzung)

Land	Biosimilar-Preis-Link		Generika-Preis-Link	
	In Kraft	Höhe des Preisabschlags	In Kraft	Höhe des Preisabschlags
MT	Nein	–	Nein	–
NL	Nein	Allerdings muss der Preis der Bio-similars unter jenem des RAM liegen	Nein	Allerdings muss der Preis der Generika unter jenem des Originals liegen
NO	Ja	Biosimilars können den gleichen Preis wie das RAM haben und erfahren dann gemeinsam mit dem RAM Preissenkungen bei Patentablauf und 6 und 12 Monate danach (Höhe abhängig vom Umsatz) = sogenanntes „Trinnpris"-Modell Für Wirkstoffe, die keine Präparate im „Trinnpris"-Modell haben, wird für Biosimilars mit einer Zulassung in einer biologisch ähnlichen Anwendung oder etablierten Verwendung der niedrigste Preis im Vergleich mit den Referenzländern und innerhalb der Wirkstoffgruppe festgelegt	Ja	Generikum: maximal der Preis des Originals, aber Preissenkungen für Generika und Originale bei Patentablauf und 6 und 12 Monate danach im Rahmen des „Trinnpris"-Modells
PL	Ja	1. Biosimilar: −25 % des RAM	Ja	1. Generikum: −25 % des Originals Weiteres Generikum: gleich oder unter Erstattungspreis in einer Referenzgruppe
PT	Ja	*Erstattungsfähige Arzneimittel – niedergelassen und stationär*: Biosimilar: −20 % bzw. −30 % (bei Biosimilar mit Marktanteil pro Wirkstoff von ≥ 5 %) des RAM *Nicht-erstattungsfähige Arzneimittel*: kein Preis-Link	Ja	*Niedergelassen*: Generikum: −50 % des Originals und −25 % anderer Generika, falls FAP < € 10,00 bei allen Arzneimitteln (Packungen) ist. *Erstattungsfähige Arzneimittel – niedergelassen*: Ab dem 5. Generikum: jeweils −5 % des vorigen Generikums, aber max. 20 % des Originals Weitere Generika in der Festbetragsgruppe: −5 % des preisgünstigsten Arzneimittels in der Festbetragsgruppe (Marktanteil von min. 5 %)
RO	Ja	Biosimilar: −20 % des RAM Preissenkung des RAM auf Höhe des Biosimilarpreises	Ja	Generikum: −35 % des Originals Preissenkung des Originals auf Biosimilarpreisniveau
SE	Nein	–	Nein	–
SI	Nein	–	Nein	–
SK	Ja	1. Biosimilar: −20 % des RAM	Ja	1. Generikum: −35 % des Originals
UK	Nein	–	Nein	–

RAM = Referenz-Arzneimittel

scheidung zwischen Generika und Biosimilars vorgenommen; die konkrete Staffelung ist vorgegeben und hängt von den öffentlichen Ausgaben für den Wirkstoff im Laufe der vorangegangenen drei Jahre ab.

4.1.2 Ausschreibungen

In allen untersuchten Ländern werden Biosimilars im stationären Sektor mittels Ausschreibungen beschafft (◻ Tab. 4.2). Ob Ausschreibungen auf zentraler oder regionaler Ebene durchgeführt werden, hängt von dem jeweiligen landesspezifischen Beschaffungssystem für Krankenhäuser ab. In den meisten Ländern ist die Beschaffung von Arzneimitteln auf der Ebene der Krankenhäuser organisiert, wenngleich es auch Einkaufsverbünde und Zusammenschlüsse gibt (z. B. „Beschaffungspools" im Verantwortungsbereich von universitären Kliniken in Finnland). In Frankreich werden gemeinsame Ausschreibungen auf regionaler Ebene als wünschenswert angesehen, aber letztlich steht es den Krankenhäusern frei zu entscheiden, ob sie sich bei der Beschaffung zusammenschließen oder diese individuell als einzelnes Krankenhaus durchführen. In Schweden schließen sich die Regionen bei der Beschaffung von hochpreisigen Medikamenten zusammen und haben damit hohe Einsparungen bei der Beschaffung von Biosimilars, etwa bei den TNFalpha-Inhibitoren, erzielt (TLV 2020).

Ausschreibungen für Biosimilars und weitere Medikamente, die in Krankenhäusern verwendet werden, erfolgen in Dänemark, Norwegen, Portugal und Großbritannien (England) zentral. In Dänemark, Norwegen und Portugal wurden bei der Einführung der zentralen Beschaffung für die öffentlichen Krankenhäuser Einkaufsagenturen gegründet.

Eine Beschaffung mittels Ausschreibungen im stationären Sektor kommt auch in Ländern mit Preis-Links zur Anwendung, weil die beschaffenden Institutionen unter Ausnutzung des Wettbewerbs höhere Preisabschläge anstreben.

In einigen Ländern (z. B. Niederlande, Rumänen) griffen Gerichte oder Wettbewerbsbehörden ein, um Klauseln in den Beschaffungsverträgen der Referenzarzneimittel aufzuheben, die den Einsatz von Biosimilars verhindern. In den Niederlanden gab Pfizer im Februar 2022 bekannt, zukünftig von Klauseln in den Verträgen, welche die Höhe des Rabatts in Abhängigkeit von der bezogenen Menge des Referenzarzneimittels setzten, Abstand zu nehmen. Anlassfall dafür war eine Untersuchung der niederländischen Wettbewerbsbehörde im Fall Enbrel (Etanercept), die zu dem Schluss kam, dass solche Klauseln Wettbewerbsregeln verletzen (Authority for Consumers and Markets 2022). Gegen Roche Romania wurden vom Wettbewerbsrat des Landes millionenhohe Geldstrafen verhängt, weil die Firma den Preis der Referenzarzneimittel für Rituximab und Trastuzumab für Großhändler, die am zentralisierten Beschaffungsprozess und an gesonderten Krankenhausausschreibungen teilnahmen, gegenüber seinem eigenen Angebotspreis erhöht hatte, sodass die Großhändler (die auch Konkurrenzprodukte hätten liefern können) praktisch keine Chance hatten, den nationalen Auftrag zu erhalten (Biosimilar Development 2020).

In Deutschland entsprechen die Rabattverträge dem Konzept der Ausschreibungen im niedergelassenen Sektor (Kanavos et al. 2009; Bauckmann et al. 2017). Seit 2003 können die gesetzlichen Krankenkassen mit den pU im Rahmen von § 130a SGB V individuelle Rabattverträge abschließen, bei denen im Gegenzug für Rabatte der pharmazeutische Unternehmer das Recht auf exklusive Abgabe an die Versicherten der jeweiligen Krankenkasse erhält. Bei Biosimilars kommt ausschließlich die Variante der Open-House-Verträge zum Einsatz. Dabei bietet eine Krankenkasse allen pU ohne (individuelle) Verhandlungen einen Vertrag zu einem festgelegten Rabattsatz an. Jeder pU (Anbieter eines Biosimilars oder des Referenzarzneimittels) kann dem Open-House-Vertrag beitreten, sofern er den Rabatt auf den Listenpreis gewährt. Somit gelten alle Arzneimittel im Rahmen des Open-House-

4

◨ **Tab. 4.2** Rolle von Ausschreibungen und Festbetragssystem für Biosimilars in 30 europäischen Ländern, 2022. (Quelle: Behördennetzwerk Pharmaceutical Pricing and Reimbursement Information (PPRI))

Land	Stationärer Sektor		Niedergelassener Sektor	
	Auss.	Organisation	Ausschreibungen bzw. Ausschreibungselemente	Biosimilars im Festbetragssystem
DE	Ja	Auf der Ebene der Krankenhäuser	Ja, im Rahmen der Rabattverträge	Ja
Länder in Europa				
AT	Ja	Auf der Ebene der Krankenhäuser	Nein	Kein Festbetragssystem
BE	Ja	Auf der Ebene der Krankenhäuser	Nein	Ja
BG	Ja	Wird aktuell auf zentraler Ebene organisiert	Nein	Ja
CH	Ja	–	Nein	Kein Festbetragssystem
CY	Ja	Zentral	Nein	Kein Festbetragssystem
CZ	Ja	Auf der Ebene der Krankenhäuser	Ja	Ja
DK	Ja	Zentral (Einkaufsgesellschaft AMGROS)	Ja, alle zwei Wochen	Nein
EE	Ja	Keine Information	Keine Information	Keine Information
EL	Keine Information	Keine Information	Keine Information	Ja
ES	Ja	Auf der Ebene der Krankenhäuser	Nein	Ja
FI	Ja	Gemeinsame „Beschaffungs-Pools" von Uni-Kliniken	Nein	Nein
FR	Ja	Auf der Ebene der Krankenhäuser bzw. regional	Nein	Nein
HR	Ja	Auf der Ebene der Krankenhäuser	Keine Information	Ja
HU	Ja (teilweise)	Zentral	Ja	Ja
IE	Ja	Auf der Ebene der Krankenhäuser	Nein	Nein
IS	Ja	Zentral	Nein	Nein
IT	Ja	Regional	Ja	Nein
LT	Ja	Zentral	Nein	Ja
LV	Ja	Onkologie: Zentral/andere: Auf der Ebene der Krankenhäuser	Nein	Ja

◘ Tab. 4.2   (Fortsetzung)

Land	Stationärer Sektor		Niedergelassener Sektor	
	Auss.	**Organisation**	**Ausschreibungen bzw. Ausschreibungselemente**	**Biosimilars im Festbetragssystem**
MT	Ja	Zentral	Ja	Kein Festbetragssystem
NL	Ja	Auf der Ebene der Krankenhäuser, von Gruppen von Krankenhäusern oder gemeinsam mit Krankenversicherungen	Ja	Ja
NO	Ja	Zentral (Einkaufsgesellschaft Sykehusinnkjop)	Nein	Ja
PL	Keine Information	Keine Information	Keine Information	Keine Information
PT	Ja	Zentral (zentrale Beschaffungsagentur Serviços Partilhados do Ministério da Saúde/SPMS) für manche Arzneimittel	Nein	Nein
RO	Ja	Im Rahmen nationaler Gesundheitsprogramme (HIV/AIDS, Hepatitis, Tuberkulose) und einige Antibiotika: Zentral/andere: Auf der Ebene der Krankenhäuser	Nein	Ja
SE	Ja	Auf regionaler Ebene, Kooperation der Regionen	Nein, nicht für Biosimilars (Art Ausschreibungsverfahren mit dem „Produkt des Monats" ausschließlich für Generika)	Kein Festbetragssystem
SI	Ja	Dezentral	Nein	Ja
SK	Ja	Auf der Ebene der Krankenhäuser	Ja	Ja
UK	Ja	Zentral (NHS England)	Nein	Kein Festbetragssystem, allerdings landesweite Referenz-/Erstattungspreise für Adalimumab

Auss. = Ausschreibungen

Vertrags als gleich wirtschaftlich. Die BARMER GEK setzt bei der Therapie von chronisch entzündlichen Darmerkrankungen (Morbus Crohn und Colitis ulcerosa) einen Open-House-Vertrag in Verbindung mit einem Selektivvertrag (siehe Abschnitt „Ärzte: Verordnungsvorgaben zu bio-naiven Patienten und Switch" in ► Abschn. 4.2.1) ein und fordert die Ärzte auf, vorrangig die rabattierten Arzneimittel zu verordnen (Böhler 2017).

Ähnlich wie die Rabattverträge in Deutschland führten auch einige weitere europäische Länder Ausschreibungen bzw. Ausschreibungselemente für die Beschaffung von patentfreien Medikamenten, typischerweise Generika, im niedergelassenen Sektor ein (Dylst et al. 2011). Ein bekanntes Beispiel ist die genannte „Präferenzpreispolitik" der Niederlande, bei denen die Krankenversicherungen Wirkstoffe ausschreiben und der Bestbieter den Zuschlag erhält. Für den Vertragszeitraum (aktuell meist ein Jahr) müssen die Apotheken jene Arzneispezialität, welche die Ausschreibung gewonnen hat, als das „bevorzugte" Produkt abgeben, und nur dieses wird erstattet. Falls Patienten ein anderes Medikament des ausgeschriebenen Wirkstoffes wünschen, müssen sie selbst für die Kosten aufkommen. Das „Präferenzpreissystem" wurde ursprünglich 2005 zentral eingeführt (gemeinsame „Ausschreibungen" der Krankenversicherungen), aber nach einem Gerichtsurteil 2008, das auf den Wettbewerb zwischen den Krankenversicherungen pochte, müssen die Krankenversicherungen individuell ausschreiben. Somit variieren die „bevorzugten" Arzneimittel je nach Krankenversicherung. Ab 2016 weiteten einige Krankenversicherungen das „Präferenzpreissystem" auf Biosimilars aus (Vogler et al. 2017).

Auch im niedergelassenen Sektor Dänemarks wird eine Art Ausschreibungsmodell angewandt, das für alle erstattungsfähigen Arzneimittel (einschließlich Biosimilars) gilt. Die Besonderheit beim dänischen System ist die hohe Frequenz: Im Zwei-Wochen-Rhythmus melden pU Preise für sämtliche Produkte im niedergelassenen Sektor an die dänische Arzneimittelbehörde. Die Arzneimittel mit dem jeweilig günstigsten angebotenen Preis werden als Erstattungsprodukte der ersten Wahl gelistet und von der öffentlichen Hand finanziert. Zur Gewährleistung der Verfügbarkeit rücken bei Lieferengpässen die nächstgereihten Arzneimittel nach und müssen geliefert werden. Ein pU, der nicht liefern kann, wird für die jeweilige Periode von der Preisliste genommen. Die Bearbeitung der Preismeldungen und damit verbundener Änderungen – bis zu 1.500 Preisänderungen pro Preisperiode von zwei Wochen – wird von einem IT-System unterstützt. Logistische Herausforderungen für die öffentlichen Apotheken werden über Kooperationsvereinbarungen mit Großhandel und Pharma-Industrie (z. B. Vereinbarung zur Rücknahme von Arzneimittel nach der Preisperiode) bewältigt (Vogler et al. 2017).

Schweden ist das einzige dieser Länder mit Ausschreibungen oder ausschreibungsähnlichen Mechanismen (neben den genannten Ländern auch in der Tschechischen Republik und Ungarn) im niedergelassenen Sektor, bei dem dieses Modell nur bei Generika, aber nicht bei den Biosimilars angewandt wird.

4.1.3 Festbetragssystem

Die meisten untersuchten Länder (außer Großbritannien, Malta, Österreich, Schweden, Schweiz und Zypern) haben ein Festbetragssystem, bei dem sie wirkstoffidentische bzw. therapeutisch austauschbare Arzneimittel in Gruppen (Festbetragsgruppen) einordnen und einen maximalen Erstattungsbetrag (Festbetrag) pro Gruppe festlegen.

Festbetragssysteme unterscheiden sich zwischen den Ländern hinsichtlich der Methodik, wie etwa Festbetragsgruppen oder Festbeträge bestimmt werden. Dies zeigt sich auch bei den Biosimilars: Mindestens 15 der 24 Länder mit einem Festbetragssystem (z. B. Niederlande, Norwegen, Spanien) nehmen – wie Deutschland – Biosimilars in das Festbetragssystem auf, andere (z. B. Dänemark, Island) nicht (◻ Tab. 4.2). In Deutschland traf der G-BA 2009 die Grundsatzentscheidung, dass biotechnologische Arzneimittel in eine Festbetragsgruppe eingeordnet werden können; damals wurde Somatropin eingeordnet (G-BA 2009). 2016 wurde mit Infliximab erstmals eine Festbetragsgruppe von einem Referenzarzneimittel und Biosimilars mit einem monoklonalen Antikörper gebildet (G-BA 2017). Im November 2020 wurden die Wirkstoffe Adalimumab, Certolizumab pegol, Etanercept und Golimumab in einer Festbetragsgruppe der Stufe 2 zusammengefasst (G-BA 2020). Weitere Festbetragsstufen wurden für Filgrastim (Stufe 1) und für Antianämika (Darbepoetin alfa, Epoetin alfa Epoetin beta Epoetin delta Epoetin theta Epoetin zeta, PEG-Erythropoetin Methoxy-Polyethylenglycol-Epoetin beta und PEG-Epoetin beta; Stufe 2) gebildet (DIMDI 2021).

Wenngleich England über kein Festbetragssystem verfügt, wurden per 1. April 2019 vom Gesundheitsdienst NHS landesweit einheitliche Referenzpreise für Adalimumab 20 und 40 mg festgelegt, zu denen die Clinical Commissioning Groups (quasi die lokalen Gesundheitsorganisationen) erstattet werden (NHS England 2019).

4.2 Nachfrageseitige Maßnahmen

4.2.1 Ärzte: Verordnungsvorgaben zu bio-naiven Patienten und Switch

Ärzten kommt eine zentrale Rolle bei der Förderung des Einsatzes von Biosimilars zu, denn sie verschreiben Biosimilars und informieren Patienten.

Eine zentrale Maßnahme in diesem Zusammenhang ist die Wirkstoffverordnung, d. h. Ärzte dürfen bzw. müssen die Arzneimittel per Wirkstoffnamen und nicht mit dem Handelsnamen verordnen. In 26 eingeschlossenen Ländern ist Wirkstoffverordnung (zumindest teilweise, z. B. in einem Sektor) erlaubt, und in 10 Ländern ist sie sogar verpflichtend (u. a. Italien, Portugal, Slowakei). ◘ Tab. 4.3 gibt einen Überblick über die Wirkstoffverordnung im Allgemeinen (sowohl für chemisch als auch biotechnologisch hergestellte Arzneimittel): In einer Reihe von Ländern mit Wirkstoffverordnung bestehen spezielle Regelungen betreffend Biosimilars. In England ist zwar Wirkstoffverordnung im Allgemeinen erlaubt und weit verbreitet, aber Biologika, inklusive Bio-

similars, müssen entsprechend der Vorgabe der Zulassungsbehörde Medicines and Healthcare products Regulatory Agency (MHRA) mit dem Handelsnamen verschrieben werden (NHS England und NHS Improvement 2019). In Belgien ist Wirkstoffverordnung grundsätzlich für alle Arzneimittel erlaubt, allerdings rät die Zulassungsbehörde Agence Fédérale des Médicaments et des Produits de Santé (AFMPS) bei biologischen Arzneimitteln von der Wirkstoffverordnung ab (AFMPS 2018). Mit der Abschaffung der – ohnehin nicht in die Praxis umgesetzten – Biosimilarsubstitution in Frankreich (siehe Abschnitt „Apotheker: Substitution und finanzielle Anreize" in ▶ Abschn. 4.2.2) ergibt sich in der Praxis die Vorgabe für Apotheker, bei Wirkstoffverordnung von Biologika mit dem verschreibenden Arzt Rücksprache zu halten (Ordre National des Pharmaciens 2020).

In allen untersuchten Ländern werden Ärzte dazu angehalten, rational zu verordnen, wenngleich die therapeutische Letztentscheidung stets in der Verantwortung der Ärzteschaft liegt. In Portugal wird Ärzten empfohlen, Arzneimittel zu verordnen, für die Biosimilars am Markt sind. In Deutschland werden im Rahmen der Arzneimittelvereinbarungen gemäß § 84 SGB V zwischen den Landesverbänden der Krankenkassen und den regionalen Kassenärztlichen Vereinigungen Verordnungsquoten (Verordnungsanteile) für Biosimilars definiert. Allerdings bestehen deutliche regionale Unterschiede zwischen den einzelnen Bundesländern hinsichtlich sowohl der Höhe der jeweiligen Quoten als auch der den Quoten unterliegenden Arzneimitteln. Gängig sind in vielen Regionen Zielvereinbarungen zu Epoetinen, Infliximab und Etanercept; darüber hinaus gibt es in einigen Regionen Zielquoten für onkologische Biosimilars (Rituximab und Trastuzumab). Ergänzt werden diese regionalen Verordnungsquoten um Selektivverträge im Rahmen der besonderen bzw. integrierten Versorgung. Die Patienten werden dabei für die Zeitdauer der Einschreibung in den Vertrag an ebenfalls am Vertrag teilnehmende Leistungserbringer gebunden, welche verpflichtet

◘ Tab. 4.3 An Ärzte gerichtete Maßnahmen zur Förderung des Biosimilar-Einsatzes in 30 europäischen Ländern, 2022. (Quellen: Behördennetzwerk Pharmaceutical Pricing and Reimbursement Information (PPRI), angeführte Referenzen)

Land	Wirkstoffverordnung (allgemein – sämtliche Medikamente)		Verordnung von Biologika/Biosimilars	
	In Kraft	Form	Verordnungsvorgaben bzw. -empfehlungen	Positionspapiere/ Dokumente
DE	Ja	Freiwillig Für Biologika nicht zulässig, weil bei diesen die Wirkstoffverordnung nicht ausreichend für die Identifikation ist (unklare Verordnung) und somit nach Apothekenbetriebsordnung eine Belieferung von Apotheken erst einer Rücksprache mit dem Arzt bedarf	Ja; Arzneimittelvereinbarungen mit Verordnungsquoten und Selektivverträge (integrierte Verträge), Switch von Biologika (außer Bioidenticals) auf Arztebene im Rahmen des Wirtschaftlichkeitsgebots	Hinweise für eine wirtschaftliche Verordnung von biotechnologisch hergestellten biologischen Arzneimitteln gem. § 40a Arzneimittel-Richtlinie; Versorgungs- und Wirtschaftlichkeitsziele für biotechnologisch hergestellten biologischen Arzneimittel in den Arznei- und Heilmittelvereinbarungen nach § 84 SGB V Leitfaden der Arzneimittelkommission der deutschen Ärzteschaft zu „Biosimilars" (August 2017, aktualisiert Januar 2021)[a]
Länder in Europa				
AT	Nein	Nicht erlaubt	Ja; Ärzte haben das ökonomisch günstigste Arzneimittel aus mehreren therapeutisch geeigneten Alternativen zu verschreiben (dies gilt auch für Biosimilars)	„Richtlinien über die ökonomische Verschreibweise von Heilmitteln und Heilbehelfen (RöV 2005)" des Dachverbands der Sozialversicherungsträger[b]
BE	Ja	Im Allgemeinen freiwillig, aber bei Biologika nicht empfohlen	Ja; Verordnungsquoten (unterschiedliche Höhe nach Fachrichtung) für „günstige Arzneimittel" (inkl. Biosimilars) Empfehlung der Biosimilar-Verordnung bei bio-naiven Patienten, Switch zu und innerhalb von Biosimilars ist möglich (bei Überwachung)	Vereinbarung[c] aus 2016 zwischen Staat, einigen Fachgesellschaften, der Vereinigung der Krankenhausapotheker und der Pharma-Industrie zur Förderung des Biosimilar-Einsatzes, die auch Teil des Rahmenvertrags mit der pharmazeutischen Industrie („Pakt für die Zukunft") wurde 2020: Einrichtung einer Task Force, um einen dynamischeren Markt zu fördern
BG	Ja	Freiwillig	Keine Vorgaben	–
CH	Ja	Freiwillig	Keine Vorgaben	–

◻ **Tab. 4.3** (Fortsetzung)

Land	Wirkstoffverordnung (allgemein – sämtliche Medikamente)		Verordnung von Biologika/Biosimilars	
	In Kraft	**Form**	**Verordnungsvorgaben bzw. -empfehlungen**	**Positionspapiere/ Dokumente**
CY	Nein	–	Ja; Empfehlung der Biosimilar-Verordnung bei bio-naiven Patienten, Switch zu und innerhalb von Biosimilars ist nicht empfohlen	–
CZ	Ja	Freiwillig	Ja; Empfehlung der Biosimilar-Verordnung bei bio-naiven Patienten, Switch zu und innerhalb von Biosimilars ist möglich	Guidelines der Ärzteschaft[d]
DK	Nein	Nicht erlaubt	Ja; Empfehlung der Biosimilar-Verordnung bei bio-naiven Patienten und des Switches (im stationären Sektor) Für den niedergelassenen Sektor Empfehlungen der fünf Regionen, die auch die Verschreibung von Biosimilars enthalten können	Empfehlungen des dänischen Gesundheitsrats[e] Verordnungsrichtlinien auf der Website der jeweiligen Region
EE	Ja	Verpflichtend, aber bei Biologika nicht erlaubt	Keine Information	Keine Information
EL	Ja	Verpflichtend	Keine Vorgaben	–
ES	Ja	Verpflichtend für Medikation für akute Krankheiten und Erstverordnung bei chronischen Krankheiten, bei Dauermedikation ist im Sinne der Kontinuität bei chronischen Erkrankungen eine Verschreibung des Handelsnamens bei Medikamenten im Festbetragssystem zulässig, aber bei Biologika nicht erlaubt	Ja; Entscheidung über Switch obliegt Arzt; Switch ist möglich	–
FI	Ja	Freiwillig	Ja; Verpflichtung, die günstigste Therapieoption (für alle Patienten, nicht nur bio-naive) zu verordnen, wenn Biosimilars verfügbar sind. Verordnung einer teureren Alternative muss schriftlich in der Patientenakte begründet werden	Dekret des Ministeriums für Soziales und Gesundheit (zur Verordnung von günstigsten Therapieoptionen); Positionspapier der Zulassungsbehörde zur Austauschbarkeit von RAM durch Biosimilars[f]

◘ Tab. 4.3 (Fortsetzung)

Land	Wirkstoffverordnung (allgemein – sämtliche Medikamente)		Verordnung von Biologika/Biosimilars	
	In Kraft	**Form**	**Verordnungsvorgaben bzw. -empfehlungen**	**Positionspapiere/ Dokumente**
FR	Ja	Verpflichtend, aber bei Biologika nicht erlaubt	Ja; vertragliche Verpflichtung für Kassenärzte, mind. 20 % Biosimilars bei Insulin Glargin zu verordnen; Empfehlung für Switch seitens der Nationalen Gesundheitsbehörde	Schriftliche Empfehlung durch Nationale Gesundheitsbehörde[g]
HR	Nein	Nur für Krankenhaus empfohlen	Ja; Entscheidung über Switch obliegt Arzt	–
HU	Ja	Freiwillig	Ja; Empfehlung zum Switch bei Infliximab	–
IE	Ja	Freiwillig, aber bei Biologika nicht erlaubt	Ja; Empfehlung für Switch, allerdings unter bestimmten Bedingungen (z. B. stabile, gut betreute Patienten, klinisches Monitoring, Information an die Patienten, dass Biosimilars nicht als austauschbar mit den RAM erachtet werden)	Derzeit noch nicht. Eine nationale Biosimilar-Policy ist in Entwicklung (Konsultationspapier vom August 2017[h])
IS	Ja	Freiwillig	Ja, Verordnungsvorgaben des nationalen Universitätsspitals Landspitali. In der Regel bekommen nur bio-naive Patienten Biosimilars statt dem RAM verschrieben	Empfehlung des nationalen Universitätsspitals (Landspitali)[i]
IT	Ja	Verpflichtend, aber bei Biologika nicht erlaubt	Ja; Entscheidung über Switch obliegt Arzt, aber Verordnung von Biosimilars und Switch wird empfohlen, Verschreibungsquoten in einigen Regionen	Positionspaper der nationalen Arzneimittelbehörde (aktualisierte Version von 2018)[j]
LT	Ja	Verpflichtend für bio-naive Patienten, aber internationaler Freiname und Markenname können in der Verordnung angeführt werden	Nur für einige Wirkstoffe	Dokument des Gesundheitsministeriums
LV	Ja	Verpflichtend für bio-naive Patienten, freiwillig für andere	Keine Information	Keine Information
MT	Ja	Verpflichtend, aber bei Biologika nicht erlaubt	Abhängig von Medikament	Einzelfallentscheidung

◘ Tab. 4.3 (Fortsetzung)

Land	Wirkstoffverordnung (allgemein – sämtliche Medikamente)		Verordnung von Biologika/Biosimilars	
	In Kraft	Form	Verordnungsvorgaben bzw. -empfehlungen	Positionspapiere/ Dokumente
NL	Ja	Freiwillig	Ja; Empfehlung für Switch	Position von Zulassungsbehörde und Ärzteschaft auf deren Websites publiziert[k]
NO	Ja	Freiwillig	Ja; Switch wird sicher und im Sinne der finanziellen Nachhaltigkeit als notwendig gesehen	Position der Arzneimittelbehörde NOMA auf deren Website publiziert[l]
PL	Ja	Freiwillig	Keine Information	Keine Information
PT	Ja	Verpflichtend für Generika, freiwillig für Biosimilar	Ja; Empfehlung, Arzneimittel, für die Biosimilars vorhanden sind, zu verordnen und bio-naive Patienten auf die die günstige Arzneimitteltherapie einzustellen; Switch ist unter entsprechenden Voraussetzungen (z. B. Pharmakovigilanz) möglich	Guidelines der Nationalen Arzneimittelkommission auf der Website der Arzneimittelbehörde INFARMED publiziert[m]
RO	Ja	Verpflichtend, aber bei Biologika nicht erlaubt	Ärztliche Entscheidung	
SE	Nein	Nicht erlaubt	Ja; Entscheidung über Auswahl des RAM oder Biosimilars obliegt Arzt. Die Regionen geben Empfehlungen an die Ärzte, welche Präparate sie zuerst verschreiben sollen, unter Berücksichtigung sämtlicher Faktoren (Sicherheit, Wirkung, Preisunterschied zwischen RAM und Biosimilar) die Entscheidung zu treffen	Bericht der Arzneimittelbehörde mit Empfehlungscharakter[n]
SI	Ja	Freiwillig	Ja; Switch ist möglich	–
SK	Ja	Verpflichtend	Ja; Switch ist möglich	Hintergrundpapiere zur Erläuterung von Biosimilars (in erster Linie an Patienten gerichtet)[o]

◘ Tab. 4.3 (Fortsetzung)

Land	Wirkstoffverordnung (allgemein – sämtliche Medikamente)		Verordnung von Biologika/Biosimilars	
	In Kraft	Form	Verordnungsvorgaben bzw. -empfehlungen	Positionspapiere/ Dokumente
UK	Ja	Im Allgemeinen freiwillig, aber nicht erlaubt für Biologika	Ja; Entscheidung über Auswahl des RAM oder Biosimilars obliegt Arzt, aber Ärzte werden angehalten, „Best-Value" auszuwählen. Switch ist unter Einhaltung definierter Voraussetzungen (gemeinsame Entscheidung mit Patienten, Überwachungsmechanismen) erlaubt	Guidance-Dokument zu Biosimilars der Zulassungsbehörde[p]

[a] § 40a Arzneimittel-Richtlinie: ► https://www.g-ba.de/themen/arzneimittel/arzneimittel-richtlinie-anlagen/biologika-biosimilars; Leitfaden der Arzneimittelkommission der deutschen Ärzteschaft: ► https://www.akdae.de/fileadmin/user_upload/akdae/Arzneimitteltherapie/LF/PDF/Biosimilars.pdf

[b] Heilmittel umfasst Arzneimittel, ► https://www.ris.bka.gv.at/Dokumente/Avsv/AVSV_2005_0005/AVSV_2005_0005.pdfsig

[c] ► https://www.inami.fgov.be/SiteCollectionDocuments/convention_medicaments_biosimilaires_belgique.pdf

[d] ► https://www.linkos.cz/ceska-onkologicka-spolecnost-cls-jep/stanoviska-cos/tiskove-centrum/opinion-of-the-czech-society-for-oncology-on-the-possibility-of-biosimilar-subst/; ► http://www.csgh.info/cs/clanek/doporuceni-pro-podavani-biologicke-lecby-pacientum-s-idiopatickymi-strevnimi-zanety-ctvrte-aktualizovane-vydani-10994; ► https://derm.cz/_files/200000194-4fc1f50c1f/Konsensus%20CDS%20JEP%20k%20bios%20update%202019.pdf

[e] ► https://medicinraadet.dk/anbefalinger-og-vejledninger/vurderinger-af-biosimilaere-laegemidler

[f] ► https://www.fimea.fi/documents/542809/838272/29197_Biosimilaarien_vaihtokelpoisuus_EN.pdf

[g] ► https://www.has-sante.fr/portail/upload/docs/application/pdf/2017-11/bum_medicaments_biosimilaires_v1.pdf

[h] ► https://health.gov.ie/wp-content/uploads/2017/08/National-Biosimilar-Medicines-Policy-Consultation-Paper-2017.pdf

[i] ► https://www.landspitali.is/fagfolk/reglur-leidbeiningar-handbaekur-og-frettabref/kliniskar-leidbeiningar/

[j] ► http://www.aifa.gov.it/sites/default/files/pp_biosimilari_27.03.2018.pdf

[k] ► https://www.cbg-meb.nl/onderwerpen/medicijninformatie-originele-biologische-medicijnen-en-biosimilars/extra-medische-informatie-voor-zorgverleners; ► https://www.demedischspecialist.nl/sites/default/files/Standpunt%20Biosimilars%20Federatie%20Medisch%20Specialisten.PDF

[l] ► https://legemiddelverket.no/nyheter/switching-between-a-reference-product-and-a-biosimilar

[m] ► http://www.infarmed.pt/documents/15786/1816213/1_Orienta%C3%A7%C3%B5es_CNFT_Completa_Final.pdf/bd4475fc-147b-4254-a546-03b8cd63efff; ► http://www.infarmed.pt/documents/15786/1816213/1_Orienta%C3%A7%C3%B5es_CNFT_Resumo_Final.pdf/a0e7f259-ec02-45a4-8700-994e712a4f14

[n] ► https://www.lakemedelsverket.se/sv/tillstand-godkannande-och-kontroll/tillverkningstillstand/biologiska-lakemedel#hmainbody1

[o] ► https://www.sukl.sk/buxus/docs/odpovede_na_otazky_o_biologickych_liekoch.SUKL.pdf

[p] ► https://www.england.nhs.uk/medicines/biosimilar-medicines/

sind, bevorzugt Biosimilars zu verordnen. Der seit Beginn 2018 gültige Facharztvertrag der Techniker Krankenkasse (TK) enthält etwa Zielquoten für die teilnehmenden Ärzte zur Verordnung von Biosimilars (z. B. für Rheumatologen eine Biosimilar-Verordnungsquote von 60 % für Etanercept und von 80 % für Infusionen von Infliximab und Rituximab; Luley und Pieloth 2018).

Auch ein paar andere Länder haben – wie auf KV-Ebene in Deutschland – Verordnungsquoten für preisgünstige Arzneimittel und erwähnen dabei explizit Biosimilars. In Frankreich beispielsweise wurde vor einigen Jahren die Kopfpauschale um eine leistungsorientierte Vergütung für Ärzte ergänzt (sogenannte „rémunération sur objectifs de santé publique", ROSP), und einige Indikatoren beziehen sich auf Mindestanteile bei verordneten Generika. In die seit Anfang 2017 gültige ROSP 2016 wurde erstmals ein Indikator für Biosimilars aufgenommen: Ein Mindestanteil von 20 % biosimilaren Verordnungen bei Insulin glargin wurde angestrebt (Ministère des Affaires Sociales et de la Santé 2016); dieser Wert wurde 2021 auf einen Zielwert von mindestens 40 % erhöht (Ministère des Affaires Sociales et de la Santé 2021). Seitens der Sozialversicherung wird dieses Instrument positiv bewertet: Der Biosimilar-Anteil bei Insulin glargin konnte von 0,2 % (Dezember 2016) auf 19,7 % (2019) und 32,6 % (2021) erhöht werden (AMELI 2022). Im stationären Sektor Frankreichs besteht mit den von den regionalen Gesundheitsbehörden festgelegten CAQUES (Contrat d'Amélioration de la Qualité et de l'Efficience des Soins) ein ähnliches Steuerungselement. In einigen Regionen enthalten die CAQUES Zielvorgaben für die Verschreibung von Biosimilars. In Belgien variieren die dortigen Verordnungsquoten für „günstige Medikamente" je nach Fachrichtung (zwischen 38 % – Facharzt für Innere Medizin im Bereich Endokrinologie/Diabetologie und 91 % – Zahnarzt; die Verordnungsquote liegt bei den Allgemeinärzten bei 60 %). Als „günstige Medikamente" werden Generika, Biosimilars sowie Originalpräparate bzw.

Referenzarzneimittel bezeichnet, für die eine Preissenkung auf die Höhe des Generikumbzw. Biosimilarpreises vorgenommen wurde (INAMI 2018). Im April 2019 wurde die Vorgabe „günstig verschreiben", die sich bislang nur auf den niedergelassenen Sektor bezogen hatte, auf den stationären Sektor ausgeweitet: Nunmehr besteht die Verpflichtung auch für die Verordnung im Krankenhaus, wenn die Arzneimittel durch die Krankenhausapotheke an nicht-stationäre Patienten abgegeben werden (INAMI 2019).

Die Verordnung von Biosimilars kann für bio-naive Patienten erfolgen, oder im Rahmen eines „Switch", d. h. einer von dem verschreibenden Arzt vorgenommenen Umstellung vom Referenzarzneimittel auf ein Biosimilar bzw. von einem Biosimilar auf ein anderes. Der „Switch" war ein intensiv diskutiertes Thema, und vor ein paar Jahren war zwar in einigen Ländern die Neueinstellung auf ein Biosimilar gewünscht, jedoch wurde noch kein Switch empfohlen. Mittlerweile hat sich das Bild geändert. Wenngleich – wie in allen untersuchten Ländern betont – die Letztverantwortung bei dem verschreibenden Arzt liegt, wird der Switch aus nicht-medizinischen Gründen in einem Großteil der Länder möglich. Die Empfehlung für den Switch wird dabei an bestimmte Auflagen gebunden (z. B. gemeinsame Entscheidung mit dem Patienten, engmaschiges Monitoring). Dazu wurden in den untersuchten Ländern Positions- bzw. Guidance-Dokumente von den zuständigen Behörden bzw. der Ärzteschaft, in manchen Fällen gemeinsam, publiziert, ähnlich dem Leitfaden „Biosimilars" der Arzneimittelkommission der deutschen Ärzteschaft (AkdÄ 2021).

Argumentativ unterstützend wirkten sogenannte Switch-Studien, bei denen Fragen der Sicherheit und Wirksamkeit bei der Umstellung untersucht wurden. Die vermutlich bekannteste Switch-Studie ist die sogenannte NOR-SWITCH-Studie (Jørgensen et al. 2017), die den Wechsel bei rheumatologischen Indikationen in ihrer Gesamtheit untersuchte. Außerdem wurde eine Studie des italienischen Biosimilar-Netzwerks zum Switch von Epoetinen publiziert (Belleudi et al. 2019). In den bisherigen Switch-Studien wurden keine negativen Auswirkungen auf Sicherheit und Wirksamkeit festgestellt; allerdings wurde auf die Bedeutung von Informationsarbeit und Überwachung hingewiesen (Barbier et al. 2020a).

Ein Switch muss gut vorbereitet sein; dann können hohe Einsparungen erzielt werden. Ein gutes Beispiel hierfür stammt aus Dänemark: In Vorbereitung auf den Patentablauf von *Humira* (Adalimumab) wurden Patienten und verschreibende Ärzte mit maßgeschneiderten Materialien über die Sicherheit und die Vorteile einer Umstellung informiert, einschließlich des Einsparpotenzials von 87 %. Die dänische Arzneimittelkommission hat rechtzeitig Behandlungsempfehlungen ausgegeben und mittels der zentralisierten Beschaffung durch AMGROS, der nationalen Beschaffungsbehörde für den Krankenhaussektor, standen die passenden Biosimilars zur Verfügung. Innerhalb von wenigen Wochen erhöhte sich der Marktanteil der Adalimumab-Biosimilars auf 95,1 %, Im Folgejahr betrugen die Ausgaben für diesen Wirkstoff nur ein Fünftel von jenen vor dem Markteintritt von Biosimilars, obwohl mehr Patienten behandelt wurden (Jensen et al. 2020a, 2020b).

4.2.2 Apotheker: Substitution und finanzielle Anreize

Als eine der wichtigsten Maßnahmen zur Förderung des Einsatzes von preisgünstigen Arzneimitteln gilt die Substitution von höherpreisigen durch niedrigpreisige Arzneimittel seitens von Apothekern in einer öffentlichen Apotheke. Generikasubstitution ist mittlerweile ein Standard und in einem Großteil der europäischen Länder (es gibt bei manchem Land spezifische Regelungen, darum ist die Einordnung etwas schwierig) eingeführt (Tab. 4.4).

Substitution bei Biologika (d. h. Abgabe eines Biosimilars anstelle des Referenzarzneimittels bzw. eines anderen Biosimilars) kommt hingegen eher selten vor und ist selbst in Ländern, in denen Generikasubstitution ver-

pflichtend ist, meist nicht erlaubt. In 8 Ländern ist sowohl Generika- als auch Biosimilarsubstitution erlaubt bzw. sogar verpflichtend; in 18 Ländern ist zwar die Generikasubstitution erlaubt (bzw. verpflichtend), aber nicht eine Substitution von biologischen Arzneimitteln. In Spanien beispielsweise ist gesetzlich geregelt, welche Arzneimittel von der Substitution durch den Apotheker ausgeschlossen sind (nur möglich, wenn der verschreibende Arzt seine Zustimmung dazu gibt), und dabei werden Biologika (mit den Beispielen Insuline, Blutderivate, Impfstoffe und biotechnologische Medikamente) explizit von der Anwendbarkeit der Regelung ausgeschlossen. Dieses fünfzehn Jahre alte Gesetz ist immer noch gültig (Ministerio de Sanidad y Consumo 2007). In der Slowakei wird in der gesetzlichen Grundlage für Substitution nicht zwischen Generika und Biosimilars differenziert. Allerdings werden keine Biologika bei der Auflistung der Wirkstoffe, für welche die Substitution vorgeschrieben ist, angeführt. In Frankreich war grundsätzlich seit der Novelle des Sozialversicherungsgesetzes 2014 die Biosimilarsubstitution gesetzlich ermöglicht, bedurfte aber zur Umsetzung einer Präzisierung der Modalitäten (z. B. Kriterien für die Aufnahme in eine biosimilare Gruppe und in das Biosimilar-Register) mittels einer Verordnung durch die Verwaltungsgerichtsbarkeit (GaBI Online 2014). Diese Umsetzung erfolgte nicht; stattdessen wurde mit dem Sozialversicherungsgesetz 2020 die Ermöglichung der Biosimilarsubstitution wieder rückgängig gemacht (Ordre National des Pharmaciens 2020).

Seit Juli 2021 ist die Biosimilarsubstitution in norwegischen Apotheken gesetzlich erlaubt und wurde in den Monaten danach umgesetzt. Sobald biologische Wirkstoffe in die Substitutionsliste aufgenommen sind, gelten für diese auch die Regelungen des „Trinnspreismodells" (vgl. Abschnitt „Preis-Link" in ▶ Abschn. 4.1.1), um entsprechendes Einsparpotenzial für die Sozialversicherung zu generieren. Die für die Biosimilarsubstitution erforderliche Änderung des Apothekengesetzes war bereits 2017 von der norwegischen Arznei-

◻ **Tab. 4.4** An Apotheker gerichtete Maßnahmen zur Förderung des Biosimilar-Einsatzes in 30 europäischen Ländern, 2022. (Quelle: Behördennetzwerk Pharmaceutical Pricing and Reimbursement Information (PPRI))

Land	Biosimilarsubstitution		Generikasubstitution	Finanzielle Anreize zur Abgabe von Biosimilars
	In Kraft	**Form**		
DE	Derzeit nein	GSAV 2019 sieht Biosimilarsubstitution nach Feststellung der Austauschbarkeit durch den G-BA im Jahr 2022 vor; Umsetzung um ein Jahr verschoben	Ja, verpflichtend	Keine finanziellen Anreize
Länder in Europa				
AT	Nein	Nicht erlaubt	Nicht erlaubt	Keine finanziellen Anreize
BE	Nein	Nicht erlaubt	Ja, im Allgemeinen freiwillig (verpflichtend bei Antibiotika und Antimykotika)	Keine finanziellen Anreize
BG	Nein	Nicht erlaubt	Nicht erlaubt	Keine finanziellen Anreize
CH	Nein	Nicht erlaubt	Ja, freiwillig	Keine finanziellen Anreize
CY	Nein	Nicht erlaubt	Ja, freiwillig	Keine Information
CZ	Ja	Nicht explizit verboten, aber wird von Ärzten und Apotheker nicht empfohlen	Ja, freiwillig	Keine Information über finanzielle Anreize
DK	Nein	Nicht erlaubt	Ja, verpflichtend	Keine finanziellen Anreize
EE	Ja	Verpflichtend	Ja, verpflichtend	Keine Information
EL	Nein	Nicht erlaubt	Ja, verpflichtend	Keine Information
ES	Nein	Nicht erlaubt	Ja, verpflichtend	Keine finanziellen Anreize
FI	Nein	Nicht erlaubt	Ja, verpflichtend	Keine finanziellen Anreize
FR	Nein	Nicht erlaubt (Ermächtigung zur Biosimilarsubstitution aus 2014 per 2020 abgeschafft)	Ja, freiwillig	Ja, im Rahmen des Apotheken-Aufschlagsschemas
HR	Nein	Nicht erlaubt	Nur im Falle von Lieferengpässen erlaubt	Keine Information
HU	Nein	Erlaubt für ausgewählte Biosimilars	Ja, freiwillig	Keine finanziellen Anreize
IE	Nein	Nicht erlaubt	Ja, freiwillig	Keine finanziellen Anreize
IS	Ja	Freiwillig	Ja, freiwillig	Keine finanziellen Anreize
IT	Nein	Nicht erlaubt	Ja, verpflichtend	Keine finanziellen Anreize (höhere Apothekenspanne für Generika als für Originalpräparate und Biosimilars)
LT	Nein	Nicht erlaubt	Ja, freiwillig	Keine finanziellen Anreize

4

◻ Tab. 4.4 (Fortsetzung)

Land	Biosimilarsubstitution		Generikasubstitution	Finanzielle Anreize zur Abgabe von Biosimilars
	In Kraft	Form		
LV	Ja	Freiwillig, allerdings verpflichtend bei Wirkstoffverordnung	Ja, freiwillig, allerdings verpflichtend bei Wirkstoffverordnung	Keine finanziellen Anreize
MT	Ja	Freiwillig, aber Einzelfallentscheidung	Ja, verpflichtend	Keine finanziellen Anreize
NL	Ja	Erlaubt, freiwillig	Ja, freiwillig	Keine finanziellen Anreize
NO	Ja	Erlaubt, freiwillig	Ja, freiwillig	Vermutlich höhere Apothekenspannen auf Biosimilars als auf RAM
PL	Ja	Freiwillig	Ja, freiwillig	Keine Information
PT	Nein	Nicht erlaubt	Ja, verpflichtend (gesetzlich definierte Ausnahmen)	Keine finanziellen Anreize
RO	Nein	Nicht erlaubt	Ja, freiwillig	Keine finanziellen Anreize
SE	Nein	Nicht erlaubt	Ja, verpflichtend	Keine finanziellen Anreize
SI	Nein	Nicht erlaubt	Ja, freiwillig	Keine finanziellen Anreize
SK	Nein	Nicht erlaubt[a]	Ja, verpflichtend	Keine Information
UK	Nein	Nicht erlaubt	Nicht erlaubt	Keine finanziellen Anreize

GAV = Gesetz für mehr Sicherheit in der Arzneimittelversorgung, RAM = Referenz-Arzneimittel
[a] Nicht explizit geregelt, da die gesetzliche Grundlage für die verpflichtende Substitution nicht konkret auf Generika und Biosimilars eingeht. Allerdings werden bei der taxativen Auflistung der Wirkstoffe, für welche die Substitution vorgeschrieben ist, keine Biologika genannt.

mittelbehörde vorgeschlagen worden (NOMA 2017) und folgte einem längeren Konsultationsprozess (Vogler et al. 2020).

Auch Deutschland befasst sich mit der Umsetzung zur Vorbereitung der Biosimilarsubstitution. Das „Gesetz für mehr Sicherheit in der Arzneimittelversorgung" (GSAV, § 129, Abs. 1a, SGB V) vom August 2019 sah die Einführung der automatischen Substitution von biologischen Arzneimitteln in der öffentlichen Apotheke ab 2022 vor, unter der Voraussetzung, dass der G-BA die Austauschbarkeit der Präparate festgestellt und der verschreibende Arzt nicht die Substitution ausgeschlossen hat. Die Umsetzung der Maßnahme wurde mit dem GKV-Finanzstabilisierungsgesetz im Juli 2022 um ein Jahr verschoben,

und zunächst auf parenterale Zubereitungen aus Fertigarzneimitteln zur unmittelbaren ärztlichen Anwendung bei Patienten beschränkt, jedoch nicht abgeschafft. Grund war die starke Kritik von mehreren Akteuren, inklusive Hersteller und Apotheker, die eine Beeinträchtigung von Patientensicherheit und Pharmakovigilanz befürchten. Darüber hinaus können in Deutschland bereits seit Jahren bioidentische Arzneimittel (aus der gleichen Produktionslinie) in der Apotheke substituiert werden (GKV-Spitzenverband 2019).

Von zwei der untersuchten Länder wurden finanzielle Anreize für Apotheker zur Abgabe von Biosimilars berichtet, da ansonsten das in vielen Ländern nach wie vor genutzte System von – zwar degressiv – ausgestalteten Apothekenspannen (Vogler et al. 2019b) tendenziell die Abgabe von eher teureren Medikamenten begünstigt. In Frankreich wird bei Biosimilars (wie bei Generika außerhalb des Festbetragssystems) die Apothekenspanne von dem Referenzarzneimittel aus berechnet; somit erfahren die Apotheker keine finanzielle Benachteiligung bei der Abgabe der preisgünstigeren austauschbaren Medikamente. In Norwegen werden Apotheken für die Medikamentenabgabe mittels einer Kombination aus einem zweistufigen degressiven Apothekenaufschlagsschema und einer fixen Honorierungsbetrag abgegolten, was laut Auskunft der Behörden gegebenenfalls zu höheren Apothekenspannen für Biosimilars gegenüber den Referenzarzneimittel führen könnte.

4.3 Fazit

Biosimilars leisten einen Beitrag für eine nachhaltige Versorgung mit Arzneimitteln. Um aber das Einsparpotenzial optimal zu nutzen, müssen sowohl auf der Preis- als auch auf der Mengenebene Anreize gesetzt werden. Der vorliegende Beitrag untersucht die Ausgestaltung von unterschiedlichen Steuerungsmaßnahmen in Deutschland und 29 anderen europäischen Ländern, die entweder an den Preisen der Arzneimittel (mit der Absicht sie zu senken = angebotsseitige Maßnahmen) oder am Verbrauch (= nachfrageseitige Maßnahmen zur Steigerung des Biosimilar-Anteils) ansetzen.

Internationale Vergleiche tragen in diesem Zusammenhang dazu bei, evidenzbasiert Ideen für die Entwicklung bzw. Umsetzung von Maßnahmen im eigenen Land zu generieren; damit können Erkenntnisse zu „Best Practice(s)" gewonnen und entsprechende Maßstäbe abgeleitet werden. Die in diesem Beitrag untersuchten Marktsteuerungsmechanismen unterscheiden sich in Deutschland mit wenigen Ausnahmen kaum von jenen in den Vergleichsländern. Allerdings zeigt sich bei manchen Maßnahmen (z. B. Aufnahme von Biosimilars in das Festbetragssystem, Ausschluss von Biologika von der Wirkstoffver-

ordnung) ein unterschiedlicher Stand der Umsetzung zwischen den Ländern, während sich bei anderen Maßnahmen die Mehrheit der Länder (z. B. Preis-Link, Empfehlung der Verordnung von Biosimilars bei bio-naiven Patienten) ziemlich geschlossen für eine bestimmte Richtung entschieden hat.

Tatsächlich lässt sich auf der Angebotsseite bestätigen, dass Deutschland weiterhin zu den wenigen Ländern zählt, die keinen **Biosimilar-Preis-Link** anwenden. Allerdings hat sich gezeigt, dass das Sparpotenzial bei den Preis-Link-Ansätzen vergleichsweise gering gegenüber anderen Maßnahmen ist, vor allem wenn damit nicht auch die Preise der Referenzarzneimittel beeinflusst werden (Vogler et al. 2021b).

Ausschreibungen werden als vielversprechende Option gesehen, um Preiswettbewerb zu fördern und Einsparungen zu generieren (Maniadakis et al. 2018; Panayiotopoulou et al. 2020), wobei eine „strategische" nachhaltige Herangehensweise eingefordert wird (WHO Europe 2016; Barbier et al. 2021). Europäische Länder können ihre Ausschreibungsprozesse demnach weiter optimieren, wenn ein vielfältiger Anbietermarkt gewährleistet wird, ein transparentes und objektives Verfahren zugrunde liegt und Vergabekriterien über den Preis hinaus berücksichtigt werden (Barbier et al. 2021 schlagen mögliche Qualitäts-, Leistungs- und Patientenkriterien vor). **Biosimilar-Ausschreibungen** werden im stationären Sektor der untersuchten Länder eingesetzt, aber im niedergelassenen Bereich deutlich seltener. Interessant ist, dass jene Länder, die Ausschreibungen für patentfreie Wirkstoffe im niedergelassenen Sektor anwenden, im Allgemeinen dies auch für Biosimilars machen (Ausnahme Schweden).

Ein erfolgsversprechender Ansatz, um Einsparpotenziale zu generieren, stellt die Aufnahme von biosimilaren Wirkstoffen in das **Festbetragssystem** dar, was in Deutschland und einer Reihe von europäischen Ländern möglich ist.

Neben der Gestaltung von Preisen sollten Entscheidungsträger anstreben, mittels nachfrageseitiger Maßnahmen den Einsatz von preisgünstigeren Biosimilars zu fördern. Hinsichtlich der an Ärzte gerichteten Maßnahmen weist Deutschland einige Initiativen auf: Es zählt zu den wenigen Ländern, welche den Biosimilar-Einsatz mittels **Verordnungsquoten** – allerdings auf regionaler Ebene – zu steigern versuchen. Hierbei zeigen sich jedoch erhebliche Unterschiede zwischen den Bundesländern (vgl. auch Moorkens et al. 2020). Abgesehen davon, dass Verordnungsquoten in Folge der verstärkten Verschreibung der niedrigpreisigen Biosimilars zu Einsparungen für die GKV betragen, scheinen sie zusätzlich einen Anreiz für Anbieter von Biosimilars zu schaffen und mögen einen Beitrag zur Steigerung der Biosimilar-Umsatzanteile im Jahr 2020 (Ludwig und Mühlbauer 2021) geleistet haben.

Neben der Neueinstellung auf Biosimilars für bio-naive Patienten kann eine Umstellung von dem Referenzarzneimittel auf ein Biosimilar einen beachtlichen Beitrag zur Erhöhung der Biosimilarquote leisten. Die Umstellung kann entweder auf der Ebene des verschreibenden Arztes (**Switch**) und auf Apothekenebene (**Biosimilarsubstitution**) erfolgen. Bei letzterer schien Deutschland mit der geplanten Einführung zu den Pionierländern zu zählen, da diese Maßnahme in einer eher geringen Anzahl an europäischen Ländern zu Anwendung kommt. Nach der Verschiebung des Inkrafttretens durch das GKV-Finanzstabilisierungsgesetz sind die genauen Vorgaben des Gemeinsamen Bundesausschusses noch abzuwarten. Hingegen ist der Switch aus nichtmedizinischen Gründen – unter klar definierten Voraussetzungen – in einer Reihe von Ländern möglich und auch empfohlen. Neue Übersichtsarbeiten (Allocati et al. 2022; Cohen et al. 2022) scheinen die medizinische Unbedenklichkeit der Umstellung zwischen Biosimilars zu unterstützen; nichtsdestotrotz sind patientenrelevante Bedenken nicht außer Acht zu lassen.

Gerade bei nachfrageseitigen Maßnahmen ist es zentral, das Vertrauen der Gesundheitsdienstleister (Ärzte und Apotheker) und der Patienten zu gewinnen und zu fördern. Das volle Potenzial der Biosimilars kann nur dann ausgeschöpft werden, wenn die Akteure entsprechend eingebunden werden und/oder sich der Vorteile des Einsatzes von Biosimilars bewusst sind (Barbier et al. 2020b, 2020c). Die aktuelle Praxis, vor allem hinsichtlich der Information von Patienten, bedarf weiterer Optimierung (Vandenplas et al. 2021).

Insgesamt ist eine gesamtheitliche Strategie für die Förderung von Biosimilars erforderlich, die sowohl angebots- als auch nachfrageseitige Maßnahmen umfasst und den Patientennutzen im Fokus hat.

Es ist weiterhin – wie es für alle Politikmaßnahmen guter Standard sein sollte – unerlässlich, bestehende und neu einzuführende Interventionen kontinuierlich zu beobachten und zu evaluieren.

Danksagung Die Mitglieder des PPRI-Behördennetzwerks in den untersuchten Ländern validierten Informationen über Marktsteuerungsmaßnahmen in ihren Ländern. Valentin Kandler unterstützte bei der Aufbereitung der länderspezifischen Informationen.

Literatur

AFMPS (2018) Switch et substitution des médicaments biologiques. https://www.afmps.be/fr/switch_et_substitution_des_medicaments_biologiques

AkdÄ (2021) Leitfaden „Biosimilars" der Arzneimittelkommission der deutschen Ärzteschaft. 2. Auflage, Version 1.0. www.akdae.de/fileadmin/user_upload/akdae/Arzneimitteltherapie/LF/PDF/Biosimilars.pdf

Allocati E, Godman B, Gobbi M, Garattini S, Banzi R (2022) Switching among biosimilars: a review of clinical evidence. Front Pharmacol 13:917814

AMELI (2022) La Rémunération sur objectifs de santé publique en 2021. https://assurance-maladie.ameli.fr/sites/default/files/2022-04-26-CP-Rosp-2021.pdf

Authority for Consumers and Markets (2022) Drug manufacturer Pfizer to discontinue its steering pricing structure for Enbrel following discussions with ACM. https://www.acm.nl/en/publications/drug-manufacturer-pfizer-discontinue-its-steering-pricing-structure-enbrel-following-discussions-acm?utm_source=POLITICO.EU&utm_campaign=5ded7c77d7-EMAIL_CAMPAIGN_2022_02_

14_06_00&utm_medium=email&utm_term=0_ 10959edeb5-5ded7c77d7-190517957

Barbier L, Ebbers HC, Declerck P, Simoens S, Vulto AG, Huys I (2020a) The efficacy, safety, and Immunogenicity of switching between reference biopharmaceuticals and biosimilars: a systematic review. Clin Pharmacol Ther 108(4):734–755

Barbier L, Simoens S, Vulto AG, Huys I (2020b) European stakeholder learnings regarding biosimilars: Part I – Improving biosimilar understanding and adoption. BioDrugs 34(6):783–796

Barbier L, Simoens S, Vulto AG, Huys I (2020c) European stakeholder learnings regarding biosimilars: Part II – Improving biosimilar use in clinical practice. BioDrugs 34(6):797–808

Barbier L, Simoens S, Soontjens C, Claus B, Vulto AG, Huys I (2021) Off-patent biologicals and biosimilars tendering in Europe – A proposal towards more sustainable practices. Pharmaceuticals 14(6):499

Bauckmann J, Laitenberger U, Schröder M, Telschow C (2017) Rabattverträge. In: Schwabe U, Paffrath D, Ludwig W-D, Klauber J (Hrsg) Arzneiverordnungs-Report 2017. Springer, Heidelberg, Berlin, S 181–194

Belleudi V, Trotta F, Addis A, Ingrasciotta Y, Ientile V, Tari M et al (2019) Effectiveness and safety of switching originator and biosimilar epoetins in patients with chronic kidney disease in a large-scale Italian cohort study. Drug Saf. https://doi.org/10.1007/s40264-019-00845-y

Biosimilar Development (2020) The competition council sanctioned Roche Romania with fines of 128 million Euro. https://www.biosimilardevelopment.com/doc/the-competition-council-sanctioned-roche-romania-with-fines-of-million-euro-0001

Böhler D (2017) Handbuch Biosimilars 2017. https://probiosimilars.de/presse/handbuch-biosimilars-2017-2/

Cohen HP, Hachaichi S, Bodenmueller W, Kvien TK, Danese S, Blauvelt A (2022) Switching from one biosimilar to another biosimilar of the same reference biologic: a systematic review of studies. Biodrugs Sep 36(5):625–637

Dean EB, Bond AM (2021) Changes in medicare part B spending for biologic drugs after biosimilar entry into the market. JAMA Health Forum 2(9):e212634

Dicheva-Radev S, Ludwig W-D (2020) Biologika und Biosimilars. In: Schwabe U, Ludwig W-D (Hrsg) Arzneiverordnungs-Report 2020. Springer, Berlin, Heidelberg, S 151–184

DIMDI (2021) Festbetragsarzneimittel nach § 35 SGB V. Stand: 15.10.2021. https://www.dimdi.de/dynamic/.downloads/arzneimittel/festbetraege/2021/festbetraege-20211015.pdf

Dylst P, Vulto A, Simoens S (2011) Tendering for outpatient prescription pharmaceuticals: What can be learned from current practices in Europe? Health Policy 101(2):146–152

EMA, HMA (2022) Statement on the scientific rationale supporting interchangeability of biosimilar medicines in the EU. 19 September 2022 EMA/627319/2022. European Medicines Agency and Heads of Medicines Agencies. https://www.ema.europa.eu/en/documents/public-statement/statement-scientific-rationale-supporting-interchangeability-biosimilar-medicines-eu_en.pdf

Ferrario A, Dedet G, Humbert T, Vogler S, Suleman F, Pedersen HB (2020) Strategies to achieve fairer prices for generic and biosimilar medicines. BMJ 368:l5444

GaBI Online (2014) France to allow biosimilars substitution. http://gabionline.net/Policies-Legislation/France-to-allow-biosimilars-substitution

García-Goñi M, Río-Álvarez I, Carcedo D, Villacampa A (2021) Budget impact analysis of biosimilar products in Spain in the period 2009–2019. Pharmaceuticals 14(4):348

G-BA (2009) Grundsatzentscheidung des G-BA: Festbetragsgruppe auch für biotechnologische Arzneimittel. https://www.g-ba.de/presse/pressemitteilungen/283/

G-BA (2017) Beschluss des Gemeinsamen Bundesausschusses über eine Änderung der Arzneimittel-Richtlinie (AM-RL): Anlage IX – Festbetragsgruppenbildung Infliximab, Gruppe 1, in Stufe 1 nach § 35 Abs. 1 SGB V. https://www.g-ba.de/downloads/39-261-3132/2017-11-17_AM-RL-IX_Infliximab_G1S1_DAnz.pdf

G-BA (2020) Beschluss des Gemeinsamen Bundesausschusses über eine Änderung der Arzneimittel-Richtlinie (AM-RL): Anlage IX (Festbetragsgruppenbildung) und Anlage X (Vergleichsgrößenaktualisierung) – TNF-alpha-Inhibitoren, Gruppe 1, in Stufe 2. https://www.g-ba.de/beschluesse/4550/

GKV-Spitzenverband (2019) Rahmenvertrag über die Arzneimittelversorgung nach § 129 Absatz 2 SGB V in der Fassung vom 1. Januar 2019 zwischen dem Spitzenverband Bund der Krankenkassen und dem Deutschen Apothekerverband e. V. https://www.gkv-spitzenverband.de/media/dokumente/krankenversicherung_1/arzneimittel/rahmenvertraege/apotheken/20190101_AM_Rahmenvertrag_129_Absatz-2_SGB-V.pdf

Hübel K, Kron F, Lux MP (2020) Biosimilars in oncology: effects on economy and therapeutic innovations. Eur J Cancer 139:10–19

INAMI (2018) Prescrire « bon marché ». https://www.inami.fgov.be/fr/professionnels/sante/medecins/soins/Pages/prescrire-bon-marche-20150101.aspx

INAMI (2019) Remboursement des médicaments: ce qui a changé au 1er avril 2019. https://www.inami.fgov.be/fr/professionnels/autres/industrie-pharmaceutique/Pages/remboursement-medicaments-01042019.aspx

Jang M, Simoens S, Kwon T (2021) Budget impact analysis of the introduction of rituximab and trastuzumab intravenous biosimilars to EU-5 markets. BioDrugs 35(1):89–101

Jensen TB, Bartels D, Sædder EA, Poulsen BK, Andersen SE, Christensen MMH et al (2020a) The Danish model for the quick and safe implementation of infliximab and etanercept biosimilars. Eur J Clin Pharmacol 76(1):35–40

Jensen TB, Kim SC, Jimenez-Solem E, Bartels D, Christensen HR, Andersen JT (2020b) Shift from adalimumab originator to biosimilars in Denmark. JAMA Intern Med. https://doi.org/10.1001/jamainternmed.2020.0338

Jørgensen KK, Olsen IC, Goll GL, Lorentzen M, Bolstad N, Haavardsholm EA et al (2017) Switching from originator infliximab to biosimilar CT-P13 compared with maintained treatment with originator infliximab (NOR-SWITCH): a 52-week, randomised, double-blind, non-inferiority trial. Lancet 389(10086):2304–2316

Kanavos P, Seeley L, Vandoros S (2009) Tender systems for outpatient pharmaceuticals in the European Union: Evidence from the Netherlands, Germany and Belgium. European Medicines Information Network (EMINet). http://ec.europa.eu/DocsRoom/documents/7607/attachments/1/translations/en/renditions/pdf

Ludwig W-D, Mühlbauer B (2021) Arzneiverordnungen 2020 im Überblick. In: Ludwig W-D, Mühlbauer B, Seifert R (Hrsg) Arzneiverordnungs-Report 2021. Springer, Berlin Heidelberg, S 3–35

Luley C, Pieloth K (2018) Biologika: Steuern Selektivverträge die Verordnung? Monit Versorgungsforsch 11(06):10–11

Maniadakis N, Holtorf A-P, Corrêa JO, Gialama F, Wijaya K (2018) Shaping pharmaceutical tenders for effectiveness and sustainability in countries with expanding healthcare coverage. Appl Health Econ Health Policy 16(5):591–607

Ministère des Affaires Sociales et de la Santé (2016) Arrêté du 20 octobre 2016 portant approbation de la convention nationale organisant les rapports entre les médecins libéraux et l'assurance maladie signée le 25 août 2016. 23. https://convention2016.ameli.fr/wp-content/uploads/2016/12/Arrete_du_20-10-16__JO_23-10-16_-convention_medicale.pdf

Ministère des Affaires Sociales et de la Santé (2021) Décision du 23 avril 2020 de l'Union nationale des caisses d'assurance maladie relative à la modification du dispositif de la rémunération sur objectifs de santé publique (ROSP) des médecins libéraux conventionnés. https://www.legifrance.gouv.fr/download/pdf?id=iJClOn0MEBmBnbkbdavd27mCxJ-mC_f1iIDVx1TFCBg=

Ministerio de Sanidad y Consumo (2007) Orden SCO/2874/2007, de 28 de septiembre, por la que se establecen los medicamentos que constituyen excepción a la posible sustitución por el farmacéutico con arreglo al artículo 86.4 de la Ley 29/2006, de 26 de julio ((de garantías y uso racional de los medicamentos y productos sanitarios))

Moorkens E, Vulto AG, Huys I, Dylst P, Godman B, Keuerleber S et al (2017) Policies for biosimilar uptake in Europe: an overview. PLoS ONE 12(12):e190147

Moorkens E, Barcina Lacosta T, Vulto AG, Schulz M, Gradl G, Enners S et al (2020) Learnings from regional market dynamics of originator and biosimilar Infliximab and Etanercept in Germany. Pharmaceuticals 13(10):324

Moorkens E, Godman B, Huys I, Hoxha I, Malaj A, Keuerleber S et al (2021) The expiry of Humira® market exclusivity and the entry of adalimumab biosimilars in europe: an overview of pricing and national policy measures. Front Pharmacol 11:591134

Mulcahy A, Buttorff C, Finegold K, El-Kilani Z, Oliver JF, Murphy S et al (2022) Projected US savings from biosimilars, 2021–2025. Am J Manag Care 28(7):329–335

NHS England (2019) Reference prices for adalimumab: letter from Matthew Swindells. https://www.england.nhs.uk/publication/reference-prices-for-adalimumab-letter-from-matthew-swindells/

NHS England, NHS Improvement (2019) What is a biosimilar medicine? https://www.england.nhs.uk/wp-content/uploads/2019/05/what-is-a-biosimilar-medicine-guide-v2.pdf

NOMA (2017) Switching between a reference product and a biosimilar. https://legemiddelverket.no/nyheter/switching-between-a-reference-product-and-a-biosimilar

Ordre National des Pharmacien (2020) Biosimilaires: la loi de financement de la Sécurité sociale pour 2020 supprime le droit de substitution. 12/02/2020. http://www.ordre.pharmacien.fr/Communications/Les-actualites/Biosimilaires-la-loi-de-financement-de-la-Securite-sociale-pour-2020-supprime-le-droit-de-substitution

Panayiotopoulou EA, Charalambous G, Kaitelidou D, Jelastopulu E (2020) Assessment of effectiveness of tendering procedure in pharmaceuticals: the Cyprus experience. Ann Pharmacol Pharm 5(2):1179

Panteli D, Arickx F, Cleemput I, Dedet G, Eckhardt H, Fogarty E et al (2016) Pharmaceutical regulation in 15 European countries: review. Health Syst Transit 18(5):1–118

Quintiles IMS (2017) The impact of biosimilar competition in Europe. https://www.medicinesforeurope.com/wp-content/uploads/2017/05/IMS-Biosimilar-2017_V9.pdf

Robinson J, Jarrion Q (2021) Competition from biosimilars drives prices reductions for biologics in the French single-payer health system. Health Aff 40(8):1190–1197. https://doi.org/10.1377/hlthaff.2021.00070

4

Simoens S (2021) How do biosimilars sustain value, affordability, and access to oncology care? Expert Rev 21(3):327–329

Simoens S, Vulto AG (2021) A health economic guide to market access of biosimilars. Expert Opin Biol Ther 21(1):9–17

Tachkov K, Mitkova Z, Boyadzieva V, Petrova G (2021) Did the introduction of biosimilars influence their prices and utilization? The case of biologic disease modifying antirheumatic drugs (bDMARD) in Bulgaria. Pharmaceuticals 14(1):64

TLV (2020) Uppföljning av läkemedelskostnader. Tandvårds – och läkemedelsförmånsverket: Stockholm. https://www.tlv.se/download/18.212f92221729db4753e678f0/1592224501102/uppfoljning_av_lakemedelskostnader%202020.pdf

Vandenplas Y, Simoens S, Van Wilder P, Vulto AG, Huys I (2021) Informing patients about biosimilar medicines: the role of European patient associations. Pharmaceuticals 14(2):117. https://doi.org/10.3390/ph14020117

Vogler S (2018) Marktzugang, Erstattung und Preissetzung neuer patentgeschützter Arzneimittel in der Europäischen Union. In: Schwabe U, Paffrath D, Ludwig W-D, Klauber J (Hrsg) Arzneiverordnungs-Report 2018. Springer, Berlin, Heidelberg, S 239–260

Vogler S, Zimmermann N (2022) Improving medicines access in Brazil through collaboration in the PPRI network. Revista Brasileira De Farmácia Hosp E Serviços De Saúde 13(2):677

Vogler S, Leopold C, Zimmermann N, Habl C, de Joncheere K (2014) The Pharmaceutical Pricing and Reimbursement Information (PPRI) initiative – Experiences from engaging with pharmaceutical policy makers. Health Policy Technol 3(2):139–148

Vogler S, Gombocz M, Zimmermann N (2017) Tendering for off-patent outpatient medicines: lessons learned from experiences in Belgium, Denmark and the Netherlands. J Pharm Health Serv Res 8(3):147–158

Vogler S, Schneider P, Panteli D, Busse R (2019a) Biosimilars in Deutschland und im europäischen Vergleich – Entwicklungen und Potenziale. In: Schwabe U, Paffrath D, Ludwig W-D, Klauber J (Hrsg) Arzneiverordnungs-Report 2019. Springer, Berlin, Heidelberg, S 321–353

Vogler S, Haasis MA, Zimmermann N (2019b) PPRI report 2018. Wien: Pharmaceutical pricing and reimbursement information. https://ppri.goeg.at/sites/ppri.goeg.at/files/inline-files/PPRI%20Report2018_final.pdf

Vogler S, Schneider P, Panteli D, Busse R (2020) Biosimilars in Deutschland und im europäischen Vergleich – Marktsteuerungsmechanismen und Einsparpotenziale. In: Schwabe U, Ludwig W-D (Hrsg) Arzneiverordnungs-Report 2020. Springer, Berlin, Heidelberg, S 201–225

Vogler S, Panteli D, Busse R (2021a) Biologika und Biosimilars in Deutschland und im europäischen Vergleich – Marktsteuerungsmechanismen und Preisvergleich. In: Ludwig W-D, Mühlbauer B, Seifert R (Hrsg) Arzneiverordnungs-Report 2021. Springer, Berlin, Heidelberg, S 75–107

Vogler S, Schneider P, Zuba M, Busse R, Panteli D (2021b) Policies to encourage the use of biosimilars in European countries and their potential impact on pharmaceutical expenditure. Front Pharmacol 12:625296

WHO Collaborating Centre for Pharmaceutical Pricing and Reimbursement Policies (2022) Glossary of pharmaceutical terms. Gesundheit Österreich GmbH, Wien. https://ppri.goeg.at/ppri-glossary

WHO Europe (2016) Challenges and opportunities in improving access to medicines through efficient public procurement in the WHO European Region. Copenhagen: World Health Organization Regional Office for Europe. http://www.euro.who.int/__data/assets/pdf_file/0003/323598/Challenges-opportunities-improving-access-medicines-efficient-public-procurement.pdf?ua=1

Maligne Erkrankungen

Inhaltsverzeichnis

Hämatologische Neoplasien und solide Tumore

Wolf-Dieter Ludwig, Arnold Ganser und Georg Maschmeyer

Auf einen Blick

Verordnungsprofil Das höchste Verordnungsvolumen unter den Onkologika haben weiterhin Hormonantagonisten zur Behandlung des Mammakarzinoms und des Prostatakarzinoms, auf die 63 % der definierten Tagesdosen (DDD) entfallen. An zweiter Stelle stehen inzwischen die monoklonalen Antikörper gefolgt von den klassischen Zytostatika mit der führenden Gruppe der Antimetabolite, was vor allem auf den häufigen Verordnungen von 5-Fluorouracil beruht. Als nächste Gruppen folgen Proteinkinaseinhibitoren, deren Verordnungsvolumen um 8,8 % bzw. 10,9 % gegenüber 2020 zugenommen hat. Führende Gruppe der monoklonalen Antikörper sind erneut Antikörper gegen PD-1-Rezeptoren und PD-L1-Liganden, die für ein stetig wachsendes Spektrum von onkologischen Indikationen zugelassen sind, gefolgt von HER2-Antikörpern zur Behandlung des HER2-positiven Mammakarzinoms. Die inzwischen verfügbaren 4 Biosimilars zu Trastuzumab übertreffen 2021 deutlich das Verordnungsvolumen des Originalpräparats (*Herceptin*). Führende Vertreter der Proteinkinaseinhibitoren hinsichtlich ihres Verordnungsvolumens sind fast gleichauf die CDK-Inhibitoren für die Behandlung des hormonrezeptorpositiven, fortgeschrittenen Mammakarzinoms, die BCR-ABL-Tyrosinkinaseinhibitoren zur Behandlung der chronischen myeloischen Leukämie sowie die Rezeptor-Tyrosinkinaseinhibitoren zur Behandlung u. a. des nicht-kleinzelligen Lungenkarzinoms, des Nierenzellkarzinoms, von gynäkologischen Tumoren (Mamma- bzw. Ovarialkarzinom) und Weichteilsarkomen, aber auch von nicht malignen Erkrankungen (z. B. idiopathische Lungenfibrose, interstitielle Lungenerkrankung). Einen deutlichen Anstieg der Verordnungen zeigen auch die Bruton-Tyrosinkinaseinhibitoren (Ibrutinib, Acalabrutinib) zur Behandlung der chronischen lymphatischen Leukämie bzw. niedrig-maligner Lymphome (z. B. M. Waldenström). Weitere Proteinkinaseinhibitoren werden eingesetzt vor allem zur Behandlung der primären Myelofibrose (MF) und der nach Polycythämia Vera bzw. Essenzieller Thrombozythämie auftretenden MF.

Kosten Onkologika sind wie bereits in den Jahren zuvor auch 2021 mit Nettokosten in Höhe von 10,6 Mrd. € die mit deutlichem Abstand umsatzstärkste Indikationsgruppe des GKV-Arzneimittelmarktes, obwohl Onkologika nur 1,2 % aller Verordnungen im Arzneimittelmarkt der GKV ausmachen. Die höchsten Kosten verursachen monoklonale Antikörper (4,3 Mrd. €), gefolgt von Proteinkinaseinhibitoren (2,7 Mrd. €), weiteren Zytostatika (1,5 Mrd. €) und Hormonantagonisten (1,3 Mrd. €). Deutlich geringere Kosten entfallen auf die einzelnen Wirkstoffklassen der klassischen Zytostatika.

W.-D. Ludwig, B. Mühlbauer, R. Seifert (Hrsg.), *Arzneiverordnungs-Report 2022*, https://doi.org/10.1007/978-3-662-66303-5_5

In der medikamentösen Therapie onkologischer Erkrankungen werden zahlreiche Wirkstoffklassen mit unterschiedlichen Wirkmechanismen eingesetzt. Die wichtigsten Gruppen der Onkologika sind Zytostatika, Hormone, Hormonantagonisten und zahlreiche Arzneimittel für sog. zielgerichtete Therapien, zu denen vor allem Proteinkinaseinhibitoren, monoklonale Antikörper und in den letzten Jahren zunehmend auch Immuntherapien, wie z. B. Checkpoint-Inhibitoren und Arzneimittel für neuartige Therapien wie CAR-T-Zellen, gehören (Übersicht bei June und Sadelain 2018; Tang et al. 2018; Falzone et al. 2018).

Zytostatika waren die ersten Arzneimittel, die vor mehr als 70 Jahren die Ära der antineoplastischen Chemotherapie einleiteten (DeVita und Rosenberg 2012). Auch heute sind sie weiterhin häufig angewendete Arzneimittel in der Krebstherapie. Durch ihren Einsatz als Monotherapie, vor allem aber in empirisch entwickelten Polychemotherapien, wurden große Fortschritte in der Behandlung von hämatologischen Neoplasien (z. B. akute Leukämien, maligne Lymphome) erzielt. Auch bei fortgeschrittenen soliden Tumoren werden heute mit alleiniger Polychemotherapie Heilungen erzielt, so beispielsweise bei Keimzell- bzw. Hodentumoren. Darüber hinaus sind Zytostatika weiterhin ein unverzichtbarer Bestandteil im Rahmen (neo-)adjuvanter multimodaler Therapiestrategien – meist in Kombination mit operativen und strahlentherapeutischen Verfahren. Zu den klassischen Zytostatika zählen vor allem alkylierende Substanzen, Antimetabolite, Alkaloide und sonstige Naturstoffe (z. B. Podophyllotoxinderivate, Taxane), Anthrazykline, Platinverbindungen, Camptothecinderivate sowie sonstige Wirkstoffe (z. B. Bleomycin, Mitomycin). Die Nebenwirkungen der Zytostatika resultieren aus ihren pharmakologischen Wirkungen (z. B. zytotoxische Effekte durch Beeinträchtigung der DNS-, RNS- oder Proteinsynthese; Hemmung der Zellteilung; Auslösung von Apoptose). Da die zytostatische Wirkung unspezifisch ist und auch schnell proliferierende normale Zellen schädigt, betreffen früh auftretende Nebenwirkungen vor allem das Knochenmark (Myelosuppression mit infektiösen Komplikationen) sowie Schleimhautschäden im Bereich der Mundhöhle und des Gastrointestinaltrakts (z. B. Stomatitis, Mukositis, Diarrhö). Zytostatika gehören zu den Arzneimitteln mit der geringsten therapeutischen Breite und bei Überdosierung besteht die Gefahr vermehrter, mitunter lebensbedrohlicher Nebenwirkungen.

Große Fortschritte auf dem Gebiet der Grundlagenforschung – vor allem in den beiden letzten Jahrzehnten – waren Voraussetzung für ein besseres Verständnis der (molekular-)genetischen Heterogenität von Tumorerkrankungen und ermöglichten die Einteilung von morphologisch bzw. histologisch homogen erscheinenden Tumorerkrankungen in klinisch relevante Subgruppen (Vogelstein et al. 2013). Dadurch wurde die Entwicklung neuer Wirkstoffe ermöglicht, die sich genauer gegen molekulare Mechanismen richten, die für die Pathogenese der Tumorentstehung und des Tumorwachstums wichtig sind (Hanahan 2014), und gleichzeitig eine neue Ära in der medikamentösen Behandlung von Tumorerkrankungen einleiteten (Dobbelstein und Moll 2014). Hierzu zählen neben neuartigen Hormonantagonisten vor allem Proteinkinaseinhibitoren, die charakteristische, das Tumorwachstum beeinflussende Merkmale (z. B. Onkoproteine, resultierend aus Mutationen oder Überexpression) ausschalten sollen, sowie monoklonale Antikörper, die heute teilweise in Kombination mit zytotoxischen Wirkstoffen als Antikörper-Wirkstoff-Konjugate (Thomas et al. 2016) eingesetzt werden.

Außerdem stehen inzwischen verschiedene Immuntherapien zur Verfügung, wie beispielsweise monoklonale Antikörper, bispezifische T-Zell-aktivierende Antikörper (z. B. Blinatumomab) (Kantarjian et al. 2017), ein Antikörper-Wirkstoff-Konjugat (Brentuximab Vedotin) zur Behandlung maligner Lymphome und als erste Vertreter neuartiger Therapien CAR-T-Zellen (siehe Arzneiverordnungs-Report 2019, Kap. 2, Zulassungsverfahren für neue Arzneimittel in Europa, Abschn. 2.2.4), die in klinischen Studien bei einigen hämatologischen Neoplasien und inzwischen auch bei soliden Tumoren erfolgreich eingesetzt werden (Übersicht bei June und Sadelain 2018). Grundlage dieser neuen therapeutischen Prinzipien in der Onkologie sind große Fortschritte im Verständnis der Funktion tumorreaktiver T-Lymphozyten im Rahmen der Tumorimmunologie und der Nachweis von Tumorrückbildung durch Checkpoint-Inhibitoren. Als Zielstrukturen werden derzeit vor allem das „cytotoxic T-lymphocyte antigen 4" (CTLA-4), der „Programmed (Cell) Death"-1 (PD-1)-Rezeptor und PD-Ligand 1 (PD-L1) therapeutisch genutzt (Marin-Acevedo et al. 2018). Diese neuartigen Immuntherapien haben teilweise jedoch auch schwere Nebenwirkungen, die vor allem durch die nicht gegen Tumorzellen, sondern gegen körpereigene Strukturen gerichtete Aktivierung des Immunsystems erklärt werden (Übersicht bei Wang et al. 2018 und Baraibar et al. 2019). Durch die Kombination von Wirkstoffen mit unterschiedlichen Angriffspunkten (z. B. Zytostatika plus monoklonale Antikörper oder Proteinkinaseinhibitoren; Checkpoint- plus Proteinkinaseinhibitoren) sollen synergistische antineoplastische Wirkungen erzielt, Resistenzentwicklungen verzögert und unerwünschte zytotoxische Wirkungen reduziert werden (Marin-Acevedo et al. 2018).

Die Entwicklung einer Vielzahl neuer „zielgerichteter" Wirkstoffe sowie die Identifizierung von prädiktiven Biomarkern (Lyman und Moses 2016), die das Ansprechen individueller Patienten auf spezielle Wirkstoffe vorhersagen, haben dazu beigetragen, dass heute die Onkologie eine Vorreiterrolle in der Präzisionsmedizin einnimmt (Collins und Varmus 2015; Tannock und Hickman 2016). Das Potenzial der Onkologika wird auch daran erkennbar, dass sie seit vielen Jahren die größte und umsatzstärkste Arzneimittelgruppe unter den jährlichen Neuzulassungen bilden (IQVIA 2021; Mullard 2021). Unter den 38 neuen Arzneimitteln des Jahres 2021 sind die Onkologika mit 9 neuen Arzneistoffen vertreten, darunter vorwiegend Proteinkinaseinhibitoren zur

Behandlung solider Tumore bzw. der Myelofibrose (▶ Kap. 2, ◘ Tab. 2.1).

5.1 Verordnungsspektrum

Die Auswertung der Verordnungen von Onkologika zeigt schon in der Übersicht einige bemerkenswerte Ergebnisse. Für GKV-Patienten wurden 2021 insgesamt 8,4 Mio. Verordnungen von Onkologika ausgestellt. Dies entspricht einem Anteil hinsichtlich aller im GKV-Arzneimittelmarkt verordneten Arzneimittel von nur 1,2 % (◘ Tab. 5.1). Demgegenüber verursachen die Onkologika mit 10,625 Mrd. € und einem Umsatzanteil von 21,1 % die höchsten Kosten des GKV-Arzneimittelmarktes (◘ Tab. 5.1). Sie liegen damit deutlich höher als die Kosten der Immunsuppressiva (6,08 Mrd. €), Antithrombotika (3,05 Mrd. €) und Antidiabetika (3,05 Mrd. €) (▶ Kap. 1, Arzneiverordnungen 2021 im Überblick, ◘ Tab. 1.2).

Die Zusammenstellung der einzelnen Arzneimittelgruppen der Onkologika zeigt, dass die traditionellen Hormonantagonisten, die vor allem beim Mammakarzinom und Prostatakarzinom eingesetzt werden, mit 171 Mio. DDD das mit großem Abstand höchste Verordnungsvolumen haben (◘ Tab. 5.1). Wesentlich geringere DDD-Volumina zeigen alle übrigen onkologischen Arzneimittel (◘ Abb. 5.1). Verordnungsstärkste Gruppe der klassischen Zytostatika sind die Antimetabolite, was vor allem auf die häufigen Verordnungen von 5-Fluorouracil zurückzuführen ist.

Monoklonale Antikörper und Proteinkinaseinhibitoren sind auch 2021 mit großem Abstand die umsatzstärksten Onkologika. Die seit langem angewendeten Hormonantagonisten und klassische Zytostatika weisen dagegen trotz teilweise sehr viel höherer DDD-Volumina niedrigere Nettokosten auf (◘ Tab. 5.1). Eine Untersuchung der in den USA zwischen 2009 und 2013 von der FDA zugelassenen Onkologika ergab keine Korrelation zwischen Innovationsgrad bzw. klinischem Nutzen und den Preisen, die von pharmazeutischen Unter-

◻ Tab. 5.1 Verordnungen von Onkologika 2021. Angegeben sind Gesamtverordnungen, definierte Tagesdosen (DDD) und Nettoumsatz 2021

Arzneimittelgruppe	Verord-nungen	Änderung	DDD	Änderung	Netto-umsatz	Änderung
	Mio.	%	Mio	%	Mio. €	%
Alkylanzien	0,3	−1,6	3,8	−0,8	111,5	2,0
Antimetabolite	0,9	−1,6	20,3	−0,8	345,3	−11,0
Platinverbindungen	0,3	0,4	5,1	3,8	56,4	3,2
Anthracycline	0,1	−10,7	2,1	−0,6	43,4	−2,1
Topoisomerasehemmstoffe	0,2	−3,3	1,8	1,9	53,7	3,9
Taxane	0,4	−1,6	5,1	−1,6	146,5	−9,9
Vincaalkaloide	0,1	−4,4	0,6	−2,7	27,2	−5,1
Proteinkinaseinhibitoren	0,7	10,9	19,2	9,7	2.670,0	11,7
Monoklonale Antikörper	2,4	8,8	24,4	12,5	4.323,9	16,4
Hormonantagonisten	2,1	3,1	171,0	1,3	1.334,8	11,9
Weitere Zytostatika	0,9	6,6	19,3	5,6	1.513,0	14,7
Summe	**8,4**	**4,1**	**272,8**	**2,8**	**10.625,6**	**12,4**
Anteil am GKV-Arzneimittelmarkt	1,2		0,6		21,1	
GKV-Arzneimittelmarkt	**691,9**	.	**46.290,0**		**50.255,1**	

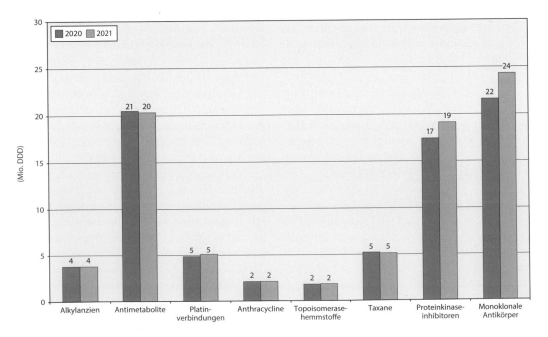

◻ Abb. 5.1 Verordnungen von Onkologika 2021. Gesamtverordnungen nach definierten Tagesdosen

nehmern bei Markteintritt für die neuen Wirkstoffe verlangt werden. Diese fehlende Korrelation zwischen Nutzen und Preis bei neuen Onkologika wurde inzwischen in mehreren Publikationen aus den USA und Europa bestätigt, wobei allerdings die Preise in den USA für Onkologika weiterhin deutlich höher sind als in Europa (siehe ▶ Abschn. 1.4.1, Kosten neuer Patentarzneimittel und siehe ▶ Kap. 3, Beschleunigte Zulassungen und therapeutischer Nutzen von Arzneimitteln in den USA und Europa). Daraus wurde gefolgert, dass die derzeitige Preispolitik bei Onkologika nicht rational ist, sondern vor allem widerspiegelt, was der Markt bereit ist zu zahlen. Diese sehr hohen Kosten der Onkologika belasten jedoch zunehmend solidarisch finanzierte Gesundheitssysteme. Anhand aktueller Untersuchungen konnte zudem gezeigt werden, dass die Kosten für Forschung und Entwicklung, die von pharmazeutischen Unternehmern häufig als Begründung für die sehr hohen Preise genannt wurden, deutlich niedriger liegen (im Median ca. 548 Mio. €) und somit die durch Onkologika erzielten Erträge die Kosten für Forschung und Entwicklung bei weitem übersteigen (Prasad und Mailankody 2017; Tay-Teo und Hill 2019; Vokinger et al. 2021). Die immens gestiegenen Kosten neuer Onkologika werden vor allem auch kritisiert, weil ihr Nutzen im Rahmen beschleunigter Zulassungsverfahren meist nur anhand einer Beeinflussung von Surrogatendpunkten gezeigt werden konnte und somit unsicher ist (Gellad und Kesselheim 2017; Vokinger et al. 2020; Ludwig und Vokinger 2021; siehe auch ▶ Kap. 3, Kosten-Nutzen-Analysen von Arzneimitteln).

Die Verordnungsdaten der Onkologika des Jahres 2021 wurden auf der Basis einer Vollerfassung von 8,4 Mio. Verordnungen mit mehr als 100.000 definierten Tagesdosen (DDD) pharmakologisch-therapeutisch analysiert. Seit 2014 werden die Verordnungsdaten der Onkologika als Fertigarzneimittel und Rezepturarzneimittel gemeinsam dargestellt. Ein besonderes Merkmal der Onkologika ist die Tatsache, dass über 50 % der Nettokosten auf Rezepturarzneimittel für die

intravenöse Infusion entfallen, die zeitnah zur Anwendung hergestellt werden müssen. Die Berechnung der angegebenen Nettokosten erfolgte mit den zwischen GKV-Spitzenverband und Deutschem Apothekerverband vereinbarten Abrechnungspreisen der Apothekenzuschläge für Zubereitungen aus Stoffen der Arzneimittelpreisverordnung (§ 5 Abs. 4 und 5 AMPreisV). Dabei wurden auch weitere Bestandteile der Rezepturen (Trägerlösungen, Behältnisse, weitere Hilfsmittel) und die in der Arzneimittelpreisverordnung ausgewiesenen Apothekenaufschläge für die verschiedenen parenteralen Lösungen berücksichtigt. In einigen Fällen ohne vereinbarte Abrechnungspreise wurden ersatzweise der Apothekeneinkaufspreis verwendet oder ggf. ein von der abrechnenden Apotheke niedrigerer angegebener Preis.

5.2 Zytostatika, Proteinkinaseinhibitoren, monoklonale Antikörper, Hormonantagonisten

Die verschiedenen Zytostatika-Substanzgruppen, Proteinkinaseinhibitoren, monoklonalen Antikörper und Hormonantagonisten wurden ausführlich in den vergangenen Jahren im Arzneiverordnungs-Report besprochen, zuletzt im Arzneiverordnungs-Report 2021 (siehe ▶ Kap. 35, Onkologika). Die Wirkmechanismen, Verordnungen und Kosten der Onkologika, die für die Behandlung der im Folgenden besprochenen hämatologischen Neoplasien und soliden Tumore relevant sind, werden indikationsbezogen in den jeweiligen Abschnitten (hämatologische Neoplasien: ▶ Abschn. 5.3.1–5.3.6: und solide Tumoren: ▶ Abschn. 5.4.1–5.4.8) dargestellt. In den ◻ Tab. 5.2–5.12 finden sich Übersichten zu den Verordnungen in onkologischen Arzneimittelgruppen, jeweils mit Angabe verordneter Tagesdosen („defined daily dose", DDD), deren Änderung gegenüber 2020 sowie der DDD-Nettokosten.

◘ Tab. 5.2 Verordnungen von Alkylanzien 2021. Angegeben sind die 2021 verordneten Tagesdosen, die Änderungen gegenüber 2020 und die mittleren Kosten je DDD 2021

Präparat	Bestandteile	DDD	Änderung	DDD-Nettokosten
		Mio.	%	Euro
Cyclophosphamid				
Endoxan	Cyclophosphamid	0,36	(−4,6)	17,64
Cyclophosphamid HEXAL	Cyclophosphamid	0,18	(+3,4)	23,85
		0,55	**(−2,0)**	**19,71**
Temozolomid				
Temozolomid Accord	Temozolomid	0,58	(+5,0)	65,09
Temomedac	Temozolomid	0,11	(−9,0)	64,56
		0,69	**(+2,4)**	**65,00**
Mitomycin				
Mitomycin medac/Mito medac	Mitomycin	0,77	(+21,4)	27,24
Mitem	Mitomycin	0,11	(+23,1)	25,06
		0,88	**(+21,6)**	**26,97**
Weitere Alkylanzien				
Cecenu	Lomustin	0,54	(+3,3)	2,72
Bendamustin Accord	Bendamustin	0,14	(−0,1)	27,51
Bendamustin medac	Bendamustin	0,08	(−19,6)	27,20
		0,75	**(−0,1)**	**9,71**
Uroprotektor				
Uromitexan	Mesna	0,09	(−16,9)	13,28
Summe		**3,0**	**(+5,0)**	**29,71**

◘ Tab. 5.3 Verordnungen von Antimetaboliten 2021. Angegeben sind die 2021 verordneten Tagesdosen, die Änderungen gegenüber 2020 und die mittleren Kosten je DDD 2021

Präparat	Bestandteile	DDD	Änderung	DDD-Nettokosten
		Mio.	%	Euro
5-Fluorouracil				
5-FU medac	Fluorouracil	7,6	(−3,0)	6,28
Fluorouracil Accord	Fluorouracil	1,8	(+33,9)	6,61
Ribofluor	Fluorouracil	1,8	(−4,4)	6,25
Fluorouracil HEXAL	Fluorouracil	0,74	(−31,6)	6,42
		12,0	**(−1,6)**	**6,34**

◘ Tab. 5.3 (Fortsetzung)

Präparat	Bestandteile	DDD	Änderung	DDD-Nettokosten
		Mio.	%	Euro
Folinate				
Calciumfolinat HEXAL	Calciumfolinat	0,58	(+11,6)	8,55
FOLI-cell	Calciumfolinat	0,49	(−4,6)	7,73
Calciumfolinat Kabi	Calciumfolinat	0,32	(+11,4)	6,89
Folinsäure Aurobindo	Calciumfolinat	0,23	(+152,1)	7,89
Oncofolic	Natriumfolinat	0,23	(−9,7)	31,96
Bendafolin	Calciumfolinat	0,19	(−18,2)	7,91
Ribofolin	Calciumfolinat	0,16	(+11,9)	9,40
Ribosofol	Natriumfolinat	0,16	(+8,2)	29,62
Folinsäure Tillomed	Calciumfolinat	0,15	(−30,1)	7,72
Calciumfolinat Ever Pharma	Calciumfolinat	0,14	(−11,2)	8,00
Calciumfolinat-GRY	Calciumfolinat	0,14	(−2,7)	9,74
Calciumfolinat Onkovis	Calciumfolinat	0,12	(−0,1)	8,15
		2,9	**(+3,0)**	**11,13**
Gemcitabin				
Gemcitabin HEXAL	Gemcitabin	0,81	(−0,5)	16,29
Gemcitabin Accord	Gemcitabin	0,17	(−3,7)	16,42
		0,99	**(−1,1)**	**16,31**
Capecitabin				
Capecitabin Accord	Capecitabin	1,2	(+1,8)	7,55
Folsäureantagonisten				
Methotrexat Lederle Tabl.	Methotrexat	0,70	(+10,1)	0,36
Alimta	Pemetrexed	0,37	(+29,3)	161,52
Pemetrexed NeoCorp	Pemetrexed	0,12	(neu)	77,87
Albotiva	Pemetrexed	0,11	(−50,0)	75,02
		1,3	**(+13,7)**	**60,11**
Weitere Antimetabolite				
Puri-Nethol	Mercaptopurin	0,24	(−5,9)	4,89
Lonsurf	Trifluridin Tipiracil	0,21	(−11,1)	117,13
Reblozyl	Luspatercept	0,19	(+355,3)	209,66
Azacitidin HEXAL	Azacitidin	0,18	(+861,9)	123,01

◘ Tab. 5.3 (Fortsetzung)

Präparat	Bestandteile	DDD	Änderung	DDD-Nettokosten
		Mio.	%	Euro
Dacogen	Decitabin	0,14	(−7,7)	165,31
Azacitidin Zentiva	Azacitidin	0,13	(+170,4)	106,66
Azacitidin betapharm	Azacitidin	0,08	(+161,1)	117,70
Azacitidin STADA	Azacitidin	0,06	(+475,1)	126,08
		1,2	(+54,9)	115,14
Summe		**19,6**	**(+2,6)**	**18,01**

◘ Tab. 5.4 Verordnungen von Platinverbindungen 2021. Angegeben sind die 2021 verordneten Tagesdosen, die Änderungen gegenüber 2020 und die mittleren Kosten je DDD 2021

Präparat	Bestandteile	DDD	Änderung	DDD-Nettokosten
		Mio.	%	Euro
Cisplatin				
Cisplatin Neocorp	Cisplatin	0,26	(−9,9)	10,00
Cisplatin Accord	Cisplatin	0,23	(+45,0)	10,03
Cisplatin TEVA	Cisplatin	0,14	(−4,8)	10,11
		0,63	**(+6,1)**	**10,04**
Carboplatin				
Carbomedac	Carboplatin	0,66	(+2,6)	9,75
Carboplatin Accord	Carboplatin	0,62	(−6,6)	10,03
Ribocarbo L	Carboplatin	0,45	(+18,3)	9,49
Neocarbo	Carboplatin	0,30	(−3,9)	9,68
Carboplatin Kabi	Carboplatin	0,24	(+67,0)	9,79
Carboplatin-GRY	Carboplatin	0,19	(+3,9)	9,78
CARBO-cell	Carboplatin	0,10	(−27,7)	10,02
		2,6	**(+3,9)**	**9,78**
Oxaliplatin				
Oxaliplatin Accord	Oxaliplatin	0,35	(−1,1)	13,21
Oxaliplatin HEXAL	Oxaliplatin	0,30	(+18,1)	13,18
Medoxa	Oxaliplatin	0,22	(+9,5)	13,07
Oxaliplatin Ribosepharm	Oxaliplatin	0,22	(+19,9)	12,89

◘ **Tab. 5.4** (Fortsetzung)

Präparat	Bestandteile	DDD	Änderung	DDD-Nettokosten
		Mio.	%	Euro
Oxaliplatin Kabi	Oxaliplatin	0,17	(+91,9)	13,09
Oxaliplatin-GRY	Oxaliplatin	0,11	(−25,5)	13,01
		1,4	**(+11,4)**	**13,10**
Summe		**4,6**	**(+6,3)**	**10,81**

◘ **Tab. 5.5 Verordnungen von Anthrazyklinen und Topoisomerasehemmstoffen 2021.** Angegeben sind die 2021 verordneten Tagesdosen, die Änderungen gegenüber 2020 und die mittleren Kosten je DDD 2021

Präparat	Bestandteile	DDD	Änderung	DDD-Nettokosten
		Mio.	%	Euro
Doxorubicin				
Caelyx	Doxorubicin	0,26	(−2,5)	108,11
Doxorubicin HEXAL	Doxorubicin	0,17	(+1,0)	7,86
Doxorubicin HCL TEVA	Doxorubicin	0,16	(−3,4)	7,97
DOXO-cell	Doxorubicin	0,14	(−11,4)	7,64
		0,73	**(−3,7)**	**43,44**
Epirubicin				
Epirubicin HEXAL	Epirubicin	0,34	(+23,1)	7,21
Riboepi	Epirubicin	0,19	(+33,6)	7,13
Epimedac	Epirubicin	0,17	(+95,6)	7,04
Epi TEVA	Epirubicin	0,17	(−36,5)	7,16
EPI-cell	Epirubicin	0,15	(+66,2)	6,75
		1,0	**(+18,4)**	**7,09**
Irinotecan				
Irinotecan Kabi	Irinotecan	0,23	(+37,7)	18,73
Irinotecan Accord	Irinotecan	0,19	(+2,9)	19,08
Riboirino	Irinotecan	0,16	(+1,7)	18,48
Irinomedac	Irinotecan	0,12	(−14,2)	19,76
Irinotecan Ever Pharma	Irinotecan	0,12	(+30,4)	19,60
Onivyde	Irinotecan	0,11	(+5,9)	198,24
		0,94	**(+10,1)**	**39,79**

◻ Tab. 5.5 (Fortsetzung)

Präparat	Bestandteile	DDD	Änderung	DDD-Nettokosten
		Mio.	%	Euro
Etoposid				
Etoposid HEXAL	Etoposid	0,23	(+4,7)	14,53
Eto-GRY	Etoposid	0,11	(+4,1)	14,22
		0,34	**(+4,5)**	**14,43**
Summe		**3,0**	**(+8,3)**	**26,79**

◻ Tab. 5.6 Verordnungen von Taxanen und Vincaalkaloiden 2021. Angegeben sind die 2021 verordneten Tagesdosen, die Änderungen gegenüber 2020 und die mittleren Kosten je DDD 2021

Präparat	Bestandteile	DDD	Änderung	DDD-Nettokosten
		Mio.	%	Euro
Paclitaxel				
NeoTaxan	Paclitaxel	1,7	(+2,3)	16,65
Abraxane	Paclitaxel	0,42	(−32,1)	72,69
Pazenir	Paclitaxel	0,39	(+140,4)	78,91
Paclitaxel Kabi	Paclitaxel	0,32	(+49,4)	16,99
Paclitaxel Accord	Paclitaxel	0,28	(+1,8)	16,61
Paclitaxel Onkovis	Paclitaxel	0,14	(−6,4)	15,87
		3,2	**(+5,5)**	**31,50**
Docetaxel				
Docetaxel Accord	Docetaxel	0,54	(+0,1)	14,84
Docetaxel Ever Valinject	Docetaxel	0,20	(+26,8)	14,39
Docetaxel Aqvida	Docetaxel	0,19	(+48,7)	14,17
Docetaxel Ribosepharm	Docetaxel	0,14	(+1,8)	14,39
		1,1	**(+11,2)**	**14,58**
Vincaalkaloide und Eribulin				
Halaven	Eribulin	0,13	(−8,2)	96,52
Navirel	Vinorelbin	0,09	(−20,0)	23,03
		0,22	**(−13,4)**	**66,55**
Summe		**4,5**	**(+5,7)**	**29,16**

◻ **Tab. 5.7 Verordnungen von weiteren Zytostatika 2021.** Angegeben sind die 2021 verordneten Tagesdosen, die Änderungen gegenüber 2020 und die mittleren Kosten je DDD 2021

Präparat	Bestandteile	DDD	Änderung	DDD-Nettokosten
		Mio.	%	Euro
Mittel zur Behandlung der essentiellen Thrombozythämie				
Hydroxycarbamid Devatis	Hydroxycarbamid	2,2	(+149,4)	2,85
Syrea	Hydroxycarbamid	1,5	(−25,6)	5,04
Hydroxycarbamid-1 A Pharma	Hydroxycarbamid	0,51	(−45,0)	5,08
Litalir	Hydroxycarbamid	0,48	(−27,8)	3,46
Anagrelid Heumann	Anagrelid	0,35	(+6,7)	9,11
Anagrelid beta	Anagrelid	0,26	(−21,7)	9,36
Xagrid	Anagrelid	0,17	(−14,0)	9,57
Siklos	Hydroxycarbamid	0,10	(+0,0)	44,18
		5,5	**(+2,6)**	**5,35**
Mittel zur Behandlung des Multiplen Myeloms				
Revlimid	Lenalidomid	2,8	(+10,6)	283,58
Kyprolis	Carfilzomib	0,29	(+16,5)	202,92
Bortezomib STADA	Bortezomib	0,25	(−7,5)	146,02
Imnovid	Pomalidomid	0,22	(+14,8)	381,99
Bortezomib HEXAL	Bortezomib	0,13	(+40,4)	147,99
		3,7	**(+10,6)**	**269,14**
Summe		**9,3**	**(+5,7)**	**111,49**

◻ **Tab. 5.8 Verordnungen von Proteinkinaseinhibitoren und weiteren antineoplastischen Wirkstoffen 2021.** Angegeben sind die 2021 verordneten Tagesdosen, die Änderungen gegenüber 2020 und die mittleren Kosten je DDD 2021

Präparat	Bestandteile	DDD	Änderung	DDD-Nettokosten
		Mio.	%	Euro
BCR-ABL-Tyrosinkinaseinhibitoren				
Tasigna	Nilotinib	0,89	(+2,1)	132,30
Glivec	Imatinib	0,57	(−26,6)	100,41
Imatinib Devatis	Imatinib	0,56	(+0,6)	5,15
Sprycel	Dasatinib	0,42	(+1,8)	161,19
Imatinib Denk	Imatinib	0,28	(+114,4)	5,05
Imatinib BASICS	Imatinib	0,24	(−2,9)	5,20

◘ Tab. 5.8 (Fortsetzung)

Präparat	Bestandteile	DDD	Änderung	DDD-Nettokosten
		Mio.	%	Euro
Imatinib beta	Imatinib	0,20	(+0,8)	5,71
Bosulif	Bosutinib	0,13	(+25,7)	89,68
Imatinib Zentiva	Imatinib	0,11	(+18,9)	56,99
		3,4	**(+0,3)**	**78,66**
Bruton-Tyrosinkinaseinhibitoren				
Imbruvica	Ibrutinib	2,1	(+9,2)	206,37
Calquence	Acalabrutinib	0,17	(> 1.000)	276,21
		2,3	**(+17,8)**	**211,54**
Januskinaseinhibitoren				
Jakavi	Ruxolitinib	2,1	(+11,7)	152,79
Rezeptor-Tyrosinkinaseinhibitoren				
Ofev	Nintedanib	1,2	(+40,6)	111,63
Tagrisso	Osimertinib	0,77	(+14,4)	213,02
Inlyta	Axitinib	0,37	(+43,1)	126,90
Cabometyx	Cabozantinib	0,26	(+1,2)	273,53
Sutent	Sunitinib	0,24	(−24,5)	150,14
Votrient	Pazopanib	0,20	(−21,8)	150,34
Vargatef	Nintedanib	0,15	(−0,5)	92,92
Lenvima	Lenvatinib	0,14	(−10,3)	148,04
Giotrif	Afatinib	0,11	(−21,6)	114,89
		3,4	**(+12,2)**	**154,18**
BRAF- und MEK-Inhibitoren				
Mekinist	Trametinib	0,43	(+6,0)	145,93
Tafinlar	Dabrafenib	0,41	(+4,8)	194,39
Braftovi	Encorafenib	0,17	(+40,2)	227,68
Mektovi	Binimetinib	0,14	(+21,7)	104,09
		1,1	**(+11,3)**	**170,59**
m-TOR-Inhibitoren				
Votubia	Everolimus	0,12	(+5,4)	199,41
ALK-Inhibitoren				
Alecensa	Alectinib	0,26	(+8,3)	201,15

5

◘ Tab. 5.8 (Fortsetzung)

Präparat	Bestandteile	DDD	Änderung	DDD-Nettokosten
		Mio.	%	Euro
CDK-Inhibitoren				
Ibrance	Palbociclib	2,5	(+1,4)	97,63
Kisqali	Ribociclib	0,81	(+9,2)	89,44
Verzenios	Abemaciclib	0,38	(+73,2)	98,04
		3,7	**(+7,7)**	**95,87**
PARP-Inhibitoren				
Lynparza	Olaparib	0,70	(+24,4)	189,28
Zejula	Niraparib	0,18	(+29,5)	237,17
		0,88	**(+25,4)**	**198,86**
BCL-2-Inhibitoren				
Venclyxto	Venetoclax	0,69	(+75,0)	215,45
Summe		**18,0**	**(+11,3)**	**141,68**

◘ Tab. 5.9 Verordnungen von monoklonalen Antikörpern 2021. Angegeben sind die 2021 verordneten Tagesdosen, die Änderungen gegenüber 2020 und die mittleren Kosten je DDD 2021

Präparat	Bestandteile	DDD	Änderung	DDD-Nettokosten
		Mio.	%	Euro
HER2-Antikörper				
Perjeta	Pertuzumab	1,9	(−6,9)	123,69
Kanjinti	Trastuzumab	1,1	(−4,9)	80,58
Herzuma	Trastuzumab	1,0	(−13,5)	79,98
Kadcyla	Trastuzumab emtansin	0,65	(+10,3)	214,70
Herceptin	Trastuzumab	0,57	(−23,6)	111,01
Trazimera	Trastuzumab	0,35	(+111,4)	79,07
Ontruzant	Trastuzumab	0,35	(−3,2)	80,11
		5,9	**(−4,8)**	**111,60**
VEGF-Antikörper				
Zirabev	Bevacizumab	1,0	(+190,2)	148,45
Mvasi	Bevacizumab	0,88	(+189,4)	145,07
Cyramza	Ramucirumab	0,38	(+10,4)	160,57

◘ **Tab. 5.9** (Fortsetzung)

Präparat	Bestandteile	DDD	Änderung	DDD-Nettokosten
		Mio.	%	Euro
Avastin	Bevacizumab	0,35	(−79,2)	180,96
Aybintio	Bevacizumab	0,27	(+579,1)	144,50
		2,9	**(+6,7)**	**152,54**
EGFR-Antikörper				
Erbitux	Cetuximab	0,33	(+5,4)	178,60
Vectibix	Panitumumab	0,32	(+7,0)	180,62
		0,65	**(+6,2)**	**179,59**
CD20-Antikörper				
Rixathon	Rituximab	1,1	(+10,8)	100,87
Truxima	Rituximab	0,87	(−19,9)	99,14
Gazyvaro	Obinutuzumab	0,42	(+23,9)	165,58
Mabthera	Rituximab	0,24	(−25,6)	118,37
		2,6	**(−4,2)**	**112,26**
PD-1-Rezeptorantikörper				
Keytruda	Pembrolizumab	4,3	(+28,5)	264,84
Opdivo	Nivolumab	2,3	(+5,0)	209,47
Tecentriq	Atezolizumab	1,2	(+39,3)	182,10
Imfinzi	Durvalumab	0,42	(+38,2)	223,85
Libtayo	Cemiplimab	0,14	(+56,5)	205,45
		8,3	**(+23,3)**	**234,47**
Weitere monoklonale Antikörper				
Darzalex	Daratumumab	2,8	(+43,5)	187,09
Yervoy	Ipilimumab	0,24	(+40,5)	433,77
Empliciti	Elotuzumab	0,22	(−0,2)	180,90
Bavencio	Avelumab	0,16	(+102,8)	230,08
		3,4	**(+41,3)**	**205,97**
Summe		**23,8**	**(+11,0)**	**174,91**

◻ **Tab. 5.10   Verordnungen von Antiöstrogenen 2021.** Angegeben sind die 2021 verordneten Tagesdosen, die Änderungen gegenüber 2020 und die mittleren Kosten je DDD 2021

Präparat	Bestandteile	DDD	Änderung	DDD-Nettokosten
		Mio.	%	Euro
Tamoxifen				
Tamoxifen HEXAL	Tamoxifen	22,0	(+80,5)	0,21
Tamoxifen Heumann	Tamoxifen	9,1	(+17,2)	0,19
Tamoxifen Aristo	Tamoxifen	5,9	(+9,9)	0,20
Tamoxifen AL	Tamoxifen	5,7	(−65,8)	0,19
Tamoxifen-ratiopharm	Tamoxifen	0,60	(−22,5)	0,21
		43,3	**(+1,2)**	**0,20**
Fulvestrant				
Fulvestrant HEXAL	Fulvestrant	0,64	(−4,4)	16,20
Faslodex	Fulvestrant	0,61	(−42,4)	30,34
Fulvestrant beta	Fulvestrant	0,45	(+47,1)	15,95
Fulvestrant Ever Pharma	Fulvestrant	0,42	(+5,0)	16,61
Fulvestrant-ratiopharm	Fulvestrant	0,13	(−4,1)	24,08
Fulvestrant Mylan	Fulvestrant	0,12	(> 1.000)	15,12
		2,4	**(−7,8)**	**20,24**
Summe		**45,7**	**(+0,7)**	**1,25**

◻ **Tab. 5.11   Verordnungen von Aromatasehemmern 2021.** Angegeben sind die 2021 verordneten Tagesdosen, die Änderungen gegenüber 2020 und die mittleren Kosten je DDD 2021

Präparat	Bestandteile	DDD	Änderung	DDD-Nettokosten
		Mio.	%	Euro
Anastrozol				
Anastrozol Heumann	Anastrozol	7,9	(+74,2)	0,56
Anastrozol Accord	Anastrozol	7,3	(−24,5)	0,49
Anastrozol Glenmark	Anastrozol	2,1	(+27,4)	0,47
Anastrozol beta	Anastrozol	0,40	(−6,8)	0,36
Anastrozol-1 A Pharma	Anastrozol	0,31	(−23,5)	0,56
Anastrozol Aristo	Anastrozol	0,29	(−14,4)	0,56
Anastrozol Sun	Anastrozol	0,23	(−48,6)	0,52
Anablock	Anastrozol	0,23	(−25,3)	0,56

◘ Tab. 5.11   (Fortsetzung)

Präparat	Bestandteile	DDD	Änderung	DDD-Nettokosten
		Mio.	%	Euro
AnastroHEXAL	Anastrozol	0,20	(−21,5)	0,56
Anastrozol Denk	Anastrozol	0,22	(−52,8)	0,36
Anastrozol AL	Anastrozol	0,11	(−65,2)	0,41
		19,2	**(+2,4)**	**0,52**
Letrozol				
Letrozol Bluefish	Letrozol	16,8	(+349,0)	0,40
Letrozol Glenmark	Letrozol	4,2	(−22,8)	0,52
Letrozol Accord	Letrozol	3,6	(−64,3)	0,52
Letrozol Devatis	Letrozol	3,4	(−17,3)	0,39
Letrozol beta	Letrozol	2,0	(−12,3)	0,52
Letrozol Heumann	Letrozol	1,4	(−15,2)	0,50
Letrozol Sun	Letrozol	1,1	(−20,8)	0,52
Letrozol-1 A Pharma	Letrozol	0,44	(−37,6)	0,53
Letrozol Aristo	Letrozol	0,35	(−2,5)	0,52
Letrozol Winthrop	Letrozol	0,30	(−52,6)	0,52
Letrozol AbZ	Letrozol	0,28	(−42,9)	0,52
LetroHEXAL	Letrozol	0,26	(−34,9)	0,52
Letrozol Denk	Letrozol	0,23	(−33,0)	0,38
Letrozol STADA	Letrozol	0,18	(+40,1)	0,39
Letroblock	Letrozol	0,17	(−14,6)	0,52
Letrozol-PUREN	Letrozol	0,13	(+17,1)	0,38
Letrozol-ratiopharm	Letrozol	0,12	(−11,5)	0,51
		34,9	**(+8,7)**	**0,45**
Exemestan				
Exemestan Pfizer	Exemestan	3,5	(+33,9)	1,26
Exemestan AL	Exemestan	1,4	(+8,9)	1,11
Exemestan Accord	Exemestan	1,2	(−18,5)	1,02
Exemestan Heumann	Exemestan	0,70	(−13,6)	1,22
Exemestan beta	Exemestan	0,37	(+43,8)	1,26

5

◻ **Tab. 5.11** (Fortsetzung)

Präparat	Bestandteile	DDD	Änderung	DDD-Nettokosten
		Mio.	%	Euro
AnastroHEXAL	Anastrozol	0,20	(−21,5)	0,56
Exemestan Aristo	Exemestan	0,14	(−17,7)	1,26
Exemestan-1 A Pharma	Exemestan	0,14	(+6,4)	1,18
		7,5	**(+10,6)**	**1,19**
Summe		**61,6**	**(+6,9)**	**0,56**

◻ **Tab. 5.12 Verordnungen von Gonadorelinanaloga und Antiandrogenen 2021.** Angegeben sind die 2021 verordneten Tagesdosen, die Änderungen gegenüber 2020 und die mittleren Kosten je DDD 2021

Präparat	Bestandteile	DDD	Änderung	DDD-Nettokosten
		Mio.	%	Euro
Leuprorelin				
Trenantone	Leuprorelin	15,7	(+3,1)	5,60
Leuprone HEXAL	Leuprorelin	7,4	(−0,2)	4,28
Eligard	Leuprorelin	4,2	(−6,7)	4,96
Leuprolin-ratiopharm	Leuprorelin	2,3	(+6,8)	4,19
Leupro Sandoz	Leuprorelin	1,8	(+11,0)	4,02
Sixantone	Leuprorelin	0,82	(−4,2)	5,15
Enantone	Leuprorelin	0,66	(+8,3)	5,63
Leugon	Leuprorelin	0,60	(+280,9)	4,73
Lutrate depot	Leuprorelin	0,24	(−21,0)	4,83
		33,7	**(+2,7)**	**5,02**
Weitere Gonadorelinanaloga				
Pamorelin	Triptorelin	5,0	(−4,8)	5,76
Profact	Buserelin	3,8	(+5,9)	5,50
Zoladex	Goserelin	2,2	(+7,0)	5,51
		11,0	**(+1,0)**	**5,62**
Gonadorelinantagonisten				
Firmagon	Degarelix	0,78	(+2,0)	5,70
Bicalutamid				
Bicalutamid Bluefish	Bicalutamid	3,4	(+42,8)	3,24
Bicalutamid Heumann	Bicalutamid	2,5	(−18,7)	2,39

◻ Tab. 5.12 (Fortsetzung)

Präparat	Bestandteile	DDD	Änderung	DDD-Nettokosten
		Mio.	%	Euro
Bicalutamid Winthrop	Bicalutamid	1,1	(−1,5)	3,24
Bicalutin	Bicalutamid	0,53	(−13,5)	3,45
Bicalutamid medac	Bicalutamid	0,50	(−47,7)	3,01
AnastroHEXAL	Anastrozol	0,20	(−21,5)	0,56
Bicalutamid TEVA	Bicalutamid	0,26	(−53,6)	3,19
Bicalutamid Aristo	Bicalutamid	0,11	(−25,2)	3,95
		8,4	**(−5,1)**	**3,00**
Weitere Antiandrogene				
Xtandi	Enzalutamid	3,3	(+15,3)	122,91
Zytiga	Abirateron	3,2	(−0,4)	125,59
Erleada	Apalutamid	1,4	(+153,8)	102,97
Flutamid AL	Flutamid	0,16	(−18,9)	1,02
		8,2	**(+18,4)**	**118,04**
Summe		**62,0**	**(+3,0)**	**19,72**

5.3 Chronische myeloproliferative Neoplasien (CMPN)

5.3.1 Polycythämia vera und primäre Myelofibrose

Die Polycythämia vera (PV) und die primäre Myelofibrose (PMF) sind chronische klonale Erkrankungen der hämatopoetischen Stammzellen. Bei PV ist zu 98 % eine Mutation des *JAK2*-Gens nachweisbar; therapeutisch stehen Aderlass, niedrig-dosierte Acetylsalicylsäure (100 mg/Tag) und eine zytoreduktive Therapie mit Hydroxycarbamid im Vordergrund, Bei der PMF findet sich eine *JAK-2*-Mutation bei 60 %, eine *Calreticulin*-Mutation bei 25 % und eine *MPLW515*-Mutation bei 6 %. Die einzig kurative Therapie ist die allogene Stammzelltransplantation (Übersicht bei Kröger et al. 2015).

Ruxolitinib (*Jakavi*) ist der erste Januskinaseinhibitor (JAK-Inhibitor), der 2012 als Orphan-Arzneimittel zugelassen wurde für die Behandlung von krankheitsbedingter Splenomegalie oder anderer krankheitsbezogener Symptome bei PMF und Post-PV- bzw. Post-Essenzieller Thrombozythämie (ET)-Myelofibrose (Übersicht bei Cervantes 2014). Als erster selektiver JAK1/JAK2-Inhibitor hemmt Ruxolitinib inflammatorische Zytokinsignale und wirkt sowohl antiproliferativ als auch proapoptotisch, führt jedoch nicht zu anhaltenden molekularen oder pathologischen Remissionen bei Myelofibrose (Übersicht bei Pardanani und Tefferi 2018). In einer placebokontrollierten Phase-3-Studie an Patienten mit fortgeschrittener Myelofibrose und stark vergrößerter Milz erreichten 41,9 % der mit Ruxolitinib behandelten Patienten in Woche 24 den primären Endpunkt, eine 35 %ige Abnahme des Milzvolumens im Vergleich zu 0,7 %

unter Placebo (Verstovsek et al. 2012). Weiterhin verbesserte Ruxolitinib Allgmeinsymptome (50 % Besserung von Nachtschweiß, Juckreiz, Völlegefühl, Bauchschmerzen, Inaktivität) stärker als Placebo (45,9 % versus 5,3 %). Das Risiko hämatologischer Nebenwirkungen (Anämie, Thrombozytopenie) und nicht hämatologischer Toxizitäten (Neuropathie, Infektionen) war jedoch erhöht (Übersicht bei Pardanani und Tefferi 2018).

Die erneute Nutzenbewertung von Ruxolitinib durch den G-BA nach Überschreitung eines GKV-Jahresumsatzes von 50 Mio. € ergab einen Anhaltspunkt für einen beträchtlichen Zusatznutzen, da das Gesamtüberleben teilweise signifikante Ergebnisse zugunsten von Ruxolitinib zeigte (G-BA 2014a). Eine gepoolte Analyse der beiden COMFORT-Studien bestätigte, dass Ruxolitinib das Gesamtüberleben im Vergleich zur Kontrollgruppe verlängert (5,3 versus 3,8 Jahre) (Verstovsek et al. 2017).

Inzwischen wurde Ruxolitinib 2015 auch für die Behandlung der PV bei Resistenz oder Intoleranz gegen Hydroxycarbamid zugelassen. In einer Phase-3-Studie an 222 Patienten wurde gezeigt, dass Ruxolitinib gegenüber einer Standardtherapie bei Patienten mit unzureichendem Ansprechen oder inakzeptablen Nebenwirkungen von Hydroxycarbamid den Hämatokritwert besser kontrollierte, das Milzvolumen verkleinerte und Symptome verbesserte (Vannucchi et al. 2015). *Jakavi* wurde 2020 erneut mehr verordnet (◘ Tab. 5.8) und ist jetzt mit Nettokosten von 275,6 Mio. € unter den 30 umsatzstärksten Arzneimitteln vertreten (◘ Tab. 1.3).

Pegyliertes Interferon-alpha (**Ropeginterferon alfa-2b**; *Besremi*) ist seit November 2021 für PV-Patienten ohne symptomatische Splenomegalie ohne Altersbegrenzung alternativ zu Hydroxycarbamid zur Zytoredunktion zugelassen. Es wird 14-täglich appliziert. In einer randomisierten Phase-3-Studie bei unbehandelten oder mit Hydroxycarbamid vorbehandelten Hochrisikopatienten mit einer Nachverfolgung über 5 Jahre zeigte sich eine Überlegenheit gegenüber Hydroxyurea oder bester verfügbarer Therapie mit komplettem hämato-

logischem Ansprechen bei 71 % versus 51 % (Gisslinger et al. 2020).

Mit **Fedratinib** (*Inrebic*) wurde 2021 ein weiterer JAK-Inhibitor zugelassen für die Behandlung von krankheitsbedingter Splenomegalie oder von Symptomen bei erwachsenen Patienten mit PMF, Post-PV- oder Post-ET-Myelofibrose als Erstbehandlung oder nach Vorbehandlung mit Ruxolitinib (Pardanani et al. 2021).

5.3.2 Essenzielle Thrombozythämie

Die Essenzielle Thrombozythämie (ET) ist eine myeloproliferative Neoplasie, die durch die Proliferation von klonalen Megakaryozyten im Knochenmark und durch eine erhöhte Thrombozytenzahl im peripheren Blut gekennzeichnet ist. Standardtherapie ist bei allen Patienten mit Niedrig- oder Intermediärrisiko „Watch and Wait" oder bei Mikrozirkulationsstörungen niedrig dosierte Acetylsalicylsäure (50–100 mg/Tag) (Übersicht bei Spivak 2017 sowie bei Tefferi und Pardanani 2019). Nur bei Hochrisikopatienten (anamnestisch bekannte thromboembolische Komplikationen oder schwere Blutungen; Alter > 60 Jahre; Thrombozyten > 1.500.000/µl) wird die Einleitung einer zytoreduktiven Therapie mit Hydroxycarbamid oder bei dessen Unverträglichkeit bzw. bei Nichtansprechen Anagrelid empfohlen (Onkopedia 2021a: Essenzielle (oder primäre) Thrombozythämie (ET); Übersicht bei Guglielmelli und Vannucchi 2020).

Hydroxycarbamid wird als älterer Antimetabolit vorwiegend eingesetzt zur Behandlung chronischer myeloproliferativer Erkrankungen sowie zur raschen Zytoreduktion bei Hyperleukozytose im Rahmen chronischer und akuter myeloischer Leukämien. Bei PV und ET ist Hydroxycarbamid weiterhin die am häufigsten eingesetzte Erstlinientherapie, durch die zumeist eine Zytoreduktion bei gesteigerter Myeloproliferation erreicht wird (Übersicht bei Guglielmelli und Vannucchi 2020). Die Verordnungen und DDD-Nettokosten 2021 der Hydroxycarbamid-haltigen Arzneimittel sind in ◘ Tab. 5.7 dargestellt.

Anagrelid (*Xagrid*) ist ein Imidazo-Chinazolinderivat und wird bei Risikopatienten mit ET eingesetzt, wenn diese ihre bisherige Therapie nicht vertragen oder nicht ausreichend darauf ansprechen. Anagrelid senkt die erhöhte Thrombozytenzahl durch Hemmung der Megakaryozytenreifung. Im direkten Vergleich mit der Standardtherapie war es weniger wirksam (Harrison et al. 2005). Daher ist Hydroxycarbamid in Kombination mit niedrig dosierter Acetylsalicylsäure weiterhin die Primärtherapie von Hochrisikopatienten mit ET (Übersicht bei Tefferi und Pardanani 2019). Eine neuere Untersuchung hat verdeutlicht, dass auch 10 Jahre nach der Zulassung durch die EMA unklar ist, ob Anagrelid erhöhte Thrombozytenwerte besser senkt bzw. thrombotische oder hämorrhagische Komplikationen wirksamer verhindert als Hydroxycarbamid (Joppi et al. 2016). Nach dem Patentablauf von *Xagrid* sind inzwischen zwei Generika von Anagrelid vertreten, deren DDD-Nettokosten um fast 50 % niedriger sind als für *Xagrid* und deren Verordnungen gegenüber 2019 erneut deutlich angestiegen sind und 2020 häufiger als Anagrelid eingesetzt wurden (◘ Tab. 5.7).

Pegyliertes Interferon-α wird vorwiegend bei jüngeren Hochrisikopatienten mit ET und in der Schwangerschaft eingesetzt oder bei unzureichendem Ansprechen bzw. Unverträglichkeit auf die zuvor genannten Wirkstoffe.

5.3.3 Chronische myeloische Leukämie

Die chronische myeloische Leukämie (CML) gehört ebenfalls zu den CMPN mit erworbener Fusion des Abelson-Murine-Leukemia (*ABL*)-Gens auf Chromosom 9 mit dem Breakpoint-Cluster-Region-(*BCR*)-Gen auf Chromosom 22, woraus das Fusionsgen *BCR-ABL* entsteht, das eine konstitutiv aktive BCR-ABL-Tyrosinkinase kodiert (Arber et al. 2016).

Imatinib (*Glivec*) wurde 2001 zur Behandlung von Patienten mit Philadelphia-Chromosom-positiver CML eingeführt, für die damals eine allogene Stammzelltransplantation als Erstbehandlung nicht in Betracht kam. Als potenter kompetitiver Inhibitor der BCR-ABL-Tyrosinkinase erzielte Imatinib bei Patienten mit CML erstmals stabile, komplette zytogenetische und molekulare Remissionen (O'Brien et al. 2003). Nach einer medianen Beobachtungsdauer von 10,9 Jahren bestätigte sich die sehr gute Wirksamkeit von Imatinib (Gesamtüberlebensrate 83,3 %, komplette zytogenetische Remission 82,8 %) ohne schwerwiegende kumulative Toxizität oder spät auftretende Nebenwirkungen (Hochhaus et al. 2017). Seit der Einführung von Imatinib ist die jährliche Mortalität der CML von 10–20 % auf 1–2 % gesunken. Inzwischen haben die meisten Patienten mit CML eine normale Lebenserwartung, sodass die Lebensqualität eine zusätzliche Bedeutung bekommen hat. Ein wichtiger Schritt in diese Richtung ist das Absetzen der Imatinibtherapie nach Erreichen einer stabilen tiefen molekularen Remission. Die erste prospektive Studie zum weiteren klinischen und molekularen Verlauf nach Beendigung der Therapie mit Imatinib zeigte nach 77 Monaten bei 38 % der Patienten eine stabile molekulare Remission ohne weitere Therapie (Etienne et al. 2017). Bei Patienten mit einem molekularen Rückfall wurde die Therapie mit Imatinib erneut begonnen. Fast alle Patienten (96 %) erreichten wiederum eine tiefe molekulare Remission und bei keinem Patienten kam es zu einer Progression der CML in eine akzelerierte Phase oder Blastenkrise. Nach den aktuellen Empfehlungen des European LeukemiaNet kann daher bei Patienten mit dauerhafter tiefer molekularer Remission als weiteres Ziel ein Absetzversuch in Betracht gezogen werden (Hochhaus et al. 2020a). Der wichtigste prädiktive Parameter ist die Dauer der tiefen molekularen Remission (Saussele et al. 2018).

Dasatinib (*Sprycel*) und **Nilotinib** (*Tasigna*) wurden 2006 bzw. 2007 ebenfalls für die Erstlinienbehandlung der CML sowie zusätzlich für Patienten mit Resistenz gegenüber oder Unverträglichkeit von Imatinib zugelassen. Mit beiden Tyrosinkinaseinhibitoren wurden in klinischen Studien rascher als mit Imatinib tiefe molekulare Remissionen erreicht. **Bosutinib** (*Bosulif*) wurde 2013 als weiterer Tyrosinkinaseinhibitor zur Behandlung der CML in der chronischen, der akzelerierten und der Blastenkrise zugelassen für Patienten, die mindestens mit einem Tyrosinkinaseinhibitor vorbehandelt wurden und bei denen Imatinib, Dasatinib und Nilotinib nicht als geeignete Behandlungsoption angesehen wurden. Seit 2018 ist Bosutinib auch zur Erstlinienbehandlung der CML zugelassen. Das Nebenwirkungsprofil dieser 3 Tyrosinkinaseinhibitoren unterscheidet sich von Imatinib. Dasatinib sollte nicht bei Patienten eingesetzt werden, bei denen ein Risiko besteht, Pleuraergüsse zu entwickeln (z. B. Herzinsuffizienz, Lungenerkrankungen) und Nilotinib infolge der Auslösung von Hyperglykämien nicht bei Patienten mit Diabetes mellitus (Rassaf et al. 2020; Steegmann et al. 2016). Bosutinib führt häufig zu vorübergehenden Diarrhoen und Erhöhung der Transaminasen. Auch aus diesem Grund wird empfohlen, die neuen Tyrosinkinaseinhibitoren nur bei Patienten einzusetzen, die nicht optimal auf Imatinib ansprechen oder schon bei der Diagnose hohe Risikoscores aufweisen (Übersicht bei Jabbour und Kantarjian 2018). Die Verordnungen der neuen BCR-ABL-Tyrosinkinaseinhibitoren haben 2021 leicht (Nilotinib, Dasatinib) bzw. deutlich (Bosutinib) zugenommen (◘ Tab. 5.8).

Standard in der Erstlinienbehandlung der CML ist derzeit die Gabe von Imatinib oder einem der bisher zugelassenen Tyrosinkinaseinhibitoren der zweiten Generation (Dasatinib, Nilotinib, Bosutinib). Die Tyrosinkinaseinhibitoren der zweiten Generation sind hinsichtlich des Erreichens einer tiefen molekularen Remission wirksamer als Imatinib, verbessern aber das 10 Jahresüberleben (unter Imatinib etwa 83 %) bisher nicht. Die Auswahl der Erstlinientherapie erfolgt individuell und orientiert sich vor allem am Patientenwunsch (z. B. rasches Erreichen einer tiefen molekularen Remission), am unterschiedlichen Nebenwirkungsspektrum, individuellen Risikofaktoren und Begleiterkrankungen. Tyrosinkinaseinhibitoren der zweiten Generation werden heute vor allem bei Hochrisikopatienten (Pfirrmann et al. 2020) sowie bei Resistenz oder Unverträglichkeit gegenüber Imatinib verabreicht. Bei Patienten mit niedrigem Risiko gilt Imatinib weiterhin als Standard in der Erstlinientherapie, da es bei der Mehrzahl der Patienten wirksam ist, fast 20 Jahre therapeutische Erfahrungen mit Imatinib vorliegen und schwere oder späte unerwartete toxische Effekte nicht aufgetreten sind. Imatinibgenerika sind derzeit die kostengünstigste Erstbehandlung bei chronischer CML (Übersicht bei Hochhaus et al. 2020a). Sowohl bei Therapie von neu diagnostizierten Patienten mit CML mit einem Generikum wie auch beim Wechsel von *Glivec* auf ein Imatinib-Generikum besteht kein Unterschied in der Wirksamkeit und im Nebenwirkungsprofil (Erkaliskan et al. 2021). Dementsprechend haben die Verordnungen von zwei Imatinib-Generika deutlich zugelegt und die Verordnungen des Originalpräparates (*Glivec*) leicht abgenommen (◘ Tab. 5.8).

Ponatinib (*Iclusig*), ein Tyrosinkinaseinhibitor der dritten Generation mit breitem Wirkspektrum, wurde 2013 zugelassen für Patienten mit BCR-ABL1 T315I-Mutation und für Patienten, die resistent sind gegenüber Dasatinib bzw. Nilotinib oder diese Tyrosinkinaseinhibitoren nicht vertragen (Cortes et al. 2018; Übersicht bei Hochhaus et al. 2020b).

Im Juni 2022 wurde **Ascimib** (*Scemblix*) zur Behandlung von erwachsenen Patienten mit Philadelphia-Chromosom-positiver CML in der chronischen Phase, die zuvor mit zwei oder mehr Tyrosinkinase-Inhibitoren behandelt wurden, zugelassen. Anders als Imatinib, Nilotinib, Dasatinib, Bosutinib und Ponatinib hemmt Asciminib die ABL1-Kinaseaktivität von BCR-ABL1, indem es an die ABL1-Myristoyltasche bindet, wodurch die Wirkung von Asciminib auch nicht durch bekannte Mutationen der ATP-Bindungsstelle beeinflusst wird. In der zulassungsrelevanten Phase-3-Studie ASCEMBL an CML-Patienten in chronischer Phase, die zuvor mit mindestens zwei anderen TKIs behandelt worden waren, zeigte Ascimib eine Überlegenheit bei der molekularen Ansprechrate gegenüber Bosutinib (25 % vs. 13 %) nach 24 Wochen (= primärer Endpunkt) (Réa et al. 2021).

5.3.4 Multiples Myelom

Etwa seit 15 Jahren werden beim multiplen Myelom (MM) durch die Behandlung mit neuen Wirkstoffen deutliche Fortschritte erzielt mit Verlängerung der medianen Überlebensdauer aller Patienten von 3 auf 6 Jahre (Goldschmidt et al. 2019).

Wesentliche Therapieziele bei der Behandlung des MM sind Symptomlinderung, Verhinderung von Organkomplikationen und Lebenszeitverlängerung. Um eine länger andauernde komplette oder sehr gute partielle Remission zu erzielen, erhalten jüngere Patienten ohne gravierende Begleiterkrankungen zunächst eine Induktionstherapie (z. B. mit der Kombination von Bortezomib plus Cyclophosphamid plus Dexamethason) und anschließend eine hoch dosierte Chemotherapie mit Melphalan und nachfolgender autologer Stammzelltransplantation. Die ebenfalls wirksame Induktionstherapie mit Bortezomib, Lenalidomid und Dexamethason ist zwar offiziell noch nicht in der Erstbehandlung zugelassen, wird aber dennoch basierend auf aktuellen Leitlinien (Dimopoulos et al. 2021; Onkopedia 2018a) vielfach als „chemotherapiefreie" Kombination eingesetzt. Nach der autologen SZT besteht heute die Möglichkeit einer Erhaltungstherapie mit Thalidomid, Lenalidomid oder Bortezomib. Bei gesichertem Vorteil hinsichtlich einer Verlängerung des Gesamtüberlebens bestehen aber gravierende Probleme hinsichtlich Verträglichkeit und Spättoxizität (z. B. Auslösung von Zweitneoplasien). Bei Rezidiv oder Progression können bereits etablierte Wirkstoffe wie Immunmodulatoren (Lenalidomid, Pomalidomid) oder Proteasominhibitoren (Bortezomib, Carfilzomib, Ixazomib), in der Regel kombiniert mit Glukokortikosteroiden oder monoklonalen Antikörpern (Daratumuab, Isatuximab, Elotuzumab), eingesetzt werden (Rajkumar 2020). Die Kombination des CD38-Antikörpers Daratumumab mit Lenalidomid und Dexamethason (Facon et al. 2019) oder mit Bortezomib-basierten Therapieprotokollen ist seit 2019 ebenfalls für die Initialtherapie zugelassen. Im Jahr 2021 hat erstmals auch ein Antikörper gegen das B-Zell-Reifungsantigen („B-cell maturation antigen", BCMA), gekoppelt mit einem zytotoxischen Wirkstoff, Eingang in die Therapie rezidivierter und refraktärer MM gefunden (Belantamab-Mafodotin). Ebenfalls 2021 wurde das erste Medikament zur Chimären Antikörper-Rezeptor-T-Zelltherapie (CART) durch die EMA zugelassen, idecabtagene vicleucel.

Viele Patienten kommen jedoch auf Grund ihrer Komorbidität für eine Hochdosistherapie und autologe Stammzelltransplantation nicht in Frage und werden daher mit Kombinationen der heute verfügbaren Wirkstoffe behandelt. Als initiale Therapie werden Bortezomib plus Lenalidomid plus Dexamethason (VRD) oder Bortezomib, Cyclophosphamid und Dexamethason (VCD) empfohlen, sofern eine Dreifachkombination toleriert wird. Daneben bleibt Lenalidomid plus niedrigdosiertes Dexamethason als Dauertherapie eine Behandlungsoption für ältere und gebrechliche Patienten (Facon et al. 2018; Rajkumar 2020). Auch bei Patienten mit rezidiviertem oder refraktärem MM wurde durch neue Wirkstoffe in Kombination mit Dexamethason, Proteasominhibitoren oder Immunmodulatoren eine deutliche Verlängerung des progressionsfreien Überlebens erreicht (Harousseau und Attal 2017; Rajkumar und Kyle 2016). Hier ist der CD38-Antikörper Daratumumab von besonderer Bedeutung (Dimopoulos et al. 2016; Palumbo et al. 2016). Trotz dieser Fortschritte ist eine Heilung des MM weiterhin sehr selten (Goldschmidt et al. 2019). Die erfreuliche Zunahme der Therapieoptionen, verbunden allerdings mit häufig sehr hohen Kosten für die medikamentösen Therapien, erfordert eine kritische Sorgfalt und Bewertung publizierter Studienergebnisse bei der Entscheidung über die Therapiestrategie und -sequenz des MM.

Bortezomib ist ein Proteasominhibitor, der seit 2004 zur Behandlung des MM eingesetzt wird. Im Vergleich zum klassischen MP-Schema (Melphalan, Prednisolon) verlängert die zusätzliche Gabe von Bortezomib bei zuvor unbehandelten, älteren Patienten das Gesamtüberleben (56,4 versus 43,1 Monate) und senkt das Mortalitätsrisiko um 31 % (Palumbo und Mina 2013). Die heute bevorzugte Dreifachkombination bei Patienten mit neu diagnostiziertem MM besteht aus Bortezomib, Lenalidomid, Dexamethason (VRD), die das Gesamtüberleben im Vergleich mit Lenalidomid plus Dexamethason signifikant verbesserte (75 versus 64 Monate) und trotz höherer Abbruchraten (23 % versus 10 %) ein akzeptables Nutzen-Risiko-Profil hatte (Durie et al. 2017). Bortezomib ist neben der Myelomtherapie auch zur Erstlinienbehandlung des Mantelzell-Lymphoms zugelassen. Die Bortezomib-Jahrestherapiekosten liegen seit Einführung generischer Präparate nun bei knapp 32.000 €. Das Verordnungsvolumen ist 2021 gegenüber 2020 um 71,1 % auf 0,38 Mio. DDD angestiegen (◯ Tab. 35.7).

Lenalidomid (*Revlimid*) gehört wie Thalidomid und Pomalidomid zur Gruppe der immunmodulatorischen Arzneimittel und hat gegenüber Thalidomid stärkere antiangiogene und tumorhemmende Wirkungen. Lenalidomid wurde 2007 als Orphan-Arzneimittel zunächst für die Behandlung von Patienten mit MM in Kombination mit Dexamethason zugelassen, die mindestens eine vorausgegangene Therapie erhalten haben. In einer neueren Metaanalyse verbesserte Lenalidomid als Erhaltungstherapie nicht nur das progressionsfreie Überleben (52,8 versus 23,5 Monate), sondern auch das Gesamtüberleben um 25 % (McCarthy et al. 2017). Lenalidomid ist außer zur Myelombehandlung auch zur Therapie myelodysplastischer Syndrome mit isolierter 5q-Deletion sowie beim rezidivierten Mantelzell-Lymphom oder follikulären Lymphom zugelassen. Lenalidomid hat je nach Dosierung Jahrestherapiekosten von bis zu 102.000 €,

erzielte 2021 gegenüber 2020 einen weiteren Verordnungszuwachs um etwa 10,6 % auf 2,8 Mio DDD und steht mit Nettokosten von 808 Mio. € an Stelle 4 der führenden 30 umsatzstärksten Arzneimittel (siehe ► Kap. 1, ◯ Tab. 1.3).

Pomalidomid (*Imnovid*) ist ein weiteres Thalidomidderivat, das 2013 als Orphan-Arzneimittel zur Behandlung des rezidivierten oder refraktären MM zugelassen wurde. Es hat stärkere TNF-inhibitorische und tumorhemmende Wirkungen als Lenalidomid und verlängert in Kombination mit Dexamethason die Gesamtüberlebenszeit im Vergleich mit Dexamethason (12,7 versus 8,1 Monate) (San Miguel et al. 2013). Nach der frühen Nutzenbewertung des G-BA war das Ausmaß des Zusatznutzens von Pomalidomid beträchtlich (siehe Arzneiverordnungs-Report 2014, Kap. 2, Neue Arzneimittel 2013, Abschn. 2.1.22). Trotz besonders hoher Jahrestherapiekosten (144.700 €) sind die Verordnungen 2021 gegenüber 2020 erneut deutlich um 14,8 % angestiegen auf ein Volumen von nun 0,22 Mio. DDD (◯ Tab. 35.7). Die Jahrestherapiekosten liegen bei 111.052,89 €.

Carfilzomib (*Kyprolis*) ist nach Bortezomib der zweite Proteasominhibitor, der 2015 zur Behandlung des MM in Kombination mit Lenalidomid und Dexamethason nach mindestens einer vorangegangenen Therapie als Orphan-Arzneimittel zugelassen wurde (siehe Arzneiverordnungs-Report 2016, Kap. 3, Neue Arzneimittel 2015, Abschn. 3.1.6). Im Gegensatz zu dem reversiblen Proteasominhibitor Bortezomib bildet Carfilzomib ein kovalentes Addukt mit dem 20S Proteasom und ist damit ein irreversibler Inhibitor mit größerer Selektivität. Carfilzomib verbesserte als Zweifachkombination mit Dexamethason im Vergleich zu Bortezomib-Dexamethason das mediane progressionsfreie Überleben und in einer späteren Auswertung auch das mediane Gesamtüberleben (47,6 versus 40,0 Monate) (Dimopoulos et al. 2017). Weiterhin verbesserte Carfilzomib als Dreifachkombination mit Lenalidomid und Dexamethason im Vergleich zur Zweifachkombination Lenalidomid mit Dexamethason das mediane progressionsfreie Überleben und in einer späteren Auswertung auch das mediane Gesamtüberleben (48,3 versus 40,4 Monate) (Siegel et al. 2018). Kardiovaskuläre Nebenwirkungen Grad ≥ 3 treten bei 18,1 % der mit Carfilzomib behandelten Myelompatienten auf, insbesondere eine ausgeprägte Blutdruckerhöhung (Dimopoulos et al. 2016; Waxman et al. 2018). Eine erneute Nutzenbewertung des G-BA wegen Überschreitung der 50-Millionen-Euro-Umsatzgrenze ergab einen Anhaltspunkt für einen beträchtlichen Zusatznutzen, da das Gesamtüberleben einen signifikanten Vorteil der Kombinationstherapie mit Carfilzomib gegenüber Lenalidomid mit Dexamethason bzw. Bortezomib mit Dexamethason gezeigt hatte (G-BA 2021a). Die Verordnungen von Carfilzomib sind 2021 gegenüber 2020 um 16,5 % angestiegen auf ein Volumen liegt nun bei 0,29 Mio. DDD (◘ Tab. 35.7). Die Carfilzomib-Jahrestherapiekosten liegen bei 171.103,50 €.

Ixazomib (*Ninlaro*) ist als erster oraler Proteasominhibitor für die Behandlung von Myelompatienten, die mindestens eine vorausgegangene Therapie erhalten haben, in Kombination mit Lenalidomid und Dexamethason zugelassen. Im placebokontrollierten Vergleich zu Lenalidomid und Dexamethason führte Ixazomib zu einer Verlängerung des progressionsfreien Überlebens (20,6 vs 14,7 Monate; Moreau et al. 2016), aber nicht des Gesamtüberlebens (53,6 vs 51,6 Monate; Richardson et al. 2021). Als eine der wesentlichen Nebenwirkungen wird eine periphere Neuropathie bei 25 % der Ixazomib-behandelten Patienten angegeben. Der G-BA konstatierte in einer Neubewertung 2022 (G-BA 2022a) einen Anhaltspunkt für einen nicht quantifizierbaren Zusatznutzen, weil die wissenschaftliche Datengrundlage eine Quantifizierung nicht zulässt. Verordnungsvolumina wurden auch 2021 nicht in relevanter Größenordnung dokumentiert. Die Jahrestherapiekosten werden mit 78.851,37 € angegeben.

Daratumumab (*Darzalex*) ist der erste humane CD38-Antikörper, der 2016 als Orphan-Arzneimittel eine bedingte Zulassung für die Monotherapie von Patienten mit rezidiviertem und refraktärem MM erhielt, wenn sie bereits mit einem Proteasominhibitor und einem Immunmodulator behandelt worden waren und während der letzten Therapie eine Krankheitsprogression zeigten (siehe Arzneiverordnungs-Report 2017, Kap. 3, Neue Arzneimittel 2017, Abschn. 3.1.5). Daratumumab verbesserte die Wirksamkeit von etablierten Therapieregimen für das MM (Bortezomib mit Dexamethason bzw. Lenalidomid mit Dexamethason) auch bei stark vorbehandelten Patienten (Harousseau und Attal 2017; Varga et al. 2018). Seit August 2018 besteht auch eine Zulassung zur Behandlung neu diagnostizierter MM in Kombination mit Bortezomib, Melphalan und Prednison, unabhängig davon, ob die Patienten für eine Stammzelltransplantation geeignet sind. Die Vierfachkombination erreichte eine höhere Dreijahresüberlebensrate im Vergleich mit der Bortezomib-Melphalan-Prednison-Kombination (VMP) (78,0 % versus 67,9 %) (Mateos et al. 2020). Die frühe Nutzenbewertung der neuen Indikation ergab einen Anhaltspunkt für einen beträchtlichen Zusatznutzen, da das Gesamtüberleben im Vergleich zur zweckmäßigen Vergleichstherapie verlängert war (G-BA 2019a). Im November 2019 und im Januar 2020 folgten zwei weitere Indikationen, die aber erst im August 2020 eine Nutzenbewertung erhalten. Daratumumab zeigte 2021 erneut eine deutliche Zunahme der Verordnungen um 43,5 % gegenüber 2020 und liegt nun bci 2,8 Mio. DDD (◘ Tab. 35.9). Die Jahrestherapiekosten für Daratumumab liegen bei 136.671,75 €.

Isatuximab (Sarclisa) wurde 2021 als zweiter CD38-Antiköper zur Myelombehandlung zugelassen. In der IKEMA-Studie (Moreau et al. 2021) wurde bei rezidivierter Erkrankung unter der Kombination Isatuximab plus Carfilzomib und Dexamethason im Vergleich zu Carfilzomib plus Dexamethason eine Verlängerung des progressionsfreien Überlebens von 19,2 auf 35,7 Monate erreicht. Daten zum Gesamtüberleben liegen bislang (Stand Juli 2022) nicht vor. In der ICARIA MM-Studie wurde

Isatuximab in Kombination mit Pomalidomid und Dexamethason gegen Pomalidomid plus Dexamethason zur Myelombehandlung nach mindestens zwei vorherigen Therapielinien verglichen (Richardson et al. 2022). Hier wurde eine Verlängerung des Gesamtüberlebens von 17,7 auf 24,6 Monate erreicht. Die Zulassung gilt in Kombination mit Pomalidomid und Dexamethason zur Behandlung des rezidivierten und refraktären Multiplen Myeloms bei Erwachsenen, die mindestens zwei vorausgegangene Therapien, darunter Lenalidomid und einen Proteasom-Inhibitor, erhalten haben und unter der letzten Therapie eine Krankheitsprogression zeigten, sowie in Kombination mit Carfilzomib und Dexamethason zur Behandlung des Multiplen Myeloms bei Erwachsenen, die mindestens eine vorausgegangene Therapie erhalten haben. Für die erstere Indikation wurde durch den G-BA ein geringer Zusatznutzen konstatiert (G-BA 2021b), für die letztere Indikation konnte kein Zusatznutzen gegenüber einer zweckmäßigen Vergleichstherapie bescheinigt werden (G-BA 2021c). Verordnungsvolumina wurden für 2021 noch nicht berichtet. Die Jahrestherapiekosten werden mit 163.513,84 € angegeben.

Elotuzumab (*Empliciti*) ist ein humanisierter monoklonaler Antikörper gegen das „Signaling Lymphocytic Activation Molecule Family Member 7" (SLAMF7). Das Glykoprotein wird auf der Oberfläche von Myelomzellen exprimiert, aber auch von normalen Plasmazellen, Natural Killer (NK)-Zellen und einer Subgruppe anderer Immunzellen. Der Wirkmechanismus dieses monoklonalen Antikörpers beruht sowohl auf einer Antikörperabhängigen zellvermittelten Zytotoxizität als auch auf einer Aktivierung von NK-Zellen. Elotuzumab ist in Kombination mit Lenalidomid und Dexamethason als Zweitlinientherapie für Patienten mit MM indiziert (siehe Arzneiverordnungs-Report 2017, Kap. 3, Neue Arzneimittel 2017, Abschn. 3.1.11). Darüber hinaus ist Elotuzumab auch in Kombination mit Pomalidomid und Dexamethason zugelassen zur Behandlung für Patienten mit MM, die mindestens zwei vorausgegangene Thera-

pien (mit Lenalidomid und einem Proteasom-Inhibitor) erhalten haben. In einer Phase-3-Studie an Patienten mit MM und 1–3 vorangegangenen Therapien wurde für Elotuzumab in Kombination mit Lenalidomid und Dexamethason eine Verlängerung des progressionsfreien Überlebens und eine Verlängerung des medianen Gesamtüberlebens (48,3 versus 39,6 Monate) gezeigt (Dimopoulos et al. 2020). Die Nutzenbewertung des G-BA ergab 2021 einen Anhaltspunkt für einen beträchtlichen Zusatznutzen (G-BA 2021d). Das Verordnungsvolumen von Elotuzumab ist 2021 gegenüber 2020 um 0,2 % gesunken und liegt weiter bei 0,22 Mio. DDD (◘ Tab. 35.9). Die Jahrestherapiekosten betragen 88.211,40 €.

Belantamab-Mafodotin (*Blenrep*) ist ein Konjugat aus dem BCMA-Antikörper Belantamab und dem zytotoxischen Wirkstoff Maleimidocaproyl-Monomethyl-Auristatin F (mcMMAF). Es ist zugelassen zur Monotherapie des MM bei Patienten, die bereits mindestens vier Therapien erhalten haben und deren Erkrankung refraktär gegenüber mindestens einem Proteasominhibitor, einem Immunmodulator und einem monoklonalen CD38-Antikörper ist, und die während der letzten Therapie eine Krankheitsprogression zeigten (Fachinformation). Nach epidemiologischen Daten aus Europa (Raab et al. 2016) erreichen 1 % der Myelompatienten diese fünfte oder weitere Therapielinie. Randomisierte kontrollierte Studien zur Wirksamkeit und Sicherheit liegen nicht vor, aber bei der zulassungsrelevanten Phase-II-Studie wurde ein medianes progressionsfreies Überleben von 2,8 Monaten und Gesamtüberleben von 13,7 Monaten berichtet (Lonial et al. 2020, 2021a). Eine gravierende Nebenwirkung dieses Konjugates ist eine okuläre Keratopathie, die bei 72 % der Patienten dokumentiert wurde (Lonial et al. 2021b) und den Hersteller zur Bereitstellung spezieller Schulungsunterlagen für die behandelnden Ärzte verpflichtet hat (Paul-Ehrlich-Institut 2021). Der gemeinsame Bundesausschuss hat Belantamab-Mafodotin 2020 einen „nicht quantifizierbaren Zusatznutzen" bescheinigt, weil die wissenschaftliche Datengrundlage eine Quantifizierung nicht zulässt (G-BA 2021e). Relevante Verordnungsvolumina liegen für 2021 nicht vor. Die Jahrestherapiekosten werden mit 280.794,94 € veranschlagt.

Idecabtagene vicleucel (*Abecma*) ist die erste zur Gentherapie rezidivierter und refraktärer Myelome zugelassene Substanz. Hier werden autologe T-Zellen ex vivo durch Gentransfer mit einem Rezeptor ausgestattet, der das B-Zell-Reifungsantigen (BCMA) auf der Oberfläche von Myelomzellen erkennt und eine zytotoxische T-Zellreaktion induziert (CART-Therapie). In der zulassungsrelevanten Phase-II-KarMMa-Studie (Munshi et al. 2021) zeigten Patienten, die nach mindestens 3 vorherigen Therapielinien (incl. Proteasominhibitor, Immunmodulatoren und CD38-Antikörper) rezidiviert und refraktär waren, zu 73 % ein Ansprechen, dabei 33 % eine komplette Remission, und zu 26 % eine Negativität für die messbare residuelle Resterkrankung (MRD). Patienten, die nur eine partielle Remission erreichten, hatten mit einer medianen Überlebenszeit von 4,5 Monaten keinen Nutzen von dieser Therapie. Die hauptsächlichen Nebenwirkungen waren eine Neutropenie in 91 % und ein Zytokinfreisetzungssyndrom in 84 %, nach deren Überwindung ein signifikanter Anstieg der Lebensqualität dokumentiert wurde (Delforge et al. 2022). Die Kosten für die einmalige Behandlung mit Abecma werden mit 350.000 € veranschlagt, die Nutzenbewertung ergab 2022 einen nicht quantifizierbaren Zusatznutzen (G-BA 2022b). Verbrauchsdaten für 2021 liegen noch nicht vor.

Selinexor (*Nexpovio*) ist ein reversibler, kovalenter, selektiver Inhibitor des nukleären Exports (SINE), der spezifisch Exportin 1 (XPO1) blockiert und Zellzyklus-Arrest und Apoptose fördert. Als erster Vertreter dieser Wirkstoffklasse wurde Selinexor 2021 in Kombination mit Dexamethason zur Myelombehandlung bei erwachsenen Patienten, die mindestens vier vorangegangene Therapien erhalten haben und deren Erkrankung gegenüber mindestens zwei Proteasomeninhibitoren, zwei immunmodulatorischen Substanzen und

einem monoklonalen Anti-CD38-Antikörper refraktär ist und die ein Fortschreiten der Erkrankung unter der letzten Therapie gezeigt haben, zugelassen. In der zulassungsrelevanten Phase II-Studie „STORM" wurde ein medianes progressionsfreies Überleben von 3,7 Monaten und ein medianes Gesamtüberleben von 8,6 Monaten erreicht (Chari et al. 2019). In einer randomisierten Phase III-Studie („BOSTON") zum Vergleich von Selinexor plus Bortezomib und Dexamethason mit Bortezomib plus Dexamethason bei Patienten mit 1–3 vorherigen Therapielinien ergab eine Verlängerung des progressionsfreien Überlebens von 9,46 auf 13,93 Monate (Grosicki et al. 2020). Die Zulassung wurde 2022 erweitert auf die Myelombehandlung in Kombination mit einmal wöchentlich verabreichtem Bortezomib und niedrig dosiertem Dexamethason bei Erwachsenen, die mindestens eine vorherige Therapie erhalten haben. Als hauptsächliche Nebenwirkungen bei der Kombinationstherapie mit Dexamethason werden Übelkeit, Thrombozytopenie, Müdigkeit, Anämie, Appetitlosigkeit, Gewichtsabnahme, Durchfall, Erbrechen, Hyponatriämie, Neutropenie und Leukopenie angegeben. Eine Nutzenbewertung durch den G-BA liegt (Stand Juli 2022) noch nicht vor. Relevante Verordnungsvolumina für 2021 sind nicht bekannt. Auch die Jahrestherapiekosten sind noch nicht offiziell bekannt. Nach Handelspreisen (Internet-Recherche Juli 2022) liegen sie für die Therapie mit 2 × 80 mg pro Woche bei 426.400 €, bei Gabe von 100 mg einmal wöchentlich bei 266.500 €.

5.3.5 Maligne Lymphome und akute lymphatische Leukämie

Die Strategien für die medikamentöse Behandlung der **chronischen lymphatischen Leukämie** (CLL) haben sich in den letzten 5 Jahren deutlich verändert. Grund hierfür ist die Zulassung neuer Arzneimittel, die durch Hemmung von Kinasen (Ibrutinib, Acalabrutinib,

Idealisib), die Signalübertragung über den B-Zell-Rezeptor bei Patienten mit CLL unterbrechen bzw. das antiapoptotisch wirkende Protein BCL-2 hemmen (Venetoclax) (AWMF 2018; NCCN 2020). Diese neuen Arzneimittel wurden zunächst bei Patienten mit rezidivierter bzw. refraktärer CLL untersucht, inzwischen aber auch bei Patienten in der Erstlinientherapie verglichen mit der bisherigen Standardtherapie (Chemo-/Immuntherapie: Kombination verschiedener Zytostatika mit den monoklonalen Antikörpern Rituximab und Obinutuzumab, die gegen das CD20-Antigen auf B-Lymphozyten gerichtet sind) (Übersicht bei Dreger et al. 2018; Der Arzneimittelbrief 2019).

Ibrutinib (*Imbruvica*) ist ein selektiver, potenter und irreversibler Inhibitor der Bruton-Tyrosinkinase (BTK), der 2014 als Orphan-Arzneimittel zunächst zur Zweitlinientherapie der CLL sowie zur Erstlinientherapie bei 17p-Deletion oder *TP53*-Mutation eingeführt wurde. Inzwischen ist Ibrutinib auch in der Erstlinienbehandlung der CLL als Monotherapie uneingeschränkt zugelassen (Der Arzneimittelbrief 2019). Damit steht ein weiteres Arzneimittel zur Verfügung sowohl für unbehandelte Patienten, bei denen eine Indikation zur medikamentösen Behandlung der CLL besteht, als auch für Patienten, die auf die bisherigen Therapiestandards für die Erstlinienbehandlung (z. B. Chemo-/Immuntherapie mit Fludarabin, Cyclophosphamid und dem CD20-Antikörper Rituximab bei körperlich „fitten" Patienten) nicht mehr ansprechen. Ibrutinib wurde inzwischen auch als Monotherapie für die Behandlung des rezidivierten oder refraktären Mantelzell-Lymphoms und für Patienten mit Morbus Waldenström zugelassen, die mindestens eine vorangehende Therapie erhalten haben, oder zur Erstlinientherapie bei Patienten, die für eine Chemo-/Immuntherapie nicht geeignet sind. Beim Einsatz von Ibrutinib zur Behandlung von Patienten mit nicht vorbehandelter B-CLL ist jedoch zu berücksichtigen, dass inzwischen neue Ergebnisse zu teilweise schweren kardiovaskulären Nebenwirkungen unter „Real-World" Bedingungen (Übersicht

bei Salem et al. 2019; Der Arzneimittelbrief 2020) publiziert wurden, die bei dem Einsatz dieses BTK-Inhibitors zur Behandlung der häufig älteren Patienten mit B-CLL und kardiovaskulären Risikofaktoren bedacht werden müssen. Die Rate an klinisch signifikantem Vorhofflimmern verdoppelte sich in in einer dreijährigen Beobachtungsperiode unter Ibrutinib im Vergleich zu nicht mit Ibrutinib behandelten CLL-Patienten von 11,7 auf 22,7 %, die der Herzinsuffizienz von 3,6 auf 7,7 %, wogegen die Rate an Herzinfarkten und Schlaganfällen sich nicht erhöhte (Übersicht bei Abdel-Qadir et al. 2021). Außerdem muss beachtet werden, dass Blutungsereignisse, manche mit tödlichem Ausgang, beobachtet worden sind. Bei gleichzeitiger Einnahme von Imbruvica mit gerinnungshemmenden Substanzen oder Thrombozytenaggregationshemmern wird dieses Risiko erhöht. *Imbruvica* erreichte auch 2021 einen Zuwachs (+9,2 %) Zuwachs in den Verordnungen (◘ Tab. 5.8) und steht mit Nettokosten in Höhe von 438 Mio. € bereits an Position 9 der 30 umsatzstärksten Arzneimitteln (◘ Tab. 1.3).

Acalabrutinib (*Calquence*) ist ebenfalls ein BTK-Inhibitor und als Monotherapie oder in Kombination mit Obinutuzumab zur Behandlung von erwachsenen Patienten mit nicht vorbehandelter CLL zugelassen, wie auch als Monotherapie zur Behandlung von erwachsenen Patienten mit CLL, die mindestens eine Vorbehandlung erhalten haben. Acalabrutinib ist seit dem 01.01.2020 in den deutschen Markt eingeführt (siehe ▶ Kap. 2, ◘ Tab. 2.1) und sein Zusatznutzen wurde – abhängig von der zweckmäßigen Vergleichstherapie – als nicht belegt, gering oder beträchtlich bewertet (G-BA 2021f). Bei vorbehandelter CLL ist Acalabrutinib einer Kombinationstherapie mit Idelalisib/Rituximab oder Bendamustin/Rituximab bezüglich des progressionsfreien Überlebens signifikant überlegen (Ghia et al. 2020). Auch unter Therapie mit Acalabrutinib wurden schwere Blutungen beschrieben. In einem direkten randomisierten Vergleich von Ibrutinib und Acalabrutinb bei 533 vorbehandelten CLL-Patienten zeigte sich für Acalabrutinib keine Unterlegenheit bezüglich des progressionsfreien Überlebens (im Median 38,4 Monate in beiden Armen); allerdings traten unter Acalabrutinib kardiale Ereignisse (überwiegend Vorhofflimmern; 24,1 % versus 30,0 %), Hypertonie (9,4 % versus 23,2 %) und Blutungen (38,0 % versus 51,3 %) seltener auf (Byrd et al. 2021).

Zanubrutinib (*Brukinsa*) ist ein weiterer BTK-Inhibitor und seit November 2021 als orale Monotherapie zur Behandlung erwachsener Patienten mit Morbus Waldenström (MW), die mindestens eine vorherige Therapie erhalten haben, oder zur Erstlinientherapie bei Patienten, die für eine Chemo-Immuntherapie nicht geeignet sind, zugelassen. Entsprechend einem Beschluss des G-BA vom Juni 2022 ist ein Zusatznurtzen nicht belegt (G-BA 2022b).

Venetoclax (*Venclyxto*) ist der erste Inhibitor des antiapoptotisch wirkenden B-Zell-Lymphom-2-Proteins (BCL-2), der zuerst 2016 für die Monotherapie von Patienten mit einer B-CLL zugelassen wurde (siehe Arzneiverordnungs-Report 2018, Kap. 3, Abschn. 3.1.34; Übersicht bei Hallek et al. 2018). Im Oktober 2018 folgte die Zulassung der Zweitlinienbehandlung von CLL-Patienten in Kombination mit Rituximab (siehe Arzneiverordnungs-Report 2019, Kap. 3, Abschn. 3.2.24). In den Zulassungsstudien zeigte Venetoclax eine gute Wirksamkeit, auch bei gegenüber Chemotherapie refraktären Patienten und in molekulargenetischen CLL-Hochrisikogruppen. Venetoclax wurde 2021 deutlich häufiger verordnet (+75 %) als 2020 und die DDD-Nettokosten sind mit 215 € sehr hoch (◘ Tab. 5.8).

Idelalisib (*Zydelig*) ist ein selektiver Inhibitor der Phosphatidylinositol-3-Kinase (PI3Kδ), die eine wichtige Rolle bei der B-Zell-Rezeptor-induzierten Signalübertragung in reifen B Lymphozyten spielt. Seit 2014 ist Idelalisib in Kombination mit Rituximab zur Behandlung von erwachsenen Patienten mit CLL zugelassen, die mindestens eine vorangehende Therapie erhalten haben, oder als Erstlinientherapie bei Vorliegen einer 17p-Deletion oder einer *TP53*-Mutation bei CLL-Patienten, für die keine anderen Therapien geeignet sind. Idelalisib wird außerdem als Monotherapie zur Behandlung von erwachsenen Patienten mit follikulärem Lymphom, das refraktär nach zwei vorausgegangenen Therapielinien ist, angewendet (Furman et al. 2014). Schwere Nebenwirkungen der Therapie mit Idelalisib können Diarrhoe, Kolitis und infektiöse Pneumonien, u. a. mit Pneumocystis jirovecii, sein, sodass eine antibiotische Prophylaxe und Monitoring einer möglichen CMV-Infektion notwendig sind.

In der Behandlung der **hochmalignen Non-Hodgkin-Lymphome (NHL)** wird heutzutage in Abhängigkeit von der Expression bestimmter Zelloberflächenmoleküle auf den malignen Zellen die Chemotherapie kombiniert mit monoklonalen Antikörpern, die eine spezifische Aktivität gegen diese Zelloberflächenmoleküle besitzen (Immunchemotherapie). Die Standardtherapie besteht aus Rituximab-CHOP (Cyclophosphamid, Doxorubicin, Vincristin, Prednisolon) mit einer Heilungsrate von 60–70 % (Coiffier et al. 2010).

Rituximab (*MabThera*) wurde 1997 als erster gentechnisch hergestellter chimärer monoklonaler Antikörper in die Onkologie eingeführt für die Behandlung von Non-Hodgkin-Lymphomen (follikuläres Lymphom, diffuses großzelliges B-Zelllymphom) (Übersicht bei Cheson und Leonard 2008). Rituximab ist gegen das Oberflächenantigen CD20 auf B-Lymphozyten gerichtet, welches die frühen Schritte im Aktivierungsprozess des Zellzyklus und der Zelldifferenzierung reguliert. CD20 kommt auf allen B-Lymphozyten und auf der Mehrzahl der B-Zell Non-Hodgkin-Lymphome vor. Durch Bindung an CD20 fördert Rituximab Komplement-vermittelte sowie Antikörper-abhängige zelluläre Zytotoxizität und induziert Zelllyse sowie Apoptose.

Bei älteren, zuvor unbehandelten Patienten mit diffusem großzelligen B-Zell-Lymphom (DLCBL) erhöhte die zusätzliche Gabe von Rituximab zur Chemotherapie mit CHOP (Cyclophosphamid, Doxorubicin, Vincristin, Prednison) das Zweijahresüberleben (70 % versus 57 %) ohne Zunahme einer klinisch relevanten Toxizität (Coiffier et al. 2002). Bei unterschiedlichen Subtypen des Non-Hodgkin-Lymphoms wurde in zahlreichen Studien bestätigt, dass Rituximab die Krankheitskontrolle und das Gesamtüberleben im Vergleich zu alleiniger Chemotherapie verbessert (Übersicht bei Shankland et al. 2012). Die Verordnungen von Rituximab haben sich 2020 weiter zu den Biosimilars verlagert (◘ Tab. 5.9) (vgl. Arzneiverordnungs-Report 2020, Kap. 3, Biologika und Biosimilars, Tab. 3.2). Allerdings sind die Unterschiede der DDD-Kosten zum Originalpräparat noch relativ gering, anders als in den Niederlanden, wo die Listenpreise der Biosimilars bereits 38 % niedriger als von *MabThera* in Deutschland sind (Vogler et al., 2021).

Neue CD20-Antikörper wie **Obinutuzumab** (*Gazyvaro*) konnten in randomisierten kontrollierten Studien die beim diffusen großzelligen B-Zell-Lymphom mit Rituximab erzielten Behandlungsergebnisse nicht signifikant verbessern (Vitolo et al. 2017). *Gazyvaro* ist jedoch seit 2014 in Kombination mit Chlorambucil bei erwachsenen Patienten mit nicht vorbehandelter CLL zugelassen, bei denen aufgrund von Begleiterkrankungen eine Therapie mit einer vollständigen Dosis von Fludarabin nicht geeignet ist. Seit 2017 besteht eine Zulassung zur Behandlung des follikulären Lymphoms (FL) in Kombination mit Chemotherapie, gefolgt von einer *Gazyvaro* Erhaltungstherapie bei Patienten mit einem Therapieansprechen. Trotz der nicht eindeutigen therapeutischen Überlegenheit gegenüber Rituximab und hoher DDD-Nettokosten (165 €) wurde Obinutuzumab auch 2021 jedoch deutlich häufiger verordnet (+24 %; siehe ◘ Tab. 5.9) als 2019, möglicherweise aufgrund einer Empfehlung in der Onkopedia Leitlinie 2020 zur Behandlung der CLL (Onkopedia 2020). Laut Beschluss des G-BA vom November 2021 ist ein Zusatznutzen von Obinutuzumab weder für die Erstlinientherapie der CLL noch das Rezidiv des FL belegt (G-BA 2021g, 2021h, 2021i).

Polatuzumab Vedotin (*Polivy*) ist ein Antikörper-Wirkstoff-Konjugat und wurde am 15.02.2020 in den deutschen Markt eingeführt. *Polivy* besteht aus dem Mitosehemmstoff Monomethyl-Auristatin-E (MMAE), der über einen Peptid-Linker kovalent an einen gegen CD79b gerichteten monoklonalen Antikörper gebunden ist. *Polivy* in Kombination mit Bendamustin und Rituximab ist seit Januar 2020 zur Behandlung erwachsener Patienten mit rezidivierendem oder refraktärem DLBCL, die nicht für eine hämatopoetische Stammzelltransplantation in Frage kommen, zugelassen (siehe ► Kap. 2, ◘ Tab. 2.1). In der Zulassungsstudie an 80 Patienten mit rezidiviertem/refraktären DLBCL führte *Polivy* in Kombination mit Bendamustin/Rituximab zu einer Steigerung der kompletten Remission (40 versus 17,5 %), einer Verlängerung des progressionsfreien Überlebens (HR 0,36; Median 5,8 Monate) und der Gesamtüberlebenszeit (HR 0,42; Median 7,7 Monate) (Sehn et al. 2020). Der G-BA (2020a) bewertete den Zusatznutzen von Polatuzumab (in Kombination mit Bendamustin und Rituximab) als nicht quantifizierbar, weil die wissenschaftliche Datengrundlage eine Quantifizierung nicht zuliess.

Mit dem Fusionsantikörper **Brentuximab Vedotin** (*Adcetris*) steht inzwischen auch ein gegen das Zelloberflächenmolekül CD30 gerichtetes Antikörper-Wirkstoffkonjugat zur Verfügung, das zusammengesetzt ist aus einem gegen CD30 gerichteten monoklonalen Antikörper, an den kovalent der Antimikrotubuli-Wirkstoff Monomethyl-Auristatin E (MMAE) gebunden ist. Brentuximab Vedotin ist zugelassen zur Behandlung des CD30-positiven Hodgkin-Lymphoms sowie der CD30 exprimierenden T-Zell-Lymphome bzw. des systemischen anaplastischen großzelligen Lymphoms (ALCL). In einer randomisierten kontrollierten Phase-III Studie (ECHELON-2) wurden bei 452 Patienten mit CD30-positivem peripherem T-Zell Lymphom (PTCL) und einem Altersmedian von 58 Jahren (45–67 Jahre) Wirksamkeit und Sicherheit von Brentuximab Vedotin (BV) plus CHP (Cyclophosphamid, Doxorubicin, Prednisolon) mit einer CHOP-Therapie verglichen (Horwitz et al. 2019). Es zeigte sich eine signifikante Verbesserung der CR-Rate für die BV-CHP Therapie (68 %) gegenüber CHOP (56 %), eine Verlängerung des medianen progressionsfreien Überlebens von 20,8 auf 48,8 Monate, jedoch keine signifikante Verbesserung der Überlebenszeit nach 5 Jahren. Gegenwärtig besteht eine EMA-Zulassung für BV in Kombination mit CHP in der Erstlinie für systemische ALCL (ALK+ und ALK−). Der G-BA sieht einen geringen Zusatznutzen (G-BA 2021j). Daten zum Vergleich mit dem in Deutschland für geeignete Patienten häufig eingesetzten CHOEP-Regime liegen nicht vor.

Tafasitamab (*Minjuvi*) ist ein humanisierter, gegen CD19 gerichteter, Fc-modifizierter, zytotoxischer Antikörper, der zusammen mit Lenalidomid in einer Phase 2 Studie bei Patienten mit rezidiertem oder refraktärem DLBCL geprüft worden ist (Duell et al. 2021). Er ist seit August 2021 in Kombination mit Lenalidomid gefolgt von einer Tafasitamab-Monotherapie für die Behandlung bei erwachsenen Patienten mit rezidiviertem oder refraktärem DLBCL, für die eine autologe Stammzelltransplantation (ASZT) nicht infrage kommt, zugelassen. Eine Bewertung des Zusatznutzens ist laut Beschluss des G-BA vom März 2022 derzeit nicht möglich (G-BA 2022c).

Die adoptive Zelltherapie mit genetisch modifizierten autologen zytolytischen T-Zellen, die einen chimären Antigenrezeptor (CAR) mit spezifischer Bindedomäne besitzen (**CAR-T-Zell-Therapie**), wird in Zukunft die zellbasierte Immuntherapie bestimmen (Übersicht bei June und Sadelain 2018). Zugelassen zur Behandlung rezidivierter und refraktärer DLBCL sind **Tisagenlecleucel** (*Kymriah*), **Axicabtagen Ciloleucel** (*Yescarta*) und **Lisocaptagen Maraleucel** (*Breyanzi*). Tisagenlecleucel hat außerdem noch eine Zulassung zur Behandlung von Patienten im Alter bis 25 Jahren mit rezidivierter akuter lymphatischer Leukämie der B-Zellreihe und Axicapatagen Ciloleucel für primär mediastinale B-Zell-Lymphome. **Brexucaptagen Autoleucel** (*Tecartus*) ist für die auf Bruton-Tyrosinkinase-Inhibitoren refraktä-

ren Mantelzelllymphome zugelassen. Wegen der spezifischen Nebenwirkungsprofile ist die CAR-T-Zell-Therapie zertifizierten Behandlungszentren vorbehalten, die auch über ausreichende Erfahrungen mit der allogenen Stammzelltransplantation verfügen.

Für die Behandlung rezidivierter und refraktärer B-Vorläuferzell-ALL sind bisher zwei Antikörper zugelassen. **Blinatumomab** (*Blincyto*) ist ein bispezifischer, gegen CD19 gerichteter Antikörper, der CD3-positive T-Zellen aktiviert (Kantarjian et al. 2017). Blinatumomab wird wegen seiner kurzen Halbwertszeit als 4-Wochen-Dauerinfusion appliziert. Erstmals beinhaltet die Zulassung auch den Einsatz bei molekularer Resterkrankung („minimal residual disease", MRD) von mindestens 0,1 %. Das CD22-Antikörper-Wirkstoff-Konjugat **Inotuzumab Ozogamicin** (*Besponsa*) enthält das Zellgift Calicheamicin. Die Substanz ist zugelassen für Erwachsene mit rezidivierter oder refraktärer CD22-positiver B-Vorläuferzell-ALL (Kantarjian et al. 2016). Wegen der spezifischen und mitunter schwerwiegenden ZNS-Nebenwirkungen ist die Therapie spezialisierten onkologischen Zentren vorbehalten.

5.3.6 Myelodysplastische Syndrome (MDS) und akute myeloische Leukämie (AML)

Die Therapie der MDS erfolgt risikoadaptiert, wobei die Unterscheidung in Risikogruppen nach Zahl und Ausmaß der Blutbildveränderungen sowie zytogenetischen Veränderungen erfolgt (Greenberg et al. 2012). Basistherapie ist die supportive Therapie vor allem mit Gabe von Erythropoese stimulierenden Faktoren (ESF), Erythrozytenkonzentraten (EK) und ggf. notwendig werdender Eisenchelation. Für Patienten mit fortgeschrittenem MDS, welche für die Durchführung einer allogenen Stammzelltransplantation nicht geeignet sind, stellt Azacitidin eine wirksame und verträgliche Therapie dar, die ambulant durchführbar ist (Onkopedia 2021b).

Die Therapie der AML berücksichtigt leukämie- und patientenspezifische Parameter (Übersicht bei Heuser et al. 2020). Ist der Patient für eine intensive Chemotherapie geeignet, erfolgt heutzutage meist eine Chemotherapie mit einem Anthrazyklin und Ara-C („3+7-Schema"); nach Erreichen einer kompletten Remission folgt eine Konsolidationstherapie aus mittelhochdosiertem Ara-C oder eine allogene Stammzelltransplantation. Die Wahl der Konsolidationstherapie wie auch zusätzlicher zielgerichteter Medikamente richtet sich nach zyto- und molekulargenetischen Parametern, Expression bestimmter Oberflächenantigene (z. B. CD33) sowie nach dem Ansprechen auf die Induktionstherapie.

Neu in der Therapie der Patienten mit Niedrig-Risiko MDS ist **Luspatercept** (*Reblozyl*), das 2020 von der EMA zugelassen wurde für die Behandlung von erwachsenen Patienten mit transfusionsabhängiger Anämie aufgrund von myelodysplastischen Syndromen (MDS) mit Ringsideroblasten mit sehr niedrigem, niedrigem oder intermediärem Risiko; sie dürfen auf eine Erythropoetin-basierte Therapie nicht zufriedenstellend angesprochen haben oder dafür nicht geeignet sein (siehe ► Kap. 2, ◪ Tab. 2.1). *Reblozyl* wurde am 01.08.2020 in den deutschen Markt eingeführt und sein Zusatznutzen vom G-BA mit nicht quantifizierbar beurteilt, weil die wissenschaftliche Datengrundlage eine Quantifizierung nicht zuliess (G-BA 2021k). Luspatercept ist ein rekombinantes Fusionsprotein und vom humanen Activinrezeptor-III abgeleitet. Es bindet an Liganden der TGFß-Superfamilie und steigert hierdurch die Ausreifung der Erythrozyten. Reblozyl wird dreiwöchentlich in einer Dosierung von 1–1,75 mg/kg Körpergewicht infundiert und führt bei 38 % der Patienten zur einer länger als 8 Wochen anhaltenden Transfusionsfreiheit gegenüber 13 % in der Plazebogruppe (Fenaux et al. 2020). Allerdings wurden sehr häufig Infektionen der Atem- und Harnwege, Ermüdung, Asthenie, Diarrhoe und Rückenschmerzen berichtet.

Azacitidin (*Vidaza*) ist ein Pyrimidin-Analogon, das anstelle von Cytosin in die DNA

eingebaut wird. Es ist somit direkt zytotoxisch für proliferierende Zellen und verhindert zudem die Methylierung von CpG-Abschnitten in der DNA durch Hemmung der DNA-Methyltransferase (DNMT). Eine Behandlung mit Azacitidin bei Patienten mit Hochrisiko-MDS konnte in zwei unabhängigen randomisierten kontrollierten Studien einen Vorteil gegenüber einer alleinigen Supportivtherapie aufweisen (Silverman et al. 2002; Fenaux et al. 2009). Das mediane Überleben wurde in der randomisierten AZA-001 Studie signifikant von 15,0 auf 24,5 Monate verlängert gegenüber einer Standardtherapie mit alleiniger Supportivbehandlung oder mit niedrig dosiertem Cytosinarabinosid („low-dose Ara-C") oder intensiver anthrazyklinbasierter Chemotherapie. Allerdings war die Zahl der in den Subgruppen der Standardtherapie behandelten Patienten zu niedrig, um in der Subgruppenanalyse eine signifikante Verbesserung gegenüber niedrig-dosiertem Ara-C oder intensiver Chemotherapie zeigen zu können. Das Standardschema *AZA-7* wird in der Dosierung von 75 mg/m^2 an 7 Tagen subkutan oder i. v. verabreicht. Die Zyklen werden in 28-tägigen Abständen wiederholt. Mindestens 4–6 Zyklen Azacitidin sollten verabreicht werden, bevor eine Beurteilung des Ansprechens vorgenommen wird. Etwa die Hälfte der Patienten erreicht ein Ansprechen im Sinne einer Verbesserung der peripheren Blutwerte oder einer Remission im Knochenmark. Bei Ansprechen (mindestens Verbesserung der peripheren Blutwerte) sollte die Therapie bis zum Verlust des Ansprechens fortgeführt werden. Azacitidin ist seit 2008 zugelassen zur Behandlung von erwachsenen Patienten, die für eine Transplantation hämatopoetischer Stammzellen nicht geeignet sind und erkrankt sind entweder an einem MDS mit intermediärem Risiko 2 oder hohem Risiko nach „International Prognostic Scoring System" (IPSS) oder einer chronischen myelomonozytären Leukämie mit 10–29 % Knochenmarkblasten ohne myeloproliferative Störung bzw. einer AML mit 20–30 % Blasten und Mehrlinien-Dysplasie oder einer AML mit > 30 % Blasten im Knochenmark gemäß WHO-Klassifikation (Greenberg et al. 2012; Arber et al. 2016). Die Verordnungen von *Vidaza* haben 2020 um etwa 20 % abgenommen (◻ Tab. 5.3) und mit *Azacitidin Zentiva* steht seit 2020 auch ein Generikum zur Verfügung, dessen DDD-Nettokosten mit 165,09 € jedoch im Bereich des Originalpräparates liegen (◻ Tab. 5.3).

Ähnlich wie Azacitidin wirkt **Decitabin** (*Dacogen*) (Übersicht bei Ma et al. 2019). Es ist zugelassen zur Behandlung erwachsener Patienten mit neu diagnostizierter *de novo* oder sekundärer akuter myeloischer Leukämie (AML) gemäß WHO-Klassifikation, für die eine Standard-Induktionstherapie nicht in Frage kommt. Direkt vergleichende Studien der beiden Antimetabolite Azacitidin und Decitabin in der Behandlung myelodysplastischer Syndrome liegen jedoch nicht vor. Die Verordnungen von Dacogen sind geringer als die von Azacitidin und die DDD Nettokosten liegen etwa im Bereich von Azacitidin (◻ Tab. 5.3).

Orales Azacitidin (*Onureg*) ist seit Juni 2021 zugelassen für die Erhaltungstherapie bei Erwachsenen mit akuter myeloischer Leukämie (AML), die eine komplette Remission (complete remission, CR) oder eine komplette Remission mit unvollständiger Regeneration des Blutbildes (complete remission with incomplete blood count recovery, CRi) nach einer Induktionstherapie mit oder ohne Konsolidierungstherapie erreicht haben und die nicht für eine Transplantation hämatopoetischer Stammzellen (HSZT) geeignet sind, einschließlich derer, die sich dagegen entschieden haben. Die Zulassung basiert auf den Daten der QUAZAR-AML001 Studie (Wei et al. 2020). Durch Erhaltungstherapie mit oralem Azacitidin konnte das mediane Überleben bei insgesamt 472 randomisierten Patienten über 55 Jahren von 14,8 Monaten auf 24,7 Monaten verlängert werden (P < 0,001).

Seit Mai 2021 können die hypomethylierenden Substanzen Azacitidin und Decitabin in Kombination mit **Venetoclax** (*Venclyxto*) angewendet werden zur Behandlung erwachsener Patienten mit neu diagnostizierter AML, die für eine intensive Chemotherapie nicht geeignet sind. Die Zulassung basiert auf Daten der VIALE-A-Studie, bei der Patienten mit neu diagnostizierter AML, die ≥ 75 Jahre alt waren oder Begleiterkrankungen hatten, die eine intensive Induktionschemotherapie ausschlossen, Venetoclax in Kombination mit Azacitidin oder Azacitidin alleine erhielten. Venetoclax + Azacitidin zeigte im Vergleich zu Placebo + Azacitidin eine Verringerung des Mortalitätsrisikos um 34 % (p < 0,001) (DiNardo et al. 2020). Der G-BA sieht in seinem Beschluss vom Dezember 2021 Anhaltspunkte für einen beträchtlichen Zusatznutzen im Vergleich zu einer zweckmäßigen Vergleichstherapie mit hypomethylierenden Substanzen – Azacitidin oder Decitabin – alleine oder Glasdegib in Kombination mit niedrig dosiertem Cytarabin (G-BA 2021l).

Ebenfalls seit 2020 zugelassen für die Behandlung von neu diagnostizierter *de novo* oder sekundärer AML bei erwachsenen Patienten, die nicht für eine Standard-Induktionschemotherapie infrage kommen, ist der Hedgehog-Signalweg-Inhibitor **Glasdegib** (*Daurismo*), der in Kombination mit „low-dose" Ara-C (LDAC) verabreicht wird. In einer 2:1 Randomisierung von 132 Patienten betrug das mediane Überleben der mit der Kombination behandelten Patienten 8,8 Monate gegenüber 4,9 Monate in der LDAC-Kohorte (Cortes et al. 2019) *Daurismo* wurde am 15.08.2020 in den deutschen Markt eingeführt und sein Zusatznutzen vom G-BA mit beträchtlich beurteilt (G-BA 2021m; siehe ▶ Kap. 2, ◻ Tab. 2.1).

Midostaurin (*Rydapt*) wurde 2017 für die Kombination mit Standard-Induktionschemotherapie, Chemokonsolidierung und als Erhaltungstherapie für zwölf 28-Tage-Zyklen bei Patienten mit neudiagnostizierter *FLT3*-mutierter AML zugelassen. Patienten mit *FLT3*-ITD oder *FLT3*-TKD-Mutation sollten von Tag 8–21 der Induktionstherapie Midostaurin erhalten. Nach den Daten einer randomisierten, placebokontrollierten Studie verlängert Midostaurin in Kombination mit

Standard-Chemotherapie bei *FLT3*-mutierten AML-Patienten bis 60 Jahre das mediane Überleben signifikant von 25,6 Monate auf 74,7 Monate (Stone et al. 2017).

Für Patienten mit therapieassoziierter AML (tAML) oder AML mit MDS-charakteristischen Veränderungen ist seit 2018 **CPX-351** (*Vyxeos liposomal*) in der Induktionstherapie zugelassen, eine fixe Kombination aus liposomalem Daunorubicin und Ara-C als Ersatz für die klassische Kombination aus Anthracyclin und Ara-C. Es wird erwartet, dass die Liposomen länger als herkömmliche Arzneimittel mit Ara-C und Daunorubicin im Körper verbleiben und sich im Knochenmark des Patienten anreichern. Die Liposomen schützen die Zytostatika vor einem frühen Abbau. Die Zulassung basiert auf einem signifikanten Überlebensvorteil von 9,6 Monaten gegenüber 5,9 Monaten nach „7+3" in der randomisierten Zulassungsstudie (HR 0,69) (Lancet et al. 2018)

Gemtuzumab Ozogamicin (*Mylotarg*) ist ein Antikörper-Wirkstoff-Konjugat und besteht aus einem kovalent an den zytotoxischen Wirkstoff Calicheamicin gebundenen und gegen CD33 gerichteten monoklonalen Antikörper. Es ist seit 2018 zugelassen für die Kombinationstherapie mit Daunorubicin und AraC zur Behandlung von Patienten ab 15 Jahren mit nicht vorbehandelter *de novo* CD33-positiver AML, ausgenommen akuter Promyelozytenleukämie (Lambert et al. 2019). Metaanalysen zeigen, dass Gemtuzumab Ozogamicin vor allem bei CD33-positiver „Core-Binding-Factor"-AML (CBF-AML) und CD33-positiver AML mit *NPM1*-Mutation aber ohne *FLT3*-Mutation wirksam ist (Thol und Schlenk 2014).

Gilteritinib (*Xospata*) ist seit 2019 zugelassen als Monotherapie zur Behandlung von erwachsenen Patienten mit rezidivierter oder refraktärer akuter myeloischer Leukämie (AML) mit einer *FLT3*-Mutation (Perl et al. 2019).

Für eine seltene, aber sehr aggressive Unterform der akuten Leukämie mit häufig starkem Hautbefall, die blastische plasmacytoide dentrische Zellneoplasie (BPDCN), ist seit Januar 2021 **Tagraxofusp** (*Elzonris*) als Monotherapie zur Erstbehandlung erwachsener Patienten zugelassen. Tagraxofusp ist ein Diphtherietoxin-Interleukin-3 Fusionsprotein (Pemmaraju et al. 2019). Derzeit liegen keine Daten vor, die dem GBA eine Quantifizierung des Zusatznutzens ermöglichen (G-BA 2021n).

Trotz eines mit 15,9 Mio. DDD nur geringen Anteils (8,6 %) am Verordnungsvolumen der Onkologika erreichten die in der Tumortherapie eingesetzten Proteinkinaseinhibitoren 2020 mit 2,39 Mrd. € die zweitgrößten Nettokosten und hatten wie bereits 2019 von allen Onkologika die höchste Zuwachsrate des DDD-Volumens (+20,9 %) (◘ Tab. 5.1). Wegen der zahlreichen Wirkstoffe werden die Arzneimittel dieser Gruppe in einer indikationsbezogenen Gliederung dargestellt. CDK-Inhibitoren werden ausschließlich zur Behandlung des Mammakarzinoms eingesetzt und deshalb zusammen mit den Hormonantagonisten dargestellt.

5.4 Solide Tumoren

5.4.1 Kleinzelliges und nicht-kleinzelliges Lungenkarzinom (SCLC, NSCLC)

Für die Behandlung des metastasierten nicht-kleinzelligen Lungenkarzinoms (NSCLC) wurden in den letzten Jahren verschiedene neue medikamentöse Therapieoptionen entwickelt. Der frühere Standard der platinbasierten Chemotherapie ist in vielen histologisch und molekular definierten Untergruppen durch zielgerichtete Therapien abgelöst worden. Dazu gehören seit einigen Jahren die Epidermal Growth Factor Receptor (EGFR)-Tyrosinkinaseinhibitoren (TKI) (Erlotinib, Afatinib, Nintedanib, Osimertinib), Anaplastische Lymphomkinase (ALK)-Inhibitoren

(Crizotinib, Alectinib, Brigatinib, Lorlatinib) und gegen PD- bzw PD-L1 gerichtete Checkpointinhibitoren (Nivolumab, Pembrolizumab, Atezolizumab, Durvalumab) (Hanna et al. 2021; Thai 2021). Neu zugelassen wurden 2021 die gegen die RET-Rezeptortyrosinkinase (sowie gegen VEGFR-1 und -2) gerichteten TKI Selpercatinib als Zweit-/Drittlinientherapie sowie Pralsetinib als Erstlinientherapie bei NSCLC mit RET-Fusion (1–2 % der NSCLC) sowie Sotorasib als Inhibitor der KRAS-Mutation G12C, die bei 13 % der NSCLC auftritt (Drilon et al. 2020; Gainor et al. 2021; Skoulidis et al. 2021).

Selpercatinib (*Retsevmo*) wurde im Nutzenbewertungsverfahren durch den G-BA 2021 in 3 verschiedenen Szenarien der Zweitlinientherapie (nach Erstlinienbehandlung mit einem PD1/PD-L1-Antikörper, nach Erstlinien-Chemotherapie und nach Vorbehandlung mit PD1/PD-L1-Antikörpern und einer Chemotherapie) geprüft. Ein Zusatznutzen im Vergleich zur jeweiligen zweckmäßigen Vergleichstherapie wurde in allen 3 Konstellationen nicht bescheinigt, da keine Daten zum Gesamtüberleben oder zur Lebensqualität vorliegen (G-BA 2021o). Verordnungsvolumina für 2021 sind noch nicht dokumentiert.

Pralsetinib (*Gavreto*) wurde als Monotherapie in der Erstlinienbehandlung von NSCLC mit RET-Fusion in seinem Zusatznutzen in 5 verschiedenen Szenarien mit jeweils unterschiedlichen zweckmäßigen Vergleichstherapien vom G-BA bewertet. Auch für Pralsetinib wurde in keiner dieser Konstellationen ein Zusatznutzen bescheinigt (G-BA 2022d). Verordnungsvolumina für 2021 sind noch nicht dokumentiert.

Führender Vertreter der TKI ist **Osimertinib** (*Tagrisso*), ein irreversibler EGFR-TKI, der 2018 auch für die Erstlinienbehandlung von NSCLC mit aktivierender EGFR-Mutation, insbesondere mit der T790M-Mutante, zugelassen wurde. In einer Phase-3-Studie an 556 Patienten mit fortgeschrittenem oder metastasiertem NSCLC mit aktivierender EGFR-Mutation wurde das Gesamtüberleben durch Osimertinib im Vergleich zu zwei an-

deren EGFR-TKI (Gefitinib, Erlotinib) signifikant verlängert (38,6 versus 31,8 Monate) (Ramalingam et al. 2020). In der frühen Nutzenbewertung erhielt Osimertinib deshalb einen Anhaltspunkt für einen beträchtlichen Zusatznutzen. Osimertinib wird nun als Erstlinienoption für Patienten mit EGFR-mutiertem NSCLC (einschließlich der Resistenzmutante T790M) gesehen (Onkopedia 2021c). Das Osimertinib-Verordnungsvolumen hat sich 2021 gegenüber 2020 um weitere 14,4 % auf 0,77 Mio. DDD erhöht. Die Behandlungskosten sind mit ca. 80.000 €/Jahr etwa doppelt so hoch wie für Afatinib (30.931 €), Erlotinib (32.865 €) oder Gefitinib (39.695 €) (G-BA 2019b).

Der EGFR-TKI **Afatinib** (*Giotrif*) ist zur Erstlinienbehandlung des lokal fortgeschrittenen oder metastasierten NSCLC mit aktivierenden EGFR-Mutationen und zur Zweitlinientherapie bei NSCLC vom Plattenepithel-Typ nach Vorbehandlung mit platinbasierter Chemotherapie zugelassen. Bei Patienten mit Adenokarzinom im Stadium IIIB oder IV und aktivierenden EGFR-Mutationen verlängerte Afatinib im Vergleich zur Chemotherapie mit Cisplatin und Pemetrexed das progressionsfreie Überleben (13,9 versus 6,9 Monate), aber nicht das Gesamtüberleben (Yang et al. 2015). In der Zweitlinientherapie bei Plattenepithelkarzinom nach primärer Chemotherapie führte Afatinib im randomisierten Vergleich mit Erlotinib zu einer marginalen Verlängerung des progressionsfreien Überlebens von 1,9 auf 2,4 Monate und einer Verlängerung des Gesamtüberlebens von 6,8 auf 7,8 Monate (Goss et al. 2021; Soria et al. 2015). Die Verordnungen von Afatinib sind 2021 gegenüber 2020 wiederum um 21,6 % gesunken und lagen bei 0,11 Mio. DDD.

Nintedanib (*Ofev* bzw. *Vargatef*) ist ein weiterer EGFR-TKI, der zunächst eine Zulassung in Kombination mit Docetaxel zur Behandlung des lokal fortgeschrittenen, metastasierten oder lokal rezidivierten Adenokarzinoms, später auch zur primären Behandlung dieses NSCLC-Subtyps erhielt. In einer Phase-3-Studie an 1.314 Patienten mit rezidiviertem NSCLC (Stadium IIIB/IV) nach Progression unter Erstlinienchemotherapie verlängerte Nintedanib plus Docetaxel mit Adenokarzinom das Gesamtüberleben im Vergleich zu Docetaxel (12,6 Monate versus 10,3 Monate) (Reck et al. 2014). In den aktuellen Leitlinien zum NSCLC (Onkopedia 2021c) wird Nintedanib nachrangig erwähnt. Die Verordnungen sind 2021 gegenüber 2020 um 40,6 % gestiegen (*Ofev*, dass auch zur Behandlung der idiopathischen Lungenfibrose eingesetzt wird), bzw. um 0,5 % gesunken (*Vargatef*) und beträgt insgesamt 1,35 Mio. DDD (◼ Tab. 35.8).

Alectinib (*Alecensa*) ist ein ALK-TKI, der zur Erstlinientherapie sowie zur Zweitlinientherapie nach Vorbehandlung mit Crizotinib von Patienten mit einem ALK-translozierten, fortgeschrittenen NSCLC zugelassen ist. Vorteil im Vergleich mit Crizotinib ist eine höhere ZNS-Penetration, da es kein Substrat des Effluxtransporters P-Glykoprotein an der Bluthirnschranke ist und daher auch das Wachstum von Hirnmetastasen hemmen kann. In einer Phase-3-Studie an zuvor unbehandelten Patienten mit fortgeschrittenem ALK-transloziertem NSCLC war das mediane progressionsfreie Überleben unter Alectinib höher als unter Crizotinib (34,8 versus 10,9 Monate), ebenso wie die 5-Jahres-Überlebensrate 62,5 % versus 45,5 %, und die Progressionsrate von Hirnmetastasen war mit Alectinib niedriger als mit Crizotinib (12 % versus 45 %) (Mok et al. 2020). In der aktuellen Onkopedia-Leitlinie wird Alectinib neben anderen ALK-TKI zur Erstlinientherapie ALK-translozierter NSCLC empfohlen. Die Nutzenbewertung ergab einen Anhaltspunkt für einen nicht-quantifizierbaren Zusatznutzen von Alectinib für die Erstbehandlung von Patienten mit fortgeschrittenem ALK-transloziertem NSCLC. Das Verordnungsvolumen ist 2021 im Vergleich zu 2020 um 8,3 %% auf 0,26 Mio. DDD gestiegen (◼ Tab. 35.8).

Brigatinib (*Alunbrig*) ist ein weiterer ALK-TKI, der bei ALK-transloziertem NSCLC zur Erstlinienbehandlung sowie nach Versagen von Crizotinib zugelassen ist. Auch Brigatinib weist eine deutlich bessere ZNS-Gängigkeit und dementsprechend höhere An-

sprechrate bei Hirnmetastasen im Vergleich zu Crizotinib auf (Camidge et al. 2018 und Camidge et al. 2021). In der Erstlinientherapie wird gegenüber Crizotinib eine Verlängerung des medianen progressionsfreien Überlebens von 11,1 auf 24,0 Monate erreicht, eine Verbesserung des Gesamtüberlebens ist bislang noch nicht nachgewiesen (Camidge et al. 2021). Der G-BA bescheinigte 2020 Brigatinib im Vergleich zu Crizotinib einen beträchtlichen Zusatznutzen (G-BA 2020b). Die Jahrestherapiekosten sind mit ca. 65.000 € vergleichbar mit denen von Crizozinib. Die DDD lagen im Jahr 2021 noch unterhalb der Relevanzschwelle zur Erfassung.

Crizotinib (*Xalkori*) wird zur Erstlinienbehandlung ROS-Protoonkogen-1-translozierter NSCLC empfohlen (Onkopedia 2021c). Da diese aber nur ca. 0,014 % aller NSCLC ausmachen (Moro-Sibilot et al. 2019) und mittlerweile auch der TKI Entrectinib für diese Indikation zugelassen ist, ist das Verordnungsvolumen für Crizotinib nicht mehr unter den meistverordneten Onkologika vertreten (◼ Tab. 35.8). Gleiches gilt für **Ceritinib** (*Cycadia*).

Sotorasib (*Lumykras*) ist ein Kinaseinhibitor, der gegen das KRAS-G12C-Protein gerichtet ist. Die Zulassung ist (Januar 2022) beschränkt auf die Therapie von NSCLC mit KRAS-G12C-Mutation ab der Zweitlinienbehandlung. In einer Phase-II-Studie wurde eine Ansprechrate von 37,1 % von 124 Patienten dokumentiert (Skoulidis et al. 2021), die mediane Dauer des Ansprechens war 11,1 Monate. Publizierte Daten zum Gesamtüberleben oder zur Lebensqualität liegen nicht vor, auch keine randomisierte Phase-III-Studie. Das G-BA-Verfahren zur Bewertung des Zusatznutzens soll im August 2022 abgeschlossen werden.

Nivolumab (*Opdivo*) ist ein humanisierter monoklonaler IgG4-Antikörper gegen PD-1, der neben zahlreichen anderen Indikationen auch zur Behandlung des NSCLC zugelassen ist: Erstlinienbehandlung in Kombination mit Ipilimumab und 2 Zyklen platinbasierter Chemotherapie bei metastasiertem NSCLC ohne EGFR-Mutation und ohne ALK-Translokation sowie Zweitlinientherapie nach Chemotherapie bei lokal fortgeschrittenem bzw. metastasiertem NSCLC als Monotherapie. Das Verordnungsvolumen für alle zugelassenen Indikationen ist 2021 gegenüber 2020 um 5,0 % auf 2,3 Mio. DDD angestiegen.

Pembrolizumab (*Keytruda*) ist ein humanisierter monoklonaler Antikörper gegen PD-1, der neben zahlreichen anderen Indikationen zur Behandlung von Patienten mit NSCLC als Monotherapie zugelassen ist, und zwar in der Erstlinientherapie bei PD-L1-Expression Tumor Proportion Score ≥ 50 % ohne EGFR- oder ALK-Mutation oder in Kombination mit Cis-/Carboplatin und Pemetrexed oder Carboplatin und Paclitaxel/nab-Paclitaxel sowie als Monotherapie im Rezidiv nach anderweitiger Primärtherapie bei einem TPS ≥ 1 %. Die Verordnungen von Pembrolizumab für alle zugelassenen Indikationen haben gegenüber 2021 gegenüber 2020 um weitere 28,5 % zugenommen auf 4,3 Mio. DDD (◘ Tab. 35.9). Pembrolizumab ist im Jahr 2021 der monoklonale Antikörper mit dem höchsten Umsatz in der Therapie solider Tumoren und steht unter den führenden 30 Arzneimitteln nach Nettokosten im Jahr 2021 an Position 1 (1129,5 Mio. €; ◘ Tab. 1.3).

Atezolizumab (*Tecentriq*) ist ein monoklonaler Antikörper gegen PD-L1 und als Monotherapie zugelassen für die Zweitlinienbehandlung des lokal fortgeschrittenen oder metastasierten NSCLC nach vorheriger Chemotherapie ohne Option für eine gezielte TKI-Behandlung sowie zur Erstlinienbehandlung des metastasierten NSCLC mit PD-L1-Expression ≥ 50 % der Tumorzellen oder ≥ 10 % bei tumorinfiltrierenden Immunzellen ohne Option für eine gezielte TKI-Therapie. Auch zur adjuvanten Therapie des NSCLC mit einer PD-L1-Expression von ≥ 50 % der Tumorzellen nach vollständiger Resektion und platinbasierter Chemotherapie besteht eine Zulassung. Auf der Basis der Ergebnisse der IMpower 133 -Studie (Liu et al. 2021) ist es auch für die Therapie bei Patienten mit kleinzelligem Lungenkarzinom (SCLC) bei gutem Allgemeinzustand und ohne Hirnmetastasen zur Primärtherapie in Kombination mit Carboplatin und Etoposid zugelassen (Onkopedia 2019). Die Evidenz dafür ist jedoch schwach und die Nutzenbewertung des G-BA 2020 stellte einen Anhaltspunkt für einen nur geringen Zusatznutzen fest (G-BA 2020c). Da Atezolizumab mittlerweile eine Zulassung für die Behandlung fortgeschrittener/metastasierter Urothelkarzinome, triple-negativer Mammakarzinome, hepatozellulärer Karzinome erhalten hat, sind seine Verordnungen 2021 gegenüber 2020 um 39,3 % auf 1,2 Mio. DDD gestiegen (◘ Tab. 35.9).

Durvalumab (*Imfinzi*) ist ein weiterer monoklonaler Antikörper gegen PD-L1, der für die Zweilinientherapie des lokal fortgeschrittenen, inoperablen NSCLC nach platinbasierter Radiochemotherapie sowie für die Erstlinientherapie von SCLC in Kombination mit Cis-/Carboplatin und Etoposid zugelassen ist. Im Vergleich zur Chemotherapie mit Platin plus Etoposid allein wurde bei SCLC eine Verlängerung des Gesamtüberlebens von 10,5 auf 12,9 Monate erreicht (Goldman et al. 2021). Der Gemeinsame Bundesausschuss stellte in dieser Indikation einen Anhaltspunkt für einen geringen Zusatznutzen fest (G-BA 2021p). Eine weitere Zulassung besteht in Kombination mit Etoposid und entweder Carboplatin oder Cisplatin zur Erstlinienbehandlung des kleinzelligen Lungenkarzinoms im fortgeschrittenen Stadium. 2021 wurde Durvalumab mit 0,42 Mio. DDD verordnet. Dies entspricht einem Anstieg von 38,2 % gegenüber 2020 (◘ Tab. 35.9).

Entrectinib (*Rozlytrek*) und **Larotrectinib** (*Vitrakvi*) sind wirksam bei NSCLC mit Neurotropher Tyrosinrezeptorkinase (*NTRK*)-Genfusion (Doebele et al. 2020). Eine NTRK-Fusion kommt bei soliden Tumoren mit einer Häufigkeit von 0,0026 % (Solomon et al. 2020) und bei NSCLC von < 0,5 % (Hanna et al. 2021) vor. Kontrollierte randomisierte Studie zur Behandlung von NSCLC liegen nicht vor, sondern nur Ergebnisse von Sammelstudien (Doebele et al. 2020). Der G-BA hat auf Grund der spärlichen Datenlage keinen Zusatznutzen dieser NTRK-gerichteten Substanzen festgestellt (G-BA 2020d, 2021q). Daten zu Verordnungsvolumina 2021 liegen nicht vor.

5.4.2 Fortgeschrittenes Melanom

Dabrafenib (*Tafinlar*) ist nach Vemurafenib (*Zelboraf*) der zweite Inhibitor der BRAF-Serin-Threonin-Kinase, der 2013 zur Monotherapie von Patienten mit nicht resezierbarem oder metastasiertem Melanom mit BRAF-V600 Mutation zugelassen wurde, nachdem eine Vergleichsstudie mit Dacarbazin deutlich höhere Ansprechraten (50 % versus 3 %) und ein verbessertes progressionsfreies Überleben (5,1 versus 2,7 Monate) gezeigt hatte (Hauschild et al. 2012). Als nächste Indikation wurde 2015 Dabrafenib in Kombination mit dem MEK-Inhibitor **Trametinib** (*Mekinist*) zur Behandlung von erwachsenen Patienten mit nicht-resezierbarem oder metastasiertem Melanom mit einer BRAF-V600-Mutation zugelassen (siehe Arzneiverordnungs-Report 2018, Kap. 3, Abschn. 3.2.5). Die Kombination von BRAF-Inhibitoren mit MEK-Inhibitoren wird eingesetzt, weil es unter der Therapie mit Dabrafenib bei den meisten Patienten infolge einer raschen Resistenzentwicklung nach 6 Monaten zu einem Rezidiv mit erneutem Tumorwachstum kommt. Ursache der Resistenz ist vermutlich eine Reaktivierung der Mitogen-aktivierten Proteinkinase (MAP) durch Mutationen in einzelnen Stufen der RAS-RAF-MEK-ERK-MAP-Kaskade (Übersicht bei Weeraratna 2012). Unter den verschiedenen Strategien zur Ausschaltung der Resistenz hat die kombinierte Anwendung mit MEK-Inhibitoren eine besondere Bedeutung, weil sie in der MAP-Kinasekaskade unmittelbar nach BRAF wirken und damit ein Tumorwachstum durch onkogene BRAF-Mutationen blockieren. Die neueste Indikationserweiterung beim Melanom war 2018 die kombinierte Anwendung von Dabrafenib und Trametinib zur adjuvanten Behandlung von Melanom-Patienten im Stadium III mit einer BRAF-V600-Mutation nach vollständiger Resektion. Diese kombinierte Behandlung erhielt bei der Nutzenbewertung sogar einen beträchtlichen Zusatznutzen (G-BA 2019c). Dabrafenib und Trametinib wurden 2021 gegenüber 2020 erneut mehr verordnet (um 4,8 und 6,0 %) und haben gemeinsam ein Verordnungsvolumen von 0,84 Mio. DDD (◘ Tab. 5.8). Die Jahrestherapiekosten der Kombination der beiden Proteinkinaseinhibitoren sind mit ca. 125.000 € sehr hoch (◘ Tab. 35.8).

Immuncheckpointinhibitoren sind beim fortgeschrittenen Melanom zugelassen sowohl in der Metastasierung bzw. bei nicht resezierbarer Ausbreitung (**Nivolumab** als Monotherapie oder in Kombination mit **Ipilimumab**, Ipilimumab sowie **Pembrolizumab** jeweils als Monotherapie) als auch zur adjuvanten Therapie nach Resektion von (Lymphknoten-)Metastasen (Ipilimumab in Kombination mit Nivolumab, Nivolumab sowie Pembrolizumab jeweils als Monotherapie). Der adjuvanten Therapie mit Nivolumab wurde vom G-BA ein beträchtlicher Zusatznutzen bescheinigt (G-BA 2021r); für Pembrolizumab wurde in dieser Indikation ein nicht quantifizierbarer Zusatznutzen konstatiert (G-BA 2019d). Der **Kombination von Nivolumab und Ipilimumab** wurde im Vergleich zur Monotherapie mit Nivolumab oder Pembrolizumab beim nicht-resezierbaren oder metastasierten Melanom vom G-BA ein geringer Zusatznutzen bescheinigt (G-BA 2019e). Der **Monotherapie mit Ipilimumab** wurde im Vergleich zur Chemotherapie mit Dacarbazin kein belegbarer Zusatznutzen zugesprochen (G-BA 2014b).

Ipilimumab (*Yervoy*) ist ein monoklonaler Antikörper gegen CTLA4 (cytotoxic T-lymphocyte-associated antigen 4), der zugelassen ist zur Therapie des Melanoms (metastasiert und adjuvant), des fortgeschrittenen Nierenzellkarzinoms, des metastasierten nicht-kleinzelligen Lungenkarzinoms (in Kombination mit Nivolumab und 2 Zyklen Chemotherapie), des fortgeschrittenen Pleuramesothelioms (in Kombination mit Nivolumab) und des rezidivierten/metastasierten Kolorektalkarzinoms mit Mikrosatelliteninstabilität (in Kombination mit Nivolumab). Im Vergleich zur Gabe von Glykoprotein 100 (einer Peptidvakzine) führte es zu einer Überlebensverlängerung um 3,6 Monaten (6,4 vs. 10,0). Auf Grund der breiten Zulassung der Kombinationstherapie mit Nivolumab ist das Verordnungsvolumen von Ipilimumab 2021 gegenüber 2020 um weitere 40,5 % auf 0,24 Mio. DDD gestiegen.

Zu den Verordnungsvolumina von Nivolumab und Pembrolizumab siehe Abschnitt „Lungenkarzinome".

5.4.3 Gastrointestinale Tumoren

In der Therapie gastrointestinaler Malignome spielen klassische zytotoxische Chemotherapeutika weiterhin eine entscheidende Rolle. Bei plattenepithelialen Karzinomen des oberen und mittleren **Ösophagus** bilden Cis- oder Carboplatin in Kombination mit einem Fluoropyrimidin wie 5-Fluorouracil (5-FU) oder einem Taxan die Grundlage für die palliative Systemtherapie sowie für die neoadjuvante Radiochemotherapie mit dem Ziel der sekundären R0-Resektion in kurativer Intention. Beim Einsatz dieser Therapieregime zur palliativen Therapie ist keine Verbesserung des Gesamtüberlebens gesichert (AWMF 2022a). Bei Adenokarzinomen des unteren **Ösophagus** und des **ösophagogastralen Übergangs** wird in palliativer Zielsetzung ebenfalls ein Fluoropyrimidin (5-FU oder Capecitabin) in Kombination mit Cis- oder Oxaliplatin verabreicht, in Einzelfällen auch unter Hinzunahme eines Taxans. Dies gilt insbesondere für den Fall, dass das Tumorgewebe keine Überexpression des humanen epidermalen Wachstumsfaktors HER-2 aufweist (Onkopedia 2022a). In gleicher Weise gilt dies auch für das Adenokarzinom des **Magens**. In kurativer Zielsetzung neoadjuvant behandelte Patienten erhalten bei Magenkarzinomen keine Radiochemotherapie, sondern die Kombination „FLOT" aus 5-FU, Calciumfolinat, Oxaliplatin und Docetaxel (AWMF 2019a). Bei rezidivierten oder refraktären Ösophagus- oder Magenkarzinomen kommen neben Zytostatika wie Irinotecan oder Pacli-/Docetaxel auch der gegen den „Vascular Endothelial Growth Factor" (VEGFR)-Rezeptor-2 gerichtete monoklonale Angiogenesehemmer Ramucirumab und Checkpointinhibitoren (PD-1/PD-L1-Inhibitoren, s. dort) in Betracht.

Die systemische Standardtherapie (AWMF 2021a) der nicht kurativ resezierbaren Adenokarzinome des **Pankreas** besteht, je nach Allgemeinzustand und Belastbarkeit der betroffenen Patienten, aus Gemcitabin, der Kombination von Gemcitabin mit nanoalbumingebundenem (nab-)Paclitaxel oder der Kombination aus 5-FU, Calciumfolinat, Irinotecan und Oxaliplatin (FOLFIRINOX) mit einer Ansprechrate von ca. 8, 23 und 32 %. Bei Therapieversagen nach Gemcitabin/nab-Paclitaxel oder FOLFIRINOX wird im Einzelfall ein weiterer Therapieversuch mit dem jeweils anderen der beiden Regime unternommen. Checkpoint-Inhibitoren oder molekular zielgerichtete Therapiekonzepte waren bisher in der Therapie nicht kurativ resezierbarer Adenokarzinome des Pankreas nicht erfolgreich. In der adjuvanten Therapie nach R0- oder R1-Resektion hat sich (modifiziertes) FOLFIRINOX oder Gemcitabin in Kombination mit Capecitabin (Conroy et al. 2018; Neoptolemos et al. 2017) als Standard etabliert.

Beim nicht erfolgreich lokal behandelbaren **hepatozellulären Karzinom** ist der Tyrosinkinasehemmer Sorafenib als langjähriger Standard der palliativen Systemtherapie mit dem im Jahre 2020 abgelöst worden durch die Kombination aus dem Angiogenesehemmer Bevacizumab mit dem PD-L1-Inhibitor Atezolizumab (Finn et al. 2020). Die 12-Monats-Überlebensrate wurde von 54,6 % auf 67,2 % verbessert. Zu beachten ist hier, dass Atezolizumab/Bevacizumab nur bei mäßiger Leberfunktionseinschränkung entsprechend einem Child-Pugh-Score von ≤ 1 zugelassen ist, während Sorafenib im Einzelfall auch bei einem Score von 2 gegeben werden kann.

Die systemische Therapie **cholangiozellulärer Karzinome** erfolgt bei Patienten in ausreichendem Allgemeinzustand mit einer Kombination aus Gemcitabin und Cisplatin (Valle et al. 2010) oder Gemcitabin und Oxaliplatin

(Sharma et al. 2010). Gegenüber der alleinigen Supportivtherapie wird unter Gemcitabin/Oxaliplatin eine Verlängerung des Gesamtüberlebens von 4,5 auf 9,6 Monate (Sharma et al. 2010) erreicht. Im Falle einer primären Operabilität wird nach R0- oder R1-Resektion eine adjuvante Chemotherapie mit Capecitabin über 6 Monate als Standard betrachtet (Shroff et al. 2019), wobei allerdings die dieser Empfehlung zugrunde liegende klinische Studie keine signifikante Verlängerung des Gesamtüberlebens gegenüber alleiniger onkologischer Nachsorge ergeben hatte (Primrose et al. 2019).

Die AWMF-Leitlinie 2022 empfiehlt auch, eine Zweitlinientherapie anzubieten, beispielsweise FOLFOX, oder die Inanspruchnahme eines molekularen Tumorboards (AWMF 2022b).

Neu zugelassen für die Zweitlinien-Monotherapie von lokal fortgeschrittenen oder metastasierten Cholangiokarzinomen mit einer Fibroblasten-Wachstumsfaktor-Rezeptor-2 (FGFR2)-Fusion oder einem FGFR2-Rearrangement ist der FGFR1-3-Inhibitor **Pemigatinib** (*Pemazyre*). In der FIGHT-202-Studie wurde bei 107 mit dieser FGFR2-Mutation eine Ansprechrate von 35,5 % erzielt (Abou-Alfa et al. 2020), das mediane progressionsfreie Überleben betrug 7,0 Monate (Bibeau et al. 2022). Als besondere Toxizität wurde eine Hyperphosphatämie bei 60 % der Patienten beobachtet.

Die frühe Nutzenbewertung durch den G-BA ergab einen Anhaltspunkt für einen nicht quantifizierbaren Zusatznutzen, weil die wissenschaftliche Datengrundlage eine Quantifizierung nicht zulässt (G-BA 2021s). Die Jahrestherapiekosten werden mit 156.451,75 € angegeben, Verordnungsvolumina für 2021 liegen nicht vor.

In der adjuvanten Therapie R0-resezierter **Kolonkarzinome** im Stadium III (Onkopedia 2022b) hat sich auf der Basis der aus 6 weltweiten Studien bestehenden IDEA-Studie (André et al. 2020a) mittlerweile für einen Großteil der Patienten eine auf 3 Monate verkürzte Therapie aus Capecitabin und Oxaliplatin (CAPOX) durchgesetzt, während eine 6-monatige Therapie mit dieser Kombination oder 5-FU, Folinsäure und Oxaliplatin (FOLFOX) bei Patienten mit pT4-Tumoren oder ausgeprägter regionaler Lymphknotenbeteiligung (pN2) zum Einsatz kommt. Bei Patienten > 70 Jahren wird die adjuvante Therapie nur mit Capecitabin als Monotherapie durchgeführt.

Beim nicht primär kurativ resezierbaren Kolonkarzinom besteht die Standardtherapie aus einer Kombination von 5-FU und Calciumfolinat mit Oxaliplatin (FOLFOX) oder mit Irinotecan (FOLFIRI), meist unter Zusatz eines monoklonalen Antikörpers gegen den EGFR-Rezeptor (Cetuximab oder Panitumumab) oder gegen den VEGF-Rezeptor (Bevacizumab). Ein EGFR-Antikörper kommt jedoch nur in Frage, wenn das Tumorgewebe keine RAS-Mutation aufweist und der Tumor nicht im rechten Hemikolon lokalisiert ist. Bei Therapieversagen wird ein Wechsel auf das jeweils andere Chemotherapie-Regime vorgenommen. Nachdem eine Ende 2020 publizierte Studie bei Patienten mit hochgradig mikrosatelliteninstabilen Kolonkarzinomen einen Überlebensvorteil unter Behandlung mit dem PD-1-Inhibitor Pembrolizumab gegenüber der Standard-Chemotherapie gezeigt hat (André et al. 2020b), wird die Bestimmung des Mikrosatellitenstatus und die Primärbehandlung mit Pembrolizumab bei Mikrosatelliteninstabilität (MSI) nun auch in die klinischen Leitlinien aufgenommen (NCCN 2021b). In die adjuvante Therapie im Stadium III (oder Stadium II mit Risikofaktoren) haben weder die EGFR-/VEGFR-gerichteten monoklonalen Antikörper noch Checkpointinhibitoren bislang Eingang gefunden, da Nachweise für ihre klinische Wirksamkeit bisher fehlen.

In der neoadjuvanten Therapie lokal fortgeschrittener, aber perspektivisch kurativ resezierbarer **Adenokarzinome des mittleren und unteren Rektumdrittels** (Onkopedia 2018b) basiert das Standardvorgehen unverändert seit vielen Jahren auf einer Kombination von Strahlentherapie und der Gabe eines Fluoropyrimidins (5-FU, Capecitabin).

Die adjuvante Gabe von 5-FU nach erfolgreicher R0-Resektion ist, obwohl Bestandteil der zugrunde liegenden Studie (Sauer et al. 2004), in ihrem Stellenwert gegenüber alleiniger onkologischer Nachsorge nicht gesichert (AWMF 2019b). Das perioperative Vorgehen bei hochsitzenden Rektumkarzinomen (≥ 12 cm ab ano) entspricht in wesentlichen Zügen dem beim Kolonkarzinom.

Beim **Analkarzinom** besteht der Therapiestandard seit vielen Jahren in einer primären Radiochemotherapie unter Verwendung der Zytostatika 5-FU und Mitomycin C. Bei Inoperabilität kommen Therapiekonzepte wie Carboplatin/Paclitaxel oder FOLFOX in Frage. Erst nach Ausschöpfung dieser Optionen werden individuelle Behandlungsversuche mit PD1-Inhibitoren empfohlen (NCCN 2021a). Eine Zulassung für diese Indikation besteht aber bislang nicht.

Mitomycin, ein alkylierendes Antibiotikum, ist als Monotherapie oder in Kombination mit anderen Zytostatika zur Therapie fortgeschrittener Tumoren im Gastrointestinaltrakt zugelassen, z. B. beim kolorektalen Karzinom (KRK) oder dem Analkanalkarzinom. Darüber hinaus wird es auch zur Radiochemotherapie bei fragilen Patienten mit Kopf-Hals-Tumoren oder Vulvakarzinomen eingesetzt.

5-Fluorouracil ist ein essenzieller Bestandteil der Zytostatikatherapie zahlreicher solider Tumoren, insbesondere der adjuvanten Therapie des Kolonkarzinoms und der fortgeschrittenen oder metastasierten Erkrankung. Es ist ein Antimetabolit des endogenen Uracils, der nach intrazellulärer Phosphorylierung die Thymidilatsynthetase hemmt und somit auch die DNS-Synthese blockiert. 5-Fluorouracil wird zusammen mit **Calciumfolinat (Folinsäure)** infundiert, welches die Bindung von 5-FU an die Thymidilatsynthetase stabilisiert und dadurch die Blockade der DNS-Synthese verstärkt. Bei Patienten mit fortgeschrittenem KRK verlängert die Kombination mediane Gesamtüberleben von 6 auf 11 Monate (Meyerhardt und Mayer 2005). Auch neuere Kombinationstherapien mit Oxaliplatin (◼ Tab. 35.4) und Irinotecan

(◼ Tab. 35.5) sowie den monoklonalen Antikörpern Bevacizumab, Cetuximab oder Panitumumab (◼ Tab. 35.9) enthalten 5-FU und Folinsäure als wesentliche Bestandteile. Bei der adjuvanten Behandlung des Kolonkarzinoms mit Kombinationstherapien wie FOLFOX oder CAPOX liegt inzwischen das erkrankungsfreie Überleben nach 3 Jahren bei 75 % (Schilsky 2018). Mit den Kombinationstherapien beträgt das Gesamtüberleben von Patienten mit metastasiertem KRK heute 30 Monate und ist damit mehr als doppelt so lang wie vor 20 Jahren (van Cutsem et al. 2016).

Capecitabin ist ein oral einzunehmendes Prodrug von 5-FU, das nach der Resorption in drei enzymatischen Stufen in Leber- und Tumorzellen zu 5-FU aktiviert wird. Die letzte Stufe wird durch eine Thymidinphosphorylase katalysiert, die im Tumor deutlich aktiver als im gesunden Gewebe ist und dadurch im Tumor dreifach höhere 5-FU-Spiegel erzeugt. Capecitabin wird als Monotherapie zur adjuvanten Behandlung des Kolonkarzinoms und des metastasierten KRK sowie in verschiedenen Kombinationstherapien beim fortgeschrittenen Magenkarzinom und metastasierten Mammakarzinom eingesetzt. Vergleichende Studien bei Patienten mit metastasiertem KRK haben gezeigt, dass Capecitabin gegenüber infundiertem 5-FU plus Calciumfolinat bezüglich des Gesamtüberlebens gleichwertig. Die Nebenwirkungen sind ähnlich, wobei unter Capecitabin häufiger ein Hand-Fuß-Syndrom und seltener Neutropenien auftreten (Meyerhardt und Mayer 2005). Capecitabin in generischer Form hat in seinem Verordnungsvolumen 2021 gegenüber 2020 um 1,8 % zugenommen und liegt nun bei 1,2 Mio. DDD.

Vor dem Einsatz von 5-FU oder Capecitabin ist seit 2020 eine genetische Testung auf einen Mangel an Dihydropyrimidin-Dehydrogenase (DPD) erforderlich. Ca. 9 % der Normalbevölkerung weisen eine Variante mit verminderter DPD-Aktivität auf, die je nach Ausprägung zur Vermeidung oder Dosisreduktion führt (DGHO et al. 2020).

Gemcitabin hemmt nach intrazellulärer Umwandlung in Gemcitabintriphosphat die

DNS-Synthese und wirkt wie 5-FU spezifisch in der S-Phase, aber auch in der G1-/ S-Phase des Zellzyklus. Die Kombination mit Nanopartikel-Albumin-gebundenem (nab)-Paclitaxel wird beim metastasierten Pankreaskarzinom als Alternative zu FOLFIRINOX eingesetzt und bei einer breiteren Patientenpopulation anwendbar ist (Kamisawa et al. 2016). Gemcitabin wird auch in Kombination mit unterschiedlichen Zytostatika zur Behandlung anderer fortgeschrittener solider Tumoren eingesetzt (z. B. CCC, Urothelkarzinom, NSCLC, Ovarialkarzinom, Mammakarzinom).

Das Kombinationspräparat **Trifluridin/Tipiracil** (*Lonsurf*) ist zur Behandlung von Patienten mit metastasiertem KRK zugelassen, die bereits mit Kombinationen aus Fluoropyrimidinen, Oxaliplatin, Irinotecan und (V)EGF-Rezeptor-gerichteten Antikörpern behandelt wurden oder für diese nicht geeignet sind (◘ Tab. 35.3). Zusätzlich wurde es zugelassen für die Behandlung des metastasierten Magenkarzinoms und des Adenokarzinoms des ösophagogastralen Übergangs nach mindestens 2 systemischen Therapieregimen für die fortgeschrittene Erkrankung. In dieser Indikation sieht der G-BA einen Hinweis auf einen geringen Zusatznutzen gegenüber einer zweckmäßigen Vergleichstherapie (G-BA 2021t).

Es besteht aus der zytostatischen Komponente Trifluridin und dem Thymidinphosphorylaseinhibitor Tipiracil, der den Abbau von Trifluridin hemmt und über den dadurch erhöhten Plasmaspiegel eine gesteigerte Phosphorylierung zu dem zytostatisch wirkenden Trifluridintriphosphat ermöglicht. Bei mehrfach vorbehandelten Patienten erhöhte die Trifluridinkombination das mediane Gesamtüberleben im Vergleich zu Placebo (7,1 versus 5,3 Monate) (Mayer et al. 2015). Die Nutzenbewertung von Trifluridin-Tipiracil ergab einen Anhaltspunkt für einen geringen Zusatznutzen (vgl. Arzneiverordnungs-Report 2017, Kap. 3, Neue Arzneimittel 2016, Abschn. 3.1.30). Im September 2019 erhielt Trifluridin/Tipiracil eine weitere Zulassung für die Monotherapie des metastasierten Magenkarzinoms nach Vorbehandlung mit mindestens zwei systemischen Therapieregimen. Die Nutzenbewertung ergab einen geringen Zusatznutzen, weil die Verlängerung des Gesamtüberlebens durch Nachteile infolge schwerer Nebenwirkungen eingeschränkt wurde (siehe Arzneiverordnungs-Report 2020, Kap. 2, Neue Indikationen, Abschn. 2.2.35). Vor dem Einsatz von Trifluridin/Tipiracil ist keine DPD-Testung erforderlich. Das Verordnungsvolumen von Trifluridin/Tipiracil ist 2021 gegenüber 2020 um 11,1 % gesunken und liegt nun bei 0,21 Mio. DDD. Die Jahrestherapiekosten wurden 2020 mit 43.985,80 € angegeben.

Oxaliplatin wird eingesetzt in Kombination mit einem Fluoropyrimidin (FOLFOX oder CAPOX) zur adjuvanten Behandlung des Kolonkarzinoms und des metastasierten KRK. FOLFOX/CAPOX in Kombination mit Cetuximab oder Panitumumab werden zur Erstbehandlung von Patienten mit RAS- und BRAF-Wildtyp empfohlen (van Cutsem et al. 2016), bei RAS-Mutation oder rechtshemikolischem Karzinom wird stattdessen der VEGF-Antikörper Bevacizumab eingesetzt.

Das Camptothecinderivat **Irinotecan** hemmt spezifisch die Topoisomerase I und dadurch die DNS- und RNS-Synthese. Irinotecan ist beim metastasierten KRK als Erstlinientherapie in Kombination mit 5-FU und Folinsäure (FOLFIRI) sowie mit (V)EGF-Antikörpern (Cetuximab, Bevacizumab) zugelassen und in gültigen Leitlinien als Alternative zu FOLFOX empfohlen (AWMF 2019b; NCCN 2021a; Onkopedia 2018b). Die sechs verfügbaren Irinotecan-Präparate haben 2021 gegenüber 2020 eine Steigerung der Verordnungsvolumina um 10,1 % auf 0,94 Mio. DDD verzeichnet. Die Jahrestherapiekosten wurden 2021 mit 16.938 € veranschlagt.

Taxane sind antimikrotubuläre Wirkstoffe, die den Aufbau der Mikrotubuli fördern und deren Depolymerisation verhindern. Dadurch kommt es zu einer Störung der Mitose in proliferierenden Zellen mit einer Blockade am Übergang der Meta- zur Anaphase. Dosislimitierender Faktor der Taxane ist die Myelosuppression, als persistierende Hauptnebenwirkung verursachen sie in Abhängigkeit von der kumulativen Dosis eine periphere Neuropathie (PNP). Überempfindlichkeitsreaktionen treten ohne medikamentöse Prophylaxe bei 30 % und mit Prophylaxe bei ca. 1–3 % der Patienten auf.

Paclitaxel wird für ein breites Spektrum solider Tumoren eingesetzt, etwa beim Ösophaguskarzinom, dem nicht-kleinzelligen Lungenkarzinom, dem Urothelkarzinom oder dem Mammakarzinom. Erstaunlicherweise steht das Nanopartikel-Albumin-gebundene **(nab)-Paclitaxel** (*Abraxane*) an zweiter Stelle der sonst generischen Paclitaxelpräparate, obwohl es etwa vierfach teurer ist (◘ Tab. 35.6). Es wird für die Erstlinienbehandlung des metastasierten Pankreaskarzinoms in Kombination mit Gemcitabin (Übersicht bei Kamisawa et al. 2016) eingesetzt als Alternative zu FOLFIRINOX bei Patienten in gutem körperlichem Zustand. In Kombination mit Carboplatin für die Erstlinienbehandlung des NSCLC führt es im Vergleich mit Paclitaxel zu einem vergleichbaren Gesamtüberleben (Socinski et al. 2012).

Docetaxel ist zugelassen zur Behandlung des Kardia- und des Magenkarzinoms sowie für die Therapie des Mammakarzinoms, des NSCLC, des Prostatakarzinoms und der Kopf-Hals-Karzinome. Obwohl die zytostatischen Wirkungen von Paclitaxel und Docetaxel sehr ähnlich sind, bestehen Unterschiede bezüglich der Kreuzresistenz, denn Docetaxel kann als Zweitlinienbehandlung auch bei Patienten mit Paclitaxel-resistenten Tumoren eingesetzt werden (Montero et al. 2005).

Bevacizumab ist ein rekombinanter humanisierter Antikörper gegen den vaskulären endothelialen Wachstumsfaktor (VEGF), der zur Erstlinienbehandlung des metastasierten KRK in Kombination mit einer Fluoropyrimidin-basierten Chemotherapie (FOLFIRI, FOLFOX, CAPOX, CAPIRI) sowie für die Kombinationsbehandlung bei anderen fortgeschrittenen soliden Tumoren (Mammakarzinom, NSCLC, Nierenzellkarzinom, Ovarialkarzinom, Zervixkarzinom) zugelassen ist. Die Bindung des Antikörpers an VEGF hemmt die wachstumsfördernde Wirkung auf Endothelzellen und verhindert so die Neubildung von Gefäßen (Angiogenese), die für die Blutversorgung von größeren Tumoren notwendig sind. Hauptsächliche Nebenwirkungen sind arterielle Hypertonie, Fatigue, Schwäche und abdominelle Beschwerden, zu den schweren Nebenwirkungen gehören Blutungen, Magen-Darm-Perforationen/Fisteln, Herzinsuffizienz und Thromboembolien. In einer Metaanalyse klinischer Studien wurde gezeigt, dass Bevacizumab bei der Erstlinienbehandlung des metastasierten KRK in Kombination mit FOLFOX oder FOLFIRI das progressionsfreie Überleben, aber nicht das Gesamtüberleben verlängert (Baraniskin et al. 2019). Der nicht eindeutig belegte therapeutische Zusatznutzen in den wichtigsten onkologischen Indikationen hatte keinen weiteren Rückgang des Verordnungsvolumens zur Folge. Das Originalpräparat *Avastin* ist zwar 2021 gegenüber 2020 weiter um 79,2 % im Verordnungsvolumen zurückgegangen, die drei verfügbaren Biosimilars haben aber Zuwächse von 190 bis 580 %, so dass die DDD von 2,37 auf 2,52 Mio. weiter angestiegen sind. Die Jahrestherapiekosten wurden 2021 mit 38.259 € veranschlagt.

Aflibercept (*Zaltrap*) ist in Kombination mit FOLIFIRI zur Zweitlinientherapie metastasierter kolorektaler Karzinome nach Versagen einer oxaliplatinhaltigen Therapie zugelassen. Relevante Verordnungsvolumina wurden 2021 in dieser Indikation nicht verzeichnet. In einer weiteren (ophthalmologischen) Indikation ist es unter dem Handelsnamen *Eylea* zugelassen und hat dort 2021 mit 26,7 Mio. DDD exorbitante Verordnungsvolumina erzielt.

Ramucirumab (*Cyramza*) ist ein humaner monoklonaler VEGF-Rezeptor-2-Antagonist, der für die Zweitlinientherapie des fortgeschrittenen Adenokarzinoms des Magens und des gastroösophagealen Übergangs mit Tumorprogress nach vorausgegangener Platin- und Fluoropyrimidin-haltiger Chemotherapie zugelassen ist. Die Monotherapie und die Kombinationstherapie mit Paclitaxel verlängeren hier das Gesamtüberleben geringfügig (1,4 bzw. 2,2 Monate), zeigen aber die typischen Nebenwirkungen einer Angiogenese-hemmung. Die frühe Nutzenbewertung durch den G-BA ergab für beide Indikationen einen geringen Zusatznutzen (siehe Arzneiverordnungs-Report 2016, Kap. 3, Neue Arzneimittel 2015, Abschn. 3.1.31). Seitdem wurde Ramucirumab für weitere Indikationen (metastasiertes kolorektales Karzinom, lokal fortgeschrittenes oder metastasiertes nicht-kleinzelliges Lungenkarzinom, fortgeschrittenes hepatozelluläres Karzinom) zugelassen (siehe Arzneiverordnungs-Report 2020, Kap. 2, Neue Indikationen, Abschn. 2.2.28). Die frühe Nutzenbewertung für das fortgeschrittene hepatozelluläre Karzinom ergab einen Beleg für einen geringen Zusatznutzen, weil Ramucirumab für das Gesamtüberleben einen geringen Vorteil gegenüber Placebo zeigte (G-BA 2020e). Bei allen anderen Indikationen war ein Zusatznutzen nicht belegt. Das Verordnungsvolumen von Ramucirumab ist in Anbetracht der Indikationserweiterungen 2021 gegenüber 2020 weiter angestiegen um 10,4 % und liegt nun bei 0,38 Mio. DDD. Die Jahrestherapiekosten wurden 2020 mit 56.850,15 € angegeben.

Der chimäre EGFR-Antikörper **Cetuximab** (*Erbitux*) ist zugelassen zur Behandlung des EGFR-exprimierenden metastasierten KRK mit Wildtyp-RAS-Gen in Kombination mit verschiedenen Chemotherapieprotokollen sowie des Plattenepithelkarzinoms im Kopf- und Halsbereich in Kombination mit Strahlentherapie oder platinbasierter Chemotherapie (Ciardiello und Tortora 2008). Bei Erstlinienbehandlung metastasierter KRK mit Cetuximab in Kombination mit FOLFIRI wird das mediane Gesamtüberleben im Vergleich zu FOLFIRI allein verlängert (23,5 versus 20,0 Monate) (Van Cutsem et al. 2011). In Kombination mit FOLFOX war Cetuximab jedoch hinsichtlich einer Verbesserung des Gesamtüberlebens nicht besser wirksam als FOLFOX allein. In aktuellen Leitlinien sind Kombinationen von Cetuximab oder Panitumumab (siehe unten) mit FOLFOX- oder FOLFIRI die Erstbehandlungsoptionen für RAS- und BRAF-Wildtyp-Patienten. Das Verordnungsvolumen von Cetuximab ist 2021 gegenüber

2020 um 5,4 % angestiegen auf 0,33 Mio. DDD. Die Jahrestherapiekosten wurden 2020 mit 72.253 € angegeben.

Panitumumab (*Vectibix*) ist ein humaner monoklonaler EGFR-Antikörper, der zur Behandlung des metastasierten KRK mit nicht-mutiertem RAS zugelassen in mehreren Therapiemodalitäten zugelassen ist. Bei Patienten mit RAS-Wildtyp-Tumoren wird eine Verlängerung des Gesamtüberlebens mit der Panitumumab-FOLFOX-4-Kombination im Vergleich zur alleinigen Chemotherapie mit FOLFOX-4 (26,0 versus 20,2 Monate) erreicht (Douillard et al. 2013). Auch das Verordnungsvolumen von Panitumumab ist 2021 gegenüber 2020 erneut um 7,0 % angestiegen auf nun 0,32 Mio. DDD. Die Jahrestherapiekosten liegen 2022 bei 79.785,09 €.

Sorafenib ist ein multimodaler Proteinkinaseinhibitor, der zur oralen Behandlung des Leberzellkarzinoms, für die Zweitlinientherapie des fortgeschrittenen Nierenzellkarzinoms nach Versagen einer Zytokin basierten Therapie sowie des metastasierten, differenzierten, Jod-refraktären Schilddrüsenkarzinoms zugelassen ist. Sein Nebenwirkungsspektrum ist infolge der Hemmung zahlreicher Tyrosinkinasen sehr breit, wobei im Vordergrund Fatigue, gastrointestinale Beschwerden (Durchfall, Obstipation, Übelkeit, Erbrechen), Schleimhautentzündungen, Hautausschläge und das Hand-Fuß-Syndrom stehen. Das Sorafenib-Verordnungsvolumen ist 2021 gegenüber 2020 weiter gesunken, relevante Verordnungsvolumina sind nicht mehr erfasst.

Pembrolizumab und Atezolizumab: siehe Abschnitt Lungenkarzinome.

5.4.4 Nierenzellkarzinom

Für die Erst- und Zweitlinientherapie des fortgeschrittenen oder metastasierten Nierenzellkarzinoms (RCC) werden heute vor allem Tyrosinkinaseinhibitoren (TKI; Cabozantinib, Sunitinib, Sorafenib, Pazopanib, Axitinib), mTOR-Inhibitoren (Temsirolimus, Everolimus), VEGF-Inhibitoren (Bevacizumab, evtl. plus Interferon) und PD1-Antikörper (Pembrolizumab, Nivolumab) oder PD-L1 Antikörper (Avelumab) eingesetzt. Das Gesamtüberleben der betroffenen Patienten ist darunter auch in umfangreichen studienübergreifenden Analysen im Vergleich zur Prognose vor 10 Jahren deutlich verbessert worden (Chakiryan et al. 2021). Als Primärtherapie wird in Leitlinien (AWMF 2021b; NCCN 2023; Onkopedia 2022c) für alle Risikogruppen eine Kombination aus Pembrolizumab + Axitinib (Rini et al. 2019), Pembrolizumab + Lenvatinib (Motzer et al. 2021), Nivolumab + Cabozantinib (Choueiri et al. 2021) oder Avelumab + Axitinib (Motzer et al. 2019) empfohlen. Die Kombination Pembrolizumab + Lenvatinib wurde 2021 neu für die Erstlinienbehandlung zugelassen. Im randomisierten Vergleich zum früheren Standard Sunitinib hat die Kombination aus Pembrolizumab + Axitinib bei 861 Patienten einen signifikanten Überlebensvorteil (Median 45,7 vs 40,1 Mo.) gezeigt (Powles et al. 2020; Rini et al. 2021). Der G-BA hat dieser Kombination im Vergleich zur Monotherapie mit Sunitinib einen beträchtlichen Zusatznutzen bescheinigt (G-BA 2020f). Die Studienergebnisse der letzten Jahre beziehen sich überwiegend auf klarzellige RCC, welche bis zu 80 % der RCC repräsentieren, und sind weniger fundiert für die diverse Gruppe der nicht-klarzelligen RCC (Barthélémy et al. 2021). Für die Zweitlinientherapie wird der Einsatz eines zuvor nicht verabreichten TKI wie Cabozantinib empfohlen, während mTOR-Inhibitoren wie Everolimus oder Temsirolimus sowie hochdosiertes Interferon-alpha nur in individuellen Indikationen eingesetzt werden (AWMF 2021b; NCCN 2023; Onkopedia 2022c).

Sunitinib (*Sutent*) ist als multimodaler TKI für die Erstlinientherapie von metastasierten RCC zugelassen und verbesserte das Gesamtüberleben im Vergleich zu Interferon-alpha von 21,8 auf 26,4 Monate (Motzer et al. 2009). Es gehört nach wie vor zur Standardtherapie für diese Indikation, wenn die o. g. Erstlinientherapie nicht gegeben werden kann

(AWMF 2021b; NCCN 2023). Ein randomisierter Vergleich zwischen Sunitinib/Checkpointinhibitor und Axitinib/Checkpointinhibitor existiert nicht. Es ist anzunehmen, dass diese beiden Kombinationen hinsichtlich des Gesamtüberlebens keinen signifikanten Unterschied zeigen (Hofmann et al. 2020). Das Verordnungsvolumen von Sunitinib ist 2021 gegenüber 2020 erneut um 24,5 % gesunken auf nunmehr 0,24 Mio. DDD.

Sorafenib (*Nexavar*) ist ebenfalls ein multimodaler TKI, der für die Zweitlinientherapie des fortgeschrittenen RCC nach Versagen einer Zytokin-basierten Therapie zugelassen ist (◘ Tab. 35.8). Als weitere Indikationen von Sorafenib wurden später das Leberzellkarzinom (siehe dort) und das metastasierte, differenzierte, Jod-refraktäre Schilddrüsenkarzinom zugelassen. Sein Verordnungsvolumen ist 2021 gegenüber 2020 weiter zurückgegangen, so dass die DDD unter die Relevanzschwelle gesunken sind.

Ein weiterer multimodaler TKI beim fortgeschrittenen RCC ist **Pazopanib** (*Votrient*), das in einer placebokontrollierten Studie als Erstlinientherapie oder an Zytokin-vorbehandelten Patienten eine deutliche Verlängerung des progressionsfreien Überlebens zeigte (11,1 versus 2,8 Monate). Der direkte Vergleich mit Sunitinib ergab keine Unterschiede im Gesamtüberleben, aber Vorteile für Pazopanib bei Verträglichkeit und Lebensqualität (Motzer et al. 2013). Die Verordnung von Pazopanib ist 2019 gegenüber 2020 weiter um 21,8 % zurückgegangen auf 0,20 Mio. DDD.

Cabozantinib (*Cabometyx*), ein weiterer multimodaler TKI, ist zur Behandlung des medullären Schilddrüsenkarzinoms sowie zur Behandlung des Leberzellkarzinoms nach Versagen von Sorafenib zugelassen. Im randomisierten Vergleich mit Sunitinib in der Erstlinientherapie des RCC mit intermediärem oder ungünstigen Risikoprofil wurde das mediane Überleben durch Cabozantinib von 21,2 auf 26,6 Monate verlängert, was bei einer Patientenzahl von 79 versus 78 nicht signifikant war (Choueiri et al. 2018). Die Nutzenbewertung durch den G-BA ergab keinen belegbaren Zusatznutzen im Vergleich zu Sunitinib, Pazopanib oder Temsirolimus (G-BA 2019f). In einer randomisierten Phase-3-Studie bei 658 Patienten mit Therapieversagen unter einem Erstlinien-TKI führte Cabozantinib im Vergleich mit Everolimus an 658 Patienten zu einer Verlängerung des Gesamtüberlebens auf 21,4 versus 16,5 Monate (Choueiri et al. 2016). Die Nutzenbewertung von Cabozantinib zur Behandlung des fortgeschrittenen RCC ergab jedoch nur einen geringen Zusatznutzen, weil es im Vergleich zu Everolimus eine Zunahme schwerer unerwünschter Ereignisse zeigte. Im November 2018 kam als dritte Indikation die Monotherapie des Leberzellkarzinoms bei Patienten hinzu, die zuvor mit Sorafenib behandelt wurden. Auch in dieser Indikation erhielt Cabozantinib trotz eines positiven Effekts auf das Gesamtüberleben wegen negativer Effekte (schweren Nebenwirkungen, fehlende Daten zur Lebensqualität) nur einen geringen Zusatznutzen (Arzneiverordnungs-Report 2019, Kap. 2, Abschn. 2.2.6). Das Präparat wurde 2021 mit einem Zuwachs von 1,2 % gegenüber 2020 in einem Verordnungsvolumen von 0,26 Mio. DDD eingesetzt.

Axitinib (*Inlyta*) ist ein Inhibitor der VEGF-Rezeptoren 1–3 und ist als Monotherapeutikum zugelassen für die Behandlung des RCC nach Versagen von Sunitinib oder einem anderen TKI. In Kombination mit Pembrolizumab ist Axitinib zur RCC-Erstlinientherapie zugelassen, basierend auf den Ergebnissen der Studie Keynote-426. Hier wurde (trotz eines Wechsels von Sunitinib auf ein anderes Therapieregime wegen Therapieversagens bei 73 % der Patienten) eine mediane Überlebensverlängerung von 5,6 Monaten durch die Kombinationstherapie erzielt (Rini et al. 2019, 2021). Als eine der häufigsten Nebenwirkungen wurde eine teils schwergradige arterielle Hypertonie bei 45 % der Patienten in beiden Therapiearmen dokumentiert (Rini et al. 2019, 2021). Das Verordnungsvolumen von Axitinib ist 2021 im Vergleich zu 2020 um 43,1 % auf nunmehr 0,37 Mio. DDD angestiegen.

Lenvatinib (*Lenvima*) ist ein Inhibitor der VEGF-Rezeptoren 1–3 sowie FGFR 1–4,

PDGFR α, RET, und KIT und ist in Kombination mit Pembrolizumab zur Behandlung fortgeschrittener Nierenzellkarzinome und als Monotherapeutikum für Behandlung hepatozellulärer Karzinome und differenzierter Schilddrüsenkarzinome zugelassen. Im Vergleich zu anderen Kombinationstherapie wie Pembrolizumab + Axitinib wurde der Kombination Pembrolizumab + Lenvatinib im Nutzenbewertungsverfahren vom G-BA kein Zusatznutzen bescheinigt (G-BA 2022e). Im randomisierten Vergleich zu Sunitinib wurde unter dieser Kombination in der „CLEAR"-Studie eine Verbesserung des progressionsfreien und des Gesamtüberlebens (Motzer et al. 2021) bei einer schlechteren gesundheitsbezogenen Lebensqualität (Motzer et al. 2022) nachgewiesen. Das Verordnungsvolumen von Lenvatinib ist 2021 im Vergleich zu 2020 um 10,3 % gesunken auf 0,14 Mio. DDD.

Everolimus (*Afinitor*) ist ein Inhibitor von mTOR (mammalian target of rapamycin), der 2009 als Zweitlinientherapie des fortgeschrittenen RCC nach Versagen einer Anti-VEGF-Therapie zugelassen wurde. Es ist außerdem (in Kombination mit Exemestan) zur Behandlung des hormonrezeptorpositiven Mammakarzinoms nach Versagen einer Behandlung mit einem nicht-steroidalen Aromataseinhibitor sowie zur Behandlung inoperabler und nicht endokrin aktiver neuroendokriner Tumoren zugelassen. Das Verordnungsvolumen von Everolimus ist 2021 gegenüber 2020 um 5,4 % auf 0,12 Mio. DDD angestiegen.

Temsirolimus (*Torisel*) ist ebenfalls ein mTOR-Inhibitor, der für die Erstlinienbehandlung des RCC mit ungünstigem Risikoprofil zugelassen ist. Im randomisierten Vergleich mit Interferon-alpha zeigte sich ein Überlebensvorteil (7,3 versus 10,9 Monate), der durch die Kombination von Temsirolimus mit IFN-alpha nicht weiter verbessert wurde (Hudes et al. 2007). Für die Therapie des RCC wird Temsirolimus heute nur noch in wenigen Ausnahmeindikationen in Betracht gezogen (NCCN). Obwohl mit der Therapie rezidivierter Mantelzelllymphome noch eine weitere Zulassung für Temsirolimus besteht, ist es für die

Verordnungsvolumina von Onkologika 2021 nicht mehr relevant.

Immuntherapeutika (Nivolumab, Pembrolizumab, Avelumab, Ipilimumab): s. dort.

5.4.5 Ovarialkarzinom

Bei epithelialen Ovarialkarzinomen besteht der kurative Therapieansatz in einer R0-Resektion, bei lokal fortgeschrittenen Erkrankungen, ggf. nach einer neoadjuvanten platinbasierten Chemotherapie. Bei Patientinnen mit lokal fortgeschrittenem Ovarialkarzinom (jenseits Stadium IA Grad 1) wird eine solche platinbasierte Chemotherapie (in der Regel Carboplatin und Paclitaxel) als adjuvante systemische Therapie empfohlen. Ab dem Stadium FIGO IIIB wird eine Kombination dieser Chemotherapie mit dem VEGF-Antagonisten Bevacizumab empfohlen (NCCN 2022a; AWMF 2022c). Hinsichtlich des progressionsfreien Überlebens hat sich eine anschließende Erhaltungstherapie mit einem Poly-ADP-Ribose-Polymerase (PARP)-Inhibitor, in erster Linie Olaparib, als vorteilhaft erwiesen. Eine Verbesserung des Gesamtüberlebens ist jedoch durch diese Erhaltungstherapie bislang nicht erreicht worden (Ledermann et al. 2016). Wegen der besonderen Wirksamkeit solcher PARP-Inhibitoren bei BRCA-mutierten Tumoren konnte bei Ovarialkarzinomen mit nachgewiesener BRCA-Mutation eine Verbesserung des Gesamtüberlebens durch eine Erhaltungstherapie mit einem PARP-Inhibitor wie Olaparib nachgewiesen werden (Pujade-Lauraine et al. 2017). Im Rezidiv wird erneut Carboplatin/Paclitaxel (alternativ Gemcitabin oder liposomales Doxorubicin statt Paclitaxel) verabreicht, wenn die rezidivfreie Zeit zuvor mehr als 6 Monate betragen hat. Bei Rezidiv oder Progress innerhalb 6 Monaten nach platinhaltiger Therapie erfolgt eine Zweitlinientherapie, in der Regel als Monotherapie mit pegyliertem liposomalem Doxorubicin, Gemcitabin, Topotecan oder oralem Treosulfan. Die aktuelle ASCO-Leitlinie empfiehlt nach erfolgreicher platinbasier-

ter Primärtherapie unabhängig vom BRCA-Mutationsstatus eine Erhaltungstherapie mit Niraparib (ebenfalls ein PARP-Inhibitor) oder Olaparib (bei Vorliegen einer somatischen oder Keimbahn-BRCA-Mutation). Bei Rezidiv nach erfolgreicher platinbasierter Therapie wird die Gabe eines PARP-Inhibitors unabhängig vom BRCA-Mutationsstatus empfohlen, sofern nicht zuvor schon eine Behandlung mit einem PARP-Inhibitor erfolgt war (Tew et al. 2020).

Olaparib (*Lynparza*) ist der erste PARP-Inhibitor, der 2015 als Orphan-Arzneimittel für die Erhaltungstherapie von Patientinnen mit einem platinsensitiven Rezidiv eines highgrade epithelialen Ovarialkarzinoms, Eileiterkarzinoms oder primären Peritonealkarzinoms zugelassen wurde. Gegenüber Placebo verlängert es bei nicht selektierten Patientinnen das progressionsfreie Überleben (11,2 versus 4,3 Monate), nicht aber das Gesamtüberleben (34,9 versus 31,9 Monate) (Ledermann et al. 2016). Bei Vorliegen einer BRCA-Keimbahnmutation wird auch eine Verlängerung des Gesamtüberlebens erreicht (Pujade-Lauraine et al. 2017). Das Ausmaß des Zusatznutzens war nach der Bewertung des G-BA nicht quantifizierbar, da der medizinische Zusatznutzen von Orphan-Arzneimitteln durch die Zulassung als belegt gilt (siehe Arzneiverordnungs-Report 2016, Kap. 3, Neue Arzneimittel 2015, Abschn. 3.1.27). Mittlerweile erhielt Olaparib weitere Zulassungen für das „high-grade" epitheliale Ovarialkarzinom, Eileiterkarzinom oder primäre Peritonealkarzinom sowie für das HER2-negative, lokal fortgeschrittene oder metastasierte Mammakarzinom mit BRCA 1-/2-Mutation, das BRCA-mutierte Prostatakarzinom und das BRCA-mutierte Pankreaskarzinom. Die Nutzenbewertung ergab für das Mammakarzinom wegen der besseren Verträglichkeit einen geringen Zusatznutzen, nicht aber für Ovarialkarzinom, Eileiterkarzinom oder primäres Peritonealkarzinom (siehe Arzneiverordnungs-Report 2020, Kap. 2, Neue Indikationen, Abschn. 2.2.24). Das Verordnungsvolumen ist 2021 gegenüber 2020 um weitere 24,4 % auf nunmehr 0,70 Mio. DDD angestiegen. Die Jahrestherapiekosten liegen bei 70.000 €.

Niraparib (*Zejula*) ist ein weiterer PARP-Inhibitor, der auch für die Erhaltungstherapie bei Patientinnen mit Rezidiv eines platinsensiblen, gering differenzierten serösen Karzinoms der Ovarien, der Tuben oder mit primärer Peritonealkarzinose zugelassen ist. Die zulassungsrelevante Studie war eine placebo-kontrollierte Phase-3-Studie mit Niraparib an 553 Patientinnen mit platinsensitivem Ovarialkarzinom, Tubenkarzinom oder primärem Peritonealkarzinom, die zuvor mindestens zwei platinbasierte Behandlungen mit partiellem oder komplettem Ansprechen erhalten hatten und in über 50 % eine BRCA-Mutation in der Keimbahn oder im Tumor aufwiesen (Mirza et al. 2016). Niraparib verlängerte das progressionsfreie Überleben bei Patientinnen mit einer BRCA-Mutation im Vergleich zu Placebo (21,0 versus 5,5 Monate) und ohne BRCA-Mutation (12,9 versus 3,8 Monate), verbesserte aber nicht das Gesamtüberleben. Der G-BA hat keinen Zusatznutzen von Niraparib im Vergleich zu einer Erhaltungstherapie mit Bevacizumab festgestellt (G-BA 2021u). Das Verordnungsvolumen lag 2021 bei 0,18 Mio. DDD, der Anstieg gegenüber 2020 betrug 29,5 %. Die Jahrestherapiekosten liegen bei 67.000–100.000 €.

Rucaparib (*Rubraca*) ist ein weiterer PARP-Inhibitor, der 2018 zur Erhaltungstherapie nach gutem Ansprechen auf eine platinbasierte Chemotherapie sowie zur Drittlinientherapie bei nachgewiesener BRCA-Mutation zugelassen wurde. Der G-BA hat Rucaparib zur Erhaltungstherapie im Vergleich zu Olaparib oder abwartendem Verhalten keinen Zusatznutzen zugebilligt (G-BA 2019g). Gleiches gilt für die Drittlinientherapie im Vergleich zu Topotecan oder liposomalem Doxorubicin (G-BA 2019h). Nachdem eine Interimsanalyse der „ARIEL4-Studie" zum Vergleich von Rucaparib gegen eine Chemotherapie in der Drittlinie einen signifikanten Überlebensnachteil für Rucaparib ergeben hat, veröffentlichte die EMA im April 2022 einen entsprechenden Warnhinweis (EMA 2022), und Anfang Mai 2022

wurde ein Rote-Hand-Brief zum Einsatz von Rucaparib in dieser Indikation herausgegeben. Verordnungsvolumina für Rucaparib sind für 2021 nicht relevant.

Bei Patientinnen mit fortgeschrittenem Ovarialkarzinom erhöht **Bevacizumab** in Kombination mit der Standardchemotherapie das progressionsfreie Überleben bei Erst- und Zweitlinientherapie, nicht jedoch das Gesamtüberleben (Tewari et al. 2019). Das Verordnungsvolumen des Originalpräparates *Avastin* ist 2021 gegenüber 2021 um weitere 79,2 % zurückgegangen, das Verordnungsvolumen der Bevacizumab-Präparate einschließlich der drei Biosimilars ist mit insgesamt 2,52 Mio. DDD gegenüber 2020 leicht angestiegen.

5.4.6 Mammakarzinom

In der medikamentösen Therapie des Mammakarzinoms wird heute unterschieden zwischen der systemischen (neo-)adjuvanten Therapie, die als endokrine, Chemo- und/oder Antikörpertherapie erfolgt, und der systemischen Therapie des metastasierten Mammakarzinoms (AWMF 2021c; Übersicht bei Waks und Winer 2019) bei Vorliegen von Fernmetastasen. Entscheidend hierfür sind neben Tumorgröße, Lymphknotenstatus und Grading vor allem die molekularen Subtypen, die eine immunhistochemische Untersuchung folgender Parameter erfordert: Östrogen-/Progesteron-Rezeptoren (ER/PgR) und epidermaler Wachstumsfaktor Rezeptor HER2/neu (human epidermal growth factor receptor 2 – offizieller Name heute: ERBB2). Bei Fehlen dieser 3 Marker (ER, PgR und HER2/neu) liegt ein sog. triple-negatives Mammakarzinom vor. Mehr als 90 % der Mammakarzinome sind zum Zeitpunkt der Diagnose lokal begrenzt, und Therapieziele sind operative Entfernung des Tumors sowie Vermeidung eines Rezidivs. Beim triple-negativen Mammakarzinom treten Rezidive häufiger auf als bei den beiden zuvor genannten (ER+/PgR+ bzw. HER2/neu) Subtypen.

Die systemische Therapie des nicht-metastasierten Mammakarzinoms ist abhängig vom Subtyp. Während Patientinnen mit Hormonrezeptor-positivem Mammakarzinom (ER+/PgR+) eine antihormonelle Therapie erhalten und nur selten Chemotherapie benötigen, werden Patientinnen mit HER2/neu-positivem Mammakarzinom mit Antikörpern gegen HER2/neu (Trastuzumab, Pertuzumab) kombiniert mit Chemotherapie (z. B. Taxane, Platinverbindungen, Anthrazykline) und ggf. bei positivem Hormonrezeptorstatus Antiöstrogenen bzw. Aromatasehemmern behandelt. Aufgrund der meist ungünstigen Prognose des triple-negativen Mammakarzinoms erhalten alle Patientinnen mit diesem Subtyp und einem Tumor > 5 mm eine Chemotherapie (z. B. Anthrazykline in Kombination mit Cyclophosphamid und/oder Taxanen). Die medikamentöse Therapie des metastasierten Mammakarzinoms hat als wesentliche Ziele die Verlängerung der Lebenszeit und Linderung krankheitsbedingter Symptome. Sie orientiert sich am Subtyp des Mammakarzinoms (Übersicht bei Waks und Winer 2019; Harbeck et al. 2019; AWMF 2021c). Initial werden beim Hormonrezeptor-positiven Mammakarzinom vor allem Aromatasehemmer plus CDK 4/6-Inhibitoren empfohlen, nicht jedoch eine Kombination von Chemo- und endokriner Therapie (AWMF 2021c). Beim metastasierten HER2/neu-positiven Mammakarzinom sollten in der Erstlinientherapie eine duale Blockade mit Trastuzumab und /Pertuzumab und einem Taxan eingesetzt werden bzw. bei Positivität der Hormonrezeptoren auch eine Kombination von Antikörpern mit endokriner Therapie oder Trastzumab Emtansin (AWMF 2021c). Beim triple-negativen Mammakarzinom wird zunächst eine Monochemotherapie empfohlen mit Taxanen, Platinverbindungen oder Anthrazyklinen und als Zweitlinientherapie mit Capecitabin, Eribulin, Vinorelbin, Gemcitabin oder bei Vorliegen einer BRCA1/2 Mutation mit Olaparib oder Talazoparib (Übersicht bei Waks und Winer 2019).

Die adjuvante Standardtherapie des Mammakarzinoms ist bei prä- und perimenopausalen Patientinnen mit positivem Hormonrezeptorstatus und negativem HER2/neu-Status weiterhin die endokrine Therapie, die ggf. kombiniert mit einer zielgerichteten Therapie angeboten wird. Die rein endokrine Monotherapie ist nicht indiziert bei Patientinnen, bei denen die Indikation für eine schnelle Remission zur Vermeidung ausgeprägter Symptome des betroffenen Organs besteht. Adjuvante endokrine Therapien wie Tamoxifen und Aromatasehemmer reduzieren signifikant die Wahrscheinlichkeit eines Rezidivs um ca. 40 % und die Wahrscheinlichkeit des Versterbens um ca. 30 % (AWMF 2021c). Für prä- oder perimenopausale Patientinnen wird **Tamoxifen** als Mittel der Wahl für eine Dauer von mindestens 5 Jahren empfohlen. Abhängig vom Rezidivrisiko und vom Wunsch der Patientin soll die antiöstrogene Therapie über 5 Jahre hinaus bis insgesamt 10 Jahre bzw. bis zum Rezidiv erfolgen. Diese Leitlinienempfehlung basiert auf neueren Langzeitdaten, die eine weitere Senkung der Mortalität durch eine Verlängerung der Tamoxifentherapie auf 10 Jahre gezeigt haben. Bei hohem Rezidivrisiko und prämenopausaler Situation nach adjuvanter Chemotherapie soll eine Ovarialsuppression (Gonadorelinanaloga, bilaterale Ovarektomie) zusätzlich zu Tamoxifen oder einem Aromatasehemmer erwogen werden. Postmenopausale Patientinnen, die zuvor 5 Jahre mit Tamoxifen behandelt wurden, sollte die Wahl einer über 5 Jahre fortgesetzten Therapie mit Tamoxifen oder ein Wechsel zu einem Aromatasehemmer angeboten werden. Nach Metastasierung sollte bei postmenopausalen Patientinnen zunächst ein Aromatasehemmer eingesetzt werden, wenn adjuvant ausschließlich Tamoxifen eingesetzt wurde (AWMF 2021c). Die Verordnungen von Tamoxifen waren vergleichbar mit denen von 2020 (◘ Tab. 5.10).

Hormonantagonisten Als Hormonantagonisten werden in diesem Abschnitt Gonadorelinanaloga, Antiöstrogene (Tamoxifen, Fulvestrant), Aromatasehemmer, Antiandrogene (Bicalutamid, Flutamid, Enzalutamid, Apalutamid) und ein Androgensynthesehemmer (Abirateronacetat) für onkologische Indikatio nen dargestellt (vgl. ▶ Abschn. 5.4.7). Weitere Gonadorelinanaloga für gynäkologische Indikationen finden sich im Kapitel Hypophysen- und Hypothalamushormone (▶ Kap. 39). Das Verordnungsvolumen der Hormonantagonisten für die endokrine Therapie übertrifft mit 171,0 Mio. DDD deutlich alle anderen Arzneimittelgruppen der Onkologika und umfasst wie im Jahr 2020 etwa 63 % aller onkologischen Verordnungen (◘ Tab. 5.1). Die beiden wesentlichen Indikationen der Hormonantagonisten sind das Prostatakarzinom und das Mammakarzinom, an denen sich die Verordnungsanalyse orientiert.

Fulvestrant ist der erste rein steroidale Östrogenrezeptorantagonist ohne die agonistische Restaktivität von Tamoxifen. Trotz seiner pharmakologischen Vorteile hatte Fulvestrant bei postmenopausalen Patientinnen mit fortgeschrittenem oder metastasiertem Mammakarzinom keinen klinischen Zusatznutzen im direkten Vergleich mit Tamoxifen (Howell et al. 2004) oder mit Anastrozol bei eingetretener Tamoxifenresistenz (Howell et al. 2002; Osborne et al. 2002). Seit 2009 ist Fulvestrant in einer doppelt so hohen Dosis (500 mg/ Monat) wie bisher zugelassen, die aber gegenüber der 250 mg-Dosis das Gesamtüberleben nur wenig erhöhte (26,4 versus 22,5 Monate) (Di Leo et al. 2014). Die Erstlinientherapie mit Fulvestrant (500 mg) oder Anastrozol (1 mg) zeigte in einer Phase-2-Studie an 205 postmenopausalen Patientinnen mit fortgeschrittenem Hormonrezeptor-positivem Mammakarzinom zunächst nur eine ähnliche klinische Wirksamkeit (objektives Ansprechen plus stabiler Krankheitsverlauf) von 72,5 % versus 67,0 % (Robertson et al. 2009). Eine spätere Auswertung des medianen Gesamtüberlebens ergab einen geringen Vorteil für Fulvestrant (54,1 versus 48,4 Monate) (Ellis et al. 2015). Auch in einem Cochrane-Review (9 Studien, 4.514 Frauen) war Fulvestrant (250 mg) für die Behandlung des fortgeschrittenen hormonsensitiven Mammakarzinoms bei postmenopausalen Patientinnen ähnlich wirksam wie die anderen drei endokrinen Standardtherapien. Nur in einer der 9 Studien wurde Fulvestrant in der neuen Standarddosis (500 mg) verglichen mit Anastrozol und zeigte Überlegenheit in Bezug auf die Zeit bis zur Progression und das Überleben (Übersicht bei Lee et al. 2017). Ein Vorteil für Kombinationstherapien von Fulvestrant plus andere endokrine Therapie war nicht nachweisbar. Die Verordnungen von Fulvestrant haben 2021 gegenüber 2020 erneut abgenommen (◘ Tab. 5.10). Überwiegend werden heute Generika verordnet, die aber auch heute noch – trotz deutlicher Preisreduktion in 2021 – relativ hohe DDD-Kosten (15–24 €) haben, während in den Niederlanden die Tagestherapiekosten (9,33 €) deutlich niedriger liegen.

Aromatasehemmer wurden auch 2021 häufiger als Tamoxifen verordnet und zeigen auch 2020 einen Verordnungszuwachs von knapp 7 % (◘ Tab. 5.11). Sie galten in den vergangenen Jahren als Standard der adjuvanten Therapie in der Postmenopause, da eine direkte Vergleichsstudie von Anastrozol und Tamoxifen bei postmenopausalen Patientinnen in der adjuvanten Situation Vorteile für den Aromatasehemmer Anastrozol gezeigt hatte. Die 10-Jahresergebnisse dieser Studie haben bestätigt, dass Anastrozol das krankheitsfreie Überleben verbessert und die Zahl der Rezidive vermindert. Unterschiede im Gesamtüberleben bestehen aber nicht (Goss et al. 2016). Die adjuvante endokrine Therapie für postmenopausale Patientinnen mit einem hormonrezeptorpositiven Mammakarzinom sollte daher einen Aromatasehemmer enthalten (AWMF 2021c).

Beim fortgeschrittenen Mammakarzinom war bisher eine Chemotherapie die erste Therapieoption. Mit der Einführung von Hemmstoffen (Palbociclib, Ribociclib) der Cyclinabhängigen Kinasen 4 und 6 (CDK4/6) stehen jetzt erstmals Wirkstoffe für eine weitere medikamentöse Behandlung vor einer Chemotherapie zur Verfügung, die bereits als neuer Standard in der Erstlinientherapie von Patientinnen mit fortgeschrittenem bzw. metastasiertem Hormonrezeptor-positivem Mammakarzinom gesehen werden (Übersicht bei Rugo 2019).

CDK4/6-Inhibitoren blockieren die Cyclin-abhängigen Kinasen 4 und 6, die beim Östrogenrezeptor-positiven Mammakarzinom infolge einer Überexpression von Cyclin D1 häufig verstärkt aktiviert werden und zu einer unkontrollierten Proliferation sowie einer Resistenzentwicklung gegen die endokrine Therapie des Mammakarzinoms führen. Als erster CDK4/6-Inhibitor wurde **Palbociclib** (*Ibrance*) zur Behandlung des Östrogenrezeptor-positiven, ERBB2-negativen fortgeschrittenen Mammakarzinoms in Kombination mit einem Aromatasehemmer oder Fulvestrant zugelassen. In Kombination mit Palbociclib verlängerte Letrozol das progressionsfreie Überleben im Vergleich zur Monotherapie mit Letrozol (24,8 versus 14,5 Monate), hatte aber wegen häufiger Therapieabbrüche infolge von Nebenwirkungen (Neutropenie) keinen signifikanten Effekt auf das Gesamtüberleben (Finn et al. 2016). Daher ergab die frühe Nutzenbewertung durch den G-BA keinen Beleg für einen Zusatznutzen in allen vier Subgruppen (siehe Arzneiverordnungs-Report 2017, Kap. 3, Neue Arzneimittel 2017, Abschn. 3.1.21). Auch in einer Phase-3-Studie erreichte Palbociclib in Kombination mit Fulvestrant keinen signifikanten Effekt auf das Gesamtüberleben (34,6 versus 28,9 Monate) (Turner et al. 2018), sodass auch für diese Kombination kein Zusatznutzen belegt war (G-BA 2019i). Trotz des fehlenden Zusatznutzens und hoher Jahrestherapiekosten von 40.573 € erreichte *Ibrance* auch in 2021 einen leichten Verordnungsanstieg (◨ Tab. 5.8) und gehört trotz einer fast 50%igen Preissenkung mit Nettokosten von 243 Mio. € weiterhin zu den 30 umsatzstärksten Arzneimitteln (◨ Tab. 1.3).

Ribociclib (*Kisqali*) ist der zweite CDK4/6-Inhibitor, der 2017 zur Behandlung von postmenopausalen Frauen mit einem Hormonrezeptor-positiven, HER2-negativen, lokal fortgeschrittenen oder metastasierten Mammakarzinom zugelassen wurde. Für die Zulassung relevant war eine placebokontrollierte Phase-3-Studie an 668 postmenopausalen Frauen mit Hormonrezeptor-positivem, HER2-negativem, rezidiviertem oder metastasiertem Brustkrebs, in der die Erstlinientherapie mit Ribociclib in Kombination mit Letrozol das progressionsfreie Überleben im Vergleich zur Kontrollgruppe (63,0 % versus 42,2 %) nach 18 Monaten verlängerte (Hortobagyi et al. 2016). Die frühe Nutzenbewertung durch den G-BA ergab keinen Zusatznutzen von Ribociclib, weil kein statistisch signifikanter Unterschied für das Gesamtüberleben zwischen den Studienarmen bestand (G-BA 2018). Im Dezember 2018 wurde Ribociclib für eine erweiterte Indikation zur Behandlung von Frauen mit einem Hormonrezeptor-positiven, ERBB2-negativen, lokal fortgeschrittenen oder metastasierten Mammakarzinom in Kombination mit einem Aromatasehemmer oder Fulvestrant als initiale endokrin-basierte Therapie oder bei Frauen mit vorangegangener endokriner Therapie zugelassen. Die Kombination mit Fulvestrant wurde in einer Phase-3-Studie an 726 postmenopausalen Patientinnen mit einem Hormonrezeptor-positiven, ERBB2-negativen, lokal fortgeschrittenen oder metastasierten Mammakarzinom untersucht, die Ribociclib in Kombination mit Fulvestrant oder Fulvestrant allein erhielten (Slamon et al. 2020). Nach 42 Monaten war das Gesamtüberleben (sekundärer Endpunkt) in der Gesamtpopulation im Vergleich zur Kontrollgruppe (57,8 % versus 45,9 %) signifikant verlängert, jedoch nicht in den beiden Subgruppen von Patientinnen ohne oder mit vorangegangener endokriner Therapie. Schwere Nebenwirkungen unter Ribociclib (Grad 3 oder 4) waren wiederum Neutropenie (57,1 % versus 0,8 %) und hepatobiliäre Störungen (13,7 % versus 5,8 %). Auch die frühe Nutzenbewertung der neuen Kombinationstherapie (Ribociclib in Kombination mit einem Aromatasehemmer) ergab daher zunächst in allen Subgruppen keinen Zusatznutzen (G-BA 2019j). In einem weiteren Nutzenbewertungsverfahren zu Ribociclib (HR+, HER2−, Kombination mit Fulvestrant) wurde dann ein Hinweis auf einen geringen Zusatznutzen gesehen (G-BA 2020g). Trotz des zunächst fehlenden Zusatznutzens und ebenfalls hoher DDD-Nettokosten (89,4 €)

zeigten die Verordnungen von *Kisqali* erneut einen Anstieg um knapp 10 % (● Tab. 5.8)

Abemaciclib (*Verzenios*) ist ein weiterer CDK4/6-Inhibitor, der 2018 zugelassen wurde zur Behandlung von Frauen mit Hormonrezeptor-positivem, ERBB2 negativem, lokal fortgeschrittenem oder metastasiertem Brustkrebs in Kombination mit einem Aromatasehemmer oder Fulvestrant als initiale endokrine Therapie oder bei Frauen mit vorausgehender endokriner Therapie. Die erste Nutzenbewertung für Abemaciclib in Kombination mit verschiedenen Aromatasehemmern oder Fulvestrant ergab keinen Zusatznutzen. Nur für postmenopausale Frauen mit Hormonrezeptor-positivem, ERBB2-negativem, lokal fortgeschrittenem oder metastasiertem Brustkrebs mit vorangegangener endokriner Therapie wurde in der Nutzenbewertung ein geringer Zusatznutzen festgestellt (G-BA 2019g). Die Verordnungen sind 2021 gegenüber 2020 erneut stark angestiegen (+73 %) und entsprechen inzwischen mehr als einem Drittel der Verordnungen von Ribociclib (● Tab. 5.8).

Im Jahr 2020 wurden zwei weitere Proteinkinaseinhibitoren, **Alpesilib** und **Talazoparib**, zugelassen zur Behandlung des Hormonrezeptor-positiven, HER2-negativen, lokal fortgeschrittenen oder metastasierten Mammakarzinoms mit PIK3CA-Mutation (*Piqray*) bzw. des HER2-negativen, lokal fortgeschrittenen oder metastasierten Mammakarzinoms mit BRCA 1/2-Mutationen (*Talzenna*). Alpelisib ist ein Inhibitor der Phosphoinositid-3-Kinase (PI3K), der in Kombination mit dem Antiöstrogen Fulvestrant verabreicht werden sollte. Novartis hat jedoch *Piqray* bereits zum 1. Mai 2021 wieder vom Markt genommen und als Begründung angegeben, dass in den Preisverhandlungen mit dem GKV-SV kein vernünftiger Erstattungsbetrag gefunden wurde (Jahrestherapiekosten: über 70.000 €) (Medscape 2021). Der G-BA hatte für Alpelisib keinen Zusatznutzen in der zuvor genannten Indikation gesehen (G-BA 2021v) und zudem auf die schweren Nebenwirkungen (u. a. erhöhte Blutzuckerwerte, Kreatininanstieg, erhöhte Leberenzyme) hingewiesen. Talazoparib ist ein PARP-Inhibitor, der für vorbehandelte Frauen und Männer mit einem fortgeschrittenen HER2-negativen Mammakarzinom mit BRCA1/2-Mutationen in der Keimbahn (gBRCA1/2) zugelassen wurde. Beide Proteinkinaseinhibitorem unterliegen einer zusätzlichen Überwachung aufgrund möglicherweise schwerer Nebenwirkungen.

Seit November 2021 ist Sacituzumab Govitecan (*Trodelvy*) zugelassen als Monotherapie zur Behandlung von erwachsenen Patienten mit nicht resezierbarem oder metastasiertem triple-negativem Mammakarzinom („metastatic Triple-Negative Breast Cancer", mTNBC), die zuvor zwei oder mehr systemische Therapien erhalten haben, darunter mindestens eine gegen das mTNBC. Sacituzumab Govitecan ist ein gegen das von vielen soliden Tumoren exprimierte Oberflächenprotein Trop-2 gerichtetes Antikörper-Wirkstoff-Konjugat, bei dem Sacituzumab als ein humanisierter monoklonaler Antikörper Trop-2 erkennt. Das kleine zytotoxische Molekül Govitecan (SN-38) ist ein Topoisomerase-I-Inhibitor, der über einen hydrolysierbaren Linker kovalent an den Antikörper gebunden ist. Die Jahrestherapiekosten von Trodelvy sind mit 170.024 € sehr hoch. Die Nutzenbewertung des G-BA ergab für die zuvor genannte Indikation einen von *Trodelvy* einen Anhaltspunkt für einen erheblichen Zusatznutzen (G-BA 2022f).

5.4.7 Prostatakarzinom

Neben dem Mammakarzinom und den Kolon- bzw. Rektumkarzinomen gehört das Prostatakarzinom (PCa) zu den häufigsten Krebsarten und ist das häufigste Karzinom bei Männern in Deutschland, wobei 3 von 4 Tumoren in einem lokalisierten Krankheitsstadium diagnostiziert werden (Robert Koch-Institut 2019; Knipper et al. 2021). Die medikamentöse Therapie des PCa orientiert sich an der Ausbreitung der Erkrankung, die entsprechend TNM-Klassifikation folgende Stadien unterscheidet: das lokal begrenzte PCa (T1-2 N0 M0), das lokal fortgeschrittene PCa (T3-4 N0 M0), das PCa mit Lymphknotenmetastasierung im kleinen Becken (T3-4 N1 M0) sowie das fortgeschrittene oder metastasierte PCa (M1) (Knipper et al. 2021). Die medikamentöse individuelle Therapie berücksichtigt neben dem Tumorstadium auch das Alter, die Komorbiditäten und die Patientenpräferenz (AWMF 2021d). Falls sich Patienten mit lokal begrenztem PCa gegen eine kurativ intendierte Therapie (radikale Prostatektonie) entscheiden, sollten sie heute über „Watchful Waiting" als spezielle Behandlungsstrategie mit symptomabhängiger palliativer Intervention und über eine sofortige hormonablative Therapie aufgeklärt werden (AWMF 2021d). Als hormonablative Therapie stehen neben einer Therapie mit dem Ziel einer medikamentösen Kastration (Gonadorelinanaloga, Gonadorelinantagonisten) vor allem Antiandrogene (Bicalutamid, Abirateron, Enzalutamid, Flutamid, Apalutamid und seit 2020 auch Daralutamid) zur Verfügung (◘ Tab. 5.12).

Die Androgendeprivationstherapie (ADT) ist weiterhin das wichtigste Prinzip der systemischen Therapie nach einem biochemischen Rezidiv des fortgeschrittenen Prostatakarzinoms (Übersicht bei Kinsey et al. 2020; AWMF 2021d).

Wegen der besseren Verträglichkeit werden hormonelle Mittel generell für die Erstlinientherapie bevorzugt. Eine aktuelle Metaanalyse (8 Studien, 643 Patienten) hat einen ersten Hinweis auf ein verbessertes progressionsfreies Überleben für eine Abirateronacetat-Enzalutamid-Sequenz ergeben, nicht jedoch für das Gesamtüberleben (Mori et al. 2020).

In den letzten zehn Jahren haben sich die Behandlungsoptionen des Androgenentzugs durch die Einführung neuartiger Arzneimittel wesentlich verbessert. Bei Patienten mit neu diagnostiziertem metastasiertem kastrationsnaivem Prostatakarzinom hat die Therapie einen erheblichen Wandel erfahren, weil neben der alleinigen ADT neue Kombinationstherapien mit Androgendeprivation plus Docetaxel sowie selektiv wirkende Antiandrogene (Abirateronacetat, Enzalutamid, Apalutamid) in Kombination mit dem Androgenentzug ei-

nen Überlebensvorteil gezeigt haben. Obwohl keine direkten Vergleichsstudien durchgeführt wurden, scheint die Wirksamkeit dieser Arzneimittel ähnlich zu sein. Es gibt aber deutliche Unterschiede hinsichtlich ihrer Nebenwirkungsprofile (Übersicht bei Sartor und de Bono 2018; Hall et al. 2020; AWMF 2021d).

Für Patienten mit metastasiertem kastrationsresistentem, asymptomatischem oder gering symptomatischem PCa stehen heute – falls sich der Patient gegen ein abwartendes Verhalten entscheidet – folgende medikamentöse Therapieoptionen zur Verfügung: Abirateron (in Kombination mit Prednison/Prednisolon), Docetaxel, Enzalutamid.

Gonadorelinanaloga werden am häufigsten eingesetzt für die Androgendeprivation beim hormonabhängigen PCa mit dem Ziel, das Serumtestosteron auf Kastrationsniveau zu senken. Führendes Arzneimittel für die Langzeittherapie des PCa ist Leuprorelin; deutlich geringere Verordnungsvolumina entfallen auf Triptorelin (*Pamorelin*), Buserelin (*Profact*) und Goserelin (*Zoladex*) (◘ Tab. 5.12). Leuprorelin und Goserelin sind Wirkstoffe mit einer relativ langen Halbwertszeit, die deshalb abhängig vom Arzneistoff als subkutane Depotimplantate im Abstand von 1–3 Monaten injiziert werden. Auch Buserelin (*Profact*) kann beim PCa als Depotimplantat alle 2–3 Monate gegeben werden. Insgesamt haben die Verordnungen der Gonadorelinanaloga 2021 gegenüber 2020 nur minimal zugenommen (◘ Tab. 5.12).

Der Gonadorelinantagonist **Degarelix** (*Firmagon*) wurde 2009 zur Behandlung des fortgeschrittenen hormonabhängigen PCa zugelassen (siehe Arzneiverordnungs-Report 2010, Kap. 2, Neue Arzneimittel 2009). Trotz theoretischer Vorteile spielt er im Vergleich zu den Gonadorelinanaloga nur eine geringe Rolle (◘ Tab. 5.12). Nach retrospektiven Daten soll Degarelix im Vergleich zu Gonadorelinanaloga Vorteile in Bezug auf Gesamtüberleben und kardiovaskuläre Risiken haben (Rosario et al. 2016).

Antiandrogene werden als Alternative zu den Gonadorelinanaloga oder Gonadorelinantagonisten als Monotherapie angewendet, wenn Patienten eine Erhaltung der Sexualfunktion anstreben und bereit sind, Nebenwirkungen (Gynäkomastie) und ggf. eine verkürzte Überlebenszeit zu akzeptieren (Übersicht bei National Institute for Health and Clinical Excellence 2019). Ein Cochrane-Review über 11 klinische Studien mit 3.060 Patienten mit fortgeschrittenem PCa hat bestätigt, dass nicht-steroidale Antiandrogene (Bicalutamid, Flutamid) in Bezug auf Gesamtüberleben, klinische Progression und Therapieversagen weniger wirksam sind als die medikamentöse oder chirurgische Kastration (Übersicht bei Kunath et al. 2014). Auch die kombinierte Androgenblockade zusammen mit Gonadorelinanaloga hat kaum zusätzliche Effekte, aber negative Auswirkungen auf die Lebensqualität (AWMF 2021d).

Hauptvertreter der nicht-steroidalen Antiandrogene ist **Bicalutamid**, das 1996 zur Behandlung des lokal fortgeschrittenen PCa mit hohem Progressionsrisiko eingeführt wurde. Es leitet sich von Flutamid ab, hat aber eine deutlich längere Halbwertzeit (7 Tage) und ist besser verträglich als das nur noch eine untergeordnete Rolle einnehmende Flutamid (◘ Tab. 5.12). In einer großen Studie an über 8.000 Patienten mit lokal fortgeschrittenem PCa verbesserte Bicalutamid nach 9,7 Jahren das progressionsfreie Überleben, nicht aber das Gesamtüberleben (Iversen et al. 2010). Häufigste Nebenwirkungen waren Brustschmerzen und Gynäkomastie. Die Verordnungen von Bicalutamid waren auch 2021 erneut leicht rückläufig (◘ Tab. 5.12).

Der Androgensynthesehemmer **Abirateronacetat** (*Zytiga*) wurde 2011 zunächst zur Behandlung des metastasierten kastrationsresistenten PCa in Kombination mit Prednison oder Prednisolon im Progress nach einer Docetaxel-haltigen Chemotherapie zugelassen (Übersicht bei Sartor und de Bono 2018). Durch die Hemmung des Enzyms CYP17 wird auch die extragonadale Androgenbiosynthese im Tumor und Metastasen gehemmt (siehe Arzneiverordnungs-Report 2012, Kap. 2, Neue Arzneimittel 2011). Die Nutzenbewertung von Abirateronacetat durch den G-BA

ergab für Patienten, die für eine erneute Behandlung mit Docetaxel nicht in Frage kommen – im Vergleich mit bestmöglicher supportiver Therapie – einen Hinweis auf einen beträchtlichen Zusatznutzen. Im Januar 2013 wurde Abirateronacetat auch für Patienten mit metastasiertem kastrationsresistentem PCa und asymptomatischem oder mild symptomatischem Verlauf zugelassen, bei denen nach Versagen der Androgenentzugstherapie aus onkologischer Sicht eine Chemotherapie noch nicht indiziert ist. Eine klinische Studie an 1.088 Patienten ohne vorangehende Chemotherapie hatte in der finalen Analyse gezeigt, dass Abirateronacetat in Kombination mit Prednison das mediane Gesamtüberleben im Vergleich zu Prednison gering verbessert (34,7 versus 30,3 Monate) (Ryan et al. 2015). Im Oktober 2017 wurde als dritte Indikation für Abirateron das neu diagnostizierte metastasierte hormonsensitive Hochrisiko-PCa in Kombination mit einer Androgenentzugstherapie zugelassen. Basis der Zulassung war eine Phase-3-Studie an 1.199 Patienten mit neu diagnostiziertem metastasierten Hochrisiko-PCa, in der Abirateron in Kombination mit einer Androgenentzugstherapie im Vergleich zu einer alleinigen Androgenentzugstherapie die Gesamtüberlebensrate nach 3 Jahren (66 % versus 49 %) erhöhte (Fizazi et al. 2017). Ähnliche Ergebnisse zeigte eine weitere Studie an 1.917 Hochrisikopatienten (James et al. 2017). Die frühe Nutzenbewertung dieser Indikation von Abirateron ergab einen Hinweis auf einen beträchtlichen Zusatznutzen (siehe Arzneiverordnungs-Report 2018, Kap. 3, Neue Arzneimittel 2017, Abschn. 3.2.1). Die Verordnungen von *Zytiga* sind 2021 gegenüber 2020 minimal (−0,4 %) gefallen und *Zytiga* liegt mit 404,6 Mio. € unter den führenden 30 Arzneimitteln nach jetzt an Rang 13 und erstmals knapp hinter Enzalutamid (◘ Tab. 1.3).

Enzalutamid (*Xtandi*) ist ein reiner Androgenrezeptorantagonist, der eine 10-fach höhere Rezeptoraffinität hat als Bicalutamid und daher auch bei Überexpression des Rezeptors und bei Resistenz gegen andere Antiandrogene tumorhemmend wirkt. Enzalutamid wurde 2013 zunächst zur Behandlung von Patienten mit metastasiertem kastrationsresistentem PCa zugelassen, deren Krankheit während oder nach einer Chemotherapie mit Docetaxel fortschreitet. Grundlage waren die Ergebnisse einer placebokontrollierten Studie an 1.199 Patienten mit kastrationsresistentem metastasiertem PCa im Progress nach einer Chemotherapie mit Docetaxel, die eine Verlängerung des medianen Gesamtüberlebens (18,4 Monate versus 13,6 Monate) zeigte (Scher et al. 2012). In einer weiteren doppelblinden placebokontrollierten Studie vor einer Chemotherapie betrug nach 12 Monaten die Rate des radiologisch belegten progressionsfreien Überlebens 65 % gegenüber 14 % nach Placebo und nach 22 Monaten wurde eine Senkung des Mortalitätsrisikos durch Enzalutamid um 29 % beobachtet (Beer et al. 2014). Mit diesen Daten wurde Enzalutamid auch für Patienten zugelassen, bei denen nach Versagen der medikamentösen Androgendeprivation eine Chemotherapie noch nicht indiziert ist. Für beide Indikationen hat die frühe Nutzenbewertung durch den G-BA einen Hinweis auf einen beträchtlichen Zusatznutzen ergeben (siehe Arzneiverordnungs-Report 2014, Kap. 2, Neue Arzneimittel 2013). Weiterhin verlängerte Enzalutamid als zusätzliche Gabe zur Testosteronsuppression nach 36 Monaten auch das Gesamtüberleben bei Patienten mit metastasiertem hormonsensitiven PCa im Vergleich zur Standardtherapie (80 % versus 72 %) (Davis et al. 2019). Auch die Verordnungen von Enzalutamid (*Xtandi*) zeigen 2021 einen weiteren Anstieg um 15 % (◗ Tab. 5.12) und dementsprechend auch einen Anstieg der Nettokosten um 17,5 % auf 409,5 Mio. €. Sowohl *Xtandi* als auch *Zytiga* gehören somit zu den 30 führenden Arzneimitteln nach Nettokosten (◗ Tab. 1.3).

Apalutamid (*Erleada*) ist der zweite, im Januar 2019 zugelassene selektive Androgenrezeptorantagonist, der 2021 einen sehr deutlichen Anstieg der Verordnungen aufweist. Die Zulassung erfolgte für die Behandlung des nicht-metastasierten kastrationsresistenten PCa (nmCRPCa) mit einem hohen Risiko für die Entwicklung von Metastasen. Basis der Zulassung war eine Phase-3-Studie (Chi et al. 2019) an Patienten mit nmCRPCa und einer Verdopplungszeit des prostataspezifischen Antigens (PSA) von bis zu 10 Monaten. Durch Apalutamid wurde das metastasenfreie Überleben im Vergleich zu Placebo verlängert (40,5 Monate versus 16,2 Monate). Die frühe Nutzenbewertung durch den G-BA ergab einen Anhaltspunkt für einen geringen Zusatznutzen (Arzneiverordnungs-Report 2020, Kap. 2, Neue Arzneimittel 2019, Abschn. 2.1.3). Im Januar 2020 wurde eine erste Indikationserweiterung für Apalutamid zugelassen (metastasiertes hormonsensitives PCa in Kombination mit ADT). Für diese Indikation wurde 2020 in der frühen Nutzenbewertung im Vergleich mit Docetaxel und Androgenentzug ein Anhaltspunkt für einen beträchtlichen Zusatznutzen von Apalutamid und Androgenentzug festgestellt. Die Verordnungen von Apalutamid sind 2021 um 154 % und somit stark gestiegen (◗ Tab. 5.12).

Darolutamid (*Nubeqa*) wurde 2020 als weiterer Androgenrezeptorantagonist der 2. Generation zur Behandlung erwachsener Männer mit nmCRPCa zugelassen, die ein hohes Risiko für die Entwicklung von Metastasen aufweisen. Die Wirksamkeit und Sicherheit von Darolutamid wurden in einer randomisierten doppelblinden, placebokontrollierten, multizentrischen Phase-3-Studie bei Patienten mit nicht-metastasiertem kastrationsresistenten PCa untersucht (Fizazi et al. 2019). Im Vergleich zu Placebo ergab diese Studie eine Verbesserung des primären Wirksamkeitsendpunkts (metastasenfreies Überleben) und einen positiven Trend hinsichtlich des Gesamtüberlebens. Die frühe Nutzenbewertung durch den G-BA ergab einen Anhaltspunkt für einen beträchtlichen Zusatznutzen (Arzneiverordnungs-Report 2021, Kap. 2, Tab. 2.1).

Bisher fehlt jedoch weiterhin ausreichende Evidenz für die optimale Behandlungssequenz des metastasierten PCa sowie die am besten geeignete Kombinationstherapie, die heute bei vielen Tumorkrankheiten erfolgreich angewendet wird (Übersicht bei Sartor und de Bono

2018). In der aktuellen S3-Leitlinie für das metastasierte CRPCa wird bei den Empfehlungen zwischen asymptomatischen bzw. gering symptomatischen Patienten und symptomatischen Patienten bzw. Patienten nach Vortherapie (entweder mit neuem hormonellen Wirkstoff oder Docetaxel) unterschieden und nach Hormontherapie ein Wechsel des hormonellen Wirkstoffs bzw. bei Nachweis einer BRCA1/2 Mutation eine Therapie mit dem PARP-Inhibitor Olaparib empfohlen.

Wegen der besseren Verträglichkeit werden antihormonell wirkende Wirkstoffe generell für die Erstlinientherapie bevorzugt. Eine aktuelle Metaanalyse (8 Studien, 643 Patienten) hat einen ersten Hinweis auf ein verbessertes progressionsfreies Überleben für eine Abirateronacetat-Enzalutamid-Sequenz ergeben, jedoch nicht für das Gesamtüberleben (Übersicht bei Mori et al. 2020).

5.4.8 Kopf-Hals-Karzinome

Eine medikamentöse Tumortherapie bei Kopf-Hals-Karzinomen ist in mehreren Konstellationen indiziert: a) als Induktionschemotherapie bei Nasopharynxkarzinomen, b) als primäre kombinierte Radiochemotherapie bei lokal fortgeschrittenen inoperablen Tumoren, c) als adjuvante Radiochemotherapie nach operativer R0- oder R1-Resektion und d) als palliative Therapie bei rezidivierter oder metastasierter Erkrankung.

Die in Leitlinien (AWMF 2019c, 2021e; NCCN 2022b) als Standardkonzepte ausgewiesenen Therapieregime (für a: **Gemcitabin + Cisplatin**, für b: Cisplatin mono oder in Kombination mit **5-FU**, **Carboplatin** statt Cisplatin, **Cetuximab**, für c: Cis- oder Carboplatin mit oder ohne 5-FU oder **Mitomycin C** mit oder ohne 5-FU und für d: **Cisplatin, Pembrolizumab, Nivolumab, Cetuximab, Paclitaxel, Docetaxel, Methotrexat**) sind in dieser Indikation nur teilweise zugelassen. 5-FU, obwohl als Standard für adjuvante und palliative Therapie sowie als Kombinationspartner für eine Induktionstherapie ausgewiesen, ist für

die Therapie von Kopf-Hals-Tumoren nicht zugelassen. Gleiches gilt für Carboplatin, **Paclitaxel** und Gemcitabin.

Der PD1-Inhibitor **Pembrolizumab** ist als Primärtherapie (mit oder ohne 5-FU und Cisplatin, je nach Expression von PD-L1 am Tumorgewebe) zugelassen. Basis dafür war ein Überlebensvorteil im Vergleich zur Standard-Chemotherapie, dem „EXTREME"-Protokoll (Vermorken et al. 2008), in der randomisierten Studie „KEYNOTE"-048 (Burtness et al. 2019). Der PD1-Inhibitor **Nivolumab** ist als Monotherapie für Cisplatin-vorbehandelte Patienten zugelassen und hat in einem randomisierten Vergleich mit MTX, Cetuximab oder Docetaxel (jeweils als Monosubstanz) in der Studie „CheckMate-141" einen Überlebensvorteil gezeigt (Ferris et al. 2018). Der G-BA hat Pembrolizumab als Erstlinientherapeutikum in der o. g. Indikation einen beträchtlichen Zusatznutzen bescheinigt (G-BA 2020h). Die Bewertung von Nivolumab ergab beim Vergleich mit MTX einen beträchtlichen Zusatznutzen, während jedoch im Vergleich zu einer erneuten platinbasierten Kombinationstherapie kein belegbarer Zusatznutzen festgestellt wurde (G-BA 2017).

Der EGFR-Inhibitor **Cetuximab** ist in Kombination mit Radiotherapie oder für die rezidivierte/metastasierte Erkrankung in Kombination mit platinbasierter Therapie sowie als anschließende Erhaltungstherapie bis zur Tumorprogredienz als Monosubstanz zugelassen.

Die Umsatz- und Verordnungszahlen zu den genannten Immun- und Chemotherapeutika werden im Abschnitt „Gastrointestinale Tumoren" bzw. „Lungenkarzinome" beschrieben.

Literatur

Abdel-Qadir H, Sabrie N, Leong D et al (2021) Cardiovascular risk associated with ibrutinib use in CLL. J Clin Oncol 39:3453–3462

Abou-Alfa GK, Sahai V, Hollebecque A et al (2020) Pemigatinib for previously treated, locally advanced or metastatic cholangiocarcinoma: a multicentre, open-label, phase 2 study. Lancet Oncol 21:671–684

André T, Meyerhardt J, Iveson T et al (2020a) Effect of duration of adjuvant chemotherapy for patients with stage III colon cancer (IDEA collaboration): final results from a prospective, pooled analysis of six randomised, phase 3 trials. Lancet Oncol 21:1620–1629

André T, Shiu KK, Kim TW et al (2020b) Pembrolizumab in microsatellite-instability-high advanced colorectal cancer. N Engl J Med 383:2207–2218

Arber DA, Orazi A, Hasserjian R et al (2016) The 2016 revision to the World Health Organization classification of myeloid neoplasms and acute leukaemia. Blood 127:2391–2405

AWMF Arbeitsgemeinschaft der der wissenschaftlichen medizinischen Fachgesellschaften (2018) S3-Leitlinie zur Diagnostik, Therapie und Nachsorge für Patienten mit einer chronischen lymphatischen Leukämie. Langversion 1.0 – März 2018, AWMF-Registernummer: 018-032OL. https://www.leitlinienprogramm-onkologie.de/fileadmin/user_upload/Downloads/Leitlinien/CLL/LL_CLL_Langversion_1.0.pdf

AWMF Arbeitsgemeinschaft der der wissenschaftlichen medizinischen Fachgesellschaften (2019a) S3-Leitlinie Magenkarzinom. Diagnostik und Therapie der Adenokarzinome des Magens und ösophagogastralen Übergangs. Langversion 2.0 – August 2019, AWMF-Registernummer: 032/009OL. https://www.awmf.org/uploads/tx_szleitlinien/032-009l_S3_Magenkarzinom_Diagnostik_Therapie_Adenokarzinome_oesophagogastraler_Uebergang_2019-12.pdf

AWMF Arbeitsgemeinschaft der wissenschaftlichen medizinischen Fachgesellschaften (2019b) S3-Leitlinie Kolorektales Karzinom. Langversion 2.1 – Januar 2019, AWMF-Registernummer: 021-007OL. https://www.awmf.org/uploads/tx_szleitlinien/021-007OLl_S3_Kolorektales-Karzinom-KRK_2019-01.pdf

AWMF Arbeitsgemeinschaft der der wissenschaftlichen medizinischen Fachgesellschaften (2019c) S3-Leitlinie Diagnostik, Therapie und Nachsorge des Larynxkarzinoms. Langversion 1.1 – November 2019, AWMF-Registernummer: 017-076OL. https://www.awmf.org/uploads/tx_szleitlinien/017-076OLl_S3_Larynxkarzinom_2019-11.pdf

AWMF Arbeitsgemeinschaft der Wissenschaftlichen Medizinischen Fachgesellschaften e.V. (2021a) S3-Leitlinie zum exokrinen Pankreaskarzinom. Langversion 2.0 – Dezember 2021, AWMF-Registernummer: 032-010OL. https://www.awmf.org/uploads/tx_szleitlinien/032-010OLl_Exokrines-Pankreaskarzinom_2022-01.pdf

AWMF Arbeitsgemeinschaft der wissenschaftlichen medizinischen Fachgesellschaften e.V. (2021b) S3-Leitlinie Diagnostik, Therapie und Nachsorge des Nierenzellkarzinoms. Langversion 3.0 – November 2021, AWMF-Registernummer: 043-017OL. https://www.awmf.org/uploads/tx_szleitlinien/043-017OLl_S3_Diagnostik-Therapie-Nachsorge-Nierenzellkarzinom_2021-12.pdf

AWMF Arbeitsgemeinschaft der Wissenschaftlichen Medizinischen Fachgesellschaften e.V. (2021c) Interdisziplinäre S3-Leitlinie für die Früherkennung, Diagnostik, Therapie und Nachsorge des Mammakarzinoms. Langversion 4.4 – Juni 2021, AWMF-Registernummer: 032-045OL. https://www.awmf.org/uploads/tx_szleitlinien/032-045OLl_S3_Mammakarzinom_2021-07.pdf

AWMF Arbeitsgemeinschaft der Wissenschaftlichen Medizinischen Fachgesellschaften e.V. (2021d) S3-Leitlinie Prostatakarzinom. Langversion 6.2 – Oktober 2021, AWMF-Register-Nummer 043/022OL. https://www.awmf.org/uploads/tx_szleitlinien/043-022OLl_S3_Prostatakarzinom_2021-10.pdf

AWMF Arbeitsgemeinschaft der der wissenschaftlichen medizinischen Fachgesellschaften (2021e) S3-Leitlinie Diagnostik und Therapie des Mundhöhlenkarzinoms. Langversion 3.0 – März 2021, AWMF-Register-Nummer 007/100OL. https://www.awmf.org/uploads/tx_szleitlinien/007-100OLl_S3-Diagnostik-Therapie-Mundhoehlenkarzinom_2021-03.pdf

AWMF Arbeitsgemeinschaft der wissenschaftlichen medizinischen Fachgesellschaften e.V. (2022a) S3-Leitlinie Diagnostik und Therapie der Plattenepithelkarzinome und Adenokarzinome des Ösophagus. Version 3.1 – Juni 2022, AWMF-Registernummer: 021-023OL. https://www.awmf.org/uploads/tx_szleitlinien/021-023OLl_S3_Plattenepithel_Adenokarzinom_Oesophagus_2022-07.pdf

AWMF Arbeitsgemeinschaft der wissenschaftlichen medizinischen Fachgesellschaften e.V. (2022b) S3-Leitlinie Diagnostik und Therapie des Hepatozellulären Karzinoms und biliärer Karzinome. Version 3.0 – Juli 2022, AWMF-Registernummer: 032-053OL. https://www.awmf.org/uploads/tx_szleitlinien/032-053OLl_S3_Diagnostik-Therapie-Hepatozellulaere-Karzinom-biliaere-Karzinome_2022-07.pdf

AWMF Arbeitsgemeinschaft der wissenschaftlichen medizinischen Fachgesellschaften e.V. (2022c) S3-Leitlinie Diagnostik, Therapie und Nachsorge maligner Ovarialtumoren. Version 5.1 – Mai 2022, AWMF-Registernummer: 032-035OL. https://www.awmf.org/uploads/tx_szleitlinien/032-035OLl_S3_Diagnostik-Therapie-Nachsorge-maligner-Ovarialtumoren_2022-06.pdf

Baraibar I, Melero I, Ponz-Sarvise M, Castanon E (2019) Safety and tolerability of immune checkpoint inhibitors (PD-1 and PD-L1) in cancer. Drug Saf 42:281–294

Baraniskin A, Buchberger B, Pox C et al (2019) Efficacy of bevacizumab in first-line treatment of metastatic colorectal cancer: a systematic review and meta-analysis. Eur J Cancer 106:37–44

Barthélémy P, Rioux-Leclercq N, Thibault C et al (2021) Non-clear cell renal carcinomas: Review of new molecular insights and recent clinical data. Cancer Treat Rev 97:102191

Beer TM, Armstrong AJ, Rathkopf DE et al (2014) Enzalutamide in metastatic prostate cancer before chemotherapy. N Engl J Med 371:424–433

Bibeau K, Féliz L, Lihou CF et al (2022) Progression-free survival in patients with cholangiocarcinoma with or without FGF/FGFR alterations: a FIGHT-202 post hoc analysis of prior systemic therapy response. Jco Precis Oncol 6:e2100414

Burtness B, Harrington KJ, Greil R et al (2019) Pembrolizumab alone or with chemotherapy vs cetuximab with chemotherapy for recurrent or metastatic squamous cell carcinoma of the head and neck (KEYNOTE-048): a randomised, open-label, phase 3 study. Lancet 394:1915–1928

Byrd JC, Hillmen P, Ghia P et al (2021) Acalabrutinib versus ibrutinib in previously treated chronic lymphocytic leukemia: results of the first randomized phase III trial. J Clin Oncol 39:3441–3452

Camidge DR, Kim HR, Ahn MJ et al (2018) Brigatinib versus crizotinib in ALK-positive non-small-cell lung cancer. N Engl J Med 379:2017–2039

Camidge DR, Kim HR, Ahn MJ et al (2021) Brigatinib versus crizotinib in ALK inhibitor-naive advanced ALK-positive NSCLC: final results of phase 3 ALTA-1L trial. J Thorac Oncol 16:2091–2108

Cervantes F (2014) How I treat myelofibrosis. Blood 124:2635–2642

Chakiryan NH, Jiang DD, Gillis KA et al (2021) Real-world survival outcomes associated with first-line immunotherapy, targeted therapy, and combination therapy for metastatic clear cell renal cell carcinoma. JAMA Netw Open 4:e2111329

Chari A, Vogl DT, Gavriatopoulou M et al (2019) Oral selinexor-dexamethasone for triple-class refractory multiple myeloma. N Engl J Med 38:727–738

Cheson BD, Leonard JP (2008) Monoclonal antibody therapy for B-cell non-Hodgkin's lymphoma. N Engl J Med 359:613–626

Chi KN, Agarwal N, Bjartell A et al (2019) Apalutamide for metastatic, castration-sensitive prostate cancer. N Engl J Med 381:13–24

Choueiri TK, Escudier B, Powles T et al (2016) Cabozantinib vs everolimus in advanced renal cell carcinoma (METEOR): final results from a randomised, open-label, phase 3 trial. Lancet Oncol 17:917–927

Choueiri TK, Hessel C, Halabi S et al (2018) Cabozantinib versus sunitinib as initial therapy for metastatic renal cell carcinoma of intermediate or poor risk (Alliance A031203 CABOSUN randomised trial): Progression-free survival by independent review and overall survival update. Eur J Cancer 94:115–125

Choueiri TK, Powles T, Burotto M et al (2021) Checkmate 9ER investigators. Nivolumab plus cabozantinib versus sunitinib for advanced renal-cell carcinoma. N Engl J Med 384:829–841

Ciardiello F, Tortora G (2008) EGFR antagonists in cancer treatment. N Engl J Med 358:1160–1174

Coiffier B, Lepage E, Briere J et al (2002) CHOP chemotherapy plus rituximab compared with CHOP alone in elderly patients with diffuse large-B-cell lymphoma. N Engl J Med 346:235–242

Coiffier B, Thieblemont C, Van Den Neste E et al (2010) Long-term outcome of patients in the LNH-98.5 trial, the first randomized study comparing rituximab-CHOP to standard CHOP chemotherapy in DLBCL patients: a study by the Groupe d'Etudes des Lymphomes de l'Adulte. Blood 116:2040–2045

Collins FS, Varmus H (2015) A new initiative on precision medicine. N Engl J Med 372:793–795

Conroy T, Hammel P, Hebbar M et al (2018) FOLFIRINOX or gemcitabine as adjuvant therapy for pancreatic cancer. N Engl J Med 379:2395–2406

Cortes JE, Kim DW, Pinilla-Ibarz J et al (2018) Ponatinib efficacy and safety in Philadelphia chromosome-positive leukemia: final 5-year results of the phase 2 PACE trial. Blood 132:393–404

Cortes JE, Heidel FH, Hellmann A et al (2019) Randomized comparison of low dose cytarabine with or without glasdegib in patients with newly diagnosed acute myeloid leukemia or high-risk myelodysplastic syndrome. Leukemia 33:379–389

Davis ID, Martin AJ, Stockler MR et al (2019) Enzalutamide with standard first-line therapy in metastatic prostate cancer. N Engl J Med 381:121–131

Delforge M, Shah N, Miguel JSF et al (2022) Health-related quality of life with idecabtagene vicleucel in relapsed and refractory multiple myeloma. Blood Adv 6:1309–1318

Der Arzneimittelbrief (2019) Chronische lymphatische Leukämie: Erstlinientherapie mit neuen Wirkstoffen. AMB 53:49

Der Arzneimittelbrief (2020) Ibrutinib: neue Erkenntnisse zu kardiovaskulären Nebenwirkungen unter „Real-World"-Bedingungen. AMB 54:1

DeVita VT, Rosenberg SA (2012) Two hundred years of cancer research. N Engl J Med 366:2207–2214

DGHO Deutsche Gesellschaft für Hämatologie und Medizinische Onkologie et al (2020) Positionspapier Dihydropyrimidin-Dehydrogenase (DPD) – Testung vor Einsatz von 5-Fluorouracil, Capecitabin und Tegafur – Juni 2020. https://www.dgho.de/publikationen/stellungnahmen/gute-aerztliche-praxis/dpd-testung/dpd-positionspapier-2020-konsens_logos_final.pdf

Di Leo A, Jerusalem G, Petruzelka L et al (2014) Final overall survival: fulvestrant 500 mg vs 250 mg in the randomized CONFIRM trial. J Natl Cancer Inst 106:djt337

Dimopoulos MA, Oriol A, Nahi H et al (2016) Daratumumab, lenalidomide, and dexamethasone for multiple myeloma. N Engl J Med 375:1319–1331

Dimopoulos MA, Goldschmidt H, Niesvizky R et al (2017) Carfilzomib or bortezomib in relapsed or refractory multiple myeloma (ENDEAVOR): an interim overall survival analysis of an open-label, randomised, phase 3 trial. Lancet Oncol 18:1327–1337

Dimopoulos MA, Lonial S, White D et al (2020) Elotuzumab, lenalidomide, and dexamethasone in RRMM: final overall survival results from the phase 3 randomized ELOQUENT-2 study. Blood Cancer J 10:91

Dimopoulos MA, Moreau P, Terpos E et al (2021) Multiple myeloma: EHA-ESMO clinical practice guidelines for diagnosis, treatment and follow-up. HemaSphere 5:e528

DiNardo CD, Jonas BA, Pullarkat V et al (2020) Azacitidine and venetoclax in previously untreated acute myeloid leukemia. N Engl J Med 383:617–629

Dobbelstein M, Moll U (2014) Targeting tumoursupportive cellular machineries in anticancer drug development. Nat Rev Drug Discov 13:179–196

Doebele RC, Drilon A, Paz-Ares L et al (2020) Entrectinib in patients with advanced or metastatic NTRK fusion-positive solid tumours: integrated analysis of three phase 1–2 trials. Lancet Oncol 21:271–282

Douillard JY, Oliner KS, Siena S et al (2013) Panitumumab-FOLFOX4 treatment and RAS mutations in colorectal cancer. N Engl J Med 369:1023–1034

Dreger P, Ghia P, Schetelig J et al (2018) High-risk chronic lymphocytic leukemia in the era of pathway inhibitors: integrating molecular and cellular therapies. Blood 132:892–902

Drilon A, Oxnard GR, Tan DSW et al (2020) Efficacy of selpercatinib in RET fusion-positive non-small-cell lung cancer. N Engl J Med 383:813–824

Durie BG, Hoering A, Abidi MH et al (2017) Bortezomib with lenalidomide and dexamethasone vs lenalidomide and dexamethasone alone in patients with newly diagnosed myeloma without intent for immediate autologous stem-cell transplant (SWOG S0777): a randomised, open-label, phase 3 trial. Lancet 389:519–527

Duell J, Maddocks KJ, González-Barca E et al (2021) Long-term outcomes from the Phase II L-MIND study of tafasitamab (MOR208) plus lenalidomide in patients with relapsed or refractory diffuse large B-cell lymphoma. Haematologica 106:2417–2426

Ellis MJ, Llombart-Cussac A, Feltl D et al (2015) Fulvestrant 500 mg versus anastrozole 1 mg for the first-line treatment of advanced breast cancer: overall survival analysis from the phase II FIRST study. J Clin Oncol 33:3781–3787

Erkaliskan A, Erdogan DS, Eskazan AE (2021) Current evidence on the efficacy and safety of generic imatinib in CML and the impact of generics on health care costs. Blood Adv 5:3344–3353

Etienne G, Guilhot J, Rea D et al (2017) Long-term follow-up of the french stop imatinib (STIM1) study in patients with chronic myeloid leukemia. J Clin Oncol 35:298–305

European Medicines Agency (2022) Rubraca (Rucaparib): interim data from Study CO-338-043 (ARIEL4) show a decrease in overall survival compared to standard of care. https://www.ema.europa.eu/en/documents/dhpc/direct-healthcare-professional-communication-dhpc-rucaparib-rubracar-interim-data-study-co-338-043_en.pdf

Facon T, Dimopoulos MA, Dispenzieri A et al (2018) Final analysis of survival outcomes in the phase 3 FIRST trial of up-front treatment for multiple myeloma. Blood 131:301–310

Facon T, Kumar S, Plesner T et al (2019) Daratumumab plus lenalidomide and dexamethasone for untreated myeloma. N Engl J Med 380:2104–2115

Falzone L, Salomone S, Libra M (2018) Evolution of cancer pharmacological treatments at the turn of the third millennium. Front Pharmacol 9:1300

Fenaux P, Mufti GJ, Hellstrom-Lindberg E et al (2009) Efficacy of azacitidine compared with that of conventional care regimens in the treatment of higher-risk myelodysplastic syndromes: a randomised, open-label, phase III study. Lancet Oncol 10:223–232

Fenaux P, Platzbecker U, Mufti GJ et al (2020) Luspatercept in patients with lower-risk myelodysplastic syndromes. N Engl J Med 382:140–151

Ferris RL, Blumenschein G Jr, Fayette J (2018) Nivolumab vs investigator's choice in recurrent or metastatic squamous cell carcinoma of the head and neck: 2-year long-term survival update of CheckMate 141 with analyses by tumor PD-L1 expression. Oral Oncol 81:45–51

Finn RS, Martin M, Rugo HS et al (2016) Palbociclib and letrozole in advanced breast cancer. N Engl J Med 375:1925–1936

Finn RS, Qin S, Ikeda M et al (2020) Atezolizumab plus bevacizumab in unresectable hepatocellular carcinoma. N Engl J Med 382:1894–1905

Fizazi K, Tran N, Fein L et al (2017) Abiraterone plus prednisone in metastatic, castration-sensitive prostate cancer. N Engl J Med 377:352–360

Fizazi K, Shore N, Tammela TL et al (2019) Daralutamide in nonmetastatic, castration-resistant prostate cancer. N Engl J Med 380:1235–1246

Furman RR, Sharman JP, Coutre SE et al (2014) Idelalisib and rituximab in relapsed chronic lymphocytic leukemia. N Engl J Med 370:997–1007

Gainor JF, Curigliano G, Kim DW et al (2021) Pralsetinib for RET fusion-positive non-small-cell lung cancer (ARROW): a multi-cohort, open-label, phase 1/2 study. Lancet Oncol 22:959–969

Gellad WF, Kesselheim AS (2017) Accelerated approval and expensive drugs – A challenging combination. N Engl J Med 376:2001–2004

Gemeinsamer Bundesausschuss (2014a) Nutzenbewertung Ruxolitinib. https://www.g-ba.de/downloads/39-261-2357/2015-10-15_AM-RL-XII_Ruxolitinib_Aenderung_2014-05-15-D-108_BAnz.pdf

Gemeinsamer Bundesausschuss (2014b) Nutzenbewertung Ipilimumab (neues Anwendungsgebiet). https://www.g-ba.de/downloads/39-261-2002/2014-06-05_AM-RL-XII_Ipilimumab_nAwg_2013-12-15-D-090_BAnz.pdf

Gemeinsamer Bundesausschuss (2017) Nutzenbewertung Nivolumab (neues Anwendungsgebiet: Plattenepithelkarzinom im Kopf-Hals-Bereich). https://www.g-ba.de/downloads/39-261-3128/2017-11-17_AM-RL-XII_Nivolumab_D-291_BAnz.pdf

Gemeinsamer Bundesausschuss (2018) Nutzenbewertung Ribociclib. https://www.g-ba.de/downloads/39-261-3253/2018-03-16_AM-RL-XII_Ribociclib_D-307_BAnz.pdf

Gemeinsamer Bundesausschuss (2019a) Nutzenbewertung Daratumumab (neues Anwendungsgebiet: neu diagnostiziertes Multiples Myelom). https://www.g-ba.de/downloads/39-261-3724/2019-03-22_AM-RL-XII_Daratumumab_BAnz.pdf

Gemeinsamer Bundesausschuss (2019b) Nutzenbewertung Osimertinib (neues Anwendungsgebiet: lokal fortgeschrittenes oder metastasiertes nichtkleinzelliges Lungenkarzinom, Erstlinientherapie). https://www.g-ba.de/downloads/39-261-3646/2019-01-17_AM-RL-XII_Osimertinib_D-369_BAnz.pdf

Gemeinsamer Bundesausschuss (2019c) Nutzenbewertung Dabrafenib (neues Anwendungsgebiet: Melanom, in Kombination mit Trametinib, BRAF-V600-Mutation, adjuvante Behandlung). https://www.g-ba.de/downloads/39-261-3721/2019-03-22_AM-RL-XII_Dabrafenib_D-383_BAnz.pdf

Gemeinsamer Bundesausschuss (2019d) Nutzenbewertung Pembrolizumab (neues Anwendungsgebiet: Melanom, adjuvante Therapie). https://www.g-ba.de/downloads/39-261-3962/2019-09-19_AM-RL-XII_Pembrolizumab_nAWG_D-446_BAnz.pdf

Gemeinsamer Bundesausschuss (2019e) Nutzenbewertung Nivolumab (Melanom; in Kombination mit Ipilimumab; Neubewertung nach Fristablauf). https://www.g-ba.de/downloads/39-261-3624/2018-12-20_AM-RL-XII_Nivolumab_D-370_BAnz.pdf

Gemeinsamer Bundesausschuss (2019f) Nutzenbewertung Cabozantinib. https://www.g-ba.de/downloads/39-261-3683/2019-02-21_AM-RL-XII_Cabozantinib_D-367_BAnz.pdf

Gemeinsamer Bundesausschuss (2019g) Nutzenbewertung Rucaparib (Erhaltungstherapie). https://www.g-ba.de/downloads/39-261-3927/2019-08-15_AM-RL-XII_Rucaparib_D-444_BAnz.pdf

Gemeinsamer Bundesausschuss (2019h) Nutzenbewertung Rucaparib (nach mind. 2 Vortherapien, mit BRCA-Mutationen). https://www.g-ba.de/downloads/39-261-3928/2019-08-15_AM-RL-XII_Rucaparib_D-438_BAnz.pdf

Gemeinsamer Bundesausschuss (2019i) Nutzenbewertung Palbociclib (Therapiekosten). https://www.g-ba.de/downloads/39-261-3884/2019-07-18_AM-RL-XII_Palbociclib_D-395_BAnz.pdf

Gemeinsamer Bundesausschuss (2019j) Nutzenbewertung Ribociclib (neues Anwendungsgebiet: Brustkrebs, in Kombination mit einem Aromatasehemmer). https://www.g-ba.de/downloads/39-261-3862/2019-07-04_AM-RL-XII_Ribociclib-Aromatasehemmer_D-430_BAnz.pdf

Gemeinsamer Bundesausschuss (2020a) Nutzenbewertung Polatuzumab Vedotin (diffus großzelliges B-Zell-Lymphom, Kombination mit Bendamustin und Rituximab). https://www.g-ba.de/downloads/39-261-4429/2020-08-20_AM-RL-XII_Polatuzumab-Vedotin_D-507_BAnz.pdf

Gemeinsamer Bundesausschuss (2020b) Nutzenbewertung Brigatinib (neues Anwendungsgebiet: NSCLC, ALK+, ALK-Inhibitor-naive Patienten). https://www.g-ba.de/downloads/39-261-4498/2020-10-15_AM-RL XII Brigatinib_D-542_BAnz pdf

Gemeinsamer Bundesausschuss (2020c) Nutzenbewertung Atezolizumab (neues Anwendungsgebiet: fortgeschrittenes, kleinzelliges Lungenkarzinom, Erstlinie, Kombination mit Carboplatin und Etoposid). https://www.g-ba.de/downloads/39-261-4238/2020-04-02_AM-RL-XII_Atezolizumab_nAWG_D-491_BAnz.pdf

Gemeinsamer Bundesausschuss (2020d) Nutzenbewertung Larotrectinib (solide Tumore, Histologieunabhängig). https://www.g-ba.de/downloads/39-261-4242/2020-04-02_AM-RL-XII_Larotrectinib_D-495_BAnz.pdf

Gemeinsamer Bundesausschuss (2020e) Nutzenbewertung Ramucirumab (neues Anwendungsgebiet: hepatozelluläres Karzinom). https://www.g-ba.de/downloads/39-261-4168/2020-02-20_AM-RL-XII_Ramucirumab_D-474_BAnz.pdf

Gemeinsamer Bundesausschuss (2020f) Nutzenbewertung Pembrolizumab (neues Anwendungsgebiet: Nierenzellkarzinom, Erstlinie, Kombination mit Axitinib). https://www.g-ba.de/downloads/39-261-4289/2020-05-14_AM-RL-XII_Pembrolizumab-RCC_D-502_BAnz.pdf

Gemeinsamer Bundesausschuss (2020g) Nutzenbewertung Ribociclib (Neubewertung nach Fristablauf (Mammakarzinom, HR+, HER2-, Kombination mit Fulvestrant)). https://www.g-ba.de/downloads/39-261-4428/2020-08-20_AM-RL-XII_Ribociclib_D-518_BAnz.pdf

Gemeinsamer Bundesausschuss (2020h) Nutzenbewertung Pembrolizumab (neues Anwendungsgebiet: Plattenepithelkarzinom Kopf-Hals-Bereich, Erstlinie, Monotherapie). https://www.g-ba.de/downloads/39-261-4284/2020-05-14_AM-RL-XII_Pembrolizumab_D-501_BAnz.pdf

Gemeinsamer Bundesausschuss (2021a) Nutzenbewertung Carfilzomib (neues Anwendungsgebiet: Multiples Myelom, mindestens 1 Vortherapie, Kombination mit Daratumumab und Dexamethason). https://www.g-ba.de/downloads/39-261-4927/2021-07-15_AM-RL-XII_Carfilzomib_D-617_BAnz.pdf

Gemeinsamer Bundesausschuss (2021b) Nutzenbewertung Isatuximab (Multiples Myelom, mind. 2 Vortherapien, Kombination mit Pomalidomid und Dexamethason). https://www.g-ba.de/downloads/39-261-5104/2021-11-04_AM-RL-XII_Isatuximab_D-675_BAnz.pdf

Gemeinsamer Bundesausschuss (2021c) Nutzenbewertung Isatuximab (neues Anwendungsgebiet: Multiples Myelom, mind. 1 Vortherapie, Kombination mit Carfilzomib und Dexamethason). https://www.g-ba.de/downloads/39-261-5107/2021-11-04_AM-RL-XII_Isatuximab_nAWG_D-676_BAnz.pdf

Gemeinsamer Bundesausschuss (2021d) Nutzenbewertung Elotuzumab (Neubewertung nach Fristablauf: Multiples Myelom, mind. 2 Vortherapien, Kombination mit Pomalidomid und Dexamethason). https://www.g-ba.de/downloads/39-261-5174/2021-12-16_AM-RL-XII_Elotuzumab_D-708_BAnz.pdf

Gemeinsamer Bundesausschuss (2021e) Nutzenbewertung Belantamab-Mafodotin (Multiples Myelom, mind. 4 Vortherapien, Monotherapie). https://www.g-ba.de/downloads/39-261-4731/2021-03-04_AMRL-XII_Belantamab-Mafodotin_D-582_BAnz.pdf

Gemeinsamer Bundesausschuss (2021f) Nutzenbewertung Acalabrutinib (chronische lymphatische Leukämie, nach mindestens 1 Vorbehandlung). https://www.g-ba.de/downloads/39-261-4963/2021-08-05_AM-RL-XII_Acalabrutinib_D-594_BAnz.pdf

Gemeinsamer Bundesausschuss (2021g) Nutzenbewertung Obinutuzumab (Überschreitung 50 Mio. € Grenze: Chronische Lymphatische Leukämie, Kombination mit Chlorambucil, Erstlinie.). https://www.g-ba.de/downloads/39-261-5110/2021-11-04_AM-RL-XII_Obinutuzumab_D-662_BAnz.pdf

Gemeinsamer Bundesausschuss (2021h) Nutzenbewertung Obinutuzumab (Überschreitung 50 Mio. € Grenze: Follikuläres Lymphom, Kombination mit Bendamustin, Rituximab-refraktär). https://www.g-ba.de/downloads/39-261-5108/2021-11-04_AM-RL-XII_Obinutuzumab_D-673_BAnz.pdf

Gemeinsamer Bundesausschuss (2021i) Nutzenbewertung Obinutuzumab (Überschreitung 50 Mio. € Grenze: Follikuläres Lymphom, Kombination mit Chemotherapie, Erstlinie). https://www.g-ba.de/downloads/39-261-5106/2021-11-04_AM-RL-XII_Obinutuzumab_D-674_BAnz.pdf

Gemeinsamer Bundesausschuss (2021j) Nutzenbewertung Brentuximab Vedotin (Neubewertung nach Fristablauf: Systemisches anaplastisches großzelliges Lymphom; Erstlinie; Kombination mit Cyclophosphamid, Doxorubicin und Prednison). https://www.g-ba.de/downloads/39-261-5178/2021-12-16_AM-RL_XII_Brentuximab-Vedotin_D-709_BAnz.pdf

Gemeinsamer Bundesausschuss (2021k) Nutzenbewertung Luspatercept (Myelodysplastische Syndrome (MDS)). https://www.g-ba.de/downloads/39-261-4666/2021-01-21_AM-RL-XII_Luspatercept_MDS_D-561_BAnz.pdf

Gemeinsamer Bundesausschuss (2021l) Nutzenbewertung Venetoclax (Neues Anwendungsgebiet: Akute Myeloische Leukämie, Kombinationstherapie, Erstlinie). https://www.g-ba.de/downloads/39-261-5156/2021-12-02_AM-RL-XII_Venetoclax_D-696_BAnz.pdf

Gemeinsamer Bundesausschuss (2021m) Nutzenbewertung Glasdegib (akute myeloische Leukämie, Kombination mit Cytarabin (LDAC)). https://www.g-ba.de/downloads/39-261-4705/2021-02-18_AM-RL-XII_Glasdegib_D-565_BAnz.pdf

Gemeinsamer Bundesausschuss (2021n) Nutzenbewertung Tagraxofusp (Blastische plasmazytoide dendritische Zellneoplasie, Erstlinie). https://www.g-ba.de/downloads/39-261-5157/2021-12-02_AM-RL-XII_Tagraxofusp_D-667_BAnz.pdf

Gemeinsamer Bundesausschuss (2021o) Nutzenbewertung Selpercatinib (Lungenkarzinom, nicht-kleinzelliges, RET-Fusion-positiv, nach Platinbasierter Chemo- und/oder Immuntherapie). https://www.g-ba.de/downloads/39-261-4998/2021-09-02_AM-RL-XII_Selperacitinib_D-655_BAnz.pdf

Gemeinsamer Bundesausschuss (2021p) Nutzenbewertung Durvalumab (neues Anwendungsgebiet: kleinzelliges Lungenkarzinom, Erstlinie, Kombination mit Etoposid und entweder Carboplatin oder Cisplatin). https://www.g-ba.de/downloads/39-261-4767/2021-04-01_AM-RL-XII_Durvalumab_nAWG_D-589_BAnz.pdf

Gemeinsamer Bundesausschuss (2021q) Nutzenbewertung Entrectinib (ROS1-positives, fortgeschrittenes nicht kleinzelliges Lungenkarzinom). https://www.g-ba.de/downloads/39-261-4714/2021-02-18_AM-RL-XII_Entrectinib_D-558_BAnz.pdf

Gemeinsamer Bundesausschuss (2021r) Nutzenbewertung Nivolumab (Neubewertung nach Fristablauf (Melanom, adjuvante Therapie)). https://www.g-ba.de/downloads/39-261-5020/2021-09-16_AM-RL-XII_Nivolumab_D-668_BAnz.pdf

Gemeinsamer Bundesausschuss (2021s) Nutzenbewertung Pemigatinib (Cholangiokarzinom mit FGFR2-Fusion oder FGFR2-Rearrangement, nach mindestens 1 Vortherapie). https://www.g-ba.de/downloads/39-261-5049/2021-10-07_AM-RL-XII_Pemigatinib_D-670_BAnz.pdf

Gemeinsamer Bundesausschuss (2021t) Nutzenbewertung Trifluridin/Tipiracil (neues Anwendungsgebiet: metastasiertes Magenkarzinom, vorbehandelte Patienten). https://www.g-ba.de/downloads/39-261-4245/2020-04-02_AM-RL-XII_TrifluridinTipiracil_D-493_BAnz.pdf

Gemeinsamer Bundesausschuss (2021u) Nutzenbewertung Niraparib (neues Anwendungsgebiet: Ovarialkarzinom, Eileiterkarzinom oder primäres Peritonealkarzinom, FIGO-Stadien III und IV, Erhaltungstherapie). https://www.g-ba.de/downloads/39-261-4839/2021-05-20_AM-RL-XII_Niraparib_D-607_BAnz.pdf

Gemeinsamer Bundesausschuss (2021v) Nutzenbewertung Alpelisib in Kombination mit Fulvestrant (Mammakarzinom mit PIK3CA-Mutation, HR+, HER2-, Kombination mit Fulvestrant). https://www.g-ba.de/downloads/39-261-4706/2021-02-18_AM-RL-XII_Alpelisib_D-574_BAnz.pdf

Gemeinsamer Bundesausschuss (2022a) Nutzenbewertung Ixazomib (Neubewertung nach Fristablauf: Multiples Myelom, mind. 1 Vortherapie, Kombination mit Lenalidomid und Dexamethason). https://www.g-ba.de/downloads/39-261-5385/2022-04-21_AM-RL-XII_Ixazomib_D-753_BAnz.pdf

Gemeinsamer Bundesausschuss (2022b) Nutzenbewertung Zanubrutinib (Morbus Waldenström, Erstlinie (Chemo-Immuntherapie ungeeignet) oder nach mind. 1 Vortherapie). https://www.g-ba.de/downloads/39-261-5471/2022-06-16_AM-RL-XII_Zanubrutinib_D-761_BAnz.pdf

Gemeinsamer Bundesausschuss (2022c) Nutzenbewertung Tafasitamab (diffus großzelliges B-Zell-Lymphom, Kombination mit Lenalidomid). https://www.g-ba.de/downloads/39-261-5314/2022-03-03_AM-RL-XII_Tafasitamab_D-732_BAnz.pdf

Gemeinsamer Bundesausschuss (2022d) Nutzenbewertung Pralsetinib (Lungenkarzinom, nichtkleinzelliges, RET-Fusion+). https://www.g-ba.de/downloads/39-261-5465/2022-06-16_AM-RL-XII_Pralsetinib_D-757_BAnz.pdf

Gemeinsamer Bundesausschuss (2022e) Nutzenbewertung Pembrolizumab (neues Anwendungsgebiet: fortgeschrittenes Nierenzellkarzinom, Erstlinie, Kombination mit Lenvatinib). https://www.g-ba.de/downloads/39-261-5520/2022-07-07_AM-RL-XII_Pembrolizumab_D-763_BAnz.pdf

Gemeinsamer Bundesausschuss (2022f) Nutzenbewertung Sacituzumab Govitecan (Mammakarzinom, triplenegativ, mindestens 2 Vortherapien). https://www.g-ba.de/downloads/39-261-5437/2022-05-19_AM-RL-XII_Sacituzumab%20Govitecan_D-750_BAnz.pdf

Ghia P, Pluta A, Wach M et al (2020) ASCEND: Phase III, randomized trial of acalabrutinib versus idelalisib plus rituximab or bendamustine plus rituximab in relapsed or refractory chronic lymphocytic leukemia. J Clin Oncol 38:2849–2861

Gisslinger H, Klade C, Georgiev P et al (2020) Ropeginterferon alfa 2-b versus standard therapy for plycythemia vera (PROUD-PV and CONTINUATION-PV): a randomised, non-inferiority, phase 3 trial and its extension study. Lancet Haematol 7:e196–e208

Goldman JW, Dvorkin M, Chen Y et al (2021) Durvalumab, with or without tremelimumab, plus platinum-etoposide vs platinum-etoposide alone in first-line treatment of extensive-stage SCLC (CASPIAN): updated results from a randomised, controlled, open-label, phase 3 trial. Lancet Oncol 22:51–65

Goldschmidt H, Ashcroft J, Szabo Z et al (2019) Navigating the treatment landscape in multiple myeloma: which combinations to use and when? Ann Hematol 98:1–18

Goss PE, Ingle JN, Pritchard KI et al (2016) Extending aromatase-inhibitor adjuvant therapy to 10 years. N Engl J Med 375:209–219

Goss GD, Cobo M, Lu S et al (2021) Afatinib versus erlotinib as second-line treatment of patients with advanced squamous cell carcinoma of the lung: Final analysis of the randomised phase 3 LUX-Lung 8 trial. EClinicalMedicine 37:100940

Greenberg PL, Tuechler H, Schanz J et al (2012) Revised international prognostic scoring system for myelodysplastic syndromes. Blood 120:2454–2465

Grosicki S, Simonova M, Spicka I et al (2020) Once-per-week selinexor, bortezomib, and dexamethasone vs twice-per-week bortezomib and dexamethasone in patients with multiple myeloma (BOSTON): a randomised, open-label, phase 3 trial. Lancet 396:1563–1573

Guglielmelli P, Vannucchi AM (2020) Current management strategies for polycythemia vera and essential thrombocythemia. Blood Rev 42:100714

Hall ME, Huelster HL, Luckenbaugh AN et al (2020) Metastatic hormone-sensitive prostate cancer: current perspective on the evolving therapeutic landscape. Onco Targets Ther 13:3571–3581

Hallek M, Shanafelt TD, Eichhorst B (2018) Chronic lymphocytic leukaemia. Lancet 391:1524–1537

Hanahan D (2014) Rethinking the war on cancer. Lancet 383:558–563

Hanna NH, Robinson AG, Temin S et al (2021) Therapy for stage IV non-small-cell lung cancer with driver alterations: ASCO and OH (CCO) joint guideline update. J Clin Oncol 39:1040–1091

Harbeck N, Penault-Llorca F, Cortes J et al (2019) Breast cancer. Nat Rev Dis Prim 5:66

Harousseau JL, Attal M (2017) How I treat first relapse of myeloma. Blood 130:963–973

Harrison CN, Campbell PJ, Buck G et al (2005) Hydroxyurea compared with anagrelide in high-risk essential thrombocythemia. N Engl J Med 353:33–45

Hauschild A, Grob JJ, Demidov LV et al (2012) Dabrafenib in BRAF-mutated metastatic melanoma: a multicentre, open-label, phase 3 randomised controlled trial. Lancet 380:358–365

Heuser M, Ofran Y, Boissel N et al (2020) Acute myeloid leukaemia in adult patients: ESMO Clinical Practice Guidelines for diagnosis, treatment and follow-up. Ann Oncol 31:697–712

Hochhaus A, Larson RA, Guilhot F et al (2017) Long-term outcomes of imatinib treatment for chronic myeloid leukemia. N Engl J Med 376:917–927

Hochhaus A, Baccarani M, Silver RT et al (2020a) European LeukemiaNet 2020 recommendations for treating chronic myeloid leukemia. Leukemia 34:966–984

Hochhaus A, Breccia M, Saglio G et al (2020b) Expert opinion-management of chronic myeloid leukemia after resistance to second-generation tyrosine kinase inhibitors. Leukemia 34:1495–1502

Hofmann F, Hwang EC, Lam TB et al (2020) Targeted therapy for metastatic renal cell carcinoma. Cochrane Database Syst Rev. https://doi.org/10.1002/14651858.CD012796.pub2

Hortobagyi GN, Stemmer SM, Burris HA et al (2016) Ribociclib as first-line therapy for HR-positive, advanced breast cancer. N Engl J Med 375:1738–1748

Horwitz S, O'Connor OA, Pro B et al (2019) Brentuximab vedotin with chemotherapy for CD30-positive peripheral T-cell lymphoma (ECHELON-2): a global, double-blind, randomised, phase 3 trial. Lancet 393:229–240

Howell A, Robertson JFR, Quaresma AJ et al (2002) Fulvestrant (ICI 182,780) is as effective as anastrozole in postmenopausal women with advanced breast cancer progressing progressing after prior endocrine treatment. J Clin Oncol 20:3396–3403

Howell A, Robertson JF, Abram P et al (2004) Comparison of fulvestrant versus tamoxifen for the treatment of advanced breast cancer in postmenopausal women previously untreated with endocrine therapy: a multinational, double-blind, randomized trial. J Clin Oncol 22:1605–1613

Hudes G, Carducci M, Tomczak P et al (2007) Temsirolimus, interferon alfa, or both for advanced renal-cell carcinoma. N Engl J Med 356:2271–2281

IQVIA Institute for Human Data Science (2021) Global oncology trends 2021: outlook to 2025. https://www.iqvia.com/insights/the-iqvia-institute/reports/global-oncology-trends-2021

Iversen P, McLeod DG, See WA et al (2010) Antiandrogen monotherapy in patients with localized or locally advanced prostate cancer: final results from the bicalutamide early prostate cancer program at a median follow-up of 9.7 years. BJU Int 105:1074–1081

Jabbour E, Kantarjian H (2018) Chronic myeloid leukemia: 2018 update on diagnosis, therapy and monitoring. Am J Hematol 93:442–459

James ND, de Bono JS, Spears MR et al (2017) Abiraterone for prostate cancer not previously treated with hormone therapy. N Engl J Med 377:338–351

Joppi R, Gerardi C, Bertele V et al (2016) Letting post-marketing bridge the evidence gap: the case of orphan drugs. BMJ 353:i2978

June CH, Sadelain M (2018) Chimeric antigen receptor therapy. N Engl J Med 379:64–72

Kamisawa T, Wood LD, Itoi T et al (2016) Pancreatic cancer. Lancet 388:73–85

Kantarjian H, DeAngelo DJ, Stelljes M et al (2016) Inotuzumab ozogamicin versus standard therapy for acute lymphoblastic leukemia. N Engl J Med 375:740–753

Kantarjian H, Stein A, Gökbuget N et al (2017) Blinatumomab versus chemotherapy for advanced acute lymphoblastic leukemia. N Engl J Med 376:836–847

Kinsey EN, Zhang T, Armstrong AJ (2020) Metastatic hormone-sensitive prostate cancer. A review of the current treatment landscape. Cancer J 26:64–75

Knipper S, Ott S, Schlemmer H-P et al (2021) Kurative Therapieoptionen des lokal begrenzten Prostatakarzinoms. Dtsch Arztebl 118:228–235

Kröger NM, Deeg JH, Olavarria E et al (2015) Indication and management of allogeneic stem cell transplantation in primary myelofibrosis: a consensus process by an EBMT/ELN international working group. Leukemia 29:2126–2133

Kunath F, Grobe HR, Rücker G et al (2014) Non-steroidal antiandrogen monotherapy compared with luteinising hormone-releasing hormone agonists or surgical castration monotherapy for advanced prostate cancer. Cochrane Database Syst Rev. https://doi.org/10.1002/14651858.CD009266.pub2

Lambert J, Pautas C, Terré C et al (2019) Gemtuzumab ozogamicin for de novo acute myeloid leukemia: final efficacy and safety updates from the open-label, phase III ALFA-0701 trial. Haematologica 104:113–119

Lancet JE, Uy GL, Cortes JE et al (2018) CPX-351 (cytarabine and daunorubicin) liposome for injection versus conventional cytarabine plus daunorubicin in older patients with newly diagnosed secondary Acute Myeloid Leukemia. J Clin Oncol 36:2684–2692

Ledermann JA, Harter P, Gourley C et al (2016) Overall survival in patients with platinum-sensitive recurrent serous ovarian cancer receiving olaparib maintenance monotherapy: an updated analysis from a randomised, placebo-controlled, double-blind, phase 2 trial. Lancet Oncol 17:1579–1589

Lee CI, Goodwin A, Wilcken N (2017) Fulvestrant for hormone-sensitive metastatic breast cancer. Cochrane Database Syst Rev. https://doi.org/10.1002/14651858.CD011093.pub2

Liu SV, Reck M, Mansfield AS et al (2021) Updated overall survival and PD-L1 subgroup analysis of patients with extensive-stage small-cell lung cancer treated with atezolizumab, carboplatin, and etoposide (IMpower133). J Clin Oncol 39:619–630

Lonial S, Lee HC, Badros A et al (2020) Belantamab mafodotin for relapsed or refractory multiple myeloma (DREAMM-2): a two-arm, randomised, open-label, phase 2 study. Lancet Oncol 21:207–221

Lonial S, Lee HC, Badros A et al (2021a) Longer term outcomes with single-agent belantamab mafodotin in patients with relapsed or refractory multiple myeloma: 13-month follow-up from the pivotal DREAMM-2 study. Cancer 127:4198–4212

Lonial S, Nooka AK, Thulasi P et al (2021b) Management of belantamab mafodotin-associated corneal events in patients with relapsed or refractory multiple myeloma (RRMM). Blood Cancer J 11:103

Ludwig WD, Vokinger KN (2021) Hochpreisigkeit bei Onkologika. In H. Schröder (Hrsg.) Arzneimitttel-Kompass 2021. https://www.springer.com/gp/book/9783662639283

Lyman GH, Moses HL (2016) Biomarker tests for molecularly targeted therapies – the key to unlocking precision medicine. N Engl J Med 375:4–6

Ma YY, Zhao M, Liu Y et al (2019) Use of decitabine for patients with refractory or relapsed acute myeloid leukemia: a systematic review and meta-analysis. Hematology 24:507–515

Marin-Acevedo JA, Soyano AE, Dholaria B et al (2018) Cancer immunotherapy beyond immune checkpoint inhibitors. J Hematol Oncol 11:8

Mateos MV, Cavo M, Blade J et al (2020) Overall survival with daratumumab, bortezomib, melphalan, and prednisone in newly diagnosed multiple myeloma (ALCYONE): a randomised, open-label, phase 3 trial. Lancet 395:132–141

Mayer RJ, Van Cutsem E, Falcone A et al (2015) Randomized trial of TAS-102 for refractory metastatic colorectal cancer. N Engl J Med 372:1909–1919

McCarthy PL, Holstein SA, Petrucci MT et al (2017) Lenalidomide maintenance after autologous stem-cell transplantation in newly diagnosed multiple myeloma: a meta-analysis. J Clin Oncol 35:3279–3289

Medscape (2021) https://deutsch.medscape.com/artikelansicht/4909963

Meyerhardt JA, Mayer RJ (2005) Systemic therapy for colorectal cancer. N Engl J Med 352:476–487

Mirza MR, Monk BJ, Herrstedt J et al (2016) Niraparib maintenance therapy in platinum-sensitive, recurrent ovarian cancer. N Engl J Med 376:2154–2164

Mok T, Camidge DR, Gadgeel SM et al (2020) Updated overall survival and final progression-free survival data for patients with treatment-naive advanced ALK-positive non-small-cell lung cancer in the ALEX study. Ann Oncol 31:1056–1064

Montero A, Fossella F, Hortobagyi G et al (2005) Docetaxel for treatment of solid tumours: a systematic review of clinical data. Lancet Oncol 6:229–239

Moreau P, Masszi T, Grzasko N et al (2016) Oral ixazomib, lenalidomide, and dexamethasone for multiple myeloma. N Engl J Med 374:1621–1634

Moreau P, Dimopoulos MA, Mikhael J et al (2021) Isatuximab, carfilzomib, and dexamethasone in relapsed multiple myeloma (IKEMA): a multicentre, open-label, randomised phase 3 trial. Lancet 397:2361–2371

Mori K, Miura N, Mostafaei H et al (2020) Sequential therapy of abiraterone and enzalutamide in castration-resistant prostate cancer: a systematic review and meta-analysis. Prostate Cancer Prostatic Dis 23:539–548

Moro-Sibilot D, Cozic N, Pérol M et al (2019) Crizotinib in c-MET- or ROS1-positive NSCLC: results of the AcSé phase II trial. Ann Oncol 30:1985–1991

Motzer RJ, Hutson TE, Tomczak P et al (2009) Overall survival and updated results for sunitinib compared with interferon alfa in patients with metastatic renal cell carcinoma. J Clin Oncol 27:3584–3590

Motzer RJ, Hutson TE, Cella D et al (2013) Pazopanib vs sunitinib in metastatic renal-cell carcinoma. N Engl J Med 369:722–731

Motzer RJ, Penkov K, Haanen J et al (2019) Avelumab plus axitinib vs sunitinib for advanced renal-cell carcinoma. N Engl J Med 380:1103–1115

Motzer R, Alekseev B, Rha SY et al (2021) Lenvatinib plus pembrolizumab or everolimus for advanced renal cell carcinoma. N Engl J Med 384:1289–1300

Motzer R, Porta C, Alekseev B et al (2022) Health-related quality-of-life outcomes in patients with advanced renal cell carcinoma treated with lenvatinib plus pembrolizumab or everolimus versus sunitinib (CLEAR): a randomised, phase 3 study. Lancet Oncol 23:768–780

Mullard A (2021) 2020 FDA drug approvals. Nature Rev Drug Discov 20:85–90

Munshi NC, Anderson LD Jr, Shah N et al (2021) Idecabtagene vicleucel in relapsed and refractory multiple myeloma. N Engl J Med 384:705–716

National Institute for Health and Care Excellence (2019) Prostate cancer: diagnosis and management. NICE guideline (NG131). http://www.nice.org.uk/guidance/ng131

NCCN National Comprehensive Cancer Network (2020) Clinical practice guidelines chronic lymphocytic leukemia 4.2020. https://jnccn.org/view/journals/jnccn/18/2/article-p185.xml

NCCN National Comprehensive Cancer Network (2021a) Clinical practice guidelines anal carcinoma version 2.2021. https://www.nccn.org/professionals/physician_gls/pdf/anal.pdf

NCCN National Comprehensive Cancer Network (2021b) Clinical Practice Guidelines Colon Cancer Version 3.2021. https://www.nccn.org/professionals/physician_gls/pdf/colon.pdf

NCCN National Comprehensive Cancer Network (2022a) Clinical practice guidelines ovarian cancer. Version 2.2022. https://www.nccn.org/professionals/physician_gls/pdf/ovarian.pdf

NCCN National Comprehensive Cancer Network (2022b) Clinical practice guidelines head and neck cancers. Version 2.2022. https://www.nccn.org/professionals/physician_gls/pdf/head-and-neck.pdf

NCCN National Comprehensive Cancer Network (2023) Clinical Practice Guidelines. Kidney Cancer Version 1.2023. https://www.nccn.org/professionals/physician_gls/pdf/kidney.pdf

Neoptolemos JP, Palmer DH, Ghaneh P et al (2017) Comparison of adjuvant gemcitabine and capecitabine with gemcitabine monotherapy in patients with resected pancreatic cancer (ESPAC-4): a multicentre, open-label, randomised, phase 3 trial. Lancet 389:1011–1024

O'Brien SG, Guilhot F, Larson RA et al (2003) Imatinib compared with interferon and low-dose cytarabine for newly diagnosed chronic-phase chronic myeloid leukemia. N Engl J Med 348:994–1004

Onkopedia-Leitlinie (2018a) Multiples Myelom. https://www.onkopedia.com/de/onkopedia/guidelines/multiples-myelom/@@guideline/html/index.html

Onkopedia-Leitlinie (2018b) Rektumkarzinom. https://www.onkopedia.com/de/onkopedia/guidelines/rektumkarzinom/@@guideline/html/index.htmlOnkopedia-Leitlinie

Onkopedia-Leitlinie (2019) Kleinzelliges Lungenkarzinom. https://www.onkopedia.com/de/onkopedia/guidelines/lungenkarzinom-kleinzellig-sclc/@@guideline/html/index.html

Onkopedia-Leitlinie (2020) Chronische Lymphatische Leukämie. https://www.onkopedia.com/de/onkopedia/guidelines/chronische-lymphatische-leukaemie-cll/@@guideline/html/index.html

Onkopedia-Leitlinie (2021a) Essentielle (oder primäre) Thrombozythämie (ET). https://www.onkopedia.com/de/onkopedia/guidelines/essentielle-oder-primaere-thrombozythaemie-et/@@guideline/html/index.html

Onkopedia-Leitlinie (2021b) Myelodysplastische Syndrome (MDS). https://www.onkopedia.com/de/onkopedia/guidelines/essentielle-oder-primaere-thrombozythaemie-et/@@guideline/html/index.html

Onkopedia-Leitlinie (2021c) Nichtkleinzelliges Lungenkarzinom. https://www.onkopedia.com/de/onkopedia/guidelines/lungenkarzinom-nicht-kleinzellig-nsclc/@@guideline/html/index.html

Onkopedia-Leitlinie (2022a) Ösophaguskarzinom. https://www.onkopedia.com/de/onkopedia/guidelines/oesophaguskarzinom/@@guideline/html/index.html

Onkopedia-Leitlinie (2022b) Kolonkarzinom. https://www.onkopedia.com/de/onkopedia/guidelines/kolonkarzinom/@@guideline/html/index.html

Onkopedia-Leitlinie (2022c) Nierenzellkarzinom (Hypernephrom). https://www.onkopedia.com/de/onkopedia/guidelines/nierenzellkarzinom-hypernephrom/@@guideline/html/index.html

Osborne CK, Pippen J, Jones SE et al (2002) A double-blind, randomized trial comparing the efficacy and tolerability of fulvestrant with anastrozole in postmenopausal women with advanced breast cancer progressing on prior endocrine therapy: results of a north American trial. J Clin Oncol 20:3386–3395

Palumbo A, Mina R (2013) Management of older adults with multiple myeloma. Blood Rev 27:133–142

Palumbo A, Chanan-Khan A, Weisel K et al (2016) Daratumumab, bortezomib, and dexamethasone for multiple myeloma. N Engl J Med 375:754–766

Pardanani A, Tefferi A (2018) How I treat myelofibrosis after failure of JAK inhibitors. Blood 132:492–500

Pardanani A, Tefferi A, Masszi T et al (2021) Updated results of the placeo-controlled, phaseIII JAKARTA trial of fedratinib in patients with intermediate-2 or high-risk myelofibrosis. Br J Haematol 195:244–248

Paul-Ehrlich-Institut (2021) Belantamab-Mafodotin. Wichtige Sicherheitsinformationen zur Minimierung des Risikos kornealer Nebenwirkungen. https://www.pei.de/SharedDocs/schulungsmaterial/Blenrep-Schulungsmaterial-Aerzte_Version-2_Broschuere-Haematologe.pdf?__blob=publicationFile&v=3

Pemmaraju N, Lane AA, Sweet KL et al (2019) Tagraxofusp in blastic plasmacytoid dendritic-cell neoplasm. N Engl J Med 380:1628–1637

Perl AE et al (2019) Gilteritinib or chemotherapy for relapsed or refractory FLT3-mutated AML. N Engl J Med 381:1728–1740

Pfirrmann M, Clark RE, Prejzner W et al (2020) The EU-TOS long-term survival (ELTS) score is superior to the Sokal score for prediting survival in chronic myeloid leukemia. Leukemia 34:2138–2149

Powles T, Plimack ER, Soulières D et al (2020) Pembrolizumab plus axitinib vs sunitinib monotherapy as first-line treatment of advanced renal cell carcinoma (KEYNOTE-426): extended follow-up from a randomised, open-label, phase 3 trial. Lancet Oncol 21:1563–1573

Prasad V, Mailankody S (2017) Research and development spending to bring a single cancer drug to market and revenues after approval. JAMA Intern Med 177:1569–1575

Primrose JN, Fox RP, Palmer DH et al (2019) Capecitabine compared with observation in resected biliary tract cancer (BILCAP): a randomised, controlled, multicentre, phase 3 study. Lancet Oncol 20:663–673

Pujade-Lauraine E, Ledermann JA, Selle F et al (2017) Olaparib tablets as maintenance therapy in patients with platinum-sensitive, relapsed ovarian cancer and a BRCA1/2 mutation (SOLO2/ENGOT-Ov21): a double-blind, randomised, placebo-controlled, phase 3 trial. Lancet Oncol 18:1274–1284

Raab MS, Cavo M, Delforge M et al (2016) Multiple myeloma: practice patterns across Europe. Br J Haematol 175:66–76

Rajkumar SV (2020) Multiple myeloma: 2020 update on diagnosis, risk-stratification and management. Am J Hematol 95:548–567

Rajkumar SV, Kyle RA (2016) Progress in myeloma – a monoclonal breakthrough. N Engl J Med 375:1390–1392

Ramalingam SS, Vansteenkiste J, Planchard D et al (2020) Overall survival with osimertinib in untreated, EGFR-mutated advanced NSCLC. N Engl J Med 382:41–50

Rassaf T, Totzeck M, Backs J et al (2020) Onco-Cardiology: Consensus paper of the German Cardiac Society, the German Society for Pediatric Cardiology and Congenital Heart Defects and the German Society for Hematology and Medical Oncology. Clin Res Cardiol 109:1197–1222

Réa D, Mauro MJ, Boquimpani C et al (2021) A phase 3, open-label, randomized study of asciminib, a STAMP inhibitor, vs bosutinib in CML after 2 or more prior TKIs. Blood 138:2031–2041

Reck M, Kaiser R, Mellemgaard A et al (2014) Docetaxel plus nintedanib vs docetaxel plus placebo in patients with previously treated non-small-cell lung cancer (LUME-Lung 1): a phase 3, double-blind, randomised controlled trial. Lancet Oncol 15:143–155

Richardson PG, Kumar SK, Masszi T et al (2021) Final overall survival analysis of the TOURMALINE-MM1 phase III trial of ixazomib, lenalidomide, and dexamethasone in patients with relapsed or refractory multiple myeloma. J Clin Oncol 39:2430–2442

Richardson PG, Perrot A, San-Miguel J et al (2022) Isatuximab plus pomalidomide and low-dose dexamethasone versus pomalidomide and low-dose dexamethasone in patients with relapsed and refractory multiple myeloma (ICARIA-MM): follow-up analysis of a randomised, phase 3 study. Lancet Oncol 23:416–427

Rini BI, Plimack ER, Stus V et al (2019) Pembrolizumab plus axitinib versus sunitinib for advanced renal-cell carcinoma. N Engl J Med 380:1116–1127

Rini BI, Plimack ER, Stus V et al (2021) Pembrolizumab plus axitinib versus sunitinib as first-line therapy for advanced clear cell renal cell carcinoma: Results from 42-month follow-up of KEYNOTE-426. J Clin Oncol 39(suppl):4500

Robert Koch-Institut (2019) Neue Zahlen zu Krebs in Deutschland. https://www.rki.de/DE/Content/Service/Presse/Pressemitteilungen/2019/16_2019.html;jsessionid=4B7743F94C9E76F670328C05135FD8C0.internet082

Robertson JF, Llombart-Cussac A, Rolski J et al (2009) Activity of fulvestrant 500 mg versus anastrozole 1 mg as first-line treatment for advanced breast cancer: results from the FIRST study. J Clin Oncol 27:4530–4535

Rosario DJ, Davey P, Green J et al (2016) The role of gonadotrophin-releasing hormone antagonists in the treatment of patients with advanced hormone-dependent prostate cancer in the UK. World J Urol 34:1601–1609

Rugo HS (2019) Achieving improved survival outcomes in advanced breast cancer. N Engl J Med 381:371–372

Ryan CJ, Smith MR, Fizazi K et al (2015) Abiraterone acetate plus prednisone versus placebo plus prednisone in chemotherapy-naive men with metastatic castration-resistant prostate cancer (COU-AA-302): final overall survival analysis of a randomised, double-blind, placebo-controlled phase 3 study. Lancet Oncol 16:152–160

Salem JE, Manouchehri A, Bretagne M et al (2019) Cardiovascular toxicities associated with ibrutinib. J Am Coll Cardiol 74:1667–1678

San Miguel J, Weisel K, Moreau P et al (2013) Pomalidomide plus low-dose dexamethasone vs high-dose dexamethasone alone for patients with relapsed and refractory multiple myeloma (MM-003): a randomised, open-label, phase 3 trial. Lancet Oncol 14:1055–1066

Sartor O, de Bono JS (2018) Metastatic prostate cancer. N Eng J Med 378:645–657

Sauer R, Becker H, Hohenberger W et al (2004) Preoperative vs postoperative chemoradiotherapy for rectal cancer. N Engl J Med 351:1731–1740

Saussele S, Richter J, Guilhot J et al (2018) Discontinuation of tyrosine kinase inhibitor therapy in chronic myeloid leukaemia (EURO-SKI): a prespecified interim analysis of a prospective, multicentre, non-randomised trial. Lancet Oncol 19:747–757

Scher HI, Fizazi K, Saad F et al (2012) Increased survival with enzalutamide in prostate cancer after chemotherapy. N Engl J Med 367:1187–1197

Schilsky RL (2018) A new IDEA in adjuvant chemotherapy for colon cancer. N Engl J Med 378:1242–1244

Sehn LH, Herrera AF, Flowers CR et al (2020) Polatuzumab vedotin in relapsed of refractory diffuse large B-cell lymphoma. J Clin Oncol 38:155–165

Shankland KR, Armitage JO, Hancock BW (2012) Non-Hodgkin lymphoma. Lancet 380:848–857

Sharma A, Dwary AD, Mohanti BK et al (2010) Best supportive care compared with chemotherapy for unresectable gall bladder cancer: a randomized controlled study. J Clin Oncol 28:4581–4586

Shroff RT, Kennedy EB, Bachini M et al (2019) Adjuvant therapy for resected biliary tract cancer: ASCO clinical practice guideline. J Clin Oncol 37:1015–1027

Siegel DS, Dimopoulos MA, Ludwig H et al (2018) Improvement in overall survival with carfilzomib, lenalidomide, and dexamethasone in patients with relapsed or refractory multiple myeloma. J Clin Oncol 36:728–734

Silverman LR, Demakos EP, Peterson BL et al (2002) Randomized controlled trial of azacitidine in patients with the myelodysplastic syndrome: a study of the cancer and leukemia group B. J Clin Oncol 20:2429–2440

Skoulidis F, Li BT, Dy GK et al (2021) Sotorasib for lung cancers with KRAS p.G12C mutation. N Engl J Med 384:2371–2381

Slamon DJ, Neven P, Chia S et al (2020) Overall survival with ribociclib plus fulvestrant in advanced breast cancer. N Engl J Med 382:514–524

Socinski MA, Bondarenko I, Karaseva NA et al (2012) Weekly nab-paclitaxel in combination with carboplatin vs solvent-based paclitaxel plus carboplatin as first-line therapy in patients with advanced non-small-cell lung cancer: final results of a phase III trial. J Clin Oncol 30:2055–2062

Solomon JP, Linkov I, Rosado A et al (2020) NTRK fusion detection across multiple assays and 33,997 cases: diagnostic implications and pitfalls. Mod Pathol 33:38–46

Soria JC, Felip E, Cobo M et al (2015) Afatinib vs erlotinib as second-line treatment of patients with advanced squamous cell carcinoma of the lung (LUX-Lung 8): an open-label randomised controlled phase 3 trial. Lancet Oncol 16:897–907

Spivak JL (2017) Myeloproliferative neoplasms. N Engl J Med 376:2168–2181

Steegmann JL, Baccarani M, Breccia M et al (2016) European LeukemiaNet recommendations for the management and avoidance of adverse events of treatment in chronic myeloid leukaemia. Leukemia 30:1648–1671

Stone RM, Mandrekar SJ, Sanford BL et al (2017) Midostaurin plus chemotherapy for acute myeloid leukemia with a FLT3 mutation. N Engl J Med 377:454–464

Tang J, Shalabi A, Hubbard-Lucey VM (2018) Comprehensive analysis of the clinical immune-oncology landscape. Ann Oncol 29:84–91

Tannock IF, Hickman JA (2016) Limits to personalized medicine. N Engl J Med 375:1289–1294

Tay-Teo K, Hill SR (2019) Comparison of sales income and research and development costs for FDA-approved cancer drugs sold by originator drug companies. JAMA Netw Open 2(1):e186875

Tefferi A, Pardanani A (2019) Essential thrombocythemia. N Engl J Med 381:2135–2144

Tew WP, Lacchetti C, Ellis A et al (2020) PARP inhibitors in the management of ovarian cancer: ASCO guideline. J Clin Oncol 38:3468–2493

Tewari KS, Burger RA, Enserro D et al (2019) Final overall survival of a randomized trial of bevacizumab for primary treatment of ovarian cancer. J Clin Oncol 37:2317–2328

Thai AA (2021) Lung cancer. Lancet 398:535–554

Thol F, Schlenk RF (2014) Gemtuzumab ozogamicin in acute myeloid leukemia revisited. Expert Opin Biol Ther 14:1185–1195

Thomas A, Teicher BA, Hassan RR (2016) Antibody-drug conjugates for cancer therapy. Lancet Oncol 17:e254–e262

Turner NC, Slamon DJ, Ro J et al (2018) Overall survival with palbociclib and fulvestrant in advanced breast cancer. N Engl J Med 379:1926–1936

Valle J, Wasan H, Palmer DH et al (2010) Cisplatin plus gemcitabine vs gemcitabine for biliary tract cancer. N Engl J Med 362:1273–1281

Van Cutsem E, Köhne CH, Láng I et al (2011) Cetuximab plus irinotecan, fluorouracil, and leucovorin as first-line treatment for metastatic colorectal cancer: updated analysis of overall survival according to tumor KRAS and BRAF mutation status. J Clin Oncol 29:2011–2019

Van Cutsem E, Cervantes A, Adam R et al (2016) ESMO consensus guidelines for the management of patients with metastatic colorectal cancer. Ann Oncol 27:1386–1422

Vannucchi AM, Kiladjian JJ, Griesshammer M et al (2015) Ruxolitinib versus standard therapy for the treatment of polycythemia vera. N Engl J Med 372:426–435

Varga C, Maglio M, Ghobrial IM et al (2018) Current use of monoclonal antibodies in the treatment of multiple myeloma. Br J Haematol 181:447–459

Vermorken JB, Mesia R, Rivera F et al (2008) Platinum-based chemotherapy plus cetuximab in head and neck cancer. N Engl J Med 359:1116–1127

Verstovsek S, Mesa RA, Gotlib J et al (2012) A double-blind, placebo-controlled trial of ruxolitinib for myelofibrosis. N Engl J Med 366:799–807

Verstovsek S, Gotlib J, Mesa RA et al (2017) Long-term survival in patients treated with ruxolitinib for myelofibrosis: COMFORT-I and -II pooled analyses. J Hematol Oncol 10:156

Vitolo U, Trneny M, Belada D et al (2017) Obinutuzumab or rituximab plus cyclophosphamide, doxorubin, vincristine and prednisone in previously untreated diffuse large B-cell lymphoma. J Clin Oncol 35:3529–3537

Vogelstein B, Papadopoulos N, Velculescu VE et al (2013) Cancer genome landscapes. Science 339:1546–1558

Vogler S, Panteli D, Busse R (2021) Biologika und Biosimilars in Deutschland und im europäischen Vergleich – Marktsteuerungsmechanismen und Preisvergleich. In: Ludwig WD, Mühlbauer B, Seifert R (Hrsg.) Arzneiverordnungs-Report 2021, Springer, Berlin

Vokinger KN, Hwang TJ, Grischott T et al (2020) Prices and clinical benefit of cancer drugs in the USA and Europe: a cost-benefit analysis. Lancet Oncol 21:664–670

Vokinger KN, Hwang TJ, Daniore P et al (2021) Analysis of Launch and postapproval cancer drug pricing, clinical benefit and policy implications in the US and Europe. JAMA Oncol 7(9):e212026

Waks AG, Winer EP (2019) Breast cancer treatment. JAMA 321:288–300

Wang DY, Salem JE, Cohen JV et al (2018) Fatal toxic effects associated with immune checkpoint inhibitors: a systematic review and meta-analysis. JAMA Oncol 4:1721–1728

Waxman AJ, Clasen S, Hwang WT et al (2018) Carfilzomib-associated cardiovascular adverse events: a systematic review and meta-analysis. JAMA Oncol 4:e174519

Weeraratna AT (2012) RAF around the edges – the paradox of BRAF inhibitors. N Engl J Med 366:271–273

Wei AH, Döhner H, Pocock C et al (2020) Oral azacitidine maintenance therapy for acute myeloid leukemia in first remission. N Engl J Med 383:2526–2537

Yang JC, Wu YL, Schuler M et al (2015) Afatinib vs cisplatin-based chemotherapy for EGFR mutation-positive lung adenocarcinoma (LUX-Lung 3 and LUX-Lung 6): analysis of overall survival data from two randomised, phase 3 trials. Lancet Oncol 16:141–151

Herz-Kreislauf-Erkrankungen

Inhaltsverzeichnis

Arterielle Hypertonie

Thomas Eschenhagen und Joachim Weil

Auf einen Blick

In diesem neu gestalteten Kapitel werden die Antihypertonika gemeinsam auf der Basis der aktuellen Empfehlungen zur antihypertensiven Therapie dargestellt. Damit werden die bisher getrennten Kapitel zu Hemmstoffen des Renin-Angiotensin Systems, Calciumkanalblockern, β-Adrenozeptor-Antagonisten (Betablocker) sowie speziellen Antihypertonika wie α-Adrenozeptor-Antagonisten und zentral wirkenden Antisympathotonika zusammengeführt. Dies trägt der Tatsache Rechnung, dass es sich bei der antihypertensiven Therapie um eine in alle Bereiche der kardiovaskulären Medizin reichende Basistherapie handelt, die einen integrierten Ansatz erfordert. Die als Antihypertonika ebenfalls wichtigen Diuretika und Aldosteronrezeptorantagonisten werden gesondert in ▶ Kap. 34 besprochen. Zusätzlich wird auf unvermeidbare Überschneidungen mit den Kardiaka in ▶ Kap. 7 verwiesen.

Trend Antihypertonika sind seit Jahren die mit Abstand am häufigsten eingenommenen Arzneistoffe und steigen im Trend weiter an. Mit 17,2 Mrd. DDD für die gesamte Gruppe lässt sich bei Annahme einer im Durchschnitt verordneten Zweierkombination errechnen, dass aktuell über 23 Mio. Menschen eine regelmäßige antihypertensive Arzneitherapie erhalten. Dabei entfällt ein zunehmend großer Anteil auf die vier wichtigsten Gruppen der Antihypertonika (ACE-Hemmer, Angiotensinrezeptorantagonisten [Sartane], Calciumkanalblocker, Diuretika [▶ Kap. 34] in Mono- und Kombinationspräparaten). Während Sartane 2021 mit +7 %, Kombinationspräparate mit Calciumkanalblockern (+5,5 %) und Aldosteronrezeptorantagonisten (+5 %; ▶ Kap. 34) gegenüber 2020 weiter ansteigen, fällt die Verordnung von β-Adrenozeptor-Antagonisten (−1,1 %) und Diuretika inklusive der Kombinationspräparate (−2 %) leicht ab. Verordnungen von α-Adrenozeptor-Antagonisten und zentral wirkenden Antisympathotonika stabilisieren sich auf niedrigem Niveau.

Bewertung Die zunehmende Verordnung von Antihypertensiva sowie der Trend zu Hemmstoffen des Renin-Angiotensin-Systems, Calciumkanalblockern, Aldosteronrezeptorantagonisten und Kombinationspräparaten spiegeln aktuelle Empfehlungen zur antihypertensiven Therapie wider und sind zu begrüßen. Die eher abnehmende Verordnung von Diuretika ist nicht durch Studien begründet. Kritisch zu sehen sind auch die immer noch deutliche Dominanz von Hydrochlorothiazid gegenüber dem länger wirksamen Chlortalidon und das weitgehende Fehlen sinnvoller Kombinationspräparate mit Chlortalidon.

Teile des Kapitels wurden mit Zustimmung der Autoren Manfred Anlauf und Franz Weber dem Kapitel „Antihypertonika" und dem Kapitel „Hemmstoffe des Renin-Angiotensin-Systems" in den vorangegangenen Ausgaben des Arzneiverordnungs-Reports bis 2021 entnommen, ohne besonders gekennzeichnet zu sein.

Eine arterielle Hypertonie besteht in Deutschland wie in allen westlichen und zunehmend auch Schwellenländern bei einem großen Teil der Bevölkerung. Erfreulich ist die gegenüber den 90er Jahren deutlich verbesserte Behandlung und Kontrollhäufigkeit in Deutschland. Im Vergleich von zwölf wohlhabenden Ländern betrug in Deutschland auf der Grundlage von Daten aus 2008–2011 (NCD 2019) die Hypertonieprävalenz bei Frauen 44 % und die Kontrollhäufigkeit 58 %, bei Männern lag die Prävalenz bei 46 % und die Kontrollhäufigkeit bei 48 % (Platz eins bzw. drei). Im Alter von 18 bis 79 Jahre leidet in Deutschland etwa jeder Dritte an einer arteriellen Hypertonie (Kintscher et al. 2014). Die Prävalenz der Hypertonie steigt mit dem Alter, isolierte systolische Hypertonien (ISH) werden häufiger als systolisch-diastolische Blutdruckerhöhungen (Neuhauser et al. 2016) beobachtet. Aber auch bei 18–49-Jährigen ist eine ISH nicht selten und risikosteigernd (Yano et al. 2015). Sie begünstigt das Auftreten von Apoplexie, Demenz, Herzinfarkt, Herzinsuffizienz, Nierenversagen und peripherer arterieller Verschlusskrankheit.

Der günstige Effekt einer konsequenten antihypertensiven Arzneitherapie auf Morbidität und Mortalität ist durch zahlreiche Studien belegt. Für den Nutzen einer antihypertensiven Therapie ergibt sich nach einer letzten Metaanalyse der Hochdrucktherapieforscher (BPLTTC 2021) eine einfache Faustregel: Eine Senkung des systolischen Blutdrucks um 5 mmHg reduziert das Risiko für größere kardiovaskuläre Ereignisse um etwa 10 %. Dies ist unabhängig davon, ob bereits eine kardiovaskuläre Erkrankung besteht und gilt sogar für Patienten mit so genannten normalen oder hochnormalen Blutdruckwerten. Selbst bei Patienten mit und ohne kardiovaskulärer Vorerkrankung zeigte sich keine Abnahme des relativen Nutzens einer antihypertensiven Therapie bei systolischen Ausgangswerten von unter 120 mmHg. Damit werden einfache numerische Grenzen zwischen normalem und erhöhtem Blutdruck relativiert. Dies drückt sich auch in aktuell unterschiedlichen Grenzwertdefinitionen der amerikanischen und europäischen Fachgesellschaften aus. Während die American Heart Association (AHA) Grenzwerte für einen normalen Blutdruck von < 130/80 mmHg definiert (Whelton et al. 2018), gibt die European Society of Cardiology (ESC) einen Grenzwert von < 140 mmHg systolisch und einen Zielwert von „nah an 130 mmHg systolisch" an (Williams et al. 2018).

Neben der Blutdruckhöhe dominiert in den Leitlinien seit Jahren das kardiovaskuläre Gesamtrisiko als zusätzliche Information zur Indikation und Intensität der antihypertensiven Therapie. Es wird bestimmt durch demographische Faktoren, Labor-Parameter vor allem des Lipid- und Glukosestoffwechsels, hochdruckbedingte Organschäden sowie manifeste kardiovaskuläre und renale Erkrankungen (Williams et al. 2018; Whelton et al. 2018). Den Nutzen einer Orientierung am kardiovaskulären Gesamtrisiko bestätigt eine retrospektive Verlaufsanalyse über 4,3 Jahre an 1,2 Mio. Patienten in Großbritannien (Herrett et al. 2019). Die Messung möglichst repräsentativer Blutdruckwerte außerhalb der Praxis (standardisierte Selbstmessung, 24 h-Blutdruckmessung) ist zur Vermeidung blutdrucksteigernder, seltener auch drucksenkender Weißkitteleffekte in der Regel unumgänglich (Agarwal 2017; Anlauf und Weber 2018; Stergiou et al. 2021).

Auch im Alter senkt eine antihypertensive Therapie die kardiovaskuläre Morbidität und Mortalität, selbst bei über 80-jährigen, wenn die Komorbidität niedrig ist (Beckett et al. 2008, 2011; Williamson et al. 2016). Dabei wurden systolische Druckwerte auch unter 130 mmHg vertragen (Byrne et al. 2020).

6.1 Arzneimittelauswahl

Für die medikamentöse Hochdruckbehandlung steht eine große Zahl von Arzneistoffen mit vielfältigen Angriffspunkten zur Verfügung. Die Diskussion um die Wahl der besten Antihypertensiva war lange Zeit geprägt durch vermeintliche substanz- oder klassenspezifische Vorteile und nicht zuletzt ökonomische Interessen. Diese Situation hat sich durch große unabhängige Vergleichsstudien, Metaanalysen und die weitgehende Angleichung der Preise entspannt. Inzwischen ist unstrittig, dass es vor allem um die effektive Blutdrucksenkung und weniger um spezifische Wirkungen geht, auch wenn diese im Einzelfall eine Rolle bei der patientenindividuellen Auswahl spielen kann. Ebenfalls klar ist, dass die meisten Patienten mindestens zwei, viele sogar drei Arzneistoffe aus verschiedenen Klassen benötigen, um ihren Blutdruck in den Zielbereich zu bringen. Daher ist die Frage nach der besten Initialtherapie eher akademisch. Unstrittig ist dagegen die Bedeutung einer guten Compliance, was für die zunehmende Verwendung von Kombinationspräparaten und die Bedeutung von unerwünschten Wirkungen spricht.

Bedeutsam für die Auswahl sind der Nachweis einer Wirksamkeit auf hochdruckassoziierte Erkrankungen, Wirkungsprofil und Nebenwirkungen sowie positive oder negative Wirkungen auf zusätzlich bestehenden Krankheiten, Gesundheitsrisiken und deren Therapie. Vor allem bei koronarer Herzkrankheit, Herzinsuffizienz und Nephropathie können Zusatzwirkungen, z. B. der β-Adrenozeptor-Antagonisten oder der Hemmstoffe des Renin-Angiotensin-Aldosteron-Systems genutzt werden.

Eine Zusammenfassung der Erfahrungen mit ACE-Hemmern/Angiotensinrezeptorantagonisten Calciumantagonisten und Diuretika weisen diese als weitgehend gleichwertig aus. Dies begründet die einheitliche Empfehlung amerikanischer (Whelton et al. 2018) und europäischer Fachgesellschaften (Williams et al. 2018), die initiale Therapie bevorzugt mit Substanzen aus diesen drei Gruppen vorzunehmen. Zusätzlich wird empfohlen, in der Regel bereits mit einer Kombinationstherapie (möglichst in einer Tablette) zu beginnen. Diese sollte einen Hemmstoff des Renin-Angiotensin-Systems enthalten, was Ausdruck der besonderen Bedeutung dieser Arzneistoff-Klasse bei der Hypertonie ist. Ebenfalls einheitlich

ist inzwischen die Empfehlung, β-Adrenozeptor-Antagonisten primär nur noch dann einzusetzen, wenn Zusatzindikationen vorliegen (z. B. koronare Herzkrankheit oder Herzinsuffizienz), weil der Effekt in Bezug auf die Verhinderung von klinischen Endpunkten bei isolierter Hypertonie wahrscheinlich geringer ist als der der drei Hauptgruppen (Ettehad et al. 2016; Williams et al. 2018; NICE 2019). Sollte der Blutdruck mit einer Zweifachkombination nicht ausreichend eingestellt sein, werden alle drei Substanzgruppen kombiniert. Als dritte Stufe bietet sich die Hinzunahme von Spironolacton in niedriger Dosis (25–50 mg/d) an, weil bei dieser sogenannten „therapierefraktären Hypertonie" häufig ein subklinischer Hyperaldosteronismus mit Natriumretention vorliegt, der gut auf Spironolacton (oder auch auf Amilorid) reagiert (Williams et al. 2018).

Alpha$_1$-Rezeptorenblocker gelten vorzugsweise als Kombinationspartner bei Therapieresistenz (3. Stufe), sind allerdings in dieser Situation im Schnitt weniger wirksam als Spironolacton (Williams et al. 2015). Das Gleiche gilt für Clonidin (Krieger et al. 2018). Die klassischen Antisympathotonika (Clonidin, Moxonidin) und direkte Vasodilatatoren (Dihydralazin, Minoxidil) sind aufgrund zahlreicher Nebenwirkungen nur noch Reservemittel.

6.1.1 Geltende Empfehlungen

Eine medikamentöse Therapie sollte erwogen werden, wenn eine Hypertonie bei wiederholten Messungen bestätigt und eine „Praxishypertonie" ausgeschlossen wurde, insbesondere durch ambulante Blutdruck-Langzeitmessung oder die standardisierte Blutdruckmessung zuhause. Ein unverzüglicher Beginn ist notwendig ab 160/100 mmHg, ab 140/90 mmHg bei Risikopatienten mit kardiovaskulären Erkrankungen, Niereninsuffizienz oder hochdruckvermittelten Organschäden (Williams et al. 2018). Bei allen Schweregraden des Hochdrucks werden den Blutdruck senkende Änderungen des Lebensstils empfohlen, auch bereits bei sogenanntem hochnormalem Druck (130–139/85–89 mmHg). Liegt eine Hypertonie des Schweregrades 1 (140–159/90–99 mmHg) mit leichtem Risiko und ohne eine der genannten Organveränderungen vor, kann die Wirkung nichtmedikamentöser Maßnahmen über 3–6 Monate abgewartet werden, bevor mit einer zusätzlichen medikamentösen Therapie begonnen wird.

Eine Monotherapie mit Wechsel der Substanzgruppe bei unbefriedigendem Therapieerfolg oder der langsame Aufbau einer Kombinationstherapie („Stufentherapie") werden lediglich noch für gebrechliche Patienten oder bei Hypertonie Grad 1 empfohlen. In allen übrigen Fällen wird eine primäre Kombinationstherapie mit zwei oder sogar drei (Williams et al. 2018; Salam et al. 2019) Antihypertensiva verschiedener Gruppen bevorzugt, zur Erhaltung der Compliance soweit möglich in Form einer einzigen Tablette. Da seit Jahrzehnten Innovationen bei der medikamentösen Hochdrucktherapie ausgeblieben sind, treten möglichst wirkungsvolle Anwendungen der bestehenden Therapiemöglichkeiten in den Vordergrund (Beispiele siehe: Chow et al. 2017; Williams et al. 2018).

Ziel der Blutdruckeinstellung waren bisher in der Regel Werte unter 140/90 mmHg. In der aktuellen europäische Leitlinie werden bei Messungen in der Praxis für Erwachsene folgende niedrigere Zielwertkorridore empfohlen (Williams et al. 2018): Systolisch bis zum 65. Lebensjahr 120–130 mmHg. Dies gilt auch für Patienten mit Diabetes mellitus, mit koronarer Herzkrankheit und Monate zurück liegendem Schlaganfall oder TIA. Für über 65jährige, aber auch chronisch nierenkranke Jüngere gelten 130–139 mmHg. Diastolisch gilt für alle ein Korridor von 70–79 mmHg. Damit wurden die Europäischen Empfehlungen den US-amerikanischen weitgehend angeglichen (Whelton et al. 2018). Bei Hypertonikern unter Therapie wurde wiederholt ein j-förmiger Zusammenhang zwischen Blutdruckhöhe, insbesondere diastolisch, und kardiovaskulärem Risiko dokumentiert (Khan et al. 2018; Williams et al. 2018). Blutdruckwer-

te unter 120/70 mmHg sollten danach nicht angestrebt werden, auch wenn in einer epidemiologischen Untersuchung therapieunabhängig keine j-förmige Relation zwischen Blutdruckhöhe und Morbiditätsrisiko gefunden wird (Rapsomaniki et al. 2014). In einer Kohortenstudie an fast 400.000 Personen lagen die Risikotiefpunkte bei 137/79 mmHg, bei Diabetikern bei 131/69 mmHg und bei über 69jährigen dagegen bei 140/70 mmHg (Sim et al. 2014). Bei Niedrigrisikopatienten wurde in einer Metaanalyse ein erhöhtes Schadenspotential bei niedrigen Zielwerten festgestellt (Sheppard et al. 2018). Einiges spricht für eine Unterschätzung der bei niedrigen Zielwerten in Kauf genommenen Risiken (Sexton et al. 2017; Mancia und Corrao 2018). Die aktuelle Metaanalyse stützt wiederum die Sorge um das j-Phänomen nicht (BPLTTC 2021).

Bemerkenswert ist, dass das National Institute for Health and Care Excellence (NICE 2019) seine allgemeine Zielwertempfehlung von unter 140/90 mmHg, von unter 150/90 mmHg bei 80-jährigen und älteren seit Jahren nicht geändert hat. Hypertension Canada (2020) betrachtet bei nicht-diabetischen Hypertonikern Praxis-Zielwerte von unter 140/90 mmHg als einen Kompromiss, da Patienten mit niedrigem Risiko davon kaum einen Nutzen hätten, während Hochrisikopatienten von sogar niedrigeren Werten profitieren könnten. Bei sorgfältiger Beobachtung der Behandelten einschließlich Fremdanamnese sind auch bei über 80-jährigen niedrige Blutdruckwerte unter Therapie zu tolerieren. Insbesondere sollten orthostatische oder postprandiale Hypotonien u. a. wegen der Gefahr von Stürzen erkannt werden. In SPRINT lagen die Werte in diesem Alter unter intensivierter Therapie im Mittel bei 127/62 mmHg und reduzierten das kardiovaskuläre Risiko (SPRINT Research Group 2015; Byrne et al. 2020).

Im Einzelfall entscheiden antihypertensive Effektivität, Verträglichkeit und Begleiterkrankungen über die Wahl der antihypertensiven Wirkstoffgruppe. Für Patienten mit unkomplizierter Hypertonie, mit koronarer Herzkrankheit (KHK), mit chronischer Nierenerkrankung (CNE), mit Herzinsuffizienz und reduzierter bzw. erhaltener Ejektionsfraktion (HFrEF bzw. HFeEF) und mit Vorhofflimmern (Afib) entwerfen ESH/ESC jeweils eigene Therapieschemata und Eskalationsstufen unter Betonung einer möglichst niedrigen Tablettenzahl/Tag (Egan et al. 2012; Chow et al. 2017; Weisser et al. 2020). In der Initialtherapie, möglichst in fixer Kombination einmal täglich, sollten nicht fehlen: Bei KHK oder HFrEF ein β-Adrenozeptor-Antagonist, bei CNE oder HFrEF ein RAS-Hemmer. Bei Herzinsuffizienz (HFrEF und wohl auch HFpEF) ist initial auch ein Diuretikum indiziert. Für den weiteren Aufbau einer antihypertensiven Therapie gilt, dass prinzipiell jede Antihypertensivagruppe mit jeder kombiniert werden kann. Zu vermeiden sind jedoch Nicht-Dihydropyridin-Calciumantagonisten plusβ-Adrenozeptor-Antagonisten wegen Bradykardiegefahr, Diuretikum plus Betablocker bei metabolischem Syndrom und ACE-Hemmer plus Angiotensinrezeptorantagonist wegen Hyperkaliämiegefahr.

6.1.2 Weitere Gesichtspunkte

Beim Einsatz von Diuretika und β-Adrenozeptor-Antagonisten ist ihre diabetogene Wirkung zu bedenken, u. a. wegen der zunehmenden Prävalenz des metabolischen Syndroms vor allem auch bei jüngeren Patienten. In ALLHAT und ASCOT trat bei Diuretika- bzw. Betarezeptorenblocker-basierter Therapie jährlich pro 140 bis 240 Patienten ein Diabetesfall mehr auf als unter den neueren Antihypertensiva (The ALLHAT Officers and Coordinators 2002; Dahlöf et al. 2005). In einer Netzwerkmetaanalyse von 22 Studien (Elliott und Meyer 2007) wurde folgende Rangfolge (nach Odds Ratio) für die Gefährdung aufgestellt, unter Therapie einen Diabetes mellitus zu entwickeln: Diuretika (diabetogenes Risiko: 1), Betarezeptorenblocker (0,9), Placebo (0,77), Calciumantagonisten (0,75), ACE-Hemmer (0,67), Angiotensinrezeptorantagonisten (0,57). Die pathogene Bedeutung der Veränderungen des Glukosestoffwechsels wird jedoch unterschiedlich eingeschätzt. Nach Absetzen von Diuretika ist der Diabetes häufig reversibel, auch bei Vermeidung einer Hypokaliämie kann er weitgehend verhindert werden. Die wenigen Ergebnisse der hier notwendigen Langzeitbeobachtungen zum kardiovaskulären Risiko der diabetisch gewordenen Patienten (Verdecchia et al. 2004; Kostis et al. 2005; u. a.) sind methodisch problematisch und widersprüchlich. In einer Vergleichsstudie über 24 Wochen verhinderte der kombinierte Einsatz von Amilorid und Hydrochlorothiazid eine Verschlechterung der Glukosetoleranz, die unter Hydrochlorothiazid-Monotherapie auftrat (Brown et al. 2016).

Unter den Diuretika sollte Evidenz-orientiert Chlortalidon gegenüber Hydrochlorothiazid bevorzugt werden, in den ESH/ESC-Empfehlungen von 2018 (Williams et al. 2018) werden Chlortalidon, Thiaziddiuretika und Indapamid allerdings weiterhin gleichstellt. Ein systematischer Überblick mit einer Netzwerkmetaanalyse kommt zu dem Ergebnis, dass Chlortalidon dem Hydrochlorothiazid in der Verhinderung kardiovaskulärer Ereignisse überlegen ist. Hierfür werden eine stärkere Wirkung auf den systolischen Blutdruck, eine längere Wirkdauer sowie pleomorphe Effekte verantwortlich gemacht (Roush et al. 2012). Eine Studie an einem kleinen Kollektiv von Patienten mit leicht erhöhtem Blutdruck bestätigte die gegenüber HCT stärkere, mittels 24 Std-Messung gemessene Blutdrucksenkung unter Chlortalidon insbesondere nachts (Pareek et al. 2016). Der Nachweis einer Erhöhung des Hautkrebsrisikos unter HCT, bisher aber nicht unter Chlortalidon, ist ein weiteres Argument für Chlortalidon (Arzneimittelkommission der Deutschen Ärzteschaft 2019; siehe auch ▶ Kap. 34). Offenbar erfolgt zurzeit eine entsprechende Verlagerung der Verordnungen (siehe ◘ Tab. 34.1, auch Mahfoud et al. 2020a. Bemerkenswert ist allerdings, dass bis auf Kombinationen von Chlortalidon mit Atenolol und Metoprolol (◘ Tab. 6.8) weiterhin keine Kombinationen mit Hemmstoffen des Renin-Angiotensin-Systems oder Calciumkanalblockern auf dem deutschen Markt erhältlich sind. Insgesamt muss allerdings beachtet werden, dass auch Chlortalidon (und Indapamid) eine Sulfonamidgrundstruktur aufweisen, die für eine Photosensibilisierung und damit möglicherweise für das erhöhte Hautkrebsrisiko unter HCT verantwortlich ist (Vargas und Mendez 1999).

Ob Antihypertensiva generell, in der Kombinationstherapie zumindest teilweise abends eingenommen werden sollten, wie es die Studien einer Arbeitsgruppe nahelegen (u. a. Hermida et al. 2019), ist strittig (Middeke et al. 2020). Neuere Daten weisen darauf hin, dass der Einnahmezeitpunkt unerheblich ist (MacKenzie et al. 2022, bislang unpubliziert). Bei Patienten mit befriedigend eingestelltem Blutdruck hatte die morgendliche oder abendliche Medikamenteneinnahme keinen unterschiedlichen Einfluss auf das 24-Stunden Blutdruckniveau (Poulter et al. 2018). Dies reflektiert wahrscheinlich nicht zuletzt die lange Halbwertszeit und dadurch gute *trough-peak-ratio* (Unterschied zwischen der höchsten und niedrigsten Plasmakonzentration) der bevorzugten Arzneistoffe (z. B. Ramipril 15–17 h, Candesartan 9 h, Amlodipin 30–50 h, Chlortalidon 48 h, Bisoprolol 10–12 h).

6.2 Verordnungsspektrum der Antihypertensiva (gesamt)

Die in ◘ Abb. 6.1 dargestellten DDD zeigen, dass 2021 im Vergleich zum Vorjahr insgesamt nur 2 % mehr antihypertensiv wirkende Arzneimittel verordnet wurden. Dieser Anstieg ist deutlich geringer als noch vor 10 Jahren, was aber nachvollziehbar ist, wenn man das erreichte Gesamtvolumen von 17,5 Mrd. DDD berücksichtigt. Dies reicht aus, um mehr als jeden zweiten Deutschen mit einer oder, realistischer, 24 Mio. mit einer Zweierkombination zu versorgen. Wenn man von einer Prävalenz der Hypertonie von einem Drittel der Bevölkerung zwischen 18 und 79 Jahren ausgeht (Kintscher et al. 2014) und anlegt, dass aktuell etwa 70 Mio. Menschen 18 Jahre und älter sind, kommt man auf 23 Mio. Hypertoniker. Die Verordnungszahlen passen also gut zu der insgesamt besseren Kontrollrate in Deutschland.

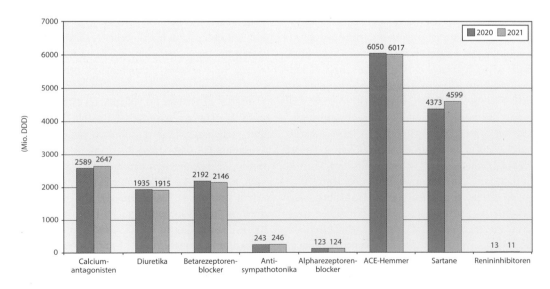

◘ **Abb. 6.1** Verordnungen von Antihypertonika 2021. Gesamtverordnungen nach definierten Tagesdosen

6.3　Hemmstoffe des Renin-Angiotensin-Systems

■■ Verordnungsprofil

Hemmstoffe des Renin-Angiotensin-Systems (RAS) sind die mit Abstand am häufigsten verordneten Arzneimittel zur Behandlung von Hypertonie, Herz- und Nierenkrankheiten. ACE-Hemmer dominieren weiterhin die Substanzgruppe, steigern ihren Marktanteil als Monopräparate jedoch nur gering im Vergleich zum Vorjahr (2,7 %), während Angiotensinrezeptorantagonisten („Sartane") größere Gewinne verbuchen (7 %)

(◨ Abb. 6.2, ◨ Tab. 6.1, 6.4). Die Verordnungen der Hemmstoffe des Renin-Angiotensin-Systems machten 2021 10,6 Mrd. DDD aus, d. h. 61,7 % des Verordnungsvolumens der Antihypertensiva. Die günstigsten Tagestherapiekosten für Monopräparate haben weiterhin die ACE-Hemmer (0,04 €), deutlich höher liegen Sartane (0,09 €).

■■ Bewertung

ACE-Hemmer und Sartane werden nach aktuellen Leitlinien als erste Wahl zur antihypertensiven Therapie empfohlen. Sartane verursachen weniger unerwünschte Wirkungen als

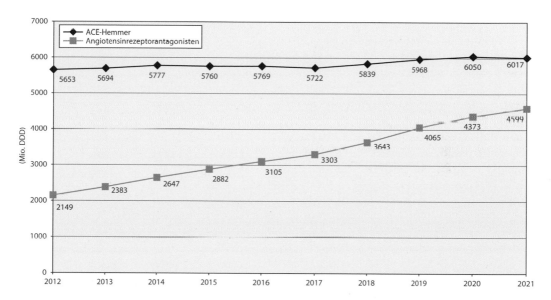

◨ **Abb. 6.2** Verordnungen von ACE-Hemmern und Angiotensinrezeptorantagonisten 2012 bis 2021. Gesamtverordnungen nach definierten Tagesdosen

◨ **Tab. 6.1 Verordnungen von ACE-Hemmern 2021 (Monopräparate).** Angegeben sind die 2021 verordneten Tagesdosen, die Änderungen gegenüber 2020 und die mittleren Kosten je DDD 2021

Präparat	Bestandteile	DDD	Änderung	DDD-Nettokosten
		Mio.	**%**	**Euro**
Captopril				
Captopril AbZ	Captopril	11,4	(+6,6)	0,15
Captopril AL	Captopril	3,2	(+12,2)	0,11
		14,6	**(+7,8)**	**0,14**

◻ Tab. 6.1 (Fortsetzung)

Präparat	Bestandteile	DDD	Änderung	DDD-Nettokosten
		Mio.	%	Euro
Enalapril				
Enalapril AL	Enalapril	206,5	(−21,7)	0,09
Corvo	Enalapril	43,7	(> 1.000)	0,12
Enalapril-ratiopharm	Enalapril	24,7	(−6,0)	0,12
Enalapril AbZ	Enalapril	23,0	(−21,7)	0,07
Enalapril-1 A Pharma	Enalapril	17,6	(+48,6)	0,08
		315,6	**(−5,4)**	**0,10**
Lisinopril				
Lisi Lich	Lisinopril	124,2	(−6,9)	0,11
Lisinopril AbZ	Lisinopril	73,2	(−7,0)	0,10
Lisinopril-1 A Pharma	Lisinopril	10,1	(+36,4)	0,10
Lisinopril AL	Lisinopril	3,1	(+22,9)	0,12
Lisinopril-ratiopharm	Lisinopril	2,8	(−13,1)	0,12
Lisinopril STADA	Lisinopril	1,5	(+8,6)	0,12
		215,0	**(−5,2)**	**0,10**
Ramipril				
RamiLich	Ramipril	2.536,5	(−6,9)	0,06
Ramipril-1 A Pharma	Ramipril	1.314,6	(+21,3)	0,06
Ramipril AbZ	Ramipril	582,1	(−12,9)	0,06
Ramipril HEXAL	Ramipril	139,9	(+195,7)	0,06
Ramipril-PUREN	Ramipril	78,9	(> 1.000)	0,05
Ramipril AL	Ramipril	58,1	(+218,8)	0,04
Ramipril-ratiopharm	Ramipril	32,5	(−4,2)	0,07
Delix/-protect	Ramipril	12,1	(+22,6)	0,11
Ramipril STADA	Ramipril	10,7	(+84,0)	0,06
Ramipril-CT	Ramipril	5,7	(+17,1)	0,06
Ramipril beta	Ramipril	5,4	(+18,0)	0,05
Ramiclair	Ramipril	4,3	(+8,1)	0,06
		4.780,7	**(+3,7)**	**0,06**

6

◻ **Tab. 6.1**   (Fortsetzung)

Präparat	Bestandteile	DDD	Änderung	DDD-Nettokosten
		Mio.	%	Euro
Weitere ACE-Hemmer				
Benazepril AL	Benazepril	4,9	(−14,7)	0,08
Benazepril-1 A Pharma	Benazepril	3,0	(+2,8)	0,09
Fosino-TEVA	Fosinopril	1,9	(−26,5)	0,20
		9,8	(−12,8)	**0,11**
Summe		**5.335,6**	**(+2,7)**	**0,06**

ACE Hemmer, haben aber keine klaren Vor- oder Nachteile in Bezug auf ihre Wirkung. Eine Kombination von RAS Hemmern wird wegen besonderer Gefahren nicht empfohlen.

Hemmstoffe des Renin-Angiotensin-Systems verursachen die Bildung bzw. Wirkung des stark vasokonstriktorisch wirkenden Angiotensin II, das über Kurz- und Langzeiteffekte maßgeblich an der Blutdruckregulation beteiligt ist. Zusätzlich hat es zahlreiche indirekte Effekte u. a. auf Gefäße, da es die Freisetzung von Noradrenalin, die adrenale Aldosteronsynthese, die tubuläre Natriumrückresorption und die Bildung von Wachstumsfaktoren (Myokardhypertrophie, Remodeling) erhöht. Alle diese Angiotensinwirkungen werden über AT_1-Rezeptoren vermittelt. Renininhibitoren hemmen die Bildung von Angiotensin I aus Angiotensinogen, ACE-Hemmer reduzieren die Bildung von Angiotensin II durch Hemmung der Konversion aus seinem Vorläufer Angiotensin I. Hemmung des ACE (= Kininase I) hemmt gleichzeitig den Abbau von Bradykinin und verlängert dadurch seine vasodilatierenden und antiproliferativen Effekte auf die Gefäße. Angiotensinrezeptorantagonisten (AT_1-Rezeptorantagonisten, Sartane) blockieren selektiv den Angiotensin$_1$-Rezeptor und verhindern dadurch die Wirkungen von Angiotensin II. Die zentrale Bedeutung von Angiotensin II an den Gefäßen, dem Herzen und der Niere begründet die über die Therapie der Hypertonie hinausgehenden In-

dikationen für HFrEF und Nephropathien und ist sicher ein Grund für die Empfehlungen der Fachgesellschaften, Hemmstoffe des Renin-Angiotensin-Systems als Mittel der ersten Wahl einzusetzen. Immer wieder vorgebrachte Bedenken hinsichtlich des Einsatzes von Angiotensinhemmstoffen bei bestehender Niereninsuffizienz wurden in einer retrospektiven Studie ausgeräumt (Qiao et al. 2020). Bei Patienten, die unter Angiotensinhemmstoffen innerhalb von 6 Monaten eine Niereninsuffizienz entwickelten, führte das Absetzen dieser Medikamente zu einer signifikant höheren Mortalität als die weitere Einnahme (35,1 % vs. 29,4 %). Das Risiko einer terminalen Niereninsuffizienz nach 5 Jahren war in beiden Gruppen nicht unterschiedlich (ca. 7 %).

Das SARS-CoV-2-Virus interagiert mit dem Angiotensin-Konversionsenzym-2 und nutzt dieses zum Eintritt in die Zelle. Die anfänglich bestehenden Bedenken bzgl. des Einsatzes von Hemmstoffen des Renin-Angiotensin-Systems bei Covid-19-Patienten konnten zwischenzeitlich ausgeräumt werden (Trump et al. 2020; Lopes et al. 2021).

6.3.1 ACE-Hemmer

ACE-Hemmer wiesen als Monopräparate 2021 einen geringfügigen Anstieg der Verordnungen um 2,7 % auf (◻ Abb. 6.2). Der Hauptteil der Patienten wurde mit Ramipril als

6

Monopräparat (89,2 % von gesamt) behandelt. Der Anteil der fixen ACE-Hemmer-Diuretika-Kombinationen sinkt ($-6,4$ %), der der ACE-Hemmer-Calciumantagonisten-Kombinationen steigt ($+8,0$ %; ◙ Tab. 6.2, 6.3). Die abnehmenden Verordnungen der Diuretika-Kombinationen sind wenig verständlich; insgesamt entspricht der geringe Anteil der fixen Kombinationspräparate nicht den aktuellen Empfehlungen. Er ist möglicherweise in dem 4- bzw. 8-fach höheren mittleren Preis der Kombinationspräparate begründet.

6.3.1.1 Monopräparate

Ramipril ist das verordnungsstärkste Monopräparat. Unterschiede zwischen den ACE-Hemmern sind gering und liegen vor allem in der Pharmakokinetik. Während Captopril und Lisinopril keine „Prodrugs" sind, werden alle übrigen ACE-Hemmer in der Leber in die aktive Substanz umgewandelt. Die Plasmahalbwertszeiten werden in den Fachinformationen mit 2 h (Captopril), 3 h (Quinapril), 11 h (Enalapril), 11,5 h (Fosinopril), 12,6 h (Lisinopril), 13–17 h (Ramipril), 15 h (Benazepril), 17 h (Perindopril) angegeben. Damit sind Captopril und Quinapril für die angestrebte einmal tägliche Gabe in der Regel nicht ausreichend, und auch für Enalapril wird, zumindest in der Therapie der HFrEF, regelhaft eine zweimal tägliche Gabe empfohlen. Die drei ACE-Hemmer sind daher keine idealen Antihypertensiva. Captopril, Fosinopril, Lisinopril, Perindopril und Ramipril überwinden die Blut-Hirn-Schranke, Benazepril, Enalapril und Quinapril nicht (Ho et al. 2021).

Fosinopril sowie in geringerem Maße Benazepril, Quinapril, Ramipril und Spirapril haben neben einem renalen auch einen hepatischen Ausscheidungsweg. Für die Behandlung der Hypertonie sind alle Präparate, für die Herzinsuffizienz alle Monopräparate außer dem hier nicht vertretenen Spirapril, bei diabetischer Nephropathie Captopril (nur Typ I Diabetes), Lisinopril und Ramipril zugelassen, für kardiovaskuläre Hochrisikopatienten, periphere arterielle Verschlusskrankheit und nichtdiabetische glomeruläre Nephropathie mit großer Proteinurie nur Ramipril, bei akutem Herzinfarkt Captopril, Ramipril und Lisinopril.

Die mittleren DDD-Kosten für ACE-Hemmer-Monopräparate lagen im Berichtszeitraum bei 0,06 €. Bei den niedrigen DDD-Kosten der ACE-Hemmer ist zu berücksichtigen, dass die realen Kosten höher liegen, da insbesondere Ramipril am häufigsten mit einer höheren Tagesdosis (5 mg) als der WHO-DDD (2,5 mg) verordnet wird.

6.3.1.2 Kombinationen

Kombinationen von ACE-Hemmern mit Diuretika verstärken die Blutdrucksenkung. Als diuretischer Kombinationspartner wird leider weiterhin überwiegend Hydrochlorothiazid verwendet. Ausnahmen sind lediglich zwei sehr teure Kombinationen mit Indapamid oder Piretanid (◙ Tab. 6.2). Es ist zu fordern, dass auf dem deutschen Markt endlich Kombinationen aus ACE-Hemmern und dem länger wirkenden Chlortalidon eingeführt werden, möglichst auch mit geringerer Dosis (12,5 mg).

Die Verordnungsentwicklung fixer Diuretika-Kombinationen war insgesamt wiederum negativ ($-6,4$ %, ◙ Tab. 6.2) mit Ausnahme der teuren Perindopril-Indapamid-Kombinationen. Diuretika-Fixkombinationen (0,24 €/DDD) kosten im Schnitt so viel wie die Summe der entsprechenden Monopräparate (ACE-Hemmer 0,06 €/DDD, Hydrochlorothiazid 0,18 €/DDD). Im günstigsten Fall betragen die DDD-Kosten einer ACE-Hemmer-Hydrochlorothiazid-Kombination allerdings 0,18 € und kosten damit fast genau so viel wie das günstigste Hydrochlorothiazidpräparat (0,17 €, ◙ Tab. 34.1).

Die Kombinationen von ACE-Hemmern und Calciumantagonisten stiegen 2021 weiterhin an ($+8$ %, ◙ Tab. 6.3). Die kombinierte Gabe eines ACE-Hemmers und eines Calciumantagonisten ist prinzipiell sinnvoll und

■ Tab. 6.2   Verordnungen von ACE-Hemmer-Diuretika-Kombinationen 2021. Angegeben sind die 2021 verordneten Tagesdosen, die Änderungen gegenüber 2020 und die mittleren Kosten je DDD 2021

Präparat	Bestandteile	DDD	Änderung	DDD-Nettokosten
		Mio.	%	Euro
Captopril und Hydrochlorothiazid				
Captopril comp AbZ	Captopril Hydrochlorothiazid	6,9	(−4,9)	0,19
Ramipril und Diuretika				
RamiLich comp	Ramipril Hydrochlorothiazid	196,5	(−3,6)	0,22
Ramiplus AL	Ramipril Hydrochlorothiazid	62,2	(−8,9)	0,18
Ramipril-1 A Pharma plus	Ramipril Hydrochlorothiazid	32,0	(−5,1)	0,19
Ramipril comp AbZ	Ramipril Hydrochlorothiazid	17,7	(−23,2)	0,19
Ramipril-ratiopharm comp	Ramipril Hydrochlorothiazid	5,9	(−46,9)	0,18
Ramipril Piretanid Winthrop	Ramipril Piretanid	5,3	(+6,0)	0,62
Ramipril HEXAL comp	Ramipril Hydrochlorothiazid	2,9	(−19,6)	0,23
		322,6	**(−7,5)**	**0,21**
Enalapril und Hydrochlorothiazid				
Enalapril plus-1 A Pharma	Enalapril Hydrochlorothiazid	18,6	(−36,0)	0,19
Enaplus AL	Enalapril Hydrochlorothiazid	13,2	(+29,2)	0,22
Enalapril comp AbZ	Enalapril Hydrochlorothiazid	6,6	(+134,0)	0,18
Enalapril HCT AAA Pharma	Enalapril Hydrochlorothiazid	2,7	(+50,0)	0,19
Enabeta comp	Enalapril Hydrochlorothiazid	2,5	(+147,9)	0,21
Corvo HCT	Enalapril Hydrochlorothiazid	1,8	(+5,2)	0,23
		45,3	**(−2,6)**	**0,20**

◘ Tab. 6.2 (Fortsetzung)

Präparat	Bestandteile	DDD	Änderung	DDD-Nettokosten
		Mio.	%	Euro
Lisinopril und Hydrochlorothiazid				
Lisi Lich comp	Lisinopril Hydrochlorothiazid	25,4	(−15,3)	0,22
Lisinopril comp AbZ	Lisinopril Hydrochlorothiazid	18,3	(+5,0)	0,19
Lisinopril-comp-PUREN	Lisinopril Hydrochlorothiazid	2,4	(+13,8)	0,19
		46,2	**(−6,9)**	**0,20**
Quinapril und Hydrochlorothiazid				
Quinaplus AL	Quinapril Hydrochlorothiazid	2,9	(−25,2)	0,23
Benazepril und Hydrochlorothiazid				
Benazeplus AL	Benazepril Hydrochlorothiazid	2,0	(−16,9)	0,23
Benazepril-1 A Pharma comp	Benazepril Hydrochlorothiazid	1,4	(−17,6)	0,23
		3,5	**(−17,1)**	**0,23**
Weitere ACE-Hemmer und Diuretika				
Preterax/Bipreterax	Perindopril Indapamid	29,9	(−0,3)	0,59
Perindopril Indapamid-ratiopharm	Perindopril Indapamid	3,9	(+6,6)	0,63
Perindopril dura plus	Perindopril Indapamid	1,6	(+30,8)	0,62
Perindopril/Indapamid-1 A Pharma	Perindopril Indapamid	1,4	(+28,5)	0,62
		36,9	**(+2,4)**	**0,60**
Summe		**464,3**	**(−6,4)**	**0,24**

durch Endpunktstudien gut begründet. Die DDD-Kosten der günstigsten ACE-Hemmer-Calciumantagonisten-Kombination ist mit 0,28 € etwas höher als die der günstigsten ACE-Hemmer-Diuretika-Kombination. Bei Betrachtung der Preise ist zu beachten, dass selbst ein Unterschied von 0,01 € in dieser verordnungsstarken Gruppe einen Unterschied von 60 Mio € ausmacht.

◻ **Tab. 6.3** Verordnungen von ACE-Hemmer-Calciumantagonisten-Kombinationen 2021. Angegeben sind die 2021 verordneten Tagesdosen, die Änderungen gegenüber 2020 und die mittleren Kosten je DDD 2021

Präparat	Bestandteile	DDD	Änderung	DDD-Nettokosten
		Mio.	%	Euro
Amlodipinkombinationen				
Ramidipin	Ramipril Amlodipin	42,7	(+12,0)	0,28
Ramipril Aristo	Ramipril	40,5	(+26,0)	0,51
Tonotec	Ramipril Amlodipin	16,4	(+21,8)	0,53
Ramipril HEXAL plus	Ramipril	14,8	(−26,8)	0,50
Viacoram	Perindopril Amlodipin	11,0	(+8,0)	0,53
Ramipril/Amlodipin-ratiopharm	Ramipril Amlodipin	2,0	(+9,3)	0,51
Ramipril/Amlodipin AbZ	Ramipril Amlodipin	1,3	(−19,3)	0,44
		128,6	**(+9,5)**	**0,43**
Lercanidipinkombinationen				
Zanipress	Enalapril	22,4	(−12,6)	0,53
Enalapril/Lercanidipin AbZ	Enalapril Lercanidipin	5,5	(+6,9)	0,51
Enalaprilmaleat/Lercanidipinhydrochlorid AL	Enalapril Lercanidipin	4,0	(+48,6)	0,40
		32,0	**(−4,6)**	**0,51**
Weitere Kombinationen				
Viacorind	Perindopril Amlodipin Indapamid	13,3	(+30,8)	0,84
Delmuno	Ramipril Felodipin	3,2	(−8,6)	0,55
Tonotec HCT	Ramipril Amlodipin Hydrochlorothiazid	3,2	(+77,6)	0,61
Eneas	Enalapril Nitrendipin	2,1	(−12,0)	0,53
		21,8	**(+22,1)**	**0,73**
Summe		**182,4**	**(+8,0)**	**0,48**

6

6.3.1.3 Therapeutische Aspekte

Hypertonie Die Attraktivität der ACE-Hemmer für die Behandlung der Hypertonie besteht u. a. in der guten Verträglichkeit sowie in der eindeutigen Prognoseverbesserung bei Hypertonikern sowie Patienten mit HFrEF oder Nephropathie. Der wesentliche Unterschied der ACE-Hemmer zu Angiotensinrezeptorantagonisten besteht in der häufigeren Rate an trockenem Reizhusten. Dieser war aber als Grund eines Therapieabbruchs in kontrollierten Studien wie On-Target mit 4,2 % (Ramipril) vs. 1,1 % (Telmisartan) bei weitem nicht so häufig wie oft angegeben (The ONTARGET-Investigators 2008). Es gibt Hinweise auf ein selteneres Auftreten des Hustens in der Kombinationstherapie oder bei abendlicher Medikamenteneinnahme und auch auf einen spontanen Rückgang (Sato und Fukuda 2015). Das lebensbedrohliche ACE-Hemmer-induzierte Angioödem trat in derselben Studie in 0,3 % vs. 0,1 % auf, was angesichts der Verordnungszahlen der ACE-Hemmer immer noch ein hochrelevantes Risiko ist. Zudem haben ACE-Hemmer keine unerwünschten Stoffwechselwirkungen, die das bei Hypertonikern häufig anzutreffende metabolische Syndrom verstärken können.

Zahlreiche Einzelstudien sowie auch Metaanalysen der Vergangenheit wiesen auf die zu anderen Antihypertensiva ähnliche Wirksamkeit der ACE-Hemmer bzgl. der Vermeidung kardiovaskulärer Folgeschäden hin (BPLTT Collaboration 2000, 2021; Czernichow et al. 2011). Allerdings erwiesen sich die ACE-Hemmer in der aktuell umfangreichsten Metaanalyse von 123 Interventionsstudien (Ettehad et al. 2016) etwas weniger geeignet bei der Vermeidung des Schlaganfalls als die übrigen Substanzgruppen. Eine retrospektive Analyse der Daten von 4,9 Mio. Patienten zur initialen antihypertensiven Monotherapie zeigt, dass Thiazid- und Thiazid-ähnliche Diuretika den ACE-Hemmern in der Vermeidung des Schlaganfalls (HR 0,83) aber auch des Herzinfarktes (HR 0,84) und der Hospitalisierung wegen einer Herzinsuffizienz (HR 0,83) überlegen sind (Suchard et al. 2019).

Obwohl bei Patienten mit hohem kardiovaskulären Risiko eine Überlegenheit von Amlodipin im Vergleich zu Hydrochlorothiazid als Kombinationspartner von Benazepril in der ACCOMPLISH-Studie belegt wurde (Jamerson et al. 2008) kam erst 2013 eine entsprechende Fixkombination aus Calciumantagonisten und ACE-Hemmer auf den deutschen Markt. Beim Einsatz von Calciumantagonisten sollte die Komedikation mit Clarithromycin bzw. Erythromycin, zwei Hemmern des Cytochrome P450 3A4, wegen der zwar geringen aber signifikant erhöhten Gefahr eines akuten Nierenversagens vermieden werden (Gandhi et al. 2013).

Selbst bei sehr alten Hypertonikern (Durchschnittsalter 84 Jahre) senkte eine antihypertensive Therapie mit Indapamid und ggf. zusätzlich Perindopril die Gesamtmortalität um 21 %, die Mortalität an Schlaganfall um 39 % und die Herzinsuffizienzrate um 64 % (Beckett et al. 2008). Die über ein Jahr zu behandelnden Patienten (NNT = number needed to treat) für die Vermeidung eines kardiovaskulären Ereignisses betrug 58, eines vorzeitigen Todesfalles 80. In der über 1 Jahr erfolgenden Nachbeobachtung war trotz Angleichung der Blutdruckwerte am Jahresende die Gesamtmortalität der ursprünglichen Placebogruppe noch doppelt so hoch wie in der Verumgruppe (Beckett et al. 2011). Eine Metaanalyse von Patienten älter als 80 Jahre (7.653 Pat. aus 7 randomisierten, kontrollierten Studien) zeigte, dass diese von einer antihypertensiven Therapie sowohl hinsichtlich des Schlaganfalls als auch der Herzinsuffizienz profitierten (NNT 15). Dabei waren Hemmstoffe des Renin-Angiotensin-Systems gleich wirksam wie Diuretika und Calciumantagonisten (Thomopoulos et al. 2018). In der SPRINT-Studie (SPRINT Research Group 2016) kam es unter einer intensiveren Blutdrucksenkung (123/62 vs. 135/67 mmHg) bei 2.510 älteren Patienten ($\geq$ 75 Jahre) zu signifikant weniger kardiovaskulären Endpunkten, ohne dass darunter gravierende Komplikationen wie akutes Nierenversagen, Synkopen oder Sturzverletzungen häufiger auftraten. RAS-Inhibitoren (bei 52,2 % der Patienten unter Standardtherapie und 70,6 % unter intensivierter Therapie) waren die in dieser Studie am häufigsten eingesetzten Antihypertensiva. Die absolute Risikoreduktion durch eine intensive Blutdrucksenkung war in der Gruppe der ≥ 80-Jährigen in der SPRINT-Kohorte am größten, das Risiko für Komplikationen nicht größer als das der < 80-Jährigen (Byrne et al. 2020). Die Vermeidung kardiovaskulärer Endpunkte bestätigte sich in einer Folgeuntersuchung mit längerer Nachbeobachtung (SPRINT Research Group 2021). Allerdings hat eine umfangreiche Beobachtungsstudie darauf hingewiesen, dass dieses Ergebnis nicht für Ältere mit höherem Gebrechlichkeitsstatus gilt (Masoli et al. 2020). Die die Blut-Hirn-Schranke überwindenden ACE-Hemmer waren solchen ohne diese Fähigkeit in der Erhaltung des Erinnerungsvermögens über 3 Jahre bei älteren Hypertonikern überlegen (Ho et al. 2021). Eine Metaanalyse von 46 Studien mit 182.248 Hochrisikopatienten wies darauf hin, dass der Therapieerfolg mit zunehmender Blutdrucksenkung (> 140 mmHg, 130–139 mmHg, < 130 mmHg) bei diabetischen Patienten eher abnahm, bei nicht diabetischen Patienten dagegen zunahm (Thomopoulos et al. 2017a). In einer weiteren Metaanalyse waren RAS-Inhibitoren im Vergleich zu anderen Antihypertensiva bei Diabetikern gering, jedoch signifikant effektiver in der kardiovaskulären Prävention, nicht aber bei Nichtdiabetikern (Thomopoulos et al. 2017b).

Herzinsuffizienz ACE-Hemmer sind seit den frühen 90er Jahren fester Bestandteil der prognoseverbessernden Therapie der HFrEF und sollten allen Patienten mit eingeschränkter linksventrikulärer Funktion verordnet werden (McDonagh et al. 2021). Angiotensinrezeptorantagonisten sind bei HFrEF nur bei Unverträglichkeit von ACE-Hemmern indiziert, weil bislang keine Studie einen lebensverlängernden Effekt bei HFrEF dokumentiert hat (McDonagh et al. 2021). Dagegen reduzierte die Kombination von Sacubitril und Valsartan den primären Kombinationsendpunkt so-wie die Gesamtmortalität gegenüber Enalapril um 20 % bzw. 16 % (McMurray et al. 2014) und wird seit 2021 als Standardtherapie bei HFrEF alternativ zu ACE-Hemmern empfohlen.

Anders als bei HFrEF gibt es bislang keine Evidenz für einen prognoseverbessernden Effekt von Hemmern des Renin-Angiotensin-Systems bei Patienten mit Herzinsuffizienz und erhaltener EF (HFpEF). Dies gilt auch für Sacubitril/Valsartan (Solomon et al. 2019) und Aldosteronrezeptorantagonisten (Pitt et al. 2014).

Koronare Herzkrankheit Eine Metaanalyse (Bangalore et al. 2017) von 24 Studien an Patienten mit einer stabilen koronaren Herzkrankheit ohne manifeste Herzinsuffizienz ergab für ACE-Hemmer bzw. Angiotensinrezeptorantagonisten nur bei Patienten mit stark erhöhtem kardiovaskulären Risiko einen Vorteil gegenüber anderen Medikamenten.

Nephropathie In vielen Leitlinien werden ACE-Hemmer als Mittel der Wahl zur antihypertensiven Therapie bei Patienten mit Nephropathie empfohlen. Nach einer Metaanalyse haben ACE-Hemmer wie auch Angiotensinrezeptorantagonisten einen größeren antiproteinurischen Effekt als gleich stark blutdrucksenkende Calciumantagonisten (Kunz et al. 2008; weitere Einzelheiten siehe unten). Die Kombination aus Perindopril und Indapamid bei Patienten mit Diabetes mellitus Typ 2 ergab einen Überlebensvorteil und eine Reduktion kardiovaskulärer Komplikationen vor allem bei Patienten mit Nephropathie (AD-VANCE-Studie, Heerspink et al. 2010). In der ACCOMPLISH-Studie wurde unter Benazepril plus Amlodipin nahezu eine Halbierung der kombinierten Endpunkte aus Dialysepflichtigkeit und Verdopplung des Serumkreatinins gefunden im Vergleich zu Benazepril plus Hydrochlorothiazid (Bakris et al. 2010). Zu bedenken ist allerdings eine unter der ersten Kombination gering bessere Blutdruckeinstellung, vor allem aber auch die Möglichkeit, dass es sich bei den Kreatininanstiegen unter der zweiten Kombination um potenziell reversible hämodynamische Effekte gehandelt haben könnte (Heerspink und de Zeeuw 2010). Nach einer Metaanalyse von Studien an Patienten mit nicht-diabetischer chronischer Nephropathie war eine intensivere Blutdrucksenkung renoprotektiv zumindest bei Patienten mit Proteinurie, jedoch ohne klaren Einfluss auf Mortalität und kardiovaskuläre Ereignisse (Lv et al. 2013). Metaanalytisch (Ettehad et al. 2016) profitierten bei der Vermeidung bedeutender kardiovaskulärer Ereignisse auch Patienten mit manifester Nierenerkrankung von einer intensiveren Blutdrucksenkung (< 130 mmHg), wenn auch proportional nicht so stark wie Patienten ohne renale Erkrankung.

Normaler Blutdruck mit leicht erhöhtem kardiovaskulärem Risiko Nach einer Metaanalyse von 20 Studien mit über 1,1 Mio. Teilnehmern waren schon noch normale („high-normal") Blutdruckwerte von 130–139/85–89 mmHg mit einem erhöhten Schlaganfallrisiko verbunden, jedoch ohne Einfluss auf die Gesamtmortalität (Huang et al. 2014). Mit 5 mg Ramipril ließ sich innerhalb von 3 Jahren die Anzahl der Patienten, die von noch normalen Blutdruckwerten ausgehend die Normotoniegrenze von 140/90 mmHg überschritten von 42,9 auf 34,4 % signifikant reduzieren (Lüders et al. 2008). Nach Metaanalysen zeigte die antihypertensive Therapie selbst normotoner Patienten mit kardiovaskulären Vorerkrankung bzw. Risikofaktoren protektive Wirkungen (Ettehad et al. 2016), bei Hochrisikopatienten verhinderte sie Schlaganfälle (Thomopoulos et al. 2017c). Die American Heart Association schlägt in einer neuen Empfehlung für Patienten mit Blutdrücken zwischen 130–139/80–89 mmHg und einem niedrigen kardiovaskulären Risiko (< 10 Jahres-Risiko für kardiovaskulären Tod) die medikamentöse antihypertensive Therapie vor, wenn ihr Blutdruck durch nicht-medikamentöse Maßnahmen innerhalb von 6 Monaten nicht < 130/80 mmHg gesenkt werden kann (Daniel et al. 2021). Unter Nutzung individueller Patientendaten aus 48 randomisierten klinischen Interventionsstudien konnte die BPLTT-Gruppe in einer Untergruppe von Probanden ohne Vorerkrankungen mit einem systolischen Eingangsblutdruck von unter 130 mmHg zeigen, dass eine 5 mmHg Blutdrucksenkung das relative Risiko ähnlich effektiv senkte wie bei höherem Blutdruck (BPLTT Collaboration 2021).

Blutdruckunabhängige Wirkungen? Der besondere Stellenwert von ACE-Hemmern und Angiotensinrezeptorantagonisten in der Hochdruckbehandlung ist zum Teil damit begründet, dass der Substanzklasse protektive Wirkungen zugesprochen werden, die über die Blutdrucksenkung hinausgehen (siehe z. B. AVR 2020). Diese Sicht ist nicht zuletzt Folge der HOPE Studie (The Heart Outcomes Prevention Evaluation Study Investigators 2000), die vorzeitig abgebrochen wurde, weil bei Hochrisikopatienten ohne klinische Zeichen der Herzinsuffizienz die Gabe von 10 mg Ramipril die Rate von Todesfällen, Herzinfarkten und Schlaganfällen zusammen genommen um 22 % reduzierte, dabei aber den mittleren Blutdruck nur um 3/2 mmHg senkte. Ähnlich günstige Ergebnisse wurden mit Perindopril in der Europa Studie gezeigt (The EURopean trial On reduction of cardiac events with Perindopril in stable coronary Artery disease Investigators 2003), nicht jedoch mit Trandolapril bei gleichzeitig effektiver eingestellten LDL-Werten (Pitt 2004, PEACE) erzielt. Zu beachten ist hier aber, dass in HOPE fast 50 % der Patienten hypertensiv waren. Eine 24-Stunden-Blutdruckmessungen in einer kleinen Subgruppe von HOPE weist tatsächlich auf eine deutlich stärkere Blutdrucksenkung durch den ACE-Hemmer hin, vor allem in der durch die Studienmessungen nicht abgedeckten nächtlichen Werte (−17/8 mmHg; Svensson et al. 2001). Angesichts der inzwischen klar dokumentierten und oben diskutierten prognoseverbessernden Blutdrucksenkung auch bei normalem oder hochnormalem Ausgangsblutdruck ist also nicht klar, wie stark blutdruckunabhängige Effekte von ACE-Hemmern tatsächlich sind.

Karzinogenität In zwei großen Kohortenstudien war die langfristige Einnahme eines ACE-Hemmers im Vergleich zu einem Angiotensinrezeptorantagonisten mit einem erhöhten Lungenkrebsrisiko (Hicks et al. 2018; Lin et al. 2020), in einer anderen Studie mit einem geringen, aber signifikant erhöhtem Prostatakrebsrisiko assoziiert (Smith et al. 2020). Die Einordnung dieser Befunde fällt zurzeit schwer (Hausberg et al. 2019).

6.3.2 Angiotensinrezeptorantagonisten

Angiotensinrezeptorantagonisten werden ebenfalls primär zur Behandlung der Hypertonie eingesetzt. Einige Vertreter (Losartan, Valsartan, Candesartan) sind zusätzlich zur Behandlung der Herzinsuffizienz (bei Unverträglichkeit von ACE-Hemmern) und zur Behandlung bei diabetischer Nephropathie (Irbesartan, Losartan) zugelassen, Losartan zur Schlaganfallprävention bei linksventrikulärer Hypertrophie, Telmisartan wie Ramipril bei kardiovaskulären Hochrisikopatienten. Unterschiede zwischen den einzelnen Angiotensinrezeptorantagonisten bestehen in der Pharmakokinetik. Trotz etwas unterschiedlicher Halbwertszeiten wird eine einmal (bei Losartan auch zweimal) tägliche Gabe empfohlen. Der Prozentsatz renal eliminierter Substanz liegt zwischen 2 % (Telmisartan) und 59 % (Candesartan). Im Unterschied zu Eprosartan, Telmisartan und Olmesartan werden alle anderen Sartane über das Cytochrom P450-System metabolisiert, was sie anfällig für Interaktionen mit Komedikamenten macht (Yang et al. 2016). Telmisartan und Candesartan überwinden die Blut-Hirn-Schranke, Olmesartan, Eprosartan, Irbesartan und Losartan nicht (Ho et al. 2021).

Bei allen anderen Eigenschaften überwiegen aufgrund des gemeinsamen Wirkungsmechanismus die Ähnlichkeiten in der Gesamtgruppe, wenngleich sich inzwischen leichte Wirksamkeitsunterschiede andeuten und Besonderheiten bei den Nebenwirkungen auffallen (siehe unten).

6.3.2.1 Verordnungen

Die Verordnungen der Angiotensinrezeptorantagonisten haben auch 2021 mit einem Anstieg von 7 % gegenüber dem Vorjahr die seit 2001 zu beobachtende Dynamik behalten (◘ Tab. 6.4). Der Anteil der fixen Kombinationen mit Hydrochlorothiazid ist mit 2,8 % weiterhin rückläufig, der mit Amlodipin steigt an (+4,1 %; ◘ Tab. 6.5 und 6.6). Die mittleren Tagesbehandlungskosten für Angiotensinrezeptorantagonisten sind bei den Monopräparaten mit 0,13 € immer noch deutlich höher als bei ACE-Hemmer-Monopräparaten (0,06 €), gleiches gilt für die Diuretika-

◘ **Tab. 6.4** **Verordnungen von Angiotensinrezeptorantagonisten 2021.** Angegeben sind die 2021 verordneten Tagesdosen, die Änderungen gegenüber 2020 und die mittleren Kosten je DDD 2021

Präparat	Bestandteile	DDD	Änderung	DDD-Nettokosten
		Mio.	%	Euro
Losartan				
Losartan Axiromed	Losartan	61,2	(−2,0)	0,18
Losartan-1 A Pharma	Losartan	38,5	(−29,6)	0,17
Losartan Aristo	Losartan	16,3	(−43,5)	0,19
Losartan HEXAL	Losartan	14,8	(−22,8)	0,18
Losartan-Kalium TAD	Losartan	13,2	(+197,6)	0,20

◻ Tab. 6.4 (Fortsetzung)

Präparat	Bestandteile	DDD	Änderung	DDD-Nettokosten
		Mio.	%	Euro
Losartan Atid	Losartan	7,2	(−11,3)	0,20
Losartan Heumann	Losartan	6,1	(+46,4)	0,18
Losartan STADA	Losartan	2,8	(+145,2)	0,14
		160,0	**(−12,5)**	**0,18**
Valsartan				
Valsartan BASICS	Valsartan	162,5	(+343,5)	0,12
Valsartan dura	Valsartan	116,0	(−50,7)	0,13
Valsacor	Valsartan	87,9	(−23,5)	0,12
Valsartan-1 A Pharma	Valsartan	61,7	(+234,1)	0,12
Valsartan AL	Valsartan	18,2	(+267,3)	0,09
Valsartan STADA	Valsartan	7,2	(+86,7)	0,11
Valsartan HEXAL	Valsartan	3,1	(+185,6)	0,12
Diovan	Valsartan	2,1	(−2,7)	0,40
		458,7	**(+9,9)**	**0,12**
Candesartan				
Candecor	Candesartan	658,9	(+61,2)	0,13
Candaxiro	Candesartan	522,4	(+50,9)	0,10
Candesartan-1 A Pharma	Candesartan	477,2	(−24,2)	0,11
Candesartan Zentiva	Candesartan	472,0	(+14,4)	0,12
Candesartan Heumann	Candesartan	256,1	(−29,2)	0,12
Candesartan BASICS	Candesartan	218,1	(+203,8)	0,10
Candesartan-ratiopharm	Candesartan	116,3	(+272,3)	0,11
Candesartan AbZ	Candesartan	21,6	(−44,1)	0,12
Candesartan/-cilexetil Mylan	Candesartan	14,0	(−90,8)	0,12
Candesartan HEXAL	Candesartan	11,2	(−73,1)	0,12
Candesartan STADA	Candesartan	9,7	(−68,1)	0,12
Candesartan-biomo	Candesartan	5,8	(−59,8)	0,10
Atacand	Candesartan	4,0	(−36,3)	0,38
Candesartan AAA Pharma	Candesartan	3,8	(−64,1)	0,12
Candesartancilexetil Hennig	Candesartan	3,0	(−70,8)	0,11
Candesartan AL	Candesartan	2,5	(−87,1)	0,12
		2.796,4	**(+8,2)**	**0,12**

◘ **Tab. 6.4** (Fortsetzung)

Präparat	Bestandteile	DDD	Änderung	DDD-Nettokosten
		Mio.	%	Euro
Irbesartan				
Irbesartan-1 A Pharma	Irbesartan	25,8	(−11,0)	0,18
Irbesartan AL	Irbesartan	12,6	(+227,0)	0,16
Irbesartan Micro Labs	Irbesartan	11,6	(−22,2)	0,16
Irbesartan HEXAL	Irbesartan	6,8	(+25,6)	0,18
Ifirmasta TAD	Irbesartan	3,8	(>1.000)	0,16
Irbesartan STADA	Irbesartan	3,5	(−49,7)	0,16
Irbesartan Fair Med	Irbesartan	2,0	(−3,4)	0,16
		66,2	**(+5,8)**	**0,17**
Olmesartan				
Olmesartan AL	Olmesartan	27,5	(+10,8)	0,17
Olmesartan Medoxomil Accord	Olmesartan	17,5	(+70,0)	0,21
Olmesartan-1 A Pharma	Olmesartan	4,2	(+49,5)	0,22
Olmesartan HEXAL	Olmesartan	3,9	(−42,6)	0,22
		53,1	**(+18,8)**	**0,19**
Telmisartan				
Telmisartan Heumann	Telmisartan	58,3	(+11,1)	0,16
Telmisartan Micro Labs	Telmisartan	29,5	(+36,9)	0,17
Telmisartan Glenmark	Telmisartan	17,8	(+1,8)	0,17
Telmisartan Zentiva	Telmisartan	14,1	(+29,5)	0,16
Telmisartan Fair-Med	Telmisartan	9,9	(>1.000)	0,18
Telmisartan-1 A Pharma	Telmisartan	9,8	(−21,7)	0,16
Telmisartan AbZ	Telmisartan	6,7	(−74,1)	0,19
Telmisartan STADA	Telmisartan	5,3	(+81,8)	0,13
Telmisartan-ratiopharm	Telmisartan	3,9	(−56,2)	0,18
Telmisartan HEXAL	Telmisartan	3,9	(−39,1)	0,16
Telmisartan AL	Telmisartan	3,7	(+42,5)	0,12
		162,8	**(+0,4)**	**0,16**
Eprosartan				
Eprosartan-ratiopharm	Eprosartan	1,4	(−51,6)	0,46
Summe		**3.698,6**	**(+7,0)**	**0,13**

◘ Tab. 6.5 Verordnungen von Kombinationen aus Angiotensinrezeptorantagonisten und Diuretika 2021. Angegeben sind die 2021 verordneten Tagesdosen, die Änderungen gegenüber 2020 und die mittleren Kosten je DDD 2021

Präparat	Bestandteile	DDD	Änderung	DDD-Nettokosten
		Mio.	%	Euro
Losartankombinationen				
Losartan HCT Aristo	Losartan Hydrochlorothiazid	15,6	(−32,4)	0,34
Losartan-Kalium HCTad	Losartan Hydrochlorothiazid	7,2	(+9,2)	0,32
Losartan comp AbZ	Losartan Hydrochlorothiazid	4,2	(−50,0)	0,31
Losarplus AL	Losartan Hydrochlorothiazid	3,7	(+34,2)	0,31
Losartan HCT Dexcel	Losartan Hydrochlorothiazid	3,1	(+89,4)	0,34
Losartan comp Axiromed	Losartan Hydrochlorothiazid	2,6	(+7,1)	0,32
Losartan-HCT Zentiva	Losartan Hydrochlorothiazid	1,7	(+119,6)	0,28
Losartan HCT STADA	Losartan Hydrochlorothiazid	1,5	(+45,7)	0,28
		39,6	**(−15,3)**	**0,32**
Valsartankombinationen				
Valsartan-1 A Pharma plus	Valsartan Hydrochlorothiazid	35,8	(+70,0)	0,25
Valsacor comp	Valsartan Hydrochlorothiazid	30,1	(−53,4)	0,33
Valsartan/HCT Mylan	Valsartan Hydrochlorothiazid	15,9	(−2,7)	0,29
Valsartan Zentiva comp	Valsartan Hydrochlorothiazid	12,8	(+407,4)	0,27
Valsartan HCT STADA	Valsartan Hydrochlorothiazid	4,0	(+60,8)	0,26
Valsartan/HCT AL	Valsartan Hydrochlorothiazid	2,0	(+122,6)	0,26
		100,8	**(−6,7)**	**0,28**
Candesartankombinationen				
Candecor comp	Candesartan Hydrochlorothiazid	172,4	(+13,1)	0,30
Candesartancilexetil/HCT Mylan	Candesartan Hydrochlorothiazid	21,7	(−48,2)	0,30

6

◘ Tab. 6.5 (Fortsetzung)

Präparat	Bestandteile	DDD	Änderung	DDD-Nettokosten
		Mio.	%	Euro
Candesartan comp AbZ	Candesartan Hydrochlorothiazid	21,6	(−8,1)	0,25
Candesartan plus-1 A Pharma	Candesartan Hydrochlorothiazid	21,1	(+40,9)	0,26
Candesartan Zentiva comp	Candesartan Hydrochlorothiazid	20,9	(−3,0)	0,27
Candesartan/HCT Heumann	Candesartan Hydrochlorothiazid	8,9	(−45,8)	0,28
Candesartan-ratiopharm comp	Candesartan Hydrochlorothiazid	4,5	(+90,2)	0,27
Candesartan HEXAL comp	Candesartan Hydrochlorothiazid	1,8	(−23,9)	0,33
		273,0	**(−0,9)**	**0,29**
Irbesartankombinationen				
Irbesartan comp BASICS	Irbesartan Hydrochlorothiazid	13,0	(+13,4)	0,33
Irbesartan comp HEXAL	Irbesartan Hydrochlorothiazid	3,4	(−7,4)	0,33
Irbesartan/HCT AL	Irbesartan Hydrochlorothiazid	2,7	(+91,9)	0,33
Irbesartan/HCT STADA	Irbesartan Hydrochlorothiazid	2,0	(−42,5)	0,26
Irbecor comp	Irbesartan Hydrochlorothiazid	1,8	(+79,8)	0,26
Irbesartan Hydrochlorothiazid Micro Labs	Irbesartan Hydrochlorothiazid	1,8	(−53,2)	0,34
		24,8	**(−0,7)**	**0,32**
Telmisartankombinationen				
Telmisartan/HCT Zentiva	Telmisartan Hydrochlorothiazid	12,3	(+1,8)	0,33
Telmisartan/Hydrochlorothiazid	Telmisartan	8,3	(+13,5)	0,33
Telmisartan/Hydrochlorothiazid	Telmisartan	7,8	(+21,1)	0,31
Telmisartan/HCT Micro Labs	Telmisartan	7,2	(−1,2)	0,33
Telmisartan plus HCT STADA	Telmisartan Hydrochlorothiazid	1,5	(−56,9)	0,26
		37,0	**(+1,4)**	**0,32**

◨ **Tab. 6.5** (Fortsetzung)

Präparat	Bestandteile	DDD	Änderung	DDD-Nettokosten
		Mio.	%	Euro
Weitere Kombinationen				
Olmesartan/Hydrochlorothiazid AL	Olmesartan medoxomil Hydrochlorothiazid	7,2	(+54,5)	0,27
Olmecor HCT TAD	Olmesartan medoxomil Hydrochlorothiazid	2,9	(+20,6)	0,33
Eprosartan-ratiopharm comp	Eprosartan Hydrochlorothiazid	1,6	(−32,7)	0,59
		11,7	**(+23,5)**	**0,33**
Summe		**486,7**	**(−2,8)**	**0,30**

◨ **Tab. 6.6** **Verordnungen von Kombinationen aus Angiotensinrezeptorantagonisten und Calciumantagonisten 2021.** Angegeben sind die 2021 verordneten Tagesdosen, die Änderungen gegenüber 2020 und die mittleren Kosten je DDD 2021

Präparat	Bestandteile	DDD	Änderung	DDD-Nettokosten
		Mio.	%	Euro
Valsartankombinationen				
Amlodipin/Valsartan Mylan	Valsartan Amlodipin	32,3	(+272,1)	0,66
Valsamtrio	Valsartan Amlodipin Hydrochlorothiazid	30,2	(+78,0)	0,87
Exforge HCT	Valsartan Amlodipin Hydrochlorothiazid	14,8	(−44,6)	1,14
Exforge	Valsartan Amlodipin	11,0	(−8,5)	0,89
Amlo-Valsacor TAD	Valsartan Amlodipin	8,3	(−63,0)	0,65
Amlodipin/Valsartan AL	Valsartan Amlodipin	7,5	(+29,7)	0,62
Amlodipin/Valsartan/HCT-1 A Pharma	Valsartan Amlodipin Hydrochlorothiazid	5,4	(+112,9)	0,86
Dafiro HCT	Valsartan Amlodipin Hydrochlorothiazid	4,5	(−52,7)	1,11

◘ Tab. 6.6 (Fortsetzung)

Präparat	Bestandteile	DDD	Änderung	DDD-Nettokosten
		Mio.	%	Euro
Amlodipin/Valsartan/HCT AL	Valsartan Amlodipin Hydrochlorothiazid	2,1	(+20,4)	0,85
Amlodipin/Valsartan Heumann	Valsartan Amlodipin	1,8	(+120,7)	0,68
Amlodipin HEXAL plus Valsartan HCT	Valsartan Amlodipin Hydrochlorothiazid	1,8	(−70,1)	0,88
Dafiro	Valsartan Amlodipin	1,7	(−43,8)	0,97
Amlodipin/Valsartan/HCT beta	Valsartan Amlodipin Hydrochlorothiazid	1,7	(> 1.000)	0,83
Amlodipin HEXAL plus Valsartan	Valsartan Amlodipin	1,4	(−76,2)	0,65
		124,3	**(+2,0)**	**0,83**
Olmesartankombinationen				
Olmesartanmedoxomil/Amlodipin	Olmesartan	27,8	(+58,7)	0,64
Vocado HCT	Olmesartan Amlodipin Hydrochlorothiazid	18,9	(−35,8)	1,14
Sevikar HCT	Olmesartan Amlodipin Hydrochlorothiazid	16,3	(−19,4)	1,09
Olmesartan/Amlodipin AL	Olmesartan Amlodipin	11,2	(−13,4)	0,64
Vocado	Olmesartan Amlodipin	7,6	(−25,4)	1,03
Olmeamlo TAD	Olmesartan Amlodipin	5,6	(−17,3)	0,65
Sevikar	Olmesartan Amlodipin	5,3	(−46,1)	0,93
Olmeamlo HCT TAD	Olmesartan Amlodipin Hydrochlorothiazid	5,1	(neu)	0,58
Olmesartan Amlodipin HCT	Olmesartan medoxomil Amlodipin Hydrochlorothiazid	3,1	(neu)	0,53
Olmesartanmedoxomil/Amlodipin	Olmesartan medoxomil Amlodipin	1,4	(+15,2)	0,65
		102,5	**(−5,4)**	**0,84**

◘ Tab. 6.6   (Fortsetzung)

Präparat	Bestandteile	DDD	Änderung	DDD-Nettokosten
		Mio.	%	Euro
Weitere Kombinationen				
Caramlo	Candesartan Amlodipin	24,3	(+46,4)	0,38
Camlostar	Candesartan Amlodipin	15,6	(−3,0)	0,44
Candeamlo HEXAL	Candesartan Amlodipin	8,4	(+32,9)	1,01
Candecor-Amlo	Candesartan Amlodipin	7,2	(+197,6)	0,43
Twynsta	Telmisartan Amlodipin	5,3	(−3,7)	0,85
Losamlo	Losartan Amlodipin	2,3	(+69,8)	0,50
		63,0	**(+30,7)**	**0,53**
Summe		**289,8**	**(+4,1)**	**0,77**

Kombinationen (0,30 € versus 0,24 €). Bei den Calciumantagonisten-Kombinationen fällt die Differenz nicht mehr ganz so stark aus wie in den Vorjahren (0,77 € versus 0,48 €) (◘ Tab. 6.2–6.6).

6.3.2.2 Therapeutische Aspekte

Wie in On-Target und einer aktuellen multinationalen Kohortenstudie zeigt, haben Angiotensinrezeptorantagonisten bei vergleichbaren Indikationen keine den ACE-Hemmern überlegene Wirksamkeit, sind aber besser verträglich (Chen et al. 2021). Sie gelten daher als indiziert, wenn ACE-Hemmer wegen Reizhustens unverträglich sind (Williams et al. 2018). Neu ist, dass unter ACE-Hemmern signifikant häufiger eine Pankreatitis oder gastrointestinale Blutung beobachtet wurden (Chen et al. 2021). Patienten mit diesen Erkrankungen in der Anamnese sollten ebenfalls Angiotensinrezeptorantagonisten erhalten. Allerdings ist nicht sicher, ob es sich bei den Sartanen um eine homogene Medikamentengruppe handelt. Eine nur unter Olmesartan beobachtete schwere Sprue-ähnliche Enteropathie (Rubio-Tapia et al. 2012) führte zu einer entsprechenden Warnung der FDA (FDA Drug Safety Communication 2013).

Die Nebenwirkungsrate ist insgesamt sehr gering, wenn auch nicht, wie gelegentlich behauptet, gleich der von Placebos. Für die durch Fall-Kontrollstudien geweckten Bedenken hinsichtlich der Kanzerogenität von Angiotensinrezeptorblockern ergaben sich in Reviews bzw. Metaanalysen keine Hinweise (Datzmann et al. 2019; Berrido und Byrd 2020).

Hypertonie Angiotensinrezeptorantagonisten zeigten in Vergleichsstudien mit ACE-Hemmern und anderen Antihypertonika eine etwa gleich starke antihypertensive und kardiovaskulär protektive Wirkung (Julius et al. 2004; Yusuf et al. 2008; Chen et al. 2021). Die die Blut-Hirn-Schranke überwindenden Angiotensinrezeptorblocker waren solchen ohne diese Fähigkeit in der Erhaltung des Erinnerungsvermögens über 3 Jahre überlegen (Ho et al. 2021).

Herzinsuffizienz, koronare Herzkrankheit und Vorhofflimmern Insgesamt ist die Evidenz für positive Effekte von Angiotensinrezeptorantagonisten bei HFrEF weniger überzeugend als die für ACE-Hemmer (und fehlt bei HFpEF). Sie sind daher nur bei Unverträglichkeit von ACE-Hemmern indiziert (Ausnahme wie oben besprochen Sacubitril/Valsartan).

Bei der koronaren Herzkrankheit besteht als solches ebenso wie bei ACE-Hemmern keine eigenständige Indikation, solange die linksventrikuläre Funktion normal ist. Valsartan verhinderte bei normotensiven Patienten und umfangreicher Basismedikation nicht das Wiederauftreten von Vorhofflimmern (The GISSI-AF Investigators 2009). Irbesartan verhinderte bei Patienten mit Vorhofflimmern nicht das Auftreten kardiovaskulärer Ereignisse (The ACTIVE I Investigators 2011). Die Datenlage zur postulierten Wirkung von Angiotensinrezeptorantagonisten in der Prävention von Vorhofflimmern ist nicht überzeugend (Schneider et al. 2010).

Nephropathie Es ist von einer weitgehenden Gleichwertigkeit der Sartane und ACE-Hemmer auszugehen. Entsprechend werden in Leitlinien beide Gruppen als gleichwertig behandelt (Williams et al. 2018).

Noch normaler Blutdruck In der HOPE-3-Studie (Lonn et al. 2016) wurden 12.705 Patienten mit intermediärem Risiko ohne manifeste kardiovaskuläre Erkrankung (62 % Normotoniker, mittlerer Blutdruck 132/82 mmHg) mit 16 mg Candesartan + 12,5 mg Hydrochlorothiazid oder Placebo behandelt. Nach im Median 5,6 Jahren bestand kein Unterschied im kombinierten Endpunkt von kardiovaskulärem Tod, nicht-tödlichem Herzinfarkt oder Apoplex. Lediglich die Patienten mit erhöhtem Eingangsblutdruck profitierten von der Therapie, was wiederum die dominante Bedeutung der Blutdrucksenkung *per se* untermauert.

Karzinogenität Im Nachgang zu den im Jahr 2018 aufgefallenen Produktionsproblemen zunächst beim Valsartan, später auch bei anderen Sartanen konnte in einer deutschen Kohortenstudie (Gomm et al. 2021) an über 780.000 Personen mit zwischen 2012–2017 eingelösten Valsartan-Verschreibungen keine Assoziation zwischen der Einnahme von Valsartan und dem Krebsrisiko insgesamt nachgewiesen werden, allerdings bestand eine geringe aber statistisch signifikante Assoziation zu Leberkrebs im Vergleich zu nicht mit NDMA-kontaminiertem Valsartan (HR (95 % KI): 1,16 (1,03, 1,31)).

6.3.3 Renininhibitoren

Seit 2012 nehmen die Verordnungen des ersten oralen Renininhibitors Aliskiren (*Rasilez®*) jährlich ab, 2021 wiederum um 10 %

◻ Tab. 6.7 Verordnungen von Renininhibitoren 2021. Angegeben sind die 2021 verordneten Tagesdosen, die Änderungen gegenüber 2020 und die mittleren Kosten je DDD 2021

Präparat	Bestandteile	DDD	Änderung	DDD-Nettokosten
		Mio.	%	Euro
Renininhibitoren				
Rasilez	Aliskiren	9,0	(−10,6)	0,78
Rasilez HCT	Aliskiren Hydrochlorothiazid	2,3	(−10,3)	1,18
		11,3	**(−10,5)**	**0,86**
Summe		**11,3**	**(−10,5)**	**0,86**

6

(◘ Tab. 6.7). Nach verordneten DDD erhielten noch ca. 31.000 ein Aliskirenpräparat. Die
DDD-Kosten (0,86 €) liegen weiterhin höher
als bei den Sartanen.

Die Blutdrucksenkung in der Mono- und
Kombinationstherapie entspricht den übrigen
hier besprochenen Substanzen, die Verträglichkeit ist gut, die häufigste Nebenwirkung
sind Hautausschläge und Durchfälle, die bei
1–3 % liegen und bei Überschreiten der zugelassenen Dosis von 300 mg/Tag zunehmen.

Aliskiren als Monotherapeutikum hat sich
in der Atmosphere-Studie dem Enalapril in
der Therapie der chronischen Herzinsuffizienz nicht als überlegen erwiesen (McMurray et al. 2016). Bei Patienten mit manifester koronarer Herzkrankheit und 2 weiteren
kardiovaskulären Risikofaktoren, jedoch systolischen Blutdruckwerten zwischen 125 und
139 mmHg („Prähypertonie"), stellte eine aus-
tralische Untersuchergruppe mittels intrako-
ronarem Ultraschall unter Aliskiren (300 mg)
keine Progressionshemmung der Atherosklerose fest (Nicholls et al. 2013).

6.3.4 Kombination von Hemmstoffen des Renin-Angiotensin-Systems

Wegen des Risikos der Nierenfunktionsver-
schlechterung, der Gefahr einer Hyperkaliämie
und der symptomatischen Hypotonie wird vor
der Kombination eines Angiotensinrezeptorantagonisten mit einem ACE-Hemmer bzw.
Aliskiren ausdrücklich gewarnt (NICE Guideline 2019; Williams et al. 2018).

6.4 Calciumkanalblocker

▪▪ Verordnungsprofil

Calciumkanalblocker sind, nach den Hemmstoffen des Renin-Angiotensin-Systems und
den Statinen, die Arzneistoffklasse mit den
drittstärksten Verordnungszahlen. Hauptgruppen sind die Dihydropyridine und die relativ

stärker kardiodepressiv wirkenden Substanzen
Verapamil und Diltiazem. Das Gesamtverordnungsvolumen steigt weiterhin langsam an und
ist unverändert mit einem Trend zu langwirkenden Dihydropyridinen und einer Abnahme
der Calciumkanalblocker vom Verapamiltyp
verbunden. Die Verordnung von Kombinationspräparaten aus Calciumkanalblocker und
ACE-Inhibitoren steigt weiter relativ stark an
(+8 %), was leitliniengerecht ist.

▪▪ Bewertung

Die langwirkenden Dihydropyridine werden
alternativ zu den Thiaziden als Standardkom-
binationspartner von RAS Hemmern für die
erste Stufe der Hypertoniebehandlung empfohlen. Amlodipin und Lercanidipin sind die
kostengünstigsten Calciumkanalblocker und
liegen in einem ähnlichen Bereich wie die generischen ACE-Inhibitoren.

Calciumkanalblocker hemmen am Herzen
und an der glatten Muskulatur den Einstrom
von Calciumionen aus dem Extrazellulärraum.
Dies führt zu einer Vasodilatation vorwiegend
der präkapillären Widerstandsgefäße mit Reduktion der Nachlast des Herzens und am
Herzen selbst zu einer Abnahme von Kontraktionskraft und Herzfrequenz, die allerdings
durch eine adrenerge Gegenregulation infolge
der Vasodilatation kompensiert wird. Bei kurz-
und schnellwirksamen Calciumkanalblocker
vom Nifedipintyp (Dihydropyridine) bewirkt
dieser als ungünstig anzusehende Mechanismus nicht selten eine reflektorische Tachykardie und Flush-Symptomatik.

Die Abnahme von Herzkraft und Herzfrequenz einerseits und die Gefäßerweiterung
andererseits sind qualitativ bei allen Calciumkanalblocker gleich. Allen Calciumkanalblocker gemeinsam ist auch, dass die Vasodilatation im Vergleich zur Kardiodepression
bei niedrigeren Konzentrationen auftritt. Allerdings ist der Abstand zwischen vasodila-
tierend und kardiodepressiv wirkenden Konzentrationen unterschiedlich. Bei einigen Dihydropyridinen (z. B. Felodipin, Nisoldipin
und Nitrendipin) ist der Abstand 10- bis
100-fach, bei Nifedipin und Amlodipin et-

wa 3- bis 10-fach und bei Verapamil und Diltiazem 1- bis 3-fach. Diese quantitativen Unterschiede rechtfertigen den weit verbreiteten Nomenklaturunterschied „gefäßwirksame" und „herzwirksame" Calciumkanalblocker nicht. Ein qualitativer Unterschied besteht nur in Bezug auf die AV-Überleitung, die Calciumkanalblocker vom Verapamil- und Diltiazemtyp hemmen, die Dihydropyridine jedoch nicht.

6.4.1 Verordnungsspektrum

Das Gesamtverordnungsvolumen der Calciumkanalblocker ist 2021 wiederum leicht angestiegen (❏ Abb. 6.1, 6.3, ❏ Tab. 6.8, 6.9, vgl. ❏ Tab. 1.2). Innerhalb der Gruppe nehmen die Verordnungen der langwirkenden Dihydropyridine Amlodipin und Lercanidipin kontinuierlich zu (❏ Abb. 6.4). Fast alle anderen Calciumkanalblocker haben weiter abgenommen und machen zusammen nur noch etwa 6 % aus. Mit einer Verordnungshäufigkeit von 2.742 Mio. DDD sind Calci-

umkanalblocker nach Angiotensinhemmstoffen die zweitstärkste kardiovaskuläre Indikationsgruppe (vgl. ❏ Tab. 1.2).

Während lange Zeit vor allem die Verordnungen der kurzwirksamen Calciumkanalblocker Nifedipin, Verapamil und Diltiazem kontinuierlich rückläufig waren, gehen seit einigen Jahren auch die der anderen länger wirkenden Dihydropyridine wie Nitrendipin und Felodipin zurück (❏ Tab. 6.8, 6.9). Der generelle Trend zu Amlodipin (68 % von gesamt) und die weiter deutliche Zunahme bei Lercanidipin dürften nicht zuletzt dem geringen Preis geschuldet sein (❏ Tab. 6.9). Da Amlodipin dazu auch der am besten in klinischen Studien untersuchte Calciumantagonist ist und Lercanidipin weniger häufig periphere Ödeme verursacht, erscheint diese Entwicklung sinnvoll. Auch die Zunahme der fixen Kombinationen von ACE-Inhibitoren und Amlodipin oder Lercanidipin (❏ Tab. 6.3) erscheint sinnvoll. Bei dem günstigsten Präparat (Amlodipin + Ramipril, ❏ Tab. 6.3) ist der Preis allerdings mit 0,28 € immer noch deutlich höher als die Summe der Einzelkomponenten.

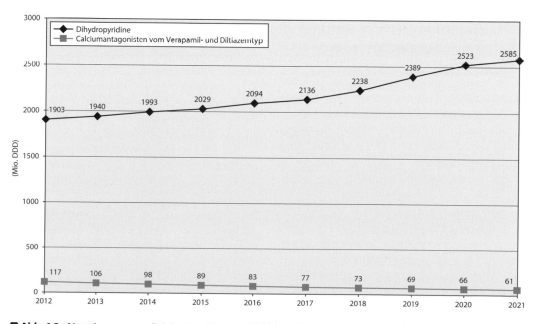

❏ **Abb. 6.3** Verordnungen von Calciumkanalblockern 2012 bis 2021. Gesamtverordnungen nach definierten Tagesdosen

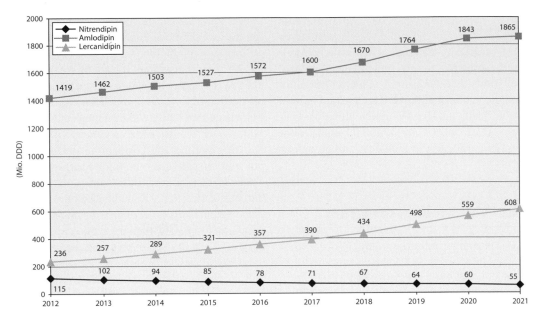

■ **Abb. 6.4** Verordnungen von langwirkenden Calciumkanalblockern 2012 bis 2021. Gesamtverordnungen nach definierten Tagesdosen

■ **Tab. 6.8** Verordnungen von Calciumantagonisten (Verapamil-Typ) 2021. Angegeben sind die 2021 verordneten Tagesdosen, die Änderungen gegenüber 2020 und die mittleren Kosten je DDD 2021

Präparat	Bestandteile	DDD	Änderung	DDD-Nettokosten
		Mio.	%	Euro
Verapamil				
Isoptin	Verapamil	14,7	(−26,3)	0,33
Verapamil-1 A Pharma	Verapamil	11,6	(−12,6)	0,32
VeraHEXAL	Verapamil	8,2	(+6,0)	0,35
Verapamil AbZ	Verapamil	6,7	(+58,7)	0,32
Verapamil Hennig	Verapamil	5,0	(−22,8)	0,34
Verapamil-ratiopharm	Verapamil	4,9	(+86,6)	0,40
Verapamil AL	Verapamil	1,0	(−30,0)	0,36
		52,1	**(−6,4)**	**0,34**
Diltiazem				
Diltiazem Ethypharm	Diltiazem	4,6	(+33,9)	0,40
Diltiazem AbZ	Diltiazem	3,4	(−24,4)	0,47
Dilzem	Diltiazem	1,1	(+25,6)	0,55
		9,1	**(+3,2)**	**0,45**
Summe		**61,2**	**(−5,1)**	**0,36**

◘ Tab. 6.9 Verordnungen von Dihydropyridinen 2021. Angegeben sind die 2021 verordneten Tagesdosen, die Änderungen gegenüber 2020 und die mittleren Kosten je DDD 2021

Präparat	Bestandteile	DDD	Änderung	DDD-Nettokosten
		Mio.	%	Euro
Nifedipin				
Nifedipin AL	Nifedipin	8,1	(−7,0)	0,38
Nifedipin-ratiopharm	Nifedipin	5,0	(+0,5)	0,41
Nifedipin AbZ	Nifedipin	2,7	(+25,5)	0,17
Nifedipin acis	Nifedipin	0,47	(−40,4)	0,46
		16,2	**(−2,1)**	**0,36**
Nitrendipin				
Nitrendipin Aristo	Nitrendipin	34,5	(−2,1)	0,17
Nitrendipin AL	Nitrendipin	11,4	(−11,3)	0,17
Nitrendipin-ratiopharm	Nitrendipin	8,2	(−21,3)	0,17
Bayotensin	Nitrendipin	0,74	(−22,5)	5,38
		54,9	**(−7,8)**	**0,24**
Amlodipin				
Amlodipin Dexcel	Amlodipin	895,2	(−6,6)	0,09
Amlodipin-1 A Pharma	Amlodipin	359,6	(+32,4)	0,10
Amlodipin Winthrop	Amlodipin	203,4	(+20,8)	0,11
Amlodipin HEXAL	Amlodipin	163,5	(+308,3)	0,11
Amlodipin besilat AbZ	Amlodipin	115,4	(+3,0)	0,09
Amlodipin Fair-Med	Amlodipin	106,0	(−60,2)	0,10
Amlodipin-ratiopharm N	Amlodipin	8,0	(−16,9)	0,11
Amlodipin AAA Pharma	Amlodipin	2,1	(−12,0)	0,10
Amlodipin-CT N	Amlodipin	2,1	(−17,1)	0,10
Amlodipin besilat AL	Amlodipin	1,8	(−19,7)	0,10
		1.857,2	**(+1,2)**	**0,10**
Felodipin				
Felodipin-ratiopharm	Felodipin	16,5	(−3,2)	0,33
Felodipin AbZ	Felodipin	8,7	(−11,9)	0,26
Felocor	Felodipin	6,8	(+19,9)	0,30
Felodipin Heumann	Felodipin	3,8	(−8,3)	0,33
Felodipin AL	Felodipin	1,8	(−8,0)	0,30
		37,6	**(−2,8)**	**0,31**

◻ Tab. 6.9 (Fortsetzung)

Präparat	Bestandteile	DDD	Änderung	DDD-Nettokosten
		Mio.	%	Euro
Lercanidipin				
Lercanidipin Omniapharm	Lercanidipin	590,3	(+10,1)	0,10
Carmen	Lercanidipin	11,0	(−14,4)	0,16
Corifeo	Lercanidipin	2,6	(−43,9)	0,20
Lercanidipin STADA	Lercanidipin	2,2	(−46,4)	0,13
		606,0	**(+8,7)**	**0,11**
Summe		**2.571,9**	**(+2,6)**	**0,11**

6.4.2 Therapeutische Gesichtspunkte

▪▪ Pharmakologische Eigenschaften

Alle Calciumkanalblocker wirken über ihre gefäßerweiternde, nachlastsenkende Wirkung antianginös und antihypertensiv. In ihrem sonstigen Wirkungsspektrum sind die einzelnen Calciumkanalblocker jedoch nicht identisch. Wegen der Reflextachykardie können Dihydropyridine gut mit Betarezeptorenblockern kombiniert werden, während dies wegen der Gefahr von AV-Blockierungen und Hemmung der kardialen Kontraktionskraft bei Calciumkanalblockern vom Verapamil- und Diltiazemtyp kontraindiziert ist. Weiterhin erlaubt die unterschiedlich ausgeprägte kompensatorische Kardiostimulation differenzialtherapeutische Überlegungen insofern, als Verapamil und Diltiazem vor allem bei Patienten mit höherer Herzfrequenz, Dihydropyridine dagegen bei solchen mit Bradykardie eingesetzt werden. Dihydropyridine können bei Patienten mit zusätzlicher Störung der Sinusknotenfunktion eingesetzt werden, Verapamil und Diltiazem dagegen nicht. Die unterschiedliche Beeinflussung des AV-Knotens hat keine Bedeutung für die antihypertensive und antiischämische Wirkung der Calciumkanalblocker.

Alle Calciumkanalblocker werden gut aus dem Magen-Darm-Trakt resorbiert, unterliegen jedoch einem beträchtlichen First-pass-Metabolismus, so dass ihre Bioverfügbarkeit relativ gering ist. Der Metabolismus verläuft über das enterale und hepatische CYP3A4 Isoenzym, was insbesondere bei dem starken CYP3A4-Hemmer Verapamil zu Arzneimittelinteraktionen z. B. mit Statinen, Erythromycin, Clarithromycin, HIV-Proteaseinhibitoren, Ciclosporin und vielen anderen führt. Verapamil hemmt zusätzlich das enterale P-Glykoprotein (MDR1) und verursacht darüber einen Anstieg der Bioverfügbarkeit von Digoxin, Ciclosporin, Tacrolimus und vielen anderen. Angesichts dieses hohen Interaktionspotentials ist die abnehmende Verordnung von Verapamil zu begrüßen.

Die langwirkenden Calciumkanalblocker, insbesondere Amlodipin, Felodipin und Lercanidipin, haben neben der längeren Wirkdauer einen relativ langsamen Wirkungseintritt und verursachen damit nur eine geringe oder keine reflektorische Tachykardie. Dies ist als therapeutischer Vorteil gegenüber dem kurzwirkenden Nifedipin anzusehen, das heute bei instabiler Angina pectoris und akutem Myokardinfarkt innerhalb der ersten vier Wochen nach Infarkteintritt kontraindiziert ist. Schnell freisetzende Arzneiformen von Nifedipin dürfen auch bei Hypertonie und chronischer Angina pectoris nur noch eingesetzt werden, wenn andere Arzneimittel nicht angezeigt sind. Sie sind damit praktisch obsolet (Ausnahme Prinzmetal-Angina). Lercanidipin scheint seltener zu Unterschenkelödemen zu führen als Amlodipin oder andere Dihydropyridine der 1. Generation (Felodipin, Nifedipin) (Makarounas-Kirchmann et al. 2009) und bietet sich daher insbesondere bei Patienten mit Ödemen unter der Therapie mit Amlodipin als Alternative an. Dabei ist allerdings zu beachten, dass auch die häufig praktizierte gleichzeitige Gabe eines Hemmstoffs des Renin-Angiotensin-Systems zu einer Reduktion der Ödemrate führt.

▪▪ Hypertoniebehandlung

Aktuelle Leitlinien empfehlen die Gabe eines langwirkenden Dihydropyridins (oder eines Thiazid) in der ersten Stufe der Hypertoniebehandlung zusammen mit einem ACE-Hemmer oder bei Unverträglichkeit Angiotensinrezeptorantagonisten, idealerweise in einer fixen Kombination (Williams et al. 2018). Die gegenüber β-Adrenozeptor-Antagonisten oder anderen älteren Antihypertensiva herausgehobene Rolle der Dihydropyridin-Calciumkanalblocker basiert auf mehreren Argumenten. Sie haben wenige unerwünschte Wirkungen (vor allem Unterschenkelödeme) und sind stoffwechselneutral, erhöhen also anders als Diuretika und β-Adrenozeptor-Antagonisten nicht die Rate an Diabetes (siehe 6.1.2). Und Metaanalysen kommen zu dem Schluss, dass Dihydropyridin-Calciumkanalblocker insgesamt ebenso effektiv die Rate an harten kardiovaskulären Endpunkten senken wie andere Arzneistoffklassen (Ettehad et al. 2016). Möglicherweise ist die Verhinderung von Herzinsuffizienz etwas geringer als bei anderen (Williams et al. 2018).

Amlodipin und Felodipin können im Gegensatz zu anderen Calciumkanalblocker auch bei Patienten mit eingeschränkter linksventrikulärer Funktion eingesetzt werden, weil sie in klinischen Studien keinen negativen Einfluss auf die Prognose hatten (Packer et al. 1996; Cohn et al. 1995). Die ALLHAT-Studie hat gezeigt, dass Amlodipin bei Hypertonie-patienten mit mindestens einem weiteren Risikofaktor die Zahl der Herzinfarkte und die Gesamtletalität nicht anders beeinflusste als das Diuretikum Chlortalidon oder der ACE-Inhibitor Lisinopril (The ALLHAT Officers and Coordinators 2002). Die unter Amlodipin in der ALLHAT-Studie beobachtete höhere Rate an Herzinsuffizienz ist auch bei Lisinopril gesehen worden und mit einiger Wahrscheinlichkeit auf das Studiendesign zurückzuführen. In einer placebokontrollierten Vergleichsstudie an Patienten mit koronarer Herzkrankheit und normalem Blutdruck schnitt Amlodipin bei gleicher Blutdrucksenkung und ähnlicher Verträglichkeit (mehr Ödeme, weniger Husten) bezüglich der Senkung kardiovaskulärer Ereignisse sogar besser ab als Enalapril (Nissen et al. 2004). In der ASCOT-BPA Studie war bei Hypertonikern mit mindestens drei weiteren Risikofaktoren ein auf der Erstgabe von Amlodipin basiertes Therapieregime (zweite Stufe + Perindopril) einem primär auf dem Betarezeptorenblocker Atenolol (zweite Stufe + Thiazid) basierten überlegen (Dahlöf et al. 2005). Die Kombination aus Benazepril und Amlodipin zeigte sich in Bezug auf verschiedene kardiovaskuläre Endpunkte der einer Kombination mit Hydrochlorothiazid um etwa 20 % überlegen (Jamerson et al. 2008). Möglicherweise ist ein Teil des Vorteils von Amlodipin auf eine stärkere Senkung der intraindividuellen Blutdruckschwankung zurückzuführen (Rothwell et al. 2010). Auch in der ALLHAT-Studie war die Blutdrucksenkung unter Amlodipin (vor allem gegenüber Lisinopril) am stabilsten (Muntner et al. 2014). Diese günstigen Daten haben zu einer Aufwertung von Calciumkanalblockern (neben ACE Hemmern/AT1R-Antagonisten und Diuretika) gegenüber β-Adrenozeptor-Antagonisten in den Leitlinien geführt (Bakris et al. 2019).

▪▪ Koronare Herzkrankheit

Bei der koronaren Herzkrankheit ist die Bedeutung der Calciumkanalblocker in den letzten Jahren ähnlich wie die der Nitrate zurückgegangen. Dies hat mehrere Gründe. Einerseits hat die symptomatische medikamentöse

6

antianginöse Therapie insgesamt an Bedeutung gegenüber interventionellen und sekundärprophylaktischen Therapiemaßnahmen (Lipidsenkung, Thrombozytenaggregationshemmung) verloren. Zweitens wurden β-Adrenozeptor-Antagonisten lange als erste Wahl für die Angina-pectoris-Prophylaxe empfohlen, wenn keine Kontraindikationen vorliegen (Bundesärztekammer 2014), da für β-Adrenozeptor-Antagonisten, nicht aber für Calciumkanalblocker und Nitrate, bei verschiedenen Formen der koronaren Herzkrankheit (Zustand nach Infarkt, Herzinsuffizienz) eine Verbesserung der Prognose erwiesen ist. Aktuelle Leitlinien empfehlen β-Adrenozeptor-Antagonisten und Calciumkanalblocker als gleichwertige erste Wahl (Knuuti et al. 2020). Insgesamt ist die Datenlage beim chronischem Koronarsyndrom aber für beide Klassen schwach.

▪▪ Andere Indikationen
Nimodipin, ein Dihydropyridin, ist bei hirnorganisch bedingten Leistungsstörungen im Alter zugelassen und wird in oraler Darreichung als Prophylaxe verzögert auftretender ischämischer Defizite nach Subarachnoidalblutungen (SAB) empfohlen. Retardiertes Nimodipin verursachte in einer kleinen randomisierten Studie an Patienten mit SAB weniger periphere Hypotension und war mit weniger zerebraler Ischämie und Notfalltherapie assoziiert als unretardiertes Nimodipin (Hänggi et al. 2017). Es gibt Hinweise, dass die Gabe von Calciumkanalblockern bei im Mittel gleicher Blutdrucksenkung mit einer geringeren Demenz-Rate einhergeht (van Middelaar et al. 2017). Allerdings war eine placebokontrollierte Interventionsstudie mit Nilvadipin bei Patienten mit milder Alzheimerdemenz neutral (Lawlor et al. 2018). Die klinisch vermutete Wirkung von Dihydropyridinen bei Nierensteinen konnte in einer kontrollierten klinischen Studie nicht bestätigt worden (Pickard et al. 2015). Dagegen zeigte Nifedipin eine ähnliche Effektivität zur Verhinderung vorzeitiger Geburten wie ein Oxytozinrezeptorantagonist (van Vliet et al. 2016). Retardiertes Nifedipin normalisierte den Blutdruck in einer randomi-

sierten Studie bei Schwangerschaftshypertonie in einem etwas höheren Prozentsatz als die Standardsubstanzen Labetolol und Methyldopa, war aber auch mit einer etwas höheren Rate an Intensivpflichtigkeit der Neugeborenen verbunden (Easterling et al. 2019). Eine kleine Studie weist darauf hin, dass Verapamil bei Patienten mit einem kürzlich aufgetretenen Typ-1 Diabetes mellitus das Fortschreiten der Erkrankung verlangsamt, möglicherweise über ein verbessertes Überleben von pankreatischen Betazellen (Ovalle et al. 2018).

6.5 β-Adrenozeptor-Antagonisten

▪▪ Verordnungsprofil
β-Adrenozeptor-Antagonisten sind in diesem Indikationsgebiet weiterhin die Arzneimittelklasse mit den viertstärksten Verordnungszahlen. Wichtigste Gruppe sind die β_1-selektiven Betarezeptorenblocker (>95 % von gesamt) ohne wesentliche Änderungen im Gesamtverordnungsvolumen (◘ Tab. 6.11). Kombinationspräparate mit Diuretika (Hydrochlorothiazid oder Chlortalidon) werden mit der Ausnahme zweier Kombinationen von Bisoprolol und Amlodipin zunehmend weniger verordnet (−8,4 %; ◘ Tab. 6.8). Diese Trends spiegeln aktuelle Empfehlungen wider und sind zu begrüßen.

▪▪ Bewertung
β-Adrenozeptor-Antagonisten gehören zusammen mit ACE-Hemmern/ARNI, Aldosteronrezeptorantagonisten und SGLT2 Inhibitoren zu der sogenannten „grundlegenden Kombinationstherapie" in der Behandlung der chronischen Herzinsuffizienz (McDonagh et al. 2021) und spielen weiterhin eine wichtige Rolle in der Behandlung der koronaren Herzkrankheit und tachykarden Herzrhythmusstörungen. In der Hypertoniebehandlung sind sie nur noch bei spezifischen anderen Indikationen indiziert.

β-Adrenozeptor-Antagonisten konkurrieren mit Noradrenalin und Adrenalin, den Transmittern des sympathischen Nervensystems, um die Wirkung an adrenergen β-Adrenozeptoren (β_1/β_2). Sie wirken daher an allen Organen, die mit diesen Rezeptoren ausgestattet sind. Dazu gehören insbesondere das Herz ($\beta_1 > \beta_2$), die Macula densa der Niere ($\beta_1 > \beta_2$), die Leber ($\beta_1 < \beta_2$) und die glatte Muskulatur von Bronchien ($\beta_1 < \beta_2$) und Blutgefäßen ($\beta_1 < \beta_2$). Therapeutisch bedeutsam sind die Senkung der Herzfrequenz, des kardialen Sauerstoffverbrauchs, der Reninausschüttung aus der Niere und die Erniedrigung des Augeninnendrucks (▶ Kap. 29). Nachteilig kann sich der Antagonismus von β-Adrenozeptoren auf die Herzkraft, die kardiale Erregungsleitung, die Bronchialfunktion (Gefahr des Bronchospasmus) und die Gefäßmuskulatur (Durchblutungsstörungen) auswirken.

β-Adrenozeptor-Antagonisten werden nach ihrer unterschiedlichen Wirkung auf die Rezeptorsubtypen folgendermaßen eingeteilt:
- nichtselektive β-Adrenozeptor-Antagonisten,
- beta$_1$-selektive β-Adrenozeptor-Antagonisten,
- β-Adrenozeptor-Antagonisten mit vasodilatierenden Eigenschaften (sogenannte 3. Generation).

Für die Verwendung und die Abschätzung potentieller unerwünschter Wirkungen von β-Adrenozeptor-Antagonisten ist von Bedeutung, dass die nichtselektiven Antagonisten die β-Adrenozeptoren in allen Organen hemmen. Beta$_1$-selektive Antagonisten wirken bevorzugt auf die β-Adrenozeptoren von Herz und Niere, führen weniger leicht zu einer Verlängerung Insulin-bedingter hypoglykämischer Perioden und zu einer Verringerung der Durchblutung und erzeugen erst in höheren Dosierungen die therapeutisch nicht erwünschte Blockade der β_2-Adrenozeptoren in Bronchien und Gefäßen. Die Selektivität an β_1-Adrenozeptoren ist aber nur relativ und erfordert daher, dass die üblichen Kontraindikationen für Betarezeptorenblocker weiterhin zu beachten sind. β-Adrenozeptor-Antagonisten mit vasodilatierenden Eigenschaften haben zusätzliche α_1-Adrenozeptor-antagonistische Wirkung (Carvedilol, Labetalol), setzen NO frei (Nebivolol) oder haben eine ISA an β_2-Adrenozeptoren (Celiprolol). Sie haben möglicherweise Vorteile bei Patienten mit einer peripheren arteriellen Verschlusskrankheit. Die früher auf dem Markt befindlichen β-Adrenozeptor-Antagonisten mit ISA (identisch mit partialagonistischer Aktivität; z. B. Pindolol) führen in Ruhe zu einer geringeren Abnahme oder sogar Zunahme der Herzfrequenz, was im Sinne einer kardiovaskulären Prävention unerwünscht und der Grund ist, warum diese Substanzklasse heute als entbehrlich gilt (Williams et al. 2018). Die Datenlage zu Celiprolol ist nicht ausreichend, um die Bedeutung dieser ungewöhnlichen Substanz einschätzen zu können (Wong et al. 2014).

6.5.1 Verordnungsspektrum

Im Jahr 2021 waren 48 Präparate mit 8 verschiedenen β-Adrenozeptor-Antagonisten unter den 3.000 verordnungshäufigsten Arzneimitteln vertreten (◨ Tab. 6.10 und 6.11). Die β_1-selektiven Adrenozeptor-Antagonisten sind seit vielen Jahren die therapeutisch bedeutsamste Gruppe unter den β-Adrenozeptor-Antagonisten mit einem Verordnungsanteil von 95 % (◨ Abb. 6.5). 2021 hat erstmalig Bisoprolol Metoprolol als führenden Wirkstoff abgelöst, was angesichts des besseren pharmakokinetischen Profils sinnvoll erscheint. Generika haben über 95 % der Verordnungen erreicht (◨ Tab. 6.10). Als weitere β_1-selektive Adrenozeptor-Antagonisten sind Atenolol (−7 %), Nebivolol und Betaxolol unter den verschreibungshäufigsten Arzneimitteln vertreten. Zusätzlich taucht hier Celiprolol auf, das zusätzliche ISA an β_2-Adrenozeptoren hat (Wolf et al. 1985; Trafford et al. 1989). Die abnehmenden Verordnungen (−10,7 %) erscheinen angesichts des unklaren therapeutischen Stellenwerts der Substanz gerechtfertigt. Die Verordnungen der nichtselektiven Substanzen (Carvedilol, Propranolol) sank weiter (−3 %). Bei den Kombinationspräparaten (◨ Tab. 6.12)

◘ Tab. 6.10 Verordnungen von β₁-selektiven β-Adrenozeptor-Antagonisten 2021. Angegeben sind die 2021 verordneten Tagesdosen, die Änderungen gegenüber 2020 und die mittleren Kosten je DDD 2021

Präparat	Bestandteile	DDD	Änderung	DDD-Nettokosten
		Mio.	%	Euro
Metoprolol				
MetoHEXAL/MetoHEXAL Succ	Metoprolol	311,8	(−1,7)	0,31
Metoprolol/Metoprololsuccinat-1 A Pharma	Metoprolol	152,5	(−16,1)	0,31
Metoprolol/Metoprololsuccinat/-Z AL	Metoprolol	129,6	(+40,6)	0,26
Metoprolol/Metoprololsuccinat-ratiopharm	Metoprolol	101,2	(−16,1)	0,31
Metodura/Metoprololsuccinat dura	Metoprolol	50,7	(−10,4)	0,32
Metoprolol/Metoprololsuccinat AbZ	Metoprolol	40,4	(+14,1)	0,21
Metobeta	Metoprolol	12,8	(−16,3)	0,20
Beloc	Metoprolol	10,0	(−14,7)	0,71
Metoprolol/Metoprololsuccinat Heumann	Metoprolol	10,0	(+1,2)	0,29
Metoprolol/Metoprololsuccinat/-Zot STADA	Metoprolol	5,0	(−46,4)	0,30
		824,1	**(−3,1)**	**0,30**
Bisoprolol				
Biso Lich	Bisoprolol	267,1	(+168,3)	0,25
Bisoprolol-ratiopharm	Bisoprolol	171,8	(−46,2)	0,28
BisoHEXAL	Bisoprolol	169,9	(−1,0)	0,29
Bisoprolol-1 A Pharma	Bisoprolol	167,6	(+2,2)	0,29
Bisoprolol Dexcel	Bisoprolol	29,0	(−16,7)	0,33
Bisoprolol AbZ	Bisoprolol	21,0	(−32,9)	0,22
Concor	Bisoprolol	5,6	(−4,8)	0,49
Bisoprolol-CT	Bisoprolol	3,4	(−13,6)	0,25
Bisoprolol STADA	Bisoprolol	2,2	(−10,3)	0,22
Bisobeta	Bisoprolol	1,9	(−7,7)	0,21
Biso-Hennig	Bisoprolol	1,6	(−11,7)	0,21
Bisoprolol AL	Bisoprolol	1,5	(−16,0)	0,21
Bisoprolol TAD	Bisoprolol	1,1	(+91,6)	0,44
Bisoprolol dura	Bisoprolol	0,84	(−36,4)	0,20
		844,6	**(+0,5)**	**0,28**

6

◻ **Tab. 6.10** (Fortsetzung)

Präparat	Bestandteile	DDD	Änderung	DDD-Nettokosten
		Mio.	%	Euro
Atenolol				
Atenolol Heumann	Atenolol	8,4	(−10,7)	0,24
Atenolol AL	Atenolol	4,4	(+21,7)	0,19
Atenolol-1 A Pharma	Atenolol	4,2	(+12,6)	0,20
Atenolol-ratiopharm	Atenolol	3,7	(−8,7)	0,27
Atenolol AbZ	Atenolol	1,7	(−48,6)	0,22
		22,4	**(−7,0)**	**0,23**
Celiprolol*				
Celipro Lich	Celiprolol	3,3	(−10,7)	0,22
Nebivolol				
Nebivolol Glenmark	Nebivolol	155,1	(+23,6)	0,13
Nebivolol STADA	Nebivolol	33,5	(−24,0)	0,14
Nebivolol AL	Nebivolol	3,4	(−70,3)	0,18
Nebilet	Nebivolol	3,3	(−66,5)	0,32
Nebivolol-PUREN	Nebivolol	1,5	(−33,7)	0,18
		196,8	**(+1,9)**	**0,13**
Weitere Wirkstoffe				
Kerlone	Betaxolol	1,9	(−12,4)	0,27
Summe		**1.889,6**	**(−1,0)**	**0,27**

* β_1-selektiver Betablocker mit β_2-ISA

◻ **Tab. 6.11 Verordnungen von nichtselektiven β-Adrenozeptor-Antagonisten 2021.** Angegeben sind die 2021 verordneten Tagesdosen, die Änderungen gegenüber 2020 und die mittleren Kosten je DDD 2021

Präparat	Bestandteile	DDD	Änderung	DDD-Nettokosten
		Mio.	%	Euro
Propranolol				
Dociton	Propranolol	8,8	(+11,3)	0,79
Propra-ratiopharm	Propranolol	5,7	(−13,1)	0,78
Obsidan	Propranolol	3,5	(−2,0)	0,82
Propranolol AL	Propranolol	1,1	(−4,3)	0,56
Hemangiol	Propranolol	0,55	(+18,6)	8,98
		19,6	**(+0,0)**	**1,01**

◘ Tab. 6.11 (Fortsetzung)				
Präparat	**Bestandteile**	**DDD**	**Änderung**	**DDD-Nettokosten**
		Mio.	**%**	**Euro**
Carvedilol				
Carvedilol AL	Carvedilol	38,7	(−16,0)	0,40
Carvedilol-1 A Pharma	Carvedilol	13,7	(+81,2)	0,35
Carve TAD	Carvedilol	9,7	(+176,9)	0,41
Carvedilol HEXAL	Carvedilol	8,7	(−27,6)	0,29
Carvedilol Aurobindo	Carvedilol	3,5	(−48,7)	0,42
Carvedilol Atid	Carvedilol	0,89	(−42,5)	0,48
Carvedilol-TEVA	Carvedilol	0,76	(−27,1)	0,38
		76,0	**(−3,3)**	**0,38**
Summe		**98,9**	**(−3,0)**	**0,50**

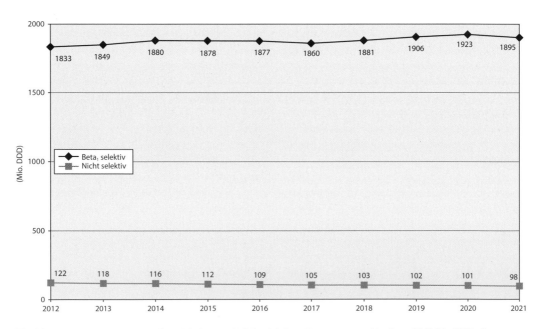

◘ **Abb. 6.5** Verordnungen von β_1-selektiven und nichtselektiven Betarezeptorenblockern 2012 bis 2021. Gesamtverordnungen nach definierten Tagesdosen

dominieren weiterhin Kombination aus Bisoprolol (◘ Tab. 6.12) oder Metoprolol mit Hydrochlorothiazid (85,3 %), die aber insgesamt stark abfallen (−9,5 %). Das Gleiche gilt für die Kombinationen aus Atenolol und Chlor-talidon (−7,2 %). Die Kombinationen mit einem Dihydropyridin (Amlodipin, Felodipin) machen 10 % aus und steigen anders als die Gesamtgruppe der Kombinationen an (−8,6 % versus +8,2 %). Diese Trends sind angesichts

◘ **Tab. 6.12** **Verordnungen von β-Adrenozeptor-Antagonisten Kombinationen 2021.** Angegeben sind die 2021 verordneten Tagesdosen, die Änderungen gegenüber 2020 und die mittleren Kosten je DDD 2021

Präparat	Bestandteile	DDD	Änderung	DDD-Nettokosten
		Mio.	%	Euro
Metoprololkombinationen				
MetoHEXAL comp/MetoHEXAL succ comp	Metoprolol Hydrochlorothiazid	14,6	(−25,6)	0,32
Metoprololsuccinat plus-1 A Pharma/Metoprolol plus HCT-1 A Pharma	Metoprolol Hydrochlorothiazid	10,8	(−6,4)	0,35
Metodura comp	Metoprolol Hydrochlorothiazid	5,5	(−1,6)	0,19
Metoprolol comp AbZ	Metoprolol Hydrochlorothiazid	2,9	(+152,2)	0,19
Mobloc	Felodipin Metoprolol	2,6	(−9,6)	0,50
		36,4	**(−10,7)**	**0,31**
Atenololkombinationen				
Atenolol AL comp	Atenolol Chlortalidon	3,3	(−17,1)	0,31
Atenocomp-1 A Pharma	Atenolol Chlortalidon	1,5	(+37,6)	0,29
Tri-Normin	Atenolol Chlortalidon Hydralazin	1,4	(−13,1)	0,73
		6,2	**(−7,2)**	**0,40**
Bisoprololkombinationen				
Bisoprolol-ratiopharm comp	Bisoprolol Hydrochlorothiazid	32,8	(−20,3)	0,23
Bisoprolol comp AbZ	Bisoprolol Hydrochlorothiazid	23,6	(−15,7)	0,18
Bisoprolol plus-1 A Pharma	Bisoprolol Hydrochlorothiazid	13,1	(+12,5)	0,19
Biramlo	Bisoprolol Amlodipin	6,6	(+3,0)	0,41
BisoHEXAL plus	Bisoprolol Hydrochlorothiazid	5,9	(+12,0)	0,23
Bisoprolol dura plus	Bisoprolol Hydrochlorothiazid	5,6	(+39,0)	0,23
Bisodipin TAD	Bisoprolol Amlodipin	4,3	(+45,7)	0,40
		91,9	**(−7,6)**	**0,23**
Summe		**134,5**	**(−8,4)**	**0,26**

aktueller Leitlinienempfehlungen zu begrüßen, da die Kombination aus einem β-Adrenozeptor-Antagonisten und einem Thiazid mit einer höheren Rate an Diabetes mellitus einhergeht. Timolol wird zur Lokaltherapie des Glaukoms eingesetzt und dort besprochen (vgl. ▸ Kap. 29).

6.5.2 Therapeutische Gesichtspunkte

Hypertoniebehandlung β-Adrenozeptor-Antagonisten wurden bis vor kurzem alternativ zu ACE-Hemmern, Angiotensinrezeptorantagonisten, Calciumkanalblockern und Diuretika als Erstlinientherapie beim arteriellen Hypertonus empfohlen, sind inzwischen aber von allen relevanten Fachgesellschaften heruntergestuft worden (Whelton et al. 2018; Williams et al. 2018). Dies folgt mit Verzögerung den Empfehlungen der britischen NICE, die β-Adrenozeptor-Antagonisten bereits 2006 als Mittel der Wahl in der Behandlung der unkomplizierten Hypertonie entfernt haben. Hintergrund waren Metaanalysen, die zu dem Schluss kamen, dass diese (heterogene) Substanzklasse zwar effektiv den peripheren Blutdruck senkt und klinisch relevanten Nutzen gegenüber Plazebo hat, kardiovaskuläre Endpunkte wie den Schlaganfall aber weniger effektiv reduziert als andere Klassen (Lindholm et al. 2005). Eine mögliche Ursache wird in einem geringeren Effekt auf den zentralen systolischen Blutdruck gesehen (Morgan et al. 2004). Außerdem erhöhen β-Adrenozeptor-Antagonisten die Rate an Diabetes mellitus (siehe oben; z. B. The ALLHAT Studie 2002) und sind insgesamt mit mehr unerwünschten Effekten assoziiert als die RAAS-Inhibitoren oder Calciumkanalblocker (z. B. kalte Extremitäten und depressive Verstimmung; ASCOT Studie, Dahlöf et al. 2005). Zusammen genommen werden β-Adrenozeptor-Antagonisten in der Hypertoniebehandlung nur noch zusätzlich zu der Standardtherapie bei allen Patienten mit spezifischen Indikationen empfohlen, also z. B. HFrEF, nach Herzinfarkt, bei chronischer Angina pectoris, Vorhofflimmern, Migräne (Williams et al. 2018).

In der Regel ist die Wirkung der verschiedenen β-Adrenozeptor-Antagonisten auf den Ruheblutdruck bei äquivalenter Dosierung gleich. Unterschiede bestehen in den Nebenwirkungen, die unter β$_1$-selektiven Adrenozeptor-Antagonisten geringer ausfallen (siehe oben). COPD ist anders als Asthma bronchiale keine Kontraindikation für den Einsatz von β$_1$-selektiven Adrenozeptor-Antagonisten (anders als z. B. Propranolol; Gulea et al. 2021). Besonders Patienten mit metabolischem Syndrom sollten nicht primär mit β-Adrenozeptor-Antagonisten, besonders nicht als Diuretika-Kombination, behandelt werden. Es gibt Hinweise darauf, dass die vasodilatierenden β-Adrenozeptor-Antagonisten weniger oder gar keine metabolischen Nebenwirkungen haben. Große kontrollierte Vergleichsstudien fehlen aber, um die klinische Relevanz dieses Unterschieds beziffern zu können. Metaanalysen deuten eine Unterlegenheit des inzwischen seltener verordneten Atenolol z. B. im Vergleich zu Metoprolol an (Lindholm et al. 2005). Dies hängt möglicherweise damit zusammen, dass diese hydrophile Substanz weniger die Blut-Hirn-Schranke überwindet als die eher lipophilen Substanzen Bisoprolol, Metoprolol und Propranolol (Zhang et al. 2017), was für eine antiarrhythmische Wirkung notwendig sein könnte (Ablad et al. 2007).

Herzinsuffizienzbehandlung β-Adrenozeptor-Antagonisten gehören zusammen mit ACE-Hemmern/ARNI, Aldosteronrezeptorantagonisten und SGLT2 Inhibitoren zu der sogenannten „grundlegenden Kombinationstherapie" in der Behandlung der HFrEF (McDonagh et al. 2021). Wie bei den anderen Herzinsuffizienz-Therapeutika fehlt bislang jeder Hinweis auf einen Nutzen bei HFpEF. Zugelassen sind zur Behandlung der HFrEF Bisoprolol, Carvedilol, Metoprolol-Succinat und Nebivolol (nur bei Patienten > 70 Jahren). Die frühen Ergebnisse mit dem nichtselektiven Carvedilol in der COPERNICUS-Studie (Packer et al. 2001) sowie mit den β_1-Adrenozeptor-Antagonisten Bisoprolol (CI-BIS II Study 1999) und Metoprolol-Succinat (MERIT-HF Study 1999) zeigten im Mittel eine Verminderung der Mortalität um 33 %. Eine Netzwerkanalyse kam zu dem Schluss, dass Nebivolol geringer wirksam ist als die anderen drei und nicht besser vertragen wird (Wikstrand et al. 2013). Von Interesse ist, dass in einer Metaanalyse von 13 Studien mit β-Adrenozeptor-Antagonisten bei Herzinsuffizienz mit Hyperglykämie, Diarrhö, Schwindelgefühl, Claudicatio, Bradykardie nur 5 der 33 bekannten Nebenwirkungen häufiger als unter Placebo auftraten (Barron et al. 2013), was auf eine deutliche Überschätzung der unerwünschten Wirkungen von β-Adrenozeptor-Antagonisten hinweist.

Koronare Herzkrankheit Frühe Studien haben gezeigt, dass beim akuten Herzinfarkt die frühzeitige intravenöse Applikation von β-Adrenozeptor Antagonisten die Letalität senkt. Auch wurden Inzidenz und Letalität von Reinfarkten, plötzlichem Herztod und Herzinsuffizienz nach einem Infarkt durch Langzeittherapie mit Propranolol, Atenolol oder Metoprolol signifikant gesenkt (Sackner-Bernstein 2005; Kintscher et al. 2014; Williams et al. 2018). Es ist nicht klar, ob die positiven Effekte auch unter der heute deutlich verbesserten Kombinationstherapie aus invasiven und medikamentösen Verfahren sichtbar wären. Eine prospektive, allerdings nicht blutdruckangepasste Studie bei Postinfarktpatienten zeigte, dass die intravenöse Gabe von Metoprolol in den ersten Stunden nach Infarkt die Rate an kardiogenem Schock von 3,9 % auf 5 % steigerte (Chen et al. 2005). Dies spricht für die strikte Beachtung der üblichen Kontraindikationen. Eine aktuellere Kohortenstudie an 179.810 Überlebenden eines akuten Herzinfarktes ohne eingeschränkte linksventrikuläre Funktion konnte keinen sicheren prognostisch günstigen Effekt einer chronischen Gabe von β-Adrenozeptor-Antagonisten festmachen (Dondo et al. 2017). Angesichts fehlender, ausreichend gepowerter prospektiver Studien ist die wichtige Frage der

Postinfarkt Therapie mit β-Adrenozeptor-Antagonisten also ungeklärt.

Eine aktuelle Registeranalyse aus Dänemark stellt den Nutzen einer dauerhaften Betablocker-Therapie erneut in Zweifel (Holt et al. 2021). Eine nach drei Monaten fortgesetzte Behandlung bei 30.177 Infarktpatienten führte zu keiner Veränderung der Prognose. Das Risiko für kardiovaskulären Tod und erneuten Infarkt war nicht geringer als ohne eine solche Behandlung (absolutes Risiko: 1,5 % vs. 1,4 % bzw. 7,1 % vs. 6,9 %). Es ließ sich nach drei Monaten bis drei Jahre auch keine Reduktion für die kombinierte Ereignisrate aus kardiovaskulärem Tod, Herzinfarkt, Herzinsuffizienz, Schlaganfall, stabiler Angina und Notwendigkeit für kardiale Prozeduren nachweisen (22,9 % vs. 21,6 %). Unerwünschte Ereignisse kamen unter dem Betablocker allerdings nicht häufiger vor (13,0 % vs. 13,3 %).

Andere Indikationen β Adrenozeptor Antagonisten sind die einzigen Antiarrhythmika (Klasse II; ► Kap. 7) mit einem eindeutigen prognostischen Nutzen, vor allem bei HFrEF. Kleinere Studien weisen darauf hin, dass β-Adrenozeptor-Antagonisten das Wiederauftreten von Vorhofflimmern bei Patienten mit dem sogenannten Vorhofflimmern ohne weitere kardiale Erkrankung (plus/minus Hypertonus) um 60 % verringern (Van Noord et al. 2004). Außerdem sind sie Mittel der Wahl zur Frequenzkontrolle beim Vorhofflimmern. β-Adrenozeptor-Antagonisten sind ebenfalls gut wirksam in der Migräneprophylaxe mit stärkster Evidenz für Propranolol und Metoprolol, weniger für Bisoprolol oder Atenolol (Danesh und Gottschalk 2019) und Therapie bei hyperkinetischem Herzsyndrom. Propranolol ist Mittel der Wahl bei der akuten Hyperthyreose, weil es zusätzlich zur kardialen und Stoffwechselwirkung auch die Konversion von T4 zu T3 hemmt. Labetalol (nicht-selektiver α/β-Adrenozeptor-Antagonist, aktuell in Deutschland nicht mehr erhältlich) ist Mittel der Wahl in der antihypertensiven Behandlung während der Schwangerschaft. Andere β-Adrenozeptor-

Antagonisten sollten wegen der Bradykardie des Feten nur in ausgewählten Fällen gegeben werden, Atenolol sollte vermieden werden (Williams et al. 2018).

6.6 α-Adrenozeptor-Antagonisten

Die Gruppe der α_1-Adrenozeptor-Antagonisten, vertreten durch Doxazosin und Urapidil,

nahm 2021 weiter zu (+3 %; ◻ Tab. 6.13), allerdings weiterhin auf niedrigem Niveau (< 1 % aller Antihypertensiva). Doxazosin wird nach dem negativen Ergebnis der ALL-HAT-Studie (siehe oben) nicht mehr für die Monotherapie und Zweifachkombinationen empfohlen. Eine Ausnahme bilden herzgesunde Männer mit prostatabedingten Miktionsstörungen, die sich unter Doxazosin bessern. Außerdem wird es als vierter Kombinati-

◻ **Tab. 6.13** Verordnungen von α_1-Adrenozeptor-Antagonisten und Vasodilatatoren 2021. Angegeben sind die 2021 verordneten Tagesdosen, die Änderungen gegenüber 2020 und die mittleren Kosten je DDD 2021

Präparat	Bestandteile	DDD	Änderung	DDD-Nettokosten
		Mio.	%	Euro
Doxazosin				
Doxazosin AL	Doxazosin	28,8	(−33,0)	0,29
Doxagamma	Doxazosin	25,3	(+104,7)	0,30
Doxazosin/-Cor-1 A Pharma	Doxazosin	8,9	(−11,6)	0,28
Doxazosin Aurobindo	Doxazosin	7,7	(+9,8)	0,29
Doxazosin AAA-Pharma	Doxazosin	6,8	(+416,5)	0,27
Doxazosin-ratiopharm	Doxazosin	3,1	(+67,6)	0,23
Doxazosin Heumann	Doxazosin	2,9	(+144,5)	0,29
		83,4	**(+8,8)**	**0,29**
Weitere Alpha$_1$-Rezeptorenblocker				
Ebrantil	Urapidil	23,5	(+0,0)	1,07
Urapidil Stragen	Urapidil	14,8	(−20,7)	0,91
		38,3	**(−9,2)**	**1,01**
Direkte Vasodilatatoren				
Nepresol	Dihydralazin	13,2	(+10,2)	0,77
Lonolox	Minoxidil	2,3	(−5,2)	5,51
		15,4	**(+7,6)**	**1,47**
Vasodilatatoren bei pulmonaler Hypertonie				
Sildenafil Heumann PAH	Sildenafil	0,92	(+6,5)	20,64
Opsumit	Macitentan	0,69	(−1,8)	69,68
		1,6	**(+2,8)**	**41,71**
Summe		**138,8**	**(+3,0)**	**1,10**

onspartner bei nicht ausreichend blutdrucksenkender Dreifachkombination eingesetzt. Große Unterschiede in den Änderungen der Verordnungszahlen einzelner Präparate korrelieren nicht mit unterschiedlichen DDD-Kosten, möglicherweise infolge der intransparenten Rabattverträge. Urapidil wirkt nicht nur alpha$_1$-blockierend, sondern auch geringfügig alpha$_2$-stimulierend und serotoninantagonistisch und blieb viermal bzw. dreimal so teuer wie Doxazosin (◘ Tab. 6.13).

6.7 Vasodilatatoren

Die Verordnungen von Vasodilatatoren sind insgesamt auf sehr niedrigem Niveau stabil (+3 %; ◘ Tab. 6.13). Minoxidil (*Lonolox*®), das seit langem teuerste Antihypertensivum (DDD 5,51 €), zeigt 2021 eine Verordnungsabnahme. Es handelt sich um ein Reserveantihypertensivum, das eine ausgeprägte reflektorische Tachykardie und Natrium- und Wasserretention (periphere Ödem) verursacht. Die Behandlung erfolgt daher grundätzlich mit einem β-Adrenozeptor-Antagonisten und einem

hochdosierten Diuretikum. Deutlich häufiger verordnet wird das preiswertere Dihydralazin (*Nepresol*), das jedoch im Gegensatz zu Minoxidil mehrmals täglich gegeben werden muss. Die Verordnungen nahmen 2021 zu (+10,2 %). Es sollte ebenfalls ausschließlich in der Kombinationstherapie verwendet werden (◘ Tab. 6.13). α$_1$-Adrenozeptor-Antagonisten und Vasodilatatoren können neben den oben genannten Hauptgruppen als Reserveantihypertensiva mit gleichen Kombinationsmöglichkeiten zusammengefasst werden (Williams et al. 2018; Weber und Anlauf 2014).

6.8 Antisympathotonika

Bei den Antisympathotonika ist Moxonidin mit zahlreichen Generika seit mehreren Jahren mit jetzt wiederum 93 % der DDD der dominierende Vertreter dieser Gruppe (◘ Tab. 6.14). Es zeigt insgesamt eine leichte Verordnungszunahme (+2,6 %). Die blutdrucksenkende Wirkung von Moxonidin wird genauso wie die Wirkung von Clonidin (und Methyldopa) über postsynaptische α$_{2A}$-

◘ **Tab. 6.14 Verordnungen von Antisympathotonika 2021.** Angegeben sind die 2021 verordneten Tagesdosen, die Änderungen gegenüber 2020 und die mittleren Kosten je DDD 2021

Präparat	Bestandteile	DDD	Änderung	DDD-Nettokosten
		Mio.	%	Euro
Methyldopa				
Presinol	Methyldopa	3,2	(−0,7)	1,02
Dopegyt	Methyldopa	0,79	(+23,1)	1,09
Methyldopa STADA	Methyldopa	0,63	(+614,2)	0,95
		4,6	**(+17,0)**	**1,02**
Clonidin				
Clonidin-ratiopharm	Clonidin	8,8	(−17,3)	0,52
Cloni STADA	Clonidin	3,4	(+81,2)	0,43
Catapresan	Clonidin	0,61	(+9,9)	0,73
		12,8	**(−2,1)**	**0,51**

◻ Tab. 6.14 (Fortsetzung)

Präparat	Bestandteile	DDD	Änderung	DDD-Nettokosten
		Mio.	%	Euro
Moxonidin				
Moxonidin Heumann	Moxonidin	128,6	(+14,9)	0,22
Moxonidin-1 A Pharma	Moxonidin	49,1	(+12,2)	0,21
Moxonidin AL	Moxonidin	23,6	(−31,4)	0,26
Moxonidin AAA Pharma	Moxonidin	17,5	(−5,2)	0,22
Moxonidin AbZ	Moxonidin	6,0	(−31,0)	0,21
Moxonidin HEXAL	Moxonidin	1,3	(−36,7)	0,26
Moxonidin STADA	Moxonidin	1,2	(−47,5)	0,21
		227,2	(+2,6)	0,22
Summe		**244,7**	**(+2,6)**	**0,25**

Adrenozeptoren vermittelt, da beide Substanzen bei α_{2A}-Adrenozeptor-Knockoutmäusen wirkungslos sind (Zhu et al. 1999). Wirkungen und Dosisbereich von Moxonidin sind denen von Clonidin ähnlich. Die Wirkdauer ist jedoch länger, und die Häufigkeit von Nebenwirkungen (vor allem Müdigkeit, verstopfte Nase) soll bei leichter bis mittelschwerer Hypertonie niedriger sein. Der Markterfolg von Moxonidin hat jedoch keine Evidenzbasis in einer Senkung kardiovaskulärer Hochdruckkomplikationen. Im Gegensatz zu β-Adrenozeptor-Antagonisten kann die Substanz bei Patienten mit Herzinsuffizienz (NYHA II-IV) sogar gefährlich sein und ist hier deshalb kontraindiziert (Cohn et al. 2003). Moxonidin sollte bei Hochdruckpatienten mit Herzinsuffizienz nicht eingesetzt werden.

Methyldopa hat hohe DDD-Kosten, ist aber bei Schwangerschaftshypertonie das Antihypertensivum erster Wahl neben einzelnen Kalziumantagonisten und Labetalol (nicht auf dem deutschen Markt) (Williams et al. 2018). Methyldopa zeigt eine überraschend starke Zunahme auf niedrigem Niveau (+17 %; ◻ Tab. 6.14).

6.9 Pulmonale Hypertonie

Neben dem Endothelinrezeptorantagonisten Macitentan (*Opsumit*, DDD 0,69 Mio., Änderung −1,8 %, DDD-Nettokosten 69,68 €) ist 2021 wieder der Phosphodiesterase-5-Inhibitor Sildenafil vertreten (*Sildenafil-Heumann PAH*, DDD 0,92 Mio, Änderung +6,5 %, DDD-Nettokosten 20,64 €) vertreten. Die 2021 verordneten DDD wären ausreichend für eine Dauerbehandlung von ca. 4.400 Patienten. Zu Therapiemöglichkeiten der pulmonalen Hypertonie siehe Hopkins und Rubin (2021), sowie Barnes et al. (2019).

Macitentan hemmt im Vergleich zu Bosentan den Endothelinrezeptor A deutlich stärker als den Endothelinrezeptor B. In einer Studie an 242 Patienten steigerte Macitentan innerhalb von 6 Monaten die 6-Minuten-Gehstrecke placebokontrolliert um 22 m (Pulido et al. 2013, SERAPHIN-Investigators). Nach einer mittleren Behandlungsdauer von 27 Monaten trat der kombinierte Endpunkt (Tod, atriale Septotomie, Lungentransplantation, parenterale Prostanoidbehandlung, Verschlechterung der pulmonalen arteriellen Hypertonie) bei 31,4 % der mit Macitentan Behandelten auf, unter Placebo dagegen bei 46,4 %. Die Mortalität an pulmonaler Hypertonie war jedoch insgesamt gering und nicht signifikant unterschiedlich (2,1 bzw. 2,0 % der Patienten). Positiv beeinflusst wurde die gesundheitsbezogene Lebensqualität.

6.10 Schlussbemerkung

Vorrangig für die Wahl eines Antihypertensivums ist die Wahrscheinlichkeit, mit der Morbidität und Mortalität der Behandelten gesenkt werden. Anschaulich drückt sie sich in der Zahl der Patienten aus, die über einen gewissen Zeitraum behandelt werden muss, um ein kardiovaskuläres Ereignis zu vermeiden (NNT, Number Needed to Treat). Sie ist umso kleiner je stärker der Patient durch die Gesamtheit seiner Risikofaktoren oder bereits manifeste Erkrankungen gefährdet ist. Die Wirksamkeit von Antihypertensiva ist in zahlreichen kontrollierten Großstudien geprüft worden. Umfangreiche Metaanalysen haben unsere Kenntnisse vertieft und ermöglichen weitere allgemeine Schlussfolgerungen, wie den Vorrang der antihypertensiven Wirkung gegenüber besonderen organprotektiven Substanzeigenschaften. Dies gilt allerdings nicht für jedwede Organprotektion wie z. B. der besonders wirksame Einsatz von Hemmstoffen des Renin-Angiotensin-Systems bei Herzinsuffizienz oder Nephropathien zeigt. Da seit über fünfzehn Jahren fast ausschließlich Vergleichsstudien zwischen verschiedenen Antihypertensiva publiziert werden (Ausnahme Beckett et al. 2008, 2011), gerät bei Diskussionen der differentiellen Nettoeffekte einzelner Antihypertensivagruppen häufig der Basisoder Bruttonutzen jeder medikamentösen antihypertensiven Therapie aus dem Blick. Cum grano salis kann auf Bevölkerungsebene angenommen werden, dass die zurzeit verfügbaren Substanzen der vier großen Gruppen ACE-Hemmer, Calciumantagonisten, Angiotensinrezeptorantagonisten und Diuretika bei Anwendung über mehrere Jahre in ihrer prä-

ventiven kardiovaskulären Potenz weitgehend gleichwertig sind. Zur Beantwortung der Frage, für welches Antihypertensivum bzw. welche Kombination sich der Arzt entscheiden soll, sind im Einzelfall neben Daten aus kontrollierten Studien und deren Metaanalysen Begleiterkrankungen, Verträglichkeit, Dosierungshäufigkeit und Preis wichtige zusätzlichen Entscheidungskriterien.

Entscheidend ist jedoch die konsequente Anwendung der vorhandenen Therapiemöglichkeiten. Dass dies zunehmend gelingt, zeigen sowohl Daten aus England als auch aus Deutschland. In England steigerte sich die Kontrollrate zwischen 1994 und 2011 von 33 % auf 63 % (Falaschetti et al. 2014). In Deutschland, das sich vor 20 Jahren noch als das westliche Land mit der höchsten Rate an nicht oder schlecht eingestellten Hypertonus und einer sehr hohen Schlaganfall-Mortalität darstellte (Wolf-Maier et al. 2004; Mills et al. 2016), zeigen neuere Untersuchungen nun eine vergleichsweise niedrige Hypertonie-Prävalenzrate an (Mills et al. 2016). Dazu passt der mittlere Rückgang der durchschnittlichen Blutdruckwerte zwischen 1997–1999 und 2008–2011 in ganz Deutschland (−4,2 mmHg systolisch) und Mecklenburg-Vorpommern (−7,2 mmHg systolisch; Neuhauser et al. 2016).

Dennoch gelingt bei einer prozentual kleinen, absolut aber bedeutenden Zahl von Patienten konservativ keine befriedigende Blutdruckeinstellung. Für sie, aber auch andere Subgruppen von Hypertonikern, werden gerätebasierte Hochdruckbehandlungen wie die Carotis-Sinus-Nerv-Stimulation und insbesondere die erfolgreichere renale Denervation (Mahfoud et al. 2020b) entwickelt.

Trotz der verfügbaren verschiedenen Substanzklassen werden wahrscheinlich nicht alle blutdruckerhöhenden Mechanismen neutralisiert. Zudem sollten Arzneimittel nicht nur den Blutdruck senken, sondern vor allem helfen, hochdruckbegleitende Erkrankungen zu verhindern oder zu behandeln. Unter diesen Gesichtspunkten sind eine Reihe neuer Substanzen von Interesse bzw. von bereits erwiesenem

Nutzen: duale Angiotensinrezeptor-Neprily-sin-Inhibitoren, lösliche Guanylatcyclase-Stimulatoren, nichtsteroidale Dihydropyridin-basierte Aldosteronrezeptorantagonisten sowie SGLT2-Inhibitoren (Azizi et al. 2019). Neuere Ansätze, bisher allerdings erst in Tierversuchen erprobt, sind die Hemmung der Angiotensinogenbildung in der Leber durch small interfering RNA (Uijl et al. 2019) bzw. durch CRISPR/Cas9 vermittelte Zerstörung des Angiotensinogen-Gens (Sun et al. 2021).

6   Literatur

Ablad B, Bjurö T, Björkman JA, Edström T (2007) Prevention of ventricular fibrillation requires central beta-adrenoceptor blockade in rabbits. Scand Cardiovasc J 41:221–229

Agarwal R (2017) Implications of blood pressure measurement technique for implementation of systolic blood pressure intervention trial (SPRINT). J Am Heart Assoc 6:e4536. https://doi.org/10.1161/JAHA.116.004536

Anlauf M, Weber F (2018) Blutdruckmessungen zur Hochdruckbekämpfung sollten i. d. R. mit Automaten erfolgen. Dtsch Med Wochenschr 143:59–60

Arzneimittelkommission der Deutschen Ärzteschaft (2019) Hydrochlorothiazid: Risiko von nichtmelanozytärem Hautkrebs – Empfehlungen der AkdÄ zur Behandlung von Hypertonie und Herzinsuffizienz. Arzneiverordn Prax 46:1–2

Azizi M, Rossignol P, Hulot JS (2019) Emerging drug classes and their potential use in hypertension. Hypertension 74:1075–1083

Bakris G, Ali W, Parati G (2019) ACC/AHA versus ESC/ESH on hypertension guidelines: JACC guideline comparison. J Am Coll Cardiol 73:3018–3026

Bakris GL, Sarafidis PA, Weir MR, Dahlöf B, Pitt B (2010) Renal outcomes with different fixed-dose combination therapies in patients with hypertension at high risk for cardiovascular events (ACCOMPLISH): a prespecified secondary analysis of a randomised controlled trial. Lancet 375:1173–1181

Bangalore S, Fakheri R, Wandel S, Toklu B, Wandel J, Messerli FH (2017) Renin angiotensin system inhibitors for patients with stable coronary artery disease without heart failure: systematic review and meta-analysis of randomized trials. BMJ 356:j4. https://doi.org/10.1136/bmj.j4

Barnes H, Brown Z, Burns A, Williams T (2019) Phosphodiesterase 5 inhibitors for pulmonary hypertension. Cochrane Database Syst Rev. https://doi.org/10.1002/14651858.CD012621.pub2

Barron AJ, Zaman N, Cole GD, Wensel R, Okonko DO, Francis DP (2013) Sytematic review of genuine versus spurious side-effects of beta-blockers in heart failure using placebo control: recommendations for patient information. Int J Cardiol 168:3572–3579

Beckett NS, Peters R, Fletcher AE, Staessen JA, Liu L, Dumitrascu D, Stoyanovsky V, Antikainen RL, Nikitin Y, Anderson C, Belhani A, Forette F, Rajkumar C, Thijs L, Banya W, Bulpitt CJ, HYVET Study Group (2008) Treatment of hypertension in patients 80 years of age or older. N Engl J Med 358:1887–1898

Berrido AM, Byrd JB (2020) Angiotensin receptor blockers and the risk of cancer: insights from clinical trials and recent drug recalls. Curr Hypertens Rep 22:20

BPLTTC The Blood Pressure Lowering Treatment Trialists' Collaboration (2000) Effects of ACE inhibitors, calcium antagonists, and other blood-pressure-lowering drugs: results of prospectively designed overviews of randomised trials. Lancet 356:1955–1964

BPLTTC The Blood Pressure Lowering Treatment Trialists' Collaboration (2021) Pharmacological blood pressure lowering for primary and secondary prevention of cardiovascular disease across different levels of blood pressure: an individual participant-level data meta-analysis. Lancet 397:1625–1636

British Hypertension Society Studies Group, Williams B, MacDonald TM, Morant S, Webb DJ, Sever P et al (2015) Spironolactone versus placebo, bisoprolol, and doxazosin to determine the optimal treatment for drug-resistant hypertension (PATHWAY-2): a randomised, double-blind, crossover trial. Lancet 386:2059–2068

British Hypertension Society's Prevention and Treatment of Hypertension with Algorithm-based Therapy (PATHWAY) Studies Group, Brown MJ, Williams B, Morant SV, Webb DJ, Caulfield MJ et al (2016) Effect of amiloride, or amiloride plus hydrochlorothiazide, versus hydrochlorothiazide on glucose tolerance and blood pressure (PATHWAY-3): a parallel-group, double-blind randomised phase 4 trial. Lancet Diabetes Endocrinol 4:136–147

Bundesärztekammer, Kassenärztliche Bundesvereinigung, Arbeitsgemeinschaft der Wissenschaftlichen Medizinischen Fachgesellschaften (2014) Nationale Versorgungsleitlinie Chronische KHK. Langfassung, 3. Auflage, Version 1, Dezember 2014, AWMF-Register-Nr.: nvl-004. http://www.leitlinien.de/nvl/khk/

Byrne C, Pareek M, Vaduganathan M, Biering-Sørensen T, Qamar A et al (2020) Intensive blood pressure lowering in different age categories: insights from the Systolic Blood Pressure Intervention Trial. Eur Heart J Cardiovasc Pharmacother 6:356–363

Canadian Hypertension Canadian Hypertension. https://guidelines.hypertension.ca/prevention-treatment/

uncomplicated-hypertension-goals-of-therapy/. Zugegriffen: 23. Mai 2020

Chen R, Suchard MA, Krumholz HM, Schuemie MJ, Shea S et al (2021) Comparative first-line effectiveness and safety of ACE (Angiotensin-Converting Enzyme) inhibitors and Angiotensin receptor blockers: a multinational cohort study. Hypertension 78:591–603

Chow CK, Thakkar Z, Bennett A, Hillis G, Burke M et al (2017) Quarter-dose quadruple combination therapy for initial treatment of hypertension: placebo-controlled, crossover, randomised trial and systematic review. Lancet 389:1035–1042

CIBIS II Study (1999) The cardiac insufficiency bisoprolol study II (CIBIS II): a randomised trial. Lancet 353:9–13

Cohn JN, Ziesche SM, Loss LE, Anderson GF, V-HeFT Study Group (1995) Effect of felodipine on short-term exercise and neurohormone and long-term mortality in heart failure: results of V-HeFT VIII. Circulation 92:1–143

COMMIT (ClOpidogrel and Metoprolol in Myocardial Infarction Trial) collaborative group, Chen ZM, Pan HC, Chen YP, Peto R, Collins R et al (2005) Early intravenous then oral metoprolol in 45,852 patients with acute myocardial infarction: randomised placebo-controlled trial. Lancet 366:1622–1632

Czernichow S, Zanchetti A, Turnbull F, Barzi F, Ninomiya T et al (2011) The effects of blood pressure reduction and of different blood pressure-lowering regimens on major cardiovascular events according to baseline blood pressure: meta-analysis of randomized trials. J Hypertens 29:4–16

Dahlöf B, Sever PS, Neil R, Poulter NP, Wedel H (2005) Prevention of cardiovascular events with an antihypertensive regimen of amlodipine adding perindopril as required versus atenolol adding bendrofumethiazide as required, in the Anglo-Scandinavian Cardiac Outcomes Trial-Blood Pressure Lowering Arm (ASCOT-BPLA): a multicentre randomised controlled trial. Lancet 366:895–906

Danesh AH, Gottschalk PCH (2019) Beta-blockers for migraine prevention: a review article. Curr Treat Options Neurol 21:20

Daniel WJ, Whelton PK, Allen N, Clark D III, Gidding SS et al (2021) Management of stage 1 hypertension in adults with a low 10-year risk for cardiovascular disease: filling a guidance gap. A scientific statement from the American Heart Association. Hypertension 77:e58–e67

Datzmann T, Fuchs S, Andree D, Hohenstein B, Schmitt J et al (2019) Systematic review and meta-analysis of randomised controlled clinical trial evidence refutes relationship between pharmacotherapy with angiotensin-receptor blockers and an increased risk of cancer. Eur J Intern Med 64:1–9

Dondo TB, Hall M, West RM, Jernberg T, Lindahl B et al (2017) β-blockers and mortality after acute myocardial infarction in patients without heart failure or ventricular dysfunction. J Am Coll Cardiol 69:2710–2720

Easterling T, Mundle S, Bracken H, Parvekar S, Mool S et al (2019) Oral antihypertensive regimens (nifedipine retard, labetalol, and methyldopa) for management of severe hypertension in pregnancy: an open-label, randomised controlled trial. Lancet 394:1011–1021

Egan BM, Bandyopadhyay D, Shaftman SR, Wagner CS, Zhao Y et al (2012) Initial monotherapy and combination therapy and hypertension control the first year. Hypertension 59:1124–1131

Elliott WJ, Meyer PM (2007) Incident diabetes in clinical trials of antihypertensive drugs: a network meta-analysis. Lancet 369:201–207

ESC Scientific Document Group, McDonagh TA, Metra M, Adamo M, Gardner RS, Baumbach A et al (2021) 2021 ESC Guidelines for the diagnosis and treatment of acute and chronic heart failure. Eur Heart J 42:3599–3726

Ettehad D, Emdin CA, Kiran A, Anderson SG, Callender T et al (2016) Blood pressure lowering for prevention of cardiovascular disease and death: a systematic review and meta-analysis. Lancet 387:957–967

Falaschetti E, Mindell J, Knott C, Poulter N (2014) Hypertension management in England: a serial cross-sectional study from 1994 to 2011. Lancet 383:1912–1919

FDA Drug Safety Communication (2013) FDA approves label changes to include intestinal problems (sprue-like enteropathy) linked to blood pressure medicine olmesartan medoxomil. https://www.fda.gov/drugs/drug-safety-and-availability/fda-drug-safety-communication-fda-approves-label-changes-include-intestinal-problems-sprue

Gandhi S, Fleet JL, Bailey DG, McArthur E, Wald R et al (2013) Calcium-channel blocker-clarithromycin drug interactions and acute kidney injury. JAMA 310:2544–2553

Gomm W, Röthlein C, Schüssel K, Brückner G, Schröder H et al (2021) N-nitrosodimethylamine-contaminated valsartan and the risk of cancer – a longitudinal cohort study based on German health insurance data. Dtsch Arztebl Int 118:357–362

Gulea C, Zakeri R, Alderman V, Morgan A, Ross J et al (2021) Beta-blocker therapy in patients with COPD: a systematic literature review and meta-analysis with multiple treatment comparison. Resp Res 22:64

Hänggi D, Etminan N, Aldrich F, Steiger HJ, Mayer SA, NEWTON Investigators (2017) Randomized, open-label, phase 1/2a study to determine the maximum tolerated dose of intraventricular sustained release nimodipine for subarachnoid hemorrhage (NEWTON [Nimodipine microparticles to enhance recovery while reducing toxicity after subarachnoid hemorrhage]). Stroke 48:145–151

Hausberg M, Trenkwalder P, Weisser B, Krämer BK (2019) Antihypertensiva: Verunsicherung durch potenziell gravierende Nebenwirkungen. Dtsch Arztebl 116:A366–A370

Heerspink HL, de Zeeuw D (2010) Composite renal endpoints: was ACCOMPLISH accomplished? Lancet 375:1140–1142

Heerspink HJ, Ninomiya T, Perkovic V, Woodward M, Zoungas S et al (2010) Effects of a fixed combination of perindopril and indapamide in patients with type 2 diabetes and chronic kidney disease. Eur Heart J 31:2888–2896

Herrett E, Gadd S, Jackson R, Bhaskaran K et al (2019) Eligibility and subsequent burden of cardiovascular disease of four strategies for blood pressure-lowering treatment: a retrospective cohort study. Lancet 394(10199):663–671

Hicks BM, Filion KB, Yin H, Sakr L, Udell JA et al (2018) Angiotensin converting enzyme inhibitors and risk of lung cancer: population based cohort study. BMJ 363:k4209

Ho JK, Moriarty F, Manly JJ, Larson EB, Evans DA et al (2021) Blood-brain barrier crossing renin-angiotensin drugs and cognition in the elderly. A meta-analysis. Hypertension. https://doi.org/10.1161/HYPERTENSIONAHA.121.17049

Holt A, Blanche P, Zareini B, Rajan D, El-Sheikh M et al (2021) Effect of long-term beta-blocker treatment following myocardial infarction among stable, optimally treated patients without heart failure in the reperfusion era: a Danish, nationwide cohort study. Eur Heart J 42:907-914

Hopkins W, Rubin LJ (2021) Treatment of pulmonary arterial hypertension (group 1) in adults: pulmonary hypertension-specific therapy. https://www.uptodate.com/contents/treatment-of-pulmonary-arterial-hypertension-group-1-in-adults-pulmonary-hypertension-specific-therapy?source=history_widget

Huang Y, Su L, Cai X, Mai W, Wang S et al (2014) Association of all-cause and cardiovascular mortality with prehypertension: a meta-analysis. Am Heart J 167:160–168

Hygia Project Investigators, Hermida RC, Crespo JJ, Domínguez-Sardiña M, Otero A, Moyá A et al (2019) Bedtime hypertension treatment improves cardiovascular risk reduction: the Hygia Chronotherapy Trial. Eur Heart J. https://doi.org/10.1093/eurheartj/ehz754

HYVET Study Group, Beckett N, Peters R, Tuomilehto J, Swift C, Sever P et al (2011) Immediate and late benefits of treating very elderly people with hypertension: results from active treatment extension to Hypertension in the Very Elderly randomised controlled trial. BMJ 344:d7541

Jamerson K, Weber MA, Bakris GL, Dahlöf B, Jamerson K et al (2008) Benazepril plus amlodipine or hydro-

chlorothiazide for hypertension in high-risk patients. N Engl J Med 359:2417–2428

Julius S, Kjeldsen SE, Weber M, Brunner HR, Ekman S et al (2004) Outcomes in hypertensive patients at high cardiovascular risk treated with regimens based on valsartan or amlodipine: the VALUE randomised trial. Lancet 363:2022–2031

Khan NA, Rabkin SW, Zhao Y et al (2018) Effect of lowering diastolic pressure in patients with and without cardiovascular disease: analysis of the SPRINT (systolic blood pressure intervention trial). Hypertension 71:840–847

Kintscher U, Böhm M, Goss F, Kolloch R, Kreutz R et al (2014) Kommentar zur 2013-ESH/ESC-Leitlinie zum Management der arteriellen Hypertonie. Kardiologie 8:223–230

Knuuti J, Wijns W, Saraste A, Capodanno D, Barbato E et al (2020) 2019 ESC guidelines for the diagnosis and management of chronic coronary syndromes. Eur Heart J 41:407–477

Krieger EM, Drager LF, Giorgi DMA et al (2018) Spironolactone versus clonidine as a fourth-drug therapy for resistant hypertension: the ReHOT Randomized Study (Resistant Hypertension Optimal Treatment). Hypertension 71:681–690

Kunz R, Friedrich C, Wolbers M, Mann JFE (2008) Meta-analysis: effect of monotherapy and combination therapy with inhibitors of the renin angiotensin system on proteinuria in renal disease. Ann Intern Med 148:30–48

Lawlor B, Segurado R, Kennelly S, Rikkert OMGM, Howard R, NILVAD Study Group et al (2018) Nilvadipine in mild to moderate Alzheimer disease: a randomised controlled trial. PLoS Med 15:e1002660

Lin SY, Lin CL, Lin CC, Hsu WH, Lin CD et al (2020) Association between Angiotensin-converting enzyme inhibitors and lung cancer – A nationwide, population-based, propensity score-matched cohort study. Cancers 12(3):747. https://doi.org/10.3390/cancers12030747

Lindholm LH, Carlberg B, Samuelsson O (2005) Should betablockers remain first choice in the treatment of primary hypertension? A meta-analysis. Lancet 366:1545–1553

Lonn EM, Bosch J, López-Jaramillo P, Zhu J, Liu L et al HOPE-3 Investigators (2016) Blood-pressure lowering in intermediate-risk persons without cardiovascular disease. N Engl J Med 374:2009–2020

Lopes RD, Macedo AVS, de Barros E, Silva PGM, Moll-Bernardes RJ et al (2021) Effect of discontinuing vs continuing angiotensin-converting enzyme inhibitors and angiotensin II receptor blockers on days alive and out of the hospital in patients admitted with COVID-19: a randomized clinical trial. JAMA 325(3):254–264

Lüders S, Schrader J, Berger J, Unger T, Zidek W et al (2008) The PHARAO study: prevention of hypertension with the angiotensin-converting enzyme inhibitor ramipril in patients with high-normal blood pressure – a prospective, randomized, controlled prevention trial of the German Hypertension League. J Hypertens 26:1487–1496

Lv J, Ehteshami P, Sarnak MJ, Tighiouart H, Jun M et al (2013) Effects of intensive blood pressure lowering on the progression of chronic kidney disease: a systematic review and meta-analysis. CMAJ 185:949–957

Mackenzie IS, Rogers A, Poulter NR, Williams B, Brown MJ et al; TIME Study Group (2022) Cardiovascular outcomes in adults with hypertension with evening versus morning dosing of usual antihypertensives in the UK (TIME study): a prospective, randomised, open-label, blinded-endpoint clinical trial. Lancet 400:1417-1425

Mahfoud F, Kieble M, Enners S, Werning J, Laufs U et al (2020a) „Dear Doctor" warning letter (Rote-Hand-Brief) on hydrochlorothiazide and its impact on antihypertensive prescription. Dtsch Arztebl Int 117:687–688

Mahfoud F, Aziz M, Ewen S, Pathak A et al (2020b) Proceedings from the 3rd European clinical consensus conference for clinical trials in device-based hypertension therapies. Eur Heart J 41:1588–1599

Makarounas-Kirchmann K, Glover-Koudounas S, Ferrari P (2009) Results of a meta-analysis comparing the tolerability of lercanidipine and other dihydropyridine calcium channel blockers. Clin Ther 31:1652–1663

Mancia G, Corrao G (2018) Global impact of the 2017 American college of cardiology/American heart association hypertension guidelines: a perspective from Italy. Circulation 137:889–890

Masoli JAH, Delgado J, Pilling L, Strain D, Melzer D (2020) Blood pressure in frail older adults: associations with cardiovascular outcomes and all-cause mortality. Age Ageing 49:807–813

McMurray JJ, Krum H, Abraham WT, Dickstein K, Køber LV et al (2016) Aliskiren, enalapril, or aliskiren and enalapril in heart failure. N Engl J Med 374:1521–1532

McMurray JJ, Packer M, Desai AS, Gong J, Lefkowitz MP, Rizkala AR, Rouleau JL, Shi VC, Solomon SD, Swedberg K, Zile MR (2014) Angiotensin-neprilysin inhibition versus enalapril in heart failure. N Engl J Med 371:993–1004

MERIT-HF Study (1999) Effect of metoprolol CR/XL in chronic heart failure: Metoprolol CR/XL randomised intervention trial in congestive heart failure. Lancet 353:2001–2007

Middeke M, Lemmer B, Kreutz R, Schrader J, Holzgreve H (2020) Antihypertensiva nicht generell abends nehmen. MMW Fortschr Med 162:34–36

van Middelaar T, van Vught LA, van Charante EPM, Eurelings LSM, Ligthart SA et al (2017) Lower dementia risk with different classes of antihypertensive medication in older patients. J Hypertens 35:2095–2101

Mills KT, Bundy JD, Kelly TN, Reed JE, Kearney PM et al (2016) Global disparities of hypertension prevalence and control: a systematic analysis of population-based studies from 90 countries. Circulation 134:441–450

Morgan T, Lauri J, Bertram D, Anderson A (2004) Effect of different antihypertensive drug classes on central aortic pressure. Am J Hypertens 17:118–123

MOXCON Investigators, Cohn JN, Pfeffer MA, Rouleau J, Sharpe N, Swedberg K et al (2003) Adverse mortality effect of central sympathetic inhibition with sustained-release moxonidine in patients with heart failure. Eur J Heart Fail 5:659–667

Muntner P, Levitan EB, Lynch AI, Simpson LM, Whittle J et al (2014) Effect of chlorthalidone, amlodipine, and lisinopril on visit-to-visit variability of blood pressure: results from the Antihypertensive and Lipid-Lowering Treatment to Prevent Heart Attack Trial. J Clin Hypertens 16:323–330

NCD Risk Factor Collaboration (NCD-RisC) (2019) Long-term and recent trends in hypertension awareness, treatment, and control in 12 high-income countries: an analysis of 123 nationally representative surveys. Lancet 394(10199):639–651

Neuhauser H, Diederichs C, Boeing H, Felix SB, Jünger C et al (2016) Bluthochdruck in Deutschland – Daten aus sieben bevölkerungsbasierten epidemiologischen Studien (1994–2012). Dtsch Arztebl Int 113:809–815

NICE, National Institute for Health and Care Excellence (2019) Hypertension in adults: diagnosis and management. https://www.nice.org.uk/guidance/ng136/chapter/Recommendations#starting-antihypertensive-drug-treatment. Zugegriffen: 23. Mai 2020

Nicholls SJ, Bakris GL, Kastelein JJ, Menon V, Williams B et al (2013) Effect of aliskiren on progression of coronary disease in patients with prehypertension: the AQUARIUS randomized clinical trial. JAMA 310:1135–1144

Nissen SE, Tuzcu EM, Libby P, Thompson PD, Ghali M et al (2004) Effect of antihypertensive agents on cardiovascular events in patients with coronary disease and normal blood pressure: the CAMELOT study: a randomized controlled trial. JAMA 292:2217–2225

Ovalle F, Grimes T, Xu G, Patel AJ, Grayson TB et al (2018) Verapamil and beta cell function in adults with recent-onset type 1 diabetes. Nat Med 24:1108–1112

Packer M, O'Connor CM, Ghali JK, Pressler ML, Carson PE et al (1996) Effect of amlodipine on morbidity and mortality in severe chronic heart failure. N Engl J Med 335:1107–1114

Packer M, Coats AJS, Fowler MB, Katus HA et al (2001) Effect of carvedilol on survival in severe chronic heart failure. N Engl J Med 344:1651–1658

Pareek AK, Messerli FH, Chandurkar NB, Dharmadhikari SK, Godbole AV et al (2016) Efficacy of low-dose chlorthalidone and hydrochlorothiazide as assessed by 24-h ambulatory blood pressure monitoring. J Am Coll Cardiol 67:379–389

Pickard R, Starr K, MacLennan G, Lam T, Thomas R et al (2015) Medical expulsive therapy in adults with ureteric colic: a multicentre, randomised, placebo-controlled trial. Lancet 386:341–349

Pitt B (2004) ACE inhibitors for patients with vascular disease without left ventricular dysfunction – may they rest in PEACE? N Engl J Med 351:2115–2117

Pitt B, Pfeffer MA, Assmann SF, Boineau R, Anand IS et al (2014) TOPCAT Investogators Spironolactone for heart failure with preserved ejection fraction. N Engl J Med 370:1383–1392

Poulter NR, Savopoulos C, Anjum A, Apostolopoulou M et al (2018) Randomized crossover trial of the impact of morning or evening dosing of antihypertensive agents on 24-hour ambulatory blood pressure. Hypertension 72(4):870–873

Qiao Y, Shin JI, Teresa K, Chen TK, Inker LA et al (2020) Association between renin-angiotensin system blockade discontinuation and all-cause mortality among persons with lowestimated glomerular filtration rate. JAMA Intern Med. https://doi.org/10.1001/jamainternmed.2020.0193

Rapsomaniki E, Timmis A, George J, Pujades-Rodriguez M, Shah AD et al (2014) Blood pressure and incidence of twelve cardiovascular diseases: lifetime risks, healthy life-years lost, and age-specific associations in 1.25 million people. Lancet 383:1899–1911

Rothwell PM, Howard SC, Dolan E, O'Brian E, Dobson JE, ASCOT-BPLA MRC Trial Investigators et al (2010) Effects of β blockers and calcium channel blockers on within-individual variability and risk of stroke. Lancet Neurol 9:469–480

Roush GC, Holford TR, Guddati AK (2012) Chlorthalidone compared with hydrochlorothiazide in reducing cardiovascular events: systematic review and network meta-analyses. Hypertension 59:1110–1117

Rubio-Tapia A, Herman ML, Ludvigsson JF, Kelly DG, Mangan TF et al (2012) Severe spruelike enteropathy associated with olmesartan. Mayo Clin Proc 87:732–738

Sackner-Bernstein J (2005) Reducing the risks of sudden death and heart failure post myocardial infarction: utility of optimized pharmacotherapy. Clin Cardiol 28(11 Suppl 1):19–27

Salam A, Atkins ER, Hsu B, Webster R, Patel A, Rodgers A (2019) Efficacy and safety of triple versus dual combination blood pressure-lowering drug therapy: a systematic review and meta-analysis of randomized controlled trials. J Hypertens 37:1567–1573

Sato A, Fukuda S (2015) A prospective study of frequency and characteristics of cough during ACE inhibitor treatment. Clin Exp Hypertens 37:563-8

Schneider MP, Hua TA, Böhm M, Wachtell K, Kjeldsen SE et al (2010) Prevention of atrial fibrillation by renin-angiotensin system inhibition a meta-analysis. J Am Coll Cardiol 55:2299–2307

SERAPHIN Investigators, Pulido T, Adzerikho I, Channick RN, Delcroix M, Galiè N et al (2013) Macitentan and morbidity and mortality in pulmonary arterial hypertension. N Engl J Med 369:809–818

Sexton DJ, Canney M, O'Connell MDL, Moore P, Little MA et al (2017) Injurious falls and syncope in older community-dwelling adults meeting inclusion criteria for SPRINT. JAMA Intern Med 177:1385–1387

SHEP Collaborative Research Group, Kostis JB, Wilson AC, Freudenberger RS, Cosgrove NM, Pressel SL et al (2005) Long-term effect of diuretic-based therapy on fatal outcomes in subjects with isolated systolic hypertension with and without diabetes. Am J Cardiol 95:29–35

Sheppard JP, Stevens S, Stevens R, Martin U, Mant J et al (2018) Benefits and harms of antihypertensive treatment in low-risk patients with mild hypertension. JAMA Intern Med 178:1626–1634

Sim JJ, Shi J, Kovesdy CP, Kalantar-Zadeh K, Jacobsen SJ (2014) Impact of achieved blood pressures on mortality risk and end-stage renal disease among a large, diverse hypertension population. J Am Coll Cardiol 64:588–597

Smith L, Parris C, Veronese N, Shang C, Lopez-Sanchez GF et al (2020) Cross-sectional associations between angiotensin-converting enzyme inhibitor use and cancer diagnosis in US adults. Clin Exp Med. https://doi.org/10.1007/s10238-020-00622-7

Solomon SD, McMurray JJV, Anand IS, Ge J, Lam CSP et al (2019) PARAGON-HF investigators and committees angiotensin-neprilysin inhibition in heart failure with preserved ejection fraction. N Engl J Med 381:1609–1620

SPRINT Research Group, Williamson JD, Supiano MA, Applegate WB, Berlowitz DR, Campbell RC et al (2016) Intensive vs standard blood pressure control and cardiovascular disease outcomes in adults aged ≥75 years: A randomized clinical trial. JAMA 315:2673–2682

SPRINT Research Group, Lewis CE, Fine LJ, Beddhu S, Cheung AK, Cushman WC (2021) Final report of a trial of intensive versus standard blood-pressure control. N Engl J Med 384:1921–1930

Stergiou GS, Palatini P, Parati G, O'Brien E et al (2021) 2021 European Society of Hypertension practice guidelines for office and out-of-office blood pressure measurement. J Hypertens 39:1293–1302

Suchard MA, Schuemie MJ, Krumholz HM, You SC, Chen R et al (2019) Comprehensive comparative effectiveness and safety of first-line antihypertensive drug classes: a systematic, multinational, large-scale analysis. Lancet 394:1816–1826

Sun H, Hodgkinson CP, Pratt RE, Dzau VJ (2021) CRISPR/Cas9 mediated deletion of the angiotensinogen gene reduces hypertension: a potential for cure? Hypertension 77:1990–2000

Svensson P, de Faire U, Sleight P, Yusuf S, Östergren JJ (2001) Comparative effects of ramipril on ambulatory and office blood pressures. A HOPE substudy. Hypertension 38:e28–e32

The ACTIVE I Investigators (2011) Irbesartan in patients with atrial fibrillation. N Engl J Med 364:928–938

The ALLHAT Officers and Coordinators for the ALLHAT Collaborative Research Group (2002) Major outcomes in hypertensive patients randomized to angiotensin-converting enzyme inhibitor or calcium channel blocker vs diuretic: the antihypertensive and lipid-lowering treatment to prevent heart attack trial (ALLHAT). JAMA 288:2981–2997

The Blood Pressure Lowering Treatment Trialists' Collaboration (2021) Pharmacological blood pressure lowering for primary and secondary prevention of cardiovascular disease across different levels of **blood pressure**: an individual participant-level data meta-analysis. Lancet 397(10285):1625–1636

The EURopean trial On reduction of cardiac events with Perindopril in stable coronary Artery disease Investigators (2003) Efficacy of perindopril in reduction of cardiovascular events among patients with stable coronary artery disease: randomised, double-blind, placebo-controlled, multicentre trial (the EUROPA study). Lancet 362:782–788

The GISSI-AF Investigators (2009) Valsartan for prevention of recurrent atrial fibrillation. N Engl J Med 360:1606–1617

The Heart Outcomes Prevention Evaluation (HOPE) Study Investigators (2000) Effects of an angiotensin-converting-enzyme inhibitor, ramipril, on cardiovascular events in high-risk patients. N Engl J Med 342:145–153

The ONTARGET Investigators (2008) Telmisartan, ramipril or both in patients at high risk for vascular events. N Engl J Med 358:1547–1559

The SPRINT Research Group (2015) A randomized trial of intensive versus standard blood pressure control. N Engl J Med 373:2103–2116

Thomopoulos C, Parati G, Zanchetti A (2017a) Effects of blood-pressure-lowering treatment on outcome incidence in hypertension. 11. Effects of total cardiovascular risk and achieved blood pressure: overview and meta-analyses of randomized trials. J Hypertens 35:2138–2149

Thomopoulos C, Parati G, Zanchetti A (2017b) Effects of blood-pressure-lowering treatment on outcome incidence in hypertension: 10 – Should blood pressure management differ in hypertensive patients with and without diabetes mellitus? Overview and meta-analyses of randomized trials. J Hypertens 35:922–944

Thomopoulos C, Parati G, Zanchetti A (2017c) Effects of blood-pressure-lowering treatment on outcome inci-

dence. 12. Effects in individuals with high-normal and normal blood pressure: overview and meta-analyses of randomized trials. J Hypertens 35:2150–2160

Thomopoulos C, Parati G, Zanchetti A (2018) Effects of blood pressure-lowering treatment on cardiovascular outcomes and mortality: 14 – effects of different classes of antihypertensive drugs in older and younger patients: overview and meta-analysis. J Hypertens 36:1637–1647

Trafford JA, Latta D, Little PS, Parsley J, Ankier SI et al (1989) A multi-centre, placebo controlled comparative study between 200 mg and 400 mg celiprolol in patients with mild to moderate essential hypertension. Curr Med Res Opin 11:550–556

Trump S, Lukassen S, Anker MS, Chua RL, Liebig J et al (2020) Hypertension delays viral clearance and exacerbates airway hyperinflammation in patients with COVID-19. Nat Biotechnol 39:705–716

Uijl E, Mirabito Colafella KM, Sun Y, Ren L et al (2019) Strong and sustained antihypertensive effect of small interfering RNA targeting liver angiotensinogen. Hypertension 73:1249–1257

Van Noord T, Tieleman RG, Bosker HA, Kingma T, van Veldhuisen DJ et al (2004) Beta-blockers prevent subacute recurrences of persistent atrial fibrillation only in patients with hypertension. Europace 6:343–350

Vargas F, Mendez H (1999) Study of the photochemical and in vitro phototoxicity of chlortalidone [2-chloro-5-(1-hydroxy-3-oxo-1-isoindolinyl)benzene sulfonamide. Pharmazie 54:920–922

Verdecchia P, Reboldi G, Angeli F, Borgioni C, Gattobigio R et al (2004) Adverse prognostic significance of new diabetes in treated hypertensive subjects. Hypertension 43:963–969

van Vliet E, Nijman T, Schuit E, Heida KY, Opmeer BC et al (2016) Nifedipine versus atosiban for threatened preterm birth (APOSTEL III): a multicentre, randomised controlled trial. Lancet 387:2117–2124

Weber F, Anlauf M (2014) Treatment resistant hypertension – investigation and conservative management. Dtsch Arztebl Int 111:425–431

Weisser B, Predel HG, Gillessen A, Hacke C et al (2020) Single pill regimen leads to better adherence and clinical outcome in daily practice in patients suffering from hypertension and/or dyslipidemia: results of a meta-analysis. High Blood Press Cardiovasc Prev 27(2):157–164

Whelton PK, Carey RM, Aronow WS, Casey DE Jr, Collins KJ et al (2018) 2017 ACC/AHA/AAPA/ABC/ACPM/AGS/APhA/ASH/ASPC/NMA/PCNA Guideline for the prevention, detection, evaluation, and management of high blood pressure in adults: A report of the American College of Cardiology/American Heart Association Task Force on Clinical Practice Guidelines. Hypertension 71:e13–e115

Wikstrand J, Wedel H, Castagno D, McMurray JJV (2013) The large-scale placebo-controlled beta-blocker studies in systolic heart failure revisited: results from CIBIS-II, COPERNICUS and SENIORS-SHF compared with stratified subsets from MERIT-HF. J Intern Med 275:134–143

Williams B, Mancia G, Spiering W, Rosei EA et al (2018) 2018 ESC/ESHGuidelines for the management of arterial hypertension. J Hypertens 36:1953–2041

Wolf PS, Smith RD, Khandwala A, Van Inwegen RG, Gordon RJ et al (1985) Celiprolol – pharmacological profile of an unconventional beta-blocker. Br J Clin Pract Suppl 40:5–11

Wolf-Maier K, Cooper RS, Kramer H, Banegas JR, Giampaoli S et al (2004) Hypertension treatment and control in five European countries, Canada, and the United States. Hypertension 43:10–17

Wong GWK, Boyda HN, Wright JM (2014) Blood pressure lowering efficacy of partial agonist beta blocker monotherapy for primary hypertension. Cochrane Database Syst Rev. https://doi.org/10.1002/14651858. CD007450.pub2

Yang R, Luo Z, Liu Y, Sun M, Zheng L et al (2016) Drug interactions with angiotensin receptor blockers:

role of human cytochromes P450. Curr Drug Metab 17:681–691

Yano Y, Stamler J, Garside DB, Daviglus ML, Franklin SS et al (2015) Isolated systolic hypertension in young and middle-aged adults and 31-year risk for cardiovascular mortality: the Chicago Heart Association Detection Project in Industry study. J Am Coll Cardiol 65:327–335

Yusuf S, Diener HC, Sacco RL, Cotton D, Ôunpuu S (2008) Telmisartan to prevent recurrent stroke and cardiovascular events. N Engl J Med 359:1225–1237

Zhang Y, Sun N, Jiang X, Xi Y (2017) Comparative efficacy of β-blockers on mortality and cardiovascular outcomes in patients with hypertension: a systematic review and network meta-analysis. J Am Soc 11:394–401

Zhu QM, Lesnick JD, Jasper JR, MacLennan SJ, Dillon MP et al (1999) Cardiovascular effects of rilmenidine, moxonidine and clonidine in conscious wild-type and D79N alpha2A-adrenoceptor transgenic mice. Br J Pharmacol 126:1522–1530

6

Herzerkrankungen

Thomas Eschenhagen und Joachim Weil

Auf einen Blick

Herzglykoside werden in der Therapie der chronischen Herzinsuffizienz zunehmend von der aktuell empfohlenen Leitlinienmedikation inklusive Sacubitril und Valsartan verdrängt. Nitrovasodilatatoren (Nitrate und Molsidomin) gehen in ihren Verordnungen kontinuierlich zurück, während sich Ivabradin und Ranolazin auf niedrigem Niveau stabilisiert haben. Die Abnahme in dem Gesamtsegment ist wahrscheinlich der Abnahme von Patienten mit stabiler Angina pectoris geschuldet. Antiarrhythmika werden vor allem beim Vorhofflimmern mit einem über die letzten Jahre stabil niedrigen Volumen verordnet. Die in der Therapie der Herzinsuffizienz zentralen ACE-Hemmer, Angiotensinrezeptorantagonisten und β-Adrenozeptor-Antagonisten werden in ▶ Kap. 6 (Antihypertonika) besprochen, Diuretika und Aldosteronrezeptorantagonisten in ▶ Kap. 34 (Diuretika).

Herztherapeutika umfassen Antiarrhythmika, Koronarmedikamente und Kardiaka inklusive Sacubitril/Valsartan, dessen Verordnung 2021 trotz hoher Therapiekosten weiter stark zugenommen hat, trotzdem aber nur auf dem Niveau der Herzglykoside liegt. Die Klassifikation orientiert sich primär an therapeutischen Kriterien und weniger an pharmakologischen Wirkungen, weil Nitrate, Molsidomin und auch Sacubitril/Valsartan ihren Hauptangriffspunkt nicht am Herzmuskel oder den Koronargefäßen, sondern an peripheren Gefäßen haben bzw. in die neurohumorale Systemkontrolle eingreifen. Die Zusammenfassung folgt dem ATC-System der WHO.

7.1 Herzglykoside

Herzglykoside sind positiv inotrop wirkende Arzneimittel zur Behandlung der Herzinsuffizienz mit reduzierter Pumpfunktion (HFrEF) mit zusätzlich antiarrhythmischen Eigenschaften. Die Bedeutung der Herzglykoside insgesamt nimmt mit dem erfolgreichen Einsatz von ACE-Hemmern, β-Adrenozeptor-Antagonisten, Aldosteronrezeptor-Antagonisten, Sacubitril/Valsartan und neuerdings auch SGLT2 Inhibitoren (siehe ▶ Kap. 10) bei der Herzinsuffizienz und von β-Adrenozeptor-Antagonisten beim Vorhofflimmern immer weiter ab.

7.1.1 Verordnungsspektrum

Wie in den vorangehenden Jahren nahm die Verordnungshäufigkeit aller Herzglykoside 2021 gegenüber dem Vorjahr ab (−5 %) (◘ Tab. 7.1, ◘ Abb. 7.1). Dagegen nehmen die Verordnungen der anderen Arzneistoffklassen in der Therapie der chronischen Herzinsuffizienz weiter zu, was die Bedeutung der jeweiligen Gruppen in der leitliniengerechten Behandlung der Herzinsuffizienz widerspiegelt. Unter den häufig verordneten Digitalisglykosiden dominiert zunehmend Digitoxin. Dies ist durchaus kritisch zu sehen, weil überprüfte Normalwerte der Plasmakonzentration und kontrollierte Studien fehlen. Darüber hinaus ist die Steuerbarkeit aufgrund der langen Halbwertszeit (5–8 d) schwieriger als bei Digoxin (24–48 h).

© Der/die Autor(en), exklusiv lizenziert an Springer-Verlag GmbH, DE, ein Teil von Springer Nature 2022
W.-D. Ludwig, B. Mühlbauer, R. Seifert (Hrsg.), *Arzneiverordnungs-Report 2022*,
https://doi.org/10.1007/978-3-662-66303-5_7

◘ Tab. 7.1 **Verordnungen von Herzglykosiden und Neprilysin-Inhibitoren 2021.** Angegeben sind die 2021 verordneten Tagesdosen, die Änderungen gegenüber 2020 und die mittleren Kosten je DDD 2021

Präparat	Bestandteile	DDD	Änderung	DDD-Nettokosten
		Mio.	%	Euro
Digoxinpräparate				
Novodigal	β-Acetyldigoxin	7,2	(−12,3)	0,37
Lanicor	Digoxin	1,7	(−0,8)	0,16
Lanitop	Metildigoxin	0,83	(−11,7)	0,30
		9,8	**(−10,4)**	**0,33**
Digitoxin				
Digimerck	Digitoxin	32,0	(−12,5)	0,19
Digitoxin AWD	Digitoxin	30,0	(+7,9)	0,19
		62,0	**(−3,7)**	**0,19**
Neprilysin-Inhibitoren				
Entresto	Sacubitril	67,8	(+32,6)	5,38
Summe		**139,6**	**(+10,4)**	**2,72**

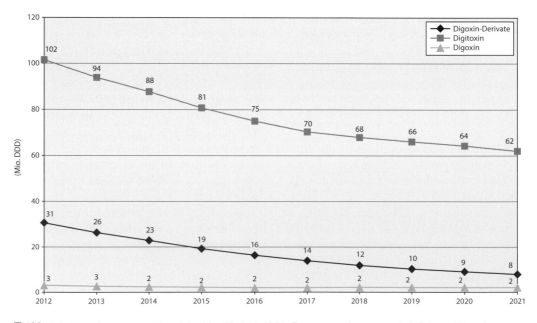

◘ Abb. 7.1   Verordnungen von Herzglykosiden 2012 bis 2021. Gesamtverordnungen nach definierten Tagesdosen

7.1.2 Therapeutische Gesichtspunkte

Herzglykoside werden bei der chronischen Herzinsuffizienz mit reduzierter Pumpfunktion (HFrEF) und zur Reduktion der Kammerfrequenz bei Vorhofflimmern eingesetzt. Für Digoxin (und nur dafür!) ist gezeigt worden, dass es die Notwendigkeit von Krankenhausaufnahmen bei Herzinsuffizienz senkt. Die Letalität wurde nicht signifikant gesenkt (The Digitalis Investigation Group 1997). Interessanterweise war dieses Ergebnis dem der SHIFT-Studie zu Ivabradin sehr ähnlich, ist aber anders bewertet worden (Castagno et al. 2012). Die Leitlinien der European Society of Cardiology (McDonagh et al. 2021) empfehlen Herzglykoside bei HFrEF und Sinusrhythmus seit Jahren nur noch als Therapieoption in ausgewählten Fällen. Herzglykoside bei Herzinsuffizienz und tachyarrhythmischem Vorhofflimmern wurden lange Zeit empfohlen (z. B. Bundesärztekammer et al. 2013). Allerdings ist auch dies kritisch zu sehen, weil sie anders als β-Adrenozeptor-Antagonisten (Betablocker) die Anfallsfrequenz bei paroxysmalem Flimmern nicht senken und ihre frequenzsenkende Wirkung unter körperlicher Belastung nachlässt. Metaanalysen zur Wirkung von Herzglykosiden auf die Prognose von Patienten mit Vorhofflimmern ergaben Hinweise auf ein erhöhtes Sterberisiko (Vamos et al. 2015) oder waren neutral (Ziff et al. 2015). In einer kleinen prospektiven Vergleichsstudie bei Patienten mit permanentem Vorhofflimmern und Symptomen der Herzinsuffizienz (mittlere Ejektionsfraktion [EF] 56 %) unterschieden sich Digoxin und Bisoprolol nicht signifikant in Bezug auf den primären Endpunkt Lebensqualität, Digoxin war aber mit weniger unerwünschten Wirkungen verbunden (Kotecha et al. 2020). Insgesamt ist die Bedeutung der Herzglykoside bei Herzinsuffizienz mit oder ohne Vorhofflimmern also nicht ausreichend geklärt, insbesondere nicht auf Basis der erweiterten Leitlinienmedikation. Eine seit über 10 Jahren laufende prospektive Placebo-kontrollierte Studie mit Digitoxin (aktuell bis 2024 verlängert) könnte hier wichtige Evidenz bringen.

Herzglykoside haben eine bekannte geringe therapeutische Breite und potentiell lebensbedrohliche Nebenwirkungen, vor allem Herzrhythmusstörungen. Die Häufigkeit von Herzglykosidüberdosierungen hat zwar abgenommen, lag aber nach einer Studie in den Niederlanden noch 2007 bei 0,04 % aller Krankenhauseinweisungen oder 1,94 Krankenhauseinweisungen/1.000 Patientenjahre (Aarnoudse et al. 2007). Die Rate war bei Frauen um 40 % höher als bei Männern, ein Befund, der in einer deutschen Studie bestätigt wurde (Schmiedl et al. 2007). Frauen erhielten hier in einem deutlich höheren Prozentsatz eine zu hohe Tagesdosis von Digitoxin (> 1 µg/kg). Diese Daten weisen auf die Notwendigkeit einer körpergewichtsadaptierten Digitoxindosis hin, was problematisch ist, weil es zwei der drei häufig verordneten Digitoxinpräparate (*Digitoxin AWD, Digimed*) zurzeit nur in der 0,07 mg Dosis gibt. Insbesondere für schlanke Frauen steht daher zurzeit nur *Digimerck pico* (0,05 mg) zur Verfügung und sollte bevorzugt eingesetzt werden. Ein Vorteil von Digitoxin ist, dass das gelegentliche Auslassen einer Tagesdosis in der Praxis aufgrund der langen Halbwertszeit unproblematisch ist und als Möglichkeit einer dauerhaften Reduktion der Tagesdosis bei schlanken patienten in Frage kommt.

Digoxin und Digoxinderivate sind in entsprechender galenischer Zubereitung gut bioverfügbar und ausreichend gut steuerbar. Allerdings muss bei Digoxinpräparaten die Dosis bei eingeschränkter Nierenfunktion und damit insbesondere im Alter reduziert werden, was bei Digitoxin nicht der Fall ist. Retrospektive Auswertungen der DIG Studie (s. o.) weisen darauf hin, dass niedrige Digoxin-Plasmakonzentrationen (0,5–0,8 ng/ml) mit einem Vorteil, höhere (> 1,2 ng/ml) aber mit einem signifikanten Überlebensnachteil einhergingen (Rathore et al. 2003). Die alten „Normalwerte" von 0,8–2,0 ng/ml müssen daher als eindeutig zu hoch gelten. Leider fehlen derartige Informationen zu Digitoxin, und eine prospektive Überprüfung der niedrigen Digoxindosen fehlt. Eine weitere Nachauswertung der DIG-Studie zeigte aber, dass Digoxingabe in den ersten 12 Monaten im gesamten Kollektiv mit einer signifikanten Abnahme der Gesamtletalität verbunden war (Ahmed et al. 2009). Dieser überraschende Befund lässt sich möglicherweise damit erklären, dass die insgesamt zu hohen Dosen im ersten Jahr bei im Schnitt jüngeren Patienten mit besserer Nierenfunktion noch zu „therapeutischen" Plasmakonzentrationen führte. Die oben genannte Studie könnte hier aussagefähige Daten liefern, wenn auch zu Digitoxin.

Anhand des Verordnungsvolumens von ca. 72 Mio. definierten Tagesdosen (DDD) lässt sich abschätzen, dass 2021 nur noch etwa 170.000 Patienten eine Dauertherapie mit Herzglykosiden erhielten. Da Herzglykoside auch bei Vorhofflimmern verordnet werden, kann man davon ausgehen, dass deutlich weniger als10 % aller Patienten mit Herzinsuffizienz Herzglykoside einnehmen.

7.1.3 Wirtschaftliche Gesichtspunkte

Digitoxinpräparate sind im Schnitt günstiger als Digoxinderivate, was wahrscheinlich neben dem zunehmenden Lebensalter mit vermuteter oder tatsächlicher Einschränkung der Nierenfunktion für das zunehmende Überwiegen von Digitoxin mitverantwortlich ist. Es erstaunt aber, dass Digoxin, das den niedrigsten DDD-Preis und die wegen der größeren Verbreitung in angelsächsischen Ländern mit Abstand beste Datenlage aufweist, am wenigsten verordnet wird.

7.2 Angiotensinrezeptor/ Neprilysin-Inhibitoren (ARNI)

Mit der fixen Kombination des AT1R-Antagonisten Valsartan und dem Neprilysin-Inhibitor Sacubitril (Folge: Steigerung der pathophysio-logisch günstigen BNP Konzentration im Blut) ist 2015 ein neues Prinzip zur Behandlung der chronischen HFrEF eingeführt worden (Arzneiverordnungs-Report 2017, Kap. 3: Neue Arzneimittel 2016, Abschn. 3.1.24). Die weltweite Zulassung erfolgte auf der Basis der PARADIGM Studie (McMurray et al. 2014), die bei über 8.000 Patienten mit mittelschwerer Herzinsuffizienz im Vergleich zu dem ACE-Hemmer Enalapril eine um etwa 20 % geringere kardiovaskuläre und Gesamtmortalität gezeigt hat. Unter Sacubitril/Valsartan war der mittlere Blutdruck etwas geringer als unter Enalapril (−3,2 mm Hg). Symptomatische Hypotonie wurde bei 14 vs. 9 % beobachtet. Bemerkenswert ist, dass dies mit weniger Nebenwirkungen an der Niere oder Hyperkaliämien einherging (z. B. 3,3 vs. 4,5 % Kreatininanstieg auf > 2,5 mg/dl). Letzteres unterscheidet die Therapie wesentlich von den (gescheiterten) Versuchen, die Wirkung von ACE-Hemmern durch Hinzunahme von AT1R-Antagonisten oder dem Reninhibitor Aliskiren zu steigern. Anders als Omapatrilat, einer Substanz, die gleichzeitig ACE und Neprilysin hemmt, wurden unter Sacubitril/Valsartan nicht vermehrt Angioödeme beobachtet. Eine Kombination mit ACE-Hemmern ist aber wegen dieses Risikos kontraindiziert. Ähnlich wie amerikanische Leitlinien empfiehlt auch die ESC Sacubitril/Valsartan inzwischen als primäre Alternative zu ACE-Hemmern. Das ist verbunden mit der Empfehlung einer parallelen Initiierung einer 4-fach Kombination und ggf. symptomorientiert Diuretika (McDonagh et al. 2021) und reflektiert die Überlegung, die Prognose von Patienten mit HFrEF durch die möglichst frühzeitige Gabe aller 4 Prinzipien der in prospektiven Studien dokumentierten lebensverlängernden Therapie (ACE oder ARNI, Aldosteronrezeptorantagonisten, β-Adrenozeptor-Antagonisten und SGLT2 Inhibitoren) zu verbessern. Welche Patienten primär mit ACE Hemmern und welche mit Sacubitril/Valsartan behandelt werden sollen, ist nicht spezifiziert.

Arzneistoffe der 2. Wahl bei HFrEF umfassen neben Herzglykosiden und Ivabradin neuerdings auch den Stimulator der löslichen Guanylylcyclase, Vericiguat (*Verquvo®*). Diese NO-abhängig vasodilatierende Substanz ist 2021 auf der Basis der Victoria Studie (Armstrong et al. 2020) bei Patienten mit symptomatischer Herzinsuffizienz zugelassen worden, die nach einer kürzlich aufgetretenen Dekompensation, die eine i. v. Therapie erforderte, stabilisiert worden sind. Vericiguat ist noch nicht in der Gruppe der 3.000 verordnungsstärksten Arzneistoffe enthalten.

Die klinische Anwendung von Sacubitril/Valsartan wird vor allem durch die relativ ausgeprägte Blutdrucksenkung eingeschränkt. Da die genetische Ausschaltung von Neprilysin bei Mäusen mit einer vermehrten Amyloidablagerung einherging, klären derzeit laufende Studien die langfristige Sicherheit der Substanz in Bezug auf die Alzheimer Erkrankung. Auswertungen der PARADIGM-HF-Studie sprechen nicht für eine Zunahme von dementiellen Symptomen (Cannon et al. 2017). Ein Studie zum Vergleich von Sacubitril/Valsartan gegen Enalapril bei 800 Patienten mit akut dekompensierter Herzinsuffizienz fand eine stärkere Abnahme des Herzinsuffizienz-Biomarkers NT-bro-BNP unter Sacubitril/Valsartan, aber keine signifikanten Unterschiede bei klinischen Endpunkten (Velazquez et al. 2019, PIONEER-HF). Die mit Spannung erwartete PARAGON-HF-Studie bei Patienten mit Herzinsuffizienz mit erhaltener linksventrikulärer Funktion (HFpEF; mittlere EF 58 %) zeigte keine Überlegenheit von Sacubitril/Valsartan gegenüber Valsartan (Solomon et al. 2019). Das Verordnungsvolumen von *Entresto®* (68 Mio. DDD) hat 2021 gegenüber dem Vorjahr wiederum um 33 % zugenommen (◧ Tab. 7.1), danach wurden etwa 186.000 Patienten mit *Entresto®* behandelt, was deutlich weniger ist als den Leitlinienempfehlungen entspricht. Der Grund dürfte in dem ungewöhnlich hohen DDD Preis liegen (5,38 € gegenüber 0,06 € bei ACE Hemmern).

7.3 Antiarrhythmika

Antiarrhythmika werden zur Behandlung von tachykarden Rhythmusstörungen verwendet und hier hauptsächlich bei Vorhofflimmern. Die wichtigsten Antiarrhythmika sind β-Adrenozeptor-Antagonisten, weil sie bei vielen kardiovaskulären Grunderkrankungen auch lebensverlängernd wirken. Sie werden aber in der Regel nicht primär als Antiarrhythmika verordnet und daher unter β-Adrenozeptor-Antagonisten besprochen (▶ Kap. 20). Ausnahme ist das Klasse III-Antiarrhythmikum Sotalol, das zusätzliche betarezeptorenblockierende Wirkung hat (im L-Enantiomer; ◧ Tab. 7.2).

Bradyarrhythmien werden vorwiegend nichtmedikamentös behandelt (Schrittmachertherapie), Parasympatholytika wie Ipratropiumbromid oder Betasympathomimetika sind nur überbrückend geeignet. Lebensbedrohliche tachykarde ventrikuläre Herzrhythmusstörungen werden primär durch Implantation von Defibrillatoren/Cardiovertern behandelt (Moss et al. 2002; Sanders et al. 2005). Antiarrhythmika werden in Anlehnung an Vaughan Williams (1975) nach ihren elektrophysiologischen Wirkungen in vier Klassen eingeteilt:

1. *Membranstabilisierende Substanzen* bewirken eine Hemmung des schnellen Natriumeinstroms. *Chinidinartige* (Klasse I A) verbreitern das Aktionspotential aufgrund einer zusätzlichen Kaliumkanal-Hemmung (= Klasse III), während solche vom *Lidocaintyp* (Klasse I B) das Aktionspotential geringgradig verkürzen. *Flecainid* und *Propafenon* (Klasse I C) beeinflussen die Aktionspotentialdauer nicht wesentlich und haben eine besonders lange Verweildauer am Kanal. Bei Propafenon kommen betarezeptorenblockierende Eigenschaften hinzu.

2. β-Adrenozeptor-Antagonisten hemmen vor allem die durch Calciumionen vermittelten arrhythmogenen und herzfrequenzsteigernden Wirkungen der endogenen Ca-

◘ Tab. 7.2 **Verordnungen von Antiarrhythmika 2021.** Angegeben sind die 2021 verordneten Tagesdosen, die Änderungen gegenüber 2020 und die mittleren Kosten je DDD 2021

Präparat	Bestandteile	DDD	Änderung	DDD-Nettokosten
		Mio.	%	Euro
Flecainid				
Flecainid/Flecainidacetat PUREN	Flecainid	7,6	(+3,3)	1,06
Flecainid AAA Pharma	Flecainid	4,0	(+29,5)	0,80
Flecainid-1 A Pharma	Flecainid	3,0	(+7,3)	0,82
Flecainid Tillomed	Flecainid	1,0	(+176,9)	0,83
Flecainidacetat Aurobindo	Flecainid	0,95	(−41,6)	0,79
Tambocor	Flecainid	0,88	(−43,5)	1,00
Flecadura	Flecainid	0,74	(−57,2)	1,05
		18,1	**(−1,8)**	**0,93**
Propafenon				
Propafenon Heumann	Propafenon	1,6	(+122,6)	0,48
Rytmonorm	Propafenon	0,86	(−41,7)	0,62
Propafenon-ratiopharm	Propafenon	0,59	(−46,0)	0,45
		3,1	**(−6,9)**	**0,51**
Amiodaron				
Amiodaron Winthrop	Amiodaron	20,5	(+65,7)	0,47
Amiogamma	Amiodaron	10,5	(−8,7)	0,47
Amiodaron Heumann	Amiodaron	8,6	(−29,2)	0,48
Amiodaron Aurobindo	Amiodaron	4,2	(−17,0)	0,37
Amiodaron Holsten	Amiodaron	1,7	(−36,8)	0,47
		45,5	**(+4,0)**	**0,46**
Dronedaron				
Multaq	Dronedaron	4,2	(+4,4)	3,17
Sotalol				
Sotalol AbZ	Sotalol	3,0	(−5,1)	0,26
Sotalol-1 A Pharma	Sotalol	2,0	(−11,4)	0,28
SotaHEXAL	Sotalol	2,0	(+26,1)	0,29
Sotalol-ratiopharm	Sotalol	0,75	(−54,6)	0,34
		7,6	**(−10,6)**	**0,28**
Summe		**78,4**	**(+0,6)**	**0,70**

techolamine. Sie sind die einzigen Antiarrhythmika, für die lebensverlängernde Wirkungen bei strukturellen Herzerkrankungen nachgewiesen sind.

3. *Repolarisationshemmende Substanzen* verbreitern durch Hemmung von Kaliumauswärtsströmen das Aktionspotential und führen dadurch zu einer Verlängerung der Refraktärzeit. In diese Gruppe gehören Amiodaron, Dronedaron und der β-Adrenozeptor-Antagonisten Sotalol.
4. *Calciumkanalblocker* hemmen den langsamen Calciumeinstrom. Prototypen dieser Gruppe sind Verapamil und Diltiazem.

Mit ähnlicher Indikation wie Calciumkanalblocker werden Herzglykoside und (akut, nur zur Konversion einer AV-Knotentachykardie) Adenosin wegen ihrer negativ dromotropen Wirkung am AV-Knoten eingesetzt.

Die traditionelle Einteilung der Antiarrhythmika darf in ihrer Bedeutung für die klinische Differentialtherapie nicht überschätzt werden, da sich die Wirksamkeit einer Substanz bei einer bestimmten Arrhythmieform nur bedingt vorhersagen lässt. Eine Vorbedingung jeder antiarrhythmischen Medikation ist eine eindeutige kardiologische Diagnose und eine Klassifikation der Rhythmusstörung. Aufgrund der allen Antiarrhythmika eigenen proarrhythmischen Wirkungen muss die Indikationsstellung streng erfolgen. Dies gilt insbesondere für eine Kombinationstherapie, die, wenn überhaupt, nur mit Substanzen aus verschiedenen Klassen durchgeführt werden sollte (z. B. Amiodaron + β-Adrenozeptor-Antagonisten). Es muss realisiert werden, dass bei Klasse I und III Antiarrhythmika antiarrhythmische und proarrhythmische Mechanismen untrennbar miteinander verbunden sind. Eine Natriumkanalhemmung (Klasse I) kann langsame kreisende Erregungen unterbrechen, erhöht aber über die mit ihr verbundene Leitungsverlangsamung die Wahrscheinlichkeit von kreisenden Erregungen. Klasse III Antiarrhythmika können diese durch Verlängerung der Refraktärzeit unterbrechen, erhöhen aber über den mit der Aktionspotentialverlängerung verbundenen vermehrten Calciumeinstrom die Gefahr von Automatien im Ventrikel.

7.3.1 Verordnungsspektrum

Unter den 3.000 am häufigsten verordneten Präparaten befinden sich 2021 gegenüber 11 verschiedenen Wirkstoffen im Jahre 1994 nur noch 5 in dieser Liste: die Klasse-III-Antiarrhythmika Amiodaron, Dronedaron und Sotalol sowie die Natriumkanalblocker (Klasse IC) Flecainid und Propafenon (◘ Tab. 7.2).

Das Gesamtverordnungsvolumen der Antiarrhythmika hatte sich in den letzten Jahren stabilisiert. War Sotalol 2009 noch das am häufigsten verwendete Antiarrhythmikum (◘ Abb. 7.2), liegt das Verordnungsniveau heute unter dem von Flecainid und nahm gegenüber 2020 weiter ab (◘ Tab. 7.2). Der Erfolg einer nebenwirkungsreichen Substanz wie Amiodaron ist wahrscheinlich auf seine gute Wirksamkeit bei nahezu allen Arrhythmien und sein relativ geringes proarrhythmisches Potential zurückzuführen. Die Verordnung von Flecainid war 2021 trotz des deutlichen proarrhythmischen Risikos bei strukturellen Herzerkrankungen als Folge seiner guten Wirksamkeit bei supraventrikulären Arrhythmien („pill in the pocket" Konzept bei Vorhofflimmern) weiterhin stabil. Mit Dronedaron ist 2010 das erste Mal seit Jahrzehnten ein neues orales Antiarrhythmikum auf den Markt gekommen und bereits ein Jahr später aufgrund von Toxizität und Übersterblichkeit erheblich in seiner Indikation eingeschränkt worden ist. Die Verordnungen scheinen sich inzwischen auf niedrigem Niveau zu stabilisieren.

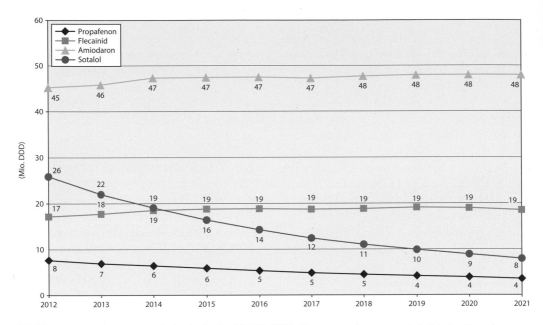

□ Abb. 7.2   Verordnungen von Antiarrhythmika 2012 bis 2021. Gesamtverordnungen nach definierten Tagesdosen

7.3.2 Therapeutische Gesichtspunkte

Die Gruppe der Antiarrhythmika bietet besondere Auffälligkeiten, nachdem in der CAST-Studie bei Patienten nach Myokardinfarkt mit Flecainid oder Encainid mehr Todesfälle als in der Placebogruppe beobachtet worden waren (Echt et al. 1991). Dies hat 1989 zu einer Zulassungsbeschränkung für Flecainid geführt, die 1993 auf alle Antiarrhythmika der Klassen I A und I C sowie in abgeschwächter Form auf die Substanzen der Klassen I B und III ausgedehnt worden ist. Außerdem wurde ein Hinweis auf den fehlenden lebensverlängernden Effekt in die Gebrauchsinformation aufgenommen. Insgesamt hat sich die Erkenntnis durchgesetzt, dass Klasse I und III Antiarrhythmika insbesondere bei struktureller Herzkrankheit, z. B. Herzinsuffizienz oder koronarer Herzkrankheit nach abgelaufenem Infarkt, mehr Schaden als Nutzen bewirken. Bei einzelnen Formen der ventrikulären Rhythmusstörungen kommen heute auch interventionelle Verfahren (z. B. Ablation monomorpher ventrikulärer Tachykardien) in Frage. Auch hier ist die exakte Diagnose der Rhythmusstörung Voraussetzung zur Durchführung des Verfahrens. Zur Verhinderung des arrhythmogenen plötzlichen Herztodes sind vor allem eine optimierte Herzinsuffizienztherapie und eine Verhinderung von Hypokaliämien in der Hypertoniebehandlung geeignet. Die Indikation zur Implantation eines elektrischen Defibrillators/Cardioverters (ICD) bei der Herzinsuffizienz stützt sich auf Daten vor der breiten Verwendung beispielsweise von β-Adrenozeptor-Antagonisten und Aldosteronrezeptor-Antagonisten (Moss et al. 2002; Sanders et al. 2005). Neuere Studien weisen darauf hin, dass ICD bei Patienten mit einer nicht-ischämischen Herzinsuffizienz (= ohne Narben) nicht lebensverlängernd wirken (Køber et al. 2016). Häufig werden Amiodaron oder β-Adrenozeptor-Antagonisten adjuvant zur Reduktion der Auslösewahrscheinlichkeit von ICD-Schocks verordnet.

Mit dem besseren Verständnis der molekularen Ursachen des genetisch bedingten LQT-Syndroms sind auch die durch Arzneimittel verursachten Formen des LQT-Syndroms verstärkt in das Bewusstsein gelangt. Viele der proarrhythmischen Wirkungen von Antiarrhythmika sind Folge einer Hemmung kardialer Kaliumkanäle mit Aktionspotentialverlängerung und dem Risiko für *Torsade de pointes*-Arrhythmien. Dies gilt nicht nur (definitionsgemäß) für das Klasse III-Antiarrhythmikum Sotalol, sondern auch für Chinidin („Chinidinsynkope") und andere Vertreter der Klasse 1A (Ajmalin, Disopyramid, Procainamid) sowie in geringerem Umfang auch für Amiodaron. Patienten mit einem LQT3 Syndrom, dessen Ursache eine unvollständige Inaktivierung des Natriumkanals ist, reagieren gut auf das oral verfügbare Klasse IB Antiarrhythmikum Mexiletin. Allerdings ist die Substanz aktuell nur noch zur Behandlung der Myotonie bei Erwachsenen mit nicht-dystrophischen myotonischen Erkrankungen zugelassen. Die Wirkung scheint von der Art der Mutation abzuhängen, was Anlass für eine genetisch begründete individualisierte Therapie sein kann (Zhu et al. 2019).

Amiodaron hat neben seiner Kaliumkanalblockierenden, Klasse III-Wirkung ein breites Spektrum von Wirkungen auf Natrium- und Calciumkanäle sowie α- und β-Adrenozeptoren. Wahrscheinlich ist daher sein arrhythmogenes Potential geringer als das anderer Antiarrhythmika. Es ist Mittel der Wahl zur Behandlung sonst therapierefraktärer, symptomatischer supraventrikulärer und ventrikulärer Rhythmusstörungen bei Patienten mit struktureller Herzerkrankung. In klinischen Studien an Patienten mit Herzinsuffizienz oder Vorhofflimmern hatte es weder einen positiven noch negativen Effekt auf die Überlebensprognose (Bardy et al. 2005; Roy et al. 2008). Die relativ häufige Verordnung ist kritisch zu sehen. Einerseits hat Amiodaron viele und z. T. schwere unerwünschte Wirkungen, z. B. Über- und Unterfunktion der Schilddrüse und Einlagerung in zahlreiche Gewebe (z. B. reversible Corneaablagerungen, cave irreversible Lungenfibrose) und macht daher eine regelmäßige klinische Kontrolle der Patienten zwingend notwendig. Andererseits gehört es über Hemmung von Cytochrom P450 2C9 und 3A4 zu den Arzneimitteln mit hohem Interaktionspotential (z. B. Phenprocoumon, Statine).

Dronedaron (*Multaq*) ist ein jodfreies Amiodaronderivat, das in frühen Studien eine gegenüber Amiodaron um 50 % geringere Wirksamkeit bei Vorhofflimmern hatte (36,5 vs. 24,3 % Wiederauftreten des Vorhofflimmerns nach Kardioversion), aber auch weniger Nebenwirkungen (Le Heuzey et al. 2010, DIONYSOS). Eine vorangegangene Studie an Patienten mit Herzinsuffizienz oder schwerer linksventrikulärer Dysfunktion musste wegen erhöhter kardialer Mortalität unter Dronedaron abgebrochen werden (Køber et al. 2008, ANDROMEDA). Zulassungsrelevant war die ATHENA Studie bei Patienten mit Vorhofflimmern, bei der Dronedaron einen kombinierten Endpunkt aus Hospitalisierung wegen kardiovaskulärer Indikation und Tod im Vergleich zu Placebo relativ um 24 % senkte (Hohnloser et al. 2009). Im Januar 2011 warnte ein Rote-Hand-Brief vor schweren Leberschäden unter Dronedaron, darunter zwei Fälle, in denen eine Lebertransplantation notwendig war. Die PALLAS-Studie bei Patienten mit permanentem Vorhofflimmern wurde abgebrochen, weil Dronedaron mit einer etwa 2-fachen Erhöhung der Sterblichkeit und anderer Endpunkte assoziiert war (Connolly et al. 2011). Die Indikation ist daraufhin im September 2011 erheblich eingeschränkt worden. Die Mortalität in der PALLAS-Studie war mit der gleichzeitigen Gabe von Digoxin assoziiert, was zusammen mit einer deutlichen Erhöhung der mittleren Digoxin-Plasmakonzentrationen von 1,1 gegenüber 0,7 ng/ml in der Dronedaron-Gruppe für die Bedeutung einer über gp-170-Hemmung vermittelten pharmakokinetischen Interaktion spricht (Hohnloser et al. 2014).

Die bei weitem häufigste Indikation für eine antiarrhythmische Therapie ist Vorhofflimmern. β-Adrenozeptor-Antagonisten reduzieren bei permanentem Vorhofflimmern die Kammerfrequenz, bei paroxysmalem Vorhofflimmern möglicherweise auch die Anfallshäufigkeit, insbesondere bei adrenerg induziertem Vorhofflimmern (Deutsche Gesellschaft für Kardiologie – Herz- und Kreislaufforschung 2017). Sie sind daher Mittel der Wahl. Flecainid wird, bei strukturell gesundem Herzen, als Standby-Medikation zur Unterbrechung von Anfällen empfohlen. Studien zur Rezidivprophylaxe nach Kardioversion haben gezeigt, dass eine 6-monatige Gabe von Flecainid geringgradig effektiver war als eine 4-wöchige, beides aber auf niedrigem Niveau (61 vs. 54 % Freiheit von Vorhofflimmern; Kirchhof et al. 2012). In ähnlicher Weise hatten schon frühere Studien gezeigt, dass eine dauerhaft gegebene Fixkombination aus Chinidin und Verapamil (*Cordichin*) oder Sotalol wenig effektiv in der Verhinderung von erneutem Vorhofflimmern sind und mit einer Zunahme lebensbedrohlicher Herzrhythmusstörungen, bei Sotalol vor allem *Torsade de pointes*, assoziiert waren (Fetsch et al. 2004; Patten et al. 2004). Mehrere große Studien sprechen dafür, dass bei persistierendem Vorhofflimmern eine Kontrolle der Frequenz und Antikoagulation der medikamentösen Rhythmuskontrolle mindestens ebenbürtig ist (Wyse et al. 2002; Roy et al. 2008). Bei hochsymptomatischen Patienten ist die Indikation zur kurativen Vorhofflimmerablation zu erwägen (Hocini et al. 2005). Diese ist bei Patienten mit paroxysmalem Vorhofflimmern hocheffektiv, bei persistierendem nur dann, wenn die Dauer des Vorhofflimmerns kürzer als etwa 1 Jahr beträgt. Die EAST-AFNET Studie hat nun gezeigt, dass eine konsequente Rhythmisierung (medikamentös oder durch Ablation) bei frühen Formen des Vorhofflimmerns kardiovaskuläre Endpunkte verhindern kann (Kirchhof et al. 2020).

7.4 Koronarmedikamente

In der Indikationsgruppe Koronarmedikamente sind Arzneimittel zur *symptomatischen* Behandlung der koronaren Herzkrankheit zusammengefasst. Die wichtigsten Vertreter dieser Gruppe sind organische Nitrate und Molsidomin (NO-Donatoren). Außer Koronarmedikamenten werden zur symptomatischen Behandlung der koronaren Herzkrankheit Calciumkanalblocker, unter prognostischen Gesichts-

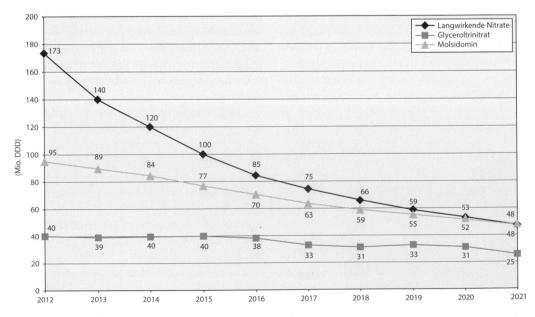

◻ **Abb. 7.3** Verordnungen von Koronarmedikamenten 2012 bis 2021. Gesamtverordnungen nach definierten Tagesdosen

punkten β-Adrenozeptor-Antagonisten (vgl. ► Kap. 6) und Statine (► Kap. 11) eingesetzt.

Die seit Jahren rückläufige Verordnung der Koronarmedikamente hat sich bei den Langzeitnitraten und Molsidomin auch 2021 fortgesetzt (◘ Abb. 7.3). Standardmittel zur Kupierung des akuten Angina-pectoris-Anfalls ist Glyceroltrinitrat. Mengenmäßig bedeutsamer ist die Verordnung der Langzeitnitrate Isosorbiddinitrat (ISDN) und Isosorbidmononitrat (ISMN) sowie Molsidomin zur symptomatischen antianginösen Dauertherapie.

7.4.1 Verordnungsspektrum

Das weiter rückläufige Verordnungsvolumen der ganzen Indikationsgruppe erscheint nachvollziehbar, da es für NO-Donatoren in der Dauertherapie keine überzeugenden Belege für eine Reduktion von kardiovaskulärer Morbidität und Letalität gibt, sie also im Gegensatz zu den β-Adrenozeptor-Antagonisten rein symptomatisch wirken. Außerdem könnte es ein Ausdruck der Tatsache sein, dass Patienten mit koronarer Herzkrankheit heute mehrheitlich interventionell behandelt werden, was die Zahl symptomatischer Patienten verringert.

Pentaerythrityltetranitrat (PETN, *Pentalong*®) war lange Zeit das am häufigsten eingesetzte Nitrat zur Dauertherapie (◘ Tab. 7.3), weil es weniger Toleranz auslösen soll als Isosorbiddinitrat (ISDN) und Isosorbidmononitrat (ISMN). Überzeugende Studien zu dieser Frage sind bislang nicht veröffentlicht worden. Nach jahrelangem Rechtsstreit um die Nachzulassung ist *Pentalong*® seit Juli 2017 formal zugelassen und damit wieder erstattungsfähig. Das dürfte der Grund sein, warum es auch 2021 in den Verordnungszahlen deutlich zugelegt hat.

In der Gruppe der anderen Koronarmittel ist der Hemmstoff des Schrittmacherstroms If, Ivabradin, weiterhin das führende Präparat. Ranolazin (*Ranexa*), das zur Therapie der stabilen Angina pectoris 2009 zugelassen worden ist, hat trotz des sehr hohen Preises wiederum zugenommen.

7.4.2 Therapeutische Gesichtspunkte

Die ◘ Tab. 7.3 und 7.4 zeigen, dass zur symptomatischen Therapie der koronaren Herzkrankheit vor allem Molsidomin, ISDN und ISMN verwendet werden. Mit ISDN und ISMN kann eine wirksame Anfallsprophylaxe durchgeführt werden. Allerdings ist zur Vermeidung einer Toleranzentwicklung zu beachten, dass die Dosis nicht zu hoch gewählt und dass ein nitratfreies bzw. nitratarmes Intervall eingehalten wird. Das wird am besten dadurch erreicht, dass die Nitrate *un*gleichmäßig über den Tag verteilt eingenommen werden (z. B. morgens und mittags). ISMN hat gegenüber ISDN lediglich theoretische Vorzüge, z. B. eine höhere Bioverfügbarkeit, die jedoch außer bei der Dosisfindung praktisch keine Bedeutung besitzen. Außerdem ist ISMN wegen seiner relativ langsamen Resorption auch bei sublingualer Applikation im Gegensatz zu ISDN nicht zur Behandlung akuter Angina-pectoris-Anfälle geeignet. ISMN ist in diesem Sinne also kein „Universalpräparat“.

Molsidomin wirkt ähnlich wie die Nitrate, soll aber nach experimentellen Daten eine geringere Toleranzentwicklung induzieren, weil aus Molsidomin das letztlich in der Zelle wirkende Stickstoffmonoxid (NO) nichtenzymatisch freigesetzt wird. Klinische Vergleichsstudien zeigen jedoch, dass die antiischämischen Effekte nicht nur von Isosorbiddinitrat, sondern auch von Molsidomin bereits nach 1–4 Tagen deutlich abgeschwächt sind (Wagner et al. 1991; Lehmann et al. 1998). Deshalb ist auch die früher gängige Kombination von Isosorbiddinitrat am Tag mit Molsidomin in der Nacht („Schaukeltherapie“) nicht ausreichend begründet. Grundsätzlich problematisch an Molsidomin ist, dass es keine kontrollierten Endpunktstudien gibt. Eine Studie zur Beeinflussung der endothelialer Dysfunktion kam zu einem negativen Ergebnis (Barbato et al. 2015).

Ivabradin hemmt spezifisch den Schrittmacherstrom *If* im Sinusknoten des Herzens. Dies senkt die Herzfrequenz und damit

Tab. 7.3 Verordnungen von Nitraten 2021. Angegeben sind die 2021 verordneten Tagesdosen, die Änderungen gegenüber 2020 und die mittleren Kosten je DDD 2021

Präparat	Bestandteile	DDD	Änderung	DDD-Nettokosten
		Mio.	%	Euro
Glyceroltrinitrat				
Nitrolingual	Glyceroltrinitrat	25,1	(−16,7)	0,47
Nitronal	Glyceroltrinitrat	0,16	(−1,8)	2,75
		25,3	**(−16,6)**	**0,48**
Isosorbiddinitrat				
ISDN AL	Isosorbiddinitrat	13,0	(+3,7)	0,24
Isoket	Isosorbiddinitrat	7,6	(−25,1)	0,23
ISDN STADA	Isosorbiddinitrat	0,67	(−60,4)	0,40
		21,3	**(−12,7)**	**0,24**
Isosorbidmononitrat				
IS 5 mono-ratiopharm	Isosorbidmononitrat	10,3	(−5,1)	0,19
ISMN AL	Isosorbidmononitrat	3,9	(−35,2)	0,17
		14,2	**(−16,0)**	**0,19**
Pentaerythrityltetranitrat				
Pentalong	Pentaerythrityltetranitrat	10,2	(+9,2)	0,63
Summe		**70,9**	**(−12,3)**	**0,37**

den Energieverbrauch, ohne negative Inotropie. Studien weisen auf eine β-Adrenozeptor-Antagonisten vergleichbare Verlängerung der symptomfreien Belastungszeit hin (Tardif et al. 2005; Tardif 2007). In der ersten Endpunktstudie (Fox et al. 2008) an Patienten mit stabiler Angina pectoris und eingeschränkter linksventrikulärer Funktion hatte die zusätzliche Gabe von Ivabradin (zu β-Adrenozeptor-Antagonisten) keinen Einfluss auf den primären Endpunkt aus kardiovaskulärem Tod und Hospitalisierung wegen Infarkt oder Verschlechterung einer Herzinsuffizienz. In einer Folgestudie an 6.500 Patienten mit Herzinsuffizienz, deren Herzfrequenz unter β-Adrenozeptor-Antagonisten nicht ausreichend (< 70/min) gesenkt war, reduzierte Ivabradin die Hospitalisierungsrate (−26 %), hatte aber keinen signifikanten Einfluss auf die kardiovaskuläre oder Gesamtsterblichkeit (Swedberg et al. 2010, SHIFT). Auffällig war, dass die mittlere Ausgangsherzfrequenz der Patienten mit 80/min vor Beginn der Ivabradintherapie nicht niedriger lag als in vergleichbaren Studien ohne Vorbehandlung mit β-Adrenozeptor-Antagonisten. Tatsächlich erhielten nur 26 % die Zieldosis des jeweiligen β-Adrenozeptor-Antagonisten, was den Wert der Studie einschränkt, andererseits aber auch den Praxisalltag widerspiegelt. Ivabradin ist zugelassen zur symptomatischen Behandlung der chronischen Angina pectoris bei Patienten mit einer Ruhe-Herzfrequenz ≥ 70 Schläge pro Minute, die β-Adrenozeptor-Antagonisten nicht vertragen oder trotz einer optimalen Betarezeptorenblockerdosis unzureichend eingestellt

◨ **Tab. 7.4   Verordnungen von Molsidomin und weiteren Mitteln 2021.** Angegeben sind die 2021 verordneten Tagesdosen, die Änderungen gegenüber 2020 und die mittleren Kosten je DDD 2021

Präparat	Bestandteile	DDD	Änderung	DDD-Nettokosten
		Mio.	%	Euro
Molsidomin				
Molsidomin STADA	Molsidomin	25,1	(+59,0)	0,15
Corvaton	Molsidomin	20,1	(−43,4)	0,21
Molsidomin Heumann	Molsidomin	2,4	(> 1.000)	0,39
		47,6	**(−7,6)**	**0,19**
Ivabradin				
Ivabradin Heumann	Ivabradin	6,7	(−47,1)	0,77
Ivabradin-1 A Pharma	Ivabradin	5,1	(+344,2)	0,78
Ivabradin Axiromed	Ivabradin	4,0	(neu)	0,73
Ivabalan TAD	Ivabradin	3,8	(+14,3)	0,77
Ivabradin beta	Ivabradin	3,6	(+34,4)	0,82
Ivabradin-ratiopharm	Ivabradin	0,94	(+19,1)	0,78
Procoralan	Ivabradin	0,77	(78,5)	1,42
		24,9	**(+3,0)**	**0,79**
Weitere Mittel				
Ranexa	Ranolazin	19,2	(+4,1)	4,22
Cardiodoron/-RH	Onopordum acanth. flos Hyoscyamus niger herba	4,1	(+0,1)	0,41
		23,3	**(+3,4)**	**3,55**
Summe		**95,7**	**(−2,5)**	**1,16**

sind. 2012 erfolgte die Indikationserweiterung auf Patienten mit chronischer Herzinsuffizienz und systolischer Dysfunktion im Stadium II–IV mit einer Herzfrequenz > 75/min unter Standardtherapie mit β-Adrenozeptor-Antagonisten oder bei Unverträglichkeit gegenüber denselben. Eine Studie an Patienten mit stabiler Angina pectoris und *normaler* linksventrikulärer Funktion zeigte, dass die zusätzliche Gabe von Ivabradin bei mehrheitlich mit β-Adrenozeptor-Antagonisten behandelten Patienten (83 %) keinen günstigen symptomatischen Effekt hatte und sogar einen Trend zur Zunahme von kardiovaskulären Endpunkten und eine Zunahme von Bradykardien, Vorhofflimmern und QT-Verlängerungen verursachte (Fox et al. 2014). Dies wirft grundsätzliche Fragen zur Bedeutung der Herzfrequenz einer nicht herzinsuffizienten Patientengruppe und den Wert der Substanz bei stabiler Angina auf. Die 2014 erlassene Zulassungsbeschränkung listet nun die gleichzeitige Behandlung mit Verapamil oder Diltiazem als Kontraindikationen auf und weist auf das erhöhte Risiko für Vorhofflimmern hin. Die Daten mahnen zu einer sorgfältigen Überprüfung der Indikation.

Ranolazin wird als selektiver Hemmstoff des späten Natriumstroms eingeordnet, hat aber auch eine Reihe weiterer Effekte auf das Herz (z. B. Hemmung des Natrium-Spitzenstroms und repolarisierender Kaliumströme, Hemmung der Fettsäureoxidation, Betarezeptorblockade), deren Bedeutung unklar ist. Die Senkung der intrazellulären Natrium- und konsekutiv Calciumkonzentration in der Herzmuskulatur soll die diastolische Funktion verbessern, was letztlich zu einer verbesserten Belastbarkeit beiträgt. Dies könnte auch bei Herzinsuffizienz und Herzrhythmusstörungen von Vorteil sein. Im Gegensatz zu β-Adrenozeptor-Antagonisten und Calciumkanalblocker senkt Ranolazin in üblicher Dosis nicht die Herzfrequenz oder den Blutdruck und kann daher bei stabiler Angina pectoris zusätzlich eingesetzt werden, wenn erstere nicht ausreichend wirksam sind. In einer Subgruppe von Patienten mit akutem Koronarsyndrom und erhöhten BNP-Spiegeln hatte es einen günstigen Einfluss auf einen kombinierten Endpunkt aus kardiovaskulärem Tod, Infarkt und wiederkehrende Ischämien hatte (Morrow et al. 2010). Die Gabe von Ranolazin bei Typ 2 Diabetikern und chronischer stabiler Angina war mit einer moderaten Reduktion der Angina-Symptomatik und Verbesserung der Lebensqualität verbunden (Arnold et al. 2014), hatte aber in einer großen prospektiven Studie an Patienten nach interventioneller Revaskularisierung Einfluss weder auf harte Endpunkte wie Revaskularisierung oder Hospitalisierung (Weisz et al. 2016) noch auf Angina oder Lebensqualität (Alexander et al. 2016). Bei Patienten mit inkompletter Revaskularisierung hatte die Substanz nach 12 Monaten keinen Effekt auf die Anginasymptomatik (Fanaroff et al. 2017). Schließlich war auch in einer placebokontrollierten Studie bei Patienten hypertrophischer Kardiomyopathie kein Effekt von Ranolazin nachweisbar (Olivotto et al. 2018). Bei Patienten mit einem ICD senkte Ranolazin die Auslöserate leicht, hatte aber keinen Effekt auf den primären Endpunkt Kammertachykardien/flimmern oder Tod und verursachte mehr unerwünschte Ereignisse wie Schwindel, Übelkeit und Verstopfung (Zareba et al. 2018). Als CYP3A4 und P-Glykoprotein Substrat unterliegt Ranolazin den typischen Arzneimittelinteraktionen dieser Systeme. Die minimale Effektivität und das relevante Nebenwirkungs- und Interaktionsprofil stellen den therapeutischen Nutzen der Substanz zunehmend in Frage.

Mit *Cardiodoron RH* befindet sich weiterhin ein pflanzliches Arzneimittel in der Liste der 3.000 verordnungsstärksten Arzneimittel. Das erstaunt, weil es für dieses und andere Phytopharmaka weder studienbasierte Evidenz für günstige Wirkungen bei Koronarer Herzkrankheit noch Leitlinienempfehlungen gibt.

7.4.3 Wirtschaftliche Gesichtspunkte

Die Preisunterschiede zwischen den beiden Langzeitnitraten ISDN und ISMN, die noch vor wenigen Jahren bei über 60 % lagen, sind heute weniger relevant (◘ Tab. 7.3). Der Preis des generisch erhältlichen Ivabradins ist gesunken. Die Substanz konkurriert aber mit den deutlich günstigeren β-Adrenozeptor-Antagonisten, gegenüber denen es eindeutig nur 2. Wahl ist. Die DDD-Kosten von Ranolazin liegen besonders hoch, obwohl sowohl die symptomatische als auch prognostische Wirksamkeit der Substanz in Frage steht. Insgesamt ist das Einsparpotential im Bereich der Koronarmedikamentc durch Umstellung aber eher gering und am ehesten durch Überprüfung der Indikation gegeben.

Literatur

Aarnoudse AL, Dieleman JP, Stricker BH (2007) Age- and gender-specific incidence of hospitalisation for digoxin intoxication. Drug Saf 30:431–436

Ahmed A, Waagstein F, Pitt B, White M, Zannad F, Young JB, Rahimtoola S (2009) Effectiveness of digoxin in reducing one-year mortality in chronic heart failure in the digitalis investigation group trial. Am J Cardiol 103:82–87

7

Alexander KP, Weisz G, Prather K, James S, Mark DB et al (2016) Effects of ranolazine on angina and quality of life after percutaneous coronary intervention with incomplete revascularization: results from the ranolazine for incomplete vessel revascularization (RIVER-PCI) trial. Circulation 133:39–47

Armstrong PW, Pieske B, Anstrom KJ, Ezekowitz J, Hernandez AF et al VICTORIA Study Group (2020) Vericiguat in patients with heart failure and reduced ejection fraction. N Engl J Med 382:1883–1893

Arnold SV, Kosiborod M, McGuire DK, Li Y, Yue P, Ben-Yehuda O, Spertus JA (2014) Effects of ranolazine on quality of life among patients with diabetes mellitus and stable angina. JAMA Intern Med 174:1403–1405

Barbato E, Herman A, Benit E, Janssens L, Lalmand J et al (2015) Long-term effect of molsidomine, a direct nitric oxide donor, as an add-on treatment, on endothelial dysfunction in patients with stable angina pectoris undergoing percutaneous coronary intervention: results of the MEDCOR trial. Atherosclerosis 240:351–354

Bardy GH, Lee KL, Mark DB, Poole JE, Packer DL et al (2005) Amiodaron or an implantable cardioverter-defibrillator for congestive heart failure. N Engl J Med 352:225–237

Bundesärztekammer, Kassenärztliche Bundesvereinigung, Arbeitsgemeinschaft der Wissenschaftlichen Medizinischen Fachgesellschaften (2013) Nationale Versorgungsleitlinie Chronische Herzinsuffizienz. Kurzfassung, 1. Aufl. (Version 7, Dezember 2009, zuletzt geändert: August 2013. AWMF-Reg.-Nr.: nvl/006)

Cannon JA, Shen L, Jhund PS, Kristensen SL, Køber L et al (2017) Dementia-related adverse events in PARADIGM-HF and other trials in heart failure with reduced ejection fraction. Eur J Heart Fail 19:129–137

Castagno D, Petrie MC, Claggett B, McMurray J (2012) Should we SHIFT our thinking about digoxin? Observations on ivabradine and heart rate reduction in heart failure. Eur Heart J 33:1137–1141

Connolly SJ, Camm AJ, Halperin JL, Joyner C, Alings M et al (2011) Dronedarone in high-risk permanent atrial fibrillation. N Engl J Med 365:2268–2276

Deutsche Gesellschaft für Kardiologie – Herz- und Kreislaufforschung e.V. (2017) ESC Pocket Guidelines. Management von Vorhofflimmern, Version 2016. Börm Bruckmeier Verlag GmbH, Grünwald. Kurzfassung der „ESC Guidelines for the Management of Atrial Fibrillation". Eur Heart J. https://doi.org/10.1093/eurheartj/ehw210

Echt DS, Liebson PR, Mitchell LB, Peters RW, Obias-Manno D, Barker AH et al (1991) Mortality and morbidity in patients receiving encainide, flecainide, or placebo. N Engl J Med 324:781–788

Fanaroff AC, James SK, Weisz G, Prather K, Anstrom KJ et al (2017) Ranolazine after incomplete percutaneous coronary revascularization in patients with versus without diabetes mellitus: RIVER-PCI trial. J Am Coll Cardiol 69:2304–2313

Fetsch T, Bauer P, Engberding R, Koch HP, Lukl J et al (2004) Prevention of atrial fibrillation after cardioversion: results of the PAFAC trial. Eur Heart J 25:1385–1394

Fox K, Ford I, Steg PG, Tendera M, Ferrari R (2008) Ivabradine for patients with stable coronary artery disease and left-ventricular dysfunction (BEAUTIFUL): a randomised, double-blind, placebo-controlled trial. Lancet 372:807–816

Fox K, Ford I, Steg PG, Tardif JC, Tendera M, Ferrari R (2014) Ivabradine in stable coronary artery disease without clinical heart failure. N Engl J Med 371:1091–1099

Le Heuzey JY, De Ferrari GM, Radzik D, Santini M, Zhu J, Davy JM (2010) A short-term, randomized, double-blind, parallel-group study to evaluate the efficacy and safety of dronedarone versus amiodarone in patients with persistent atrial fibrillation: the DIONYSOS study. J Cardiovasc Electrophysiol 21:597–605

Hocini M, Jais P, Sanders P, Takahashi Y, Rotter M et al (2005) Techniques, evaluation, and consequences of linear block at the left atrial roof in paroxysmal atrial fibrillation: a prospective randomized study. Circulation 112:3688–3696

Hohnloser SH, Crijns HJ, van Eickels M, Gaudin C, Page RL, Torp-Pedersen C, Connolly SJ (2009) Effect of dronedarone on cardiovascular events in atrial fibrillation. N Engl J Med 360:668–678

Hohnloser SH, Halperin JL, Camm AJ, Gao P, Radzik D, Connolly SJ (2014) Interaction between digoxin and dronedarone in the PALLAS trial. Circ Arrhythm Electrophysiol 7:1019–1025

Kirchhof P, Andresen D, Bosch R, Borggrefe M, Meinertz T et al (2012) Short-term versus long-term antiarrhythmic drug treatment after cardioversion of atrial fibrillation (Flec-SL): a prospective, randomised, open-label, blinded endpoint assessment trial. Lancet 380:238–246

Kirchhof P, Camm AJ, Goette A, Brandes A, Eckardt L et al (2020) Early rhythm-control therapy in patients with atrial fibrillation. N Engl J Med 383:1305–1316

Køber L, Torp-Pedersen C, McMurray JJ, Gøtzsche O, Lévy S et al (2008) Increased mortality after dronedarone therapy for severe heart failure. N Engl J Med 358:2678–2687

Køber L, Thune JJ, Nielsen JC, Haarbo J, Videbæk L et al (2016) Defibrillator implantation in patients with nonischemic systolic heart failure. N Engl J Med 375:1221–1230

Kotecha D, Bunting KV, Gill SK, Mehta S, Stanbury M et al (2020) Effect of digoxin vs bisoprolol for heart rate control in atrial fibrillation on patient-reported quality of life: the RATE-AF randomized clinical trial. JAMA 324:2497–2508

Lehmann G, Reiniger G, Beyerle A, Schomig A (1998) Clinical comparison of antiischemic efficacy of isosorbide dinitrate and molsidomine. J Cardiovasc Pharmacol 31:25–30

ESC Scientific Document Group, McDonagh TA, Metra M, Adamo M, Gardner RS, Baumbach A et al (2021) 2021 ESC Guidelines for the diagnosis and treatment of acute and chronic heart failure. Eur Heart J 42:3599–3726

McMurray JJ, Packer M, Desai AS, Gong J, Lefkowitz MP, Rizkala AR, Rouleau JL, Shi VC, Solomon SD, Swedberg K, Zile MR (2014) Angiotensin-neprilysin inhibition versus enalapril in heart failure. N Engl J Med 371:993–1004

Morrow DA, Scirica BM, Sabatine MS, de Lemos JA, Murphy SA et al (2010) B-type natriuretic peptide and the effect of ranolazine in patients with non-ST-segment elevation acute coronary syndromes: observations from the MERLIN-TIMI 36 (metabolic efficiency with ranolazine for less ischemia in non-ST-elevation acute coronary-thrombolysis in myocardial infarction 36) trial. J Am Coll Cardiol 55:1189–1196

Moss AJ, Zareba W, Hall WJ, Klein H, Wilber DJ et al (2002) Prophylactic implantation of a defibrillator in patients with myocardial infarction and reduced ejection fraction. N Engl J Med 346:877–883

Olivotto I, Camici PG, Merlini PA, Rapezzi C, Patten M et al (2018) Efficacy of ranolazine in patients with symptomatic hypertrophic cardiomyopathy: the RESTYLE-HCM randomized, double-blind, placebo-controlled study. Circ Heart Fail 11:e4124

Patten M, Maas R, Bauer P, Luderitz B, Sonntag F et al (2004) Suppression of paroxysmal atrial tachyarrhythmias – results of the SOPAT trial. Eur Heart J 25:1395–1404

Pellicori P, Urbinati A, Shah P, MacNamara A, Kazmi S et al (2017) What proportion of patients with chronic heart failure are eligible for sacubitril-valsartan? Eur J Heart Fail 19:768–778

Ponikowski P, Voors AA, Anker SD, Bueno H, Cleland JG et al (2016) 2016 ESC Guidelines for the diagnosis and treatment of acute and chronic heart failure. Eur Heart J. https://doi.org/10.1016/j.rec.2016.11.005

Rathore SS, Curtis JP, Wang Y, Bristow MR, Krumholz HM (2003) Association of serum digoxin concentration and outcomes in patients with heart failure. JAMA 289:871–878

Roy D, Talajic M, Nattel S, Wyse DG, Dorian P et al (2008) Rhythm control versus rate control for atrial fibrillation and heart failure. N Engl J Med 358:2667–2677

Sanders GD, Hlatky MA, Owens DK (2005) Cost-effectiveness of implantable cardioverter-defibrillators. N Engl J Med 353:1471–1480

Schmiedl S, Szymanski J, Rottenkolber M, Hasford J, Thürmann PA (2007) Re: Age- and gender-specific incidence of hospitalisation for digoxin intoxication. Drug Saf 30:1171–1173 (author reply 1173–1174)

Solomon SD, McMurray JJV, Anand IS, Ge J, Lam CSP et al (2019) Angiotensin-neprilysin inhibition in heart failure with preserved ejection fraction. N Engl J Med 381:1609–1620

Swedberg K, Komajda M, Böhm M, Borer JS, Ford I (2010) Ivabradine and outcomes in chronic heart failure (SHIFT): a randomised placebo-controlled study. Lancet 376:875–885

Tardif JC (2007) Clinical results of I(f) current inhibition by ivabradine. Drugs 67(Suppl 2):35–41

Tardif JC, Ford I, Tendera M, Bourassa MG, Fox K (2005) Efficacy of ivabradine, a new selective I(f) inhibitor, compared with atenolol in patients with chronic stable angina. Eur Heart J 26:2529–2536

The Digitalis Investigation Group (1997) The effect of digoxin on mortality and morbidity in patients with heart failure. N Engl J Med 336:525–533

Vamos M, Erath JW, Hohnloser SH (2015) Digoxin-associated mortality: a systematic review and meta-analysis of the literature. Eur Heart J 36:1831–1838

Williams VEM (1975) Classification of antidysrhythmic drugs. Pharmacol Ther B 1:115–138

Velazquez EJ, Morrow DA, DeVore AD, Duffy CI, Ambrosy AP, McCague K, Rocha R, Braunwald E (2019) Angiotensin-neprilysin inhibition in acute decompensated heart failure. N Engl J Med 380:539–548

Wagner F, Gohlke-Barwolf C, Trenk D, Jähnchen E, Roskamm H (1991) Differences in the antiischaemic effects of molsidomine and isosorbide dinitrate (ISDN) during acute and short-term administration in stable angina pectoris. Eur Heart J 12:994–999

Weisz G, Généreux P, Iñiguez A, Zurakowski A, Shechter M et al (2016) Ranolazine in patients with incomplete revascularisation after percutaneous coronary intervention (RIVER-PCI): a multicentre, randomised, double-blind, placebo-controlled trial. Lancet 387:136–145

Wyse DG, Waldo AL, DiMarco JP, Domanski MJ, Rosenberg Y, Atrial Fibrillation Follow-up Investigation of Rhythm Management (AFFIRM) Investigators et al (2002) A comparison of rate control and rhythm control in patients with atrial fibrillation. N Engl J Med 347:1825–1833

Zareba W, Daubert JP, Beck CA, Huang DT, Alexis JD et al (2018) Ranolazine in high-risk patients with implanted cardioverter-defibrillators: the RAID trial. J Am Coll Cardiol 72:636–645

Zhu W, Mazzanti A, Voelker TL, Hou P, Moreno JD et al (2019) Predicting patient response to the antiarrhythmic mexiletine based on genetic variation. Circ Res 124:539–552

Ziff OJ, Lane DA, Samra M, Griffith M, Kirchhof P et al (2015) Safety and efficacy of digoxin: systematic review and meta-analysis of observational and controlled trial data. BMJ 351:h4451

7

Blut und Gerinnung

Inhaltsverzeichnis

Anämien

Jan Matthes

Auf einen Blick

Verordnungsprofil Der größte Teil der Verordnungen von Antianämika entfällt weiterhin auf Eisenpräparate, gefolgt von Folsäure und Epoetinpräparaten mit jeweils deutlich geringeren Verordnungsvolumina. Seit 2013 nahmen die Verordnungszahlen aller drei Gruppen der Antianämika zu. Das Beispiel der Herzinsuffizienz zeigt, dass sich die Korrektur eines Eisenmangels auch auf Begleiterkrankungen positiv auswirkt. Mit Blick auf die Stimulation der Erythropoese darf mit Spannung beobachtet werden, wie sich die erst 2021 erfolgte Zulassung von Roxadustat, einem oralen Inhibitor der HIF-PH (Hypoxie-induzierbarer Faktor-Prolylhydroxylase), zukünftig auf die Verordnungszahlen der Epoetine auswirken wird.

Eine Anämie kann viele Ursachen haben, die vor der Therapie mit Antianämika abgeklärt werden sollten (Kaufner und von Heymann 2018). Am häufigsten ist die Eisenmangelanämie durch mangelnde Zufuhr, ungenügende Resorption, gesteigerten Bedarf oder Verlust von Eisen, z. B. durch okkulte Blutungen. Auch bei Blutspendern kommt es zu einem Abfallen des Hämoglobins (Hb), der durch eine niedrig dosierte Eisensupplementation verkürzt wird (Kiss et al. 2015). Daneben gibt es sekundäre Anämien bei bspw. Leber- oder Nierenkrankheiten, Tumoren, Infektionen oder Zytostatikatherapie sowie weitere Anämieformen mit gestörter Erythrozytenbildung (z. B. aplastische Anämie) und mit gesteigertem Erythrozytenabbau (hämolytische Anämien). Bei älteren Patienten liegt die Prävalenz der An-ämie bei bis zu 40 % (Bach et al. 2014). Gerade die Betrachtung der Anämie bei Älteren unterstreicht die Bedeutung der Multikausalität (Röhrig et al. 2019).

8.1 Eisenpräparate

Die Verordnung von Eisenpräparaten war 2004 als Folge des GKV-Modernisierungsgesetzes auf die Hälfte eingebrochen. Danach nahm sie wieder deutlich zu, blieb aber zwischen 2009 und 2013 weitgehend konstant. Die Verordnungszahlen stiegen seither wieder an und waren nur 2020 im Vergleich zum Vorjahr unverändert (◘ Abb. 8.1). Der frühere Rückgang war wenig plausibel, da Eisenpräparate zwar nicht verschreibungspflichtig, aber als wirksame Standardtherapeutika einer gesicherten Eisenmangelanämie nach der Ausnahmeliste gemäß § 34 Abs. 1 SGB V weiterhin erstattungsfähig sind.

8.1.1 Orale Eisenpräparate

Die orale Eisensubstitution ist Therapie der Wahl einer Eisenmangelanämie, da sie wirksam, relativ sicher, einfach und kostengünstig ist. Neben einer Ernährungsberatung werden bei (alimentärem) Eisenmangel Tagesdosen von 2–6 mg/kg Eisen täglich empfohlen (Behnisch et al. 2021; Camaschella 2015). In Deutschland überwiegt bei weitem die Verordnung von Medikamenten mit Eisen(II)glycinsulfat-Komplex (◘ Tab. 8.1), aus dem das Eisen in Magen und Dünndarm (*Ferro sanol*) bzw. erst im Duodenum (magensaftresistent überzogene Pellets

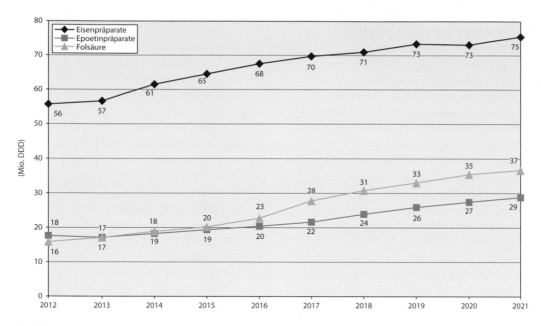

◘ Abb. 8.1 Verordnungen von Antianämika 2012 bis 2021. Gesamtverordnungen nach definierten Tagesdosen

in *Ferro sanol duodenal*) freisetzt wird. Die orale Bioverfügbarkeit von Eisen(II)sulfat-Präparaten liegt bei 10–15 %, während die Bioverfügbarkeit von Eisen(III)sulfat wegen der geringen Löslichkeit 3–4-fach niedriger ist (Santiago 2012). Neben *Ferrum Hausmann* (Eisen(III)hydroxid-Polymaltose-Komplex), dessen Verordnung weiter zurückging, steht *Feraccru* (Eisen(III)-maltol) als orales Präparat mit dreiwertigem Eisen zur Verfügung. Der anhaltende Zuwachs bei den Verordnungen von *Feraccru* dürfte durch die 2019 erfolgte Erweiterung der Indikation auf alle Erwachsenen mit Eisenmangel erklärt werden. Die vergleichsweise sehr hohen DDD-Kosten spielen angesichts des geringen Marktanteils keine wesentliche Rolle, mahnen aber zur kritischen Beobachtung des deutlichen Verordnungsanstiegs von *Feraccru*. Unter oralen Eisenpräparaten treten sehr häufig gastrointestinale Störungen auf, unter Eisen(II)sulfat und Eisen(II)gluconat (derzeit nicht mehr unter den meistverordneten Eisenpräparaten vertreten) wohl noch häufiger als unter Eisen(II)glyinsulfat (Cancelo-Hidalgo et al. 2013).

Die Verordnung der Kombination von Eisen(II)glycinsulfat mit Folsäure hat wie schon 2020 weiter zugenommen (◘ Tab. 8.1). Die Indikation für die Verordnung dieser Kombination sollte allerdings gut geprüft werden. Während z. B. die Folsäuregabe ab circa vier Wochen vor Konzeption und im ersten Schwangerschaftsdrittel sinnvoll ist, um Neuralrohrdefekten beim Fetus vorzubeugen (siehe unten), ist eine Eisensupplementation nur bei nachgewiesenem Eisenmangel indiziert und kommt oft erst ab dem zweiten Trimenon in Frage, wenn der Eisenbedarf ansteigt. Generell sind Fixkombinationen von Arzneistoffen kritisch zu hinterfragen, da die Möglichkeiten der individuellen Dosierung in der Regel eingeschränkt sind. Es gibt keine überzeugenden Belege, dass eine routinemäßige pränatale Eisensubstitution die mütterliche und kindliche Gesundheit verbessert (Koletzko et al. 2018). In einer systematischen Übersicht zur täglichen Supplementation in der Schwangerschaft schien – obwohl nicht direkt verglichen – die Kombination von Eisen und Folsäure der alleinigen Gabe von Eisen bezüglich der mütterlichen Anämie nicht effektiver zu sein (Peña-Rosas et al. 2015).

◻ **Tab. 8.1 Verordnungen von Eisenpräparaten und Eisenchelatoren 2021.** Angegeben sind die 2021 verordneten Tagesdosen, die Änderungen gegenüber 2020 und die mittleren Kosten je DDD 2021

Präparat	Bestandteile	DDD	Änderung	DDD-Nettokosten
		Mio.	%	Euro
Eisensulfat				
Tardyferon	Eisen(II)sulfat	9,8	(+2,0)	0,55
Eisentabletten AbZ	Eisen(II)sulfat	2,8	(+20,3)	0,41
Eisentabletten-ratiopharm	Eisen(II)sulfat	0,89	(−5,8)	0,48
Eisensulfat Lomapharm	Eisen(II)sulfat	0,59	(−7,7)	0,39
		14,0	**(+4,1)**	**0,51**
Weitere Eisensalze				
Ferro sanol/Ferro sanol duodenal	Eisen(II)glycinsulfat	52,1	(+3,2)	0,54
Feraccru	Eisen(III)maltol	1,1	(+36,6)	3,20
Ferrum Hausmann	Eisen(III)hydroxid-Poly-maltose-Komplex	0,51	(−8,4)	0,70
		53,7	**(+3,6)**	**0,59**
Eisensulfatkombinationen				
Ferro sanol comp	Eisen(II)glycinsulfat Folsäure Cyanocobalamin	1,2	(+4,0)	0,99
Tardyferon-Fol	Eisen(II)sulfat Folsäure	1,2	(+34,5)	0,27
		2,3	**(+17,2)**	**0,63**
Parenterale Eisenpräparate				
Ferinject	Eisen(III)hydroxid-Poly-maltose-Komplex	1,6	(+17,2)	32,98
Ferrlecit	Eisen(III)Natrium-D-gluconat-Komplex	0,87	(+2,6)	7,66
Fermed	Eisen(III)oxid-Saccharose-Komplex	0,38	(+2,2)	15,25
Monofer	Eisen(III)Derisomaltose	0,13	(−36,2)	29,62
		3,0	**(+7,0)**	**23,23**
Eisenchelatoren				
Exjade	Deferasirox	0,62	(−6,5)	98,20
Summe		**73,7**	**(+4,1)**	**2,32**

8.1.2 Parenterale Eisenpräparate

Die parenterale Eisenbehandlung war früher Ausnahmefällen vorbehalten, wenn die orale Gabe nicht möglich oder kontraindiziert war. Grund waren zahlreiche Risiken durch hochmolekulare Dextranpräparate, insbesondere schwere anaphylaktoide Reaktionen mit zahlreichen Todesfällen in den USA (Fishbane 2003). Durch dextranfreie parenterale Eisenpräparate mit verbessertem Sicherheitsprofil hat sich die parenterale Eisenbehandlung gewandelt. Darüber hinaus ist die gastrointestinale Verträglichkeit parenteraler Eisenpräparate deutlich besser als die oraler Präparate (Tolkien et al. 2015). Da die intravenöse Applikation außerdem die problematische enterale Eisenresorption umgeht, werden die Hb-Werte schneller und wirksamer erhöht als mit oralen Präparaten (Girelli et al. 2018). Ein Cochrane-Review über Studien mit Patienten mit chronischer Niereninsuffizienz zeigte, dass mit parenteralen Eisenpräparaten höhere Hb-Werte, höhere Eisenplasmaspiegel und wohl auch ein geringerer Epoetinbedarf als mit oralen Eisenpräparaten erreicht werden (O'Lone et al. 2019). Bei chronisch entzündlichen Darmkrankheiten und Eisenmangelanämie zeigten sich mit parenteraler Eisentherapie ebenfalls höhere Anstiege von Hb und Ferritin. Die Unterschiede zur oralen Gabe waren jedoch gering und ihr klinischer Nutzen ungewiss, während Therapieabbrüche häufiger waren (Lee et al. 2012). In einer neueren systematischen Übersicht und Netzwerk-Metaanalyse waren in derselben Indikation Eisencarboxymaltose-Komplexe die effektivsten parenteralen Präparate und die einzigen, die oralem Eisen bezüglich der Hb-Steigerung überlegen waren (Aksan et al. 2017). Liegt bei Tumorpatienten ein Eisenmangel vor (Prävalenz 30–60 %), wird bevorzugt die intravenöse Eisensubstitution empfohlen (Hastka et al. 2021). Der Nationalen Versorgungsleitlinie „Chronische Herzinsuffizienz" zufolge „kann" bei Patienten mit Herzinsuffizienz und reduzierter Pumpfunktion (HFrEF), bei denen ein Eisenmangel vorliegt, eine i. v. Eisensupplementierung „erwogen werden" (Bundesärztekammer et al. 2019). Die Zurückhaltung wird mit unzureichenden Daten zu „harten" Endpunkten (Dekompensationen, Krankenhausbehandlungen, Mortalität) begründet, die eher weite Indikation („Eisenmangel") beruht auf der in Studien fehlenden Differenzierung zwischen anämischen und nicht-anämischen Patienten. Der Herzinsuffizienz-Leitlinie der Europäischen Gesellschaft für Kardiologie (ESC) von 2021 zufolge hatte die Eisensupplementierung bei reduzierter Auswurffraktion auch ohne Vorliegen einer Anämie günstige Effekte auf klinische Endpunkte (McDonagh et al. 2021). Aber auch hier lautet die Empfehlung nur, die i. v.-Gabe von Eisen (in Form von Eisen-Carboxymaltose wie z. B. *Ferinject*) bei Eisenmangel „in Betracht zu ziehen". Von der oralen Supplementierung wird mit Verweis auf die Unwirksamkeit bezüglich der Leistungsfähigkeit der Patienten eindeutig abgeraten.

Das parenterale Eisenpräparat *Fermed* (Eisen(III)hydroxid-Saccharose-Komplex) zeigte erneut einen Anstieg der Verordnungszahlen (◘ Tab. 8.1). Nachdem der Zuwachs bei *Monofer* (Eisen(III)-Derisomaltose) bereits 2020 abflachte, nahmen die Verordnungszahlen 2021 deutlich ab. Der vorangegangene Anstieg erstaunte auch sehr, waren doch Berichte über schwere anaphylaktische Reaktionen für diesen Wirkstoff vergleichsweise häufig, sodass noch 2017 die Spanische Arzneimittelbehörde vor der Anwendung warnte (Nathell et al. 2020). Zwei randomisierte, kontrollierte Studien mit > 3.000 Patienten konnten zwar diesbezüglich kein erhöhtes Risiko im Vergleich zu einer Eisen(III)hydroxid-Saccharose-Verbindung zeigen, dürften aber angesichts des Zeitpunkts der Publikation der Ergebnisse keinen wesentlichen Einfluss auf die bereits in 2019 im Vergleich zum Vorjahr um 200 % angestiegene Verordnung gehabt haben (Auerbach et al. 2019; Bhandari et al. 2020). Eisen(III)-Derisomaltose (im Englischen: iron isomaltoside) ist dextranfrei, zeigte aber in einem Immunoassay eine Reaktion auf einen Antidextran-Antikörper (Lipp 2016). Die Stabilität parenteraler Eisen-Komplexe nimmt in der Reihenfolge Gluconat-, Saccharose-, Maltose-Komplexe zu. Je stabiler der Komplex, umso größer der Anteil an Eisen, der von Makrophagen aufgenommen wird (Girelli et al. 2018). Hiermit wird u. a. auch eine bessere Verträglichkeit erklärt. Die hohe Stabilität der Eisen-Maltose-Komplexe erlaubt außerdem die rasche Applikation hoher Dosen, was ggf. die Verabreichung der Gesamtdosis mit einer Gabe ermöglicht. *Ferinject* (Eisen(III)hydroxid-Polymaltose-Komplex) und *Monofer* (Eisen(III)-Derisomaltose) können bis zu einer Einzeldosis von 1.000 mg intravenös infundiert werden (Lipp 2016). Die hohe Dosierung erfordert weniger Einzelinfusionen, ist aber etwa viermal so teuer wie die Verwendung von *Ferrlecit* (Eisen(III)natrium-Gluconat-Komplex). *Fermed* (Eisen(III)hydroxid-Saccharose-Komplex) wird bis zu einer Einzeldosis von 500 mg intravenös infundiert, ist aber doppelt so teuer wie *Ferrlecit Ampullen*.

8.1.3 Eisenchelatoren

Der Eisenchelator Deferasirox (*Exjade*) ist ein Orphan-Arzneimittel zur oralen Behandlung der chronischen Eisenüberladung infolge häufiger Transfusionen bei Beta-Thalassämia major und anderen Anämien. Es hat Cochrane-Reviews zufolge eine ähnliche Wirksamkeit wie das parenterale Deferoxamin (*Desferal*) (Meerpohl et al. 2014; Bollig et al. 2017). Aufgrund des früheren Zulassungszeitpunkts ist die Indikation von Deferoxamin weiter gefasst als die von Deferasirox und umfasst auch die Behandlung sowohl von jüngeren Thalassämie-Patienten (im Alter von 2–5 Jahren) als auch von Patienten mit einer anderen, der transfusionsbedingten Hämosiderose zugrunde liegenden Erkrankung (Cario et al. 2015; Gesellschaft für Pädiatrische Onkologie und Hämatologie 2022). Die Adhärenz sowie die Zufriedenheit der Patienten mit der Behandlung sind bei parenteralem Deferoxamin allerdings geringer als beim oralen Deferasirox (Bollig et al. 2017; Moukalled et al. 2018). Nachdem die Verordnungszahlen von Deferasirox in den letzten Jahren zunahmen, waren sie 2021 rückläufig (◻ Tab. 8.1). Deferoxamin gehört nicht zu den 3.000 am häufigsten verordneten Arzneimittel, ebenso das bei intensivierter Eiseneliminationstherapie und/oder bei Myokardsiderose eingesetzte Deferipron (*Deferipron Lipomed*).

8.2 Folsäure

Die Verordnungszahlen von Folsäurepräparaten haben sich in den letzten zehn Jahren mehr als verdoppelt (◻ Abb. 8.1). Wichtig ist Folsäure vor allem in der Schwangerschaft, sodass Frauen, die eine Schwangerschaft planen, zusätzlich zu einer ausgewogenen Ernährung 400 μg Folsäure pro Tag oder äquivalente Dosen anderer Folate in Form eines Supplements empfohlen werden (Koletzko et al. 2018). Die Einnahme soll mindestens vier Wochen vor der Konzeption beginnen und bis zum Ende des 1. Schwangerschaftsdrittels fortgesetzt werden. Hintergrund ist, dass die Zufuhr von Folatäquivalenten über die Nahrung deutlich geringer ist, als für Erwachsene im Allgemeinen und Schwangere im Besonderen empfohlen wird. Andererseits zeigen epidemiologische Studien und Metaanalysen, dass die perikonzeptionelle Folsäuresupplementation das Risiko für kindliche Fehlbildungen des Nervensystems (Neuralrohrdefekte) reduziert. Leider hat die Prävalenz von Neuralrohrdefekten in Europa zwischen 1991 und 2011 nicht abgenommen (Khoshnood et al. 2015). Grund dürfte u. a. eine mangelnde Umsetzung der Empfehlung sein, Folsäure perikonzeptionell zu substituieren, wie epidemiologische Daten und der Vergleich der Anzahl jährlicher Schwangerschaften und verordneter DDD (◻ Tab. 8.2) nahelegen (Koletzko et al. 2018).

◨ **Tab. 8.2　Verordnungen von Folsäure und Epoetinpräparaten 2021.** Angegeben sind die 2021 verordneten Tagesdosen, die Änderungen gegenüber 2020 und die mittleren Kosten je DDD 2021

Präparat	Bestandteile	DDD	Änderung	DDD-Nettokosten
		Mio.	%	Euro
Folsäure				
Folsäure AbZ	Folsäure	13,8	(−6,7)	0,28
Folsan	Folsäure	10,5	(+66,8)	0,24
Fol Lichtenstein	Folsäure	6,3	(+44,6)	0,29
Folsäure Sanavita	Folsäure	2,6	(−10,5)	0,24
Folsäure Lomapharm	Folsäure	1,8	(−39,4)	0,26
Folsäure-ratiopharm	Folsäure	0,50	(−83,9)	0,29
		35,5	**(+3,3)**	**0,27**
Epoetin alfa				
Epoetin alfa HEXAL	Epoetin alfa	6,2	(+11,7)	8,12
Abseamed	Epoetin alfa	2,4	(−0,3)	8,10
Erypo	Epoetin alfa	1,6	(−0,7)	8,14
Binocrit	Epoetin alfa	1,5	(+19,0)	7,67
		11,8	**(+8,0)**	**8,06**
Weitere Epoetinpräparate				
Silapo	Epoetin zeta	4,3	(+12,4)	7,75
Retacrit	Epoetin zeta	1,8	(−3,6)	7,93
Neorecormon	Epoetin beta	1,0	(−3,2)	8,06
		7,2	**(+5,5)**	**7,84**
Langwirkende Epoetinanaloga				
Aranesp	Darbepoetin alfa	6,9	(+0,3)	10,15
Mircera	Methoxy-Polyethylen-glycol-Epoetin beta	2,3	(−1,7)	9,27
		9,2	**(−0,2)**	**9,93**
Summe		**63,8**	**(+3,8)**	**3,97**

8

8.3 Erythropoetin

Das Glykoprotein Erythropoetin wird vorwiegend in den Nieren gebildet und ist essenziell für die Bildung der roten Blutkörperchen. Rekombinante Verbindungen mit gleicher Proteinstruktur werden Epoetine genannt. Rekombinantes humanes Epoetin alfa (z. B. *Erypo*) wurde 1988 in die Therapie eingeführt, gefolgt von Epoetin beta (*NeoRecormon*). Seit 2007 haben mehrere Biosimilars von Epoetin eine Zulassung der European Medicines Agency erhalten, u. a. auch Epoetin zeta (*Silapo* und *Retacrit*). Das Verordnungsvolumen der Epoetinpräparate hat seit 2013 stetig zugenommen (◘ Abb. 8.1). Die Zahlen waren nur für Epoetin beta (*NeoRecormon*) 2021 erneut rückläufig (◘ Tab. 8.2).

Das 2001 eingeführte Epoetinanalogon Darbepoetin alfa (*Aranesp*) unterscheidet sich von Erythropoetin in fünf Aminosäuren und enthält fünf statt drei Stickstoff-gebundene Kohlenhydratseitenketten. Dadurch ist die terminale Eliminationshalbwertszeit drei- bis fünfmal (nach i. v.-Gabe) bzw. zwei- bis dreimal (nach s. c.-Applikation) so lang wie bei den kurzwirksamen Epoetinen. Für Darbepoetin alfa reicht in der Erhaltungsphase die wöchentliche, gegebenenfalls sogar die zweiwöchentliche oder monatliche Gabe (Hörl 2013). *Aranesp* ist etwa 30 % teurer als andere Epoetinderivate, wird aber nach Epoetin alfa weiterhin am häufigsten verordnet.

Seit 2007 ist mit Methoxy-Polyethylenglycol-Epoetin beta (*Mircera*) ein weiteres langwirkendes Epoetinanalogon im Handel. Die Konjugation von Epoetin beta mit einer Methoxy-Polyethylenglycol-Polymerkette resultiert in einer deutlich verlängerten Halbwertszeit, weshalb die Substanz als CERA („Continuous Erythropoietin Receptor Activator") bezeichnet wird und eine monatliche Verabreichung ausreichen kann. Die Affinität zum Epoetinrezeptor ist allerdings durch die Veränderung des Epoetinmoleküls deutlich reduziert (Hörl 2013). Mehrere Vergleichsuntersuchungen mit Epoetin alfa und beta zeigten eine nahezu identische Wirksamkeit und Verträglichkeit (Cur-

ran und McCormack 2008; Saglimbene et al. 2017). Knapp 10 % der Epoetinverordnungen entfallen auf *Mircera*. Die Tagestherapiekosten liegen etwas unter denen für Darbepoetin alfa, aber ebenfalls über denen anderer Epoetinpräparate (◘ Tab. 8.2).

Eine Netzwerkmetaanalyse der Cochrane Collaboration fand keine Unterschiede in der Wirksamkeit von Epoetin alfa, Epoetin beta, Darboetin alfa oder Methoxy-Polyethylenglycol-Epoetin beta bei Patienten mit Anämie im Rahmen einer chronischen Niereninsuffizienz (Palmer et al. 2014). Die Datenlage ist jedoch unzureichend, u. a. bedingt durch das hohe Verzerrungsrisiko in vielen klinischen Studien. Dies bedingt, dass der Nachweis der Überlegenheit einer der Wirkstoffe bisher nicht geführt werden konnte. Eine neuere systematische Übersicht und Metaanalyse zeigt zwar ebenfalls, dass die Wirksamkeit der verschiedenen Epoetine weitestgehend vergleichbar ist, aber auch hier ist die Qualität der zugrunde gelegten Studien sehr heterogen (Amato et al. 2018). Vor diesem Hintergrund ist bemerkenswert, dass das Verordnungsvolumen der fast ein Drittel teureren Epoetinanaloga Darboetin alfa und Methoxy-Polyethylenglycol-Epoetin beta nur wenig unter dem der Epoetin alfa enthaltenden Präparate liegt.

Die hochdosierte Gabe von Epoetinen bei renaler Anämie ist mit einem gesteigerten kardiovaskulären Risiko assoziiert (Wright et al. 2015). Die erforderlichen Dosen sind bei s. c.-Applikation der kurzwirksamen Epoetinpräparate geringer als bei i. v.-Gabe, die Wirksamkeit ist bei adäquater Dosierung aber vergleichbar (Hörl 2013; Wright et al. 2015). Es sollte außerdem keine Normalisierung des Hb-Wertes angestrebt werden, da dies prognostisch ungünstig ist (Phrommintikul et al. 2007) und die Lebensqualität bei subnormalen Zielwerten auch nicht reduziert ist (Collister et al. 2016). Evidenzbasierte Leitlinien empfehlen heute einen Hb-Zielbereich von 10–12 g/dl (Locatelli et al. 2013; Mikhail et al. 2017). Eine ergänzende Eisensupplementation kann helfen, die erforderliche Epoetindosis weiter zu reduzieren (Roger et al. 2017). Dies mag auch das Risiko für einen sekundären Eisenmangel verringern, der entstehen kann, falls nicht rechtzeitig mit Gabe von Eisen dem erhöhten Bedarf vorgebeugt wird. Es gibt jedoch keine generelle Empfehlung zur präventiven Eisensupplementation bei Epoetingabe (Locatelli et al. 2013).

Die o. g. Daten zu Risiken der Hb-Normalisierung bei renaler Anämie, insbesondere mittels hochdosierter Epoetingabe, sind ein wichtiger Grund für den zwischenzeitlich deutlichen Rückgang der Verordnungszahlen vom Maximum im Jahre 2007 (27 Mio. DDD) bis 2013 (17 Mio. DDD, siehe Arzneiverordnungs-Report 2014, Abb. 8.1). Seitdem ist die Verordnungshäufigkeit allerdings erneut stetig angestiegen und hat 2021 mit > 28 Mio. DDD den Wert von 2007 übertroffen (◘ Abb. 8.1).

Epoetine können grundsätzlich auch bei Anämien wirksam sein, die mit bestimmten anderen chronischen Grunderkrankungen assoziiert sind. Allerdings ist hier die Nutzen-Schaden-Relation einer Therapie oft noch unklar. Bei Krebspatienten zeigten sich z. B. eine Übersterblichkeit und ein gesteigertes Risiko venöser thrombembolischer Ereignisse (Bohlius et al. 2009; Gao et al. 2014). Die Empfehlungen zum Einsatz von Erythropoese-stimulierenden Substanzen sind hier derzeit sehr zurückhaltend (Hastka et al. 2021). Ähnlich sieht es bei chronischer Herzinsuffizienz aus (Anand und Gupta 2020). Der Nutzen von Epoetinen zur Behandlung einer Anämie ist hier nicht eindeutig belegt (Desai et al. 2010; Ngo et al. 2010), während es Hinweise auf ein gesteigertes Risiko für thrombembolische Ereignisse unter Darboetin alfa gibt, sodass die aktuellen Leitlinien bei chronischer Herzinsuffizienz von der Behandlung einer Anämie mit Erythropoese-stimulierenden Substanzen abraten (Bundesärztekammer et al. 2019; McDonagh et al. 2021).

Mit Roxadustat (*Evrenzo*) ist 2021 der erste orale Inhibitor des Enzyms HIF-PH (Hypoxieinduzierbarer Faktor-Prolylhydroxylase) zur Behandlung renaler Anämien zugelassen worden (Yan und Xu 2020). Roxadustat verhindert die Inaktivierung von HIF, wodurch

u. a. die Erythropoetin-Synthese gesteigert und die Hepcidin-Bildung verringert wird. Infolge dessen wird die Erythropoese angeregt und die Eisenaufnahme gefördert. *Evrenzo* wird dreimal pro Woche an nicht aufeinanderfolgenden Tagen oral eingenommen und hat in Vergleichsstudien zumindest die Gleichwertigkeit mit Epoetin-Analoga gezeigt. Roxadustat könnte somit ein ernst zu nehmender Konkurrent der Epoetine sein, obwohl Sicherheitsbedenken bestehen (Arzneimittelbrief 2022).

Literatur

Aksan A, Işık H, Radeke HH, Dignass A, Stein J (2017) Systematic review with network meta-analysis: comparative efficacy and tolerability of different intravenous iron formulations for the treatment of iron deficiency anaemia in patients with inflammatory bowel disease. Aliment Pharmacol Ther 45:1303–1318

Amato L, Addis A, Saulle R, Trotta F, Mitrova Z, Davoli M (2018) Comparative efficacy and safety in ESA biosimilars vs. originators in adults with chronic kidney disease: a systematic review and meta-analysis. J Nephrol 31:321–332

Anand I, Gupta P (2020) How I treat anemia in heart failure. Blood 136:790–800

Arzneimittelbrief (2022) Roxadustat zur Behandlung der symptomatischen Anämie bei chronischer Niereninsuffizienz. 56:20

Auerbach M, Henry D, Derman RJ, Achebe MM, Thomsen LL, Glaspy J (2019) A prospective, multi-center, randomized comparison of iron isomaltoside 1000 versus iron sucrose in patients with iron deficiency anemia; the FERWON-IDA trial. Am J Hematol 94:1007–1014

Bach V, Schruckmayer G, Sam I, Kemmler G, Stauder R (2014) Prevalence and possible causes of anemia in the elderly: a cross-sectional analysis of a large European university hospital cohort. Clin Interv Aging 9:1187–1196

Behnisch W, Muckenthaler M, Kulozik A (2021) AWMF-S1-Leitlinie 025-021 „Eisenmangelanämie". https://www.awmf.org/leitlinien/detail/ll/025-021.html;. Zugegriffen: 4. Aug. 2022

Bhandari S, Kalra PA, Berkowitz M, Belo D, Thomsen LL, Wolf M (2020) Safety and efficacy of iron isomaltoside 1000/ferric derisomaltose versus iron sucrose in patients with chronic kidney disease: the FERWON-NEPHRO randomized, open-label, comparative trial. Nephrol Dial Transplant 12:gfaa11. https://doi.org/10.1093/ndt/gfaa011

8

Bohlius J, Schmidlin K, Brillant C, Schwarzer G, Trelle S, Seidenfeld J, Zwahlen M, Clarke M, Weingart O, Kluge S, Piper M, Rades D, Steensma DP, Djulbegovic B, Fey MF, Ray-Coquard I, Machtay M, Moebus V, Thomas G, Untch M, Schumacher M, Egger M, Engert A (2009) Recombinant human erythropoiesis-stimulating agents and mortality in patients with cancer: a meta-analysis of randomised trials. Lancet 373:1532–1542

Bollig C, Schell LK, Rücker G, Allert R, Motschall E, Niemeyer CM, Bassler D, Meerpohl JJ (2017) Deferasirox for managing iron overload in people with thalassaemia. Cochrane Database Syst Rev. https://doi.org/10.1002/14651858.CD007476.pub3

Bundesärztekammer (BÄK), Kassenärztliche Bundesvereinigung (KBV), Arbeitsgemeinschaft der Wissenschaftlichen Medizinischen Fachgesellschaften (AWMF) (2019) Nationale VersorgungsLeitlinie Chronische Herzinsuffizienz. Langfassung, 3. Aufl. https://doi.org/10.6101/AZQ/000465

Camaschella C (2015) Iron-deficiency anemia. N Engl J Med 372:1832–1843

Cancelo-Hidalgo MJ, Castelo-Branco C, Palacios S, Haya-Palazuelos J, Ciria-Recasens M, Manasanch J, Pérez-Edo L (2013) Tolerability of different oral iron supplements: a systematic review. Curr Med Res Opin 29:291–303

Cario H, Grosse R, Janßen G, Jarisch A, Strauss G, Meerpohl J, Hainmann I (2015) Leitlinie zur Diagnostik und Therapie der sekundären Eisenüberladung bei Patienten mit angeborenen Anämien. AWMF-Register, Bd. 025/029

Collister D, Komenda P, Hiebert B, Gunasekara R, Xu Y, Eng F, Lerner B, Macdonald K, Rigatto C, Tangri N (2016) The effect of erythropoietin-stimulating agents on health-related quality of life in anemia of chronic kidney disease: a systematic review and meta-analysis. Ann Intern Med 164:472–478

Curran MP, McCormack PL (2008) Methoxy polyethylene glycol-epoetin beta: a review of its use in the management of anaemia associated with chronic kidney disease. Drugs 68:1139–1156

Desai A, Lewis E, Solomon S, McMurray JJ, Pfeffer M (2010) Impact of erythropoiesis-stimulating agents on morbidity and mortality in patients with heart failure: an updated, post-TREAT meta-analysis. Eur J Heart Fail 12:936–942

Fishbane S (2003) Safety in iron management. Am J Kidney Dis 41(5 Suppl):18–26

Gao S, Ma JJ, Lu C (2014) Venous thromboembolism risk and erythropoiesis-stimulating agents for the treatment of cancer-associated anemia: a meta-analysis. Tumour Biol 35:603–613

Gesellschaft für Pädiatrische Onkologie und Hämatologie (2022) S2k-Leitlinie Diagnostik und Therapie der sekundären Eisenüberladung bei Patienten mit angeborenen Anämien, Aktualisierung 02/2022.

https://www.awmf.org/uploads/tx_szleitlinien/025-029l_S2k_Diagnostik-Therapie-der-sekundaeren-Eisenueberladung-bei-Patienten-mit-angeborenen-Anaemien_2022-03_1.pdf;. Zugegriffen: 3. Aug. 2022

Girelli D, Ugolini S, Busti F, Marchi G, Castagna A (2018) Modern iron replacement therapy: clinical and pathophysiological insights. Int J Hematol 107:16–30

Hastka J, Metzgeroth G, Gattermann N (2021) Eisenmangel und Eisenmangelanämie. https://www.onkopedia.com/de/onkopedia/guidelines/eisenmangel-und-eisenmangelanaemie/@@view/html/index.html

Hörl WH (2013) Differentiating factors between erythropoiesis-stimulating agents: an update to selection for anaemia of chronic kidney disease. Drugs 73:117–130

Kaufner L, von Heymann C (2018) S3 Leitlinie Präoperative Anämie. AWMF Registernummer, Bd. 001-0024

Khoshnood B, Loane M, de Walle H, Arriola L, Addor MC, Barisic I, Beres J, Bianchi F, Dias C, Draper E, Garne E, Gatt M, Haeusler M, Klungsoyr K, Latos-Bielenska A, Lynch C, McDonnell B, Nelen V, Neville AJ, O'Mahony MT, Queisser-Luft A, Rankin J, Rissmann A, Ritvanen A, Rounding C, Sipek A, Tucker D, Verellen-Dumoulin C, Wellesley D, Dolk H (2015) Long term trends in prevalence of neural tube defects in Europe: population based study. BMJ 351:h5949

Kiss JE, Brambilla D, Glynn SA, Mast AE, Spencer BR, Stone M, Kleinman SH, Cable RG (2015) Oral iron supplementation after blood donation: a randomized clinical trial. JAMA 313:575–583

Koletzko B, Cremer M, Flothkötter M, Graf C, Hauner H, Hellmers C, Kersting M, Krawinkel M, Przyrembel H, Röbl-Mathieu M, Schiffner U, Vetter K, Weißenborn A, Wöckel A (2018) Ernährung und Lebensstil vor und während der Schwangerschaft – Handlungsempfehlungen des bundesweiten Netzwerks Gesund ins Leben. Geburtshilfe Frauenheilkd 78:1262–1282

Lee TW, Kolber MR, Fedorak RN, van Zanten SV (2012) Iron replacement therapy in inflammatory bowel disease patients with iron deficiency anemia: a systematic review and meta-analysis. J Crohns Colitis 6:267–275

Lipp HP (2016) Eisen i.v. und die Aut-idem Problematik. Klinischer Stellenwert, Produktunterschiede und Grenzen der Austauschbarkeit. Dtsch Apothekerztg 9:64–69

Locatelli F, Bárány P, Covic A, De Francisco A, Del Vecchio L, Goldsmith D, Hörl W, London G, Vanholder R, Van Biesen W (2013) Kidney disease: improving global outcomes guidelines on anaemia management in chronic kidney disease: a European Renal Best Practice position statement. Nephrol Dial Transplant 28:1346–1359

McDonagh TA, Metra M, Adamo M, Gardner RS, Baumbach A, Böhm M, Burri H, Butler J, Čelutkienė J,

Chioncel O, Cleland JGF, Coats AJS, Crespo-Leiro MG, Farmakis D, Gilard M, Heymans S, Hoes AW, Jaarsma T, Jankowska EA, Lainscak M, Lam CSP, Lyon AR, McMurray JJV, Mebazaa A, Mindham R, Muneretto C, Piepoli FM, Price S, Rosano GMC, Ruschitzka F, Skibelund KA, ESC Scientific Document Group (2021) 2021 ESC Guidelines for the diagnosis and treatment of acute and chronic heart failure. Eur Heart J 42:3599–3726

Meerpohl JJ, Schell LK, Rücker G, Motschall E, Fleeman N, Niemeyer CM, Bassler D (2014) Deferasirox for managing transfusional iron overload in people with sickle cell disease. Cochrane Database Syst Rev. https://doi.org/10.1002/14651858.CD007477.pub2

Mikhail A, Brown C, Williams JA, Mathrani V, Shrivastava R, Evans J, Isaac H, Bhandari S (2017) Renal association clinical practice guideline on anaemia of chronic kidney disease. BMC Nephrol 18:345

Moukalled NM, Bou-Fakhredin R, Taher AT (2018) Deferasirox: over a decade of experience in thalassemia. Mediterr J Hematol Infect Dis 10:e2018066

Nathell L, Gohlke A, Wohlfeil S (2020) Reported severe hypersensitivity reactions after intravenous iron administration in the European Economic Area (EEA) before and after implementation of risk minimization measures. Drug Saf 43:35–43

Ngo K, Kotecha D, Walters JA, Manzano L, Palazzuoli A, van Veldhuisen DJ, Flather M (2010) Erythropoiesis-stimulating agents for anaemia in chronic heart failure patients. Cochrane Database Syst Rev. https://doi.org/10.1002/14651858.CD007613.pub2

O'Lone EL, Hodson EM, Nistor I, Bolignano D, Webster AC, Craig JC (2019) Parenteral versus oral iron therapy for adults and children with chronic kidney disease. Cochrane Database Syst Rev. https://doi.org/10.1002/14651858.CD007857.pub3

Palmer SC, Saglimbene V, Mavridis D, Salanti G, Craig JC, Tonelli M, Wiebe N, Strippoli GF (2014) Erythropoiesis-stimulating agents for anaemia in adults with chronic kidney disease: a network meta-analysis. Cochrane Database Syst Rev. https://doi.org/10.1002/14651858.CD010590.pub2

Peña-Rosas JP, De-Regil LM, Garcia-Casal MN, Dowswell T (2015) Daily oral iron supplementation during pregnancy. Cochrane Database Syst Rev. https://doi.org/10.1002/14651858.CD004736.pub5

Phrommintikul A, Haas SJ, Elsik M, Krum H (2007) Mortality and target haemoglobin concentrations in anaemic patients with chronic kidney disease treated with erythropoietin: a meta-analysis. Lancet 369:381–388

Roger SD, Tio M, Park HC, Choong HL, Goh B, Cushway TR, Stevens V, Macdougall IC (2017) Intravenous iron and erythropoiesis-stimulating agents in haemodialysis: a systematic review and meta-analysis. Nephrology 22:969–976

Röhrig G, Gütgemann I, Gurlit S, Jabs HU, Kolb G, Leischker A (2019) Anämie als geriatrisches Syndrom – Zusammenfassung des Symposiums der AG Anämie anlässlich der Jahrestagung der Deutschen Gesellschaft für Geriatrie 2018 in Köln. Z Gerontol Geriatr. https://doi.org/10.1007/s00391-019-01545-z

Saglimbene VM, Palmer SC, Ruospo M, Natale P, Craig JC, Strippoli GF (2017) Continuous erythropoiesis receptor activator (CERA) for the anaemia of chronic kidney disease. Cochrane Database Syst Rev. https://doi.org/10.1002/14651858.CD009904.pub2

Santiago P (2012) Ferrous versus ferric oral iron formulations for the treatment of iron deficiency: a clinical overview. ScientificWorldJournal 2012:846824

Tolkien Z, Stecher L, Mander AP, Pereira DI, Powell JJ (2015) Ferrous sulfate supplementation causes significant gastrointestinal side-effects in adults: a systematic review and meta-analysis. PLoS ONE 10:e117383

Wright DG, Wright EC, Narva AS, Noguchi CT, Eggers PW (2015) Association of erythropoietin dose and route of administration with clinical outcomes for patients on hemodialysis in the United States. Clin J Am Soc Nephrol 10:1822–1830

Yan Z, Xu G (2020) A Novel Choice to Correct Inflammation-Induced Anemia in CKD: Oral Hypoxia-Inducible Factor Prolyl Hydroxylase Inhibitor Roxadustat. Front Med 7:393

8

Antithrombotische Therapie

Hans Wille

Auf einen Blick

Trend Die Gesamtverordnungen der Thrombozytenaggregationshemmer sind 2021 gegenüber dem Vorjahr minimal gesunken, die der oralen Antikoagulantien weiter angestiegen, wenn auch geringer als im Vorjahr. Die Verordnungen der Vitamin-K-Antagonisten nahmen auch 2021 weiter deutlich ab, während die der Thrombin- und Faktor Xa-Antagonisten gegenüber 2020 erneut deutlich zugenommen haben. Der Verordnungsanteil der Vitamin-K-Antagonisten an allen oralen Antikoagulantien beträgt jetzt nur noch 16,8 %. Die Kosten aller Antithrombotika sind 2021 auf 3.004 Mio. € gestiegen. Der Anstieg gegenüber 2020 um 6,2 % ist auch diesmal allein durch die neuen direkten oralen Antikoagulantien bedingt. Bei den Antihämorrhagika sind die Faktor-VIII-Präparate die umsatzstärkste Gruppe. Modifizierte rekombinante Gerinnungsfaktoren sowie ein monoklonaler Antikörper (Emicizumab) als Faktor VIIIa-Mimetikum erweitern die Therapieoptionen bei Patienten mit angeborener Hämophilie A oder B.

Bewertung Acetylsalicylsäure ist weiter der wichtigste Thrombozytenaggregationshemmer. ADP-Rezeptorantagonisten haben allein oder in Kombination mit Acetylsalicylsäure nur in bestimmten kardiovaskulären Spezialindikationen einen nachgewiesenen Zusatznutzen. Ticagrelor und möglicherweise auch Prasugrel zeigen bei einzelnen Patientengruppen mit akutem Koronarsyndrom Vorteile gegenüber Clopidogrel. Die direkt wirkenden oder auch neuen Antikoagulantien reduzieren das Risiko ischämischer Schlaganfälle bei Vorhofflimmern ähnlich wie Vitamin K-Antagonisten, lösen aber weniger Hirnblutungen aus. Validierte, in der Praxis verfügbare Labortests existieren für die neuen oralen Antikoagulantien bisher nicht. Vitamin-K-Antagonisten werden in Leitlinien zwar weiterhin zur Thromboembolieprophylaxe bei Patienten mit nichtvalvulärem Vorhofflimmern empfohlen, inzwischen jedoch meist nachrangig zu den neuen oralen Antikoagulantien. Dennoch sind sie für viele Patienten weiterhin als Therapieoption anzusehen, vor allem für Patienten nach Klappenersatz mit einer Indikation für eine Antikoagulation. Die Verordnungszahlen der neuen oralen Antikoagulantien stiegen seit 2012 nahezu linear an, zeigen jetzt aber eine gewisse Abflachung. Sie sind bis zu 20-fach teurer und haben allein 2021 Kosten von 2,485 Mrd. € verursacht.

Antithrombotika (Antikoagulantien, Thrombozytenaggregationshemmer) werden bei venösen und arteriellen thromboembolischen Gefäßkrankheiten mit unterschiedlichen therapeutischen Zielen eingesetzt. Die akute Antikoagulation mit Heparin und nachfolgender Gabe oraler Vitamin-K-Antagonisten gehört weiter zu den Standardtherapien für akute tiefe Venenthrombosen und Lungenembolien. Häufiger werden Vitamin-K-Antagonisten zur Prophylaxe kardiogener Embolien bei nicht valvulärem Vorhofflimmern sowie bei Herzklappenerkrankungen und nach Klappenersatz angewendet. Bei nicht valvulärem Vorhofflimmern werden seit 2011 in stetig zunehmendem Maße die direkt wirkenden Thrombin- und Faktor Xa-Antagonisten verwendet, die anfänglich nur zur Prophylaxe venöser Thromboembolien nach großen orthopädischen Operationen zugelassen waren. Sie können mittlerweile auch zur Therapie akuter venöser Thromboembolien eingesetzt werden und Rivaroxaban zudem bei weiteren kardiovaskulären Indikationen. Niedermolekulare Heparine werden überwiegend zur Prophylaxe venöser thromboembolischer Komplikationen bei immobilisierten Patienten, seltener auch für die Therapie akuter tiefer Venenthrombosen bei ambulanten Patienten und im Rahmen von Hämodialysen verwendet.

Thrombozytenaggregationshemmer sind vor allem zur Sekundärprophylaxe nach Herzinfarkten und bei peripheren sowie bei zerebrovaskulären Durchblutungsstörungen wie transienten ischämischen Attacken (TIA) oder ischämischen Insulten indiziert. Wichtigster Vertreter dieser Gruppe ist die Acetylsalicylsäure, die bereits in Tagesdosen von 50–100 mg eine irreversible Acetylierung der thrombozytären Cyclooxygenase auslöst und dadurch die Plättchenaggregation über mehrere Tage hemmt. Die ADP-Rezeptorantagonisten Clopidogrel, Prasugrel (seit 2009) oder Ticagrelor (seit 2011) können für eine begrenzte Zeit zusätzlich zur Acetylsalicylsäure bei speziellen kardiologischen Indikationen wie dem akuten Koronarsyndrom und der Implantation koronarer Stents verordnet werden und Clopidogrel in dieser Kombination auch bei leichten akuten ischämischen Schlaganfällen. Sie blockieren den thrombozytären $P2Y_{12}$-ADP-Rezeptor und hemmen damit zusätzlich die ADP-vermittelte Aggregation. Allein Clopidogrel kann auch als Monotherapie bei atherosklerotischen Erkrankungen eingesetzt werden und ist dann beispielsweise bei der peripheren arteriellen Verschlusskrankheit oder bei Kontraindikationen gegen Acetylsalicylsäure eine Option.

Die therapeutisch bedeutsamste Gruppe der Antihämorrhagika sind die Faktor-VIII-Präparate zur Behandlung der Hämophilie A.

9.1 Antikoagulantien

Die Verordnungen für Heparine stiegen bis 2012 stetig an, nehmen jedoch seit 2015 langsam wieder ab. Vitamin K-Antagonisten werden seit 2012 kontinuierlich seltener verordnet; im Jahr 2021 beträgt die Abnahme gegenüber 2012 60 %. Parallel dazu steigen die Verordnungen der Thrombin- und Faktor Xa-Antagonisten kontinuierlich an und liegen 2021 um 10 % höher als 2020 (◨ Abb. 9.1). Ihr Anteil an den Verordnungen aller oralen Antikoagulantien beträgt mittlerweile 83 %. Die Verordnungen für orale Antikoagulantien insgesamt sind seit 2010 auf das 2,6-Fache gestiegen, die Kosten von 75 Mio. € auf 2.521 Mio. € im Jahr 2021, womit sie innerhalb von 12 Jahren auf das 34-Fache zugenommen haben.

9.1.1 Vitamin-K-Antagonisten

Vitamin-K-Antagonisten zählen weiter zu den wichtigsten Antikoagulantien für die Prophylaxe systemischer Embolien und embolischer Schlaganfälle bei Vorhofflimmern. Zur Sekundärprävention nicht embolischer Schlaganfälle und transitorisch ischämischer Attacken bieten sie dagegen keine Vorteile gegenüber der Thrombozytenaggregationshemmung mit Acetylsalicylsäure (De Schryver et al. 2012). Bei der chronischen koronaren Herzerkrankung können sie statt Acetylsalicylsäure eingesetzt werden, z. B. wenn aus anderen Gründen wie beispielsweise Vorhofflimmern eine Indikation zur oralen Antikoagulation besteht. Eine Kombination aus Vitamin-K-Antagonisten und Acetylsalicylsäure bietet hier keinen relevanten Zusatznutzen, erhöht aber deutlich die Rate schwerer Blutungen (Dentali et al. 2007). Auch bei Patienten mit Arteriosklerose peripherer Arterien vermindert die Kombina-

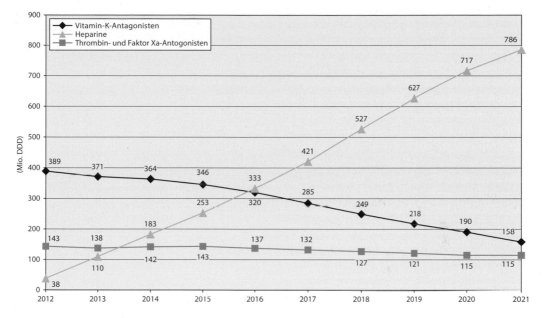

◘ Abb. 9.1 Verordnungen von Antikoagulantien 2012 bis 2021. Gesamtverordnungen nach definierten Tagesdosen

tion von Vitamin-K-Antagonisten mit Acetylsalicylsäure die Rate an kardiovaskulären Todesfällen, Herzinfarkten oder Schlaganfällen nicht effektiver als die alleinige Therapie mit Acetylsalicylsäure (The Warfarin Antiplatelet Vascular Evaluation Trial Investigators 2007). Dagegen nimmt das Risiko lebensbedrohlicher Blutungen auf das 3,4-Fache zu. Als Vitamin-K-Antagonisten werden in Deutschland Phenprocoumon und in sehr geringem Umfang auch Warfarin verordnet. Die Verordnungen dieser Arzneimittel haben 2021 gegenüber dem Vorjahr erneut deutlich abgenommen (−16,8 %), seit 2012 um 60 % (◘ Tab. 9.1, ◘ Abb. 9.1).

Vitamin-K-Antagonisten hemmen die Vitamin-K-abhängige Bildung funktionsfähiger Faktoren des Gerinnungssystems (z. B. Prothrombin) in der Leber. Das Ausmaß der gerinnungshemmenden Wirkung wird durch individuelle Faktoren, Ernährungsgewohnheiten und auch durch Arzneimittelinteraktionen infolge zahlreicher Begleitmedikationen beeinflusst. Deswegen und aufgrund der geringen therapeutischen Breite ist eine Therapieüberwachung erforderlich, wofür sich die Bestim-

mung der „International Normalized Ratio" (INR) etabliert hat. Der INR-Wert sollte auch bei stabiler Antikoagulation mit Vitamin K-Antagonisten in der Regel mindestens einmal im Monat bestimmt werden. Die Selbstmessung und vor allem das Selbstmanagement der Therapie durch Patienten, die hierzu in der Lage sind, kann die Qualität der oralen Antikoagulation verbessern und thromboembolische Ereignisse und die Gesamtsterblichkeit zu reduzieren, ohne die Blutungsrate zu erhöhen (Heneghan et al. 2016). Durch ein Selbstmanagement mit Vitamin K-Antagonisten lassen sich bei nicht valvulärem Vorhofflimmern vergleichbare Ergebnisse wie mit neuen oralen Antikoagulantien erzielen (Ng et al. 2020).

9.1.2 Direkte Faktor Xa- und Thrombininhibitoren

Seit 2008 wurden vier neue, direkt wirkende orale Antikoagulantien zugelassen: Dabigatran (*Pradaxa*, 2008), Rivaroxaban (*Xarelto*, 2008), Apixaban (*Eliquis*, 2011) und zuletzt Edoxaban (*Lixiana*, 2015) (◘ Tab. 9.1). Dabi-

◻ Tab. 9.1 Verordnungen von oralen Antikoagulantien 2021. Angegeben sind die 2021 verordneten Tagesdosen, die Änderungen gegenüber 2020 und die mittleren Kosten je DDD 2021

Präparat	Bestandteile	DDD	Änderung	DDD-Nettokosten
		Mio.	%	Euro
Vitamin-K-Antagonisten				
Marcumar	Phenprocoumon	69,5	(−14,7)	0,22
Phenprogamma	Phenprocoumon	35,4	(−22,9)	0,19
Falithrom	Phenprocoumon	31,8	(−19,1)	0,20
Phenprocoumon acis	Phenprocoumon	13,8	(−22,3)	0,16
Phenpro-ratiopharm	Phenprocoumon	4,1	(+149,0)	0,16
Coumadin	Warfarin	2,3	(−8,5)	0,30
Marcuphen AbZ	Phenprocoumon	1,4	(−16,5)	0,17
		158,4	**(−16,8)**	**0,20**
Thrombinantagonisten				
Pradaxa	Dabigatranetexilat	30,9	(−6,9)	3,73
Faktor Xa-Antagonisten				
Eliquis	Apixaban	354,0	(+14,4)	3,16
Xarelto	Rivaroxaban	254,5	(+3,9)	3,26
Lixiana	Edoxaban	146,4	(+13,2)	2,89
		754,9	**(+10,4)**	**3,14**
Summe		**944,2**	**(+4,1)**	**2,67**

gatran ist ein direkter Hemmstoff von Thrombin (Faktor IIa), während Apixaban, Edoxaban und Rivaroxaban durch direkte Blockade von Faktor Xa die Thrombinaktivierung hemmen. Dabigatran, Rivaroxaban und Apixaban wurden zunächst zur Prophylaxe von Venenthrombosen nach chirurgischem Hüft- oder Kniegelenksersatz zugelassen, eine Indikation, die Edoxaban in Deutschland nicht besitzt. Seit 2011 können Dabigatran und Rivaroxaban zur Reduktion von Thromboembolien bei nichtvalvulärem Vorhofflimmern eingesetzt werden, so wie Apixaban seit 2012 und Edoxaban seit 2015. Alle vier neuen oralen Antikoagulantien sind auch zur Therapie und Sekundärprophylaxe von tiefen Venenthrombosen und Lungenembolien zugelassen. Rivaroxa-

ban besitzt zudem seit 2013 eine Zulassung für das akute Koronarsyndrom mit erhöhten kardialen Biomarkern und seit 2018 auch für die Prophylaxe atherothrombotischer Ereignisse bei Patienten mit stabiler koronarer Herzkrankheit oder symptomatischer peripherer arterieller Verschlusskrankheit mit hohem Risiko. Rivaroxaban und Dabigatran können mittlerweile auch zur Behandlung von venösen Thromboembolien bei Kindern und Jugendlichen eingesetzt werden. Seit 2019 ist nicht mehr Rivaroxaban, sondern Apixaban das am häufigsten verordnete neue orale Antikoagulans (◻ Tab. 9.1). Die Verordnungen von Dabigatran haben gegenüber dem Vorjahr erneut leicht abgenommen. Mittlerweile liegen mit Idarucizumab (*Praxbind*, seit 2015) für Dabigatran sowie mit Andexanet alfa (*Ondexxya*, seit 2019) für Apixaban und Rivaroxaban Antidota für drei der vier direkt wirkenden oralen Antikoagulantien vor.

Zur Prophylaxe tiefer Venenthrombosen und Lungenembolien nach elektivem Hüft- oder Kniegelenksersatz wurde Rivaroxaban in mehreren randomisierten Studien mit Enoxaparin verglichen. Nach gepoolten Analysen traten unter täglich 10 mg Rivaroxaban symptomatische tiefe Venenthrombosen zwar signifikant seltener auf als unter täglich 40 mg Enoxaparin (0,2 gegenüber 0,8 %) (Ning et al. 2016); schwere Blutungen waren jedoch signifikant häufiger (2,1 gegenüber 1,3 %). Für symptomatische Lungenembolien und Todesfälle fanden sich keine Unterschiede. Auch Metaanalysen von randomisierten Vergleichsstudien für Dabigatran und Apixaban ergaben keinen klinisch relevanten Zusatznutzen gegenüber Enoxaparin zur Thromboembolieprophylaxe bei Hüft- und Kniegelenksersatz: Die Rate an Lungenembolien oder Todesfällen unterschied sich nicht signifikant; symptomatische tiefe Venenthrombosen traten gleich häufig oder geringfügig seltener auf, dann aber unter vergleichbarer Zunahme schwerer Blutungen (Gómez-Outes et al. 2012; Neumann et al. 2012). Eine Metaanalyse findet eine vergleichbare Wirksamkeit und Sicherheit für die neuen oralen Antikoagulantien gegenüber Enoxaparin in der Thromboembolieprophylaxe bei Hüftgelenksersatz (Alfarhan 2022). Sie sind bisher zur Prophylaxe bei anderen chirurgischen Eingriffen, medizinischen Indikationen oder von Tumor-assoziierten venösen Thromboembolien nicht zugelassen.

Bei Vorhofflimmern wurden Wirksamkeit und Sicherheit der direkten Thrombin- und Faktor Xa-Inhibitoren in randomisierten Studien mit Warfarin verglichen. Hierbei wurde Dabigatran in zwei Dosierungen bei Patienten mit einem mittleren CHADS$_2$-Score von 2,1 geprüft. Unter täglich zweimal 150 mg traten weniger Schlaganfälle und arterielle Thromboembolien auf (1,11 %/Jahr) als unter Warfarin (1,69 %/Jahr), und auch ischämische Schlaganfälle waren signifikant seltener (0,92 gegen-

über 1,20 %/Jahr) (Connolly et al. 2009). Die Häufigkeit schwerer Blutungen unterschied sich jedoch nicht signifikant (3,11 gegenüber 3,36 %/Jahr). In der Dosierung von zweimal 110 mg/Tag war Dabigatran ebenso wirksam wie Warfarin, jedoch traten weniger schwere Blutungen auf (2,71 gegenüber 3,36 %/Jahr). Das Risiko für die prognostisch bedeutsamen intrakraniellen Blutungen war unter beiden Dabigatran-Dosierungen signifikant geringer (0,30 bzw. 0,23 %/Jahr) als unter Warfarin (0,74 %/Jahr). Da Dabigatran überwiegend renal eliminiert wird, steigen die Plasmaspiegel und damit das Blutungsrisiko mit zunehmender Nierenfunktionseinschränkung an (Stangier et al. 2010). Nachauswertungen der Zulassungsstudie konnten den Zusammenhang bestätigen (Reilly et al. 2014). Bereits kurz nach Zulassung von Dabigatran zur Schlaganfallprophylaxe bei Vorhofflimmern fiel eine Häufung tödlicher Blutungen vor allem bei Patienten mit schwerer Niereninsuffizienz auf (European Medicines Agency 2011). Bei Patienten mit künstlichen Herzklappen erhöht Dabigatran im Vergleich zu Warfarin nicht nur das Risiko von Blutungen, sondern auch von Thromboembolien (Eikelboom et al. 2013) und ist deshalb bei diesen Patienten kontraindiziert.

Rivaroxaban reduzierte Schlaganfälle oder systemische Embolien bei Patienten mit Vorhofflimmern und einem mittleren CHADS$_2$-Score von 3,5 im Vergleich zu Warfarin nicht signifikant (1,7 gegenüber 2,2 %/Jahr) (Patel et al. 2011). Schwere Blutungen waren gleich häufig (5,6 gegenüber 5,4 %/Jahr), dagegen intrakranielle Blutungen signifikant seltener (0,5 gegenüber 0,7 %/Jahr) und schwere gastrointestinale Blutungen häufiger (3,2 gegenüber 2,2 %/Jahr). Unter Apixaban traten bei Patienten mit Vorhofflimmern und einem mittleren CHADS$_2$-Score von 2,1 sowohl Schlaganfälle oder systemische Embolien (1,27 gegenüber 1,60 %/Jahr) als auch schwere Blutungen seltener auf als unter Warfarin (2,13 gegenüber 3,09 %/Jahr) (Granger et al. 2011). Auch die Rate intrakranieller Blutungen war signifikant geringer (0,33 gegenüber 0,80 %/Jahr), die der gastrointestinalen Blutungen unterschied sich nicht (0,76 gegenüber 0,86 %/Jahr).

Edoxaban wurde bei Patienten mit Vorhofflimmern und einem mittleren CHADS$_2$-Score von 2,8 zunächst in zwei Dosierungen untersucht (Giugliano et al. 2013). Unter einmal 30 mg/Tag Edoxaban waren Schlaganfälle oder systemische Embolien ähnlich häufig wie unter Warfarin (1,61 gegenüber 1,50 %/Jahr), ischämische Schlaganfälle jedoch signifikant häufiger (1,77 gegenüber 1,25 %/Jahr). Diese Dosierung wurde deshalb nur für Patienten zugelassen, bei denen die höhere Edoxaban-Dosierung, z. B. wegen eingeschränkter Nierenfunktion, reduziert werden muss. Einmal 60 mg/Tag Edoxaban waren Warfarin weder in der Prophylaxe von Schlaganfällen oder systemischen Embolien (1,57 gegenüber 1,80 %/Jahr) noch von ischämischen Schlaganfällen (je 1,25 %/Jahr) signifikant überlegen. Schwere (2,75 gegenüber 3,43 %/Jahr), intrakranielle (0,39 gegenüber 0,85 %/Jahr) und gastrointestinale Blutungen (1,23 gegenüber 1,51 %/Jahr) traten aber unter 60 mg Edoxaban seltener auf. Allerdings hatte die Nierenfunktion einen hochsignifikanten Einfluss auf die Ergebnisse: Bei normaler Kreatininclearance ($\geq$ 80 ml/min) war die Schlaganfall- und Embolierate unter Edoxaban höher als unter Warfarin und Nichtunterlegenheit nicht zu belegen (European Medicines Agency 2015). In den USA darf Edoxaban bei einer Kreatininclearance über 95 ml/min deshalb nicht eingesetzt werden (U.S. Food & Drug Administration 2015).

Zur Initialbehandlung und anschließenden Erhaltungstherapie von tiefen Venenthrombosen und Lungenembolien wurden Apixaban, Dabigatran, Edoxaban und Rivaroxaban mit der Standardtherapie aus Enoxaparin und nachfolgendem Warfarin verglichen. Apixaban (Agnelli et al. 2013a), Dabigatran (Schulman et al. 2009, 2014), Edoxaban (The Hokusai-VTE Investigators 2013) und Rivaroxaban (The EINSTEIN-Investigators 2010; The EINSTEIN-PE-Investigators 2012) waren der sequenziellen Gabe von Enoxaparin und Warfarin nicht unterlegen. Schwere Blutungen traten unter Apixaban signifikant seltener auf als unter Warfarin (0,6 gegenüber 1,8 %), sonst nur unter Rivaroxaban bei der Behandlung von Lungenembolien (1,1 gegenüber 2,2 %) (The EINSTEIN-PE-Investigators 2012). Neue orale Antikoagulantien gelten mittlerweile auch zur Therapie Tumor-assoziierter tiefer Venenthrombosen oder Lungenembolien als Option (Xiong 2021; Lyman et al. 2021). Der Reduktion symptomatischer Thromboembolierezidive könnte jedoch im Vergleich zu niedermolekularen Heparinen eine ähnliche Zunahme schwerer bzw. klinisch relevanter Blutungen gegenüberstehen; die Mortalität blieb jedoch unbeeinflusst (Desai und Gyawali 2020; Frere et al. 2022). Apixaban und Rivaroxaban bieten den praktischen Vorteil, dass sie von Beginn an zur Behandlung venöser Thromboembolien eingesetzt werden können, während bei Dabigatran und Edoxaban anfangs für mindestens fünf Tage parenteral ein Heparin gegeben werden muss. Eine aktuelle US-amerikanische Leitlinie gibt den neuen oralen Antikoagulantien und besonders den Faktor Xa-Inhibitoren eine gewisse Präferenz gegenüber Vitamin K-Antagonisten zur Therapie venöser Thromboembolien (Stevens et al. 2021).

Apixaban, Dabigatran, Edoxaban und Rivaroxaban können nach venösen Thromboembolien im Anschluss an die meist drei- bis sechsmonatige initiale Erhaltungstherapie auch zur sogenannten verlängerten Erhaltungstherapie eingesetzt werden, wenn eine Antikoagulation weiterhin indiziert ist. Nur für Dabigatran ist in der verlängerten Erhaltungstherapie aber die Nichtunterlegenheit gegenüber Warfarin gezeigt worden (Schulman et al. 2013), für Apixaban (Agnelli et al. 2013b) und für Rivaroxaban (Romualdi et al. 2011) lediglich die Überlegenheit gegenüber Placebo. Für Edoxaban liegen hierzu keine auswertbaren Daten vor. Sind Erhaltungstherapien über mehr als sechs Monate nötig, sollten die Dosierungen für Apixaban und Rivaroxaban halbiert werden (Stevens et al. 2021).

Die bisherigen Erfahrungen mit den Antidota Idarucizumab für Dabigatran und Andexanet alfa für Apixaban und Edoxaban sind noch begrenzt, insgesamt aber eher enttäuschend. Vorteile gegenüber Prothrombin-Komplex-Präparaten hinsichtlich effektiver Blutstillung und Sterblichkeit sind nicht erkennbar; unter Andexanet alfa scheinen sogar häufiger thrombotische Komplikationen aufzutreten (Gómez-Outes et al. 2021).

9.1.3 Heparine

Für die ambulante Heparinbehandlung werden fast nur noch niedermolekulare Heparine verwendet (◘ Tab. 9.2). Diese werden durch Spaltung oder Depolymerisierung aus nativem Heparin gewonnen und weisen mit 4.000–6.000 Dalton etwa ein Drittel des Molekulargewichts von unfraktioniertem Heparin auf. Ihre Bioverfügbarkeit nach subkutaner Applikation ist mit 87–98 % 3–6fach höher und zudem konstanter als bei unfraktioniertem Heparin. Die längere Halbwertszeit (3–6 h) ermöglicht die einmal tägliche Gabe. Standarddosen zur Thromboembolieprophylaxe können bei normaler Nierenfunktion ohne Laborkontrollen angewendet werden (Hao et al. 2019).

Nach Marktrücknahme von Reviparin 2020 sind noch fünf niedermolekulare Heparine verfügbar. Sie gehören weiter zu den 3.000 am häufigsten verordneten Arzneimitteln. Ihr Verordnungsvolumen ist gegenüber 2020 leicht angestiegen (◘ Tab. 9.2). Auf das in klinischen Studien am besten untersuchte Enoxaparin entfallen auf das Originalpräparat 38,2 % der verordneten Tagesdosen aller niedermolekularer Heparine, 35,1 % auf seine fünf Biosimilars. Die weitere Abnahme des Verordnungsanteils von Enoxaparin als Originalpräparat (18,2 %) entspricht etwa der weiteren Zunahme bei den Biosimilars (25,0 %). Letztere sind etwa 30 % preisgünstiger und können in allen für das Original zugelassenen Indikationen eingesetzt werden (◘ Tab. 9.2). In den wenigen direkten Vergleichsstudien wurden keine klinisch bedeutsamen Unterschiede zwischen den einzelnen niedermolekularen Heparinen gefunden (White und Ginsberg 2003). Da sich

biologische Aktivität und pharmakokinetische Parameter der einzelnen Mittel unterscheiden, sollte jedoch das für die jeweilige Indikation am besten untersuchte niedermolekulare Heparin eingesetzt werden (Hao et al. 2019).

Niedermolekulare Heparine sind für die Thromboembolieprophylaxe in der Allgemein- und Viszeralchirurgie gemäß Metaanalysen genauso wirksam und sicher wie Standardheparine (Mismetti et al. 2001; Koch et al. 2001). Nach größeren orthopädischen Eingriffen (z. B. Hüft- und Kniegelenksersatz) schützen sie sicherer vor proximalen tiefen Venenthrombosen und Lungenembolien (Koch et al. 2001; Sobieraj et al. 2012). Bei medizinisch akut Erkrankten verhindern sie venöse Thromboembolien so effektiv wie Standardheparine, verursachen aber weniger Blutungen (Alikhan und Cohen 2009). Zur Initialbehandlung der tiefen Venenthrombose und Lungenembolie sind sie geringfügig sicherer und effektiver als Standardheparine, ohne jedoch die Mortalität sicher zu beeinflussen (Robertson und Jones 2017). Stationär werden Heparine bei akuten Koronarsyndromen (instabile Angina pectoris, Herzinfarkt mit und ohne ST-Hebung) im Rahmen unterschiedlicher Behandlungsstrategien und meist zusätzlich zu anderen Antithrombotika eingesetzt. Metaanalysen zeigen hier entweder keine signifikanten Unterschiede (Bangalore et al. 2014; Kodumuri et al. 2011) oder geringe Vorteile für niedermolekulare Heparine (Iqbal et al. 2012) im Vergleich zu Standardheparinen bezüglich der Herzinfarkt- bzw. Reinfarktrate und Mortalität. Bei Anwendung im Rahmen von perkutanen Koronarinterventionen sind Heparine dem teureren direkten Thrombininhibitor Bivalirudin mindestens gleichwertig (Verdoia et al. 2016). Nach akutem ischämischen Schlaganfall verhindern niedermolekulare Heparine tiefe Venenthrombosen effektiver als Standardheparine; eine Verbesserung des neurologischen Outcomes ist jedoch nicht bewiesen (Sandercock und Leong 2017).

Mit der einfacheren Handhabung sind niedermolekulare Heparine auch zur Behandlung

◻ Tab. 9.2 Verordnungen von Heparinen und weiteren Wirkstoffen zur Blutgerinnungshemmung und Fibrinolytika 2021. Angegeben sind die 2021 verordneten Tagesdosen, die Änderungen gegenüber 2020 und die mittleren Kosten je DDD 2021

Präparat	Bestandteile	DDD	Änderung	DDD-Nettokosten
		Mio.	%	Euro
Enoxaparin				
Clexane	Enoxaparin	43,5	(−18,2)	2,65
Enoxaparin Becat	Enoxaparin	21,4	(+40,9)	1,81
Hepaxane	Enoxaparin	7,2	(+9,9)	1,76
Crusia	Enoxaparin	5,1	(−7,5)	1,93
Inhixa	Enoxaparin	4,0	(−13,3)	1,87
Enoxaparin Ledraxen	Enoxaparin	2,2	(> 1.000)	1,85
		83,5	**(−1,9)**	**2,26**
Weitere niedermolekulare Heparine				
Mono-Embolex	Certoparin	12,0	(−2,5)	4,00
Innohep	Tinzaparin	10,6	(+10,7)	3,46
Fragmin	Dalteparin	6,0	(+28,3)	3,81
Fraxiparin	Nadroparin	1,7	(−9,7)	3,89
		30,4	**(+6,5)**	**3,77**
Unfraktionierte Heparine				
Heparin-ratiopharm	Heparin	0,74	(−6,5)	4,82
Weitere Wirkstoffe				
Arixtra	Fondaparinux	2,1	(+2,5)	7,35
Argatra	Argatroban	0,02	(−0,3)	187,98
Actilyse	Alteplase	0,00	(+12,1)	2.084,83
		2,1	**(+2,5)**	**13,38**
Summe		**116,7**	**(+0,2)**	**2,87**

ambulanter Patienten einsetzbar. Gemäß Metaanalysen randomisierter Studien ist bei tiefen Venenthrombosen oder Lungenembolien eine häusliche Behandlung mit niedermolekularen Heparinen so sicher und effektiv wie die stationäre Therapie mit Standardheparinen (Othieno et al. 2007; Piran et al. 2013). Zur Erhaltungstherapie nach der Akutbehandlung venöser Thromboembolien sind sie mindestens so wirksam wie Vitamin-K-Antagonisten, bei Patienten mit fortgeschrittenen Tumorkrankheiten wahrscheinlich effektiver (Akl et al. 2011). Sie sind jedoch erheblich teurer als Vitamin-K-Antagonisten (◻ Tab. 9.2) und kommen seit Zulassung der direkten Thrombin- und Anti-Xa-Hemmer für diese Indikation auch bei Kontraindikationen für Vitamin-K-Antagonisten nur noch selten in Betracht.

Heparininduzierte Thrombozytopenien Typ II (HIT II) nach operativen Eingriffen sind nach einer neueren Metaanalyse unter Standardheparinen etwa 5-fach häufiger als unter niedermolekularen Heparinen, pro 58 Anwendungen tritt ein Ereignis mehr auf (Junqueira et al. 2017). Bei Anwendung zur Prophylaxe bei großen chirurgischen Eingriffen ist das Risiko höher als bei kleineren Eingriffen oder bei medizinischen Patienten (Greinacher und Warkentin 2008). Tritt eine HIT II unter Standardheparinen auf, besteht eine hohe Gefahr von „Kreuzreaktionen" gegenüber niedermolekularen Heparinen, demgegenüber jedoch nur eine sehr geringe unter Anwendung des Heparinoids Danaparoid. Die Symptomatik einer HIT II in Form venöser und arterieller thromboembolischer Komplikationen mit Thrombozytenabfall wird mittlerweile meist frühzeitig erkannt. Nach Absetzen des auslösenden Heparins kommt eine Ersatzantikoagulation mit Danaparoid oder dem direkten Thrombininhibitor Argatroban infrage (Greinacher 2015).

Das synthetische Pentasaccharid Fondaparinux verstärkt die Antithrombin-vermittelte Hemmung von Faktor Xa. Die Verordnungszahlen blieben 2021 gegenüber dem Vorjahr auf niedrigem Niveau stabil ($\bullet$ Tab. 9.2). Fondaparinux ist zugelassen zur Thromboembolieprophylaxe bei Patienten mit erhöhtem Thromboserisiko sowie zur Behandlung akuter Koronarsyndrome, tiefer Venenthrombosen, Lungenembolien und symptomatischer, oberflächlicher Venenthrombosen der unteren Extremität. Zur Therapie venöser Thromboembolien ist es den niedermolekularen Heparinen gleichwertig (Kearon et al. 2012) und zur Therapie akuter Koronarsyndrome mindestens so effektiv (Qiao et al. 2016). Seine Anwendung bei heparininduzierter Thrombozytopenie ist formal nicht zugelassen, bei länger zurückliegender HIT II kann es jedoch zur Prophylaxe venöser Thromboembolien eingesetzt werden (Greinacher 2015), nach US-amerikanischen Leitlinien bei stabilen Patienten mit HIT II auch zur initialen Therapie (Cuker et al. 2018).

9.1.4 Therapieempfehlungen zu Antikoagulantien und offene Fragen

Wichtigste Indikation für orale Antikoagulantien ist das nichtvalvuläre Vorhofflimmern, das in Deutschland etwa 1 Mio. Patienten betrifft. In Leitlinien werden orale Antikoagulantien für Patienten empfohlen, die einen Schlaganfall oder eine transitorisch ischämische Attacke (TIA) erlitten haben oder einen CHA_2DS_2-VASc Score von 2 oder größer aufweisen (January et al. 2019; Hindricks et al. 2021). Die 2019 aktualisierte US-amerikanische Leitlinie sieht für Vitamin K-Antagonisten (INR-Wert 2,0 bis 3,0) einen höheren Evidenzgrad (Level A) als für die neuen oralen Antikoagulantien (Level B für Dabigatran, Rivaroxaban, Apixaban, Edoxaban). Dennoch empfiehlt sie (Level A), die neuen Wirkstoffe bei denjenigen Patienten bevorzugt zu verordnen, bei denen sie eingesetzt werden können, da sie als Gruppe den Vitamin-K-Antagonisten nicht unterlegen und mit weniger Blutungen assoziiert sind (January et al. 2019). Die 2021 aktualisierte Leitlinie des NICE zur Behandlung des Vorhofflimmerns empfiehlt die neuen oralen Antikoagulantien jetzt ebenfalls bevorzugt und Vitamin-K-Antagonisten nur bei Patienten mit Kontraindikationen gegen erstere oder bei Patienten, die bereits gut und stabil auf Vitamin-K-Antagonisten eingestellt sind (National Institute for Health and Care Exellence 2021). In der aktuellen ESC-Leitlinie aus 2021 werden die neuen oralen Antikoagulantien weiterhin gegenüber Vitamin-K-Antagonisten bevorzugt (IA-Empfehlung). Ab einem CHA_2DS_2-VASc Score von 1 soll eine Antikoagulation bei Männern individuell erwogen werden, ab einem Score-Wert von 2 wird sie für den Regelfall empfohlen. Bei Frauen gelten entsprechende Empfehlungen bei Score-Werten von 2 bzw. 3 (Hindricks et al. 2021).

Wesentliches Problem aller Zulassungsstudien der neuen oralen Antikoagulantien für die Indikation nicht valvuläres Vorhofflimmern ist die mangelhafte Qualität der Antikoagulation in den Kontrollgruppen, bei denen die

INR-Werte unter Warfarin im Median nur in 58–68 % der Zeit im therapeutischen Bereich von 2–3 lagen. Dass die Wirksamkeit und Sicherheit einer Therapie mit Vitamin K-Antagonisten von der Güte der INR-Einstellung abhängen, ist lange bekannt und wurde durch Analysen eines nationalen schwedischen Registers nochmals unter Beweis gestellt (Björck et al. 2016). INR-Werte über 70 % der Zeit im therapeutischen Bereich gelten als Ziel (De Caterina et al. 2013), welches viele europäische Zentren in den Zulassungsstudien auch erreicht haben, beispielsweise die deutschen, vor allem aber die skandinavischen Zentren. Für alle vier Mittel konnte gezeigt werden, dass eventuelle Vorteile gegenüber Warfarin bezüglich thromboembolischer und/oder Blutungskomplikationen umso geringer ausfielen oder nicht vorhanden waren, je besser die INR-Einstellung unter Warfarin in der Kontrollgruppe gelang (Wallentin et al. 2010, 2013; Piccini et al. 2014; Daiichi Sankyo Deutschland GmbH 2015). Ergebnisse des schwedischen AURICULA-Registers haben gezeigt, dass auch unter Versorgungsbedingungen eine optimale Warfarintherapie mit INR-Werten über 75 % der Zeit im therapeutischen Bereich möglich ist und dann Schlaganfälle oder Embolien sowie schwere und auch intrakranielle Blutungen ähnlich selten wie unter den neuen Wirkstoffen auftreten (Sjögren et al. 2015).

Neue orale Antikoagulantien sind zur Antikoagulation wegen Herzklappenersatz kontraindiziert bzw. nicht empfohlen und dürfen bei Patienten mit mechanischen Herzklappen, die aus anderen Gründen antikoaguliert werden müssen, nicht eingesetzt werden. Nach kathetergestützter perkutaner Implantation (TAVI) von Bioprothesen in Aortenklappenposition haben sie auch niedrig dosiert weder als Alternative noch zusätzlich zu einem Thrombozytenaggregationshemmer einen Zusatznutzen (Kuno et al. 2020). Besteht beispielsweise wegen Vorhofflimmerns unabhängig von der TAVI eine Indikation für orale Antikoagulantien, bieten die neuen Mittel keine Vorteile gegenüber Vitamin K-Antagonisten (Van Mieghem et al. 2021; Collet et al. 2022). Für die-

se Indikation sind sie weder zugelassen noch konkret empfohlen (Otto et al. 2021). Trotz begrenzter Datenlage gilt ihr Einsatz bei Patienten mit bioprothetischen Herzklappen aber als akzeptabel, wenn eine Langzeitprophylaxe von Thromboembolien wegen Vorhofflimmern nötig ist (Steffel et al. 2021).

Nicht abschließend geklärt ist das optimale Vorgehen bei Patienten, die beispielsweise wegen Vorhofflimmerns antikoaguliert sind und aufgrund eines akuten Koronarsyndroms oder einer elektiven perkutanen Koronarintervention zusätzlich Thrombozytenaggregationshemmer benötigen. Lange galt eine Triple-Therapie aus Vitamin K-Antagonisten (INR-Einstellung auf 2 bis 2,5), Acetylsalicylsäure und Clopidogrel als Verfahren der Wahl, wobei die Dauer von der klinischen Situation abhängig war. Mittlerweile liegen für alle neuen oralen Antikoagulantien randomisierte Vergleichsstudien zur Triple-Therapie vor (Gibson et al. 2016; Cannon et al. 2017; Lopes et al. 2019; Vranckx et al. 2019). Wegen unterschiedlicher, teils kritikwürdiger Studiendesigns sind die Ergebnisse zwar nicht widerspruchsfrei interpretierbar. Gepoolte Auswertungen lassen aber den Schluss zu, dass eine Zweifachkombination aus neuem oralen Antikoagulans mit Clopidogrel zu weniger intrakraniellen und anderen schweren Blutungen führt als die klassische Triple-Therapie, ohne die Gesamtrate kardiovaskulärer Ereignisse oder die Sterblichkeit zu erhöhen. Myokardinfarkte könnten allerdings geringfügig zunehmen (Gargiulo et al. 2021). Die Versorgungsleitlinie chronische koronare Herzerkrankung und die europäische Leitlinie zum akuten Koronarsyndrom ohne ST-Hebung empfehlen nach perkutanen Koronarinterventionen die Triple-Therapie nur noch bei hohem Ischämierisiko und für möglichst kurze Zeit – und für den Regelfall eine Kombination der oralen Antikoagulation mit nur einem Aggregationshemmer und hier vorzugsweise Clopidogrel (Bundesärztekammer et al. 2019; Collet et al. 2021).

Viel diskutiert wird aktuell die Frage eines Screenings nach Vorhofflimmern, um asymptomatische Episoden zu entdecken, die ein Risiko für embolisch bedingte Schlaganfälle und gegebenenfalls eine Indikation für orale Antikoagulantien darstellen könnten (Jones et al. 2020). Gegen dieses Konzept sprachen schon die Ergebnisse der Studien RE-SPECT ESUS und NAVIGATE ESUS (Diener et al. 2019; Hart et al. 2018). Patienten mit vorangegangenen embolisch bedingten Schlaganfällen, bei denen Vorhofflimmern als Quelle vermutet, jedoch mit der üblichen Diagnostik nicht nachzuweisen war, erhielten zur Sekundärprophylaxe Dabigatran bzw. Rivaroxaban oder Acetylsalicylsäure. Unter den Antikoagulantien traten Schlaganfallrezidive nicht seltener auf als unter Acetylsalicylsäure, Blutungskomplikationen aber häufiger. Zwei größere Studien konnten kürzlich für verschiedene Screening-Strategien, die bei Nachweis die Option zur Antikoagulation einschlossen, keinen relevanten Nutzen für die Patienten nachweisen (Svendsen et al. 2021; Svennberg et al. 2021). Die U.S. Preventive Services Task Force kommt auf Basis ihres aktuellen Evidenzberichts zum Ergebnis, dass keine ausreichenden Erkenntnisse zum Nutzen und Schaden eines Screenings auf Vorhofflimmern mit daraufhin gegebenenfalls eingeleiteter Antikoagulation vorliegen und das Screening deshalb nicht empfohlen werden kann (Kahwati et al. 2022; U.S. Preventive Services Task Force 2022).

Effizienz und Sicherheit der neuen oralen Antikoagulantien in der Versorgungssituation bleiben in Diskussion. Aussagen hierzu erlauben am ehesten Analysen populationsbezogener Register oder repräsentativer Krankenversicherungen. Nach Daten von knapp 120.000 Patienten des Dänischen Nationalen Verschreibungsregisters, die wegen nicht valvulären Vorhofflimmerns mit Warfarin oder Rivaroxaban, Apixaban oder Dabigatran in Standard- (Larsen et al. 2016) oder reduzierter Dosierung (Nielsen et al. 2017) antikoaguliert wurden, sind ischämische Schlaganfälle unter neuen oralen Antikoagulantien vergleichbar häufig wie unter Warfarin, Blutungen unter Apixaban und Dabigatran dagegen seltener.

Nahezu die Hälfte der Patienten erhielt die neuen oralen Antikoagulantien aus Altersgründen oder wegen Begleiterkrankungen in reduzierter Dosierung; sie wiesen unter Apixaban (15,5 %/Jahr) und Rivaroxaban (15,8 %/Jahr) eine höhere Sterblichkeit auf als Patienten unter Warfarin (10,1 %/Jahr). Ob substanzspezifische Effekte oder unbekannte bzw. nicht erfasste „Confounder" Ursache waren, ist nicht zu entscheiden. Die meisten „Real-World"-Analysen zu neuen oralen Antikoagulantien vergleichen retrospektiv die Verordnungsdaten an Patientenkollektiven, bei denen unklar ist, ob sie ausreichend vergleichbar und repräsentativ sind. Eine umfangreiche Metaanalyse von 34 solcher Untersuchungen mit knapp 2,3 Mio. Patienten fand im Vergleich zu Warfarin eine geringere Rate an Todesfällen, Schlaganfällen und Blutungen, außer gastrointestinalen Blutungen, unter den neuen Mitteln (Waranugraha et al. 2021).

Auch aus Deutschland liegen mehrere Analysen von Versichertendaten zur Effizienz und Sicherheit neuer Antikoagulantien bei Patienten mit Vorhofflimmern vor, jedoch im Vergleich zu Phenprocoumon statt gegenüber Warfarin. Eine Hersteller gesponserte Untersuchung mit Daten von 61.205 Versicherten fand nur unter Apixaban und Dabigatran ein signifikant geringeres Risiko für Schlaganfälle, Embolien und schwere Blutungen (Hohnloser et al. 2018). Unter Rivaroxaban waren dagegen schwere gastrointestinale Blutungen und Todesfälle signifikant häufiger auf als unter Phenprocoumon. In einer von einer großen Krankenversicherung unterstützten Analyse der Daten von 175.994 Versicherten unterschied sich das Risiko für ischämische Schlaganfälle unter Rivaroxaban oder Phenprocoumon nicht, war aber unter Apixaban signifikant erhöht (Ujeyl et al. 2018). Schwere Blutungen traten unter Apixaban oder Dabigatran seltener auf als unter Phenprocoumon, unter Rivaroxaban gleich häufig. Auch hier wiesen mit Rivaroxaban Behandelte eine höhere Sterblichkeit auf. Einer weiteren Analyse standen Daten 837.430 gesetzlich Versicherter aus den Jahren 2010 bis 2017 zur Verfügung (Paschke et al. 2020).

Das Risiko für Schlaganfälle war unter den neuen Antikoagulantien um 32 % höher als unter Phenprocoumon, das Risiko für Blutungen um 12 % geringer. Die Mortalität war unter den neuen Antikoagulantien numerisch höher. Als Einzelsubstanz wies allein Edoxaban keine nachteiligen Effekte gegenüber Phenprocoumon auf, bei jedoch deutlich geringerer Datenbasis.

Diese Post-Marketing-Analysen werfen relevante Fragen auf. Der Einsatz oraler Antikoagulantien ist in Deutschland seit Zulassung der neuen Mittel für nicht-valvuläres Vorhofflimmern erheblich ausgeweitet worden: 2021 wurden orale Antikoagulantien mehr als doppelt so häufig verordnet wie noch 2012 – bei gleichzeitigem Rückgang der Verordnungen für Vitamin K-Antagonisten um mehr als 50 %. Die Indikationsausweitung und Mehrverordnung der neuen Wirkstoffe betrifft vorwiegend Ältere: In den deutschen Versorgungsanalysen waren beispielsweise 61,5 % der mit neuen oralen Antikoagulantien Behandelten älter als 75 Jahre (Ujeyl et al. 2018), in den Zulassungsstudien nur 31 bis 41 % (Ruff et al. 2014). Ob eine Ausdehnung der Indikation für neue orale Antikoagulantien auf ältere und gebrechliche Patienten mehr nutzt als schadet, ist unklar. Es könnte aber den häufigen Einsatz von Rivaroxaban und Apixaban in reduzierter Dosis erklären (Coleman et al. 2015; Hohnloser et al. 2018). Nicht indizierte Dosisreduktionen können das Risiko für Todesfälle und Schlaganfälle deutlich erhöhen, zu hohe Dosierungen zusätzlich das Blutungsrisiko (Wu et al. 2021; Kong et al. 2021). Da validierte Tests zur Therapiekontrolle in der Versorgungssituation nicht zur Verfügung stehen, können bei Therapie mit neuen oralen Antikoagulantien weder Adhärenz noch Güte der Einstellung überwacht werden. Nach US-amerikanischen Versicherungsdaten weisen nur etwa 50 % der mit neuen oralen Antikoagulantien Behandelten eine ausreichende Adhärenz auf. Die Behandlungserfolge wurden dadurch negativ beeinflusst (Yao et al. 2016).

Fragen zur Sicherheit und Effektivität neuer oraler Antikoagulantien im Vergleich zu Vitamin K-Antagonisten, im Vergleich untereinander und in einzelnen Patientengruppen sowie Fragen zur Dosierung, Adhärenz und Beachtung der Empfehlungen zur sicheren Verordnung waren Gegenstand einer Untersuchung der Europäischen Arzneimittel-Agentur EMA (European Medicines Agency 2020). Sie kommt zum Schluss, dass auch in der Versorgung die nichtunterlegene Wirksamkeit gegenüber Vitamin K-Antagonisten ausreichend belegt ist, intrakranielle Blutungen unter allen vier Wirkstoffen seltener, gastrointestinale Blutungen aber unter Dabigatran und Rivaroxaban häufiger sind. Gegenwärtig sieht die EMA keine Notwendigkeit, die Empfehlungen zur Dosierung, speziell auch bei Älteren, oder die allgemeinen Hinweise zur sachgerechten Anwendung der neuen oralen Antikoagulantien zu ändern.

Seit 2018 können zweimal täglich 2,5 mg Rivaroxaban zusätzlich zu Acetylsalicylsäure zur Prophylaxe atherothrombotischer Ereignisse bei Patienten mit stabiler koronarer Herzerkrankung oder symptomatischer peripherer arterieller Verschlusserkrankung und hohem Risiko für ischämische Ereignisse eingesetzt werden. Basis der Zulassungserweiterung ist die COMPASS-Studie, in der neben zweimal täglich 5 mg Rivaroxaban allein zweimal täglich 2,5 mg Rivaroxaban zusätzlich zu täglich 100 mg Acetylsalicylsäure untersucht wurden (Eikelboom et al. 2017). Innerhalb von 23 Monaten traten unter zusätzlich zweimal 2,5 mg Rivaroxaban signifikant weniger kardiovaskuläre Todesfälle, Herzinfarkte oder Schlaganfälle auf als unter Acetylsalicylsäure allein (4,1 gegenüber 5,4 %). Schwere (3,1 gegenüber 1,9 %) und kleinere Blutungen (9,2 gegenüber 5,5 %) waren allerdings häufiger. Patienten ab 75 Jahren profitierten nicht, hatten aber häufiger Blutungskomplikationen, sodass die Nutzen-Schaden-Bilanz hier negativ war. Eine Mortalitätsreduktion sieht die EMA als nicht belegt an (European Medicines Agency 2017). Patienten mit koronarer Herzerkrankung (91 %) oder peripherer Verschlusskrankheit (27 %) wiesen vergleichbare Ergebnisse wie das Gesamtkollektiv auf (Connolly et al. 2018; Anand et al. 2018). Ähnlich fand die VOYAGER PAD-Studie bei Patienten nach Revaskularisation wegen peripherer Verschlusskrankheit unter zweimal 2,5 mg Rivaroxaban plus einmal 100 mg Acetylsalicylsäure gegenüber Acetylsalicylsäure allein eine Reduktion von Gefäßereignissen, aber auch eine Zunahme schwerer Blutungen (Bonaca et al. 2020). Clopidogrel gilt derzeit bei symptomatischer peripherer arterieller Verschlusskrankheit als Mittel der Wahl mit Vorteilen gegenüber Acetylsalicylsäure (Willems et al. 2022) und wäre für diese Patientengruppe als Vergleichstherapie sinnvoller gewesen. Zweimal 5 mg Rivaroxaban allein boten in COMPASS gegenüber zweimal 2,5 mg zusätzlich zu Acetylsalicylsäure keine Vorteile und erhielten folglich keine Zulassung für diese Indikation. Leitlinien empfehlen die niedrige Dosis zusätzlich zu Acetylsalicylsäure allenfalls bei hohem Gefäß- und niedrigem Blutungsrisiko (Frank et al. 2019).

Nicht zugelassene Indikationen für neue orale Antikoagulantien betreffen zum einen die Prophylaxe von Thromboembolien bei linksventrikulären Thromben. Hier sind sie möglicherweise effektiver und sicherer als Vitamin K-Antagonisten, allerdings anhand begrenzt belastbarer Datenlage (Huang et al. 2022). Zur Therapie zerebraler Venenthrombosen scheinen sie ähnlich wirksam und sicher zu sein (Bose et al. 2021), beim Antiphospholipidsyndrom gelten dagegen Vitamin K-Antagonisten weiterhin als Mittel der Wahl und die neuen orale Antikoagulantien stellen allenfalls bei niedrigem Risiko eine Option dar (Pastori et al. 2021).

9.2 Thrombozytenaggregationshemmer

9.2.1 Acetylsalicylsäure

Bei den Thrombozytenaggregationshemmern entfällt der Hauptteil der Verordnungen weiterhin auf Acetylsalicylsäurepräparate (◘ Abb. 9.2 und ◘ Tab. 9.3). Sie stiegen nach einer steilen Abnahme im Jahre 2004 aus regulatorischen Gründen in den folgenden Jahren

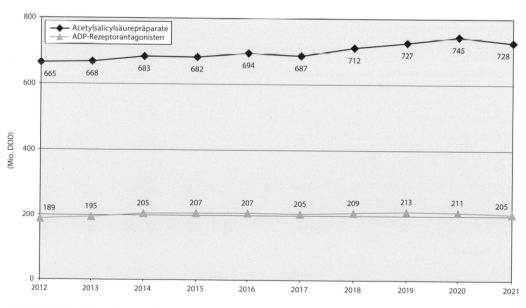

◘ **Abb. 9.2** Verordnungen von Thrombozytenaggregationshemmern 2012 bis 2021. Gesamtverordnungen nach definierten Tagesdosen

◻ **Tab. 9.3 Verordnungen von Thrombozytenaggregationshemmern 2021.** Angegeben sind die 2021 verordneten Tagesdosen, die Änderungen gegenüber 2020 und die mittleren Kosten je DDD 2021

Präparat	Bestandteile	DDD	Änderung	DDD-Nettokosten
		Mio.	%	Euro
Acetylsalicylsäure				
ASS 100/-protect-1 A Pharma	Acetylsalicylsäure	243,7	(+53,8)	0,03
ASS Dexcel 100/-protect	Acetylsalicylsäure	157,0	(+19,5)	0,03
ASS AbZ protect/-TAH	Acetylsalicylsäure	127,9	(−32,7)	0,03
ASS AL TAH/-protect	Acetylsalicylsäure	109,5	(−43,4)	0,03
ASS TAD protect	Acetylsalicylsäure	28,0	(+198,3)	0,04
ASS-ratiopharm TAH/-protect-100/ Herz ASS-ratiopharm	Acetylsalicylsäure	23,2	(−11,1)	0,04
ASS Fair-Med/Medbond 100	Acetylsalicylsäure	14,7	(+110,5)	0,03
ASS 100 HEXAL/-protect	Acetylsalicylsäure	9,4	(−13,1)	0,04
Aspirin N/-protect	Acetylsalicylsäure	7,1	(−14,3)	0,12
ASS STADA 100	Acetylsalicylsäure	3,2	(−40,5)	0,04
Godamed	Acetylsalicylsäure	2,9	(−13,4)	0,05
		726,7	**(−2,3)**	**0,03**
Clopidogrel				
Clopidogrel Zentiva	Clopidogrel	95,6	(−23,4)	0,33
Clopidogrel Heumann	Clopidogrel	52,3	(+87,8)	0,31
Clopidogrel Glenmark	Clopidogrel	8,6	(neu)	0,26
Clopidogrel BASICS	Clopidogrel	1,7	(−13,0)	0,27
Grepid	Clopidogrel	1,4	(−85,9)	0,24
Clopidogrel HEC Pharm	Clopidogrel	1,2	(> 1.000)	0,26
		160,7	**(−2,3)**	**0,32**
Weitere ADP-Rezeptorantagonisten				
Brilique	Ticagrelor	18,8	(−19,5)	2,55
Prasugrel Accord	Prasugrel	6,6	(+22,0)	1,22
Prasugrel beta	Prasugrel	4,3	(+247,1)	1,46
Prasillt TAD	Prasugrel	2,5	(+115,3)	1,62
Prasugrel AL	Prasugrel	2,4	(+167,3)	1,46
Prasugrelhydrobromid Zentiva	Prasugrel	1,8	(+18,6)	1,33
Prasugrel-PUREN	Prasugrel	1,4	(+102,5)	1,51
		37,6	**(+10,2)**	**1,97**
Summe		**925,1**	**(−1,8)**	**0,16**

9

kontinuierlich an (seit 2010 um 15 %), sind seitdem im Jahr 2021 aber erstmals leicht rückläufig.

Für die Rezidivprophylaxe mit niedrig dosierter Acetylsalicylsäure nach Herzinfarkten und Schlaganfällen ist der therapeutische Nutzen in zahlreichen Studien belegt und auch in Metaanalysen evaluiert worden (Antithrombotic Trialists' Collaboration 2009). In Laboranalysen lässt sich bei bis zu 10 % der Behandelten ein fehlendes Ansprechen selbst auf Tagesdosen von 325 mg nachweisen (Gum et al. 2001). Solche oft als „non-responder" bezeichnete Patienten weisen ein 3,5-fach höheres Risiko auf, an kardiovaskulären Leiden zu versterben (Eikelboom et al. 2003). Ob sie von einer ersatzweisen oder zusätzlichen Gabe von ADP-Rezeptorantagonisten profitieren, ist durch klinische Studien weiterhin unzureichend geklärt. Zum Einsatz von Acetylsalicylsäure für die Primärprävention von Gefäßereignissen sind in vergangenen Jahren nochmals mehrere größere randomisierte Studien veröffentlicht. Auch bei gepoolter Auswertung aller Studien ist ein Nutzen nicht erkennbar, ein erhöhtes Blutungsrisiko dagegen möglich (Christiansen et al. 2019).

9.2.2 Clopidogrel

Clopidogrel ist nach wie vor der Hauptvertreter der $P2Y_{12}$ ADP-Rezeptorantagonisten, deren Verordnungen in den letzten 10 Jahren ähnlich wie die der Acetylsalicylsäure zugenommen haben, aber auf niedrigerem und zuletzt weitgehend stabilem Niveau (◘ Abb. 9.2).

Clopidogrel zeigt in der Monotherapie zur Sekundärprävention ischämischer Gefäßereignisse im Vergleich zu Acetylsalicylsäure nur eine marginale Überlegenheit. In der CAPRIE-Studie betrug das jährliche Risiko für Schlaganfall, Myokardinfarkt oder vaskulär bedingten Todesfall mit Clopidogrel 5,32 % und mit Acetylsalicylsäure 5,82 % (CAPRIE Steering Committee 1996). Das Institut für Qualität und Wirtschaftlichkeit im Gesundheitswesen sieht einen Zusatznutzen nur bei Patienten mit symptomatischer peripherer arterieller Verschlusskrankheit (IQWiG 2006). Der Gemeinsame Bundesausschuss hat daraufhin die Verordnungsfähigkeit von Clopidogrel in der Monotherapie zu Lasten der gesetzlichen Krankenkassen auf diese Patienten sowie auf solche mit Acetylsalicylsäure-Unverträglichkeit begrenzt (Bundesministerium für Gesundheit 2012a). Bei gastrointestinaler Unverträglichkeit von Acetylsalicylsäure ist Clopidogrel jedoch keine zweckmäßige Option: Patienten mit blutenden Magenulzera unter Acetylsalicylsäure entwickelten nach Umstellung auf Clopidogrel wesentlich häufiger Blutungsrezidive als unter Kombination der Acetylsalicylsäure mit Esomeprazol (8,6 gegenüber 0,7 %) (Chan et al. 2005). Nach gastrointestinalen Blutungen unter Acetylsalicylsäure ist die zusätzliche Gabe eines Protonenpumpenhemmers deshalb sinnvoller als ein Wechsel auf einen $P2Y_{12}$ ADP-Rezeptorantagonisten.

Die Kombination aus Acetylsalicylsäure und Clopidogrel bleibt speziellen kardiovaskulären Indikationen vorbehalten. In der CURE-Studie traten bei Patienten mit akutem Koronarsyndrom innerhalb von drei bis zwölf Monaten unter Clopidogrel plus Acetylsalicylsäure kardiovaskuläre Todesfälle, Herzinfarkte und Schlaganfälle seltener auf als unter Acetylsalicylsäure allein (9,3 gegenüber 11,4 %), schwerere Blutungen allerdings häufiger (3,7 gegenüber 2,7 %) (The Clopidogrel in Unstable Angina to Prevent Recurrent Events Trial Investigators 2001). Bei schließlich interventionell behandelten Patienten nahmen unter der zusätzlichen Gabe von Clopidogrel kardiovaskuläre Ereignisse sowohl vor als auch nach der Intervention ab (Mehta et al. 2001). Die PCI-CLARITY- und die COMMIT-Studie konnten ähnliche Ergebnisse auch bei Patienten mit ST-Hebungsinfarkt bestätigen (Sabatine et al. 2005; Chen et al. 2005). Die Kombination aus Clopidogrel plus Acetylsalicylsäure gilt seither als Referenztherapie für Patienten mit akuten Koronarsyndromen. Eine auf wenige Wochen begrenzte Therapie mit Acetylsalicylsäure plus Clopidogrel zeigt auch bei leichten akuten ischämischen Schlaganfällen einen

Nutzen (weniger Re-Insulte als schwere Blutungen) und wird in Leitlinien für ausgewählte Patienten ohne Indikation einer Thrombolyse empfohlen (Brown et al. 2021; Powers et al. 2019).

Die Kombination aus Acetylsalicylsäure plus Clopidogrel gehört seit Jahren zum Standard nach Implantation koronarer Stents. Lange war strittig, für welche Dauer Clopidogrel in Abhängigkeit vom Stenttyp und von der klinischen Situation zusätzlich verabreicht werden soll. Die gepoolte Auswertung der Studien „REAL-LATE" und „ZEST-LATE" fand für eine duale Plättchenhemmung über ein Jahr nach Stentimplantation hinaus keinen Vorteil gegenüber der Monotherapie mit Acetylsalicylsäure (Park et al. 2010). In der DAPT-Studie verminderte die duale Plättchenhemmung nach Implantation beschichteter Stents über zwölf Monate hinaus zwar weiter Stentthrombosen und Herzinfarkte, erhöhte aber die Blutungsrate und Mortalität (Mauri et al. 2014). Ähnlich war das Ergebnis einer umfassenden Metaanalyserandomisierter Studien (Yin et al. 2019): Mit zunehmender Dauer der dualen Plättchenhemmung nahm vor allem das Risiko schwerer Blutungen zu, nach mehr als zwölf Monaten auch die nicht kardiale Sterblichkeit. Ein klarer Nutzen war dann nicht mehr erkennbar, und bei beschichteten Stents der neueren Generation (Everolimus, Zotarolimus) die Gesamtsterblichkeit sogar höher. Europäische und US-amerikanische Leitlinien empfehlen daher, die Dauer der dualen Plättchenhemmung nach Stentimplantation individuell festzulegen. Abhängig vom Risiko für Gefäßereignisse und Blutungen kann eine Verkürzung von zwölf Monaten auf sechs oder drei Monate oder gar einen Monat gerechtfertigt sein, ebenso wie eine Ausdehnung über zwölf Monate hinaus. Bei unbeschichteten Stents reicht in der Regel eine duale Plättchenhemmung für vier Wochen, wenn es sich um elektive Eingriffe handelt (Valgimigli et al. 2018; Lawton et al. 2022). Eine Verkürzung der dualen Plättchenhemmung reduziert vor allem dann das Blutungsrisiko, wenn die Plättchenhemmung nicht mit Acetylsalicylsäure, sondern mit einem P2Y$_{12}$ ADP-Rezeptor-Inhibitor wie Clopidogrel fortgesetzt wird (Valgimigli et al. 2021). In Leitlinien gilt diese Strategie bereits als eine Option (Lawton et al. 2022).

Bei Patienten mit kathetergestütztem perkutanen Aortenklappenersatz galt zunächst die Kombination von Clopidogrel mit Acetylsalicylsäure als Verfahren der Wahl. In der POPular TAVI-Studie erwies sich die Kombination aber nicht als effektiver als Acetylsalicylsäure allein und war mit häufigeren Blutungen behaftet (Brouwer et al. 2020). Eine aktuelle Netzwerkmetaanalyse bestätigte die Ergebnisse: Eine duale Plättchenhemmung ist nicht effektiver als eine Monotherapie, erhöht aber die Blutungsrate, eine Plättchenhemmung kombiniert mit oralen Antikoagulantien sogar die Mortalität (Ke et al. 2022). Die Monotherapie mit Acetylsalicylsäure gilt derzeit als Standard (Otto et al. 2021).

In der CHARISMA-Studie wurden Clopidogrel und Acetylsalicylsäure zur Sekundärprophylaxe bei kardiovaskulären Risikopatienten untersucht (Bhatt et al. 2006). Die Kombination verminderte gegenüber Acetylsalicylsäure allein nach 28 Monaten weder kardiovaskuläre Todesfälle noch Herzinfarkte oder Schlaganfälle (6,7 gegenüber 7,2 %). Die kardiovaskuläre Sterblichkeit war in einer Subgruppe mit multiplen Risikofaktoren sogar erhöht. Die MATCH-Studie verglich Clopidogrel plus Acetylsalicylsäure mit Clopidogrel allein bei Patienten mit kurz zuvor aufgetretenen ischämischen Schlaganfällen oder transienten ischämischen Attacken (Diener et al. 2004). Die Kombination verhinderte vaskuläre Ereignisse über 18 Monate nicht effektiver als Clopidogrel allein (15,7 gegenüber 16,7 %), ging jedoch mit einer signifikant höheren Rate lebensbedrohlicher Blutungen einher (2,6 gegenüber 1,3 %). Eine Netzwerkmetaanalyse fand vergleichbare Ergebnisse für die Kombination von Acetylsalicylsäure auch mit anderen Plättchenhemmern (Tornyos et al. 2022). Nach aktuellen Leitlinien bleibt die Plättchenhemmung mit Acetylsalicylsäure als Monotherapie beim chronischen Koronarsyndrom

(Knuuti et al. 2019), zur Sekundärprävention nach ischämischem Schlaganfall bei intrakraniellen Stenosen (Olma et al. 2022) und bei der peripheren arteriellen Verschlusskrankheit die Strategie der Wahl (Frank et al. 2019).

Patienten mit nicht valvulärem Vorhofflimmern, bei denen Vitamin-K-Antagonisten nicht indiziert waren, erlitten unter der Kombination Acetylsalicylsäure plus Clopidogrel innerhalb von 3,6 Jahren weniger Schlaganfälle, Embolien, Herzinfarkte oder kardiovaskuläre Todesfälle (6,8 gegenüber 7,6 %/Jahr), aber häufiger schwere Blutungen als unter Acetylsalicylsäure allein (2,0 gegenüber 1,3 %/Jahr) (The ACTIVE Investigators 2009). In der AVERROES-Studie reduzierte Apixaban in einer vergleichbaren Situation Schlaganfälle und Embolien jedoch deutlicher als Acetylsalicylsäure allein (1,6 gegenüber 3,7 %/Jahr), ohne dass Blutungen zunahmen (Connolly et al. 2011). Die ACTIVE-W-Studie verglich Clopidogrel plus Acetylsalicylsäure bei Patienten mit Vorhofflimmern mit Warfarin (INR-Zielwerte 2–3); sie musste nach 1,3 Jahren vorzeitig beendet werden, da Schlaganfälle, Embolien, Herzinfarkte oder kardiovaskuläre Todesfälle unter Warfarin seltener waren (5,60 gegenüber 3,93 %/Jahr) (The ACTIVE Writing Group of the ACTIVE Investigators 2006). Die Kombination aus Clopidogrel plus Acetylsalicylsäure wird seither in Leitlinien nur noch für spezielle Situationen oder als seltene Option empfohlen (January et al. 2019; Hindricks et al. 2021).

Clopidogrel ist ein inaktives Prodrug, das durch Cytochrom CYP2C19 aktiviert wird, weswegen genetische Polymorphismen von CYP2C19 zur Variabilität des pharmakologischen Effektes beitragen (Collet et al. 2009; Simon et al. 2009). Eine durch Gen- oder Thrombozytenfunktionstests gesteuerte Plättchenhemmung im Rahmen perkutaner Koronarinterventionen könnte gegenüber bisherigen Strategien die Rate an Herzinfarkten und Stentthrombosen vermindern, ohne dass schwere Blutungen oder die Sterblichkeit abnimmt (Galli et al. 2021). Solche Tests könnten für spezielle Situationen individualisierte Do-

sierungen ermöglichen (Sibbing und Kastrati 2021). Einzelne Leitlinien haben solche Strategien bereits als Option aufgenommen (Collet et al. 2021).

Das Cytochrom CYP2C19 kann auch durch Arzneimittel wie einzelne Protonenpumpenhemmer inhibiert werden. In der randomisierten COGENT-Studie hatte die gleichzeitige Therapie mit Omeprazol zusätzlich zur dualen Plättchenhemmung mit Clopidogrel und Acetylsalicylsäure jedoch keinen negativen Effekt auf die Rate kardiovaskulärer Ereignisse (Bhatt et al. 2010). Die klinische Bedeutung dieser Interaktion scheint aber vor allem bei Hochrisikopatienten noch nicht ausreichend geklärt (Bauer et al. 2011). Die Europäische Gesellschaft für Kardiologie empfiehlt ein pragmatisches Vorgehen, wenn nötig auf Protonenpumpenhemmer mit geringer Inhibition von CYP2C19 wie Pantoprazol auszuweichen und auf Omeprazol und Esomeprazol zu verzichten (Collet et al. 2021).

9.2.3 Prasugrel

Auch Prasugrel ist die inaktive Vorstufe eines aktiven Metaboliten, der die $P2Y_{12}$ ADP-Rezeptoren irreversibel blockiert. Anders als Clopidogrel wird Prasugrel in der Leber vor allem durch CYP3A4 und CYP2B6 aktiviert. Maximale Plasmaspiegel des aktiven Metaboliten werden bereits nach 30 min erreicht. In der TRITON-TIMI 38 Studie wurden Prasugrel und Clopidogrel jeweils in Kombination mit Acetylsalicylsäure bei Patienten mit akutem Koronarsyndrom und Indikation für eine perkutane Koronarintervention miteinander verglichen (Wiviott et al. 2007). Kardiovaskuläre Todesfälle, Herzinfarkte oder Schlaganfälle traten unter Prasugrel seltener auf als unter Clopidogrel (9,9 gegenüber 12,1 %). Schwere Blutungen waren jedoch häufiger (2,4 gegenüber 1,8 %), insbesondere bei Patienten über 75 Jahre oder wenn eine Bypass-Operation notwendig wurde. Das Institut für Qualität und Wirtschaftlichkeit im Gesundheitswesen (2011) sieht keinen Beleg für einen

Zusatznutzen von Prasugrel gegenüber Clopidogrel, da die publizierten Ergebnisse durch systematische Fehler in der Studienanlage und -auswertung verzerrt waren. Die Therapie mit Prasugrel sollte daher laut Therapiehinweis des Gemeinsamen Bundesausschusses auf Patienten mit hohem Risiko für kardiovaskuläre Mortalität und niedrigem Blutungsrisiko beschränkt bleiben (Bundesministerium für Gesundheit 2010).

Die 2019 publizierte ISAR-REACT-5-Studie fand bei Patienten mit akutem Koronarsyndrom und geplanter perkutaner Koronarintervention unter einer Therapiestrategie mit Prasugrel statt Ticagrelor, jeweils kombiniert mit Acetylsalicylsäure, jedoch weniger Todesfälle, Infarkte oder Schlaganfälle (6,9 gegenüber 9,3 % pro Jahr) (Schüpke et al. 2019). Die Gesamtmortalität und die Rate schwerer Blutungen unterschieden sich nicht. Kritikpunkte an der Studie sind das offene Design, die geringe Fallzahl und die nicht plausible Fallzahlkalkulation. Zudem stehen die Ergebnisse im Widerspruch zur PRAGUE-18-Studie (Motovska et al. 2018), die bei einem akuten Koronarsyndrom unter Prasugrel in der Tendenz mehr Todesfälle, Infarkte oder Schlaganfälle fand als unter Ticagrelor (6,6 gegenüber 5,7 %). Eine Metaanalyse neun randomisierter Vergleiche von Prasugrel mit Ticagrelor bei akutem Koronarsyndrom, deren Ergebnisse wesentlich durch ISAR-REACT-5 und PRAGUE-18 geprägt sind, fand keine signifikanten Unterschiede für Herzinfarkte, Schlaganfälle, kardiovaskuläre Todesfälle, Stentthrombosen, schwere Blutungen oder Todesfälle insgesamt (Ray et al. 2021). Die europäische Leitlinie regt derzeit jedoch an, Prasugrel unter den P2Y$_{12}$ ADP-Rezeptorantagonisten bei akutem Koronarsyndrom und geplanter Koronarintervention zu bevorzugen (Collet et al. 2021). Zur Klärung hat der Gemeinsame Bundesausschuss aktuell eine vergleichende Nutzenbewertung von Clopidogrel, Prasugrel und Ticagrelor in Kombination mit Acetylsalicylsäure bei Patienten mit akutem Koronarsyndrom und primärer oder verzögerter perkutaner Koronarintervention in Auftrag gegeben (Gemeinsamer Bundesausschuss 2021).

Die Verordnungszahlen für das mittlerweile auch generisch verfügbare Prasugrel sind 2021 gegenüber dem Vorjahr erneut und diesmal deutlich um 53,2 % gestiegen (◻ Tab. 9.3).

9.2.4 Ticagrelor

Im Gegensatz zu Clopidogrel und Prasugrel ist Ticagrelor ein direkt wirkender und reversibler Antagonist am P2Y$_{12}$-Rezeptor, der keine hepatische Aktivierung erfordert. Es hemmt die Thrombozytenfunktion auch ohne „Loading-Dose" rascher als Clopidogrel und ähnlich schnell wie Prasugrel. Nach Absetzen hält die Thrombozytenaggregationshemmung kürzer an als nach Clopidogrel. Zusätzlich zur Blockade des P2Y$_{12}$-Rezeptors hemmt Ticagrelor den Nukleosidtransporter ENT1, der für die zelluläre Aufnahme von Adenosin verantwortlich ist. Der Anstieg des Adenosinplasmaspiegels (Bonello et al. 2014) könnte dafür verantwortlich sein, dass nach Ticagrelor häufiger Dyspnoe beobachtet wird als nach Clopidogrel (13,8 gegenüber 7,8 %).

In der PLATO-Studie wurden über zwölf Monate die Kombinationen aus Acetylsalicylsäure mit Ticagrelor oder Clopidogrel bei Patienten mit akutem Koronarsyndrom verglichen, die rein medikamentös, mit perkutaner Intervention oder einem Koronarbypass behandelt wurden (Wallentin et al. 2009). Vaskuläre Todesfälle, Herzinfarkte und Schlaganfälle wurden durch Ticagrelor gegenüber Clopidogrel reduziert (9,8 gegenüber 11,7 %). Auch die Gesamtmortalität (4,5 gegenüber 5,9 %), kardiovaskuläre Mortalität (4,0 gegenüber 5,1 %) und Herzinfarktrate (5,8 gegenüber 6,9 %) waren geringer, ohne dass schwere Blutungen häufiger als unter Clopidogrel auftraten (11,6 gegenüber 11,2 %). Derzeit wird geprüft, ob nach akuten Koronarsyndromen die duale Plättchenhemmung deeskaliert werden kann, beispielsweise durch Verkürzung der Dauer und im Anschluss Ticagrelor als Monotherapie oder Wechsel auf Clopidogrel. Nach Implantation neuerer beschichteter Stents scheinen dann ein bis drei Monate duale Plättchenhemmung auszureichen und schwere Blutungen seltener zu sein (Giacoppo et al. 2021).

Bei Patienten mit stabiler, aber symptomatischer peripherer arterieller Verschlusskrankheit war die Monotherapie mit Ticagrelor in der EUCLID-Studie einer Behandlung mit Clopidogrel nicht überlegen (Hiatt et al. 2017): Nach 30 Monaten unterschied sich die Rate an kardiovaskulären Todesfällen, Myokardinfarkten und ischämischen Schlaganfällen nicht (10,8 vs. 10,6 %) und auch akute Ischämien der Extremitäten und Blutungen waren gleich häufig. Eine Zulassung erhielt Ticagrelor in dieser Indikation deshalb nicht. In der PEGASUS-TIMI 54-Studie wurde Ticagrelor wiederum zusätzlich zu Acetylsalicylsäure in der Langzeittherapie bei Patienten mit Herzinfarkt in der Vorgeschichte geprüft (Bonaca et al. 2015). Innerhalb von drei Jahren verminderte Ticagrelor in einer Dosierung von 2×60 mg/d gegenüber Placebo signifikant kardiovaskuläre Todesfälle, Herzinfarkte und Schlaganfälle (7,77 gegenüber 9,04 %), allerdings unter vergleichbarer Zunahme schwerer Blutungen (2,30 gegenüber 1,06 %) und ohne Einfluss auf die Gesamtmortalität. Die Zulassung für Ticagrelor wurde daraufhin 2016 entsprechend erweitert. Bei leichteren akuten ischämischen Schlaganfällen zeigt eine zeitlich begrenzte duale Plättchenhemmung mit Acetylsalicylsäure plus Ticagrelor einen Nutzen gegenüber Acetylsalicylsäure allein (Brown et al. 2021). Effektivität und Sicherheit unterscheiden sich hierbei nicht gegenüber einer Plättchenhemmung mit Acetylsalicylsäure plus Clopidogrel (Lun et al. 2022). Beide Kombinationen werden in einigen Leitlinien für ausgewählte Patienten empfohlen, nur Clopidogrel ist hierfür aber zugelassen (Powers et al. 2019; Ringleb et al. 2021).

Ticagrelor war 2011 das erste Arzneimittel, bei dem der Zusatznutzen entsprechend dem Arzneimittelmarktneuordnungsgesetz (AMNOG) gegenüber Clopidogrel bei den verschiedenen Formen des akuten Koronarsyndroms separat bewertet wurde. Nur bei Patienten mit instabiler Angina pectoris oder Nicht-ST-Hebungsinfarkt (NSTEMI) sah der Gemeinsame Bundesausschuss für Ticagrelor einen beträchtlichen Zusatznutzen, während für Patienten mit ST-Hebungsinfarkt (STEMI) keine ausreichenden Daten vorlagen (Bundesministerium für Gesundheit 2012b). Im Jahr 2016 wurde für die erweiterte Indikation nach zurückliegenden Herzinfarkten auf Basis der PEGASUS-TIMI 54-Studie (Bonaca et al. 2015) ein Anhalt für einen geringen Zusatznutzen konstatiert (Bundesministerium für Gesundheit 2016). Aus Sicht der Arzneimittelkommission der deutschen Ärzteschaft bestehen allerdings weiter große Unklarheiten, ob diese Kombination für die Langzeittherapie nach Herzinfarkten in der Gesamtbilanz Vorteile bringt (Arzneiverordnungen in der Praxis 2017). Ticagrelor wird in dieser Indikation auch in der aktuellen Versorgungsleitlinie zur chronischen koronaren Herzkrankheit (Bundesärztekammer et al. 2019) und in der Leitlinie der europäischen kardiologischen Gesellschaft zum chronischen Koronarsyndrom nicht empfohlen (Knuuti et al. 2019).

Die Verordnungen für das noch nicht generisch verfügbare Ticagrelor haben 2021 erneut gegenüber dem Vorjahr abgenommen, diesmal um 19,5 % und damit deutlicher als zuvor (◘ Tab. 9.3).

9.3 Antihämorrhagika

9.3.1 Blutgerinnungsfaktoren

Die umsatzstärkste Gruppe der Antihämorrhagika sind die Faktor-VIII-Präparate (◘ Tab. 9.4), die zur Prophylaxe und Therapie von Blutungen bei Patienten mit angeborenem Faktor VIII-Mangel (Hämophilie A) eingesetzt werden. Standardtherapie ist heute die primäre Prophylaxe durch regelmäßige intravenöse Infusion von Faktor VIII, die der bedarfsgesteuerten Behandlung bezüglich Blutungskomplikationen und Gelenkfunktion deutlich überlegen ist (Srivastava et al. 2020). Im Vergleich zur Bedarfstherapie re-

◘ Tab. 9.4 **Verordnungen von Antihämorrhagika 2021.** Angegeben sind die 2021 verordneten Tagesdosen, die Änderungen gegenüber 2020 und die mittleren Kosten je DDD 2021

Präparat	Bestandteile	DDD	Änderung	DDD-Nettokosten
		Mio.	%	Euro
Blutgerinnungsfaktoren				
Elocta	Efmoroctocog alfa	0,10	(+107,4)	782,43
Advate	Octocog alfa	0,08	(+81,5)	961,53
Beriate	Gerinnungsfaktor VIII	0,05	(+87,3)	900,43
Idelvion	Albutrepenonacog alfa	0,05	(+62,6)	923,18
Afstyla	Lonoctocog alfa	0,04	(+98,6)	1.008,49
Adynovi	Rurioctocog alfa pegol	0,04	(+74,9)	755,58
Refacto	Moroctocog alfa	0,03	(+66,1)	943,17
Haemoctin	Gerinnungsfaktor VIII	0,03	(+58,7)	844,33
Haemate P	Gerinnungsfaktor VIII Von-Willebrand-Faktor	0,03	(+57,3)	998,04
Wilate	Gerinnungsfaktor VIII Von-Willebrand-Faktor	0,02	(+118,1)	946,66
Octanate	Gerinnungsfaktor VIII	0,02	(+83,4)	719,47
Faktor VIII SDH Intersero	Gerinnungsfaktor VIII	0,02	(+90,3)	973,96
		0,50	**(+82,9)**	**887,90**
Vitamin K				
Konakion	Phytomenadion	0,45	(−5,7)	0,48
Antifibrinolytika				
Cyklokapron	Tranexamsäure	0,44	(+4,1)	3,43
Thrombopoetin-Rezeptoragonisten				
Revolade	Eltrombopag	1,2	(+11,1)	90,84
Nplate	Romiplostim	0,71	(+4,0)	94,39
		1,9	**(+8,3)**	**92,20**
Faktor VIIIa-Mimetikum				
Hemlibra	Emicizumab	0,13	(+50,7)	1.062,53
Summe		**3,4**	**(+13,6)**	**223,29**

duziert die prophylaktische Gabe die jährliche Blutungsrate je nach Dosierung um etwa 70 bis 90 % (Delgado-Flores et al. 2022). Die Hämophilie gehört zu den seltenen Erkrankungen mit besonderen Krankheitsverläufen, welche hoch spezialisierte Leistungen erfordern, die als ambulante Behandlung im Krankenhaus erfolgen können (§ 116 b Absatz 3 SGB V).

Ein großer Teil der Faktor-VIII-Präparate wird über Direktverträge an Krankenhäuser geliefert, die in den hier dargestellten DDD-Nettokosten nicht erfasst werden. Eine Direktlieferung an Ärzte und deren Einrichtungen ist dagegen gemäß Gesetz für mehr Sicherheit in der Arzneimittelversorgung seit September 2020 nicht mehr möglich (Bundesgesetzblatt 2019). Verordnungen und DDD-Nettokosten der Gerinnungsfaktoren sind daher unvollständig (◘ Tab. 9.4).

Derzeit stehen 23 Faktor-VIII-Präparate zur Behandlung von Patienten mit Hämophilie A zur Verfügung, darunter zehn aus humanem Plasma durch Reinigungsverfahren gewonnene und dreizehn gentechnologisch hergestellte Faktoren (Deutsche Hämophiliegesellschaft 2022). Zur gentechnischen Herstellung der rekombinanten Faktoren wie Octocog alfa werden meist Zelllinien von Hamsterovarien oder Hamsternieren verwendet. Bei vier der gentechnischen Präparate ist die Halbwertzeit des Faktor-VIII verlängert worden, bei Efmoroctocog alfa (Elocta) durch Fusion des Gerinnungsfaktors VIII mit dem Fc-Teil des humanen Immunglobulins IgG1, bei den anderen wie Rurioctocog alfa pegol (Adynovi) durch Pegylierungen. Für Patienten mit Hämophilie A und hemmenden Antikörpern gegen Faktor VIII (Hemmkörper) ist seit 2018 das Faktor VIIIa-Mimetikum Emicizumab (Hemlibra) verfügbar. Es ist ein bi-spezifischer monoklonaler Antikörper, der an die Gerinnungsfaktoren IX und X bindet und dadurch die Funktion des fehlenden Faktor VIII nachahmt. Mehrere plasmatische Faktor-VIII-Präparate (Haemate P, Wilate u. a.) enthalten ausreichende Mengen an Von-Willebrand-Faktor und können auch zur Behandlung des angeborenen Von-Willebrand-Syndroms eingesetzt werden. Ein rekombinanter Von-Willebrand-Faktor, Vonicog alfa (Veyvondi), wurde erstmalig 2019 zugelassen. Er enthält nur noch Spuren des rekombinanten Blutgerinnungsfaktors VIII.

Faktor-IX-Präparate zur Prophylaxe und Therapie von Blutungen bei Patienten mit dem selteneren angeborenem Faktor IX-Mangel (Hämophilie B) sind unter den meistverordneten Arzneimitteln nicht vertreten. Neben fünf Faktorkonzentraten aus Humanplasma stehen fünf modifizierte rekombinante Faktor IX-Präparate zur Verfügung, von denen drei gegenüber den Plasmapräparaten aufgrund einer verlängerten Plasmahalbwertszeit mit einem deutlich längeren Dosierungsintervall verabreicht werden können.

9.3.2 Thrombopoietin-Rezeptoragonisten

Eltrombopag (*Revolade*) ist ein oral applizierbarer Agonist des Thrombopoietinrezeptors und fördert im Knochenmark die Bildung neuer Thrombozyten. Er wurde 2010 zugelassen und kann zur Behandlung therapierefraktärer Patienten mit Immunthrombozytopenie (ITP), Thrombozytopenie bei chronischer Hepatitis C oder bei erworbener schwerer aplastischer Anämie eingesetzt werden. Der Thrombopoietin-Rezeptoragonist Romiplostim (*Nplate*) ist ein Fc-Peptid-Fusionsprotein, das bei Patienten mit ITP einmal wöchentlich subkutan appliziert wird. Beide Thrombopoietin-Rezeptoragonisten sind auch 2021 häufiger als im Vorjahr verordnet worden (◘ Tab. 9.4). Seit Juni 2019 ist Avatrombopag (*Doptelet*) als oraler Thrombopoietin-Rezeptor-Agonist zugelassen, und zwar nicht nur für die primäre chronische ITP, die auf andere Therapien nicht angesprochen (Steroide, Immunglobuline) hat, sondern auch bei Patienten mit Thrombopenien durch chronische Lebererkrankungen, bei denen ein invasiver Eingriff geplant ist. Für diese Situation gab es bisher kein zugelassenes Medikament.

Literatur

Agnelli G, Buller HR, Cohen A, Curto M, Gallus AS, Johnson M, Masiukiewicz U, Pak R, Thompson J, Raskob GE, Weitz JI, AMPLIFY Investigators (2013a) Oral apixaban for the treatment of acute venous thromboembolism. N Engl J Med 369:799–808

Agnelli G, Buller HR, Cohen A, Curto M, Gallus AS, Johnson M, Porcari A, Raskob GE, Weitz JI (2013b) Apixaban for extended treatment of venous thromboembolism. N Engl J Med 368:699–708 (Investigators P-E)

Akl EA, Labedi N, Barba M, Terrenato I, Sperati F, Muti P, Schünemann H (2011) Anticoagulation for the long-term treatment of venous thromboembolism in patients with cancer. Cochrane Database Syst Rev. https://doi.org/10.1002/14651858.CD006650.pub3

Alfarhan MFA (2022) Efficacy and safety of enoxaparin versus new oral anticoagulants to prevent venous thromboembolism after total hip replacement: a systematic review and meta-analysis. J Pers Med 12:107. https://doi.org/10.3390/jpm12010107

Alikhan R, Cohen AT (2009) Heparin for the prevention of venous thromboembolism in general medical patients (excluding stroke and myocardial infarction). Cochrane Database Syst Rev. https://doi.org/10.1002/14651858.CD003747.pub2

Anand SS, Bosch J, Eikelboom JW, Connolly SJ, Diaz R, Widimsky P, Aboyans V, Alings M, Kakkar AK, Keltai K, Maggioni AP, Lewis BS, Störk S, Zhu J, Lopez-Jaramillo P, O'Donnell M, Commerford PJ, Vinereanu D, Pogosova N, Ryden L, Fox KAA, Bhatt DL, Misselwitz F, Varigos JD, Vanassche T, Avezum AA, Chen E, Branch K, Leong DP, Bangdiwala SI, Hart RG, Yusuf S (2018) Rivaroxaban with or without aspirin in patients with stable peripheral or carotid artery disease: an international, randomised, double-blind, placebo-controlled trial. Lancet 391:219–229 (COMPASS Investigators)

Antithrombotic Trialists' Collaboration (2009) Aspirin in the primary and secondary prevention of vascular disease: collaborative meta-analysis of individual participant data from randomised trials. Lancet 373:1849–1860

Arzneiverordnungen in der Praxis (2017) Ticagrelor (Brilique®) (frühe Nutzenbewertung). https://www.akdae.de/Arzneimitteltherapie/AVP/Artikel/201701/029h/index.php

Bangalore S, Toklu B, Kotwal A, Volodarskiy A, Sharma S, Kirtane AJ, Feit F (2014) Anticoagulant therapy during primary percutaneous coronary intervention for acute myocardial infarction: a meta-analysis of randomized trials in the era of stents and P2Y12 inhibitors. BMJ 349:g6419

Bauer T, Bouman HJ, van Werkum JW, Ford NF, ten Berg JM, Taubert D (2011) Impact of CYP2C19 variant genotypes on clinical efficacy of antiplatelet treatment with clopidogrel: systematic review and meta-analysis. BMJ 343:d4588

Björck F, Sandén P, Renlund H, Svensson PJ, Själander A (2016) Warfarin treatment quality is consistently high in both anticoagulation clinics and primary care setting in Sweden. Thromb Res 136:216–220

Bonaca MP, Bauersachs RM, Anand SS, Debus ES, Nehler MR, Patel MR, Fanelli F, Capell WH, Diao L, Jaeger N, Hess CN, Pap AF, Kittelson JM, Gudz I, Mátyás L, Krievins DK, Diaz R, Brodmann M, Muehlhofer E, Haskell LP, Berkowitz SD, Hiatt WR (2020) Rivaroxaban in peripheral artery disease after revascularization. N Engl J Med 382:1994–2004. https://doi.org/10.1056/NEJMoa2000052

Bonello L, Laine M, Kipson N, Mancini J, Helal O, Fromonot J, Gariboldi V, Condo J, Thuny F, Frere C, Camoin-Jau L, Paganelli F, Dignat-George F, Guieu R (2014) Ticagrelor increases adenosine plasma concentration in patients with an acute coronary syndrome. J Am Coll Cardiol 63:872–877

Bose G, Graveline J, Yogendrakumar V, Shorr R, Fergusson DA, Le Gal G, Coutinho J, Mendonça M, Viana-Baptista M, Nagel S, Dowlatshahi D (2021) Direct oral anticoagulants in treatment of cerebral venous thrombosis: a systematic review. BMJ Open 11:e40212. https://doi.org/10.1136/bmjopen-2020-040212

Brouwer J, Nijenhuis VJ, Delewi R, Hermanides RS, Holvoet W, Dubois CLF, Frambach P, De Bruyne B, van Houwelingen GK, Van Der Heyden JAS, Toušek P, van der Kley F, Buysschaert I, Schotborgh CE, Ferdinande B, van der Harst P, Roosen J, Peper J, Thielen FWF, Veenstra L, Yin CPDRPP, Swaans MJ, Rensing BJWM, van 't Hof AWJ, Timmers L, Kelder JC, Stella PR, Baan J, Ten Berg JM (2020) Aspirin with or without clopidogrel after transcatheter aortic-valve implantation. N Engl J Med 383:1447–1457

Brown DL, Levine DA, Albright K, Kapral MK, Leung LY, Reeves MJ, Sico J, Strong B, Whiteley WN, American Heart Association Stroke Council (2021) Benefits and risks of dual versus single antiplatelet therapy for secondary stroke prevention: a systematic review for the 2021 guideline for the prevention of stroke in patients with stroke and transient Ischemic attack. Stroke 52:e468–e479. https://doi.org/10.1161/STR.0000000000000377

Bundesärztekammer (BÄK), Kassenärztliche Bundesvereinigung (KBV), Arbeitsgemeinschaft der Wissenschaftlichen Medizinischen Fachgesellschaften (AWMF) (2019) Nationale VersorgungsLeitlinie Chronische KHK – Langfassung, 5. Aufl. Bd. 1. https://doi.org/10.6101/AZQ/000419

Bundesgesetzblatt (2019) Gesetz für mehr Sicherheit in der Arzneimittelversorgung. BGB Jahrgang 2019 Teil I Nr. 30: 1202–1220

Bundesministerium für Gesundheit (2010) Bekanntmachung eines Beschlusses des Gemeinsamen Bundesausschusses über eine Änderung der Arzneimittel-Richtlinie (AM-RL) in Anlage IV: Therapiehinweis zu Prasugrel. BAnz. Nr. 137 (S. 3108) vom 10._Sept. 2010

Bundesministerium für Gesundheit (2012a) Bekanntmachung eines Beschlusses des Gemeinsamen Bundesausschusses über eine Korrektur der Arzneimittel-Richtlinie (AMR) in Anlage 10: Clopidogrel. BAnz. Nr. 161 (S. 3 814) vom 23._Okt. 2008

Bundesministerium für Gesundheit (2012b) Bekanntmachung eines Beschlusses des Gemeinsamen Bundesausschusses über eine Änderung der Arzneimittel-Richtlinie (AM-RL) (Anlage XII – Beschlüsse über die Nutzenbewertung von Arzneimitteln mit neuen Wirkstoffen nach § 35a des Fünften Buches Sozialgesetzbuch (SGB V) Ticagrelor vom 15._Dezember 2011, BAnz Nr. 11 vom 19._Jan. 2012)

Bundesministerium für Gesundheit (2016) Bekanntmachung eines Beschlusses des Gemeinsamen Bundesausschusses über eine Änderung der Arzneimittel-Richtlinie (AM-RL) (Anlage XII – Beschlüsse über die Nutzenbewertung von Arzneimitteln mit neuen Wirkstoffen nach § 35a des Fünften Buches Sozialgesetzbuch (SGB V) – Ticagrelor (neues Anwendungsgebiet): BAnz AT 9._Nov. 2016 B3)

CAPRIE Steering Committee (1996) A randomised, blinded, trial of clopidogrel versus aspirin in patients at risk of ischaemic events (CAPRIE). Lancet 348:1329–1339

De Caterina R, Husted S, Wallentin L, Andreotti F, Arnesen H, Bachmann F, Baigent C, Huber K, Jespersen J, Kristensen SD, Lip GY, Morais J, Rasmussen LH, Siegbahn A, Verheugt FW, Weitz JI (2013) Vitamin K antagonists in heart disease: current status and perspectives (Section III). Position paper of the ESC Working Group on Thrombosis – Task Force on Anticoagulants in Heart Disease. Thromb Haemost 110:1087–1107

Chan FK, Ching JY, Hung LC, Wong VW, Leung VK, Kung NN, Hui AJ, Wu JC, Leung WK, Lee VW, Lee KK, Lee YT, Lau JY, To KF, Chan HL, Chung SC, Sung JJ (2005) Clopidogrel versus aspirin and esomeprazole to prevent recurrent ulcer bleeding. N Engl J Med 352:238–244

CHARISMA Investigators, Bhatt DL, Fox KAA, Hacke W, Berger PB, Black HR, Boden WE, Cacoub P, Cohen EA, Creager MA, Easton JD, Flather MD, Haffner SM, Hamm CW, Hankey GJ, Johnston SC, Mak KH, Mas JL, Montalescot G, Pearson TA, Steg PG, Steinhubl SR, Weber MA, Brennan DM, Fabry-Ribaudo L, Booth J, Topol EJ (2006) Clopidogrel and aspirin versus aspirin alone for the prevention of atherothrombotic events. N Engl J Med 354:1706–1717

Christiansen M, Grove EL, Hvas AM (2019) Primary prevention of cardiovascular events with aspirin: toward more harm than benefit – a systematic review and meta-analysis. Semin Thromb Hemost. https://doi.org/10.1055/s-0039-1687905

COGENT Investigators, Bhatt DL, Cryer BL, Contant CF, Cohen M, Lanas A, Schnitzer TJ, Shook TL, Lapuerta P, Goldsmith MA, Laine L, Scirica BM, Murphy SA, Cannon CP (2010) Clopidogrel with or without

omeprazole in coronary artery disease. N Engl J Med 363:1909–1917

Coleman C, Antz M, Simard E, Evers T, Bowrin K, Bonnemeier H, Cappato R (2015) Real-world evidence on stroke prevention in patients with atrial fibrillation in the United States REVISIT-US. http://www.clinicaltrialresults.org/Slides/REVISIT_US_Slides.pptx

Collet JP, Hulot JS, Pena A, Villard E, Esteve JB, Silvain J, Payot L, Brugier D, Cayla G, Beygui F, Bensimon G, Funck-Brentano C, Montalescot G (2009) Cytochrome P450 2C19 polymorphism in young patients treated with clopidogrel after myocardial infarction: a cohort study. Lancet 373:309–317

Collet JP, Thiele H, Barbato E, Barthélémy O, Bauersachs J, Bhatt DL, Dendale P, Dorobantu M, Edvardsen T, Folliguet T, Gale CP, Gilard M, Jobs A, Jüni P, Lambrinou E, Lewis BS, Mehilli J, Meliga E, Merkely B, Mueller C, Roffi M, Rutten FH, Sibbing D, Siontis GCM, ESC Scientific Document Group (2021) 2020 ESC Guidelines for the management of acute coronary syndromes in patients presenting without persistent ST-segment elevation. Eur Heart J 42:1289–1367

Collet JP, Van Belle E, Thiele H, Berti S, Lhermusier T, Manigold T, Neumann FJ, Gilard M, Attias D, Beygui F, Cequier A, Alfonso F, Aubry P, Baronnet F, Ederhy S, Kasty ME, Kerneis M, Barthelemy O, Lefèvre T, Leprince P, Redheuil A, Henry P, Portal JJ, Vicaut E, Montalescot G, ATLANTIS Investigators of the ACTION Group (2022) Apixaban vs. standard of care after transcatheter aortic valve implantation: the ATLANTIS trial. Eur Heart J 43:2783–2797

COMMIT (ClOpidogrel and Metoprolol in Myocardial Infarction Trial) collaborative group, Chen ZM, Jiang LX, Chen YP, Xie JX, Pan HC, Peto R, Collins R, Liu LS (2005) Addition of clopidogrel to aspirin in 45,852 patients with acute myocardial infarction: randomised placebo-controlled trial. Lancet 366:1607–1621

Connolly SJ, Ezekowitz MD, Yusuf S, Eikelboom J, Oldgren J, Parekh A, Pogue J, Reilly PA, Themeles E, Varrone J, Wang S, Alings M, Xavier D, Zhu J, Diaz R, Lewis BS, Darius H, Diener HC, Joyner CD, Wallentin L, RE-LY Steering Committee and Investigators (2009) Dabigatran versus warfarin in patients with atrial fibrillation. N Engl J Med 361:1139–1151

Connolly SJ, Eikelboom J, Joyner C, Diener HC, Hart R, Golitsyn S, Flaker G, Avezum A, Hohnloser SH, Diaz R, Talajic M, Zhu J, Pais P, Budaj A, Parkhomenko A, Jansky P, Commerford P, Tan RS, Sim KH, Lewis BS, Van Mieghem W, Lip GY, Kim JH, Lanas-Zanetti F, Gonzalez-Hermosillo A, Dans AL, Munawar M, O'Donnell M, Lawrence J, Lewis G, Afzal R, Yusuf S, AVERROES Steering Committee and Investigators (2011) Apixaban in patients with atrial fibrillation. N Engl J Med 364:806–817

Connolly SJ, Eikelboom JW, Bosch J, Dagenais G, Dyal L, Lanas F, Metsarinne K, O'Donnell M, Dans AL, Ha JW, Parkhomenko AN, Avezum AA, Lonn E, Lisheng L, Torp-Pedersen C, Widimsky P, Maggioni AP, Felix C, Keltai K, Hori M, Yusoff K, Guzik TJ, Bhatt DL, Branch KRH, Cook Bruns N, Berkowitz SD, Anand SS, Varigos JD, Fox KAA, Yusuf S, COMPASS investigators (2018) Rivaroxaban with or without aspirin in patients with stable coronary artery disease: an international, randomised, double-blind, placebo-controlled trial. Lancet 391:205–218

Cuker A, Arepally GM, Chong BH, Cines DB, Greinacher A, Gruel Y, Linkins LA, Rodner SB, Selleng S, Warkentin TE, Wex A, Mustafa RA, Morgan RL, Santesso N (2018) American Society of Hematology 2018 guidelines for management of venous thromboembolism: heparin-induced thrombocytopenia. Blood Adv 27:3360–3392

Daiichi Sankyo Deutschland (2015) Dossier zur Nutzenbewertung gemäß § 35a SGB V Edoxaban (Lixiana®). https://www.g-ba.de/downloads/92-975-901/2015-07-17_Modul4A_Edoxaban.pdf

Delgado-Flores CJ, García-Gomero D, Salvador-Salvador S, Montes-Alvis J, Herrera-Cunti C, Taype-Rondan A (2022) Effects of replacement therapies with clotting factors in patients with hemophilia: a systematic review and meta-analysis. Plos One 17:e262273. https://doi.org/10.1371/journal.pone.0262273

Dentali F, Douketis JD, Lim W, Crowther M (2007) Combined aspirin-oral anticoagulant therapy compared with oral anticoagulant therapy alone among patients at risk for cardiovascular disease: a meta-analysis of randomized trials. Arch Intern Med 167:117–124

Desai A, Gyawali B (2020) Assessing the benefits and harms of direct oral anticoagulants in patients with cancer for the prophylaxis and treatment of venous thromboembolism: a systematic review and meta-analysis. ecancer. https://doi.org/10.3332/ecancer.2020.1091

Deutsche Hämophiliegesellschaft zur Bekämpfung von Blutungskrankheiten e. V. (2022) Gerinnungspräparate. https://www.dhg.de/behandlung/gerinnungspraeparate.html. Zugegriffen: 12. Sept. 2022

Diener HC, Bogousslavsky J, Brass LM, Cimminiello C, Csiba L, Kaste M, Leys D, Matias-Guiu J, Rupprecht HJ, MATCH investigators (2004) Aspirin and clopidogrel compared with clopidogrel alone after recent ischaemic stroke or transient ischaemic attack in high-risk patients (MATCH): randomised, double-blind, placebo-controlled trial. Lancet 364:331–337

Diener HC, Sacco RL, Easton JD, Granger CB, Bernstein RA, Uchiyama S, Kreuzer J, Cronin L, Cotton D, Grauer C, Brueckmann M, Chernyatina M, Donnan G, Ferro JM, Grond M, Kallmünzer B, Krupinski J, Lee BC, Lemmens R, Masjuan J, Odinak M, Saver JL, Schellinger PD, Toni D, Toyoda K, RE-SPECT ESUS Steering Committee and Investigators (2019) Dabigatran for prevention of stroke after embolic stroke of undetermined source. N Engl J Med 380:1906–1917

Eikelboom JW, Hirsh J, Weitz JI, Johnston M, Yi Q, Yusuf S (2003) Aspirin-resistant thromboxane biosynthesis and the risk of myocardial infarction, stroke, or cardiovascular death in patients at high risk for cardiovascular events. Circulation 105:1650–1655

Eikelboom JW, Connolly SJ, Brueckmann M, Granger CB, Kappetein AP, Mack MJ, Blatchford J, Devenny K, Friedman J, Guiver K, Harper R, Khder Y, Lobmeyer MT, Maas H, Voigt JU, Simoons ML, RE-ALIGN Investigators (2013) Dabigatran versus warfarin in patients with mechanical heart valves. N Engl J Med 369:1206–1214

Eikelboom JW, Connolly SJ, Bosch J, Dagenais GR, Hart RG, Shestakovska O, Diaz R, Alings M, Lonn EM, Anand SS, Widimsky P, Hori M, Avezum A, Piegas LS, Branch KRH, Probstfield J, Bhatt DL, Zhu J, Liang Y, Maggioni AP, Lopez-Jaramillo P, O'Donnell M, Kakkar AK, Fox KAA, Parkhomenko AN, Ertl G, Störk S, Keltai M, Ryden L, Pogosova N, Dans AL, Lanas F, Commerford PJ, Torp-Pedersen C, Guzik TJ, Verhamme PB, Vinereanu D, Kim JH, Tonkin AM, Lewis BS, Felix C, Yusoff K, Steg PG, Metsarinne KP, Cook Bruns N, Misselwitz F, Chen E, Leong D, Yusuf S, COMPASS Investigators (2017) Rivaroxaban with or without aspirin in stable cardiovascular disease. N Engl J Med 377:1319–1330

European Medicines Agency (2011) Updates on safety of PRADAXA; Pressemitteilung. http://www.ema.europa.eu/docs/en_GB/document_library/Press_release/2011/11/WC500117818.pdf (Erstellt: 18. Nov. 2011)

European Medicines Agency (2015) Assessment report (EPAR) LIXIANA, Stand 23._April 2015, EMA/321083/2015. http://www.ema.europa.eu/docs/en_GB/document_library/EPAR_-_Public_assessment_report/human/002629/WC500189047.pdf

European Medicines Agency (2017) Assessment report (EPAR) XARELTO, Stand 26._Juli 2018, EMA/556022/2018. https://www.ema.europa.eu/en/documents/variation-report/xarelto-h-c-944-ii-0058-epar-assessment-report-variation_en.pdf

European Medicines Agency (2020) Assessment report for Article-5(3) procedure: direct oral anticoagulants (DOACs), Stand 28._April 2020, EMA/194375/2020. https://www.ema.europa.eu/documents/referral/assessment-report-article-53-procedure-direct-oral-anticoagulants-doacs_en.pdf

Frank U, Nikol S, Belch J, Boc V, Brodmann M, Carpentier PH, Chraim A, Canning C, Dimakakos E, Gottsäter A, Heiss C, Mazzolai L, Madaric J, Olinic DM, Pécsvárady Z, Poredoš P, Quéré I, Roztocil K, Stanek A, Vasic D, Visonà A, Wautrecht JC, Bulvas M, Colgan MP, Dorigo W, Houston G, Kahan T, La-

9

wall H, Lindstedt I, Mahe G, Martini R, Pernod G, Przywara S, Righini M, Schlager O, Terlecki P (2019) ESVM Guideline on peripheral arterial disease. Vasa 48(Suppl 102):1–79

Frere C, Farge D, Schrag D, Prata PH, Connors JM (2022) Direct oral anticoagulant versus low molecular weight heparin for the treatment of cancer-associated venous thromboembolism: 2022 updated systematic review and meta-analysis of randomized controlled trials. J Hematol Oncol 15:69. https://doi.org/10.1186/s13045-022-01289-1

Galli M, Benenati S, Capodanno D, Franchi F, Rollini F, D'Amario D, Porto I, Angiolillo DJ (2021) Guided versus standard antiplatelet therapy in patients undergoing percutaneous coronary intervention: a systematic review and meta-analysis. Lancet 397:1470–1483

Gargiulo G, Cannon CP, Gibson CM, Goette A, Lopes RD, Oldgren J, Korjian S, Windecker S, Esposito G, Vranckx P, Valgimigli M (2021) Safety and efficacy of double vs. triple antithrombotic therapy in patients with atrial fibrillation with or without acute coronary syndrome undergoing percutaneous coronary intervention: a collaborative meta-analysis of non-vitamin K antagonist oral anticoagulant-based randomized clinical trials. Eur Heart J Cardiovasc Pharmacother 7:f50–f60

Gemeinsamer Bundesausschuss (2021) Beauftragung IQ-WiG: Nutzenbewertung von Clopidogrel, Prasugrel und Ticagrelor (Rapid Report). Beschlussdatum: 1. https://www.g-ba.de/beschluesse/4773/ (Erstellt: 04.2021)

Giacoppo D, Matsuda Y, Fovino LN, D'Amico G, Gargiulo G, Byrne RA, Capodanno D, Valgimigli M, Mehran R, Tarantini G (2021) Short dual antiplatelet therapy followed by P2Y12 inhibitor monotherapy vs. prolonged dual antiplatelet therapy after percutaneous coronary intervention with second-generation drug-eluting stents: a systematic review and meta-analysis of randomized clinical trials. Eur Heart J 42:308–319

Gibson CM, Mehran R, Bode C, Halperin J, Verheugt FW, Wildgoose P, Birmingham M, Ianus J, Burton P, van Eickels M, Korjian S, Daaboul Y, Lip GY, Cohen M, Husted S, Peterson ED, Fox KA (2016) Prevention of bleeding in patientswith atrial fibrillation undergoing PCI. N Engl J Med 375:2423–2434

Giugliano RP, Ruff CT, Braunwald E, Murphy SA, Wiviott SD, Halperin JL, Waldo AL, Ezekowitz MD, Weitz JI, Špinar J, Ruzyllo W, Ruda M, Koretsune Y, Betcher J, Shi M, Grip LT, Patel SP, Patel I, Hanyok JJ, Mercuri M, Antman EM, ENGAGE AF-TIMI 48 Investigators (2013) Edoxaban versus warfarin in patients with atrial fibrillation. N Engl J Med 369:2093–2104

Gómez-Outes A, Terleira-Fernández AI, Suárez-Gea ML, Vargas-Castrillón E (2012) Dabigatran, rivaroxaban, or apixaban versus enoxaparin for thromboprophylaxis after total hip or knee replacement: systematic review, meta-analysis, and indirect treatment comparisons. BMJ 344:e3675

Gómez-Outes A, Alcubilla P, Calvo-Rojas G, Terleira-Fernández AI, Suárez-Gea MA, Lecumberri R, Vargas-Castrillón E (2021) meta-analysis of reversal agents for severe bleeding associated with direct oral anticoagulants. J Am Coll Cardiol 77:2987–3001

Granger CB, Alexander JH, McMurray JJ, Lopes RD, Hylek EM, Hanna M, Al-Khalidi HR, Ansell J, Atar D, Avezum A, Bahit MC, Diaz R, Easton JD, Ezekowitz JA, Flaker G, Garcia D, Geraldes M, Gersh BJ, Golitsyn S, Goto S, Hermosillo AG, Hohnloser SH, Horowitz J, Mohan P, Jansky P, Lewis BS, Lopez-Sendon JL, Pais P, Parkhomenko A, Verheugt FW, Zhu J, Wallentin L, ARISTOTLE Committees and Investigators (2011) Apixaban versus warfarin in patients with atrial fibrillation. N Engl J Med 365:981–992

Greinacher A (2015) Heparin-induced thrombocytopenia. N Engl J Med 373:252–261

Greinacher A, Warkentin TE (2008) Risk of heparin-induced thrombocytopenia in patients receiving thromboprophylaxis. Expert Rev Hematol 1:75–85

Gum PA, Kottke-Marchant K, Poggio ED, Gurm H, Welsh PA, Brooks L, Sapp SK, Topol EJ (2001) Profile and prevalence of aspirin resistance in patients with cardiovascular disease. Am J Cardiol 88:230–235

Hao C, Sun M, Wang H, Zhang L, Wang W (2019) Low molecular weight heparins and their clinical applications. Prog Mol Biol Transl Sci 163:21–39

Hart RG, Sharma M, Mundl H, Kasner SE, Bangdiwala SI, Berkowitz SD, Swaminathan B, Lavados P, Wang Y, Wang Y, Davalos A, Shamalov N, Mikulik R, Cunha L, Lindgren A, Arauz A, Lang W, Czlonkowska A, Eckstein J, Gagliardi RJ, Amarenco P, Ameriso SF, Tatlisumak T, Veltkamp R, Hankey GJ, Toni D, Bereczki D, Uchiyama S, Ntaios G, Yoon BW, Brouns R, Endres M, Muir KW, Bornstein N, Ozturk S, O'Donnell MJ, De Vries Basson MM, Pare G, Pater C, Kirsch B, Sheridan P, Peters G, Weitz JI, Peacock WF, Shoamanesh A, Benavente OR, Joyner C, Themeles E, Connolly SJ, NAVIGATE ESUS Investigators (2018) Rivaroxaban for stroke prevention after embolic stroke of undetermined source. N Engl J Med 378:2191–2201

Heneghan CJ, Garcia-Alamino JM, Spencer EA, Ward AM, Perera R, Bankhead C, Coello AP, Fitzmaurice D, Mahtani KR, Onakpoya IJ (2016) Self-monitoring and self-management of oral anticoagulation. Cochrane Database Syst Rev. https://doi.org/10.1002/14651858.CD003839.pub3

Hiatt WR, Fowkes FG, Heizer G, Berger JS, Baumgartner I, Held P, Katona BG, Mahaffey KW, Norgren L, Jones WS, Blomster J, Millegård M, Reist C, Patel MR, EUCLID Trial Steering Committee and Investigators (2017) Ticagrelor versus clopidogrel in symptomatic peripheral artery disease. N Engl J Med 376:32–40

Hindricks G et al (2021) 2020 ESC Guidelines for the diagnosis and management of atrial fibrillation developed in collaboration with the European Association of Cardio-Thoracic Surgery (EACTS). Eur Heart J 42:373–498. https://doi.org/10.1093/eurheartj/ehaa612

Hohnloser SH, Basic E, Hohmann C, Nabauer M (2018) Effectiveness and safety of non-vitamin K oral anticoagulants in comparison to phenprocoumon: data from 61,000 patients with atrial fibrillation. Thromb Haemost 118:526–538

Huang L, Tan Y, Pan Y (2022) Systematic review of efficacy of direct oral anticoagulants and vitamin K antagonists in left ventricular thrombus. Esc Heart Fail. https://doi.org/10.1002/ehf2.14084

Iqbal Z, Hasan O, Cohen M (2012) Unfractionated heparin and low molecular weight heparin in Ischemic heart disease. In: Moliterno DJ, Kristensen SD, De Caterina R (Hrsg) Therapeutic advances in thrombosis, 2. Aufl. Wiley Online Library. https://doi.org/10.1002/9781118410875.ch8

Institut für Qualität und Wirtschaftlichkeit im Gesundheitswesen (2006) Clopidogrel versus Acetylsalicylsäure in der Sekundärprophylaxe vaskulärer Erkrankungen. Abschlussbericht A04/01A. https://www.iqwig.de/download/A04-01A_Abschlussbericht_Clopidogrel_versus_ASS_in_der_Sekundaerprophylaxe.pdf. Zugegriffen: 30. Juni 2006

Institut für Qualität und Wirtschaftlichkeit im Gesundheitswesen (2011) Prasugrel bei akutem Koronarsyndrom. Abschlussbericht A09-02. https://www.iqwig.de/download/A09-02_Abschlussbericht_Prasugrel_bei_akutem_Koronarsyndrom.pdf. Zugegriffen: 11. Juli 2011

January CT, Wann LS, Calkins H, Chen LY, Cigarroa JE, Cleveland JC Jr, Ellinor PT, Ezekowitz MD, Field ME, Furie KL, Heidenreich PA, Murray KT, Shea JB, Tracy CM, Yancy CW (2019) AHA/ACC/HRS focused update of the 2014 AHA/ACC/HRS guideline for the management of patients with atrial fibrillation. Circulation. https://doi.org/10.1161/CIR.0000000000000665

Jones NR, Taylor CJ, Hobbs FDR, Bowman L, Casadei B (2020) Screening for atrial fibrillation: a call for evidence. Eur Heart J 41:1075–1085

Junqueira DR, Zorzela LM, Perini E (2017) Unfractionated heparin versus low molecular weight heparins for avoiding heparin-induced thrombocytopenia in postoperative patients. Cochrane Database Syst Rev. https://doi.org/10.1002/14651858.CD007557.pub3

Kahwati LC, Asher GN, Kadro ZO, Keen S, Ali R, Coker-Schwimmer E, Jonas DE (2022) Screening for atrial fibrillation: updated evidence report and systematic review for the US preventive services task force. JAMA 327:368–383

Ke Y, Wang J, Wang W, Guo S, Dai M, Wu L, Bao Y, Li B, Ju J, Xu H, Jin Y (2022) Antithrombotic strategies after transcatheter aortic valve implantation: a systematic review and network meta-analysis of randomized controlled trials. Int J Cardiol 62:139–146

Kearon C, Akl EA, Comerota AJ, Prandoni P, Bounameaux H, Goldhaber SZ, Nelson ME, Wells PS, Gould MK, Dentali F, Crowther M, Kahn SR, American College of Chest Physicians (2012) Antithrombotic therapy for VTE disease: Antithrombotic therapy and prevention of thrombosis, 9th ed: American college of chest physicians evidence-based clinical practice guidelines. Chest 141(2 Suppl):e419S–e494S

Knuuti J, Wijns W, Saraste A, Capodanno D, Barbato E, Funck-Brentano C, Prescott E, Storey RF, Deaton C, Cuisset T, Agewall S, Dickstein K, Edvardsen T, Escaned J, Gersh BJ, Svitil P, Gilard M, Hasdai D, Hatala R, Mahfoud F, Masip J, Muneretto C, Valgimigli M, Achenbach S, Bax JJ, ESC Scientific Document Group (2019) 2019 ESC Guidelines for the diagnosis and management of chronic coronary syndromes. Eur Heart J 41:407–477

Koch A, Ziegler S, Breitschwerdt H, Victor N (2001) Low molecular weight heparin and unfractionated heparin in thrombosis prophylaxis: meta-analysis based on original patient data. Thromb Res 102:295–309

Kodumuri V, Adigopula S, Singh P, Swaminathan P, Arora R, Khosla S (2011) Comparison of low molecular weight heparin with unfractionated heparin during percutaneous coronary interventions: a meta-analysis. Am J Ther 18:180–189

Kong X, Zhu Y, Pu L, Meng S, Zhao L, Zeng W, Sun W, Wu G, Li H (2021) Efficacy and safety of non-recommended dose of new oral anticoagulants in patients with atrial fibrillation: a systematic review and meta-analysis. Front Cardiovasc Med 8:774109. https://doi.org/10.3389/fcvm.2021.774109

Kuno T, Takagi H, Sugiyama T, Ando T, Miyashita S, Valentin N, Shimada YJ, Kodaira M, Numasawa Y, Kanei Y, Hayashida K, Bangalore S (2020) Antithrombotic strategies after transcatheter aortic valve implantation: insights from a network meta-analysis. Catheter Cardiovasc Interv 96:E177–E186. https://doi.org/10.1002/ccd.28498

Larsen TB, Skjøth F, Nielsen PB, Kjældgaard JN, Lip GY (2016) Comparative effectiveness and safety of non-vitamin K antagonist oral anticoagulants and warfarin in patients with atrial fibrillation: propensity weighted nationwide cohort study. BMJ 353:i3189

Lawton JS, Tamis-Holland JE, Bangalore S, Bates ER, Beckie TM, Bischoff JM, Bittl JA, Cohen MG, DiMaio JM, Don CW, Fremes SE, Gaudino MF, Goldberger ZD, Grant MC, Jaswal JB, Kurlansky PA, Mehran R, Metkus TS Jr, Nnacheta LC, Rao SV, Sellke FW, Sharma G, Yong CM, Zwischenberger BA (2022) 2021 ACC/AHA/SCAI guideline for coronary artery revascularization: a report of the American college of cardiology/American heart association joint committee on clinical practice guidelines. J Am Coll Cardiol 79:e21–e129

Lopes RD, Heizer G, Aronson R, Vora AN, Massaro T, Mehran R, Goodman SG, Windecker S, Darius H, Li J, Averkov O, Bahit MC, Berwanger O, Budaj A, Hijazi Z, Parkhomenko A, Sinnaeve P, Storey RF, Thiele H, Vinereanu D, Granger CB, Alexander JH, AUGUSTUS Investigators (2019) Antithrombotic therapy after acute coronary syndrome or PCI in atrial fibrillation. N Engl J Med 380:1509–1524

Lun R, Dhaliwal S, Zitikyte G, Roy DC, Hutton B, Dowlatshahi D (2022) Comparison of Ticagrelor vs Clopidogrel in addition to aspirin in patients with minor Ischemic stroke and transient Ischemic attack: a network meta-analysis. JAMA Neurol 79:141–148

Lyman GH, Carrier M, Ay C, Di Nisio M, Hicks LK, Khorana AA, Leavitt AD, Lee AYY, Macbeth F, Morgan RL, Noble S, Sexton EA, Stenehjem D, Wiercioch W, Kahale LA, Alonso-Coello P (2021) American Society of Hematology 2021 guidelines for management of venous thromboembolism: prevention and treatment in patients with cancer. Blood Adv 5:927–974

Mauri L, Kereiakes DJ, Yeh RW, Driscoll-Shempp P, Cutlip DE, Steg PG, Normand SL, Braunwald E, Wiviott SD, Cohen DJ, Holmes DR Jr, Krucoff MW, Hermiller J, Dauerman HL, Simon DI, Kandzari DE, Garratt KN, Lee DP, Pow TK, Ver LP, Rinaldi MJ, Massaro JM, DAPT Study Investigators (2014) Twelve or 30 months of dual antiplatelet therapy after drug-eluting stents. N Engl J Med 371:2155–2166

Mehta SR, Yusuf S, Peters RJG, Bertrand ME, Lewis BL, Natarajan MK, Malmberg K, Rupprecht H, Zhao F, Chrolavicius S, Copland I, Fox KA, Clopidogrel in Unstable angina to prevent Recurrent Events trial (CURE) Investigators (2001) Effects of pretreatment with clopidogrel and aspirin followed by long-term therapy in patients underoing percutaneous coronary intervention: the PCI-CURE study. Lancet 358:527–533

Van Mieghem NM, Unverdorben M, Hengstenberg C, Möllmann H, Mehran R, López-Otero D, Nombela-Franco L, Moreno R, Nordbeck P, Thiele H, Lang I, Zamorano JL, Shawl F, Yamamoto M, Watanabe Y, Hayashida K, Hambrecht R, Meincke F, Vranckx P, Jin J, Boersma E, Rodés-Cabau J, Ohlmann P, Capranzano P, Kim HS, Pilgrim T, Anderson R, Baber U, Duggal A, Laeis P, Lanz H, Chen C, Valgimigli M, Veltkamp R, Saito S, Dangas GD, ENVISAGE-TAVI AF Investigators (2021) Edoxaban versus Vitamin K Antagonist for Atrial Fibrillation after TAVR. N Engl J Med 385:2150–2160

Mismetti P, Laporte S, Darmon J-Y, Buchmüller A, Decousus H (2001) Meta-analysis of low molecular weight heparin in the prevention of venous thromboembolism in general surgery. Br J Surg 88:913–930

Motovska Z, Hlinomaz O, Kala P, Hromadka M, Knot J, Varvarovsky I, Dusek J, Jarkovsky J, Miklik R, Rokyta R, Tousek F, Kramarikova P, Svoboda M, Majtan B, Simek S, Branny M, Mrozek J, Cervinka P, Ostransky J, Widimsky P, PRAGUE-18 Study Group (2018) 1-Year outcomes of patients undergoing primary angioplasty for myocardial infarction treated with prasugrel versus ticagrelor. J Am Coll Cardiol 71:371–381

National Institute for Health and Care Excellence (2021) Atrial fibrillation: diagnosis and management. Published: 27 April 2021. NICE clinical guideline 196. guidance.nice.org.uk/cg196

Neumann I, Rada G, Claro JC, Carrasco-Labra A, Thorlund K, Akl EA, Bates SM, Guyatt GH (2012) Oral direct Factor Xa inhibitors versus low-molecular-weight heparin to prevent venous thromboembolism in patients undergoing total hip or knee replacement: a systematic review and meta-analysis. Ann Intern Med 156:710–719

Nielsen PB, Skjøth F, Søgaard M, Kjældgaard JN, Lip GY, Larsen TB (2017) Effectiveness and safety of reduced dose non-vitamin K antagonist oral anticoagulants and warfarin in patients with atrial fibrillation: propensity weighted nationwide cohort study. BMJ 356:j510

Ning GZ, Kan SL, Chen LX, Shangguan L, Feng SQ, Zhou Y (2016) Rivaroxaban for thromboprophylaxis after total hip or knee arthroplasty: a meta-analysis with trial sequential analysis of randomized controlled trials. Sci Rep 6:23726. https://doi.org/10.1038/srep23726

Ng SS, Lai NM, Nathisuwan S, Jahan NK, Dilokthornsakul P, Kongpakwattana K, Hollingworth W, Chaiyakunapruk N (2020) Comparative efficacy and safety of warfarin care bundles and novel oral anticoagulants in patients with atrial fibrillation: a systematic review and network meta-analysis. Sci Rep 10:662. https://doi.org/10.1038/s41598-019-57370-2

Olma MC, Röther J, Grau A, Kurth T (2022) Sekundärprophylaxe ischämischer Schlaganfall und transitorische ischämische Attacke – Teil 2, S2k-Leitlinie, Deutsche Gesellschaft für Neurologie (DGN) und Deutsche Schlaganfall-Gesellschaft (DSG). www.dgn.org/leitlinien. Zugegriffen: 12. Sept. 2022

Othieno R, Affan AM, Okpo E (2007) Home versus inpatient treatment for deep vein thrombosis. Cochrane Database Syst Rev. https://doi.org/10.1002/14651858.CD003076.pub2

Otto CM, Nishimura RA, Bonow RO, Carabello BA, Erwin JP 3rd, Gentile F, Jneid H, Krieger EV, Mack M, McLeod C, O'Gara PT, Rigolin VH, Sundt TM 3rd, Thompson A, Toly C (2021) ACC/AHA guideline for the management of patients with valvular heart disease. Circulation 143:e72–e227. https://doi.org/10.1161/CIR.0000000000000923

Park SJ, Park DW, Kim YH, Kang SJ, Lee SW, Lee CW, Han KH, Park SW, Yun SC, Lee SG, Rha SW, Seong IW, Jeong MH, Hur SH, Lee NH, Yoon J, Yang JY, Lee BK, Choi YJ, Chung WS, Lim DS, Cheong SS, Kim KS, Chae JK, Nah DY, Jeon DS, Seung KB, Jang JS, Park HS, Lee K (2010) Duration of dual antiplatelet therapy after implantation of drug-eluting stents. N Engl J Med 362:1374–1382

Pastori D, Menichelli D, Cammisotto V, Pignatelli P (2021) Use of direct oral anticoagulants in patients with antiphospholipid syndrome: a systematic review and comparison of the international guidelines. Front Cardiovasc Med 8:715878. https://doi.org/10.3389/fcvm.2021.715878

Paschke LM, Klimke K, Altiner A, von Stillfried D, Schulz M (2020) Comparing stroke prevention therapy of direct oral anticoagulants and vitamin K antagonists in patients with atrial fibrillation: a nationwide retrospective observational study. BMC Med 18:254. https://doi.org/10.1186/s12916-020-01695-7

Patel MR, Mahaffey KW, Garg J, Pan G, Singer DE, Hacke W, Breithardt G, Halperin JL, Hankey GJ, Piccini JP, Becker RC, Nessel CC, Paolini JF, Berkowitz SD, Fox KA, Califf RM, ROCKET AF Investigators (2011) Rivaroxaban versus warfarin in nonvalvular atrial fibrillation. N Engl J Med 365:883–891

PEGASUS-TIMI 54 Steering Committee and Investigators, Bonaca MP, Bhatt DL, Cohen M, Steg PG, Storey RF, Jensen EC, Magnani G, Bansilal S, Fish MP, Im K, Bengtsson O, Oude Ophuis T, Budaj A, Theroux P, Ruda M, Hamm C, Goto S, Spinar J, Nicolau JC, Kiss RG, Murphy SA, Wiviott SD, Held P, Braunwald E, Sabatine MS (2015) Long-term use of ticagrelor in patients with prior myocardial infarction. N Engl J Med 372:1791–1800

Piccini JP, Hellkamp AS, Lokhnygina Y, Patel MR, Harrell FE, Singer DE, Becker RC, Breithardt G, Halperin JL, Hankey GJ, Berkowitz SD, Nessel CC, Mahaffey KW, Fox KA, Califf RM, ROCKET AF Investigators (2014) Relationship between time in therapeutic range and comparative treatment effect of rivaroxaban and warfarin: results from the ROCKET AF trial. J Am Heart Assoc. https://doi.org/10.1161/JAHA.113.000521

Piran S, Le Gal G, Wells PS, Gandara E, Righini M, Rodger MA, Carrier M (2013) Outpatient treatment of symptomatic pulmonary embolism: a systematic review and meta-analysis. Thromb Res 132:515–519

Powers WJ, Rabinstein AA, Ackerson T, Adeoye OM, Bambakidis NC, Becker K, Biller J, Brown M, Demaerschalk BM, Hoh B, Jauch EC, Kidwell CS, Leslie-Mazwi TM, Ovbiagele B, Scott PA, Sheth KN, Southerland AM, Summers DV, Tirschwell DL (2019) Guidelines for the early management of patients with acute Ischemic stroke: 2019 update to the 2018 guidelines for the early management of acute Ischemic stroke: a guideline for healthcare professio-

nals from the American Heart Association/American Stroke Association. Stroke 50:e344–e418. https://doi.org/10.1161/STR.0000000000000211

Qiao J, Zhang X, Zhang J, Li P, Xu B, Wang S, Jiang H, Shen Y, Wang K (2016) Comparison between fondaparinux and low-molecular-weight heparin in patients with acute coronary syndrome: a meta-analysis. Cardiology 133:163–172

Ray A, Najmi A, Khandelwal G, Jhaj R, Sadasivam B (2021) Prasugrel versus Ticagrelor in patients with acute coronary syndrome undergoing percutaneous coronary intervention: a systematic review and meta-analysis of randomized trials. Cardiovasc Drugs Ther 35:561–574

RE-DUAL PCI Steering Committee and Investigators, Cannon CP, Bhatt DL, Oldgren J, Lip GYH, Ellis SG, Kimura T, Maeng M, Merkely B, Zeymer U, Gropper S, Nordaby M, Kleine E, Harper R, Manassie J, Januzzi JL, Ten Berg JM, Steg PG, Hohnloser SH (2017) Dual antithrombotic therapy with dabigatran after PCI in atrial fibrillation. N Engl J Med 377:1513–1524

Reilly PA, Lehr T, Haertter S, Connolly SJ, Yusuf S, Eikelboom JW, Ezekowitz MD, Nehmiz G, Wang S, Wallentin L, RE-LY Investigators (2014) The effect of dabigatran plasma concentrations and patient characteristics on the frequency of ischemic stroke and major bleeding in atrial fibrillation patients: the RE-LY Trial (Randomized Evaluation of Long-Term Anticoagulation Therapy). J Am Coll Cardiol 63:321–328

Ringleb P, Köhrmann M, Jansen O (2021) Akuttherapie des ischämischen Schlaganfalls, S2e-Leitlinie, 2021, in: Deutsche Gesellschaft für Neurologie (Hrsg.), Leitlinien für Diagnostik und Therapie in der Neurologie. www.dgn.org/leitlinien. Zugegriffen: 12. Sept. 2022

Robertson L, Jones LE (2017) Fixed dose subcutaneous low molecular weight heparins versus adjusted dose unfractionated heparin for the initial treatment of venous thromboembolism. Cochrane Database Syst Rev. https://doi.org/10.1002/14651858.CD001100.pub4

Romualdi E, Donadini MP, Ageno W (2011) Oral rivaroxaban after symptomatic venous thromboembolism: the continued treatment study (EINSTEIN-extension study). Expert Rev Cardiovasc Ther 9:841–844

Ruff CT, Giugliano RP, Braunwald E, Hoffman EB, Deenadayalu N, Ezekowitz MD, Camm AJ, Weitz JI, Lewis BS, Parkhomenko A, Yamashita T, Antman EM (2014) Comparison of the efficacy and safety of new oral anticoagulants with warfarin in patients with atrial fibrillation: a meta-analysis of randomised trials. Lancet 383:955–962

Sabatine MS, Cannon CP, Gibson CM, López-Sendón JL, Montalescot G, Theroux P, Lewis BS, Murphy SA, McCabe CH, Braunwald E, Clopidogrel as Adjunctive Reperfusion Therapy (CLARITY)-Thrombolysis in Myocardial Infarction (TIMI) 28 Investigators

9

(2005) Effect of clopidogrel pretreatment before percutaneous coronary intervention in patients with ST-elevation myocardial infarction treated with fibrinolytics: the PCI-CLARITY study. JAMA 294:1224–1232

Sandercock PA, Leong TS (2017) Low-molecular-weight heparins or heparinoids versus standard unfractionated heparin for acute ischaemic stroke. Cochrane Database Syst Rev. https://doi.org/10.1002/14651858.CD000119.pub4

De Schryver EL, Algra A, Kappelle LJ, van Gijn J, Koudstaal PJ (2012) Vitamin K antagonists versus antiplatelet therapy for preventing further vascular events after transient ischaemic attack or minor stroke of presumed arterial origin. Cochrane Database Syst Rev. https://doi.org/10.1002/14651858.CD001342.pub3

Schulman S, Kearon C, Kakkar AK, Mismetti P, Schellong S, Eriksson H, Baanstra D, Schnee J, Goldhaber SZ, Group R-CS (2009) Dabigatran versus warfarin in the treatment of acute venous thromboembolism. N Engl J Med 361:2342–2352

Schulman S, Kearon C, Kakkar AK, Schellong S, Eriksson H, Baanstra D, Kvamme AM, Friedman J, Mismetti P, Goldhaber SZ, RE-MEDY Trial Investigators, RE-SONATE Trial Investigators (2013) Extended use of dabigatran, warfarin, or placebo in venous thromboembolism. N Engl J Med 368:709–718

Schulman S, Kakkar AK, Goldhaber SZ, Schellong S, Eriksson H, Mismetti P, Christiansen AV, Friedman J, Le Maulf F, Peter N, Kearon C, Investigators R-CIT (2014) Treatment of acute venous thromboembolism with dabigatran or warfarin and pooled analysis. Circulation 129:764–772

Schüpke S, Neumann FJ, Menichelli M, Mayer K, Bernlochner I, Wöhrle J, Richardt G, Liebetrau C, Witzenbichler B, Antoniucci D, Akin I, Bott-Flügel L, Fischer M, Landmesser U, Katus HA, Sibbing D, Seyfarth M, Janisch M, Boncompagni D, Hilz R, Rottbauer W, Okrojek R, Möllmann H, Hochholzer W, Migliorini A, Cassese S, Mollo P, Xhepa E, Kufner S, Strehle A, Leggewie S, Allali A, Ndrepepa G, Schühlen H, Angiolillo DJ, Hamm CW, Hapfelmeier A, Tölg R, Trenk D, Schunkert H, Laugwitz KL, Kastrati A, ISAR-REACT 5 Trial Investigators (2019) Ticagrelor or prasugrel in patients with acute coronary syndromes. N Engl J Med 381:1524–1534

Sibbing D, Kastrati A (2021) Guided P2Y12 inhibitor therapy after percutaneous coronary intervention. Lancet 397:1423–1425

Simon T, Verstuyft C, Mary-Krause M, Quteineh L, Drouet E, Méneveau N, Steg PG, Ferrières J, Danchin N, Becquemont L, French Registry of Acute ST-Elevation and Non-ST-Elevation Myocardial Infarction (FAST-MI) Investigators (2009) Genetic determinants of response to clopidogrel and cardiovascular events. N Engl J Med 360:363–375

Sjögren V, Grzymala-Lubanski B, Renlund H, Friberg L, Lip GY, Svensson PJ, Själander A (2015) Safety and efficacy of well managed warfarin. A report from the Swedish quality register Auricula. Thromb Haemost 113:1370–1377

Sobieraj DM, Coleman CI, Tongbram V, Chen W, Colby J, Lee S, Kluger J, Makanji S, Ashaye A, White CM (2012) Comparative effectiveness of low-molecular-weight heparins versus other anticoagulants in major orthopedic surgery: a systematic review and meta-analysis. Pharmacotherapy 32:799–808

Srivastava A, Santagostino E, Dougall A, Kitchen S, Sutherland M, Pipe SW, Carcao M, Mahlangu J, Ragni MV, Windyga J, Llinás A, Goddard NJ, Mohan R, Poonnoose PM, Feldman BM, Lewis SZ, van den Berg HM, Pierce GF, WFH Guidelines for the Management of Hemophilia panelists and co-authors (2020) WFH guidelines for the management of hemophilia, 3rd edition. Haemophilia 26(Suppl 6):1–158

Stangier J, Rathgen K, Stahle H, Mazur D (2010) Influence of renal impairment on the pharmacokinetics and pharmacodynamics of oral dabigatran etexilate: an open-label, parallel-group, single-centre study. Clin Pharmacokinet 49:259–268

Steffel J, Collins R, Antz M, Cornu P, Desteghe L, Haeusler KG, Oldgren J, Reinecke H, Roldan-Schilling V, Rowell N, Sinnaeve P, Vanassche T, Potpara T, Camm AJ, Heidbüchel H (2021) 2021 European Heart Rhythm Association Practical Guide on the Use of Non-Vitamin K Antagonist Oral Anticoagulants in Patients with Atrial Fibrillation. Europace. https://doi.org/10.1093/europace/euab065 (External reviewers:, Lip GYH, Deneke T, Dagres N, Boriani G, Chao TF, Choi EK, Hills MT, Santos IS, Lane DA, Atar D, Joung B, Cole OM, Field M)

Stevens SM, Woller SC, Baumann Kreuziger L, Bounameaux H, Doerschug K, Geersing GJ, Huisman MV, Kearon C, King CS, Knighton AJ, Lake E, Murin S, Vintch JRE, Wells PS, Moores LK (2021) Antithrombotic therapy for VTE disease: second update of the CHEST guideline and expert panel report. Chest 160:e545–e608

Svendsen JH, Diederichsen SZ, Højberg S, Krieger DW, Graff C, Kronborg C, Olesen MS, Nielsen JB, Holst AG, Brandes A, Haugan KJ, Køber L (2021) Implantable loop recorder detection of atrial fibrillation to prevent stroke (The LOOP Study): a randomised controlled trial. Lancet 398:1507–1516

Svennberg E, Friberg L, Frykman V, Al-Khalili F, Engdahl J, Rosenqvist M (2021) Clinical outcomes in systematic screening for atrial fibrillation (STROKESTOP): a multicentre, parallel group, unmasked, randomised controlled trial. Lancet 398:1498–1506

The ACTIVE Investigators (2009) Effect of clopidogrel added to aspirin in patients with atrial fibrillation. N Engl J Med 360:2066–2078

The ACTIVE Writing Group of the ACTIVE Investigators (2006) Clopidogrel plus aspirin versus oral anticoagulation for atrial fibrillation in the Atrial fibrillation

Clopidogrel Trial with Irbesartan for prevention of Vascular Events (ACTIVE W): a randomised controlled trial. Lancet 367:1903–1912

The Clopidogrel in Unstable Angina to Prevent Recurrent Events Trial Investigators (2001) Effects of clopidogrel in addition to aspirin in patients with acute coronary syndromes without ST-segment elevation. N Engl J Med 345:494–502

The EINSTEIN Investigators (2010) Oral rivaroxaban for symptomatic venous thromboembolism. N Engl J Med 363:2499–2510

The EINSTEIN-PE Investigators (2012) Oral rivaroxaban for the treatment of symptomatic pulmonary embolism. N Engl J Med 366:1287–1297

The Hokusai-VTE Investigators (2013) Edoxaban versus warfarin for the treatment of symptomatic venous thromboembolism. N Engl J Med 369:1406–1415

The Warfarin Antiplatelet Vascular Evaluation Trial Investigators (2007) Oral anticoagulant and antiplatelet therapy and peripheral arterial disease. N Engl J Med 357:217–227

Tornyos D, Komócsi A, Bálint A, Kupó P, El Abdallaoui OEA, Szapáry L, Szapáry LB (2022) Antithrombotic therapy for secondary prevention in patients with stroke or transient ischemic attack: a multiple treatment network meta-analysis of randomized controlled trials. Plos One 17:e273103. https://doi.org/10.1371/journal.pone.0273103

Ujeyl M, Köster I, Wille H, Stammschulte T, Hein R, Harder S, Gundert-Remy U, Bleek J, Ihle P, Schröder H, Schillinger G, Zawinell A, Schubert I (2018) Comparative risks of bleeding, ischemic stroke and mortality with direct oral anticoagulants versus phenprocoumon in patients with atrial fibrillation. Eur J Clin Pharmacol 74:1317–1325

U.S. Food & Drug Administration (2015) SAVAYSA (edoxaban) tablets for oral use. http://www.accessdata.fda.gov/drugsatfda_docs/label/2015/206316lbl.pdf

U.S. Preventive Services Task Force (2022) Screening for atrial fibrillation – US preventive services task force recommendation statement. JAMA 327:360–367

Valgimigli M, Bueno H, Byrne RA, Collet JP, Costa F, Jeppsson A, Jüni P, Kastrati A, Kolh P, Mauri L, Montalescot G, Neumann FJ, Petricevic M, Roffi M, Steg PG, Windecker S, Zamorano JL, Levine GN, ESC Scientific Document Group, ESC Committee for Practice Guidelines (CPG), ESC National Cardiac Societies (2018) 2017 ESC focused update on dual antiplatelet therapy in coronary artery disease developed in collaboration with EACTS: the Task Force for dual antiplatelet therapy in coronary artery disease of the European Society of Cardiology (ESC) and of the European Association for Cardio-Thoracic Surgery (EACTS). Eur Heart J 39:213–260

Valgimigli M, Gragnano F, Branca M, Franzone A, Baber U, Jang Y, Kimura T, Hahn JY, Zhao Q, Windecker S, Gibson CM, Kim BK, Watanabe H, Song YB, Zhu Y, Vranckx P, Mehta S, Hong SJ, Ando K, Gwon HC, Serruys PW, Dangas GD, McFadden EP, Angiolillo DJ, Heg D, Jüni P, Mehran R (2021) P2Y12 inhibitor monotherapy or dual antiplatelet therapy after coronary revascularisation: individual patient level meta-analysis of randomised controlled trials. BMJ 373:n1332. https://doi.org/10.1136/bmj.n1332

Verdoia M, Schaffer A, Barbieri L, Suryapranata H, De Luca G (2016) Bivalirudin versus unfractionated heparin in acute coronary syndromes: an updated meta-analysis of randomized trials. Rev Esp Cardiol (Engl Ed) 69:732–745

Vranckx P, Valgimigli M, Eckardt L, Tijssen J, Lewalter T, Gargiulo G, Batushkin V, Campo G, Lysak Z, Vakaliuk I, Milewski K, Laeis P, Reimitz PE, Smolnik R, Zierhut W, Goette A (2019) Edoxaban-based versus vitamin K antagonist-based antithrombotic regimen after successful coronary stenting in patients with atrial fibrillation (ENTRUST-AF PCI): a randomised, open-label, phase 3b trial. Lancet 394:1335–1343

Wallentin L, Becker RC, Budaj A, Cannon CP, Emanuelsson H, Held C, Horrow J, Husted S, James S, Katus H, Mahaffey KW, Scirica BM, Skene A, Steg PG, Storey RF, Harrington RA, Thorsén M, PLATO Investigators (2009) Ticagrelor versus clopidogrel in patients with acute coronary syndromes. N Engl J Med 361:1045–1057

Wallentin L, Yusuf S, Ezekowitz MD, Alings M, Flather M, Franzosi MG, Pais P, Dans A, Eikelboom J, Oldgren J, Pogue J, Reilly PA, Yang S, Connolly SJ, RE-LY investigators (2010) Efficacy and safety of dabigatran compared with warfarin at different levels of international normalised ratio control for stroke prevention in atrial fibrillation: an analysis of the RE-LY trial. Lancet 376:975–983

Wallentin L, Lopes RD, Hanna M, Thomas L, Hellkamp A, Nepal S, Hylek EM, Al-Khatib SM, Alexander JH, Alings M, Amerena J, Ansell J, Aylward P, Bartunek J, Commerford P, De Caterina R, Erol C, Harjola VP, Held C, Horowitz JD, Huber K, Husted S, Keltai M, Lanas F, Lisheng L, McMurray JJ, Oh BH, Rosenqvist M, Ruzyllo W, Steg PG, Vinereanu D, Xavier D, Granger CB, Apixaban for Reduction in Stroke and Other Thromboembolic Events in Atrial Fibrillation (ARISTOTLE) Investigators (2013) Efficacy and safety of apixaban compared with warfarin at different levels of predicted international normalized ratio control for stroke prevention in atrial fibrillation. Circulation 127:2166–2176

Waranugraha Y, Rizal A, Syaban MFR, Faratisha IFD, Erwan NE, Yunita KC (2021) Direct comparison of non-vitamin K antagonist oral anticoagulant versus warfarin for stroke prevention in non-valvular atrial fibrillation: a systematic review and meta-analysis of real-world evidences. Egypt Heart J 73:70. https://doi.org/10.1186/s43044-021-00194-1

9

White RH, Ginsberg JS (2003) Low-molecular-weight heparins: are they all the same? Br J Hematol 121:12–20

Willems LH, Maas DPMSM, Kramers K, Reijnen MMPJ, Riksen NP, Ten CH, van der Vijver-Coppen RJ, de Borst GJ, Mees BME, Zeebregts CJ, Hannink G, Warlé MC (2022) Antithrombotic therapy for symptomatic peripheral arterial disease: a systematic review and network meta-analysis. Drugs. https://doi.org/10.1007/s40265-022-01756-6

Wiviott SD, Braunwald E, McCabe CH, Montalescot G, Ruzyllo W, Gottlieb S, Neumann FJ, Ardissino D, De Servi S, Murphy SA, Riesmeyer J, Weerakkody G, Gibson CM, Antman EM, TRITON-TIMI 38 Investigators (2007) Prasugrel versus clopidogrel in patients with acute coronary syndromes. N Engl J Med 357:2001–2015

Wu X, Hu L, Liu J, Gu Q (2021) Off-label underdosing or overdosing of non-vitamin K antagonist oral anticoagulants in patients with atrial fibrillation: a meta-analysis. Front Cardiovasc Med 8:724301. https://doi.org/10.3389/fcvm.2021.724301

Xiong W (2021) Current status of treatment of cancer-associated venous thromboembolism. Thromb J 19:21. https://doi.org/10.1186/s12959-021-00274-x

Yao X, Abraham NS, Alexander GC, Crown W, Montori VM, Sangaralingham LR, Gersh BJ, Shah ND, Noseworthy PA (2016) Effect of adherence to oral anticoagulants on risk of stroke and major bleeding among patients with atrial fibrillation. J Am Heart Assoc 5:e3074

Yin SH, Xu P, Wang B, Lu Y, Wu QY, Zhou ML, Wu JR, Cai JJ, Sun X, Yuan H (2019) Duration of dual antiplatelet therapy after percutaneous coronary intervention with drug-eluting stent: systematic review and network meta-analysis. BMJ 365:l2222

Erkrankungen des Stoffwechsels und des Gastrointestinaltraktes

Inhaltsverzeichnis

Diabetes mellitus

Marc Freichel und Andreas Klinge

Auf einen Blick

Trend Die Arzneitherapie des Diabetes mellitus hat in den letzten zehn Jahren weiter zugenommen. Insulinverordnungen stagnierten lange Zeit. Sie sind seit drei Jahren rückläufig, da bei kontinuierlichem Rückgang der Humaninsuline jetzt auch Insulinanaloga weniger verordnet wurden. Die Metforminverordnungen stagnierten seit 2012, sind aber in den letzten vier Jahren wieder angestiegen. Die Sulfonylharnstoffverordnungen haben sich seit 2012 etwa halbiert. Die Verordnungen der DPP-4-Hemmer sind 2021 in etwa gleich geblieben. Glinide sind nur noch mit einer Substanz vertreten. SGLT-2-Inhibitoren und GLP-1-Agonisten werden in der aktuellen Nationalen Versorgungsleitlinie aufgrund der Ergebnisse kardiovaskulärer Endpunktstudien für Typ-2-Diabetespatienten mit kardiovaskulären Risiken empfohlen, bei Patienten mit manifesten kardiovaskulären Erkrankungen sogar (in Kombination mit Metformin) als Erstlinientherapie. Zum Einsatz von SLGT2-Inhibitoren bei Herzinsuffizienz mit und ohne Diabetes wird auf ▶ Kap. 6,7 und 34 verwiesen. Die Studiendaten haben vermutlich dazu beigetragen, dass sowohl SGLT-2-Inhibitoren als auch GLP-1-Agonisten 2021 jeweils erneut um 30 % mehr verordnet wurden.

Kosten Die Antidiabetika stehen mit 3,05 Mrd € (+9,2 %) wie im Vorjahr auf Rang 4 der umsatzstärksten Arzneimittelgruppen. Erneut haben die oralen Antidiabetika einen deutlich höheren Kostenanteil als die Insulinpräparate. Dies liegt eindeutig an den teuren Präparaten der neueren Wirkstoffgruppen der SGLT2-Inhibitoren und der GLP-1-Agonisten.

Ziele der Diabetestherapie sind Symptomfreiheit, Verbesserung der Lebensqualität und Vermeidung von Sekundärkomplikationen. Diese werden nach den Daten der vorliegenden Studien immer noch in erster Linie durch eine möglichst optimale Blutzuckereinstellung erreicht, wobei sich in den letzten Jahren gezeigt hat, dass optimal nicht mit möglichst niedrig gleichzusetzen ist. Für den Typ-1-Diabetes ist die Wirkung der Blutzuckereinstellung durch die klassische DCCT-Studie gesichert (Diabetes Control and Complications Trial Research Group 1993). Eine Nachuntersuchung der Patienten bestätigte, dass sogar 17 Jahre nach Beendigung der DCCT-Studie das Risiko für kardiovaskuläre Ereignisse durch die intensivierte Therapie um 42 % gesenkt wurde (The Diabetes Control and Complications Trial und Epidemiology of Diabetes Interventions and Complications (DCCT/EDIC) Study Research Group 2005). Eine weitere Optimierung wird mit der Insulinpumpentherapie angestrebt, die vor allem bei Kleinkindern indiziert und verordnungsfähig ist (Ziegler und Neu 2018).

Für den Typ-2-Diabetes haben die Ergebnisse der UKPDS-Studie gezeigt, dass eine intensivierte Diabetestherapie mit einem HbA_{1c}-Wert auf 7 % im Vergleich zu 7,9 % über die ersten zehn Jahre nach der Diagnose die Häufigkeit mikrovaskulärer und – in geringerem Ausmaß – makrovaskulärer Komplikationen senkt (UK Prospective Diabetes

Study Group 1998a; Stratton et al. 2000). Auch 10 Jahre nach Beendigung der UKPDS-Studie wurde eine andauernde Risikoredukti-on für Diabetesendpunkte, Herzinfarkte und Mortalität beobachtet, obwohl die ursprüngli-chen Unterschiede in der Blutglucosekontrolle (HbA$_{1c}$) bald verschwunden waren (Holman et al. 2008).

Einige Studien haben jedoch die Gren-zen der sehr strikten Therapieziele (HbA$_{1c}$ < 6,5 %) des Typ-2-Diabetes gezeigt. In der ADVANCE-Studie änderten sich kardiovas-kuläre Endpunkte und die Mortalität nicht, lediglich die Nephropathie wurde reduziert (The ADVANCE Collaborative Group 2008). In der ACCORD-Studie wurde die Mortalität im Vergleich zu Standardtherapiezielen sogar erhöht (The Action to Control Cardiovascu-lar Risk in Diabetes Study Group 2008). Eine Metaanalyse fünf großer randomisierter Stu-dien mit 33.040 Patienten hat bestätigt, dass die Intensivtherapie lediglich koronare Ereig-nisse um 15 % senkt, während die Häufig-keit von Schlaganfällen und die Mortalität nicht beeinflusst wurden (Ray et al. 2009). Die 2021 aktualisierte deutsche Nationale Versorgungsleitlinie zur Therapie des Typ-2-Diabetes trägt dem mit einem individualisier-ten HbA$_{1c}$-Zielkorridor von 6,5–8,5 % Rech-nung (AWMF 2021).

2008 wurden von der amerikanischen FDA und 2010 von der EMA Sicherheitsrichtli-nien für die Zulassung neuer Antidiabetika festgelegt. Neue Antidiabetika sollten nicht nur eine blutzuckersenkende Wirkung nach-weisen, sondern auch kardiovaskuläre Risiken ausschließen, die bei Rosiglitazon zur Ein-schränkung der Zulassung durch die FDA und in Europa zur Marktrücknahme geführt hatten. Insgesamt wurden über 25 klinische Sicherheitsstudien mit 195.000 Teilnehmern begonnen und teilweise auch schon abge-schlossen. Die meisten dieser kardiovaskulä-ren Endpunktstudien verwendeten einen kom-binierten Endpunkt aus drei unerwünschten kardiovaskulären Ereignissen (kardiovaskulä-rer Tod, nichttödlicher Herzinfarkt, nichttöd-licher Schlaganfall). Es sind die Ergebnisse

von zahlreichen Studien publiziert worden, davon vier mit DPP4-Inhibitoren, drei mit einem SGLT2-Inhibitor und acht mit GLP-1-Rezeptoragonisten. In diesen Studien wur-de ein inakzeptables kardiovaskuläres Risiko für Insulin glargin und degludec, Sitagliptin, Alogliptin, Saxagliptin, Lixisenatid und für einmal wöchentlich appliziertes Exenatid aus-geschlossen. In fünf Studien wurde eine Sen-kung der kardiovaskulären Mortalität mit den SGLT2-Inhibitoren Empagliflozin und Cana-gliflozin sowie den GLP-1-Rezeporagonisten Liraglutid, Semaglutid und Albiglutid nach-gewiesen (Übersicht bei Hinnen und Kruger 2019). Die Ergebnisse dieser Studien werden bei den einzelnen Antidiabetika dargestellt.

Nach wie vor ist eine Lebensstiländerung mit Ernährungsanpassungen, körperlicher Ak-tivität und soweit möglich einer Gewichtsre-duktion die Grundlage der Diabetestherapie (Davies et al. 2018). Die Ersteinstellung über-gewichtiger Menschen mit Typ-2-Diabetes mit relevanter Absenkung des HbA$_{1c}$-Wertes ist häufig allein durch eine Veränderung von Es-sen und Trinken und soweit möglich einer Steigerung der körperlichen Aktivität mög-lich. Erst wenn diese Maßnahmen nicht (mehr) den gewünschten Effekt haben, ist eine Arz-neitherapie des Typ-2-Diabetes zur Kontrol-le der Blutglucose erforderlich. Wichtigstes Ziel der Diabetestherapie ist der Erhalt oder die Wiederherstellung der Lebensqualität so-wie die Verringerung des Risikos von Lang-zeitkomplikationen. Der Nutzen einer solchen Therapie wurde ursprünglich mit Metformin, Sulfonylharnstoffen und Insulin gezeigt. In-zwischen haben mehrere Endpunktstudien ei-ne Risikoreduktion kardiovaskulärer Ereignis-se mit neueren Antidiabetika aus der Grup-pe der SGLT2-Inhibitoren und der GLP-1-Agonisten gezeigt. Da 15–25 % der Typ-2-Diabetespatienten kardiovaskuläre Krankhei-ten haben, ist es wichtig, das kardiovaskuläre Risiko in einem frühen Schritt der Therapie-planung zu berücksichtigen. Für die initiale Monotherapie ist Metformin zusammen mit einer umfassenden Lebensstiländerung wei-terhin das orale Antidiabetikum der ersten

Wahl. Wird der individuelle (s. o.) HbA_{1c}-Zielwert innerhalb von 3–6 Monaten nicht erreicht, wird in Abhängigkeit vom kardiovaskulären Risiko ein zweites Antidiabetikum zusätzlich als Zweifachtherapie gegeben, was die wichtigste Änderung gegenüber den bisherigen Leitlinien darstellt. Bei Patienten mit atherosklerotischen kardiovaskulären Krankheiten, Herzinsuffizienz oder chronischen Nierenkrankheiten werden GLP-1-Agonisten oder SGLT2-Inhibitoren mit nachgewiesenem kardiovaskulärem Nutzen empfohlen. Bei Patienten ohne kardiovaskuläre Krankheiten oder chronischen Nierenkrankheiten kommen DPP-4-Inhibitoren, GLP-1-Agonisten oder SGLT2-Inhibitoren in Betracht, wenn ein möglichst geringes Hypoglykämierisiko erforderlich ist, bei übergewichtigen Patienten dagegen vor allem GLP-1-Agonisten oder SGLT2-Inhibitoren.

Für viele Patienten ohne kardiovaskuläre Erkrankungen, die nach der bisherigen Datenlagen keinen Vorteil von SGLT2-Inhibitoren oder GLP1-Agonisten haben, stellen nach wie vor Sulfonylharnstoffpräparate eine Evidenz-gestützte Alternative dar (AWMF 2021).

Angesichts der Prävalenzentwicklung des Diabetes mellitus Typ 2 nicht überraschend hat dessen Arzneitherapie im Verordnungsvolumen stetig zugenommen. Die gesamte Indikationsgruppe der Antidiabetika steht 2021 mit einem erneuten Anstieg der Nettokosten auf 3.052 Mio. € (+9,2 %) auf Rang 4 der umsatzstärksten Arzneimittelgruppen (◻ Tab. 1.2).

10.1 Orale Antidiabetika

10.1.1 Metformin

Bei den meisten Patienten gilt Metformin nach wie vor das Mittel der ersten Wahl für die Behandlung des Typ-2-Diabetes, weil die Monotherapie wichtige Vorteile hat (hohe Wirksamkeit, niedrige Kosten, geringes Hypoglykämierisiko, Gewichtsreduktion) (Davies et al. 2018). Die primäre antidiabetische Wirkung beruht auf einer Hemmung der hepatischen Glukoseproduktion, woran höchstwahrscheinlich eine Hemmung der mitochondrialen Atmungskette mit nachfolgendem ATP-Abfall und indirekter Stimulation der AMP-Kinase sowie eine Hemmung der Fettsäuresynthese beteiligt sind. Daneben ist nach neueren Untersuchungen eine Hemmung der Fructose-1,6-Bisphosphatase und der mitochondrialen Glycerin-3-phosphat-Dehydrogenase für die akute Hemmung der Gluconeogenese durch Metformin bedeutsam. Daraus lässt sich auch die verminderte Metabolisierung von Laktat zu Pyruvat und damit das Zustandekommen von Laktatazidosen unter Metformintherapie erklären (Übersicht bei Foretz et al. 2019). HbA_{1c}-Werte werden unter Metformin-Behandlung um 1–2 Prozentpunkte gesenkt (Inzucchi und McGuire 2008). Im Gegensatz zu den insulinotropen Antidiabetika löst Metformin kaum Hypoglykämien und keine Gewichtszunahme aus und wird daher vor allem für übergewichtige Typ-2-Diabetiker empfohlen. In einer 10-Jahresstudie senkte Metformin die Gesamtletalität von übergewichtigen Typ-2-Diabetikern um 36 % im Vergleich zu Patienten, die mit Sulfonylharnstoffen (Glibenclamid, Chlorpropamid) oder Insulin behandelt wurden (UK Prospective Diabetes Study Group 1998b). Die mit Metformin behandelten Patienten zeigten außerdem eine geringere Gewichtszunahme und seltener Hypoglykämien. Die Laktatspiegel ändern sich unter den therapeutischen Dosierungen nicht. Bei Beachtung der Kontraindikationen (z. B. Niereninsuffizienz, Leberfunktionsstörungen, schwere Herzinsuffizienz) ist das Auftreten einer Laktazidose daher unwahrscheinlich. Metformin kann seit 2015 in reduzierter Dosis bis zu einer Kreatinin-Clearance von 30 ml/min eingesetzt werden. (Bundesinstitut für Arzneimittel und Medizinprodukte 2015). Eine Metaanalyse fand im Unterschied zur UKPDS-Studie allerdings keine Reduktion der Mortalität (Boussageon et al. 2012).

Die Verordnung von Metformin ist seit über 20 Jahren kontinuierlich angestiegen, stagnierte von 2012 bis 2017 auf einem Niveau von etwa 600 Mio. DDD und ist seit-

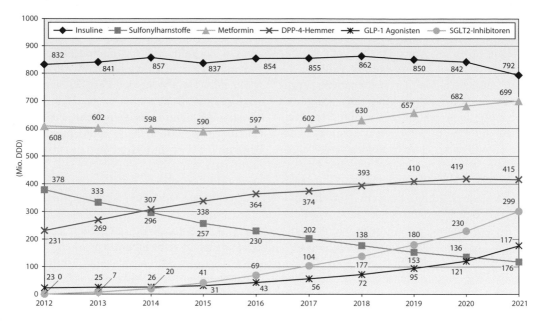

◘ Abb. 10.1 Verordnungen von Antidiabetika 2012 bis 2021. Gesamtverordnungen nach definierten Tagesdosen

◘ Tab. 10.1 Verordnungen von Metformin 2021. Angegeben sind die 2021 verordneten Tagesdosen, die Änderungen gegenüber 2020 und die mittleren Kosten je DDD 2021

Präparat	Bestandteile	DDD	Änderung	DDD-Nettokosten
		Mio.	%	Euro
Metformin				
Metformin Lich	Metformin	452,5	(+14,9)	0,20
Metformin-1 A Pharma	Metformin	125,6	(+9,3)	0,21
Juformin	Metformin	61,4	(+2,7)	0,22
Metformin Atid	Metformin	18,7	(−66,5)	0,21
Siofor	Metformin	15,2	(−2,2)	0,32
Metformin HEXAL	Metformin	8,2	(−13,1)	0,22
Metformin axcount	Metformin	7,7	(+51,8)	0,19
Metformin AL	Metformin	3,8	(−43,8)	0,23
Glucophage	Metformin	2,1	(−14,5)	0,33
Metformin STADA	Metformin	1,8	(−33,1)	0,22
Metformin-ratiopharm	Metformin	1,5	(−83,2)	0,27
		698,5	**(+3,5)**	**0,21**
Summe		**698,5**	**(+3,5)**	**0,21**

dem wieder um mehr als 16 % angestiegen (◘ Abb. 10.1, ◘ Tab. 10.1). Die Arzneimittelkommission der deutschen Ärzteschaft (2013) beobachtete eine Zunahme der Spontanberichte über Laktatazidosen unter Metformin, darunter auch Fälle mit tödlichem Ausgang, möglicherweise als Folge der breiteren Anwendung bei älteren Patienten, bei denen häufig eine eingeschränkte Nierenfunktion besteht (Köberle und Daul 2017).

10.1.2 Sulfonylharnstoffe

Sulfonylharnstoffderivate verzeichnen weiterhin einen kontinuierlichen Rückgang und haben in den letzten 10 Jahren viel von ihrer früheren Bedeutung als ehemals führende Antidiabetika verloren (◘ Abb. 10.1). Glimepirid wird seit vielen Jahren weitaus mehr als Glibenclamid verordnet (◘ Tab. 10.2). Sulfonylharnstoffe steigern die Sekretion von Insulin aus den B-Zellen der Pankreasinseln. Eine noch vorhandene Funktionsfähigkeit des Inselorgans ist daher Voraussetzung für ihre Anwendung. Sulfonylharnstoffe sind ähnlich wirksam wie Metformin (HbA$_{1c}$-Senkung um 1–2 Prozentpunkte, Inzucchi und McGuire 2008), haben jedoch den Nachteil der Hypoglykämie insbesondere bei älteren Patienten. Es kann zu einem geringen Anstieg des Körpergewichts (um ca. 1,5 kg) kommen.

Glibenclamid ist der bislang einzige insulinotrope Wirkstoff, für den ein positives Langzeitergebnis auf mikrovaskuläre diabetische Sekundärkomplikationen nachgewiesen wurde (UK Prospective Diabetes Study Group 1998a). Die Anwendung von Glibenclamid ist allerdings dadurch belastet, dass seine Kombination mit Metformin mit einer Zunahme von Diabetes-bedingten Todesfällen assoziiert war (UK Prospective Diabetes Group 1998b). Eine direkte Vergleichsstudie zwischen dem Sulfonylharnstoff Glimepirid und dem DPP4-Hemmer Linagliptin aus 2019 (Rosenstock et al. 2019) zeigte allerdings keinen Nachteil hinsichtlich des kardiovaskulären Risikos.

Glimepirid verbessert die Stoffwechselkontrolle von Typ-2-Diabetikern vergleichbar wie andere Sulfonylharnstoffe, hat aber keine überlegene Wirkung auf Nüchternplasmaglucose und HbA$_{1c}$-Werte (Dills und Schneider 1996; Draeger et al. 1996). Der relevante Vorteil des Glimepirid im Vergleich zu Glibenclamid ist die Möglichkeit der Einmalgabe. Hinsichtlich des Einsatzes bei einer eingeschränkten Nierenfunktion unterscheiden sie sich nicht. Unterhalb einer Kreatinin-Clearance von 60 ml/min ist ihr Einsatz nur mit Vorsicht und in reduzierter Dosis angeraten. Sulfonylharnstoffe haben ein günstiges Kosten-Nutzenverhältnis. Bei Beachtung eines nicht zu niedrigen HbA1c-Zielbereichs sind sie bei Beachtung der Vorsichtsmaßnahmen weiterhin eine vernünftige Wahl (Davies et al. 2018).

10.1.3 Glinide

Glinide haben denselben Wirkmechanismus wie die Sulfonylharnstoffe. Sie senken die Blutglukose durch die Stimulation der Insulinsekretion an den pankreatischen Beta-Zellen. Ihre Eliminationshalbwertszeit von 1–2 h ist so kurz, dass sie zu jeder Mahlzeit gegeben werden müssen. Repaglinid wird hauptsächlich hepatisch eliminiert, was den Einsatz auch bei einer stärker eingeschränkten Nierenfunktion ermöglicht. Seit 2015 ist der Einsatz durch einen Beschluss des G-BA nur noch für Patienten mit einer Kreatin-Clearance von < 25 ml/min zu Lasten der gesetzlichen Krankenkassen möglich.

Hierdurch sind die Verordnungen von Repaglinid sind in 2021 trotz eines neuen Generikumpräparates (*Repaglinid-1 A Pharma*) weiterhin zurückgegangen (◘ Tab. 10.2).

10.1.4 α-Glucosidasehemmer

α-Glucosidashemmer verzögern den Abbau von Di- und Polysacchariden im Darm und hemmen damit die Resorption von Glucose. Acarbose vermindert bei Typ-2-Diabeti-

◘ **Tab. 10.2** **Verordnungen von Sulfonylharnstoffen, Gliniden und Acarbose 2021.** Angegeben sind die 2021 verordneten Tagesdosen, die Änderungen gegenüber 2020 und die mittleren Kosten je DDD 2021

Präparat	Bestandteile	DDD	Änderung	DDD-Nettokosten
		Mio.	%	Euro
Glibenclamid				
Glib-ratiopharm	Glibenclamid	5,1	(−11,9)	0,19
Glibenclamid AbZ	Glibenclamid	3,0	(−14,1)	0,18
Maninil	Glibenclamid	2,7	(−22,5)	0,20
		10,8	**(−15,4)**	**0,19**
Glimepirid				
Glimepirid Winthrop	Glimepirid	91,8	(−14,5)	0,14
Glimepirid Heumann	Glimepirid	5,0	(+397,7)	0,13
Glimepirid-1 A Pharma	Glimepirid	4,4	(−17,7)	0,13
Glimepirid Aristo	Glimepirid	2,6	(−50,6)	0,14
		103,8	**(−12,8)**	**0,14**
Repaglinid				
Repaglinid-1 A Pharma	Repaglinid	1,4	(+23,4)	0,78
Repaglinid AL	Repaglinid	1,2	(−35,8)	0,93
		2,6	**(−13,2)**	**0,85**
Acarbose				
Acarbose Genevida	Acarbose	0,81	(−25,8)	1,19
Acarbose AL	Acarbose	0,43	(+44,5)	1,22
		1,2	**(−10,7)**	**1,20**
Summe		**118,4**	**(−13,0)**	**0,17**

10

kern selektiv postprandiale Hyperglykämien und senkt das glykosylierte Hämoglobin um 0,5–0,8 Prozentpunkte (Chiasson et al. 1994). Zudem reduziert Acarbose nach der STOP-NIDDM-Studie das Fortschreiten von gestörter Glucosetoleranz zu Typ-2-Diabetes um ca. 25 % (Chiasson et al. 2002). Nach einem Cochrane-Review bleibt unklar, ob α-Glucosidaseinhibitoren Mortalität und Morbidität von Patienten mit Typ-2-Diabetes beeinflussen (Van de Laar et al. 2005). Auch die ACE-Studie, die Acarbose im Hinblick auf kardiovaskuläre Komplikationen an 6.522 Patienten in China untersuchte, zeigte keinen Nutzen (Holman et al. 2017). Die Verordnung der α-Glucosidasehemmer hat seit 1996 um über 90 % abgenommen und ist 2021 nur noch mit einem Präparat vertreten (*Acarbose Genevida*), das weiter rückläufig war (◘ Tab. 10.2).

10.1.5 SGLT2-Inhibitoren

Als erster Vertreter der Natrium-Glucose-Kotransporter-2-Inhibitoren (SGLT2-Inhibitoren) kam Dapagliflozin (*Forxiga*) 2012 in Deutschland auf den Markt. Im März 2014 wurde Canagliflozin (*Invokana*) als zweiter Vertreter dieser Substanzklasse eingeführt, der vom Gemeinsamen Bundesausschuss keinen Beleg für einen Zusatznutzen erhalten hat und daher vom Hersteller ab September 2014 in Deutschland aus dem Handel genommen wurde (Arzneiverordnungs-Report 2015, Kap. 2, Neue Arzneimittel 2014). Führender Vertreter der SGLT2-Inhibitoren ist das 2014 zugelassene Empagliflozin (*Jardiance*) (❏ Tab. 10.3).

SGLT2-Inhibitoren hemmen die Rückresorption von Glucose und Natrium im proximalen Tubulus der Niere und senken durch eine vermehrte renale Glucoseausscheidung die Blutglucose (Übersicht bei Bailey 2011). Die damit verbundene osmotische Diurese führt zu Gewichtsverlust und Blutdrucksenkung ohne durch den Wirkmechanismus bedingtes Hypoglykämierisiko. Weitere zusätzliche Effekte von SGLT2-Inhibitoren, die bei der Beurteilung der Langzeitwirkungen dieser Substanzen in Betracht gezogen werden müssen, umfassen eine Senkung der Harnsäurespiegel sowie Reduktion von oxidativem Stress (Inzucchi et al. 2015). Die Wirksamkeit ist aber nicht von der Betazellfunktion oder der Insulinsensitivität abhängig. SGLT2-Inhibitoren fanden bereits Einzug in den ADA/EASD-Consensus Report als Kombinationstherapie mit Metformin sowie in verschiedenen Kombinationen einer Tripletherapie (Davies et al. 2018). Aufgrund des Wirkungsmechanismus wird die Anwendung bei Volumenmangel, Hypotonie, Elektrolytstörungen, Harnwegsinfektionen und Patienten über 85 Jahre nicht empfohlen. Die relative Kontraindikation Niereninsuffizienz wurde mittlerweile revidiert. Aufgrund der positiven Daten der DAPA-CKD Studie (Heerspink et al. 2020) wurde Dapagliflozin inzwischen sogar zur Behandlung der chronischen Niereninsuffizienz bei diabetischen und nicht-diabetischen Patienten zugelassen (s. u.).

Unerwünschte Wirkungen aller SGLT-2-Inhibitoren sind Harnwegs- und Genitalinfektionen. Außerdem wurden national und international etliche Verdachtsberichte über Krankenhausaufnahmen wegen diabetischer Ketoazidose oder Ketose unter SGLT-2-Inhibitoren dokumentiert (Food and Drug Administration 2015). Im Januar 2019 berichteten die Zulassungsinhaber von Arzneimitteln mit SGLT-2-Inhibitoren, dass Fälle von Fournier Gangränen (Nekrotisierende Fasziitis des Perineums) mit der Anwendung von SGLT2-Inhibitoren in Verbindung gebracht werden (Arzneimittelkommission der deutschen Ärzteschaft 2019).

Dapagliflozin (*Forxiga*) ist zugelassen für die Monotherapie bei Unverträglichkeit bzw. Kontraindikationen von Metformin sowie in Kombination mit anderen antihyperglykämisch wirkenden Substanzen inklusive Insulin. In den USA wurde Dapagliflozin erst nach zweijähriger Verzögerung im Januar 2014 mit Auflagen zur Abklärung eines Blasenkrebsrisikos bei Patienten zugelassen (Food and Drug Administration 2014). Die Nutzenbewertung durch den Gemeinsamen Bundesausschuss ergab keinen Zusatznutzen von Dapagliflozin im Verhältnis zur zweckmäßigen Vergleichstherapie mit den Sulfonylharnstoffen bzw. mit Metformin (Bundesministerium für Gesundheit 2013a). Wegen Uneinigkeit bei der Preisverhandlung wurde Dapagliflozin im Dezember 2013 vom Markt genommen, ist aber seit Februar 2014 mit einem um fast 50 % reduzierten Preis wieder im Handel. Inzwischen stehen die Daten einer großen placebokontrollierten Sicherheitsstudie an 17.160 Diabetespatienten mit einem Risiko für atherosklerotische kardiovaskuläre Krankheiten zur Verfügung, in der Dapagliflozin die Hospitalisierungsrate wegen Herzinsuffizienz senkte, aber die Rate kardiovaskulärer Ereignisse (kardiovaskulärer Tod, nichttödlicher Herzinfarkt, nichttödlicher Schlaganfall) nicht änderte (Wiviott et al. 2019, DECLARE–TIMI 58). Bei Patienten mit Herzinsuffizienz und reduzierter Ejektionsfraktion mit oder ohne Diabetes trat unter Dapagliflozin der primäre Endpunkt, eine Kombination aus Verschlechterung der

◘ Tab. 10.3   Verordnungen von weiteren Antidiabetika 2021. Angegeben sind die 2021 verordneten Tagesdosen, die Änderungen gegenüber 2020 und die mittleren Kosten je DDD 2021

Präparat	Bestandteile	DDD	Änderung	DDD-Nettokosten
		Mio.	%	Euro
SGLT2-Inhibitoren				
Jardiance	Empagliflozin	144,5	(+22,9)	2,13
Forxiga	Dapagliflozin	108,0	(+44,4)	1,70
Xigduo	Metformin Dapagliflozin	41,4	(+26,2)	1,60
Steglujan	Sitagliptin Ertugliflozin	5,0	(+5,8)	2,26
		298,8	**(+30,0)**	**1,90**
DPP-4-Inhibitoren				
Januvia	Sitagliptin	119,8	(+0,7)	1,47
Janumet	Sitagliptin Metformin	100,5	(−0,2)	1,30
Velmetia	Sitagliptin Metformin	87,7	(−4,3)	1,30
Xelevia	Sitagliptin	75,2	(−0,1)	1,46
Komboglyze	Saxagliptin Metformin	11,0	(−10,7)	0,96
Onglyza	Saxagliptin	8,5	(−12,1)	1,05
Icandra	Vildagliptin Metformin	6,6	(+13,2)	0,93
Jalra	Vildagliptin	3,4	(+17,6)	1,04
Eucreas	Vildagliptin Metformin	1,5	(+49,4)	0,94
		414,3	**(−1,0)**	**1,35**
GLP-1-Agonisten				
Trulicity	Dulaglutid	100,5	(+42,1)	2,33
Ozempic	Semaglutid	46,3	(+195,7)	3,38
Victoza	Liraglutid	27,3	(−15,0)	4,51
Suliqua	Insulin glargin Lixisenatid	3,4	(+125,5)	2,23
Byetta	Exenatid	1,2	(−26,8)	2,97
		178,6	**(+46,9)**	**2,94**
Summe		**891,7**	**(+15,8)**	**1,86**

10

Herzinsuffizienz oder kardiovaskulär bedingtem Tod, signifikant seltener auf (McMurray et al. 2019, DAPA-HF). In einer Nutzenbewertung wurde 2021 für Dapaglifozin mittlerweile ein beträchtlicher Zusatznutzen bei Patienten mit chronischer Herzinsuffizienz beschieden (Bundesministerium für Gesundheit 2021a). Ein Nachweis der nephroprotektiven Wirkung von Dapaglifozin zeigte sich kürzlich in der DAPA-CDK Studie bei Patienten mit Niereninsuffizienz und einem kombinierten Endpunkt aus eGFR Abnahme um $\geq 50\%$, terminaler Niereninsuffizienz sowie kardiovaskulär oder renal bedingtem Tod (Heerspink et al. 2020). *Forxiga* wurde 2021 um 44 % häufiger verordnet als im Vorjahr (◻ Tab. 10.3). Auch die fixe Kombination aus Dapagliflozin und Metformin (*Xigduo*) wurde trotz fehlenden Zusatznutzens häufiger verordnet als in 2020.

Die Verordnungshäufigkeit von Empagliflozin (*Jardiance*) hat 2021 nach bereits drastischen Anstiegen in den Jahren seit 2016 auch 2020 erneut um 22 % zugenommen (◻ Tab. 10.3). In der ersten Nutzenbewertung des G-BA war ein Zusatznutzen nicht belegt (Arzneiverordnungs-Report 2015, Kap. 2, Neue Arzneimittel 2014). Ein Grund für den starken Verordnungsanstieg sind Ergebnisse der EMPA-REG-OUTCOME Studie. Hier führte Empagliflozin bei 7.020 Typ 2-Diabetespatienten mit hohem kardiovaskulären Risiko nach 3,1 Jahren im Vergleich zur Standardtherapie zu einer Reduktion des primären kombinierten Endpunktes (kardiovaskuläre Mortalität, nichttödlicher Herzinfarkt, nichttödlicher Schlaganfall) (10,5 % versus 12,1 %) sowie der Gesamtsterblichkeit (5,7 % versus 8,3 %) (Zinman et al. 2015). Aufgrund der neuen wissenschaftlichen Erkenntnisse wurde vom pharmazeutischen Unternehmer eine neue Nutzenbewertung beantragt, die für vier Patientensubgruppen mit manifester kardiovaskulärer Beteiligung aufgrund der Senkung der Mortalität einen Anhaltspunkt für einen beträchtlichen Zusatznutzen von Empagliflozin für diese Subgruppen ergab (Bundesministerium für Gesundheit 2016). In einer nachfolgenden Analyse sekundärer End-

punkte der EMPA-REG OUTCOME-Studie wurde berichtet, dass auch die Verschlechterung der Nierenfunktion (Progression von Albuminurie bzw. Verdopplung des Serumkreatinin) unter Empaglifozin signifikant vermindert war (Wanner et al. 2016). Wahrscheinlich sind diese Effekte weniger auf die Senkung des Blutzuckerspiegels zurückzuführen als auf andere Wirkungen wie Diurese bzw. Blutdrucksenkung. Neuere Untersuchungen führen zu der Hypothese, nach der SGLT2-Inhibitoren die intrazelluläre Natriumionenkonzentration in Kardiomyozyten herzinsuffizienter Patienten durch Inhibition der Na^+/H^+ Austauschers hemmen und dadurch die mitochondriale Energiebilanz und den Redoxstatus günstig beeinflussen (Übersicht in Bertero et al. 2018). In der EMPEROR-Reduced Studie wurde bei Patienten mit Herzinsuffizienz (HFrEF, NYHA II-IV) durch Dapaglifozin eine Reduktion des kombinierten primären Endpunktes aus kardiovaskulärer Mortalität oder durch Herzinsuffizienz bedingter Hospitalisierung gezeigt (Packer et al. 2020). Obwohl der Effekt auf die kardiovaskuläre Mortalität in der Analyse der individuellen Endpunkte nicht signifikant war, legt eine Metaanalyse der Daten aus EMPEROR-Reduced und DAPA-HF nahe, dass Glifozine die kardiovaskuläre Mortalität günstig beeinflussen (Zannad et al. 2020). In der EMPEROR-preserved Studie konnte 2021 gezeigt werden, dass auch bei Herzinsuffizienzpatienten mit erhaltener Ejektionsfunktion die Behandlung mit Empaglifozin den kombinierten Endpunkt aus kardiovaskulärem Tod oder Hospitalisierung reduziert (Anker et al. 2021). Damit ist dieses Therapieprinzip bei dieser Form der Herzinsuffizienz das erste Therapieprinzip, das klinische Endpunkte positiv beeinflussen kann.

Auch das in Deutschland nicht verfügbare Canagliflozin (siehe oben) erreichte in einer placebokontrollierten Langzeitstudie (188 Wochen) an 10.142 Patienten mit Typ-2-Diabetes und hohem kardiovaskulären Risiko zusätzlich zur Standardtherapie eine signifikante Senkung des primären Endpunktes aus Herzinfarkt, Schlaganfall oder kardiovaskulär bedingten Tod (26,9 % versus 31,5 %) (Neal et al. 2017, CANVAS). Bei den unerwünschten Wirkungen fiel allerdings eine zweifache Zunahme der Amputationen (6,3 % versus 3,4 %) auf. In der CREDENCE Studie zeigte sich bei Typ-2 Diabetikern mit eingeschränkter Nierenfunktion (eGFR von 30–90 ml/min/1,73 m^2 und Albuminurie) ein Vorteil von Canaglifozin hinsichtlich des kombinierten Endpunkts aus terminaler Niereninsuffizienz, Verdopplung der Serumkreatininanstiegs sowie kardiovaskulär oder renal bedingtem Tod (Perkovic et al. 2019).

Ertugliflozin wurde als vierter Vertreter dieser Wirkstoffgruppe 2018 zugelassen. In der VERTIS CV Studie hat sich Ertugliflozin bei Patienten mit Typ-2-Diabes und etablierten atheroskleroslerotischen Erkrankungen als sicher erwiesen. Anders als für Empagliflozin und Dapagliflozin konnte aber kein Effekt auf kardiovaskuläre oder renale Ereignisse gezeigt werden (Cannon et al. 2020). Es wird seit 2021 nicht nur in fixer Kombination mit Sitagliptin (Steglujan®) sondern auch als Monotherapie (Steglatro®) angeboten und erreicht mit etwa 2 % nur einen vernachlässigbaren Verordnungsanteil unter den SGLT2-Inhibitoren (◻ Tab. 10.3). Der G-BA hat keinen Zusatznutzen zuerkannt (IQWiG) (2018).

Die zahlreichen kardiovaskulären Endpunktstudien unterstreichen die Bedeutung der SGLT2 Inhibitoren bei der Behandlung von Patienten mit Herzinsuffizienz und reduzierter linksventrikulärer Ejektionsfraktion (HFrEF) sowie bei chronischer Niereninsuffizienz, wobei die Wirkungen nach derzeitigem Kenntnisstand unabhängig von der Senkung der Blutglukosekonzentration sind (Seoudy et al. 2021).

10.2 Inkretinmimetika

Zwei Wirkstoffgruppen stehen für die Inkretin-basierte Therapie des Typ-2-Diabetes zur Verfügung: Hemmstoffe des Enzyms Dipeptidylpeptidase-4 (DPP-4-Hemmer, Gliptine)

und metabolisch stabile GLP-1-Agonisten. Nach der Aufnahme von Nahrung werden Glucagon-like Peptide-1 (GLP-1) und Glucose-abhängiges insulinotropes Polypeptid (GIP) als sogenannte Inkretine vom Dünndarm sezerniert. Von besonderem Interesse für die Diabetestherapie ist das Glucagon-like peptide-1, weil es bei Patienten mit Typ-2-Diabetes weniger gebildet wird. Es stimuliert die Insulinsekretion nach oraler Glucoseaufnahme, es hemmt die postprandiale Glucagonfreisetzung, verzögert die Magenentleerung, steigert das Sättigungsgefühl und regt das Wachstum von Betazellen an. Das endogene Hormon ist nicht zur Behandlung des Diabetes geeignet, weil es im Körper durch die Dipeptidylpeptidase-4 (DPP-4) rasch abgebaut wird (Übersicht bei Drucker und Nauck 2006).

10.2.1 DPP-10.4-Hemmer (Gliptine)

Als erster DPP-4-Hemmer wurde 2007 Sitagliptin (*Januvia*) eingeführt. Es folgten 2008 Vildagliptin (*Galvus*) und 2009 Saxagliptin (*Onglyza*). DPP-4-Hemmer zeigen trotz eines Therapiehinweises durch den Gemeinsamen Bundesausschuss (siehe unten) seit 10 Jahren hohe Zuwachsraten (◻ Abb. 10.1). Auch 2021 haben die Verordnungen von Sitagliptin gegenüber dem Vorjahr gerinfügig zugenommen, während Saxagliptinpräparate erneut rückläufig waren (◻ Tab. 10.3).

DPP-4-Hemmer wirken auf eine zellmembranständige Serinprotease, die den Abbau von Inkretinen einschließlich Glucagon-like Peptide-1 (GLP-1) regelt. Dadurch werden die oben beschriebenen Effekte der Inkretine verstärkt. Die Senkung des HbA$_{1c}$ liegt bei 0,5–0,8 Prozentpunkten (Inzucchi und McGuire 2008) und ist damit geringer als bei der Erstlinientherapie mit Metformin (Übersicht bei Richter et al. 2008). Im Vergleich zu Sulfonylharnstoffen soll das Hypoglykämierisiko geringer sein. Es ist aber niemals klar geworden, ob dieser Unterschied in der klinischen Realität tatsächlich existiert oder auf dem rigiden Protokoll der Zulassungsstudien beruht.

Risiken der Inkretinmimetika (DPP-4-Hemmer, GLP-1-Agonisten) sind akute Pankreatitiden und Pankreaskarzinome, auf die wiederholt hingewiesen wurde (Arzneimittelkommission der deutschen Ärzteschaft 2008; Food and Drug Administration 2009; Elashoff et al. 2011; Singh et al. 2013). Nach Bekanntwerden einer weiteren Studie mit möglichen pankreatischen Sicherheitssignalen (Butler et al. 2013), haben FDA und EMA unabhängig voneinander die Befunde umfassend analysiert. Beide Zulassungsbehörden stimmten darin überein, dass die gegenwärtige Datenlage keinen kausalen Zusammenhang zwischen der Anwendung von Inkretinmimetika und dem Auftreten von Pankreatitis bzw. Pankreaskarzinomen belegt (Egan et al. 2014).

Aus einer Sicherheitsstudie geht hervor, dass die Gabe von Sitagliptin zusätzlich zur Standardtherapie bei nahezu 15.000 Diabetespatienten das Risiko kardiovaskulärer Ereignisse nicht erhöhte. Allerdings wurden auch keine klinisch relevanten kardiovaskulären Ereignisse verhindert (Green et al. 2015, TECOS). Gleiches gilt für den DPP-4-Hemmer Alogliptin (in Deutschland nicht im Handel), der in einer 18-monatigen Studie an 5.380 Patienten mit Diabetes und akutem Koronarsyndrom untersucht wurde (White et al. 2013, EXAMINE). Dagegen zeigte eine placebokontrollierte Studie mit Saxagliptin an 16.492 Patienten mit kardiovaskulären Risikofaktoren eine erhöhte Inzidenz für Hospitalisierung wegen Herzinsuffizienz (Scirica et al. 2013, SAVORTIMI 53), was möglicherweise den erneuten Rückgang in den Verordnungen erklärt.

10.2.2 GLP-1-Agonisten

Die zweite Gruppe der Inkretinmimetika sind die Glucagon-like-Peptide-1-Agonisten (GLP-1-Agonisten). Sie haben eine ähnliche Aktivität wie das endogene Hormon, werden jedoch nicht wie dieses schnell abgebaut (s. o.). Als erster GLP-1-Agonist wurde 2007 Exe-natid (*Byetta*) eingeführt. Nach subkutaner Injektion hat es eine Bioverfügbarkeit von 65–75 %, eine Halbwertszeit von 2–3 h und eine Wirkungsdauer von etwa 10 h. Die Senkung des HbA_{1c} beträgt 0,5–1,0 % (Inzucchi und McGuire 2008). Vorteilhaft ist eine stärkere Gewichtsabnahme als mit Placebo (Übersicht bei Keating 2005).

Liraglutid (*Victoza*) ist ein acyliertes Derivat des humanen GLP-1 mit einer 97%igen Strukturhomologie mit dem nativen Peptid. Durch Änderungen von zwei Aminosäuren und Einführung einer Fettsäure wird die Plasmaalbuminbindung erhöht und damit der Abbau durch die Dipeptidylpeptidase-4 verzögert. Daraus resultieren eine langsamere Anflutung und eine längere Plasmahalbwertszeit von 12,5 h, so dass eine einmal tägliche Gabe möglich ist (Übersicht bei Deacon 2009).

In einer direkten Vergleichsstudie bei Patienten mit Typ-2-Diabetes, die zuvor unzureichend mit oralen Antidiabetika einstellbar waren, senkten die zusätzliche Gabe von Liraglutid (1,8 mg/Tag s. c.) den HbA_{1c} um 1,12 % und von Exenatid (10 µg s. c. 2 mal/Tag) um 0,79 % (Buse et al. 2009, LEAD-6). Auch in dieser Studie war Übelkeit die Hauptnebenwirkung beider Inkretinmimetika, die initial etwa gleich häufig (13 %) auftrat, sich aber nach 6 Wochen mit Liraglutid schneller als mit Exenatid zurückbildete. In einer direkten Vergleichsstudie mit wöchentlich injiziertem Exenatid war Liraglutid ebenfalls effektiver (HbA_{1c} −1,48 % versus −1,28 %) aber schlechter verträglich, da es häufiger Übelkeit, Diarrhö und Erbrechen verursachte (Buse et al. 2013). Ungeklärt ist die Bedeutung Liraglutid-induzierter C-Zelltumoren der Schilddrüse in tierexperimentellen Untersuchungen (Joffe 2009). Sie waren Anlass für einen entsprechenden Warnhinweise in den Fachinformation. In einer kardiovaskulären Sicherheitsstudie an Patienten mit Typ-2-Diabetes und hohem Risiko für kardiovaskuläre Ereignisse zeigten sich überraschend eine geringere gesamte und kardiovaskuläre Mortalität sowie eine verminderte Rate an Herzinfarkten und renalen Komplikationen (Marso et al. 2016, LEADER). Exenatide hat ähnlich wie der dritte Vertreter der GLP-1-Rezeptoragonisten, Lixisenatid, das allerdings nur in Fixkombination mit Insulin glargin (*Suliqua*) verfügbar ist, die geringste Verordnungshäufigkeit innerhalb der Gruppe von GLP1-Analoga (Bundesministerium für Gesundheit 2013b).

Bei Dulaglutid (Zulassung 2014) sind zwei modifizierte GLP-1-Moleküle kovalent an das schwere Kettenfragment eines modifizierten humanen Immunglobulin G4 gekoppelt. Dadurch wird die Eliminationshalbwertszeit auf 5 Tage verlängert. Wie die anderen GLP-1-Agonisten wurde auch Dulaglutid in einer großen kardiovaskulären Sicherheitsstudie an 9.901 Patienten mit Typ-2-Diabetes und hohem kardiovaskulären Risiko untersucht. Nach einer Nachbeobachtungszeit von 5,4 Jahren trat der kombinierte Endpunkt (kardiovaskulärer Tod, nichttödlicher Herzinfarkt, nichttödlicher Schlaganfall) unter Dulaglutid seltener auf als unter Placebo auf (12,0 % versus 13,4 % der Teilnehmer) (Gerstein et al. 2019, REWIND). Die Verordnung von Dulaglutid (*Trulicity*) stieg auch 2021 erneut um 42 % an und ist damit weiterhin der führende Vertreter dieser Wirkstoffgruppe (◻ Tab. 10.4). Ein Grund ist vermutlich neben dem positiven Ergebnis der frühen Nutzenbewertung die Senkung des Erstattungsbetrages um 37 % (Arzneiverordnungs-Report 2016, Kap. 3, Neue Arzneimittel 2015, Abschn. 3.1.11). Damit hat *Trulicity* jetzt die günstigsten DDD-Kosten aller GLP-1-Agonisten.

Seit Februar 2020 ist Semaglutid, das sich für eine einmal wöchentliche Gabe eignet, wieder in Deutschland verfügbar und im gleichen Jahr bereits unter den verordnungsstärksten Präparaten vertreten (◻ Tab. 10.3). In der SUSTAIN 6 Studie, die als Sicherheitsstudie ausgelegt war, zeigte sich unter Semaglutid eine signifikante Reduktion des Risikos für schwere kardiovaskulärer Ereignisse. Die Testung auf Überlegenheit war jedoch nicht präspezifiziert. Der G-BA sah auch nach erneuter Bewertung keinen Zusatznutzen (Bundesministerium für Gesundheit 2021b). Die Verord-

nungshäufigkeit von Semaglutid (*Ozempic*) hat sich 2021 fast verdreifacht.

Die positiven Ergebnisse der kardiovaskulären Sicherheitsstudien haben wesentlich dazu beigetragen, dass GLP-1-Agonisten für Diabetespatienten mit manifesten kardiovaskulären Vorerkrankungen in Leitlinien und Disease-Management-Programmen empfohlen werden (Davies et al. 2018; Gemeinsamer Bundesausschuss 2019; Cosentino et al. 2020). Dabei ist die Evidenz für einen kardiovaskulären Nutzen für Liraglutid am stärksten, für Semaglutid als günstig und als weniger sicher für Exenatid einzuschätzen.

10.3 Insuline

10.3.1 Humaninsuline

Die am meisten verschriebenen Insulinpräparate sind die kurz- und langwirkenden Insulinanaloga (◻ Tab. 10.4). Mit Abstand folgen kurzwirksame Insuline, Verzögerungsinsuline mit Protamin als Depotfaktor (NPH-Prinzip) und Mischinsuline. Ursache ist die seit Jahrzehnten etablierte intensivierte Insulintherapie nach dem Basis-Bolus-Prinzip (Holman et al. 1983). Die intensivierte Insulintherapie ist die Standardtherapie beim Typ-1-Diabetes und wird auch bei einem Teil der Typ-2-Diabetiker durchgeführt.

10.3.2 Insulinanaloga

Die Verordnung der Insulinanaloga hat seit der Einführung des ersten Präparates im Jahre 1996 einen rasanten Aufschwung erfahren. Bis 2016 hat die Verordnung von Insulinanaloga rapide zugenommen ist aber seit letztem Jahr erstmals rückläufig. Sie liegt aber immer noch mehr als 3-fach höher als die von Humaninsulinen (◻ Abb. 10.2). Kurzwirkende Analoga des Humaninsulins werden nach s. c. Injektion schneller als reguläre Humaninsulin resorbiert. Die Wirkung setzt bereits nach 15 min ein und hält nur 2–3 h an. Als

◘ **Tab. 10.4   Verordnungen von Insulinpräparaten 2021.** Angegeben sind die 2021 verordneten Tagesdosen, die Änderungen gegenüber 2020 und die mittleren Kosten je DDD 2021

Präparat	Bestandteile	DDD	Änderung	DDD-Nettokosten
		Mio.	%	Euro
Kurzwirkende Insuline				
Actrapid human	Humaninsulin	46,5	(−12,2)	1,19
Insuman Rapid/-Infusat	Humaninsulin	19,0	(−13,9)	1,19
Huminsulin Normal	Humaninsulin	11,9	(−11,4)	1,13
Berlinsulin H Normal	Humaninsulin	8,4	(−17,3)	1,10
		85,8	**(−13,0)**	**1,17**
Verzögerungsinsuline				
Protaphane	Humaninsulin	16,8	(−15,8)	1,19
Huminsulin Basal	Humaninsulin	8,9	(−14,5)	1,12
Insuman Basal	Humaninsulin	6,3	(−14,9)	1,19
Berlinsulin H Basal	Humaninsulin	5,2	(−18,4)	1,11
		37,3	**(−15,7)**	**1,16**
Mischinsuline				
Actraphane	Humaninsulin	21,5	(−14,7)	1,19
Insuman Comb	Humaninsulin	7,1	(−16,1)	1,18
Huminsulin Profil	Humaninsulin	3,4	(−12,9)	1,12
Berlinsulin H	Humaninsulin	3,3	(−17,9)	1,10
		35,3	**(−15,1)**	**1,17**
Kurzwirkende Insulinanaloga				
Humalog	Insulin lispro	96,3	(−7,6)	1,45
Novorapid	Insulin aspart	95,1	(−8,4)	1,64
Apidra	Insulin glulisin	50,4	(−6,3)	1,60
Liprolog	Insulin lispro	42,0	(−5,3)	1,51
Fiasp	Insulin aspart	23,2	(−3,7)	1,64
Humalog Mix	Insulin lispro	10,7	(−9,4)	1,50
Insulin Lispro Sanofi	Insulin lispro	8,5	(+14,9)	1,37
Lyumjev	Insulin lispro	5,8	(+532,5)	1,45
Liprolog Mix	Insulin lispro	5,2	(−9,9)	1,50
Novomix	Insulin aspart	3,7	(−12,2)	1,67
		340,7	**(−5,4)**	**1,55**

□ **Tab. 10.4** (Fortsetzung)

Präparat	Bestandteile	DDD	Änderung	DDD-Nettokosten
		Mio.	%	Euro
Langwirkende Insulinanaloga				
Lantus	Insulin glargin	101,2	(−9,0)	1,87
Toujeo	Insulin glargin	83,9	(+2,4)	1,82
Levemir	Insulin detemir	38,4	(−13,9)	1,94
Tresiba	Insulin degludec	33,4	(+21,0)	1,30
Abasaglar	Insulin glargin	31,6	(+4,9)	1,62
		288,4	**(−2,4)**	**1,77**
Summe		**787,6**	**(−6,2)**	**1,55**

10

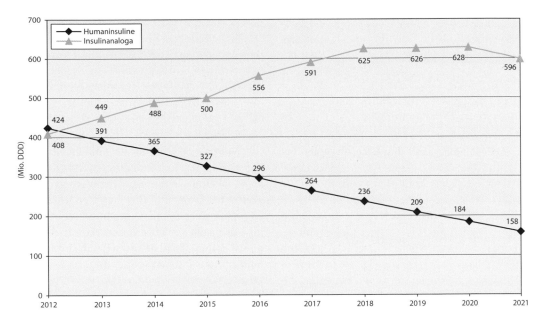

□ **Abb. 10.2** Verordnungen von Insulinen 2012 bis 2021. Gesamtverordnungen nach definierten Tagesdosen

Vorteile werden angeführt der Fortfall des Spritz-Ess-Abstandes, niedrigere postprandiale Blutzuckerspiegel und die Entbehrlichkeit von Zwischenmahlzeiten zur Vermeidung von Hypoglykämien (Wilde und McTavish 1997). Die klinische Relevanz dieser theoretischen Vorteile wurde allerdings nicht überzeugend nachgewiesen.

So ließ sich auf die Langzeitkontrolle des Diabetes ein nur moderater Effekt der Analoga nachweisen. In einem Cochrane-Review über 42 kontrollierte Studien zeigten die Patienten mit Typ-1-Diabetes nur eine geringe Abnahme der HbA_{1c}-Werte von 0,1 % zugunsten der kurzwirkenden Insulinanaloga, während bei Patienten mit Typ-2-Diabetes kein Unterschied nachweisbar war (Siebenhofer et al. 2004). Auch bei der Summe aller Hypoglykämien waren die Unterschiede bei beiden Diabetestypen gering. Der Gemeinsame Bundesausschuss (2006) hat daraufhin beschlossen, dass kurzwirksame Insulinanaloga zur Behandlung von Typ-2-Diabetespatienten grundsätzlich nur dann verordnungsfähig sind, wenn sie nicht teurer als reguläres Humaninsulin sind. Die Insulinhersteller haben mit eigentlich allen Krankenkassen Rabattverträge für kurzwirkende Insulinanaloga abgeschlossen, die eine Lieferung zu Preisen von regulärem Humaninsulin ermöglichen. Nach einem aktuellen Cochrane-Review (10 Studien, 2.751 Teilnehmer) ist weiterhin nicht gesichert, ob kurzwirksame Insulinanaloga für die langfristige Blutzuckerkontrolle oder für die Verringerung von Hypoglykämien besser sind als normales Humaninsulin (Fullerton et al. 2018). Die Verordnung der langwirkenden Insuline hat 2021 leicht abgenommen (◘ Tab. 10.4). Nach der Einführung von Insulin-glargin-Biosimilars (z. B. *Abasaglar*) ist die Verordnung vom Originalpräparat *Lantus* weiter rückläufig. Erneut ansteigend sind die Verordnungen von Insulin degludec (*Tresiba*). Ihm wurde in der Nutzenbewertung kein Beleg für einen Zusatznutzen zugesprochen, so dass es 2016 der Hersteller in Deutschland vom Markt nahm, nachdem auch die Preisverhandlungen mit der Schiedsstelle gescheitert waren (vgl. Arzneiverordnungs-Report 2016, Kap. 14). Nach einer erneuten Nutzenbewertung hat sich der Hersteller mit dem GKV-Spitzenverband auf einen Erstattungsbetrag geeinigt, der auf dem Niveau von Humaninsulin liegt (Apotheke Adhoc 2019).

Insulin glargin senkt die Häufigkeit nächtlicher Hypoglykämien im Vergleich zu NPH-Insulin, verbessert aber nicht die Langzeitkontrolle der Blutglucose, so dass die Inzidenz mikrovaskulärer und kardiovaskulärer Komplikationen des Diabetes wahrscheinlich nicht gesenkt wird (Warren et al. 2004). Auch nach einem Cochrane-Review hat die Behandlung mit langwirksamen Insulinanaloga bei Patienten mit Typ-2-Diabetes im Vergleich zu NPH-Insulinen in Bezug auf symptomatische nächtliche Hypoglykämien nur einen geringen klinischen Nutzen (Horvath et al. 2007). Nach dem Abschlussbericht des IQWiG (2009) gab es keinen Beleg für einen Zusatznutzen von langwirkenden Insulinanaloga gegenüber NPH-Insulin. Der G-BA beschloss daraufhin, dass langwirksame Insulinanaloga nicht verordnungsfähig sind, solange sie mit Mehrkosten im Vergleich zu intermediär wirkendem Humaninsulin verbunden sind und ein Zusatznutzen nicht erkennbar ist (Bundesministerium für Gesundheit 2010). Diese Regelungen gelten nicht für Patienten, bei denen im Rahmen einer intensivierten Insulintherapie in Einzelfällen ein hohes Risiko für schwere Hypoglykämien bestehen bleibt.

Die Nettokosten aller erfassten Insulinpräparate betrugen 2021 durchschnittlich ca. 1,2 Mrd. € (◘ Tab. 10.4). Damit liegt ihr Anteil unter 40 % der Gesamtkosten der Antidiabetika in Höhe von 3,05 Mrd. € (◘ Tab. 1.2). Dies erklärt sich durch die Verordnungszunahme der teuren SGLT-2-Inhibitoren und Glucagon-Mimetika. Bei den kurzwirkenden Insulinanaloga wurde das Einsparpotenzial weitgehend durch Rabattverträge der Hersteller mit den Krankenkassen realisiert, da diese Präparate nicht verordnungsfähig sind, solange sie mit Mehrkosten im Vergleich mit kurzwirkendem Humaninsulin verbunden sind (Gemeinsamer Bundesausschuss 2006).

Literatur

Anker SD, Butler J, Filippatos G, Ferreira JP, Bocchi E, Böhm M, Brunner-La RH-P, Choi D-J, Chopra V, Chuquiure-Valenzuela E, Giannetti N, Gomez-Mesa JE, Janssens S, Januzzi JL, Gonzalez-Juanatey JR, Merkely B, Nicholls SJ, Perrone SV, Piña IL, Ponikowski P, Senni M, Sim D, Spinar J, Squire I, Taddei S, Tsutsui H, Verma S, Vinereanu D, Zhang J, Carson P, Lam CSP, Marx N, Zeller C, Sattar N, Jamal W, Schnaidt S, Schnee JM, Brueckmann M, Pocock SJ, Zannad F, Packer M, EMPEROR-Preserved Trial

Investigators (2021) Empagliflozin in heart failure with a preserved ejection fraction. New Engl J Med 385:1451–1461

Apotheke Adhoc (2019) Erstattungsbetrag für Tresiba. https://www.apotheke-adhoc.de/nachrichten/detail/pharmazie/erstattungsbetrag-fuer-tresiba-diabetes/

Arzneimittelkommission der deutschen Ärzteschaft (2008) Pankreatitis unter Exenatid. Dtsch Arztebl 105:A 409

Arzneimittelkommission der deutschen Ärzteschaft (2013) Aus der UAW-Datenbank: Zunahme von Spontanberichten über Metformin-assoziierte Laktatazidosen. Dtsch Arztebl 110:A 464. http://www.akdae.de/Arzneimittelsicherheit/Bekanntgaben/20130308.html

Arzneimittelkommission der deutschen Ärzteschaft (2019) Risiko einer Fournier Gangrän (Nekrotisierende Fasziitis des Perineums) bei der Anwendung von SGLT2-Inhibitoren („Sodium-Glucose-Co-Transporter 2 Inhibitors"). https://www.akdae.de/Arzneimittelsicherheit/RHB/Archiv/2019/index.html

AWMF (2021) Nationale VersorgungsLeitlinie (NVL) Typ-2-Diabetes. https://www.awmf.org/uploads/tx_szleitlinien/nvl-001l_S3_Typ_2_Diabetes_2021-03.pdf

Bailey CJ (2011) Renal glucose reabsorption inhibitors to treat diabetes. Trends Pharmacol Sci 32:63–71

Bertero E, Prates RL, Ameri P, Maack C (2018) Cardiac effects of SGLT2 inhibitors: the sodium hypothesis. Cardiovasc Res 114:12–18

Boussageon R, Supper I, Bejan-Angoulvant T, Kellou N, Cucherat M, Boissel JP, Kassai B, Moreau A, Gueyffier F, Cornu C (2012) Reappraisal of metformin efficacy in the treatment of type 2 diabetes: a meta-analysis of randomised controlled trials. PLoS Med 9(4):e1001204. https://doi.org/10.1371/journal.pmed.1001204

Bundesinstitut für Arzneimittel und Medizinprodukte (2015) Metformin: Aktualisierung der Fach- und Gebrauchsinformation hinsichtlich der Kontraindikation bei Patienten mit eingeschränkter Nierenfunktion. http://www.bfarm.de/SharedDocs/Risikoinformationen/Pharmakovigilanz/DE/RI/2015/RI-metformin.html

Bundesministerium für Gesundheit (2010): Bekanntmachung eines Beschlusses des Gemeinsamen Bundesausschusses über eine Änderung der Arzneimittel-Richtlinie (AM-RL): – Anlage III – Übersicht der Verordnungseinschränkungen und -ausschlüsse Lang wirkende Insulinanaloga zur Behandlung des Diabetes mellitus Typ 2 vom 18. März 2010, BAnz. Nr. 103 (S. 2422) vom 14. Juli 2010

Bundesministerium für Gesundheit (2013a): Bekanntmachung eines Beschlusses des Gemeinsamen Bundesausschusses über eine Änderung der Arzneimittel-Richtlinie (AM-RL): – Anlage XII – Beschlüsse über die Nutzenbewertung von Arzneimitteln mit neuen Wirkstoffen nach § 35a des Fünften Buches Sozialgesetzbuch (SGB V) Dapagliflozin vom 6. Juni 2013 veröffentlicht am Dienstag, 16. Juli 2013, BAnz AT 16. Juli 2013 B2

Bundesministerium für Gesundheit (2013b): Bekanntmachung eines Beschlusses des Gemeinsamen Bundesausschusses über eine Änderung der Arzneimittel-Richtlinie (AM-RL): – Anlage XII – Beschlüsse über die Nutzenbewertung von Arzneimitteln mit neuen Wirkstoffen nach § 35a des Fünften Buches Sozialgesetzbuch (SGB V) Lixisenatid vom 5. September 2013, veröffentlicht Mittwoch, 2. Oktober 2013, BAnz AT 2. Okt. 2013 B4

Bundesministerium für Gesundheit (2016): Bekanntmachung eines Beschlusses des Gemeinsamen Bundesausschusses über eine Änderung der Arzneimittel-Richtlinie (AM-RL): Anlage XII – Beschlüsse über die Nutzenbewertung von Arzneimitteln mit neuen Wirkstoffen nach § 35a des Fünften Buches Sozialgesetzbuch (SGB V) Empagliflozin vom 1. September 2016, veröffentlicht am Donnerstag, 15. September 2016 BAnz AT 15. Sept. 2016 B1

Bundesministerium für Gesundheit (2021a): Bekanntmachung eines Beschlusses des Gemeinsamen Bundesausschusses über eine Änderung der Arzneimittel-Richtlinie (AM-RL): – Anlage XII – Nutzenbewertung von Arzneimitteln mit neuen Wirkstoffen nach § 35a des Fünften Buches Sozialgesetzbuch (SGB V) Dapagliflozin (neues Anwendungsgebiet: chronische Herzinsuffizienz) vom 20. Mai 2021

Bundesministerium für Gesundheit (2021b): Bekanntmachung eines Beschlusses des Gemeinsamen Bundesausschusses über eine Änderung der Arzneimittel-Richtlinie (AM-RL): – Anlage XII – Nutzenbewertung von Arzneimitteln mit neuen Wirkstoffen nach § 35a des Fünften Buches Sozialgesetzbuch (SGB V) Semaglutid (Diabetes mellitus Typ 2) vom 15. April 2021

Buse JB, Rosenstock J, Sesti G, Schmidt WE, Montanya E, Brett JH, Zychma M, Blonde L, LEAD-6 Study Group (2009) Liraglutide once a day versus exenatide twice a day for type 2 diabetes: a 26-week randomised, parallel-group, multinational, open-label trial (LEAD-6). Lancet 374:39–47

Buse JB, Nauck M, Forst T, Sheu WH, Shenouda SK, Heilmann CR, Hoogwerf BJ, Gao A, Boardman MK, Fineman M, Porter L, Schernthaner G (2013) Exenatide once weekly versus liraglutide once daily in patients with type 2 diabetes (DURATION-6): a randomised, open-label study. Lancet 381:117–124

Butler AE, Campbell-Thompson M, Gurlo T, Dawson DW, Atkinson M, Butler PC (2013) Marked expansion of exocrine and endocrine pancreas with incretin therapy in humans with increased exocrine pancreas dysplasia and the potential for glucagon-producing neuroendocrine tumors. Diabetes 62:2595–2604

10

Cannon CP, Pratley R, Dagogo-Jack S et al (2020) Cardiovascular outcomes with ertugliflozin in type 2 diabetes. N Engl J Med 383(15):1425–1435

Chiasson JL, Josse RG, Hunt JA, Palmason C, Rodger NW, Ross SA, Ryan EA, Tan MH, Wolever TM (1994) The efficacy of acarbose in the treatment of patients with non-insulin-dependent diabetes mellitus. Ann Intern Med 121:928–935

Chiasson JL, Josse RG, Gomis R, Hanefeld M, Karasik A, Laakso M, STOP-NIDDM Trail Research Group (2002) Acarbose for prevention of type 2 diabetes mellitus: the STOP-NIDDM randomised trial. Lancet 359:2072–2077

Cosentino F, Grant PJ, Aboyans V, Bailey CJ, Ceriello A, Delgado V, Federici M, Filippatos G, Grobbee DE, Hansen TB, Huikuri HV, Johansson I, Jüni P, Lettino M, Marx N, Mellbin LG, Östgren CJ, Rocca B, Roffi M, Sattar N, Seferović PM, Sousa-Uva M, Valensi P, Wheeler DC, ESC Scientific Document Group (2020) 2019 ESC Guidelines on diabetes, prediabetes, and cardiovascular diseases developed in collaboration with the EASD. Eur Heart J 41:255–323

Davies MJ, D'Alessio DA, Fradkin J, Kernan WN, Mathieu C, Mingrone G, Rossing P, Tsapas A, Wexler DJ, Buse JB (2018) Management of hyperglycemia in type 2 diabetes, 2018. A consensus report by the American Diabetes Association (ADA) and the European Association for the Study of Diabetes (EASD). Diabetes Care 41:2669–2701

Deacon CF (2009) Potential of liraglutide in the treatment of patients with type 2 diabetes. Vasc Health Risk Manag 5:199–211

Diabetes Control and Complications Trial Research Group (1993) The effect of intensive treatment of diabetes on the development and progression of long-term complications in insulin-dependent diabetes mellitus. N Engl J Med 329:977–986

Dills DG, Schneider J (1996) Clinical evaluation of glimepiride versus glyburide in NIDDM in a double-blind comparative study. Glimepiride/Glyburide Research Group. Horm Metab Res 28:426–429

Draeger KE, Wernicke-Panten K, Lomp H-J, Schüler E, Roßkamp R (1996) Long-term treatment of type 2 diabetic patients with the new oral antidiabetic agent glimepiride (Amaryl®): a double-blind comparison with glibenclamide. Horm Metab Res 28:419–425

Drucker DJ, Nauck MA (2006) The incretin system: glucagon-like peptide-1 receptor agonists and dipeptidyl peptidase-4 inhibitors in type 2 diabetes. Lancet 368:1696–1705

Egan AG, Blind E, Dunder K, de Graeff PA, Hummer BT, Bourcier T, Rosebraugh C (2014) Pancreatic safety of incretin-based drugs – FDA and EMA assessment. N Engl J Med 370:794–797

Elashoff M, Matveyenko AV, Gier B, Elashoff R, Butler PC (2011) Pancreatitis, pancreatic and thyroid cancer with Glucagon-like peptide-1-based therapies. Baillieres Clin Gastroenterol 141:150–156

Food and Drug Administration (2009) Information for health care professionals – Acute pancreatitis and itagliptin (marketed as Januvia and Janumet). http://www.fda.gov/Drugs/DrugSafety/Postmarket DrugSafetyInformationforPatientsandProviders/ DrugSafetyInformationforHeathcareProfessionals/ ucm183764.htm

Food and Drug Administration (2014) FDA approves Farxiga to treat type 2 diabetes. http://www.fda. gov/NewsEvents/Newsroom/PressAnnouncements/ ucm380829.htm

Food and Drug Administration (2015) FDA Drug Safety Communication: FDA warns that SGLT2 inhibitors for diabetes may result in a serious condition of too much acid in the blood. http://www.fda.gov/drugs/ drugsafety/ucm446845.htm

Foretz M, Guigas B, Viollet B (2019) Understanding the glucoregulatory mechanisms of metformin in type 2 diabetes mellitus. Nat Rev Endocrinol 15:569–589

Fullerton B, Siebenhofer A, Jeitler K, Horvath K, Semlitsch T, Berghold A, Gerlach FM (2018) Short-acting insulin analogues versus regular human insulin for adult, non-pregnant persons with type 2 diabetes mellitus. Cochrane Database Syst Rev. https://doi.org/10. 1002/14651858.CD013228

Gemeinsamer Bundesausschuss (2006) Medizinische Versorgung von Diabetes-Typ-2-Patienten gesichert. G-BA schützt Solidargemeinschaft vor überteuerten Pharmapreisen. Pressemitteilung. http://www. g-ba.de/downloads/39-261-313/2006-07-18-AMR-Insulinanaloga_BAnz.pdf. Zugegriffen: 18. Juli 2006

Gemeinsamer Bundesausschuss (2019) DMP-Anforderungen-Richtlinie: Änderung der Anlage 1 (DMP Diabetes mellitus Typ 2). Beschlussdatum 17.01.2019, Inkrafttreten 23.03.2019. Tragende Gründe. https://www.g-ba.de/beschluesse/3662/

Gerstein HC, Colhoun HM, Dagenais GR, Diaz R, Lakshmanan M, Pais P, Probstfield J, Riesmeyer JS, Riddle MC, Rydén L, Xavier D, Atisso CM, Dyal L, Hall S, Rao-Melacini P, Wong G, Avezum A, Basile J, Chung N, Conget I, Cushman WC, Franek E, Hancu N, Hanefeld M, Holt S, Jansky P, Keltai M, Lanas F, Leiter LA, Lopez-Jaramillo P, Cardona Munoz EG, Pirags V, Pogosova N, Raubenheimer PJ, Shaw JE, Sheu WH, Temelkova-Kurktschiev T, REWIND Investigators (2019) Dulaglutide and cardiovascular outcomes in type 2 diabetes (REWIND): a double-blind, randomised placebo-controlled trial. Lancet. https://doi. org/10.1016/S0140-6736

Green JB, Bethel MA, Bethel MA, Armstrong PW, Buse JB, Engel SS, Garg J, Josse R, Kaufman KD, Koglin J, Korn S, Lachin JM, McGuire DK, Pencina MJ, Standl E, Stein PP, Suryawanshi S, Van de Werf F, Peterson ED, Holman RR, TECOS Study Group (2015) Effect of sitagliptin on cardiovascular outcomes in type 2 diabetes. N Engl J Med 373:232–242

Heerspink HJL, Stefánsson BV, Correa-Rotter R et al (2020) Dapagliflozin in patients with chronic kidney disease. N Engl J Med 383(15):1436–1446

Hinnen D, Kruger DF (2019) Cardiovascular risks in type 2 diabetes and the interpretation of cardiovascular outcome trials. Diabetes Metab Syndr Obes 12:447–455

Holman RR, Mayon White V, Orde-Peckar C, Steemson J, Smith B, Barbour D, McPherson K, Poon P, Rizza C, Mann JI, Knight AH, Bron AJ, Turner RC (1983) Prevention of deterioration of renal and sensory-nerve function by more intensive management of insulin-dependent diabetic patients: a two-year randomised prospective study. Lancet 321:204–208

Holman RR, Paul SK, Bethel MA, Matthews DR, Neil HA (2008) 10-year follow-up of intensive glucose control in type 2 diabetes. N Engl J Med 359:1577–1589

Holman RR, Coleman RL, Chan JCN, Chiasson JL, Feng H, Ge J, Gerstein HC, Gray R, Huo Y, Lang Z, McMurray JJ, Rydén L, Schröder S, Sun Y, Theodorakis MJ, Tendera M, Tucker L, Tuomilehto J, Wei Y, Yang W, Wang D, Hu D, Pan C, ACE Study Group (2017) Effects of acarbose on cardiovascular and diabetes outcomes in patients with coronary heart disease and impaired glucose tolerance (ACE): a randomised, double-blind, placebo-controlled trial. Lancet Diabetes Endocrinol 5:877–886

Horvath K, Jeitler K, Berghold A, Ebrahim SH, Gratzer TW, Plank J, Kaiser T, Pieber TR, Siebenhofer A (2007) Long-acting insulin analogues versus NPH insulin (human isophane insulin) for type 2 diabetes mellitus. Cochrane Database Syst Rev. https://doi.org/10.1002/14651858.CD005613.pub3

Institut für Wirtschaftlichkeit und Qualität im Gesundheitswesen (IQWiG) (2009) Langwirksame Insulinanaloga zur Behandlung des Diabetes mellitus Typ 2. Abschlussbericht. http://www.iqwig.de/download/A05-03_Abschlussbericht_Langwirksame_Insulinanaloga_bei_Diabetes_mellitus_Typ_2_V1.1.pdf

Institut für Wirtschaftlichkeit und Qualität im Gesundheitswesen (IQWiG) (2018) Ertugliflozin/Sitagliptin (Diabetes mellitus Typ 2) – Nutzenbewertung gemäß § 35a SGB V. https://www.g-ba.de/downloads/92-975-2420/2018-09-06_Nutzenbewertung-IQWiG_Ertugliflozin-Sitagliptin_D-361.pdf

Inzucchi SE, McGuire DK (2008) New drugs for the treatment of diabetes: part II: Incretin-based therapy and beyond. Circulation 117:574–584

Inzucchi SE, Zinman B, Wanner C, Ferrari R, Fitchett D, Hantel S, Espadero RM, Woerle HJ, Broedl UC, Johansen OE (2015) SGLT-2 inhibitors and cardiovascular risk: proposed pathways and review of ongoing outcome trials. Diab Vasc Dis Res 12:90–100

Joffe HV (2009) Endocrinologic and metabolic drugs advisory committee meeting advisory committee, April 1 and April 2. http://www.fda.gov/downloads/AdvisoryCommittees/CommitteesMeetingMaterials/Drugs/EndocrinologicandMetabolicDrugsAdvisoryCommittee/UCM151114.pdf

Keating GM (2005) Exenatide. Drugs 65:1681–1692

Köberle U, Daul A (2017) Laktat- und Ketoazidose unter Therapie mit Metformin und Dapagliflozin. Arzneiverordn Prax 44:197–200

Marso SP, Daniels GH, Brown-Frandsen K, Kristensen P, Mann JF, Nauck MA, Nissen SE, Pocock S, Poulter NR, Ravn LS, Steinberg WM, Stockner M, Zinman B, Bergenstal RM, Buse JB, LEADER Steering Committee, LEADER Trial Investigators (2016) Liraglutide and cardiovascular outcomes in type 2 diabetes. N Engl J Med 375:311–322

McMurray JJV, Solomon SD, Inzucchi SE, Køber L, Kosiborod MN, Martinez FA, Ponikowski P, Sabatine MS, Anand IS, Bělohlávek J, Böhm M, Chiang CE, Chopra VK, de Boer RA, Desai AS, Diez M, Drozdz J, Dukát A, Ge J, Howlett JG, Katova T, Kitakaze M, Ljungman CEA, Merkely B, Nicolau JC, O'Meara E, Petrie MC, Vinh PN, Schou M, Tereshchenko S, Verma S, Held C, DeMets DL, Docherty KF, Jhund PS, Bengtsson O, Sjöstrand M, Langkilde AM, DAPA-HF Trial Committees and Investigators (2019) Dapagliflozin in patients with heart failure and reduced ejection fraction. N Engl J Med 381:1995–2008

Neal B, Perkovic V, Mahaffey KW, de Zeeuw D, Fulcher G, Erondu N, Shaw W, Law G, Desai M, Matthews DR, CANVAS Program Collaborative Group (2017) Canagliflozin and cardiovascular and renal events in type 2 diabetes. N Engl J Med 377:644–657

Packer M, Anker SD, Butler J et al (2020) Cardiovascular and renal outcomes with empagliflozin in heart failure. N Engl J Med 383(15):1413–1424

Perkovic V, Jardine MJ, Neal B et al (2019) Canagliflozin and renal outcomes in type 2 diabetes and nephropathy. N Engl J Med 380(24):2295–2306

Ray KK, Seshasai SR, Wijesuriya S, Sivakumaran R, Nethercott S, Preiss D, Erqou S, Sattar N (2009) Effect of intensive control of glucose on cardiovascular outcomes and death in patients with diabetes mellitus: a meta-analysis of randomised controlled trials. Lancet 373:1765–1772

Richter B, Bandeira-Echtler E, Bergerhoff K, Lerch C (2008) Emerging role of dipeptidyl peptidase-4 inhibitors in the management of type 2 diabetes. Vasc Health Risk Manag 4:753–768

Rosenstock J, Kahn SE, Johansen OE, Zinman B, Espeland MA, Woerle HJ, Pfarr E, Keller A, Mattheus M, Baanstra D, Meinicke T, George JT, von Eynatten M, McGuire DK, Marx N for the CAROLINA Investigators (2019) Effect of linagliptin vs glimepiride on major adverse cardiovascular outcomes in patients with type 2 diabetes the CAROLINA randomized clinical trial. JAMA 322:1155–1166

10

Scirica BM, Bhatt DL, Braunwald E, Steg PG, Davidson J, Hirshberg B, Ohman P, Frederich R, Wiviott SD, Hoffman EB, Cavender MA, Udell JA, Desai NR, Mosenzon O, McGuire DK, Ray KK, Leiter LA, Raz I, SAVOR-TIMI 53 Steering Committee and Investigators (2013) Saxagliptin and cardiovascular outcomes in patients with type 2 diabetes mellitus. N Engl J Med 369:1317–1326

Seoudy AK, Schulte DM, Hollstein T, Böhm R, Cascorbi I, Laudes M (2021) Gliflozins for the treatment of congestive heart failure and renal failure in type 2 diabetes. Dtsch Arztebl Int 118:122–129

Siebenhofer A, Plank J, Berghold A, Narath M, Gfrerer R, Pieber TR (2004) Short acting insulin analogues versus regular human insulin in patients with diabetes mellitus. Cochrane Database Syst Rev. https://doi.org/10.1002/14651858.CD003287.pub4

Singh S, Chang HY, Richards TM, Weiner JP, Clark JM, Segal JB (2013) Glucagonlike peptide 1-based therapies and risk of hospitalization for acute pancreatitis in type 2 diabetes mellitus: a population-based matched case-control study. JAMA Intern Med 173:534–539

Stratton IM, Adler AI, Neil HA, Matthews DR, Manley SE, Holman RR (2000) Association of glycemia with macrovascular and microvascular complications of type 2 diabetes (UKPDS 35): prospective observational study. Brit Med J 321:405–412

The Action to Control Cardiovascular Risk in Diabetes Study Group (2008) Effects of intensive glucose lowering in type 2 diabetes. N Engl J Med 358:2545–2559

The ADVANCE Collaborative Group (2008) Intensive blood glucose control and vascular outcomes in patients with type 2 diabetes. N Engl J Med 358:2560–2572

The Diabetes Control and Complications Trial, Epidemiology of Diabetes Interventions and Complications (DCCT/EDIC) Study Research Group (2005) Intensive diabetes treatment and cardiovascular disease in patients with type 1 diabetes. N Engl J Med 353:2643–2653

UK Prospective Diabetes Study (UKPDS) Group (1998a) Intensive glood-glucose control with sulphonylureas or insulin compared with conventional treatment and risk of complications in patients with type 2 diabetes (UKPDS 33). Lancet 352:837–853

UK Prospective Diabetes Study (UKPDS) Group (1998b) Effect of intensive blood-glucose control with metformin on complications in overweight patients with type 2 diabetes (UKPDS 34). Lancet 352:854–865

Van De Laar FA, Lucassen PL, Akkermans RP, Van De Lisdonk EH, Rutten GE, Van Weel C (2005) Alpha-glucosidase inhibitors for type 2 diabetes mellitus. Cochrane Database Syst Rev. https://doi.org/10.1002/14651858.CD003639.pub2

Wanner C, Inzucchi SE, Lachin JM, Fitchett D, von Eynatten M, Mattheus M, Johansen OE, Woerle HJ, Broedl UC, Zinman B, EMPA-REG OUTCOME Investigators (2016) Empagliflozin and progression of kidney disease in type 2 diabetes. N Engl J Med 375:323–334

Warren E, Weatherley-Jones E, Chilcott J, Beverley C (2004) Systematic review and economic evaluation of a long-acting insulin analogue, insulin glargine. Health Technol Assess 8:1–57

White WB, Cannon CP, Heller SR, Nissen SE, Bergenstal RM, Bakris GL, Perez AT, Fleck PR, Mehta CR, Kupfer S, Wilson C, Cushman WC, Zannad F, EXAMINE Investigators (2013) Alogliptin after acute coronary syndrome in patients with type 2 diabetes. N Engl J Med 369:1327–1335

Wilde MI, McTavish D (1997) Insulin Lispro. A review of its pharmacological properties and therapeutic use in the management of diabetes mellitus. Drugs 54:597–614

Wiviott SD, Raz I, Bonaca MP, Mosenzon O, Kato ET, Cahn A, Silverman MG, Zelniker TA, Kuder JF, Murphy SA, Bhatt DL, Leiter LA, McGuire DK, Wilding JPH, Ruff CT, Gause-Nilsson IAM, Fredriksson M, Johansson PA, Langkilde AM, Sabatine MS, DECLARE–TIMI 58 Investigators (2019) Dapagliflozin and cardiovascular outcomes in type 2 diabetes. N Engl J Med 380:347–357

Zannad F, Ferreira JP, Pocock SJ et al (2020) SGLT2 inhibitors in patients with heart failure with reduced ejection fraction: a meta-analysis of the EMPEROR-Reduced and DAPA-HF trials. Lancet 396(10254):819–829

Ziegler R, Neu A (2018) Diabetes mellitus im Kindes- und Jugendalter. Leitliniengerechte Diagnostik, Therapie und Langzeitbetreuung. Dtsch Arztebl Int 115:146–156

Zinman B, Wanner C, Lachin JM, Fitchett D, Bluhmki E, Hantel S, Mattheus M, Devins T, Johansen OE, Woerle HJ, Broedl UC, Inzucchi SE, EMPA-REG OUTCOME Investigators (2015) Empagliflozin, cardiovascular outcomes, and mortality in type 2 diabetes. N Engl J Med 373:2117–2128

Lipidstoffwechselstörungen

Bastian Schirmer und Jochen Schuler

Auf einen Blick

Verordnungsprofil Die Verordnungen von Pharmaka zur Behandlung von Lipidstoffwechselstörungen sind erneut um etwa 10 % innerhalb eines Jahres angestiegen, die Verordnungszahlen haben sich damit im Vergleich zum Jahr 2012 nahezu verdoppelt.

Den größten Zuwachs im Vergleich zu den vorigen Jahren zeigen Präparate mit dem Wirkstoff Ezetimib (+39 %), gefolgt vom PCSK9 Inhibitoren Evolocumab (+19,1 %), wobei das Verordnungsvolumen der PCSK9-Inhibitoren insgesamt niedrig ist. Bei den Statinen (Zuwachs +10,1 %) hält der Trend zur Verordnung von Atorvastatin und Rosuvastatin an, Simvastatin und Pravastatin verlieren weiter an Marktanteilen. Neu auf dem Markt seit Ende 2020 ist der ACL-Inhibitor Bempedoinsäure.

Bewertung Die Statine haben 2021 ein Verordnungsvolumen erreicht, das die tägliche Behandlung von 8,4 Mio. Patienten mit Standarddosierungen ermöglicht. Alle übrigen lipidsenkenden Arzneistoffe müssen sich bezüglich ihrer Effekte auf patientenrelevante Endpunkte an den Statinen messen lassen. Bisher überzeugen sie in klinischen Studien aber überwiegend bei Surrogatvariablen. Der klinische Nutzen von Bempedoinsäure ist auf Grund seiner Marktneuheit noch nicht fundiert zu beurteilen.

In dieser Ausgabe des Arzneiverordnungs-Reports wurde die lange verwendete Kapitelbezeichnung „lipidsenkende Mittel" zu Gunsten einer indikationsbezogenen Nomenklatur verlassen. Dies hat zum einen den Vorteil, dass der Komplexität der Lipidstoffwechselstörungen und ihrer Behandlung bereits in der Kapitelüberschrift Rechnung getragen wird. Zum anderen sind die zur Therapie verwendeten Pharmaka genauso wenig gleichwertig einsetzbar wie es eine uniforme Auswirkung der verschiedenen Arzneistoffe auf den Stoffwechsel der diversen Lipoproteine gibt.

Derzeit existiert keine allgemein akzeptierte **Definition für die Hyperlipidämie**. Die Grenzwerte von Gesamt-Cholesterin und LDL-Cholesterin (LDL-C) wurden durch verschiedene Gremien immer wieder verschoben, v. a. anhand indirekter Belege für eine loglinear ansteigende Morbidität und Mortalität aus epidemiologischen Studien. Pragmatisch definiert liegt eine Hyperlipidämie vor, wenn Gesamt-Cholesterin (C), LDL-C, Triglycerid- oder Lipoprotein(a)-Spiegel über dem 90. Perzentil bzw. HDL-C oder ApoA-1-Spiegel unter dem 10. Perzentil für die Allgemeinbevölkerung liegen. „Normal" wäre demnach die 50. Perzentile. Diese liegt beispielsweise für das LDL-C in Dänemark zwischen 113–131 mg/dL (41.–60. Perzentile) (Johannesen et al. 2020).

Neben den Diskussionen um die Normal- und Grenzwerte existieren Hypothesen über schädigende und schützende Wirkungen einzelner Lipidfraktionen und deren optimalen Verhältnis zueinander. Die klinische Bedeutung solcher Quotienten (z. B. HDL/LDL-Ratio) ist jedoch meist unklar. Um die Pathophysiologie des Lipidstoffwechsels besser abzubilden, wird zur Risikoabschätzung bzw. Therapiesteuerung neuerdings vermehrt auf die lebenszeitliche Exposition mit dem in allen atherogenen Lipoproteinen enthaltenen Apolipoprotein B (ApoB) bzw. dem Non-HDL-Cholesterin geblickt (kausale und kumulative Effekte; Sniderman et al. 2022). Insgesamt ist festzustellen, dass die derzeitigen, sich primär an einzelnen LDL-C-Werten orientierenden Risikoeinschätzungen und darauf basierende Therapieempfehlungen zu wenig auf die sehr heterogene Patientenklientel eingehen und zukünftige Therapieschemata sich vermutlich viel stärker an der individuellen Krankheitsdynamik und noch besser herauszuarbeitenden Risikoprädiktoren (sog. „*Risk-Enhancer*" und „*Risk-Reducer*") orientieren werden.

Die ermittelten **Prävalenzen von Lipidstoffwechselstörungen** variieren mit der verwendeten Definition, der untersuchten Region und Population (Lebensalter, Geschlecht, Ethnie, usw.). Die höchsten Prävalenzen (Definition > 90. bzw. < 10. Perzentile) werden bei Patienten mit vorzeitiger koronarer Herzerkrankung gefunden (75–85 %). Damit sind Patienten gemeint, die deutlich früher als zu erwarten einen Herzinfarkt erleiden: Männer < 55 Jahre und Frauen < 65 Jahre. Bei gleichaltrigen Kontrollen ohne koronare Herzerkrankung liegt die Prävalenz für eine Lipidstoffwechselstörung unter 50 % (Genest et al. 1992). Interessanterweise sinkt die Prävalenz an Lipidstoffwechselstörungen in den westlichen Ländern derzeit wieder, was möglicherweise auf die dort sehr gute Versorgung mit Statinen zurückzuführen ist. Zugleich steigt sie in vielen asiatischen Ländern an, parallel mit dem Wohlstand in diesen Gesellschaften und dem damit verbundenem Lebensstil (Pirillo et al. 2021).

11.1 Klassifikation der Lipidstoffwechselstörungen

Lipidstoffwechselstörungen lassen sich in primäre und sekundäre Formen unterscheiden, wobei es in vielen Fällen Überlappungen gibt. Während bei der Therapie der primären Lipidstoffwechselstörungen eine Pharmakotherapie möglichst gezielt die ursächlichen, gestörten Signalwege des Lipidstoffwechsels behandelt werden, zielt die Therapie der sekundären Störungen zunächst auf die Modifikation des Lebensstiles und Korrektur möglicher Ursachen. Lipidsenkende Arzneimittel kommen erst in zweiter Linie und bei unzureichenden Effekten zum Einsatz.

Primäre Lipidstoffwechselstörungen beruhen auf Mutationen an den Genen wichtiger Proteine, die an der Regulation des Lipidstoffwechsels beteiligt sind. Zu diesen Proteinen zählen in erster Linie der LDL-Rezeptor, der ApoB-100-Ligand auf den atherogenen Lipoproteinen und das Proprotein Convertase Subtilisin Kexin 9 (PCSK9), welches den LDL-Rezeptor in der Leber bindet und für dessen endosomalen Abbau markiert.

Die wichtigste monogenetisch autosomal vererbte Lipidstoffwechselstörung ist die *Familiäre Hypercholesterinämie* (FH), die nur sehr selten (1 : 300.000) homozygot vorkommt, aber in der heterozygoten Form zu den häufigsten vererbten Erkrankungen überhaupt zählt (1 : 300–1 : 500). Die Betroffenen haben einen Defekt am LDL-Rezeptor und LDL-C-Serumkonzentrationen > 190 mg/dL. Viele Betroffene haben Cholesterinablagerungen in der Haut, den Sehnen und Gelenken (Xanthome, Xanthelasmen) und eine positive (Familien-)Anamnese hinsichtlich vorzeitiger kardiovaskulärer Erkrankungen. An homozygoter FH (HoFH) Erkrankte haben von Geburt an sehr hohe LDL-C-Serumkonzentrationen und können schon vor dem Erwachsenenalter einen Herzinfarkt oder Schlaganfall erleiden. Um dies zu verhindern oder hinauszuzögern werden teils sehr aggressive Verfahren wie Operationen zur Unterbrechung des enterohepatischen Kreislaufs der Gallensäuren (ilealer Bypass) oder regelmäßige Lipidapheresen eingesetzt. 2021 wurde für HoFH-Patienten ab 12 Jahren der Antikörper Evinacumab zugelassen, der durch Bindung des hepatozellulären Angiopoietin-like-3-Protein (ANGPTL3) zu erheblichen LDL-C Absenkungen führt. In Kombination mit anderen potenten Lipidsenkern konnte in der Zulassungsstudie bei knapp der Hälfte der Behandelten das LDL-C auf < 100 mg/dl gesenkt werden (Der Arzneimitteltelbrief 2022a).

Abzugrenzen von der monogenetischen FH ist unter anderem die *Polygene Hypercholesterinämie*. Bei den Betroffenen bestehen eine Vielzahl von Genvarianten, die jede für sich einen Beitrag zu einem erhöhten LDL-C leistet. Meist sind die LDL-Werte bei den Betroffenen weniger stark erhöht wie bei der FH. Mit Hilfe einer Sequenzierung des gesamten Genoms wird versucht, sog. „polygene Scores" zu entwickeln, um das kardiovaskuläre Risiko der Betroffenen voraussagen zu können. Bei einer genetischen Untersuchung von 2.081 US-Amerikanern mit vorzeitigem Myokardinfarkt (mittleres Alter 48 Jahre, 66 % Frauen) fanden sich bei 1,7 % eine FH und bei 17,3 % ein hoher polygener Risk-Score (Khera et al. 2019). Es bleibt abzuwarten, ob und wann solch ein genetisches Screening in den Praxisalltag einzieht.

Derzeit wird – vermutlich motiviert durch die Entwicklung neuer Medikamente – dem *Lipoprotein(a)* (LP(a)) vermehrt Aufmerksamkeit geschenkt. Das LP(a) ähnelt dem LDL-C und besitzt neben dem ApoB-100 Liganden an seiner Oberfläche auch das Glykoprotein Apo(a). Dies hat Ähnlichkeit mit Plasminogen. Somit wirkt LP(a) nicht nur atherogen sondern kann auch die Gerinnung aktivieren. Lp(a) gilt als unabhängiger Risikofaktor für kardiovaskuläre Erkrankungen und auch für die Entstehung von Aortenklappenstenosen. In den gegenwärtig gebräuchlichen Risikorechnern (s. u.) gilt ein erhöhtes LP(a) nur als ein Risiko-erhöhender Faktor (sog. „Risk-Enhancer"). Nach einer britischen Untersuchung liegt der mediane LP(a) Spiegel in der Bevölkerung bei 19,6 nmol/L (25.–75. Perzentile: 7,6–74,8). Das Relative Risiko für kardiovaskuläre Ereignisse steigt ab 20 nmol/L an, etwa um 11 % pro 50 nmol/L (Patel et al. 2020). Betroffenen mit sehr hohen LP(a)-Spiegeln und manifester KHK werden derzeit auch mit einer Lipidapherese behandelt (Leebmann et al. 2013), spezifische Arzneimittel sind in fortgeschrittener klinischer Prüfung.

Es gibt viele weitere primäre Lipidstoffwechselstörungen mit einem teils sehr heterogenen laborchemischen und klinischen Phänotyp (Mosca et al. 2022). Immer verdächtig auf primäre Lipidstoffwechselstörungen sind Personen mit einer auffälligen Familienanamnese für früh auftretenden Herzinfarkt, Schlaganfall oder plötzlichen Herztod, mit einem *arcus corneál* am Rand der Hornhaut, Xanthomen, Xanthelasmen bzw. mit sehr auffälligen Blutlipiden.

Formal sind von den primären die **sekundären und reaktiven Lipidstoffwechselstörungen** abzugrenzen. Diese Unterscheidung ist in der Praxis allerdings schwierig, weil häufig Überlappungen bestehen. Maßgebliche Risikofaktoren sind ein inaktiver Lebensstil und eine ungünstige Ernährung. Industriell verarbeitete Lebensmittel, die reich an schädlichen Trans-Fetten und Zucker sind, können sehr negative Auswirkungen auf die atherogenen Lipoproteine haben und verursachen unter anderem Adipositas und das metabolische Syndrom.

Bei etwa einem Viertel der Patienten mit Lipidstoffwechselstörung finden sich Faktoren und Erkrankungen, die den Lipidstoffwechsel ungünstig beeinflussen (Vodnala et al. 2012). Dazu zählen regelmäßiger Alkoholkonsum, ein schlecht kontrollierter Diabetes Mellitus, chronische Niereninsuffizienz und nephrotisches Syndrom, Hypothyreose und cholestatische Lebererkrankungen. Es gibt auch mehrere Medikamente, die Lipidstoffwechselstörungen verursachen bzw. begünstigen. Dazu zählen Psychopharmaka wie Clozapin, Olanzapin, virale Protease-Inhibitoren, diuretisch wirkende Arzneistoffe vom Thiazidtyp, östrogenhaltige Kontrazeptiva und β_1-Adrenozeptor-Antagonisten („Beta-Blocker").

11.2 Therapie der Lipidstoffwechselstörungen

Die wichtigste Komplikation von Lipidstoffwechselstörungen ist die Atherosklerose mit ihren Folgeerkrankungen Herzinfarkt und Schlaganfall. Weitere Komplikationen sind Fettleber und selten auch eine Pankreatitis. Die Atherosklerose ist ein chronisch degenerativer Prozess, der durch entzündliche, metabolische, mechanische und genetische Faktoren verursacht und unterhalten wird. Da sie neben dem Rauchen, Diabetes und der Hypertonie zu den bedeutsamsten Treibern der Atherosklerose zählen, stehen die Lipidstoffwechselstörungen zu Recht im Mittelpunkt der Präventionsbemühungen. Allerdings ist das optimale Lipidmanagement Gegenstand vieler wissenschaftlicher Kontroversen.

Unstrittig ist, dass bei Hochrisikopatienten sehr intensive Bemühungen erfolgen sollten, um den Atheroskleroseprozess zu bremsen. Patienten mit hohem Risiko sind solche, die bereits ein kardiovaskuläres Ereignis hatten (**Sekundärprävention**) und/oder an einer primären und bekannterweise komplikationsreich verlaufenden Lipidstoffwechselstörung leiden. In dieser Situation können auch Behandlungen mit mehreren Arzneistoffen erforderlich sein und auch invasive Verfahren. Welche Therapieziele dabei angestrebt werden sollten und mit welchen Medikamenten und Maßnahmen diese verfolgt werden, ist jedoch unklar. In einer Analyse von 22 Leitlinien zur Sekundärprävention einer koronaren Herzerkrankung (KHK) im Jahr 2020 fanden sich 8 verschiedene LDL-Zielwerte (zwischen 1,0 und 2,6 mM), wobei am häufigsten <1,8 mM genannt wurde. Einigkeit bestand nur darin, dass primär Statine verwendet werden sollen. Fünf dieser Leitlinien empfahlen zur Sekundärprävention generell nur Statine in der höchsten tolerierten Dosis zu geben (Brown et al. 2020). Auch in der aktualisierten *Nationalen Versorgungsleitlinie Chronische KHK* wird der Konflikt zwischen zielwertorientierter Therapiestrategie und der Strategie der festen Statindosis bei manifester KHK nicht aufgelöst (Bundesärztekammer et al. 2022). Es werden *de facto* zwei Empfehlungen gegeben: Zum einen soll allen Patienten eine feste Hochdosis-Statintherapie empfohlen werden, sofern keine Kontraindikationen bestehen (nach AWMF 2017 und Stone et al. 2014); zum anderen soll das LDL-C auf den Zielwert < 1,8 mM gesenkt, oder – wenn der Ausgangswert zwischen 1,8 und 3,5 mM liegt – eine mindestens 50 %ige Reduktion an-

gestrebt werden (nach DGIM, DGK, DGPR, DGRW und ESC/EAS).

Noch umstrittener ist, wie Personen ohne atherosklerotische Erkrankung behandelt werden sollten, bei denen allein auf Grund einer erhöhten LDL-C-Konzentration ein erhöhtes kardiovaskuläres Risiko angenommen wird (**Primärprävention**). Es sind vor allem zwei europäische Fachgesellschaften, die in ihren Präventionsleitlinien in den vergangenen Jahren immer niedrigere LDL-C-Zielwerte und Interventionsschwellen setzen und die Grenzen zwischen Primär- und Sekundärprävention auflösen (Mach et al. 2019). Diese Empfehlungen basieren jedoch mehr auf Annahmen als auf Belegen und die sehr ambitionierten LDL-C-Zielwerte wurden weder durch Interventionsstudien oder systematische Reviews überprüft. Zudem fehlt bei vielen der empfohlenen Arzneistoffe ein Nachweis, dass sie die Gesamt- oder die kardiovaskuläre Mortalität günstig beeinflussen (◙ Tab. 11.1). Trotzdem folgen viele Behandler den Empfehlungen dieser beiden Fachgesellschaften, was nicht selten in einer Verschreibungskaskade mit mehreren Lipidsenkern resultiert und die stetig steigenden Verordnungszahlen einiger Lipidsenker mit fraglichem klinischem Nutzen erklärt. Es sei an dieser Stelle daran erinnert, dass die Absenkung von LDL-C-Serumkonzentrationen nur ein Surrogatparameter ist und dass bei den patientenrelevanten Endpunkten zwischen klinisch bedeutsamem und statistisch signifikantem Nutzen unterschieden werden sollte (Der Arzneimittelbrief 2002).

Andere Leitliniengremien wählen einen pragmatischeren Ansatz. Sie empfehlen zur Primärprävention bei erhöhtem kardiovaskulärem Risiko nur eine mittlere Dosis eines Statins (US Preventive Services Task Force 2022). Diese Uneinigkeit der Experten in der Bewertung der vorliegenden Evidenz und die oft erheblichen Verbindungen von Fachgesellschaften und Leitlinien-Autoren mit den Herstellern von Lipidsenkern (Der Arzneimittelbrief 2019) verunsichern viele Ärzte und Patienten und stehen der Implementierung in die tägliche Praxis und einer Transformation in

◘ Tab. 11.1 Kenndaten der meistverordneten Arzneistoffe zur Therapie von Lipidstoffwechselstörungen. Modifiziert nach Khan et al. (2022), Lin et al. (2022), Riaz et al. (2019), Rosenson (2022), Zhan et al. (2018)

Arzneistoff/ Arzneistoffgruppe	Wirkmechanismus	Effekte auf Lipide	Effekte auf klinische Endpunkte
„Statine"	HMG-CoA-Reduktase-Inhibition → Hemmung der endogenen Cholesterinsynthese	LDL-C: −30–60 % HDL-C: +1–10 % TG: −10–20 %	Ges.-Mortalität ↓ KV-Mortalität ↓ Herzinfarkt ↓ Schlaganfall ↓
„Fibrate"	PPARα-Aktivierung → u. a. gesteigerter Triglyceridabbau und vermehrte HDL-Synthese	LDL-C: −5–15 % HDL-C: +5–20 % TG: −35–50 %	Ges.-Mortalität ↔ KV-Mortalität ↔ Herzinfarkt (↓) Schlaganfall?
Bempedoinsäure	ACL-Inhibition → Hemmung der endogenen Cholesterinsynthese	LDL-C: −15–20 % HDL-C: neutral TG: neutral	Ges.-Mortalität ↔ KV-Mortalität ↔ Herzinfarkt (↓) Schlaganfall?
Ezetimib	NPC1L1-Inhibition → Hemmung der Cholesterinresorption im Darm	LDL-C: −15–20 % HDL-C: neutral TG: −5–10 %	Ges.-Mortalität ↔ KV-Mortalität ↔ Herzinfarkt (↓) Schlaganfall (↓)
Evolocumab/ Alirocumab	PCSK9-Inhibition → Vermehrte LDL-Rezeptor-Expression auf Hepatozyten	LDL-C: −35–75 % HDL-C: +5–10 % TG: −5–25 %	Ges.-Mortalität ↔ KV-Mortalität ↔ Herzinfarkt (↓) Schlaganfall (↓)

einen medizinischen Standard im Wege (Ray et al. 2021).

Das **therapeutische Armamentarium** gegen Lipidstoffwechselstörungen ist sehr umfangreich und wächst von Jahr zu Jahr. Es reicht von Lebensstil-/Ernährungsinterventionen über eine Vielzahl von Arzneimitteln (Übersicht bei Mach et al. 2019) bis hin zu den genannten invasiven Maßnahmen.

Die bei weitem am besten untersuchten Wirkstoffe mit der besten Evidenz für einen klinischen Nutzen sind die Statine. Laut einer Metaanalyse ist pro 1 mM LDL-Cholesterinsenkung mit einer 21 % relativen Risikoreduktion kardiovaskulärer Ereignisse zu rechnen (Cholesterol Treatment Trialists' Collaboration 2010). Außerdem sinkt bei konsequenter Einnahme von Statinen die kardiovaskuläre und die Gesamtmortalität, wobei der absolute Nutzen umso höher ist, je größer das Ausgangsrisiko der Behandelten ist. Diese Effekte sind bei nahezu allen Personengruppen nachweisbar, inklusive älteren Menschen, zumindest bis 75 Jahren. Zu den wenigen Ausnah-

men zählen Dialysepatienten und wahrscheinlich auch Menschen mit einer Herzinsuffizienz (Mach et al. 2019, Preiss et al. 2015). Dies dürfte aber weniger darin begründet sein, dass die Statine hier unwirksam sind, sondern eher, weil die Grunderkrankung so aggressiv verläuft.

Alle übrigen lipidsenkenden Arzneistoffe müssen sich bezüglich ihrer Effekte auf patientenrelevante Endpunkte an den Statinen messen lassen und sind auch größtenteils nur mit diesen in Kombination verordnungsfähig, oder als Alternative bei Statinunverträglichkeit. Diese tritt nach Registerstudien bei bis zu einem von 10 behandelten Personen auf und ist somit wesentlich häufiger, als dies in den randomisierten kontrollierten Studien berichtet worden ist. Praktisch ist es dabei gar nicht wichtig, ob die Unverträglichkeit pharmakologisch begründet ist, oder ob sie auf einer Nocebo-Reaktion basiert, da sie häufig zum Absetzen des Statins oder zu einer Dosisreduktion führt. Denn für die Prognose der Patienten hat die Adhärenz zur lipidsenkenden Therapie eine größere Bedeutung als das Erreichen von Zielwerten (Mazhar et al. 2022).

11.3 Verordnungsspektrum

Die Verordnungen von Lipidsenkern sind erneut um mehr als 10 % innerhalb eines Jahres angestiegen, die Verordnungszahlen haben sich somit in den letzten 10 Jahren verdoppelt.

Im Vergleich zu den vorigen Jahren führen 2021 die Ezetimibpräparate die Liste der Arzneimittel mit den größten relativen Zuwächsen im Verordnungsvolumen an, während die Statine als Gruppe hinsichtlich der Zuwachsraten nur auf dem dritten Platz landen (◘ Tab. 11.2 und 11.3).

Gemessen an den insgesamt verordneten *defined daily doses* (DDD) sind die Statine mit 3,04 Mrd. DDD jedoch immer noch die mit

◘ **Tab. 11.2** **Verordnungen von Statinen 2021.** Angegeben sind die 2021 verordneten Tagesdosen, die Änderungen gegenüber 2020 und die mittleren Kosten je DDD 2021

Präparat	Bestandteile	DDD	Änderung	DDD-Nettokosten
		Mio.	%	Euro
Simvastatin				
Simva Aristo	Simvastatin	355,4	(+2,8)	0,18
Simva BASICS	Simvastatin	351,0	(−19,9)	0,17
Simvastatin-1 A Pharma	Simvastatin	154,1	(+14,5)	0,18
SimvaHEXAL	Simvastatin	64,4	(+10,3)	0,18
Simvastatin-ratiopharm	Simvastatin	49,3	(−33,9)	0,18
Simvastatin AL	Simvastatin	5,8	(−46,7)	0,17
Simvabeta	Simvastatin	5,3	(−34,3)	0,18
Simvastatin STADA	Simvastatin	4,7	(+9,7)	0,13
Simvastatin AbZ	Simvastatin	4,3	(−32,2)	0,17
Simvastatin Bluefish	Simvastatin	3,7	(−35,6)	0,16
Simvastatin Heumann	Simvastatin	3,0	(−39,3)	0,16
		1.001,0	**(−8,3)**	**0,17**
Pravastatin				
Pravastatin-ratiopharm	Pravastatin	25,4	(−1,6)	0,20
Prava TEVA	Pravastatin	13,8	(−7,2)	0,16
Pravastatin-1 A Pharma	Pravastatin	10,6	(+17,7)	0,19
Pravastatin HEXAL	Pravastatin	6,0	(−5,4)	0,18
PravaLich	Pravastatin	1,9	(−56,2)	0,17
Pravastatin Heumann	Pravastatin	1,9	(−23,4)	0,18
		59,6	**(−5,2)**	**0,18**

◻ **Tab. 11.2** (Fortsetzung)

Präparat	Bestandteile	DDD	Änderung	DDD-Nettokosten
		Mio.	%	Euro
Fluvastatin				
Fluvastatin-ratiopharm	Fluvastatin	5,6	(+51,8)	0,40
Fluvastatin Holsten	Fluvastatin	4,1	(> 1.000)	0,24
Fluvastatin AbZ	Fluvastatin	4,1	(−19,4)	0,40
Fluvastatin-PUREN	Fluvastatin	3,5	(+157,0)	0,21
Locol	Fluvastatin	2,4	(+47,1)	0,25
		19,7	**(+63,6)**	**0,32**
Atorvastatin				
Atorvastatin Axiromed	Atorvastatin	716,4	(+302,3)	0,12
Atorvastatin-ratiopharm	Atorvastatin	325,8	(+11,3)	0,12
Atorvastatin BASICS	Atorvastatin	179,8	(+11,1)	0,12
Atorvastatin Aristo	Atorvastatin	165,5	(+291,4)	0,11
Atorvastatin Zentiva	Atorvastatin	63,8	(+344,5)	0,10
Atorvastatin Accord	Atorvastatin	57,1	(−87,4)	0,12
Atorvastatin-1 A Pharma	Atorvastatin	41,8	(−55,7)	0,12
Atorvastatin AbZ	Atorvastatin	24,1	(−74,3)	0,11
Atorvastatin STADA	Atorvastatin	13,4	(+108,4)	0,10
Atorvastatin HEXAL	Atorvastatin	6,8	(−31,3)	0,11
Atorvastatin AL	Atorvastatin	5,9	(−85,5)	0,12
Atorvastatin Hennig	Atorvastatin	3,6	(+23,1)	0,11
		1.603,9	**(+15,3)**	**0,12**
Rosuvastatin				
Rosuvastatin Axiromed	Rosuvastatin	205,6	(+160,9)	0,12
Rosuvastatin-ratiopharm	Rosuvastatin	64,0	(+14,5)	0,14
Rosuvastatin Aristo	Rosuvastatin	42,2	(+209,8)	0,12
RosuHEXAL	Rosuvastatin	23,6	(+33,5)	0,11
Rosuvastatin Aurobindo	Rosuvastatin	9,6	(−57,3)	0,14
Rosuvastatin Denk	Rosuvastatin	6,3	(−12,4)	0,11
Rosuvastatin Elpen	Rosuvastatin	2,2	(−62,6)	0,12
Rosu-1 A Pharma	Rosuvastatin	1,9	(−40,9)	0,14
		355,4	**(+73,6)**	**0,13**

◻ **Tab. 11.2** (Fortsetzung)

Präparat	Bestandteile	DDD	Änderung	DDD-Nettokosten
		Mio.	%	Euro
Weitere Statine und Kombinationen				
Iltria	Atorvastatin Acetylsalicylsäure Ramipril	3,2	(+15,6)	0,61
Lovabeta	Lovastatin	2,0	(+7,2)	0,30
		5,2	**(+12,2)**	**0,49**
Summe		**3.044,7**	**(+10,0)**	**0,14**

◻ **Tab. 11.3 Verordnungen von Ezetimibpräparaten 2021.** Angegeben sind die 2021 verordneten Tagesdosen, die Änderungen gegenüber 2020 und die mittleren Kosten je DDD 2021

Präparat	Bestandteile	DDD	Änderung	DDD-Nettokosten
		Mio.	%	Euro
Ezetimib				
Ezetimib Glenmark	Ezetimib	32,9	(+107,1)	0,44
Ezetimib-1 A Pharma	Ezetimib	26,8	(−2,7)	0,44
Ezetimib Micro Labs	Ezetimib	19,9	(+26,7)	0,31
Ezetimib beta	Ezetimib	10,4	(+143,4)	0,31
Ezetimib-ratiopharm	Ezetimib	7,9	(+3,5)	0,44
Ezetad TAD	Ezetimib	7,2	(−1,9)	0,31
Ezetimib Denk	Ezetimib	7,0	(+78,8)	0,31
Ezetimib Axiromed	Ezetimib	6,5	(+108,8)	0,45
Ezetimib AL	Ezetimib	4,6	(−2,7)	0,34
Ezetimib BASICS	Ezetimib	4,6	(+67,5)	0,44
Ezetimib Accord	Ezetimib	4,5	(+41,9)	0,32
Ezetimib Ascend	Ezetimib	3,6	(neu)	0,30
Ezetimib Aristo	Ezetimib	3,5	(+28,7)	0,35
Ezetimib-PUREN	Ezetimib	2,7	(+268,4)	0,30
Ezetimib AbZ	Ezetimib	1,6	(+39,3)	0,44
		143,9	**(+42,7)**	**0,38**

11

◘ **Tab. 11.3** (Fortsetzung)

Präparat	Bestandteile	DDD	Änderung	DDD-Nettokosten
		Mio.	%	Euro
Ezetimibkombinationen				
Atorimib	Atorvastatin Ezetimib	27,1	(+286,8)	0,72
Ezetimib/Simvastatin AL	Simvastatin Ezetimib	11,6	(+38,6)	0,57
Ezetimib/Simvastatin Mylan	Simvastatin Ezetimib	10,2	(+62,4)	0,64
Atozet	Atorvastatin Ezetimib	7,5	(−67,1)	2,37
Ezehron Duo	Rosuvastatin Ezetimib	6,5	(+218,6)	0,73
Rosuzet	Rosuvastatin Ezetimib	6,3	(+34,4)	0,73
Rosuvastatin/Ezetimib Elpen	Rosuvastatin Ezetimib	5,6	(+371,5)	0,73
Antilia	Rosuvastatin Ezetimib	5,0	(+0,4)	0,73
Ezetimib/Simva BASICS	Simvastatin Ezetimib	4,1	(+72,5)	0,72
Ezetimib/Simva-AbZ	Simvastatin Ezetimib	4,0	(+21,8)	0,73
Ezetimib/Simvastatin Glenmark	Simvastatin Ezetimib	2,8	(+26,4)	0,72
Ezetimib/Simvastatin beta	Simvastatin Ezetimib	2,2	(−47,8)	0,57
		93,0	**(+33,6)**	**0,83**
Summe		**236,9**	**(+39,0)**	**0,56**

großem Abstand meistverordneten Pharmaka zur Therapie von Lipidstoffwechselstörungen.

Auch die Verordnungen des PCSK9-Inhibitors Evolocumab nehmen weiter zu, wobei die Steigerung gegenüber 2020 vergleichsweise moderat ausfällt (◘ Tab. 11.4). Im Jahr 2020 war es zur einem vorübergehenden „Boom" an Evolocumab-Verordnungen gekommen, vermutlich bedingt durch die vorübergehende Marktrücknahme von Alirocumab aufgrund eines Patentstreites.

Neu auf dem Markt seit Ende 2020 ist der ACL-Inhibitor Bempedoinsäure.

◘ Tab. 11.4 Verordnungen von weiteren lipidsenkenden Mitteln. Angegeben sind die 2021 verordneten Tagesdosen, die Änderungen gegenüber 2020 und die mittleren Kosten je DDD 2021

Präparat	Bestandteile	DDD	Änderung	DDD-Nettokosten
		Mio.	%	Euro
Fibrate				
Fenofibrat Heumann	Fenofibrat	12,2	(+39,4)	0,33
Lipidil	Fenofibrat	4,5	(−1,3)	0,43
Cil	Fenofibrat	2,9	(−44,7)	0,40
Bezafibrat AL	Bezafibrat	2,4	(−55,4)	0,50
Fenofibrat Ethypharm	Fenofibrat	2,1	(−19,8)	0,23
Cedur	Bezafibrat	2,0	(+46,8)	0,42
Bezafibrat AbZ	Bezafibrat	0,87	(+123,9)	0,38
		27,0	**(−4,5)**	**0,37**
Colestyramin				
Colestyramin-ratiopharm	Colestyramin	1,3	(−14,6)	1,76
Colestyramin-1 A Pharma	Colestyramin	0,90	(+57,8)	2,16
Lipocol	Colestyramin	0,31	(+3,8)	3,61
		2,6	**(+4,5)**	**2,12**
PCSK9-Inhibitoren				
Repatha	Evolocumab	7,0	(+19,1)	15,88
ACL-Inhibitor				
Nustendi	Bempedoinsäure Ezetimib	3,2	(> 1.000)	4,01
Nilemdo	Bempedoinsäure	2,3	(> 1.000)	4,11
		5,5	**(> 1.000)**	**4,05**
Summe		**42,0**	**(+14,3)**	**3,54**

11.3.1 HMG-CoA-Reduktase-Inhibitoren („Statine")

Die Gesamtverordnungen der Statine sind von 2,79 Mrd. DDD im Jahr 2020 auf nun 3,05 Mrd. DDD angestiegen; damit bleiben sie die mit großem Abstand am häufigsten verschriebenen Pharmaka bei Lipidstoffwechselstörungen (◘ Abb. 11.1). Auch dieses Jahr nehmen die Verordnungen von Simvastatin (−8,3 %) und Pravastatin (−5,2 %) weiter ab. Atorvastatin baut seinen Vorsprung als meistverordnetes Statin weiterhin aus (+15,3 %) und erreicht nunmehr ein Verordnungsvolumen von 1,6 Mrd. DDD. Den stärksten relativen Zuwachs weist Rosuvastatin (+73,6 %) auf, während Lovastatin nur leicht (+7,2 %) und Fluvastatin nur marginal (+0,5 %) zulegen (◘ Tab. 11.2).

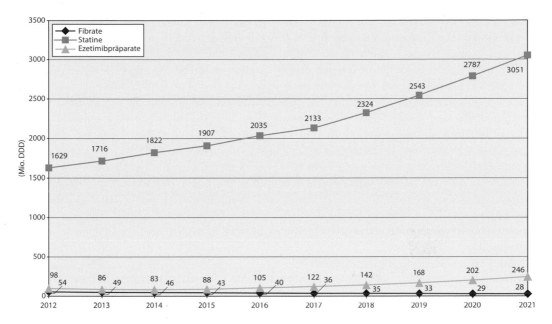

❏ **Abb. 11.1** Verordnungen von Pharmaka mit Wirkung auf den Lipidstoffwechsel 2012 bis 2021. Gesamtverordnungen nach definierten Tagesdosen

Der Trend zur Verordnung von Arzneistoffen, die eine stärkere Senkung des LDL-Cholesterins pro mg Arzneistoff aufweisen als z. B. Simvastatin und Pravastatin setzt sich also fort. Atorvastatin (40–80 mg/Tag) und Rosuvastatin (20–40 mg/Tag) sind hinsichtlich der LDL-C-Absenkung die effektivsten Statine und bei Monotherapie in der Lage, die Serumkonzentration an LDL-C um mehr als 50 % zu reduzieren (Jones et al. 2003). Zudem wird Rosuvastatin nicht signifikant durch CYP450-Transformation eliminiert und Atorvastatin in vergleichbar geringem Maß durch Cytochrom P450 3A4 (CYP3A4), sodass diese beiden Arzneistoffe auch weniger anfällig für pharmakinetische Interaktionen sind als beispielsweise Simvastatin.

Auch aus pharmakoökonomischer Sicht sind Atorvastatin und Rosuvastatin eine gute Alternative, da die Nettokosten von Atorvastatin (0,12 €/DDD) und Rosuvastatin (0,13 €/DDD) im Vergleich zu Simvastatin (0,17 €/DDD) geringer sind.

11.3.2 Cholesterinresorptionshemmer

Eine weitere Senkung der LDL-C-Serumkonzentration kann bei gegebener Statin-Dosis durch Hinzunahme des Cholesterinresorptionshemmers Ezetimib bewirkt werden. Mit 10 mg Ezetimib ist mit einer LDL-C Absenkung von 17 % zu rechnen (Knopp et al. 2003). Bei etwa einem von acht behandelten Personen kommt es auf Grund einer genetischen Variante in der Zielstruktur dem Niemann-Pick C1 like 1 (NPC1L1) Protein in der Leber und im Darm zu einer LDL-C-Absenkungen um bis zu 36 % (Hegele et al. 2005). Das im Allgemeinen gut verträgliche Ezetimib kann bei Statinunverträglichkeit auch als Monotherapie bei einer primären Hyperlipidämie verordnet werden (Zhan et al. 2018).

Allerdings konnte in den bislang durchgeführten Interventionsstudien auch bei kardiovaskulären Hochrisikopatienten keine Absenkung der Gesamtmortalität bzw. der kardiovaskulären Mortalität für die Addition von Ezetimib zu einer optimierten Therapie mit Statinen belegt werden (Khan et al. 2022). Die Kombinationsbehandlung mit Statin reduziert jedoch geringfügig das Risiko eines nicht tödlichen Myokardinfarkts (Abnahme von 105 auf 92/1.000) und nicht-tödlichen Schlaganfalls (Abnahme von 32 auf 27/1.000, Zhan et al. 2018). Die geringe Effektgröße rechtfertigt einen zusätzlichen Einsatz bei Patienten mit hohem bis sehr hohem kardiovaskulären Risiko und wahrscheinlich auch bei Personen mit sehr hohen LDL-C-Werten, die höhere Statindosen nicht tolerieren (Khan et al. 2022; Der Arzneimittelbrief 2022b).

Immerhin sind Ezetimibpräparate mit Nettokosten von durchschnittlich 0,38 € pro DDD eine günstige und gut verträgliche Therapieoption, falls eine Add-On-Therapie zu Statinen erforderlich erscheint. Die Verordnungszahlen preisgünstiger Ezetimib-Generika sind 2021 erneut deutlich angestiegen (+42,7 %) (◘ Tab. 11.3). Auch fixe Kombinationen mit diversen Statinen werden häufiger verordnet (+33,6 %). Beachtenswert ist, dass diese Kombinationspräparate trotz Senkung der Nettokosten (2020: 1,41 €/DDD; 2021: 0,83 €/DDD) im Durchschnitt immer noch 1,6fach teurer sind als die Verordnung der einzelnen Monopräparate.

Neu und erwähnenswert ist, dass im Jahr 2021 eine Kombination von Ezetimib mit Bempedoinsäure (s. ACL-Inhibitoren) zugelassen wurde.

11.3.3 Fibrate

Im Gegensatz zu den kontinuierlich ansteigenden Verordnungszahlen der Statine sinken die Verordnungen der Fibrate in den letzten Jahrzehnten stetig, im letzten Jahr um weitere 4,5 % (◘ Tab. 11.4). Fibrate wirken bevorzugt auf den Triglyceridstoffwechsel. Sie können die Serumtriglyceride um bis zu 50 % senken. Auch das Lipoprotein(a) sinkt um ca. 25 % und das HDL-C steigt um 5–20 %. Das LDL-C bleibt dagegen weitestgehend un-

beeinflusst. Daher spielen die Fibrate in der Behandlung von Hypercholesterinämien praktisch kaum eine Rolle. Auch konnte mit Fibraten in klinischen Studien keine Senkung der kardiovaskulären Mortalität bzw. der Gesamtmortalität nachgewiesen werden. Lediglich kardiovaskuläre bzw. koronare Ereignisse könnten nach einer Meta-Analyse etwas reduziert werden, vorwiegend bei Personen mit gemischten Lipidstoffwechselstörungen (Jun et al. 2010). Bei der Verordnung von Fibraten ist eine erhöhte Muskeltoxizität zu beachten, insbesondere, wenn sie mit Statinen kombiniert werden.

11.3.4 Anionenaustauscher

Anionenaustauscher binden Gallensäuren im Darm und reduzieren deren Rückresorption. Es resultiert eine Verringerung des körpereigenen Cholesterinpools und eine vermehrte Synthese von LDL-Rezeptoren. Diese binden LDL-C aus dem Plasma, was zu einer weiteren Senkung der Cholesterinkonzentrationen führt. Colestyramin war der erste Arzneistoff, für den eine präventive Wirkung gegen die koronare Herzkrankheit (KHK) bei Männern mit Hypercholesterinämie belegt werden konnte und war daher lange Mittel der Wahl bei familiären Hypercholesterinämien (Lipid Research Clinics Program 1984). Ähnlich wie bei Ezetimib kann mit niedrigen Dosen (8 g/d) das LDL-C um 10–15 % und mit hohen Dosen (bis 30 g/d) um über 20 % gesenkt werden. Limitierend bei der Anwendung von Anionenaustauschern sind jedoch die häufig auftretenden Nebenwirkungen wie Übelkeit, Blähungen, Krämpfe und ein Anstieg der Leberenzyme. Außerdem besteht auf Grund des Wirkmechanismus ein bedeutsames Interaktionspotenzial mit anderen Medikamenten und fettlöslichen Vitaminen.

Interessanterweise wird seit 2009 wieder vermehrt Colestyramin verordnet, das im Jahr 2021 im Vergleich zum Vorjahr erneut einen Anstieg der DDD um 4,5 % aufweist (◘ Tab. 11.4). Dies kann aber auch daran liegen, dass Colestyramin nicht nur zur LDL-C-Senkung verordnet wird, sondern auch zur Behandlung von chologener Diarrhö und Pruritus.

11.3.5 PCSK9-Inhibitoren

Die vom GBA beschlossene Verordnungseinschränkung für PCSK9-Inhibitoren gilt auch weiterhin, sodass diese teuren Arzneistoffe erst verordnungsfähig sind, wenn die Therapie mit kostengünstigeren Arzneimittelgruppen (Statine, Anionenaustauscher, Cholesterinresorptionshemmer) ausgereizt ist. Trotzdem wurde Evolocumab (Repatha) im Vergleich zum Vorjahr um 19,1 % häufiger verordnet (◘ Tab. 11.4). Im November 2021 erhielt Evolocumab auch die Zulassung für die Anwendung bei 10- bis 17-Jährigen mit familiärer Hypercholesterinämie, was die Verordnungszahlen in den nächsten Jahren weiter steigern dürfte. Der zweite in Deutschland zugelassene PCSK9-Inhibitor Alirocumab (Praluent) hat es nach seiner Marktrücknahme wegen eines Patentstreits im Juli 2019 und anschließenden Wiedereinführung im November 2020 noch nicht wieder unter die 3.000 verordnungsstärksten Arzneimittel geschafft (Deutsche Apothekerzeitung 2019).

Vermutlich werden PCSK9-Inhibitoren weiterhin zu häufig verordnet: Allein die 7 Mio. DDD von Evolocumab stehen für 19.178 mit dem Arzneistoff behandelten Patienten. Diese Zahl ist etwa sechsmal höher als die Anzahl der Patienten, die bei der Nutzenbewertung als Zielpopulation definiert wurde: 1.750 Patienten, bei denen Statine keine therapeutische Option sind, 1.500 Patienten, bei denen nichtmedikamentöse und medikamentöse Optionen ausgeschöpft sind und 60 bis 70 Patienten mit homozygoter familiärer Hypercholesterinämie (Gemeinsamer Bundesausschuss 2016). Mit 5.796 € Jahrestherapiekosten ist Evolocumab zwar deutlich preiswerter als eine Lipidapherese, die bei der Nutzenbewertung nach Lauer-Taxe mit 23.012 bis

67.293 € angesetzt worden ist (Bundesministerium für Gesundheit 2018). Mit den Statinen (47 €/Jahr), Ezetimib (139 €/Jahr), Colestyramin (774 €/Jahr) und neuerdings auch Bempedoinsäure (1500 €/Jahr) existieren aber günstigere medikamentöse Alternativen, die vor Verordnung eines PCSK9-Inhibitors ausgeschöpft werden können.

Der Einsatz eines so teuren Medikamentes wäre in Anbetracht günstigerer Alternativen nur zu rechtfertigen, wenn ein relevanter klinischer Nutzen bestünde. Bislang konnte für die PCSK9-Inhibitoren ein additiver Effekt auf die Gesamt- und kardiovaskuläre Mortalität gegenüber einer Statin-Monotherapie in der maximal tolerierten Dosis jedoch nicht nachgewiesen werden, auch nicht bei Personen mit sehr hohem kardiovaskulärem Risiko (Khan et al. 2022). Es bestehen jedoch positive Effekte auf die Rate nicht-tödlicher Myokardinfarkte und Schlaganfälle. Die absoluten Behandlungseffekte sind jedoch klein und bewegen sich im Bereich von 11–21 verhinderten Ereignissen pro 1.000 Personen bei einer 5-jährigen Therapie. Dies entspricht einer „Number Needed to Treat" (NNT) von 50 bis 100 über die gesamte Studiendauer (Der Arzneimittelbrief 2022b), auf ein Jahr bezogen wären es sogar 250 bis 500.

11.3.6 ACL-Inhibitoren

Seit November 2020 ist in Deutschland der Arzneistoff Bempedoinsäure zugelassen, dessen aktiver Metabolit ein der HMG-CoA-Reduktase vorgelagertes Enzym der Cholesterinbiosynthese, die ATP-Citrat-Lyase (ACL), inhibiert. In den Zulassungsstudien konnte der ACL-Inhibitor bei zusätzlicher Anwendung mit einem Statin nach 4 Wochen eine weitere Reduktion der LDL-C-Serumkonzentration um 15–16 % und absolut um 20–25 mg/dL im Vergleich zu Placebo erzielen (Ballantyne et al. 2018). Da nur rund die Hälfte der Patienten eine hohe Dosis Statin erhielten, nur wenige Ezetimib und einige sogar wegen Unverträglichkeit gar keine Lipidsenker, muss der

Vergleich mit Placebo unter großem Vorbehalt interpretiert werden. Die Mortalität wurde nicht beeinflusst und der Sicherheitsendpunkt „nicht-tödlicher Myokardinfarkt" nur sehr knapp. Bempedoinsäure wurde in zwei kleineren Studien auch bei Statin-Intoleranz geprüft: einmal als Monotherapie gegen eine frei wählbare Standardtherapie und einmal in Kombination mit Ezetimib gegen Placebo und Ezetimib. Nach 3 Monaten war mit der Monotherapie das LDL-C um 23,6 % gesunken (Placebo: −1,3 %) und in der Kombination mit Ezetimib um 23,5 % (Placebo + Ezetimib: +5 %) (Laufs et al. 2019).

Bempedoinsäure führte in den Studien im Vergleich zu Plazebo zu signifikant häufigeren Therapieabbrüchen wegen Nebenwirkungen (RR: 1,43; CI: 1,12–1,84). Zu den vermehrt beobachteten Nebenwirkungen zählen: Myalgie (13,1 % vs. 10,1 %), Rückenschmerz (3,8 % vs. 2,4 %) und Bronchitis (3,6 % vs. 2,6 %). Auf Grund von Interaktionen kann eine Kombination mit Statinen deren Plasmaspiegel und das Risiko für Myopathie steigern. Die gleichzeitige Anwendung mit > 40 mg/d Simvastatin ist sogar kontraindiziert. Es ist auch mit Anstiegen von Kreatinin- und Harnsäurewerten zu rechnen, da der Wirkstoff den renalen OATP-2 hemmt. Das Risiko für einen Gichtanfall ist mit Bempedoinsäure mehr als dreifach erhöht (Der Arzneimittelbrief 2021).

Da der pharmazeutische Unternehmer bislang keine relevanten Daten zu relevanten klinischen Endpunkten vorgelegt hat, sieht der GBA bisher keinen Zusatznutzen gegenüber der optimierten Therapie mit Statinen und ggf. Ezetimib (Gemeinsamer Bundesausschuss 2021).

Aus wirtschaftlichen Erwägungen heraus ist der ACL-Inhibitor mit Nettokosten von 4,11 € pro DDD deutlich preiswerter als PCSK9-Inhibitoren. Der Markteinstieg gelingt dem Präparat *Nilemdo*® mit 2,3 Mio. DDD bzw. dem Kombinationspräparat aus Bempedoinsäure und Ezetimib *Nustendi*® mit 3,2 Mio. DDD (◻ Tab. 11.4).

Literatur

AWMF Arbeitsgemeinschaft der wissenschaftlichen medizinischen Fachgesellschaften (2017) S3-Leitlinie zur Hausärztlichen Risikoberatung zur kardiovaskulären Prävention. AWMF-Register-Nr. 053–024

Ballantyne CM, Banach M, Mancini GBJ, Lepor NE, Hanselman JC, Zhao X, Leiter LA (2018) Efficacy and safety of bempedoic acid added to ezetimibe in statin-intolerant patients with hypercholesterolemia: A randomized, placebo-controlled study. Atherosclerosis 277:195–203. https://doi.org/10.1016/j.atherosclerosis.2018.06.002

Brown RE, Welsh P, Logue J (2020) Systematic review of clinical guidelines for lipid lowering in the secondary prevention of cardiovascular disease events. Open Heart 7(2):e1396. https://doi.org/10.1136/openhrt-2020-001396

Bundesärztekammer, Kassenärztliche Bundesvereinigung, Arbeitsgemeinschaft der Wissenschaftlichen Medizinischen Fachgesellschaften (2022) Nationale VersorgungsLeitlinie Chronische KHK, Version 6. https://www.leitlinien.de/themen/khk/version-6

Bundesministerium für Gesundheit (2018) Bekanntmachung eines Beschlusses des Gemeinsamen Bundesausschusses über eine Änderung der Arzneimittel-Richtlinie (AM-RL) (Anlage XII – Beschlüsse über die Nutzenbewertung von Arzneimitteln mit neuen Wirkstoffen nach § 35a des Fünften Buches Sozialgesetzbuch (SGB V) Evolocumab (Neubewertung aufgrund neuer Wissenschaftlicher Erkenntnisse) vom 6. September 2018, BAnz AT 2. Okt. 2018 B4)

Cholesterol Treatment Trialists Collaboration, Baigent C, Blackwell L, Emberson J, Holland LE, Reith C, Bhala N, Peto R, Barnes EH, Keech A, Simes J, Collins R (2010) Efficacy and safety of more intensive lowering of LDL cholesterol: a metaanalysis of data from 170,000 participants in 26 randomised trials. Lancet 376(9753):1670–1681. https://doi.org/10.1016/S0140-6736(10)61350-5

Der Arzneimittelbrief (2002), Neue, unabhängige Empfehlungen zur kardiovaskulären Primärprävention mit Statinen aus den USA. AMB 56:65.

Der Arzneimittelbrief (2019) Kritik an den Leitlinien kardiologischer Fachgesellschaften. AMB 53:08DB01.

Der Arzneimittelbrief (2021) Neue Lipidsenker Teil 1: Inclisiran und Bempedoinsäure. AMB 55:97–99.

Der Arzneimittelbrief (2022a) Neue Lipidsenker Teil 2: Evinacumab. AMB 56, 5–6.

Der Arzneimittelbrief (2022b) Hypercholesterinämie: Zusatzbehandlung mit Ezetimib oder PCSK9-Hemmern zu Statinen. Neue Therapieempfehlungen ohne Interessenkonflikte. AMB 56:33–36.

Deutsche Apothekerzeitung (2019) Patentstreit um PCSK9-Hemmer. Nun doch: Praluent nicht mehr verfügbar. https://www.deutsche-apotheker-zeitung.de/

news/artikel/2019/08/07/nun-doch-praluent-nicht-mehr-verfuegbar

Gemeinsamer Bundesausschuss (2016) Evolocumab. https://www.g-ba.de/downloads/91-1385-354/2018-09-06_Geltende-Fassung_Evolocumab_D-345.pdf

Gemeinsamer Bundesausschuss (2021) Bempedoinsäure. https://www.g-ba.de/downloads/39-261-4785/2021-04-15_AM-RL-XII_Bempedoinsäure_D-601_BAnz.pdf

Genest JJ Jr, Martin-Munley SS, McNamara JR, Ordovas JM, Jenner J, Myers RH, Silberman SR, Wilson PW, Salem DN, Schaefer EJ (1992) Familial lipoprotein disorders in patients with premature coronary artery disease. Circulation 85(6):2025–2033. https://doi.org/10.1161/01.cir.85.6.2025

Hegele RA, Guy J, Ban MR, Wang J (2005) NPC1L1 haplotype is associated with inter-individual variation in plasma low-density lipoprotein response to ezetimibe. Lipids Health Dis 4:16. https://doi.org/10.1186/1476-511X-4-16

Johannesen CDL, Langsted A, Mortensen MB, Nordestgaard BG (2020) Association between low density lipoprotein and all cause and cause specific mortality in Denmark: prospective cohort study. BMJ 371:m4266. https://doi.org/10.1136/bmj.m4266 (Erratum in BMJ 372:n422)

Jones PH, Davidson MH, Stein EA, Bays HE, McKenney JM, Miller E, Cain VA, Blasetto JW (2003) STELLAR Study Group. Comparison of the efficacy and safety of rosuvastatin versus atorvastatin, simvastatin, and pravastatin across doses (STELLAR* Trial). Am J Cardiol 92(2):152–160. https://doi.org/10.1016/s0002-9149(03)00530-7

Jun M, Foote C, Lv J, Neal B, Patel A, Nicholls SJ, Grobbee DE, Cass A, Chalmers J, Perkovic V (2010) Effects of fibrates on cardiovascular outcomes: a systematic review and meta-analysis. Lancet 375(9729):1875–1884. https://doi.org/10.1016/S0140-6736(10)60656-3

Khan SU, Yedlapati SH, Lone AN, Hao Q, Guyatt G, Delvaux N, Bekkering GE, Vandvik PO, Bin Riaz I, Li S, Aertgeerts B, Rodondi N (2022) PCSK9 inhibitors and ezetimibe with or without statin therapy for cardiovascular risk reduction: a systematic review and network meta-analysis. BMJ 377:e69116. https://doi.org/10.1136/bmj-2021-069116

Khera AV, Chaffin M, Zekavat SM, Collins RL, Roselli C, Natarajan P, Lichtman JH, D'Onofrio G, Mattera J, Dreyer R, Spertus JA, Taylor KD, Psaty BM, Rich SS, Post W, Gupta N, Gabriel S, Lander E, Chen IYD, Talkowski ME, Rotter JI, Krumholz HM, Kathiresan S (2019) Whole-genome sequencing to characterize monogenic and polygenic contributions in patients hospitalized with early-onset myocardial infarction. Circulation 139(13):1593–1602. https://doi.org/10.1161/CIRCULATIONAHA.118.035658

Knopp RH, Gitter H, Truitt T, Bays H, Manion CV, Lipka LJ, LeBeaut AP, Suresh R, Yang B, Veltri EP, Ezetimibe Study Group (2003) Effects of ezetimibe, a new cholesterol absorption inhibitor, on plasma lipids in patients with primary hypercholesterolemia. Eur Heart J 24(8):729–741. https://doi.org/10.1016/s0195-668x(02)00807-2

Laufs U, Banach M, Mancini GBJ, Gaudet D, Bloedon LT, Sterling LR, Kelly S, Stroes ESG (2019) Efficacy and safety of bempedoic acid in patients with hypercholesterolemia and statin intolerance. J Am Heart Assoc 8(7):e11662. https://doi.org/10.1161/JAHA.118.011662

Leebmann J, Roeseler E, Julius U, Heigl F, Spithoever R, Heutling D, Breitenberger P, Maerz W, Lehmacher W, Heibges A, Klingel R (2013) Lipoprotein apheresis in patients with maximally tolerated lipid-lowering therapy, lipoprotein(a)-hyperlipoproteinemia, and progressive cardiovascular disease: prospective observational multicenter study. Circulation 128(24):2567–2576. https://doi.org/10.1161/CIRCULATIONAHA.113.002432

Lin Y, Parco C, Karathanos A, Krieger T, Schulze V, Chernyak N, Icks A, Kelm M, Brockmeyer M, Wolff G (2022) Clinical efficacy and safety outcomes of bempedoic acid for LDL-C lowering therapy in patients at high cardiovascular risk: a systematic review and meta analysis. BMJ Open 12(2):e48893. https://doi.org/10.1136/bmjopen-2021-048893

Lipid Research Clinics Program (1984) Lipid research clinics coronary primary prevention trial results. I. reduction in incidence of coronary heart disease. II. relationship of reduction in incidence of coronary heart disease to cholesterol lowering. JAMA 251:351–374

Mach F, Baigent C, Catapano AL, Koskinas KC, Casula M, Badimon L, Chapman MJ, De Backer GG, Delgado V, Ference BA, Graham IM, Halliday A, Landmesser U, Mihaylova B, Pedersen TR, Riccardi G, Richter DJ, Sabatine MS, Taskinen MR, Tokgozoglu L, Wiklund O, ESC Scientific Document Group (2019) 2019 ESC/EAS Guidelines for the management of dyslipidaemias: lipid modification to reduce cardiovascular risk. Eur Heart J 41(1):111–188. https://doi.org/10.1093/eurheartj/ehz455 (Erratum in: Eur Heart J. 2020 Nov 21;41(44):4255)

Mazhar F, Hjemdahl P, Clase CM, Johnell K, Jernberg T, Sjölander A, Carrero JJ (2022) Intensity of and adherence to lipid-lowering therapy as predictors of major adverse cardiovascular outcomes in patients with coronary heart disease. J Am Heart Assoc 11(14):e25813. https://doi.org/10.1161/JAHA.122.025813

Mosca S, Araújo G, Costa V, Correia J, Bandeira A, Martins E, Mansilha H, Tavares M, Coelho MP (2022) Dyslipidemia diagnosis and treatment: risk stratification in children and adolescents. J Nutr Metab. https://doi.org/10.1155/2022/4782344

Patel AP, Wang M, Pirruccello JP, Ellinor PT, Ng K, Kathiresan S, Khera AV (2020) Lp(a) (lipoprotein[a]) concentrations and incident atherosclerotic cardiovascular disease: new insights from a large national biobank. Arterioscler Thromb Vasc Biol 41(1):465–474. https://doi.org/10.1161/ATVBAHA.120.315291

Pirillo A, Casula M, Olmastroni E, Norata GD, Catapano AL (2021) Global epidemiology of dyslipidaemias. Nat Rev Cardiol 18(10):689–700. https://doi.org/10.1038/s41569-021-00541-4

Preiss D, Campbell RT, Murray HM, Ford I, Packard CJ, Sattar N, Rahimi K, Colhoun HM, Waters DD, LaRosa JC, Amarenco P, Pedersen TR, Tikkanen MJ, Koren MJ, Poulter NR, Sever PS, Ridker PM, MacFadyen JG, Solomon SD, Davis BR, Simpson LM, Nakamura H, Mizuno K, Marfisi RM, Marchioli R, Tognoni G, Athyros VG, Ray KK, Gotto AM, Clearfield MB, Downs JR, McMurray JJ (2015) The effect of statin therapy on heart failure events: a collaborative meta-analysis of unpublished data from major randomized trials. Eur Heart J 36:1536–1546. https://doi.org/10.1093/eurheartj/ehv072

Ray KK, Molemans B, Schoonen WM, Giovas P, Bray S, Kiru G, Murphy J, Banach M, De Servi S, Gaita D, Gouni-Berthold I, Hovingh GK, Jozwiak JJ, Jukema JW, Kiss RG, Kownator S, Iversen HK, Maher V, Masana L, Parkhomenko A, Peeters A, Clifford P, Raslova K, Siostrzonek P, Romeo S, Tousoulis D, Vlachopoulos C, Vrablik M, Catapano AL, Poulter NR (2021) EU-wide cross-sectional observational study of lipid-modifying therapy use in secondary and primary care: the DA VINCI study. Eur J Prev Cardiol 28(11):1279–1289. https://doi.org/10.1093/eurjpc/zwaa047

Riaz H, Khan SU, Rahman H, Shah NP, Kaluski E, Lincoff AM, Nissen SE (2019) Effects of high-density lipoprotein targeting treatments on cardiovascular outcomes: a systematic review and meta-analysis. Eur J Prev Cardiol 26(5):533–543. https://doi.org/10.1177/2047487318816495

Rosenson RS (2022) Effects of lipid-lowering drugs on serum lipid levels. In: Shefner JM (Hrsg) UpToDate. UpToDate, Waltham

Sniderman AD, Navar AM, Thanassoulis G (2022) Apolipoprotein B vs low-density lipoprotein cholesterol and non-high-density lipoprotein cholesterol as the primary measure of apolipoprotein B lipoprotein-related risk: the debate is over. JAMA Cardiol 7(3):257–258. https://doi.org/10.1001/jamacardio.2021.5080

Stone NJ, Robinson JG, Lichtenstein AH, Bairey Merz, C Noel, Blum CB, Eckel RH, Goldberg AC, Gordon D, Levy D, Lloyd-Jones DM, McBride P, Schwartz JS, Shero ST, Smith SC Jr, Watson K, Wilson PW (2014) 2013 ACC/AHA Guideline on the Treatment of Blood Cholesterol to Reduce Atherosclerotic Cardiovascular Risk in Adults: A Report of the American College of Cardiology/American Heart Association Task Force on Practice Guidelines. J Am Coll Cardiol 63:2889–934. https://doi.org/10.1016/j.jacc.2013.11.002

US Preventive Services Task Force (2022) Statin use for the primary prevention of cardiovascular disease in adults: US preventive services task force recommendation statement. JAMA 328(8):746–753. https://doi.org/10.1001/jama.2022.13044

Vodnala D, Rubenfire M, Brook RD (2012) Secondary causes of dyslipidemia. Am J Cardiol 110(6):823–825. https://doi.org/10.1016/j.amjcard.2012.04.062

Zhan S, Tang M, Liu F, Xia P, Shu M, Wu X (2018) Ezetimibe for the prevention of cardiovascular disease and all-cause mortality events. Cochrane Database Syst Rev. https://doi.org/10.1002/14651858.CD012502.pub2

11

Magen/Darm- und Lebererkrankungen

Ansgar W. Lohse und Samuel Huber

Auf einen Blick

Verordnungsprofil Im Verordnungsvolumen bedeutsamste Gruppe der Magen-Darm-Medikamente sind wie in den vergangenen Jahren die Protonenpumpeninhibitoren (PPI). Sie liegen auch 2021 mit großem Abstand vor allen anderen Wirkstoffgruppen des Indikationsgebietes. Seit Ruhen der Zulassung von Ranitidin 2020 spielen H2-Rezeptor-Antagonisten nur noch eine vernachlässigbare Rolle. Verordnungen der klassischen Prokinetika sind weiter rückläufig. Bei Medikamenten gegen chronisch-entzündliche Darmkrankheiten sind weitere Verschreibungszunahmen des Integrin-Inhibitors Vedolizumab und des Interleukin 12/23 Antikörpers Ustekinumab zu verzeichnen. Die Verschreibung von Infliximab und von Adalimumab ist leicht gestiegen, wobei hier eine Verlagerung auf Biosimilars zu beobachten ist. Die Verordnung der Pankreatinpräparate ist stabil geblieben. Geringe Verordnungsvolumina entfallen auf Spasmolytika, Antidiarrhoika und Laxantien.

Als Magen-Darm-Medikamente werden verschiedene Arzneimittelgruppen zur Behandlung von Krankheiten des Gastrointestinaltrakts zusammengefasst. Das weitaus größte Verordnungsvolumen nach definierten Tagesdosen (DDD) entfällt auf die Protonenpumpeninhibitoren (PPI), mit deutlichem Abstand gefolgt von Arzneimitteln gegen chronisch entzündliche Darmerkrankungen (intestinale Antiphlogistika), Laxantien, motilitätssteigernden Mitteln (Prokinetika), H2-Rezeptorantagonisten und Lebertherapeutika (◘ Abb. 12.1, 12.2).

Das Verordnungsvolumen der PPI betrug 2021 3,8 Mrd. Tagesdosen und liegt somit weiterhin mit großem Abstand vor allen anderen Wirkstoffe der Indikationsgruppe. Die PPI-Verordnungen sind nach jahrzehntelangem, fast linearem Anstieg seit 2016 weitgehend stabil (◘ Abb. 12.1). Allerdings sind darin nicht die rezeptfreien PPI inbegriffen, so dass anzunehmen ist, dass der Verbrauch insgesamt weiter gestiegen ist. Die Nettokosten der Ulkustherapeutika lagen 2021 bei ca. 563 Mio. € (vgl. ◘ Tab. 1.2). Die antivirale Therapie der Hepatitis C war ein großer und initial teurer medizinischer Fortschritt. Inzwischen ist die Zahl der Verordnungen, wahrscheinlich aufgrund erfolgreicher Behandlung der meisten Patienten, soweit gesunken, dass diese Medikamente wie im Vorjahr nicht unter den 3.000 am häufigsten verordneten Arzneimitteln aufgeführt sind.

TNFα-Inhibitoren wie Infliximab, Adalimumab und Golimumab, die auch bei chronisch entzündlichen Darmerkrankungen zur Anwendung kommen, werden im Kapitel Krankheitsmodifizierende Arzneistoffe für Autoimmunerkrankungen Antirheumatika und Antiphlogistika (► Kap. 19, ◘ Tab. 19.2) aufgeführt.

W.-D. Ludwig, B. Mühlbauer, R. Seifert (Hrsg.), *Arzneiverordnungs-Report 2022*,
https://doi.org/10.1007/978-3-662-66303-5_12

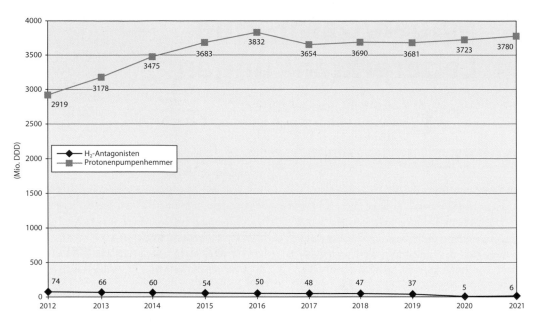

◙ Abb. 12.1　Verordnungen von Ulkustherapeutika 2011 bis 2021. Gesamtverordnungen nach definierten Tagesdosen

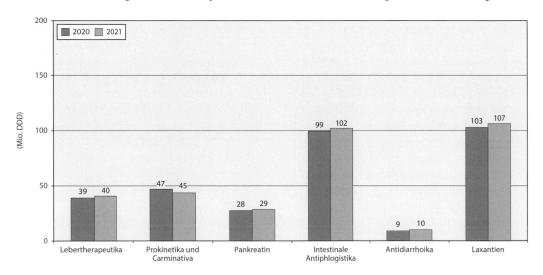

◙ Abb. 12.2　Verordnungen von Darm- und Lebertherapeutika 2020 und 2021. Gesamtverordnungen nach definierten Tagesdosen

Ebenso wird Ustekinumab, ein monoklonaler Antikörper gegen Interleukin 12/23, der auch zur Therapie von M. Crohn zugelassen ist, bei seinem Hauptindikationsgebiet, der schweren bis mittelschweren Plaque-Psoriasis aufgelistet (▶ Kap. 35, Dermatika, ◙ Tab. 35.14). Glucocorticoide (mit Ausnahme von Budesonid und Hydrocortisonacetat; ◙ Tab. 12.7) werden im Kapitel Glucocorticoide (▶ Kap. 20, ◙ Tab. 20.1) besprochen. Bezüglich Immunsuppressiva wie Azathioprin wird auf das Kapitel Immuntherapeutika (▶ Kap. 21) verwiesen. Zytostatika zur Behandlung gastrointestinaler Neoplasien sind im Kapitel Onkologika enthalten (▶ Kap. 5).

12.1 Ulkustherapeutika

12.1.1 Helicobacter-pylori-Infektion

Mit der Entdeckung der Rolle von Helicobacter pylori für die Ulkusentstehung und dem Nachweis, dass dessen Eradikation die Heilung von Ulcera ventriculi bzw. Ulcera duodeni fördert und die Rezidivrate bei Patienten mit H. pylori verursachter Ulkuskrankheit relevant senkt, hat sich die Ulkustherapie grundlegend gewandelt. Durch die Eradikation von H. pylori kann die infektionsbedingte Ulkuskrankheit geheilt werden. Aufgrund der verbesserten hygienischen Voraussetzungen in vielen Industrienationen sowie den erfolgreichen H. pylori Eradikationstherapien der letzten Jahrzehnte nimmt die Prävalenz der Helicobacter-pylori-Infektion ab. Dies dürfte die Ursache der Abnahme Helicobacter-pylori-bedingter Krankheiten wie gastroduodenale Ulkuskrankheit und Magenkarzinom sein. Probleme ergeben sich jedoch aus der zunehmenden Antibiotikaresistenz, insbesondere gegen das häufig verwendete Clarithromycin (Savoldi et al. 2018).

Die Resistenzentwicklung hat zu neuen Empfehlungen zur medikamentösen Eradikationstherapie von Helicobacter pylori geführt. Erstlinientherapie ist 2022 eine Vierfachtherapie mit Bismut, die aus einer Dreifachkombination (*Pylera*, Hartkapsel in äußerer Hülle 140 mg Bismutsubcitrat und 125 mg Metronidazol, im Inneren 125 mg Tetracyclin) sowie Omeprazol (je 20 mg vor dem Frühstück und vor dem Abendessen) besteht (Fischbach et al. 2022). Entsprechend der Resistenzzunahme ist es auch 2021 zu einem weiteren Anstieg der Bismut-haltigen Quadrupeltherapie gekommen, der aufgrund der angepassten Leitlinienempfehlung weiter zunehmen dürfte (◼ Tab. 12.2). Die Zweitlinientherapie soll unter Berücksichtigung der Resistenztestung als Standard-Triple-Therapie oder Fluorochinolon-haltige Triple-Therapie über jeweils 14 Tage erfolgen (Fischbach et al. 2022).

Nach der Maastricht III & IV-Konferenz und der deutschen S2k-Leitlinie (Fischbach et al. 2022) wird eine H. pylori-Eradikation heute bei Patienten mit Magen- oder Duodenalulkus, Mukosa-assoziiertem Lymphom (MALT, Marginalzellenlymphom), Patienten mit atrophischer Gastritis, erstgradig Verwandten von Patienten mit Magenkarzinom, Patienten mit unklarer Eisenmangelanämie und Patienten mit chronisch idiopathischer thrombozytopenischer Purpura empfohlen, sofern ein H. pylori Nachweis erfolgt ist. Da die Durchseuchung mit H. pylori abnimmt, und die Testverfahren auch falsch positive Befunde ergeben können, wird verlangt, dass zwei unabhängige Testverfahren (z. B. Histologie, HUT-Test, Stuhl-Antigen-Nachweis) positiv sind. Rezidivierende Abdominalbeschwerden bei Kindern stellen als „test and treat"-Strategie keine Indikation dar (Malfertheiner et al. 2012). Die Fünf-Jahres-Rezidivrate nach Beendigung einer erfolgreichen Eradikationstherapie liegt in den westlichen Industrienationen mit hohem Hygienestandard deutlich unter 10 %.

12.1.2 Protonenpumpen-inhibitoren

Zwar nimmt nach epidemiologischen Erhebungen die Refluxkrankheit in den Industrienationen zu, aber sicher nicht so stark in den letzten 10 Jahren, um die Häufigkeit der Verordnung von PPI zu rechtfertigen, zumal das durch H. pylori verursachte Ulkusleiden in diesen Ländern immer seltener vorkommt. Vermutlich werden PPI nach wie vor, in Ermangelung anderer Medikamente, bei dem sehr häufigen Krankheitsbild des Reizmagensyndroms eingesetzt. Allerdings zeigen nur wenige Studien eine nur schwache Evidenz in dieser Indikation (Pinto-Sanchez et al. 2017). Auch wenn multimorbide ältere Patienten in der Regel eine Vielzahl von Medikamenten gleichzeitig bekommen und ein Schutzeffekt vor NSAR-bedingten Läsionen des Magens und Duodenums durch PPI in Studien gezeigt wurde, muss von einem zu großzügigen Einsatz von PPI im Rahmen einer unkritischen Polypragmasie ausgegangen werden (Savarino et al. 2018).

Bei der Verordnung von PPI gab es auch 2021 unterschiedlichste Fluktuationen innerhalb der Verschreibungen (◘ Tab. 12.1). Die durchschnittlichen Kosten der DDD sind mit 0,14 € gegenüber dem Vorjahr leicht gefallen, was an der vermehrten Nutzung von Generika liegt.

◘ Tab. 12.1 Verordnungen von Protonenpumpenhemmern 2021. Angegeben sind die 2021 verordneten Tagesdosen, die Änderungen gegenüber 2020 und die mittleren Kosten je DDD 2021

Präparat	Bestandteile	DDD	Änderung	DDD-Nettokosten
		Mio.	%	Euro
Omeprazol				
Omeprazol AL	Omeprazol	208,9	(−13,5)	0,17
Omeprazol-1 A Pharma	Omeprazol	105,7	(+35,1)	0,16
Omeprazol Mylan	Omeprazol	101,1	(−16,8)	0,16
Omeprazol Heumann	Omeprazol	78,6	(+74,7)	0,16
Omeprazol-ratiopharm	Omeprazol	75,6	(−20,4)	0,17
Omeprazol Dexcel/Omepradex	Omeprazol	13,2	(−47,2)	0,17
Omep	Omeprazol	10,2	(−10,9)	0,19
Omeprazol STADA	Omeprazol	2,8	(−64,9)	0,15
Antra	Omeprazol	1,5	(−11,0)	0,50
		597,5	**(−4,8)**	**0,17**
Pantoprazol				
Panto/Pantoprazol Aristo	Pantoprazol	937,3	(+38,4)	0,13
Pantoprazol BASICS	Pantoprazol	581,3	(−24,2)	0,13
Pantoprazol Aurobindo	Pantoprazol	406,5	(+49,7)	0,12
Pantoprazol-PUREN protect	Pantoprazol	309,0	(+111,9)	0,12
Pantoprazol-1 A Pharma	Pantoprazol	241,4	(−28,2)	0,15
Pantoprazol-ratiopharm	Pantoprazol	157,7	(−30,6)	0,15
Pantoprazol Heumann	Pantoprazol	116,4	(−27,6)	0,13
Pantoprazol TAD	Pantoprazol	68,7	(−45,0)	0,15
Pantoprazol Micro Labs	Pantoprazol	48,9	(+65,9)	0,15
Pantoprazol Nyc	Pantoprazol	8,4	(−25,5)	0,14
Pantoprazol Hennig	Pantoprazol	6,8	(−29,1)	0,14
Pantoprazol dura	Pantoprazol	6,6	(−57,7)	0,14
Pantoprazol HEXAL	Pantoprazol	5,4	(−26,4)	0,27

12

◘ **Tab. 12.1** (Fortsetzung)

Präparat	Bestandteile	DDD	Änderung	DDD-Nettokosten
		Mio.	%	Euro
Pantoprazol AL	Pantoprazol	4,3	(−54,2)	0,15
Pantoprazol STADA	Pantoprazol	3,0	(−74,9)	0,12
Pantopra-Q	Pantoprazol	2,0	(−38,4)	0,14
Pantoprazol-CT	Pantoprazol	1,9	(−40,6)	0,16
Panto/Pantoprazol Aristo	Pantoprazol	0,52	(+17,5)	0,25
Pantozol	Pantoprazol	0,22	(−6,6)	3,90
Pantoprazol Tillomed	Pantoprazol	0,03	(+571,7)	6,68
		2.906,4	**(+3,4)**	**0,13**
Lansoprazol				
Lansoprazol Aurobindo	Lansoprazol	14,6	(−2,7)	0,13
Lansoprazol AbZ	Lansoprazol	2,0	(−2,1)	0,14
		16,7	**(−2,6)**	**0,13**
Esomeprazol				
Esomeprazol BASICS	Esomeprazol	65,9	(+161,5)	0,15
Esomeprazol TAD	Esomeprazol	59,4	(−14,5)	0,15
Esomeprazol Ethypharm	Esomeprazol	46,5	(−30,5)	0,15
Esomeprazol Aristo	Esomeprazol	31,6	(+35,6)	0,16
Esomeprazol AbZ	Esomeprazol	17,8	(+7,4)	0,15
Esomeprazol-ratiopharm	Esomeprazol	5,0	(−22,0)	0,15
Esomep	Esomeprazol	3,9	(−32,6)	0,15
Esomeprazol-CT	Esomeprazol	1,9	(−21,1)	0,15
Nexium	Esomeprazol	1,7	(−21,4)	1,27
		233,7	**(+7,1)**	**0,16**
Rabeprazol				
Rabeprazol TAD	Rabeprazol-Natrium	5,0	(+21,1)	0,12
Rabeprazol-PUREN	Rabeprazol	1,9	(+10,5)	0,13
		6,9	**(+17,9)**	**0,12**
Kombinationen				
Zacpac	Pantoprazol Amoxicillin Clarithromycin	0,34	(−5,5)	14,11
Summe		**3.761,6**	**(+2,2)**	**0,14**

☐ Tab. 12.2 Verordnungen von weiteren Ulkusmitteln 2021. Angegeben sind die 2021 verordneten Tagesdosen, die Änderungen gegenüber 2020 und die mittleren Kosten je DDD 2021

Präparat	Bestandteile	DDD	Änderung	DDD-Nettokosten
		Mio.	%	Euro
Ulkusmedikamente				
Famotidin-ratiopharm	Famotidin	3,0	(+55,9)	0,34
Gastrozepin	Pirenzepin	2,7	(+1,4)	0,59
Famotidin STADA	Famotidin	2,2	(+12,9)	0,29
Pylera	Bismutsubcitrat Tetracyclin Metronidazol	1,00	(+9,8)	9,24
Sucrabest	Sucralfat	0,88	(+1,4)	1,45
Cimetidin acis	Cimetidin	0,55	(−29,7)	0,40
H2 Blocker-ratiopharm	Cimetidin	0,04	(+29,0)	6,71
		10,4	**(+13,6)**	**1,37**
Summe		**10,4**	**(+13,6)**	**1,37**

Pantoprazol ist unverändert der am häufigsten eingesetzte PPI, obgleich keine Studien vorliegen, die eine therapeutische Überlegenheit des Wirkstoffes gegenüber anderen PPI belegen (Mössner 2016). Für Pantoprazol wird eine geringere Arzneimittelinteraktion im Rahmen des Cytochrom-P450-Stoffwechsels der Leber beschrieben. Eine durch klinische Studien belegte Relevanz dieser geringeren Interaktionen ist aber bislang nicht publiziert.

In ☐ Tab. 12.1 ist die sogenannte französische Tripeltherapie zur Helicobacter pylori Eradikation (PPI, hier Pantoprazol, in Kombination mit Clarithromycin und Amoxicillin) mit dem Fertigparat *ZacPac* erfasst. Daneben gibt es die Quadrupeltherapie mit *Pylera* (Metronidazol, Tetracyclin, Bismutsubcitrat) in freier Kombination mit Omeprazol (☐ Tab. 12.2). Weitere Antibiotika für die Eradikationstherapie von Helicobacter pylori, z. B. für die italienische Tripeltherapie (PPI, Metronidazol, Clarithromycin), Rifabutin, Levofloxacin, sind im ▶ Kap. 16 aufgelistet.

Der häufige Einsatz von PPI reflektiert die Wirksamkeit dieser Substanzen bei der Ulkus-krankheit, der Refluxkrankheit und bei der Prävention und Therapie von Erosionen und Ulzerationen, die unter der Einnahme von NSAR und ASS im Magen und Duodenum entstehen (Übersicht bei Stedman und Barclay 2000). Die Indikation zur PPI-Therapie sollte kritischer gestellt werden, da sich Berichte über Nebenwirkungen bei einer Langzeittherapie häufen; z. B. erhöhtes Risiko für Infektionen u. a. mit Clostridium difficile, für Osteoporose aufgrund verminderter Calciumresorption (Mössner 2016), Vitamin B_{12}-Mangel, Magnesiummangel, hepatische Enzephalopathie. Insgesamt können PPI bezogen auf die Häufigkeit ihrer Verordnung jedoch als sichere Medikamente angesehen werden (Koop 2018). Worauf der leichte Rückgang von 2016 auf 2017 und die seitdem stabile Verordnungsmenge beruhen, lässt sich nur spekulieren. In der Laienpresse gab es viele, oft übertrieben kritische Berichte über Nebenwirkungen einer Langzeit-Therapie mit PPI. Außerdem ist in der Statistik die wahrscheinlich nicht unerhebliche rezeptfreie Einnahme nicht mit berücksichtigt. Auch die Deutsche Gesellschaft für Gastroenterologie, Verdauungs- und Stoffwechselkrankheiten (DGVS) kritisiert den unkritischen, nicht indikationsgerechten Einsatz der PPI (Ueberschaer und Allescher 2017).

Für alle verfügbaren PPI ist ihre Effizienz durch zahlreiche Studien nachgewiesen. Zur Langzeittherapie der Refluxkrankheit reichen häufig niedrige Dosierungen. So zeigte Esomeprazol (20 mg/Tag) bei der Erhaltungstherapie der Refluxösophagitis eine Überlegenheit gegenüber Pantoprazol (20 mg/Tag) (Labenz et al. 2005). Zur Langzeittherapie einer nichterosiven Refluxösophagitis ist auch eine sogenannte Bedarfstherapie zu empfehlen (Bour et al. 2005). Bei abgeheilter erosiver Refluxösophagitis ist eine Dauertherapie mit PPI der Bedarfstherapie zur Prophylaxe des Rezidivs überlegen (Sjöstedt et al. 2005). Die Ergebnisse klinischer Studien haben Eingang in nationale und internationale Leitlinien und Therapieempfehlungen gefunden (Malfertheiner et al. 2007; Arzneimittelkommission der deutschen Ärzteschaft 2009; Koop et al. 2014; National Institute for Health and Care Excellence 2014). Der sehr breite Einsatz von PPI zur Prophylaxe von Stressulcera bei Intensivpatienten, der häufig zu einer Dauertherapie nach Entlassung führt, ist in einer großen kontrollierten Studie aktuell überprüft worden (Krag et al. 2018). Zwar wurde die Blutungsrate reduziert, ein Gesamtnutzen konnte jedoch nicht nachgewiesen werden. Daher sollte hier in Zukunft eine sehr viel strengere Indikationsstellung erfolgen.

PPI werden auch zur Prophylaxe von Magen-Duodenalläsionen bei Gabe von NSAR oder Acetylsalicylsäure eingesetzt. Eine aktuelle Meta-Analyse bestätigt zwar die prophylaktische Wirksamkeit von PPI, allerdings war auch hier kein Effekt auf die Mortalität nachweisbar, so dass eine weitere Zurückhaltung anzuraten wäre (Scally et al. 2018). Da bei der großen Zahl der Verschreibungen von NSAR eine generelle Prävention gastroduodenaler Läsionen mit einem PPI zu Mehrkosten und einer Zunahme PPI-bedingter Nebenwirkungen führen würde, sollen nur jene Patienten eine Präventivtherapie erhalten, bei denen

das Risiko für die Ausbildung von Komplikationen besonders hoch ist, wie Alter über 60 Jahre, gastrointestinale Blutung in der Anamnese, bekannte Ulkuskrankheit sowie gleichzeitige Behandlung mit Glucocorticoiden oder Antikoagulantien. Insbesondere Patienten unter einer Mehrfach-Antikoagulation, z. B. bei koronarer Herzkrankheit, die mit Arzneimittel-freisetzenden Stents behandelt wurde, oder Vorhofflimmern, das zur Schlaganfallsprophylaxe mit Vitamin-K-Antagonisten behandelt wird, zeigen ein deutlich erhöhtes gastrointestinales Blutungsrisiko. Dieses Risiko ist auch erhöht, wenn Vitamin-K-Antagonisten durch direkt wirkende orale Antikoagulantien (Faktor Xa- oder Thrombininhibitoren) ersetzt werden.

Durch die Verordnung von selektiven Cyclooxygenase-2 (COX-2)-Hemmer ("Coxibe") kann die Häufigkeit schwerer gastrointestinaler Nebenwirkungen gegenüber nichtselektiven Cyclooxygenase-Inhibitoren vermindert werden (Bombardier et al. 2000). Allerdings ist in der Prävention von Ulzerationen durch NSAR, z. B. Diclofenac, die gleichzeitige Gabe von Omeprazol ähnlich wirksam wie der Austausch des NSAR durch den COX-2-Hemmer Celecoxib (Chan et al. 2002). Den klassischen, sogenannten traditionellen NSAR in Kombination mit einem PPI wird gegenüber einem COX-2-Hemmer nach wie vor der Vorzug gegeben. Das Risiko von Dünndarmläsionen durch NSAR lässt sich mit PPI nicht reduzieren. Möglicherweise wäre dies eine „Indikationsnische" für Coxibe, sobald ihr kardiovaskuläre Risiko und das der traditionellen NSAR besser angegeben werden kann. Dieses Thema wird aber in der aktuellen Literatur auch 2020 kaum besprochen. Kommt es unter niedrig dosierter Acetylsalicylsäure zu einer Ulkusblutung, ist der Ersatz durch Clopidogrel keine Alternative. Auch hier ist die prophylaktische Gabe eines PPI überlegen (Chan et al. 2005).

Wie oben erwähnt, gibt es Berichte über Nebenwirkungen der PPI wie Oberschenkelhalsfrakturen, Osteoporose, Infektionen und Vitamin B_{12}-Mangel (Corley et al. 2010; Lam et al. 2013; Mössner 2016; Malfertheiner et al. 2017). Eine aktuelle Studie der Veterans Affairs Administration zeigte eine, allerdings rein assoziativ erhöhte Gesamtmortalität bei PPI-Nutzern, was auch an entsprechenden Ko-Morbiditäten liegen mag (Xie et al. 2019). Säurehemmung allein ohne Vorliegen weiterer Risikofaktoren für das Auftreten einer Osteoporose scheint das Frakturrisiko aber nicht zu erhöhen. Bei der extrem hohen Zahl an Verordnungen muss daher unverändert festgestellt werden, dass es sich bei den PPI um sehr sichere Medikamente handelt.

Eine kontroverse Diskussion hatte sich zur Frage möglicher Stentthrombosen infolge von Arzneimittelinteraktionen der PPI mit Clopidogrel entwickelt, da sie in der Leber das Cytochrom-P450-Enzym CYP2C19 hemmen, das wesentlich an der Bildung des aktiven Metaboliten von Clopidogrel beteiligt ist (Einzelheiten siehe Thrombozytenaggregationshemmer, ◘ Tab. 9.3 und 9.4). Nach mehreren Studien zu diesem Thema scheint aber kein klinisch relevantes Risiko vorzuliegen und der Nutzen der Prophylaxe gastrointestinaler Blutungen durch PPI zu überwiegen (Depta und Bhatt 2012).

Ein wesentliches Problem der PPI ist, dass es nach Absetzen einer Gabe über mehrere Wochen oder Monate, auch bei rein prophylaktischer Indikation, zu einem Rebound-Phänomen mit vermehrter Säuresekretion und gastrointestinalen Beschwerden kommen kann (Niklasson et al. 2010; Reimer et al. 2009). Dies führt häufig dazu, dass die Medikamente erneut angesetzt werden und so eine Art körperlicher Abhängigkeit entsteht. PPI sollten deswegen, insbesondere nach längerer Einnahme, schrittweise ausgeschlichen werden.

12.1.3 H$_2$-Rezeptorantagonisten und weitere Ulkusmittel

Die verordneten Tagesdosen der H$_2$-Rezeptorantagonisten waren bereits seit Jahren rückläufig (◘ Abb. 12.2). Nach Bekanntwerden der herstellungsbedingten Verunreinigung von Ranitidin-Präparaten mit dem potentiell karzinogenen N-Nitrosodimethylamin (NDMA) kam es in 2020 zu einem EMA-weiten Aussetzen der Zulassung und damit zum abrupten Verschwinden von Ranitidin aus der Liste der 3.000 am häufigsten verordneten Präparate. Es sind aus dieser Wirkstoffgruppe 2021 nur noch Verordnungen von Famotidin (*Famotidin STADA, Famotidin-ratiopharm*) und Cimetidin (*Cimetidin acis*) aufgeführt. Diese erreichen aber gerade einmal ein Siebtel des Verordnungsvolumen von Ranitidin in 2019. H$_2$-Blocker werden wahrscheinlich bei Nicht-Ulkuserkrankungen, wie z. B. der funktionellen Dyspepsie (Nichtulkus-Dyspepsie, Reizmagen-Syndrom) und der nicht-erosiven Refluxkrankheit (Stadium 0 nach Savary und Miller) eingesetzt. Weitere Ulkusmedikamente (Pirenzepin, Sucralfat) sind nur noch von marginaler Bedeutung (◘ Tab. 12.2).

12.2 Lebertherapeutika

Im Laufe der letzten Jahre haben sich die Behandlungsmöglichkeiten für einige Leberkrankheiten erheblich verbessert. Das gilt insbesondere für die antivirale Therapie der Hepatitis C. Seit 2020 sind die Verordnungen dieser Medikamente, die im Jahr 2015 noch Kosten von 1,3 Mrd. € verursacht hatten, nicht mehr unter den 3.000 am häufigsten verordneten Arzneimittel aufgeführt. Dies ist vermutlich darauf zurückzuführen, dass inzwischen die meisten infizierten Patienten erfolgreich behandelt wurden und die Zahl der Neuinfektionen glücklicherweise niedrig ist. Die bedeutsamen Fortschritte der interferonfreien Therapie sind in der Leitlinie der Deutschen Gesellschaft für Gastroenterologie, Verdauungs- und Stoffwechselkrankheiten zur Therapie der Hepatitis C dargestellt sowie in den Empfehlungen der European Association for the Study of the Liver (Zimmermann et al. 2018; European Association for the Study of the Liver 2018).

Zu weiteren Fortschritten ist es in der Therapie der Autoimmunkrankheiten der Leber gekommen. Die Autoimmunhepatitis wird standardmäßig mit Glucocorticoiden (Prednisolon) und Immunsuppressiva (Azathioprin) behandelt, die bei Glucocorticoiden (▶ Kap. 20) und Immuntherapeutika (▶ Kap. 21) dargestellt werden. Bei noch nicht vorliegender Leberzirrhose kann auch das Glucocorticoid Budesonid gegeben werden, dessen Wertigkeit aber in der Erhaltungstherapie nicht durch Studien belegt und daher umstritten ist. Eine aktuelle Analyse zeigte, dass eine Vielzahl von Patienten in Deutschland keine Leitlinien-gerechte Therapie erhält, und dass gerade Budesonid häufig gegeben wird, obwohl eigentlich eine glucocorticoidfreie Erhaltungstherapie angestrebt werden sollte (Sebode et al. 2020).

Bei primär biliärer Cholangitis (PBC) gilt Ursodesoxycholsäure als Therapie der Wahl, nicht jedoch bei primär sklerosierender Cholangitis (PSC). Für die häufige nichtalkoholische Fettleber gibt es keine zugelassenen Arzneimittel. Hier stehen Maßnahmen zur Senkung der Risikofaktoren (Gewichtsreduktion,

Besserung der Stoffwechsellage) im Vordergrund.

12.2.1 Hepatitis B

Die erfolgreiche Einführung der Hepatitis-B-Impfung im Jahre 1981 hat zwar die Inzidenz der Infektion und des hepatozellulären Karzinoms auf dem Boden einer chronischen Hepatitis B deutlich gesenkt, andererseits erreichen europäische Kliniken durch Migration aus Endemiegebieten immer neue Patienten mit einer chronischen Hepatitis B. Die Inzidenz des hepatozellulären Karzinoms als Folgekomplikation insbesondere der Fettleberhepatitis, aber auch allen Formen der Leberzirrhose, ist hingegen deutlich gestiegen und steigt weiter. Die akute Hepatitis-B-Infektion ist bei 95 % der immunkompetenten Patienten selbstlimitierend, so dass eine antivirale Therapie nur bei schweren Verläufen erforderlich ist. Bei Patienten mit chronischer Hepati

◻ Tab. 12.3 Verordnungen von Lebertherapeutika 2021. Angegeben sind die 2021 verordneten Tagesdosen, die Änderungen gegenüber 2020 und die mittleren Kosten je DDD 2021

Präparat	Bestandteile	DDD	Änderung	DDD-Nettokosten
		Mio.	%	Euro
Hepatitis-B-Therapeutika				
Entecavir Heumann	Entecavir	2,3	(+314,2)	8,55
Ursodeoxycholsäure				
Ursofalk	Ursodeoxycholsäure	14,0	(−17,6)	1,16
Ursonorm	Ursodeoxycholsäure	8,8	(+131,7)	1,14
Urso-1A Pharma	Ursodeoxycholsäure	3,7	(−12,0)	1,22
Urso Heumann	Ursodeoxycholsäure	1,8	(−35,9)	1,26
Tillhepo	Ursodeoxycholsäure	0,82	(+264,6)	1,13
		29,1	**(+3,8)**	**1,17**
Weitere Mittel				
Hepa-Merz Granulat/Infusion	Ornithinaspartat	1,9	(−3,4)	4,03
Summe		**33,3**	**(+8,9)**	**1,83**

tis B ist dagegen grundsätzlich eine antivirale Therapie in Abhängigkeit von der Virusreplikation, den Serumtransaminasen sowie dem Entzündungs- und Fibrosestatus der Leber indiziert. Für die Behandlung der chronischen Hepatitis B-Infektion sind in Deutschland sieben Arzneimittel zugelassen: Kurzwirkendes Interferon alfa, langwirkendes Peginterferon alfa, drei Nukleosid-Analoga (Lamivudin, Entecavir, Telbivudin) und zwei Nukleotid-Analoga (Adefovir, Tenofovir). Mit wenigen Ausnahmen wird die nebenwirkungsreiche Therapie mit Interferonen nicht mehr empfohlen, sondern die Anwendung der hochwirksamen und allgemein sehr gut verträglichen Nukleosid/Nukleotid-Analoga mit hoher genetischer Resistenzbarriere (Entecavir oder Tenofovir). Die notwendige Therapiedauer ist Gegenstand von Studien. Die heute noch relevanten Hepatitis B-Präparate sind Entecavir und Tenofovir (European Association for the Study of the Liver 2017). Das Generikum von Entecavir (*Entecavir Heumann*) hat 2021 bei gestiegenem Verordnungsvolumen das Originalpräparat völlig verdrängt (◻ Tab. 12.3). Tenofoviralafenamid, das im Vergleich zu dem herkömmlichen Tenofovirdisoproxil eine etwas geringere Nephrotoxizität und Osteopenie aufweisen soll, erschien wie schon 2020 nicht mehr unter den 3.000 am meisten verordneten Hepatitis B-Therapeutika. Als Kombinationspräparat wird es in anderer Indikation (v. a. HIV) dagegen nach wie vor sehr häufig eingesetzt (vgl. ▶ Kap. 16, ◻ Tab. 16.10).

langitis (PBC). Auch wenn der Nutzen von UDCA bei der Therapie der PBC vor allem für die Frühformen der Erkrankung nachgewiesen ist, so konnte ein aktuelle große Studie der Global PBC study group zeigen, dass das Transplantat-freie Überleben bei allen Patienten verlängert wird, selbst bei denjenigen, bei denen kein überzeugendes biochemisches Ansprechen nachzuweisen ist (Harms et al. 2019). Ursodesoxycholsäure (*Ursofalk* sowie Generika) wurde 2021 wie im Vorjahr erneut um 4 % häufiger verordnet. Epidemiologische Erhebungen deuten an, dass ein erheblicher Prozentsatz der PBC-Patienten diese Standardtherapie nicht erhält (Sebode et al. 2020). Ursodesoxycholsäure wird sicher nicht nur indikationsgerecht bei PBC eingesetzt, sondern außerhalb sicherer Evidenz als „hepatoprotektives" Medikament bei verschiedensten Erkrankungen, die mit einer Cholestase verbunden sind. Inwiefern der Einsatz von UDCA bei rezidivierender Choledocholithiasis oder Gallengangsstenose gerechtfertigt ist, ist unklar.

Die 2017 zur Behandlung der PBC bei Patienten, die nicht auf Ursodesoxycholsäure ansprechen, zugelassene Obeticholsäure (Nevens et al. 2016) ist auch 2021 unter den 3.000 am häufigsten verordneten Arzneistoffen gelistet. Als Alternative zeigte sich in einer kontrollierten Studie Bezafibrat (◻ Tab. 11.3) mit besserer Wirksamkeit und besserem Nebenwirkungsprofil, es ist aber bisher nicht für diese Indikation zugelassen (Corpechot et al. 2018)

12.2.2 Ursodesoxycholsäure

Ursodesoxycholsäure (UDCA) ist eine Gallensäure mit vergleichsweise geringen hepatotoxischen Eigenschaften. Durch eine kompetitive Hemmung der intestinalen Resorption endogener Gallensäuren ersetzt sie bis zu 50 % des gesamten Gallensäurepools. Inwiefern auch eine immunologische Wirkung von UDCA besteht, ist umstritten. Ursodesoxycholsäure gilt seit langem als Mittel der Wahl für die Behandlung der primär biliären Cho-

12.3 Spasmolytika

Spasmolytika sind nach dem massiven Einbruch der Verordnungen im Jahre 2004 zu einer kleinen Randgruppe mit nur noch wenigen Präparaten geschrumpft. Das Verordnungsvolumen ist seit 1992 von 63 Mio. DDD (Arzneiverordnungs-Report 2002) auf 7,7 Mio. DDD in 2021 zurückgegangen (◻ Tab. 12.4). Mebeverin ist weiterhin das am häufigsten verordnete Spasmolytikum. Es gehört zur Gruppe der myotropen Spasmolytika und wird speziell für

◻ **Tab. 12.4** **Verordnungen von Spasmolytika, Prokinetika und Carminativa 2021.** Angegeben sind die 2021 verordneten Tagesdosen, die Änderungen gegenüber 2020 und die mittleren Kosten je DDD 2021

Präparat	Bestandteile	DDD	Änderung	DDD-Nettokosten
		Mio.	%	Euro
Spasmolytika				
Duspatal/-retard	Mebeverin	6,7	(+1,4)	0,92
Mebeverin-PUREN	Mebeverin	0,72	(−3,6)	0,90
Buscopan	Butylscopolamin	0,23	(−3,0)	4,09
		7,7	**(+0,7)**	**1,01**
Metoclopramid				
MCP AL	Metoclopramid	18,6	(−12,4)	0,76
MCP-ratiopharm	Metoclopramid	1,7	(+3,3)	1,54
MCP HEXAL	Metoclopramid	0,78	(+626,9)	0,99
MCP STADA	Metoclopramid	0,69	(+492,3)	0,76
MCP AbZ	Metoclopramid	0,35	(−5,5)	3,64
		22,2	**(−5,8)**	**0,88**
Domperidon				
Domperidon AbZ	Domperidon	5,5	(+4,3)	0,79
Motilium	Domperidon	0,99	(−10,6)	1,71
Domperidon HEXAL	Domperidon	0,49	(+12,4)	0,78
		6,9	**(+2,4)**	**0,92**
Prucaloprid				
Resolor	Prucaloprid	2,7	(+0,9)	3,07
Pflanzliche Mittel				
Carum Carvi Baby-Kümmel-zäpfchen	Carum Carvi	0,63	(+23,8)	1,15
Iberogast/-Classic	Bittere Schleifenblume Angelikawurzel Kamillenblütenextrakt Kümmeltinktur Schöllkrauttinktur Mariendistelfrüchtetinktur Melissenblättertinktur Süßholzwurzeltinktur Pfefferminzblättertinktur	0,46	(−22,4)	1,34
Carum Carvi Wala	Atropa belladonna D2 Chamomilla recutita ø Nicotiana tabacum D4	0,17	(−28,3)	1,25
		1,3	**(−6,0)**	**1,23**

◘ Tab. 12.4 (Fortsetzung)

Präparat	Bestandteile	DDD	Änderung	DDD-Nettokosten
		Mio.	%	Euro
Dimeticon				
Sab simplex	Dimeticon	0,92	(+60,1)	1,96
Lefax	Dimeticon	0,80	(−20,1)	1,83
Espumisan	Dimeticon	0,21	(−18,2)	1,79
		1,9	**(+5,3)**	**1,89**
Summe		**42,7**	**(−2,5)**	**1,10**

die Behandlung des Reizdarmsyndroms eingesetzt. Nach einer Metaanalyse lindern einige Spasmolytika die Beschwerden des Reizdarmsyndroms, ihre Wirkung wird jedoch durch anticholinerge Nebenwirkungen limitiert (Ford et al. 2014). Die Evidenz ist gering, Mebeverin wird nicht erwähnt. Bezüglich Diagnostik und Therapie des Reizdarmsyndroms darf auf die S3-Leitlinie der Deutschen Gesellschaft für Gastroenterologie, Verdauungs- und Stoffwechselkrankheiten (DGVS) verwiesen werden (Layer et al. 2021).

Butylscopolamin (*Buscopan*) ist ein Scopolaminderivat aus der Gruppe der neurotropen Spasmolytika (◘ Tab. 12.4). Nach parenteraler Gabe ist Butylscopolamin (20 mg i. v.) bei Kolikschmerzen durch Gallensteine sicher wirksam, allerdings langsamer als Analgetika (Schmieder et al. 1993). Die Wirksamkeit der oralen oder rektalen Gabe ist nicht durch kontrollierte Studien dokumentiert, und wegen des hohen hepatischen first-pass-Effektes zumindest für die orale Gabe sehr fraglich.

12.4 Motilitätssteigernde Mittel

Hauptvertreter ist unverändert Metoclopramid, das vor allem zur Behandlung von Übelkeit und Erbrechen eingesetzt wird (Bouras und Scolapio 2004). Dagegen wird seine Anwendung bei diabetischer Gastroparese angesichts des problematischen Nebenwirkungsprofils bei Langzeittherapie kontrovers beurteilt (Smith und Ferris 2003). Die oft unkritische Verordnung von Metoclopramid ist bezüglich Dosis und Indikation mit deutlichen Auflagen versehen worden (Bundesinstitut für Arzneimittel und Medizinprodukte 2014). Die Verschreibungshäufigkeit von Metoclopramid war 2021 weiter rückläufig, während die von Domperidon leicht gestiegen ist (◘ Tab. 12.4).

Das pflanzliche Kombinationspräparat *Iberogast* kann auf GKV-Rezept bei Kindern verordnet werden. Bei Erwachsenen erfolgt nur von einigen gesetzlichen Krankenkassen die Erstattung nach Einreichung eines Privatrezepts. Mehrere Meldungen über schwere Leberschäden bis hin zum Leberversagen (Teschke et al. 2012; Pantano et al. 2017), am ehesten bedingt durch das enthaltene Schöllkraut, für das es schon früher solche Berichte gab, haben nach langen Widerständen der Firma im September 2018 endlich zu entsprechenden Warnhinweisen geführt (Deutsche Apothekerzeitung 2018). Dies hat wie in den Vorjahren auch 2021 zu einer deutlichen Abnahme der Verordnungen zulasten der GKV geführt (◘ Tab. 12.4). Dies ist im Sinne der Arzneimitteltherapiesicherheit aber nur scheinbar ein Fortschritt, da für *Iberogast* als verschreibungsfreiem Präparat ein Vielfaches an abgesetzten Einheiten anzunehmen ist.

Einen minimalen Verordnungszuwachs erfuhr Prucaloprid (*Resolor*) (◘ Tab. 12.4). Dieser Wirkstoff stimuliert über serotonerge 5-HT$_4$-Rezeptoren die Acetylcholinfreisetzung. Im Gegensatz zu dem aufgrund seiner QT-Zeit-Problematik vom Markt genommenen Cisaprid hat Prucaloprid weniger kardiale Nebenwirkungen. Resolor ist für die symptomatische Behandlung chronischer Verstopfung bei Erwachsenen zugelassen, bei denen Laxantien keine ausreichende Wirkung erzielen. Die grundsätzlichen Arzneimittelrichtlinien für die Verschreibung von Laxantien müssen allerdings beachtet werden (Gemeinsamer Bundesausschuss 2021). Prucaloprid ist auch bei dem sehr seltenen Krankheitsbild der intestinalen Pseudoobstruktion wirksam (Emmanuel et al. 2012).

12.5 Carminativa

Unter den Carminativa werden Dimeticonpräparate und pflanzliche Präparate mit ätherischen Ölen zusammengefasst, die die Magen-Darm-Motorik anregen und dadurch Völlegefühl und Blähungen beseitigen sollen. Im Vordergrund steht das Silikonöl Dimeticon. Bei dieser Substanz handelt es sich um Polydimethylsiloxan (Dimeticon), das mit Siliziumdioxid aktiviert wurde und wegen seiner oberflächenspannungssenkenden Wirkung als Entschäumer verwendet wird. Dieses Mittel hat unter anderem die Indikation Meteorismus mit gastrointestinalen Beschwerden und wird zur Entfernung abnormer Gasansammlungen im Gastrointestinaltrakt empfohlen. Dimeticon ist auch speziell bei Säuglingskoliken geprüft worden, war dabei aber nicht besser wirksam als Placebo (Metcalf et al. 1994). Zur Vorbereitung diagnostischer Untersuchungen im Abdominalbereich liegen ältere positive Studiendaten vor (Sudduth et al. 1995; Kark et al. 1995), aber eine Wirksamkeit bei wiederholtem oder dauerhaftem Einsatz ist sehr fraglich. Außerdem wird Dimeticon in der gastrointestinalen Endoskopie gelegentlich zur Sichtverbesserung bei Schaumbildung über den Biopsie/Absaugkanal des Endoskops eingespritzt. Die Verordnung von Dimeticon ist nach einer

Abnahme bis 2020 nun bei knapp unter 2 Mio DDD stabil (◻ Tab. 12.4).

12.6 Pankreasenzympräparate

Pankreasenzympräparate werden zur Behandlung der exokrinen Pankreasinsuffizienz im fortgeschrittenen Stadium eingesetzt. Die Enzymsubstitution ist erst dann indiziert, wenn die tägliche Stuhlfettausscheidung 15 g überschreitet oder der Patient an Gewicht abnimmt. Indikationen sind die chronische Pankreatitis und ein Zustand nach ausgedehnten Pankreasoperationen. Aber auch bei Zustand nach akuter nekrotisierender Pankreatitis mit Defektheilung oder bei Pankreaskarzinom wird Pankreatin eingesetzt. Nach Magenresektionen, insbesondere Gastrektomien, kann es zu einer funktionellen Pankreasinsuffizienz im Rahmen einer pankreaticocibalen Dyssynchronie kommen. Placebokontrollierte Vergleichsstudien, ob sich das Körpergewicht steigern lässt, liegen allerdings nicht vor. Ein weiterer zugelassener Einsatzbereich ist die Maldigestion bei Mukoviszidose (cystische Fibrose).

Zur Substitution wird meist Pankreatin vom Schwein verwendet. Für den therapeutischen Erfolg ist der Lipasegehalt der Enzympräparate von Bedeutung. Als Richtdosis werden initial 20.000–40.000 FIP-Einheiten Lipase pro Mahlzeit angegeben, bei nicht ausreichender Wirksamkeit Erhöhung bis auf 240.000 Einheiten pro Tag (Beyer et al. 2022). Die Präparate müssen galenisch so hergestellt werden, dass sie bei der Magenpassage nicht durch die Salzsäure inaktiviert werden. Hierzu haben sich säuregeschützte Minitabletten oder Mikropellets mit einem Durchmesser nicht über 2 mm bewährt (Halm et al. 1999). Bezüglich Indikation und Evidenz des Einsatzes von Pankreatinpräparaten sei auf die S3-Leitlinie zur chronischen Pankreatitis verwiesen (Beyer et al. 2022).

Die Verschreibung von Pankreatinpräparaten hat auch 2021 leicht zugenommen, die Nettokosten betrugen ca. 83 Mio. € (◻ Tab. 12.5).

◘ Tab. 12.5 **Verordnungen von Pankreatinpräparaten 2021.** Angegeben sind die 2021 verordneten Tagesdosen, die Änderungen gegenüber 2020 und die mittleren Kosten je DDD 2021

Präparat	Bestandteile	DDD	Änderung	DDD-Nettokosten
		Mio.	%	Euro
Pankreatinpräparate				
Kreon	Pankreatin	9,0	(+1,5)	3,92
Pangrol	Pankreatin	5,9	(−0,9)	3,89
Pankreatan	Pankreatin	2,8	(+25,5)	4,24
Pankreatin Nordmark	Pankreatin	1,4	(+24,2)	3,63
Panzytrat	Pankreatin	1,3	(−31,7)	3,95
Pankreatin-ratiopharm	Pankreatin	0,34	(−15,8)	3,82
Ozym	Pankreatin	0,30	(−6,0)	3,85
		21,0	**(+1,1)**	**3,93**
Weitere Enzympräparate				
Nortase	Rizolipase Enzymkonzentrat aus Aspergillus oryzae	0,29	(+10,8)	3,81
Summe		**21,3**	**(+1,2)**	**3,93**

12

Die Erstattung erfolgt nur bei nachgewiesener Pankreasinsuffizienz. Hierzu ist neben der Bestimmung der Fettausscheidung im über drei Tage gesammelten Stuhl in Deutschland praktisch nur die Messung der Pankreas-Elastase im Stuhl üblich. Der 13C-Triolein Atemtest mit höherer Sensitivität wird nur an wenigen Zentren eingesetzt. Die Bestimmung der Stuhl-Elastase führt beispielsweise bei Diarrhö oft zu falsch-niedrigen Werten und weist erst bei mittelschwerer bis schwerer Pankreasinsuffizienz pathologisch niedrige Werte auf (Siegmund et al. 2004). Damit lässt sich oft keine valide Aussage zum Grad der eingeschränkten Pankreasfunktion treffen. Unter Bezug auf die S3-Leitlinie sollte bei Patienten mit durch Bildgebung gesicherter chronischer Pankreatitis und Gewichtsverlust (mit und ohne Diarrhö) eine Erstattung von Pankreatin möglich sein. Kontraproduktiv ist der vielfach ungerechtfertigte Einsatz von Enzympräparaten bei dyspeptischen Beschwerden. Der Einsatz von Enzympräparaten in dieser Indikation ist ineffektiv und teuer.

12.7 Arzneimittel gegen chronisch-entzündliche Darmerkrankungen

Mesalazin und Sulfasalazin sind therapeutisch wirksam bei der Behandlung des Morbus Crohn und der Colitis ulcerosa. Die Wirkstoffe beeinflussen nicht nur die akute Entzündungsphase, sondern reduzieren als Langzeitprophylaxe auch Rezidive, insbesondere nach Darmresektionen (Hanauer et al. 2004). In der Remissionserhaltung war bei Colitis ulcerosa in einer Studie die Einmalgabe von Mesalazin (5-Aminosalicylsäure) mit langsamer Freisetzung der Zweimalgabe pro Tag nicht unterlegen (Sandborn et al. 2010). Sulfasalazin erreichte nach stetigem Verordnungsrückgang in den letzten Jahren 2021 nicht mehr

◨ Tab. 12.6 Verordnungen von Mitteln gegen chronisch-entzündliche Darmerkrankungen 2021. Angegeben sind die 2021 verordneten Tagesdosen, die Änderungen gegenüber 2020 und die mittleren Kosten je DDD 2021

Präparat	Bestandteile	DDD	Änderung	DDD-Nettokosten
		Mio.	%	Euro
Mesalazin				
Salofalk	Mesalazin	46,4	(+11,9)	1,57
Pentasa	Mesalazin	16,6	(+0,7)	1,47
Claversal	Mesalazin	14,1	(−20,6)	1,69
Mezavant	Mesalazin	6,8	(+0,7)	1,31
Asacol	Mesalazin	1,5	(+103,3)	1,68
		85,5	**(+2,6)**	**1,55**
Glucocorticoide				
Budenofalk	Budesonid	10,1	(+3,5)	4,78
Entocort	Budesonid	1,6	(−1,5)	4,62
Cortiment	Budesonid	1,4	(+5,6)	4,98
Jorveza	Budesonid	0,73	(+26,0)	9,62
		13,8	**(+4,1)**	**5,04**
Monoklonale Antikörper				
Entyvio	Vedolizumab	7,9	(+28,9)	37,68
Summe		**107,2**	**(+4,4)**	**4,67**

die Liste der 3.000 häufigsten Verordnungen. Die Verschreibung von Mesalazin hat dagegen wie in den Vorjahren geringfügig zugenommen (◨ Tab. 12.6).

Als weitere Gruppe werden in ◨ Tab. 12.6 Glucocorticoide aufgeführt. Budesonid wird infolge eines hohen First-Pass-Effekts in der Leber rasch metabolisiert und hat daher geringere systemische Nebenwirkungen. Es wird bei entzündlichen Darmerkrankungen mit Befall des terminalen Ileums oral oder mit Befall des Rektosigmoids als Klysma verabreicht. Budesonid ist bei mildem bis moderatem klinischen Schweregrad des M. Crohn in der Therapie mit Mesalazin vergleichbar (Tromm et al. 2011). Budesonid verhindert nicht Rezidive, kann aber die Remissionsdauer verlängern. Nach vorausgegangener chirurgischer Behand-

lung eines Morbus Crohn erwies es sich als nicht wirksam in der Rezidivverhinderung (Hellers et al. 1999). Das oral einzunehmende Budesonid-Retardpräparat *Cortiment* gibt den Wirkstoff erst im Kolon frei. *Cortiment* erhielt die Zulassung für die leichte bis mittelschwere Colitis, die auf Mesalazin nicht anspricht, und ist hier eine sinnvolle Ergänzung des Therapiespektrums. Seine Verschreibungshäufigkeit hat erneut leicht zugenommen (◨ Tab. 12.6). Als topische Therapie mit wenigen Nebenwirkungen stellen Klysmen mit Budesonid eine effektive Behandlungsform dar, vorwiegend bei linksseitig lokalisierten entzündlichen Darmerkrankungen. Ausschließlich zur Behandlung der eosinophilen Ösophagitis zugelassen wurde *Jorveza*, eine 1 mg Budesonid Schmelztablette. Die Verschreibungshäufigkeit von *Jor-*

veza hat wie schon 2020 weiter zugenommen, wenn auch auf insgesamt geringem Niveau (◘ Tab. 12.6).

Weiterhin kommen bei der Behandlung des schweren Morbus Crohn und der Colitis ulcerosa TNFα-Inhibitoren (wie Infliximab und Adalimumab), IL-12/IL23-Inhibitoren (wie Ustekinumab) und small molecules (Filgotinib, Tofacitinib und Ozanimod) in Frage. Sie werden bei chronisch aktivem Verlauf oder Fistelbildung, die auf eine Therapie mit Glucocorticoiden und Immunsuppressiva wie Azathioprin nicht angesprochen haben, eingesetzt. Gleiches gilt für Patienten mit schwerer aktiver Colitis ulcerosa (Feagan et al. 2014). Der TNFα-Inhibitor Golimumab (*Simponi*) hat neben den rheumatologischen Indikationen (rheumatoide Arthritis, M. Bechterew, Psoriasis Arthritis) bislang nur die Zulassung bei Colitis ulcerosa. Die TNFα-Inhibitoren werden bei den Krankheitsmodifizierenden Arzneistoffen für Autoimmunerkrankungen (► Kap. 19) besprochen. Auch auf die bedeutsamen Einsparpotentiale durch Ersatz der sogenannten *Biosimilars* wird hier nicht eingegangen (siehe ► Kap. 4, Maßnahmen zur Förderung des Einsatzes von Biosimilars in europäischen Ländern).

Vedolizumab (*Entyvio*) wurde für die Behandlung von M. Crohn und Colitis ulcerosa als „first line" Biologikum zugelassen. Es ist ein humanisierter monoklonaler Antikörper gegen das Adhäsionsmolekül Integrin α4β7 auf der Oberfläche von aktivierten Lymphozyten, der die Lymphozyteneinwanderung in die Darmmukosa und damit die gastrointestinale Entzündung ohne eine systemische Immunsuppression blockiert. Der therapeutische Effekt tritt aufgrund des Wirkmechanismus erst verzögert ein, da in der Mukosa bereits vorhandene Lymphozyten nicht tangiert werden. Die Verschreibungshäufigkeit des mit ca. 14.000 € Jahrestherapiekosten teuren Vedolizumab hat 2021 nochmals deutlich zugenommen.

2017 ist ein weiterer monoklonaler Antikörper, Ustekinumab (*Stelara*), gerichtet gegen Interleukin-12 und -23 zur Therapie des M. Crohn und seit 2019 auch für die Colitis ulcerosa zugelassen worden (Feagan et al. 2016; Sands et al. 2019a). Ustekinumab wird bereits seit 2009 zur Therapie der mittelschweren Plaquepsoriasis und der Psoriasisarthritis eingesetzt (vgl. Dermatika, ► Kap. 35, ◘ Tab. 35.14). Eine prospektive, doppelblinde Studie verglich unterschiedliche Biologika in dieser Indikation miteinander: darin schien Vedolizumab im direkten Vergleich mit dem TNFα-Inhibitoren Adalimumab bei Patienten mit Colitis ulcerosa effektiver zu sein (Sands et al. 2019b). Des Weiteren wurden 2018 Tofacitinib und 2021 Filgotinib, beides JAK-Inhibitoren, für die Behandlung der Colitis ulcerosa zugelassen (Sandborn et al. 2017; Feagen et al. 2021). Ozanimod ein S1P1. S1P5 Rezeptorblocker, der zu einer reversiblen Retention Lymphozyten in den Lymphknoten führt, wurde ebenfalls 2021 für die Behandlung der Colitis ulcerosa zugelassen (Sandborn et al. 2021). Tofacitinib, Filgotinib und Ozanimod werden bei Immunglobulinen und Immunsuppressiva (► Kap. 21, ◘ Tab. 21.3) dargestellt.

12.8 Antidiarrhoika

Grundlage der Behandlung akuter Durchfallerkrankungen ist eine ausreichende Zufuhr von Flüssigkeit und Salzen, die vorzugsweise als enterale Elektrolytlösungen gegeben werden sollen. Die Anwendung von Arzneimitteln aus der Gruppe der obstipierenden Mittel und Chemotherapeutika ist nur dann notwendig, wenn die allgemeinen Maßnahmen nicht ausreichen, und sollte mit Vorsicht erfolgen. Viele Präparate sind nicht verschreibungspflichtig und damit auch nicht erstattungsfähig. Das nicht resorbierbare Antibiotikum Rifaximin (*Xifaxan*), welches die Zulassung zur Prophylaxe der Reisediarrhö und der Therapie und Prophylaxe der hepatischen Enzephalopathie hat, zeigte in placebokontrollierten Studien eine Wirksamkeit in der Therapie der hepatischen Enzephalopathie (Bass et al. 2010; Kimer et al. 2014; Wu et al. 2013). Die Verordnungen von *Xifaxan* sind 2021 im Vergleich zum Vorjahr gestiegen (◘ Tab. 12.7). Dies dürfte vor allem auf

◘ **Tab. 12.7   Verordnungen von Antidiarrhoika 2021.** Angegeben sind die 2021 verordneten Tagesdosen, die Änderungen gegenüber 2020 und die mittleren Kosten je DDD 2021

Präparat	Bestandteile	DDD	Änderung	DDD-Nettokosten
		Mio.	%	Euro
Loperamid				
Loperamid Heumann	Loperamid	1,2	(+164,0)	1,56
Loperamid AL	Loperamid	1,1	(−22,7)	1,42
Loperamid-ratiopharm	Loperamid	0,82	(+0,7)	1,38
Loperamid-1 A Pharma	Loperamid	0,41	(−26,2)	1,64
Imodium	Loperamid	0,39	(−3,9)	1,76
Loperamid STADA	Loperamid	0,35	(−10,8)	1,74
Loperamid/-akut Aristo	Loperamid	0,24	(−39,0)	1,49
Lopedium	Loperamid	0,12	(−16,5)	1,61
		4,6	**(+1,4)**	**1,53**
Hefepräparate				
Perenterol	Saccharomyces boulardii	0,58	(+29,1)	2,07
Yomogi	Saccharomyces boulardii	0,06	(−0,3)	2,01
		0,64	**(+25,7)**	**2,06**
Bakterienpräparate				
Mutaflor Kapseln	Escherichia coli	1,3	(−0,9)	1,90
Mutaflor Suspension	Escherichia coli	0,29	(+25,6)	5,78
		1,6	**(+3,1)**	**2,62**
Weitere Mittel				
Xifaxan	Rifaximin	1,8	(+9,0)	13,31
Dropizol	Opiumtinktur	0,69	(+56,8)	5,54
Oralpädon 240	Natriumchlorid Kaliumchlorid Glucose Natriumhydrogencitrat	0,39	(+47,9)	2,03
Infectodiarrstop LGG	Lactobacillus rham. Natriumcitrat Kaliumchlorid Natriumchlorid Glucose	0,03	(+50,3)	5,33
		2,9	**(+22,5)**	**9,87**
Summe		**9,7**	**(+8,7)**	**4,25**

den Einsatz bei hepatischer Enzephalopathie zurückzuführen sein. Eine Reisediarrhö sollte gemäß Leitlinie der DGVS primär gar nicht antibiotisch behandelt werden; in schweren Fällen und bei besonderen Umständen kann eine probatorische Therapie, am ehesten mit Azithromycin, versucht werden (Hagel et al. 2015).

12.8.1 Loperamid

Loperamid wird bei Diarrhoe am häufigsten verordnet, es zeigte keine signifikante Zunahme im Vergleich zum Vorjahr (◘ Tab. 12.7). Es wirkt über eine Stimulation der Opioidrezeptoren im Darm. Neben der Hemmung der Propulsivmotorik vermindert Loperamid auch die intestinale Flüssigkeitssekretion. Häufiges Anwendungsgebiet ist die Reisediarrhö, wobei es hier sicherlich nur selten wirklich indiziert ist (Hagel et al. 2015). Opioide sollten keinesfalls bei bakteriellen Darminfektionen eingesetzt werden, die mit Fieber und blutiger Diarrhö einhergehen. Bei Kindern unter zwei Jahren ist die Substanz kontraindiziert.

12.8.2 Probiotika

Die Trockenhefepräparate von Saccharomyces boulardii (*Perenterol, Yomogi*) wurden 2020 deutlich seltener verordnet und sind 2021 wieder angestiegen. Gleiches gilt für das Bakterienpräparat E. coli Nissle (*Mutaflor*) das nun auch wieder vermehrt verordnet wurde (◘ Tab. 12.7). Da sich weder an der mangelhaften wissenschaftlichen Evidenz zu diesen Präparaten noch an Arzneimittelrichtlinien etwas geändert hat, ist am ehesten die COVID-19-Pandemie-bedingte Zurückhaltung der Patienten, wegen Alltagsbeschwerden eine ärztliche Praxis aufzusuchen, als Ursache für den zwischenzeitlichen Verordnungsrückgang anzunehmen. Probiotische Mikroorganismen (Lactobacillus rhamnosus, Lactobacillus acidophilus, Escherichia coli Stamm Nissle 1917) und probiotische Hefepräparate (Saccharomy-

ces boulardii) sind in zahlreichen kleineren Studien untersucht worden, größere Interventionsstudien fehlen jedoch, so dass die Indikationen umstritten bleiben. Die meisten Studien erfüllen nicht moderne wissenschaftliche Kriterien (McFarland und Go 2019; Wei et al. 2018). Studien zur Wirksamkeit zur Prävention der Clostridium diff. Colitis haben entgegen den Erwartungen auch keine Wirksamkeit zeigen können. Allerdings kann wegen der geringen Inzidenz der Colitis in der Studie ein eventueller positiver Effekt auch unterschätzt worden sein (Ehrhardt et al. 2016).

12.9 Laxantien

Die Gruppe der Laxantien umfasst in ihrem Wirkungsmechanismus unterschiedliche Wirkstoffe wie osmotische Laxantien (Lactulose, Macrogolkombinationen, ◘ Tab. 12.8) sowie hydragoge Laxantien (z. B. Bisacodyl), Quellstoffe sowie rektale Laxantien in Form von Klysmen (Gleitmittel, salinische Laxantien) (◘ Tab. 12.9). Da Laxantien im Wesentlichen bei Patienten mit intaktem Kolon zum Einsatz kommen, sollten nach ausführlicher Beratung und diätetischer Empfehlungen von schlackenreicher Kost und reichlich Flüssigkeit vorrangig Quellstoffe verordnet werden.

Die Gruppe der Laxantien zeigte wie in den Vorjahren auch 2021 ein gestiegenes Verordnungsvolumen (◘ Tab. 12.8). Keines dieser Präparate ist verschreibungspflichtig und damit nur noch zur Behandlung von Krankheiten im Zusammenhang mit Tumorleiden, Divertikulose, Mukoviszidose sowie bei Behandlung mit Phosphatbindern und Opioiden erstattungsfähig. Der überwiegende Anteil der verordneten Tagesdosen entfällt auf Macrogolkombinationen und Lactulosepräparate, die nach Versagen diätetischer Maßnahmen und von Quellstoffen indiziert sind. Macrogol ist ein Polyethylenglycol mit einem Molekulargewicht von 4.000, das nicht resorbiert oder metabolisiert wird und daher bis in den Dickdarm gelangt, um dort seine osmotische Wirkung zu entfalten. Die Hauptindikation ist die

◼ **Tab. 12.8** **Verordnungen von osmotischen Laxantien 2021.** Angegeben sind die 2021 verordneten Tagesdosen, die Änderungen gegenüber 2020 und die mittleren Kosten je DDD 2021

Präparat	Bestandteile	DDD	Änderung	DDD-Nettokosten
		Mio.	%	Euro
Lactulose				
Bifiteral	Lactulose	15,2	(+3,5)	0,32
Lactulose AbZ	Lactulose	2,0	(−14,0)	0,31
Lactulose AL	Lactulose	0,74	(−57,4)	0,32
Lactulose-1 A Pharma	Lactulose	0,72	(+25,1)	0,30
		18,6	**(−3,4)**	**0,32**
Macrogolpräparate				
Movicol	Macrogol 3350 Natriumchlorid Natriumhydrogencarbonat Kaliumchlorid	28,0	(+1,9)	1,46
Macrogol beta plus Elektrolyte	Macrogol 3350 Natriumchlorid Natriumhydrogencarbonat Kaliumchlorid	6,8	(+9,8)	0,97
Macrogol AbZ	Macrogol 3350 Natriumchlorid Natriumhydrogencarbonat Kaliumchlorid	4,8	(−7,6)	1,20
Macrogol-1 A Pharma	Macrogol 3350 Natriumchlorid Natriumhydrogencarbonat Kaliumchlorid	3,4	(+82,8)	0,98
Kinderlax elektrolytfrei	Macrogol	3,2	(+34,6)	1,51
Laxbene/-junior	Macrogol	2,9	(+40,5)	1,72
Macrogol AL	Macrogol 3350 Natriumchlorid Natriumhydrogencarbonat Kaliumchlorid	2,9	(−1,6)	0,98
Macrogol dura	Macrogol 3350 Natriumchlorid Natriumhydrogencarbonat Kaliumchlorid	1,6	(−12,7)	0,99
Macrogol-ratiopharm Balance	Macrogol 3350 Natriumchlorid Natriumhydrogencarbonat Kaliumchlorid	1,4	(+10,6)	1,10

◻ Tab. 12.8 (Fortsetzung)

Präparat	Bestandteile	DDD	Änderung	DDD-Nettokosten
		Mio.	**%**	**Euro**
Juniorlax	Macrogol 3350 Natriumchlorid Natriumhydrogencarbonat Kaliumchlorid	1,1	(+8,6)	0,71
Laxofalk	Macrogol	0,64	(−2,8)	0,58
Macrogol HEXAL plus/ Macrogol HEXAL	Macrogol 3350 Natriumchlorid Natriumhydrogencarbonat Kaliumchlorid	0,63	(−11,1)	1,15
Kinderlax Pulver	Macrogol 3350 Natriumchlorid Natriumhydrogencarbonat Kaliumchlorid	0,42	(−16,7)	1,04
Macrogol-neuraxpharm	Macrogol 3350 Natriumchlorid Natriumhydrogencarbonat Kaliumchlorid	0,37	(−24,3)	0,94
Plenvu	Macrogol 3350 Natriumsulfat Natriumchlorid Kaliumchlorid	0,02	(+18,0)	66,98
Moviprep	Macrogol 3350 Natriumsulfat Natriumchlorid Kaliumchlorid Ascorbinsäure Natriumascorbat	0,02	(−4,8)	84,70
		58,2	**(+6,5)**	**1,34**
Weitere Mittel				
Eziclen	Natriumsulfat Magnesiumsulfat Kaliumsulfat	0,03	(+11,8)	22,39
Summe		**76,9**	**(+3,9)**	**1,10**

prophylaktische Gabe bei Schmerztherapie mit Opioiden, wo diese meist sinnvolle Maßnahme häufig vergessen wird, und der Anstieg insofern wünschenswert erscheint.

Lactulose ist ein schwer resorbierbares Disaccharid, das im Darmlumen osmotisch Flüssigkeit bindet und erst im Dickdarm bakteriell zu Milchsäure und Essigsäure gespal-

ten wird. Durch die kolonspezifische Wirkung werden potentielle Risiken anderer Laxantien vermieden. Nach einem Cochrane-Review ist Macrogol für die Behandlung der chronischen Obstipation zu bevorzugen, da es Lactulose in Bezug auf Stuhlfrequenz, Bauchschmerzen und Zusatzmedikationen überlegen ist (Lee-Robichaud et al. 2010). Lactulose hat seine ei-

◘ Tab. 12.9 Verordnungen von weiteren Laxantien 2021. Angegeben sind die 2021 verordneten Tagesdosen, die Änderungen gegenüber 2020 und die mittleren Kosten je DDD 2021

Präparat	Bestandteile	DDD	Änderung	DDD-Nettokosten
		Mio.	%	Euro
Hydragoge Laxantien				
Laxoberal	Natriumpicosulfat	8,8	(+5,2)	0,26
Laxans-ratiopharm Pico	Natriumpicosulfat	5,3	(+14,4)	0,19
Dulcolax	Bisacodyl	1,5	(+1,7)	0,57
Laxans AL	Bisacodyl	0,69	(−6,0)	0,14
Laxans-ratiopharm	Bisacodyl	0,19	(−20,1)	0,55
Pyrilax	Bisacodyl	0,10	(+11,9)	0,55
Citrafleet	Natriumpicosulfat Magnesiumoxid Citronensäure	0,03	(+9,0)	22,02
Picoprep	Natriumpicosulfat Magnesiumoxid Citronensäure Kaliumhydrogencarbonat	0,02	(+0,5)	20,48
		16,5	**(+6,7)**	**0,33**
Quellstoffe				
Mucofalk	Plantago-ovata-Samenschalen	2,5	(−0,7)	0,54
Rektale Laxantien				
Microlax	Natriumcitrat Dodecylsulfoacetat Sorbitol	1,4	(−0,0)	1,61
Lecicarbon CO2-Laxans	Natriumhydrogencarbonat Natriumdihydrogenphosphat	0,86	(+3,1)	0,56
Freka Clyss	Natriumdihydrogenphosphat Natriummonohydrogenphosphat	0,53	(+2,5)	2,91
Babylax	Glycerol	0,20	(−0,3)	1,90
Glycilax	Glycerol	0,18	(+4,6)	0,78
Klistier Fresenius	Natriumdihydrogenphosphat Natriummonohydrogenphosphat	0,15	(+5,7)	2,97
Klysma-Salinisch	Natriumdihydrogenphosphat Natriummonohydrogenphosphat	0,12	(+5,8)	2,59
		3,4	**(+1,8)**	**1,62**
Weitere Mittel				
Moventig	Naloxegol	1,6	(+19,1)	4,43
Summe		**24,0**	**(+5,9)**	**0,81**

gentliche Indikation bei der Behandlung und Prophylaxe der hepatischen Enzephalopathie (Prasad et al. 2007), wo es das Mittel der Wahl ist, und erst bei Versagen der Therapie zusätzlich Rifaximin gegeben werden sollte (Gerbes et al. 2019). Bei schwerer Enzephalopathie sind zusätzlich auch Lactuloseeinläufe indiziert.

Naloxegol (*Moventig*) ist ein pegyliertes Naloxonderivat, das 2014 zur Behandlung der opioidinduzierten Obstipation bei Patienten mit unzureichendem Ansprechen auf Laxantien zugelassen wurde (siehe Arzneiverordnungs-Report 2016, Kap. 3, Abschn. 3.1.22). Bei diesen Patienten wurden mit Naloxegol höhere Ansprechraten in einer placebokontrollierten Studie erreicht (Chey et al. 2014). Das Präparat wurde 2021 erneut deutlich mehr verordnet, obwohl es fast zehnfach teurer ist als die Standardtherapie mit Laxantien.

Literatur

Arzneimittelkommission der deutschen Ärzteschaft (2009) Arzneiverordnungen. Empfehlungen zur rationalen Pharmakotherapie, 22. Aufl. Medizinische Medien Informations GmbH, Neu-Isenburg, S 823–835

Bass NM, Mullen KD, Sanyal A, Poordad F, Neff G, Leevy CB, Sigal S, Sheikh MY, Beavers K, Frederick T, Teperman L, Hillebrand D, Huang S, Merchant K, Shaw A, Bortey E, Forbes WP (2010) Rifaximin treatment in hepatic encephalopathy. N Engl J Med 362:1071–1081

Beyer G, Hoffmeister A, Michl P, Gress TM, Huber W, Algül H, Neesse A, Meining A, Seufferlein TW, Rosendahl J, Kahl S, Keller J, Werner J, Friess H, Bufler P, Löhr MJ, Schneider A, Lynen Jansen P, Esposito I, Grenacher L, Mössner J, Lerch MM, Mayerle J (2022) Collaborators:. S3-Leitlinie Pankreatitis – Leitlinie der Deutschen Gesellschaft für Gastroenterologie, Verdauungs- und Stoffwechselkrankheiten (DGVS) – September 2021 – AWMF Registernummer 021-003. Z Gastroenterol 60(3):419–521. https://doi.org/10.1055/a-1735-3864 (German)

Bombardier C, Laine L, Reicin A, Shapiro D, Burgos-Vargas R, Davis B, Day R, Ferraz MB, Hawkey CJ, Hochberg MC, Kvien TK, Schnitzer TJ, VIGOR Study Group (2000) Comparison of upper gastrointestinal toxicity of rofecoxib and naproxen in patients with rheumatoid arthritis. N Engl J Med 343:1520–1528

Bour B, Staub JL, Chousterman M, Labayle D, Nalet B, Nouel O, Pariente A, Tocque E, Bonnot-Marlier S (2005) Long-term treatment of gastro-oesophageal reflux disease patients with frequent symptomatic relapses using rabeprazole: on-demand treatment compared with continuous treatment. Aliment Pharmacol Ther 21:805–812

Bouras EP, Scolapio JS (2004) Gastric motility disorders: management that optimizes nutritional status. J Clin Gastroenterol 38:549–557

Bundesinstitut für Arzneimittel und Medizinprodukte (2014) Metoclopramidhaltige Arzneimittel: Umsetzung des Durchführungsbeschlusses der EU-Kommission. https://www.bfarm.de/SharedDocs/Risikoinformationen/Pharmakovigilanz/DE/RV_STP/m-r/metoclopramid.html

Chan FK, Hung LC, Suen BY, Wu JC, Lee KC, Leung VK, Hui AJ, To KF, Leung WK, Wong VW, Chung SC, Sung JJ (2002) Celecoxib versus diclofenac and omeprazole in reducing the risk of recurrent ulcer bleeding in patients with arthritis. N Engl J Med 347:2104–2110

Chan FK, Ching JY, Hung LC, Wong VW, Leung VK, Kung NN, Hui AJ, Wu JC, Leung WK, Lee VW, Lee KK, Lee YT, Lau JY, To KF, Chan HL, Chung SC, Sung JJ (2005) Clopidogrel versus aspirin and esomeprazole to prevent recurrent ulcer bleeding. N Engl J Med 352:238–244

Chey WD, Webster L, Sostek M, Lappalainen J, Barker PN, Tack J (2014) Naloxegol for opioid-induced constipation in patients with noncancer pain. N Engl J Med 370:2387–2396

Corley DA, Kubo A, Zhao W, Quesenberry C (2010) Proton pump inhibitors and histamine-2 receptor antagonists are associated with hip fractures among at-risk patients. Gastroenterol 139:93–101

Corpechot C, Chazouillères O, Rousseau A, Le Gruyer A, Habersetzer F, Mathurin P, Goria O, Potier P, Minello A, Silvain C, Abergel A, Debette-Gratien M, Larrey D, Roux O, Bronowicki JP, Boursier J, de Ledinghen V, Heurgue-Berlot A, Nguyen-Khac E, Zoulim F, Ollivier-Hourmand I, Zarski JP, Nkontchou G, Lemoinne S, Humbert L, Rainteau D, Lefèvre G, de Chaisemartin L, Chollet-Martin S, Gaouar F, Admane FH, Simon T, Poupon R (2018) A placebo-controlled trial of bezafibrate in primary biliary cholangitis. N Engl J Med 378:2171–2181

Depta JP, Bhatt DL (2012) Antiplatelet therapy and proton pump inhibition: cause for concern? Curr Opin Cardiol 27:642–650

Deutsche Apothekerzeitung (2018) Bayer knickt ein – Iberogast-Packungsbeilage wird geändert. https://www.deutsche-apotheker-zeitung.de/news/artikel/2018/09/12/bayer-knickt-ein-iberogast-packungsbeilage-wird-geaendert

Ehrhardt S, Guo N, Hinz R, Schoppen S, May J, Reiser M, Schroeder MP, Schmiedel S, Keuchel M, Reisinger EC, Langeheinecke A, de Weerth A, Schuchmann M, Schaberg T, Ligges S, Eveslage M, Hagen RM, Burchard GD, Lohse AW (2016) Saccharomyces boulardii to prevent antibiotic-associated diarrhea: a randomized, double-masked, placebo-controlled trial. Open Forum Infect Dis 3:ofw11

Emmanuel AV, Kamm MA, Roy AJ, Kerstens R, Vandeplassche L (2012) Randomised clinical trial: the efficacy of prucalopride in patients with chronic intestinal pseudo-obstruction – a double-blind, placebo-controlled, cross-over, multiple n = 1 study. Aliment Pharmacol Ther 35:48–55

European Association for the Study of the Liver (2017) Clinical Practice Guidelines on the management of hepatitis B virus infection. J Hepatol 67:370–398

European Association for the Study of the Liver (2018) EASL recommendations on treatment of hepatitis C 2018. J Hepatol 69:461–511

Feagan BG, Sandborn WJ, Lazar A, Thakkar RB, Huang B, Reilly N, Chen N, Yang M, Skup M, Mulani P, Chao J (2014) Adalimumab therapy is associated with reduced risk of hospitalization in patients with ulcerative colitis. Gastroenterol 146:110–118

Feagan BG, Sandborn WJ, Gasink C, Jacobstein D, Lang Y, Friedman JR, Blank MA, Johanns J, Gao LL, Miao Y, Adedokun OJ, Sands BE, Hanauer SB, Vermeire S, Targan S, Ghosh S, de Villiers WJ, Colombel JF, Tulassay Z, Seidler U, Salzberg BA, Desreumaux P, Lee SD, Loftus EV Jr, Dieleman LA, Katz S, Rutgeerts P, UNITI-IM-UNITI Study Group (2016) Ustekinumab as induction and maintenance therapy for Crohn's disease. N Engl J Med 375:1946–1960

Feagan BG, Danese S, Loftus EV Jr, Vermeire S, Schreiber S, Ritter T, Fogel R, Mehta R, Nijhawan S, Kempiński R, Filip R, Hospodarskyy I, Seidler U, Seibold F, Beales ILP, Kim HJ, McNally J, Yun C, Zhao S, Liu X, Hsueh CH, Tasset C, Besuyen R, Watanabe M, Sandborn WJ, Rogler G, Hibi T, Peyrin-Biroulet L (2021) Filgotinib as induction and maintenance therapy for ulcerative colitis (SELECTION): a phase 2b/3 double-blind, randomised, placebo-controlled trial. Lancet 397:2372–2384

Fischbach W, Bornschein J, Hoffmann JC, Koletzko S, Link A, Macke L, Malfertheiner P, Schütte K, Selgrad DM, Suerbaum S, Schulz Ch (2022) Aktualisierte S2k-Leitlinie Helicobacter pylori und gastroduodenale Ulkuskrankheit der Deutschen Gesellschaft für Gastroenterologie, Verdauungs- und Stoffwechselkrankheiten (DGVS) Juli 2022 – AWMF-Registernummer: 021 – 001

Ford AC, Moayyedi P, Lacy BE, Lembo AJ, Saito YA, Schiller LR, Soffer EE, Spiegel BM, Quigley EM, Task Force on the Management of Functional Bowel Disorders (2014) American College of Gastroenterology monograph on the management of irritable bowel syndrome and chronic idiopathic constipation. Am J Gastroenterol 109(Suppl 1):2–26

Gemeinsamer Bundesausschuss (2021) Richtlinie über die Verordnung von Arzneimitteln in der vertragsärztlichen Versorgung in der Version vom 16.09.2021. https://www.g-ba.de/downloads/62-492-2616/AM-RL-2021-08-19_iK-2021-09-16_AT-15-09-2021-B1.pdf

Gerbes AL, Labenz J, Appenrodt B, Dollinger M, Gundling F, Gülberg V, Holstege A, Lynen-Jansen P, Steib CJ, Trebicka J, Wiest R, Zipprich A (2019) Aktualisierung der S2k-Leitlinie der Deutschen Gesellschaft für Gastroenterologie, Verdauungs- und Stoffwechselkrankheiten (DGVS) „Komplikationen der Leberzirrhose". Z Gastroenterol 57:611–680

Hagel S, Epple H-J, Feurle GE, Kern WV, Lynen Jansen P, Malfertheiner P, Marth T, Meyer E, Mielke M, Moos V, von Müller L, Nattermann J, Nothacker M, Pox C, Reisinger E, Salzberger B, Salzer HJ, Weber M, Weinke T, Suerbaum S, Lohse AW, Stallmach A (2015) S2k-Leitlinie Gastrointestinale Infektionen und Morbus Whipple. Z Gastroenterol 53:418–459

Halm U, Löser C, Löhr M, Katschinski M, Mössner J (1999) A double-blind, randomized, multicentre, crossover study to prove equivalence of pancreatin minimicrospheres versus microspheres in exocrine pancreatic insufficiency. Aliment Pharmacol Ther 13:951 957

Hanauer SB, Korelitz BI, Rutgeerts P, Peppercorn MA, Thisted RA, Cohen RD, Present DH (2004) Postoperative maintenance of Crohn's disease remission with 6-mercaptopurine, mesalamine, or placebo: a 2-year trial. Gastroenterology 127:723–729

Harms MH, van Buuren HR, Corpechot C, Thorburn D, Janssen HLA, Lindor KD, Hirschfield GM, Parés A, Floreani A, Mayo MJ, Invernizzi P, Battezzati PM, Nevens F, Ponsioen CY, Mason AL, Kowdley KV, Lammers WJ, Hansen BE, van der Meer AJ (2019) Ursodeoxycholic acid therapy and liver transplant-free survival in patients with primary biliary cholangitis. J Hepatol 71:357–365

Hellers G, Cortot A, Jewell D, Leijonmarck CE, Löfberg R, Malchow H, Nilsson LG, Pallone F, Pena S, Persson T, Prantera C, Rutgeerts P (1999) Oral budesonide for prevention of postsurgical recurrence in Crohn's disease. Gastroenterology 116:294–300

Kark W, Krebs-Richter H, Hotz J (1995) Improving the effect of orthograde colonic lavage with golytely solution by adding dimethicone. Z Gastroenterol 33:20–23

Kimer N, Krag A, Møller S, Bendtsen F, Gluud LL (2014) Systematic review with meta-analysis: the effects of rifaximin in hepatic encephalopathy. Aliment Pharmacol Ther 40:123–132

Koop H (2018) Verordnungspraxis und Risiken von Protonenpumpenblockern – Fiktion und Fakten? Z Gastroenterol 56:264–274

Koop H, Fuchs KH, Labenz J, Lynen Jansen P, Messmann H, Miehlke S, Schepp W, Wenzl TG, Mitarbeiter der Leitliniengruppe (2014) Gastroösophageale Refluxkrankheit unter Federführung der Deutschen Gesellschaft für Gastroenterologie, Verdauungs- und Stoffwechselkrankheiten (DGVS) AWMF Register Nr. 021-013. Z Gastroenterol 52:1299–1346

Krag M, Marker S, Perner A, Wetterslev J, Wise MP, Schefold JC, Keus F, Guttormsen AB, Bendel S, Borthwick M, Lange T, Rasmussen BS, Siegemund M, Bundgaard H, Elkmann T, Jensen JV, Nielsen RD, Liboriussen L, Bestle MH, Elkjær JM, Palmqvist DF, Bäcklund M, Laake JH, Bådstøløkken PM, Grönlund J, Breum O, Walli A, Winding R, Iversen S, Jarnvig IL, White JO, Brand B, Madsen MB, Quist L, Thornberg KJ, Møller A, Wiis J, Granholm A, Anthon CT, Meyhoff TS, Hjortrup PB, Aagaard SR, Andreasen JB, Sørensen CA, Haure P, Hauge J, Hollinger A, Scheuzger J, Tuchscherer D, Vuilliomenet T, Takala J, Jakob SM, Vang ML, Pælestik KB, Andersen KLD, van der Horst ICC, Dieperink W, Fjølner J, Kjer CKW, Sølling C, Sølling CG, Karttunen J, Morgan MPG, Sjøbø B, Engstrøm J, Agerholm-Larsen B, Møller MH, SUP-ICU trial group (2018) Pantoprazole in patients at risk for gastrointestinal bleeding in the ICU. N Engl J Med 379:2199–2208

Labenz J, Armstrong D, Lauritsen K, Katelaris P, Schmidt S, Schutze K, Wallner G, Juergens H, Preiksaitis H, Keeling N, Naucler E, Adler J, Eklund S (2005) Esomeprazole 20 mg vs. pantoprazole 20 mg for maintenance therapy of healed erosive oesophagitis: results from the EXPO study. Aliment Pharmacol Ther 22:803–811

Lam JR, Schneider JL, Zhao W, Corley DA (2013) Proton pump inhibitor and histamine 2 receptor antagonist use and vitamin B12 deficiency. JAMA 310:2435–1542

Layer P, Andresen V, Allescher H, Bischoff SC, Claßen M, Elsenbruch S, Freitag M, Frieling T, Gebhard M, Goebel-Stengel M, Häuser W, Holtmann G, Keller J, Kreis ME, Kruis W, Langhorst J, Jansen PL, Madisch A, Mönnikes H, Müller-Lissner S, Niesler B, Pehl C, Pohl D, Raithel M, Röhrig-Herzog G, Schemann M, Schmiedel S, Schwille-Kiuntke J, Storr M, Preiß JC; Collaborators:, Andus T, Buderus S, Ehlert U, Engel M, Enninger A, Fischbach W, Gillessen A, Gschossmann J, Gundling F, Haag S, Helwig U, Hollerbach S, Karaus M, Katschinski M, Krammer H, Kuhlbusch-Zicklam R, Matthes H, Menge D, Miehlke S, Posovszky MC, Schaefert R, Schmidt-Choudhury A, Schwandner O, Schweinlin A, Seidl H, Stengel A, Tesarz J, van der Voort I, Voderholzer W, von Boyen G, von Schönfeld J, Wedel T (2021) – AWMF-Registriernummer: 021/016.

Lee-Robichaud H, Thomas K, Morgan J, Nelson RL (2010) Lactulose versus polyethylene glycol for chronic constipation. Cochrane Database Syst Rev. https://doi.org/10.1002/14651858.CD007570.pub2

Malfertheiner P, Megraud F, O'Morain C, Bazzoli F, El-Omar E, Graham D, Hunt R, Rokkas T, Vakil N, Kuipers EJ (2007) Current concepts in the management of Helicobacter pylori infection: the Maastricht III Consensus Report. Gut 56:772–781

Malfertheiner P, Megraud F, O'Morain CA, Atherton J, Axon AT, Bazzoli F, Gensini GF, Gisbert JP, Graham DY, Rokkas T, El-Omar EM, Kuipers EJ, European Helicobacter Study Group (2012) Management of Helicobacter pylori infection – the Maastricht IV/ florence consensus report. Gut 61:646–664

Malfertheiner P, Kandulski A, Venerito M (2017) Proton-pump inhibitors: understanding the complications and risks. Nat Rev Gastroenterol Hepatol 14:697–710

McFarland LV, Go S (2019) Are probiotics and prebiotics effective in the prevention of travellers' diarrhea: a systematic review and meta-analysis. Travel Med Infect Dis 27:11–19

Metcalf TJ, Irons TG, Sher LD, Young PC (1994) Simethicone in the treatment of infant colic: a randomized placebo-controlled multicenter trial. Pediatr Electron Pages 94:29–34

Mössner J (2016) Indikationen, Nutzen und Risiken von Protonenpumpeninhibitoren. Eine Bestandsaufnahme nach 25 Jahren. Dtsch Ärzteblatt 113:477–483

National Institute for Health and Care Excellence (2014) Dyspepsia and gastro-oesophageal reflux disease. Investigation and management of dyspepsia, symptoms suggestive of gastro-oesophageal reflux disease, or both. NICE clinical guideline 184 (guidance.nice.org.uk/cg184)

Nevens F, Andreone P, Mazzella G, Strasser SI, Bowlus C, Invernizzi P, Drenth JP, Pockros PJ, Regula J, Beuers U, Trauner M, Jones DE, Floreani A, Hohenester S, Luketic V, Shiffman M, van Erpecum KJ, Vargas V, Vincent C, Hirschfield GM, Shah H, Hansen B, Lindor KD, Marschall HU, Kowdley KV, Hooshmand-Rad R, Marmon T, Sheeron S, Pencek R, MacConell L, Pruzanski M, Shapiro D, POISE Study Group (2016) A placebo-controlled trial of obeticholic acid in primary biliary cholangitis. N Engl J Med 375:631–643

Niklasson A, Lindström L, Simrén M, Lindberg G, Björnsson E (2010) Dyspeptic symptom development after discontinuation of a proton pump inhibitor: a double-blind placebo-controlled trial. Am J Gastroenterol 105:1531–1537

Pantano F, Mannocchi G, Marinelli E, Gentili S, Graziano S, Busardò FP, di Luca NM (2017) Hepatotoxicity induced by greater celandine (Chelidonium majus L.): a review of the literature. Eur Rev Med Pharmacol Sci 21(1 Suppl):46–52

Pinto-Sanchez MI, Yuan Y, Hassan A, Bercik P, Moayyedi P (2017) Proton pump inhibitors for functional dyspepsia. Cochrane Database Syst Rev. https://doi.org/10.1002/14651858.CD011194.pub3

Prasad S, Dhiman RK, Duseja A, Chawla YK, Sharma A, Agarwal R (2007) Lactulose improves cognitive functions and health-related quality of life in patients with cirrhosis who have minimal hepatic encephalopathy. Hepatology 45:549–559

Reimer C, Søndergaard B, Hilsted L, Bytzer P (2009) Proton-pump inhibitor therapy induces acid-related symptoms in healthy volunteers after withdrawal of therapy. Gastroenterology 137:80–87

Sandborn WJ, Korzenik J, Lashner B, Leighton JA, Mahadevan U, Marion JF, Safdi M, Sninsky CA, Patel RM, Friedenberg KA, Dunnmon P, Ramsey D, Kane S (2010) Once-daily dosing of delayed-release oral mesalamine (400-mg tablet) is as effective as twice-daily dosing for maintenance of remission of ulcerative colitis. Gastroenterology 138:1286–1296

Sandborn WJ, Su C, Sands BE, D'Haens GR, Vermeire S, Schreiber S, Danese S, Feagan BG, Reinisch W, Niezychowski W, Friedman G, Lawendy N, Yu D, Woodworth D, Mukherjee A, Zhang H, Healey P, Panés J, OCTAVE Induction 1, OCTAVE Induction 2, and OCTAVE Sustain Investigators (2017) Tofacitinib as induction and maintenance therapy for ulcerative colitis. N Engl J Med 376:1723–1736

Sandborn WJ, Feagan BG, D'Haens G, Wolf DC, Jovanovic I, Hanauer SB, Ghosh S, Petersen A, Hua SY, Lee JH, Charles L, Chitkara D, Usiskin K, Colombel JF, Laine L, Danese S, True North Study Group (2021) Ozanimod as induction and maintenance therapy for ulcerative colitis. N Engl J Med 385(14):1280–1291. https://doi.org/10.1056/NEJMoa2033617

Sands BE, Sandborn WJ, Panaccione R, O'Brien CD, Zhang H, Johanns J, Adedokun OJ, Li K, Peyrin-Biroulet L, Van Assche G, Danese S, Targan S, Abreu MT, Hisamatsu T, Szapary P, Marano C, Group US (2019a) Ustekinumab as induction and maintenance therapy for ulcerative colitis. N Engl J Med 381:1201–1214

Sands BE, Peyrin-Biroulet L, Loftus EV Jr., Danese S, Colombel JF, Toruner M, Jonaitis L, Abhyankar B, Chen J, Rogers R, Lirio RA, Bornstein JD, Schreiber S, Group VS (2019b) Vedolizumab versus adalimumab for moderate-to-severe ulcerative colitis. N Engl J Med 381:1215–1226

Savarino V, Marabotto E, Zentilin P, Furnari M, Bodini G, De Maria C, Pellegatta G, Coppo C, Savarino E (2018) Proton pump inhibitors: use and misuse in the clinical setting. Expert Rev Clin Pharmacol 11:1123–1134

Savoldi A, Carrara E, Grahm DY, Conti M, Tacconelli E (2018) Prevalence of antibiotic resistance in helicobacter pylori: a systematic review and meta-analysis in World Health Organization regions. Gastroenterology 155:1372–1382

Scally B, Emberson JR, Spata E, Reith C, Davies K, Halls H, Holland L, Wilson K, Bhala N, Hawkey C, Hochberg M, Hunt R, Laine L, Lanas A, Patrono C, Baigent C (2018) Effects of gastroprotectant drugs for the prevention and treatment of peptic ulcer disease and its complications: a meta-analysis of randomized trials. Lancet Gastroenterol Hepatol 3:231–241

Schmieder G, Stankov G, Zerle G, Schinzel S, Brune K (1993) Observer-blind study with metamizole versus tramadol and butylscopolamine in acute biliary colic pain. Arzneim Forsch 43:1216–1221

Sebode M, Kloppenburg A, Aigner A, Lohse AW, Schramm C, Linder R (2020) Population based study of autoimmune hepatitis and primary biliary cholangitis in Germany: rising prevalence based on ICD codes, yet deficits in medical treatment. Z Gastroenterol 58:431–438

Siegmund E, Löhr JM, Schuff-Werner P (2004) Die diagnostische Validität nichtinvasiver Pankreasfunktionstests – Eine Metaanalyse. Z Gastroenterol 42:1117–1128

Sjöstedt S, Befrits R, Sylvan A, Harthon C, Jörgensen L, Carling L, Modin S, Stubberöd A, Toth E, Lind T (2005) Daily treatment with esomeprazole is superior to that taken on-demand for maintenance of healed erosive oesophagitis. Aliment Pharmacol Ther 22:183–191

Smith DS, Ferris CD (2003) Current concepts in diabetic gastroparesis. Drugs 63:1339–1358

Stedman CA, Barclay ML (2000) Review article: comparison of the pharmacokinetics, acid suppression and efficacy of proton pump inhibitors. Aliment Pharmacol Ther 14:963–978

Sudduth RH, DeAngelis S, Sherman KE, McNally PR (1995) The effectiveness of simethicone in improving visibility during colonoscopy when given with a sodium phosphate solution: a double-bind randomized study. Gastrointest Endosc 42:413–415

Teschke R, Wolff A, Frenzel C, Schulze J, Eickhoff A (2012) Herbal hepatotoxicity: a tabular compilation of reported cases. Liver Int 32:1543–1556

Tromm A, Bunganič I, Tomsová E, Tulassay Z, Lukáš M, Kykal J, Bátovský M, Fixa B, Gabalec L, Safadi R, Kramm HJ, Altorjay I, Löhr H, Koutroubakis I, Bar-Meir S, Stimac D, Schäffeler E, Glasmacher C, Dilger K, Mohrbacher R, Greinwald R, International Budenofalk Study Group (2011) Budesonide 9 mg is at least as effective as mesalamine 4.5 g in patients with mildly to moderately active Crohn's disease. Gastroenterology 140:425–434

Ueberschaer H, Allescher HD (2017) Protonenpumpenhemmer – Nebenwirkungen und Komplikationen der langfristigen Protonenpumpenhemmereinnahme. Z Gastroenterol 55:636–674

Wei D, Heus P, van de Wetering FT, van Tienhove G, Verleye L, Scholten RJ (2018) Probiotics for the prevention or treatment of chemotherapy or radiotherapyrelated diarrhoea in people with cancer. Cochrane Database Syst Rev. https://doi.org/10.1002/14651858. CD008831.pub3

Wu D, Wu SM, Lu J, Zhou YQ, Xu L, Guo CY (2013) Rifaximin versus nonabsorbable disaccharides for the treatment of hepatic encephalopathy: a meta-analysis. Gastroenterol Res Pract. https://doi.org/10.1155/2013/236963

Xie Y, Bowe B, Yan Y, Xian H, Li T, Al-Aly Z (2019) Estimates of all cause mortality and cause specific mortality associated with proton pump inhibitors among US veterans: cohort study. BMJ 365:l1580

Zimmermann T, Jansen PL, Sarrazin C, Vollmar J, Zeuzem S (2018) S3-Leitlinie „Prophylaxe, Diagnostik und Therapie der Hepatitis-C-Virus (HCV)-Infektion". Z Gastroenterol 56:e53–e115

12

Gicht

Bernd Mühlbauer

Auf einen Blick

Die spezifische Arzneitherapie der Gicht umfasst Xanthinoxidasehemmer, Colchicin und Benzbromaron. Standardarzneistoff für die chronische Gicht ist Allopurinol, auf das 87 % aller Verordnungen entfallen. Der zweite, deutlich teurere Xanthinoxidasehemmer Febuxostat weist keine relevanten Vorteile gegenüber dem bewährten Allopurinol auf. Ein 2019 erschienener Rote-Hand-Brief warnte vor kardiovaskulären Risiken von Febuxostat. Den erwarteten Verordnungsrückgang in 2020 konnte das Präparat 2021 nahezu wieder wettmachen. Beim akuten Gichtanfall wird Colchicin eingesetzt und ist 2021 etwas häufiger verordnet worden als im Vorjahr. Dies gilt auch für das das Urikosurikum Benzbromaron, dessen Kombinationspräparat mit Allopurinol nach stetem Verordnungsrückgang nicht mehr unter den 3.000 am häufigsten verordneten Arzneimitteln erscheint.

Gicht ist eine Stoffwechselkrankheit mit erhöhten Harnsäurekonzentrationen im Serum, die durch renale Minderausscheidung (häufig) oder erhöhte hepatische Bildung (selten) bedingt ist. Die Hyperurikämie ist zunächst oft symptomlos. Gichtkomplikationen entstehen durch kristalline Ausfällung der Harnsäure. In der Synovia von Gelenken führt dies zu schmerzhaften Gichtanfällen, im Gewebe zu immunologischer Reaktion mit Knötchenbildung (Tophi), in der Niere zu Uratsteinen. Wichtige Risikofaktoren für die Entstehung einer Hyperurikämie sind Hypertonie (74 %), Niereninsuffizienz (71 %), Adipositas (53 %) und Diabetes (14 %) sowie die Einnahme einiger Arzneimittel (Thiaziddiuretika, Ciclosporin und Tacrolimus) (Übersicht bei Dalbeth et al. 2016).

Basis der Therapie ist eine Diät mit reduzierter Purinzufuhr. Der größte Teil der Harnsäure stammt allerdings aus dem körpereigenen Purinmetabolismus. Nach epidemiologischen Untersuchungen erhöhen Übergewicht und erheblicher Alkoholkonsum das Risiko eines Gichtanfalls, unabhängig von der Harnsäureserumkonzentration (Lin et al. 2000). Neben purinarmer Kost sind daher Gewichtreduktion und Einschränkung des Alkoholkonsums wichtige nicht medikamentöse Maßnahmen.

Die asymptomatische Hyperurikämie erfordert keine routinemäßige Arzneitherapie, da viele hyperurikämische Patienten keine Gichtanfälle entwickeln und umgekehrt die Harnsäurespiegel bei einem akuten Gichtanfall im Normalbereich liegen können (Richette et al. 2017). Bei asymptomatischer Hyperurikämie wird zu häufig Allopurinol oder Febuxostat verordnet (Arzneimittelbrief 2014). Bei nur gering erhöhten Serumharnsäurewerten überwiegt das Nebenwirkungsrisiko oft den therapeutischen Nutzen. Das gilt ganz besonders bei Patienten im höheren Lebensalter (Pasina et al. 2014). Trotzdem ist die Hyperurikämie mit einem Harnsäurekonzentrationen über 6 mg/dl ein wichtiger Risikofaktor der Gicht (Shiozawa et al. 2017). Vor dem ersten Gichtanfall sind Tophi oder Nierenschäden selten nachweisbar.

Die medikamentöse Therapie der symptomatisch gewordenen Gicht zielt auf die Behandlung des akuten Gichtanfalls und auf die dauerhafte Senkung der Harnsäurespiegel. Sie gliedert sich in drei Therapieprinzipien: Unterdrückung der zum Gichtanfall führenden Entzündungsreaktion, Hemmung der Harnsäurebildung durch Urikostatika und Förderung der Harnsäureausscheidung durch Urikosurika. Die European League Against Rheumatism (EULAR) hat gut begründete und evidenzbasierte Empfehlungen zur Diagnose und Therapie der Gicht entwickelt (Richette et al. 2017).

Für die Therapie des *akuten Gichtanfalls* kommen Colchicin, nichtsteroidale Antiphlogistika (Cyclooxygenase-Inhibitoren, z. B. Naproxen, Ibuprofen) sowie Glucocorticoide (Glucocorticoidrezeptoragonisten) in Frage. Alle sind wirksam in der Linderung der akuten Gichtsymptome, haben aber auch ihre spezifischen Nebenwirkungen (FitzGerald et al. 2020). Colchicin kann insbesondere in höheren Dosierungen Übelkeit und schwere Durchfälle auslösen, bei nichtsteroidalen Antiphlogistika und Glucocorticosteroide bestehen die allgemein bekannten Risiken (siehe Symptomatische Behandlung von Schmerz, Fieber und Entzündung, ▶ Kap. 17). Üblicherweise werden in der Therapie des akuten Gichtanfalls nichtsteroidale Antiphlogistika vorgezogen. Diese Präferenz beruht jedoch mehr auf Tradition und persönlicher Erfahrung, da die Behandlungen nicht direkt miteinander verglichen wurden. Aufgrund der Gefahr von Intoxikationen (Dosierungen siehe ▶ Abschn. 13.1) werden niedrigere Dosen gegenüber höheren Dosen von Colchicin favorisiert (van Echteld et al. 2014) Ebenfalls bevorzugt werden für orale Glucocorticoide gegenüber nichtsteroidalen Antiphlogistika (Suresh und Das 2012). Diese Wirkstoffe werden in anderen Kapiteln behandelt (Symptomatische Behandlung von Schmerz, Fieber und Entzündung, ▶ Kap. 17, sowie Glucocorticoide, ▶ Kap. 20). Mit Colchicin in geringen Dosierungen (0,5–1 mg des Reinalkaloids abends) ist auch eine effektive Prophylaxe von Gichtanfällen möglich.

Eine harnsäuresenkende Dauertherapie der *symptomatisch gewordenen Gicht* ist bei Patienten nach wiederholten Gichtanfällen, bei Gichtarthropathie, Tophi oder radiologischen Veränderungen indiziert. Ziel der Harnsäuresenkung ist die Auflösung bestehender Harnsäureablagerungen und die Prävention neuer Ablagerungen. Neben den erwähnten nutritiven Maßnahmen wird eine medikamentöse Senkung der Serumharnsäure empfohlen, wenn die Zielwerte von unter 6 mg/dl, bei schwerer Gicht unter 5 mg/dl (360 bzw. 300 µmol/L) nicht erreicht werden.

Allopurinol ist der Arzneistoff der Wahl. Auch die aktualisierte Leitlinie des American College of Rheumatology empfiehlt Allopurinol als erste Wahl mit einer niedrigen Initialdosis (≤ 100 mg/Tag) und Dosistitration auf einen Harnsäurezielwert von < 6 mg/dl (FitzGerald et al. 2020). Bei eingeschränkter Nierenfunktion muss die Dosierung reduziert werden. Trotz seines jahrzehntelangen Einsatzes ist die ideale Allopurinoldosis nicht befriedigend geklärt (Übersicht bei Sundy 2010). Eine Steigerung der Tagesdosis von 300 auf 600 mg erhöht die Ansprechrate von 26 auf 78 %. Die maximale Tagesdosis beträgt sogar 800 mg (Fachinformation 2021). Vorsicht ist geboten bei Patienten, die Mercaptopurin einnehmen. Allopurinol hemmt dessen Abbau, so dass dann nur ein Viertel der üblichen Dosis von Mercaptopurin gegeben werden darf.

Wenn die Zielwerte mit Allopurinol nicht erreicht werden, können ein Urikosurikum, eine Kombination von Allopurinol mit einem Urikosurikum oder der zweite Xanthinoxidasehemmer, Febuxostat, in Betracht gezogen werden (Richette et al. 2017).

Seit 2010 ist Febuxostat im Handel. Neben dem Originalpräparat (*Adenuric*) sind 2021 fünf Generika vertreten (*Febuxostat Zentiva, Febuxostat beta, Febuxostat-1A Pharma, Febuxostat AL, Febuxostat axiromed*). In den Zulassungsstudien senkte Febuxostat die Harnsäure effektiver als 300 mg Allopurinol, doch gegen höhere und damit effektivere Allopurinoldosen wurde es nicht geprüft. Als Vorteil wird in der Werbung darüber hinaus angegeben, dass Febuxostat zu lediglich 10 % renal eliminiert wird, was bei Patienten mit Nierenfunktionseinschränkung von Vorteil sein könnte (Love et al. 2010). In einem Cochrane-Review gab es nach dreijähriger Nachbeobachtung für Febuxostat (80 oder 120 mg/Tag) und

Allopurinol keine signifikanten Unterschiede bezüglich Wirksamkeit und Verträglichkeit (Tayar et al. 2012). Dies bestätigt eine weitere Metaanalyse direkter Vergleichsstudien: Die gegenüber Allopurinol etwas ausgeprägtere Senkung des Harnsäurespiegels unter Febuxostat war nicht mit einer Reduktion klinischer Gichtsymptome assoziiert (Faruque et al. 2013).

Beunruhigende Signale ergab die kardiovaskuläre Sicherheitsstudie CARES, die aufgrund von entsprechenden Hinweisen in den Zulassungsstudien behördlicherseits angeordnet worden war. Bei Patienten mit kardiovaskulärer Vorerkrankung wurde unter Febuxostat eine im Vergleich zu Allopurinol erhöhte Sterblichkeit beobachtet (gesamt und kardiovaskulär). Allerdings war der primäre Endpunkt (Kombination aus kardiovaskulärem Tod, Myokardinfarkt, Schlaganfall und instabiler Angina mit Katheterintervention) nicht signifikant unterschiedlich (White et al. 2018). Aber auch Vorhofflimmern war bei älteren Patienten nach Febuxostat häufiger als nach Allopurinol (Singh und Cleveland 2019).

Das BfArM warnte mit einem Rote-Hand-Brief (2019) und empfahl den Einsatz von Febuxostat nur bei unzureichender Effektivität von Allopurinol trotz ausreichender Dosierung sowie bei Unverträglichkeit dagegen. Neuere Metaanalysen fanden kein erhöhtes kardiovaskuläres Risiko von Febuxostat (Al-Abdouh et al. 2020; Gao et al. 2021). Allerdings konzentrierten sich diese Arbeiten nicht auf Studien, in die wie in CARES Patienten mit kardiovaskulärer Vorerkrankung eingeschlossen wurden. Entsprechend des Rote-Hand-Briefes muss daher weiterhin zu großer Vorsicht für diese Patientenpopulation geraten werden. Als Originalpräparat *Adenuric* war Febuxostat 2021 trotz Preisreduktion gegenüber dem Vorjahr immer noch mehr als doppelt so teuer wie die Generika und fast viermal so teurer wie Allopurinol.

13.1 Verordnungsspektrum

Seit vielen Jahren hält Allopurinol den allergrößten Anteil am Verordnungsvolumen der Gichtmedikamente (◘ Tab. 13.1). Auch 2021 haben sich die Allopurinolverordnungen gegenüber dem Vorjahr kaum verändert. Febuxostat erfuhr 2020 aufgrund der kardiovaskulären Sicherheitsbedenken einen Verordnungsrückgang um fast 12 %, konnte diesen in 2021 aber trotz der weiter bestehenden Signale eines kardiovaskulären Risikos fast vollständig aufholen. Die Zuwächse gegenüber dem Vorjahr stellten sich jedoch ausschließlich bei den Generika ein, während das Originalpräparat *Adenuric* mit fast 85 % Verordnungsrückgang im GKV-Markt marginalisiert wurde.

Nach stetigen Verordnungsrückgängen in den Vorjahren findet sich 2021 kein Kombinationspräparat mit Allopurinol und Benzbromaron mehr auf der Liste der 3.000 häufigsten Verordnungen (◘ Tab. 13.1). Auch wenn theoretisch die Kombination der Wirkprinzipien Xanthinoxidasehemmung und Urikosurie die Effektivität steigern und eine Dosisreduktion der Einzelsubstanzen ermöglichen könnte, fehlt die Evidenz für einen klinisch relevanten Benefit. In einer Beobachtungsstudie zeigte sich allenfalls eine stärkere Harnsäuresenkung unter der Kombination als unter den Einzelkomponenten (Azevedo et al. 2014). Benzbromaron als Monopräparat (*Benzbromaron AL*) wurde 2021 deutlich häufiger verordnet als im Vorjahr, erreichte aber nicht einmal 1 % der gesamten Verordnungen im Indikationsgebiet (◘ Tab. 13.1).

Colchicin ist ein in der Herbstzeitlose vorkommendes Alkaloid. Der Wirkstoff hat eine geringe therapeutische Breite. Letale Vergiftungen werden beobachtet. Colchicin wird in der Akuttherapie des Gichtanfalls und in der Anfallsprophylaxe eingesetzt. Anfälle werden mit 1–2 mg Colchicin täglich, maximal 6 mg pro Episode behandelt. Dies gilt für das reine Alkaloid, bei Pflanzenextrakten muss der Gehalt sorgfältig beachtet werden. Colchicin muss bei Abklingen des Anfalls oder bei Auf-

◘ Tab. 13.1 Verordnungen von Gichtmedikamenten 2021. Angegeben sind die 2021 verordneten Tagesdosen, die Änderungen gegenüber 2020 und die mittleren Kosten je DDD 2021

Präparat	Bestandteile	DDD	Änderung	DDD-Nettokosten
		Mio.	%	Euro
Allopurinol				
Allopurinol AL	Allopurinol	146,6	(−20,6)	0,24
Allopurinol Indoco	Allopurinol	96,6	(neu)	0,25
Allopurinol AbZ	Allopurinol	22,7	(−50,7)	0,22
Allopurinol Heumann	Allopurinol	20,0	(+6,3)	0,24
Allopurinol-ratiopharm	Allopurinol	12,5	(−73,1)	0,24
Allobeta	Allopurinol	12,5	(+13,7)	0,26
Allopurinol HEXAL	Allopurinol	1,8	(−46,2)	0,24
Allopurinol-1 A Pharma	Allopurinol	1,6	(−85,9)	0,19
		314,3	**(−2,2)**	**0,24**
Febuxostat				
Febuxostat Zentiva	Febuxostat	17,0	(+104,5)	0,34
Febuxostat-1A Pharma	Febuxostat	8,3	(+202,7)	0,38
Febuxostat AL	Febuxostat	6,4	(+158,5)	0,40
Febuxostat beta	Febuxostat	5,6	(+20,5)	0,35
Adenuric	Febuxostat	2,1	(−85,2)	0,91
Febuxostat axiromed	Febuxostat	1,0	(+370,7)	0,60
		40,5	**(+23,8)**	**0,40**
Colchicin				
Colchicin Ysat	Colchicin	3,8	(> 1.000)	1,74
Colchysat Bürger	Herbstzeitlosenblütenextrakt	1,0	(−5,6)	0,98
Colchicin Tiofarma	Colchicin	0,43	(−88,8)	1,74
		5,3	**(+5,6)**	**1,59**
Benzbromaron				
Benzbromaron AL	Benzbromaron	3,0	(+17,7)	0,15
Summe		**363,1**	**(+0,4)**	**0,28**

13

treten gastrointestinaler Nebenwirkungen umgehend abgesetzt werden. Nach einer kompletten Anfallsbehandlung darf für 3 Tage keine weitere Einnahme von Colchicin erfolgen.

Über Jahrzehnte waren nur Pflanzenextrakte wie *Colchysat Bürger* auf dem Markt. Es wurde als natürliches, pflanzliches Arzneimittel in Packungsgrößen von 30 ml (15 mg) und 100 ml (50 mg) beworben. Eine tödliche Überdosierung durch Einnahme eines Schlucks (ca. 50 ml) statt einiger Tropfen eines Patienten führte zur Marktrücknahme der Packungsgröße 100 ml *Colchysat Bürger* (Arzneimittelkommission der deutschen Ärzteschaft 2017; Diesinger und Schriever 2017). Im Jahr 2021 wurde immer noch 1 Mio DDD dieses Medikaments verordnet (■ Tab. 13.1)

Ab 2019 war mit *Colchicin Tiofarma* ein chemisch synthetisiertes Colchicin als Reinalkaloid auf dem deutschen Markt verfügbar. In 2020 entfielen 78 % aller Colchicin-Verordnungen auf dieses Präparat. Der Hersteller des Pflanzenextraktes *Colchicin Bürger* erwarb das Mitvertriebsrecht und bietet das Reinalkaloid nun als *Colchicin Ysat* an. Im Jahr 2021 wurde *Colchicin Tiofarma* kaum noch verordnet, sein gesamtes Verordnungsvolumen entfällt nun auf *Colchicin Ysat* (■ Tab. 13.1).

Bei der Betrachtung der absoluten Verordnungszahlen von Colchicin muss berücksichtigt werden, dass der Wirkstoff neben seiner Anwendung als Gichtmedikament derzeit in mehreren weiteren Indikationen, unter anderem Perikarditis und Morbus Behcet als therapeutische Option intensiv diskutiert wird – mit mehr oder weniger gut belegter Evidenz.

Literatur

Al-Abdouh A, Khan SU, Barbarawi M, Upadhrasta S, Munira S, Bizanti A, Elias H, Jat A, Zhao D, Michos ED (2020) Effects of febuxostat on mortality and cardiovascular outcomes: a systematic review and meta-analysis of randomized controlled trials. Mayo Clin Proc Innov Qual Outcomes 4:434–442

Arzneimittelbrief (2014) Bei asymptomatischer Hyperurikämie wird zu häufig Allopurinol verord-net. Arzneimittelbrief 48:46–47. https://www.der-arzneimittelbrief.de/de/Artikel.aspx?J=2014&S=46

Arzneimittelkommission der deutschen Ärzteschaft (2017) Akzidentelle Überdosierung von Colchicin mit Todesfolge. Dtsch Arztebl 114:A96–97

Azevedo VF, Buiar PG, Giovanella LH, Severo CR, Carvalho M (2014) Allopurinol, benzbromarone, or a combination in treating patients with gout: analysis of a series of outpatients. Int J Rheumatol. https://doi.org/10.1155/2014/263720

Dalbeth N, Merriman TR, Stamp LK (2016) Gout. Lancet 388:2039–2052

Diesinger C, Schriever J (2017) Colchicin – gut informieren, vorsichtig dosieren. Bulletin zur Arzneimittelsicherheit, Bd. 4, S 15–23

Fachinformation (2021) Fachinformation Allopurinol AL. https://s3.eu-central-1.amazonaws.com/prod-cerebro-ifap/media_all/113567.pdf

Faruque LI, Ehteshami-Afshar A, Wiebe N, Tjosvold L, Homik J, Tonelli M (2013) A systematic review and meta-analysis on the safety and efficacy of febuxostat versus allopurinol in chronic gout. Semin Arthritis Rheum 43:367–375

FitzGerald JD, Dalbeth N, Mikuls T, Brignardello-Petersen R, Guyatt G, Abeles AM, Gelber AC, Harrold LR, Khanna D, King C, Levy G, Libbey C, Mount D, Pillinger MH, Rosenthal A, Singh JA, Sims JE, Smith BJ, Wenger NS, Bae SS, Danve A, Khanna PP, Kim SC, Lenert A, Poon S, Qasim A, Sehra ST, Sharma TSK, Toprover M, Turgunbaev M, Zeng L, Zhang MA, Turner AS, Neogi T (2020) American College of Rheumatology guideline for the management of gout. Arthritis Care Res 72:744–760

Gao L, Wang B, Pan Y, Lu Y, Cheng R (2021) Cardiovascular safety of febuxostat compared to allopurinol for the treatment of gout: A systematic and meta-analysis. Clin Cardiol 44:907–916

Lin KC, Lin HY, Chou P (2000) Community based epidemiological study on hyperuricemia and gout in Kin-Hou. J Rheumatol 27:1045–1050

Love BL, Barrons R, Veverka A, Snider KM (2010) Urate-lowering therapy for gout: focus on febuxostat. Pharmacotherapy 30:594–608

Pasina L, Brucato AL, Djade CD, Di Corato P, Ghindoni S, Tettamanti M, Franchi C, Salerno F, Corrao S, Marcucci M, Mannucci PM, Nobili A (2014) Inappropiate prescription of allopurinol and febuxostat and risk of adverse events in the elderly: results from the REPOSI registry. Eur J Clin Pharmacol 70:1495–1503

Richette P, Doherty M, Pascual E, Barskova V, Becce F, Castañeda-Sanabria J, Coyfish M, Guillo S, Jansen TL, Janssens H, Lioté F, Mallen C, Nuki G, Perez-Ruiz F, Pimentao J, Punzi L, Pywell T, So A, Tausche AK, Uhlig T, Zavada J, Zhang W, Tubach F, Bardin T (2017) 2016 updated EULAR evidence-based recommendations for the management of gout. Ann Rheum Dis 76:29–42

Rote-Hand-Brief zu Adenuric® (Febuxostat) und anderen febuxostathaltigen Arzneimitteln: Erhöhtes Risiko für kardiovaskulär bedingte Mortalität und Gesamtmortalität. https://www.bfarm.de/SharedDocs/Risikoinformationen/Pharmakovigilanz/DE/RHB/2019/rhb-febuxostat.pdf;jsessionid=F9D0C6D192F65578CDDA5B27ED0C9CF5.1_cid344?__blob=publicationFile&v=4

Shiozawa A, Szabo SM, Bolzani A, Cheung A, Choi HK (2017) Serum uric acid and the risk of incident and recurrent gout: a systematic review. J Rheumatol 44:388–396

Singh JA, Cleveland JD (2019) Comparative effectiveness of allopurinol and febuxostat for the risk of atrial fibrillation in the elderly: a propensity-matched analysis of medicare claims data. Eur Heart J 40:3046–3054

Sundy JS (2010) Progress in the pharmacotherapy of gout. Curr Opin Rheumatol 22:188–193

Suresh E, Das P (2012) Recent advances in management of gout. QJM 105:407–417

Tayar JH, Lopez-Olivo MA, Suarez-Almazor ME (2012) Febuxostat for treating chronic gout. Cochrane Database Syst Rev. https://doi.org/10.1002/14651858.CD008653.pub2

Van Echteld I, Wechalekar MD, Schlesinger N, Buchbinder R, Aletaha D (2014) Colchicine for acute gout. Cochrane Database Syst Rev. https://doi.org/10.1002/14651858.CD006190.pub2

White WB, Saag KG, Becker MA, Borer JS, Gorelick PB, Whelton A, Hunt B, Castillo M, Gunawardhana L (2018) Cardiovascular safety of febuxostat or allopurinol in patients with gout. N Engl J Med 378:1200–1210

13

Osteoporose und Calcium- und Phosphatregulation

Hans Christian Kasperk und Bernd Mühlbauer

Auf einen Blick

Verordnungsprofil Hauptvertreter der Osteoporosemedikamente sind Bisphosphonate, die in der Onkologie auch dem Schutz vor Knochenmetastasen dienen. Der nach Jahren des Rückganges beobachtete Verordnungszuwachs der Bisphosphonate hat sich auch in 2021 fortgesetzt. Leitsubstanz der Bisphosphonate ist Alendronsäure, auf die jetzt fast 70 % des Verordnungsvolumens dieser Stoffgruppe entfallen, während Risedronsäure, Ibandronsäure und Zoledronsäure deutlich kleinere Anteile haben. Mit Abstand folgen Denosumab, das allerdings stetig zunimmt, sowie Raloxifen.

Calciumpräparate werden mit leichter Verordnungsabnahme weiterhin als Basistherapeutika vor allem in Kombination mit Vitamin D eingesetzt, auch wenn sie nur einen bescheidenen Effekt auf die Frakturrate haben und vor allem bei Vitamin-D-Mangel wirksam sind. Weitere Calciumpräparate sind als Phosphatbinder zur Behandlung der Hyperphosphatämie bei Hämodialysepatienten von Bedeutung.

Grundlage der Behandlung der Osteoporose sind nichtmedikamentöse Maßnahmen und eine ausreichende Zufuhr von Calcium und Vitamin D als Basistherapie (Rizzoli et al. 2008). Bei niedrigem Frakturrisiko reichen sie zur Prophylaxe von osteoporotischen Frakturen aus. Ab einem 10-Jahresrisiko von 30 % für Schenkelhals- und Wirbelkörperfrakturen ist eine medikamentöse Osteoporosetherapie indiziert (Dachverband Osteologie 2017). Sie stützt sich auf den Einsatz der knochenabbauhemmenden Antiresorptiva (Bisphosphonate, Raloxifen, Denosumab) und der Osteoanabolika, wie dem in Deutschland nur noch extrem selten verordneten Teriparatid (Übersicht bei Compston et al. 2019). Östrogene sind nach der aktuellen Risikobewertung und entsprechenden Leitlinien nur noch zur Ostcoporoseprävention zugelassen, wenn andere Medikamente unverträglich oder kontraindiziert sind.

14.1 Calciumpräparate

Calciumsalze werden bei nutritiven oder malabsorptionsbedingten Calcium- und Vitamin-D-Mangelzuständen sowie substitutiv-adjuvant zur Unterstützung einer spezifischen Therapie der Osteoporose eingesetzt. Daneben werden Calciumsalze in höheren Dosen als Phosphatbinder zur Behandlung der Hyperphosphatämie bei dialysepflichtiger chronischer Niereninsuffizienz angewendet.

14.1.1 Calciumsubstitution

Die empfohlene tägliche Calciumzufuhr für Erwachsene beträgt 1.000 mg. Für Schwangere, Stillende und postmenopausale Frauen, sowie für Männer und Frauen im Alter über 65 Jahre werden 1.500 mg empfohlen (NIH Consensus Conference 1994). Diese Mengen können durch den Calciumgehalt der üblichen

Ernährung gedeckt werden. Calciumreich sind Milch, Milchprodukte (Käse, Joghurt, Quark), mehrere Gemüsesorten sowie calciumreiche Mineralwässer. Bei intakter Calciumhomöostase hat eine den Bedarf übersteigende Calciumzufuhr beim gesunden Organismus keinen Nutzen.

Leichtere Calciummangelerkrankungen können infolge unzureichender Zufuhr oder leichter Resorptionsstörungen entstehen. Sie sollten primär durch eine ausreichende Calciumaufnahme mit der Nahrung (Milchprodukte) behandelt werden, bevor Calciumpräparate in Betracht gezogen werden. Chronische Calciummangelzustände infolge Hypoparathyreoidismus, Rachitis, Osteomalazie und Malabsorptionszuständen müssen dagegen mit Colecalciferol (Vitamin D_3) oder seinen Metaboliten (bei ungenügender Aktivität der renalen 1α-Hydroxylase, z. B. bei terminaler Niereninsuffizienz) behandelt werden, um die intestinale Calciumresorption zu erhöhen. Die Calciumpräparate dienen in derartigen Situationen der Sicherstellung eines ausreichenden bzw. optimierten Angebotes. Die Verschreibung muss nach geschätztem Bedarf erfolgen und kann sich an dem Parathormonspiegel orientieren. Die Bedeutung von Calcium und Vitamin D als „Basistherapie" bei der Osteoporose ist unbestritten (Ziegler 2002; Arzneimittelkommission der Deutschen Ärzteschaft 2008). Kombinationen von Bisphosphonaten mit Calcium oder Bisphosphonaten mit Vitamin D werden angeboten. In Substitutionsdosen reduzieren Calcium und Colecalciferol bei älteren Menschen Frakturen relevant. Bei gesunden postmenopausalen Frauen erhöht die Supplementierung mit Calcium und Vitamin D die Knochendichte, Hüftfrakturen wurden jedoch nicht vermindert; bei Überdosierung und entsprechenden renalen Vorschäden war das Risiko von Nierensteinen erhöht (Jackson et al. 2006).

Für die orale Substitutionsbehandlung wird in erster Linie Calciumcarbonat empfohlen, da es gut resorbiert wird, den höchsten Calciumgehalt (40 %) hat und daher weniger Tabletten als andere Calciumsalze benötigt (Straub 2007). Für die Beurteilung der verordneten Calciumpräparate sind daher ein ausreichender Calciumgehalt und eine entsprechende Dosierungsempfehlung von Bedeutung. Legt man den Richtwert von 1.000 mg Calcium pro Tag zugrunde, sind nahezu alle Calciumpräparate ausreichend hoch dosiert, um in 1–2 Tagesdosen das Ziel zu erreichen.

Überraschend war im Jahr 2004 die Halbierung der Verordnung der Calciumpräparate, wohl als Folge des GKV-Modernisierungsgesetzes (GMG). Eine leichte vorübergehende Erholung fand 2005 bis 2010 statt, danach sank die Verordnungsfrequenz wieder. Hier dürfte eine Unsicherheit in der Ärzteschaft mitbeteiligt sein, in welchen Fällen Calcium verschreibungsfähig ist. Die Präparate stehen jedoch auf der Ausnahmeliste gemäß § 34 Abs. 1 SGB V und sind daher bei der Behandlung der manifesten Osteoporose weiterhin verordnungsfähig. Nach den gültigen Empfehlungen begleitet die Basistherapie aus Calcium und Vitamin D alle anderen differenzierten Medikamente (Arzneimittelkommission der deutschen Ärzteschaft 2008). Nachdem die Verordnungen der spezifischen Osteoporosemedikamente Bisphosphonate, Raloxifen und Denosumab bei 217 Mio. DDD liegen (◘ Tab. 14.3), ist zu befürchten, dass die notwendige begleitende Basistherapie nur eingeschränkt erfolgt. Die Verordnungen von „nur" 62 Mio. DDD an Calciumpräparaten (◘ Tab. 14.1), die zudem auch die Fälle einschließen, bei denen Calcium/Vitamin D ohne zusätzliches weiteres Antiosteoporotikum zur Behandlung eines Calcium- und Vitamin D-Mangel-bedingten sekundären Hyperparathyreoidismus eingesetzt werden, lassen ein Versorgungsdefizit befürchten. Zwar kann in einem Teil der Behandlungsfälle durch eine differenzierte Ernährungsanamnese und den Verweis auf Nahrungsquellen bzw. ausreichende Besonnung etc. ein größeres Defizit vermieden werden. Ob dieses Potenzial aber differenziert ausgeschöpft wird, bleibt zu belegen. Berichte, dass Calciumsupplemente das Herzinfarktrisiko steigern könnten, mögen ebenfalls auf die

14

◘ Tab. 14.1 Verordnungen von Calciumpräparaten 2021. Angegeben sind die 2021 verordneten Tagesdosen, die Änderungen gegenüber 2020 und die mittleren Kosten je DDD 2021

Präparat	Bestandteile	DDD	Änderung	DDD-Nettokosten
		Mio.	%	Euro
Monopräparate				
Calcium HEXAL	Calciumcarbonat	6,1	(−4,3)	0,46
Calcium Verla	Calciumcarbonat	4,0	(−0,7)	0,38
Calcium-Sandoz Brausetabl.	Calciumcarbonat Calciumlactogluconat	2,3	(+6,0)	0,27
Calcium-ratiopharm	Calciumcarbonat	0,57	(+64,6)	0,52
		13,0	**(+0,4)**	**0,40**
Vitamin-D-Kombinationen				
Calcimagon-D3	Calciumcarbonat Colecalciferol	11,4	(−8,3)	0,46
Calcigen D	Calciumcarbonat Colecalciferol	6,4	(−12,2)	0,37
Ideos	Calciumcarbonat Colecalciferol	4,5	(−6,2)	0,47
Calcimed D3	Calciumcarbonat Colecalciferol	4,4	(+5,3)	0,33
Calcilac BT/-KT	Calciumcarbonat Colecalciferol	4,0	(−6,9)	0,38
Calcium-Sandoz D	Calciumcarbonat Colecalciferol	3,6	(+1,4)	0,38
Calci D3 Denk	Calciumcarbonat Colecalciferol	3,2	(−5,2)	0,27
Calcivit D	Calciumcarbonat Colecalciferol	2,4	(−4,6)	0,38
Calcium D3 beta	Calciumcarbonat Colecalciferol	2,0	(+3,9)	0,31
Calcium-D3 AL	Calciumcarbonat Colecalciferol	1,7	(+80,4)	0,30
Calcium D3 acis	Calciumcarbonat Colecalciferol	1,2	(+7,5)	0,37
Calcidoc	Calciumcarbonat Colecalciferol	1,1	(−2,8)	0,23
Calcicare D3	Calciumcarbonat Colecalciferol	0,93	(+4,8)	0,29
Calcium D3-ratiopharm	Calciumcarbonat Colecalciferol	0,80	(−44,6)	0,47

◻ Tab. 14.1 (Fortsetzung)

Präparat	Bestandteile	DDD	Änderung	DDD-Nettokosten
		Mio.	%	Euro
Calcium D3 STADA	Calciumcarbonat Colecalciferol	0,77	(−58,2)	0,37
Calcide	Calciumcarbonat Colecalciferol	0,68	(−1,9)	0,35
		49,2	**(−6,4)**	**0,38**
Summe		**62,1**	**(−5,1)**	**0,39**

Verordnungen dämpfend gewirkt haben (Bolland et al. 2013).

Wie für die Basistherapie der Osteoporose empfohlen (Ziegler 2002), hat sich seit einigen Jahren ein Trend zu Kombinationen von Calcium mit Vitamin D entwickelt, der allerdings 2021 nach vorübergehender Stabilisierung wie in den Vorjahren im Verordnungsvolumen leicht abgenommen hat (◻ Tab. 14.1). Die wirtschaftlich sinnvolle Mindestdosis von 500 mg Calcium pro Tag erreicht inzwischen die Mehrzahl der Präparate.

14.1.2 Phosphatbinder

Die Arzneitherapie des sekundären Hyperparathyreoidismus bei chronischer Niereninsuffizienz besteht in erster Linie in einer Senkung des Serumphosphatspiegels sowie der Gabe von Vitamin D. Neben der Reduktion der Phosphataufnahme mit der Nahrung werden zur Phosphatsenkung Medikamente eingesetzt. Die Gesamtgruppe hat wie im Vorjahr auch 2021 in den Verordnungen zugenommen (◻ Tab. 14.2). Es sind zum einen calciumhaltige Phosphatbinder wie Calciumacetat, die die enterale Phosphatresorption hemmen. Sie sind preisgünstig, haben aber den Nebeneffekt, dass sie den Calciumspiegel im Serum erhöhen und Calciumablagerungen in Arterien verstärken können.

Calciumfreie Polymere wie Sevelamer (*Renagel und Generika*) und Lanthan (*Fosrenol*) korrigieren die Hyperphosphatämie bei Hämodialysepatienten ohne gesteigerte Calciumablagerungen in den Gefäßwänden. Lange Zeit war jedoch ungeklärt, ob Sevelamer auch die Mortalität senkt. In einer klinischen Studie an 2.103 Hämodialysepatienten zeigten Sevelamer und calciumhaltige Phosphatbinder keine signifikanten Unterschiede in der Gesamtmortalität (Suki et al. 2006, DCOR). Dagegen gab es in einem neueren Cochrane-Review (104 Studien, 13.744 Patienten) Hinweise, dass Sevelamer bei Dialysepatienten die Gesamtmortalität im Vergleich zu calciumbasierten Phosphatbindern senkt und weniger behandlungsbedingte Hyperkalzämien verursacht; allerdings wiesen die Autoren auf zahlreiche Unsicherheiten in den eingeschlossenen Studien hin (Ruospo et al. 2018). Somit gibt es nach wie vor kein Phosphatbinder mit optimalem Nutzen-Risiko-Verhältnis, so dass weiterhin gilt, die Therapie mit diesen Arzneimitteln individuell auszuwählen unter Berücksichtigung von Alter, Ernährungsstatus, Komorbiditäten, Verträglichkeit, aber eben auch wirtschaftlichen Aspekten (Floege 2020).

Sevelamer wurde auch 2021 wieder häufiger verordnet. Die Präparate haben drei- bis vierfach höhere DDD-Kosten als die Calciumpräparate. Schwer nachzuvollziehen ist das nach wie vor hohe Preisniveau der Generika (*Sevelamercarbonat Winthrop, Sevelamercarbonat AL, Sevelamercarbonat HEXAL, Sevelamerhydrochlorid Waymad*) im Vergleich zum Originalpräparat (*Renagel*). Ein gewisses Kos-

◘ **Tab. 14.2 Verordnungen von Phosphatbindern und Calcimimetika 2021.** Angegeben sind die 2021 verordneten Tagesdosen, die Änderungen gegenüber 2020 und die mittleren Kosten je DDD 2021

Präparat	Bestandteile	DDD	Änderung	DDD-Nettokosten
		Mio.	%	Euro
Calciumacetat				
Osvaren	Calciumacetat Magnesiumcarbonat	1,1	(−4,5)	1,59
Calciumacetat-Nefro	Calciumacetat	0,81	(−3,6)	0,91
Calcet	Calciumacetat	0,62	(−1,1)	0,82
		2,5	**(−3,4)**	**1,18**
Sevelamer				
Sevelamercarbonat Winthrop	Sevelamer	1,5	(−14,5)	9,17
Sevelamercarbonat AL	Sevelamer	1,2	(+32,6)	8,78
Renagel	Sevelamer	0,65	(−33,7)	9,01
Sevelamercarbonat HEXAL	Sevelamer	0,38	(+60,1)	7,31
Sevelamerhydrochlorid Waymad	Sevelamer	0,37	(+349,4)	9,18
		4,1	**(+3,8)**	**8,86**
Weitere Mittel zur Behandlung der Hyperkaliämie und Hyperphosphatämie				
Fosrenol	Lanthan(III)-carbonat	2,2	(−3,0)	8,12
Veltassa	Patiromercalcium	0,87	(+57,4)	6,33
Phosphonorm	Aluminiumchlorid-hydroxid-Komplex	0,58	(−7,9)	2,11
Velphoro	Eisen(III)-oxidhydroxid-Saccharose-Stärke-Komplex	0,43	(−1,6)	5,79
		4,0	**(+5,0)**	**6,61**
Calcimimetika				
Parsabiv	Etelcalcetid	4,1	(+24,8)	15,54
Cinacalcet Ascend	Cinacalcet	0,73	(> 1.000)	1,73
Mimpara	Cinacalcet	0,70	(−74,5)	13,57
		5,5	**(−8,7)**	**13,46**
Summe		**16,1**	**(−1,7)**	**8,67**

tenbewusstsein der verodnenden Ärzte ist daran zu erkennen, dass die in den DDD-Kosten günstigsten Generika deutliche Verordnungszuwächse verzeichneten (◘ Tab. 14.2).

Lanthancarbonat (*Fosrenol*) ist ein weiterer Phosphatbinder, der zur Vermeidung einer Hyperphosphatämie bei Dialysepatienten indiziert ist und 2021 nahezu unverändert verordnet wurde (◘ Tab. 14.2). Wie bei Sevelamer besteht gegenüber Calciumsalzen ein Vorteil in der Vermeidung der Hyperkalzämie. Allerdings wird Lanthan nach oraler Gabe ähnlich wie Aluminium aus dem Darm resorbiert und akkumuliert nach Langzeitgabe in Leber, Knochen, Niere und Gehirn. Potentielle Langzeitrisiken der Lanthandeposition sind immer noch unbekannt (Drüeke 2007; Malberti 2013). Nachteilig sind wie bei Sevelamer die hohen Therapiekosten, so dass auch Lanthancarbonat nur für solche Patienten reserviert werden sollte, die nicht befriedigend mit Calciumsalzen einstellbar sind.

Eisen(III)-oxidhydroxid-Saccharose-Stärke-Komplex (*Velphoro*) ist ein calciumfreier Phosphatbinder, zugelassen zur Kontrolle des Serumphosphatspiegels bei chronischen Dialyse-Patienten. Das Präparat senkt erhöhte Serumphosphatspiegel in vergleichbarem Ausmaß wie Sevelamer, führte jedoch wegen gastrointestinaler Nebenwirkungen häufiger zum Therapieabbruch. Die frühe Nutzenbewertung durch den G-BA ergab keinen Zusatznutzen im Vergleich zur zweckmäßigen Vergleichstherapie.

Nur vernachlässigbare Verordungszahlen erreichen Aluminiumchlorid-hydroxid-Komplex (*Phosphonorm*), das über die Bildung eines nicht resorbierbaren Komplexes mit Phosphat dessen enterale Aufnahme hemmt und Patiromercalcium (*Veltassa*), das zur gezielten Senkung des Kaliumspiegels zugelassen ist. Da der Hersteller keine vergleichenden Daten vorgelegt hatte, wurde dem Präparat vom Gemeinsamen Bundesausschuss kein Zusatznutzen zuerkannt. Dasselbe gilt für Eisen(III)-oxidhydroxid-Saccharose-Stärke-Komplex (*Velphoro*).

14.1.3 Calcimimetika

Mit Calcimimetika steht eine therapeutische Möglichkeit zur Verfügung, den Parathormonspiegel zu senken, ohne die Serumspiegel von Calcium und Phosphat zu erhöhen. Die beiden in der Liste der 3.000 am häufigsten

verordneten Arzneimittel in Deutschland erfassten Wirkstoffe Cinacalcet und Etelcalcetid verteuerten 2021 die Therapie gegenüber Calciumpräparaten etwa sechsfach. Sie werden zur Senkung des Calciumserumspiegels bei sekundärem Hyperparathyreoidismus und Nebenschilddrüsenkarzinom eingesetzt.

Die Verschreibungshäufigkeit der Calcimimetika ist 2021 im Vergleich zum Vorjahr insgesamt in etwa gleich geblieben. Allerdings gibt es erhebliche Verschiebungen innerhalb der Wirkstoffgruppe. Etelcalcitid (*Parsavib*) konnte erneut zulegen und stellte 2021 drei Viertel des gesamten Verordnungsvolumens. Dies dürfte sich aber bald ändern, da inzwischen zahlreiche Generika von Cinacalcet zur Verfügung stehen, die einen Bruchteil der DDD-Kosten des Originalpräparats *Mimpara* verursachen. Es ist zu erwarten, dass neben *Cinecalcet Ascend* zukünftig deutlich mehr Generika die Liste der 3.000 am häufigsten verordneten Arzneimittel erreichen werden (◘ Tab. 14.2).

Die calcimimetische Wirkung der Calcimimetika wird über eine erhöhte Empfindlichkeit des calcium-sensitiven Rezeptors der Nebenschilddrüse vermittelt. Normalerweise wird der Rezeptor durch erhöhtes extrazelluläres Calcium aktiviert, wodurch die Parathormonsekretion gesenkt wird. Unter dem Einfluss des Calcimimetikums signalisiert der Calciumrezeptor schon bei normalem Calciumspiegel einen höheren Wert, so dass die Sekretion von Parathormon abnimmt.

In einer 26-wöchigen Studie an Hämodialysepatienten mit sekundärem Hyperparathyreoidismus senkte Cinacalcet den Parathormonspiegel um 43 %, während in der Placebogruppe ein Anstieg bei 9 % der Patienten eintrat. Den primären Endpunkt (Senkung des Parathormonspiegels auf Werte ≤ 250 pg/ml) erreichten unter Cinacalcet 43 % (versus 5 % unter Placebo) der Patienten (Block et al. 2004). In einer klinischen Studie an 3.883 Hämodialysepatienten, die alle mit der Standardtherapie (Phosphatbinder, Vitamin D) behandelt wurden, hatte Cinacalcet keinen Effekt auf Mortalität und klinische Endpunkte, ver-

14

ursachte aber häufiger Hypokalzämie und gastrointestinale Nebenwirkungen (The EVOLVE Trial Investigators 2012).

Etelcalcetid (*Parsabiv*) ist zur Behandlung des sekundären Hyperparathyreoidismus bei Dialyse-Patienten zugelassen. Der Parathormonspiegel wird durch Etelcalcetid etwas stärker als durch Cinacalcet gesenkt, in den patientenrelevanten Endpunkten (Übelkeit, Erbrechen) zeigten sich jedoch keine Unterschiede. Die Nutzenbewertung durch den G-BA hat daher keinen Zusatznutzen im Verhältnis zur zweckmäßigen Vergleichstherapie ergeben.

Der Einsatz von Calcimimetika sollte angesichts der klinischen Vor- und Nachteile zurückhaltend nach differenzierter Einzelfallbetrachtung und unter Berücksichtigung der Wirtschaftlichkeit erfolgen.

14.2 Spezielle Osteoporosemedikamente

14.2.1 Bisphosphonate

Ein Prinzip der Osteoporosetherapie ist die Hemmung der verstärkten Resorption von Knochengewebe durch sogenannte Antiresorptiva. Aus dieser Gruppe werden in erster Linie Bisphosphonate verordnet (◼ Tab. 14.3). Nach leichter, aber stetiger Abnahme in den Vorjahren ist das Verordnungsvolumen der Bisphosphonate seit 2017 stabil (◼ Abb. 14.1). Hauptgrund für den früheren Rückgang dürfte die Umstellung von Patientinnen auf Denosumab sein, das in 2021 mit 62 Mio. DDD (◼ Tab. 14.4) in den Verordnungen erneut zugelegt hat.

Führend in der klinischen Evidenz ist Alendronsäure mit Zehnjahresdaten zur Therapiesicherheit (Bone et al. 2004). Auf diesen Wirkstoff entfallen etwa 70 % der Verordnungen (meistens 70 mg wöchentlich, zu geringem Anteil in Kombination mit Vitamin D) un-

◼ **Tab. 14.3** **Verordnungen von Bisphosphonaten 2021.** Angegeben sind die 2021 verordneten Tagesdosen, die Änderungen gegenüber 2020 und die mittleren Kosten je DDD 2021

Präparat	Bestandteile	DDD	Änderung	DDD-Nettokosten
		Mio.	%	Euro
Alendronsäure				
Alendronsäure Aurobindo	Alendronsäure	56,3	(−10,6)	0,40
Alendronsäure Bluefish	Alendronsäure	17,8	(+33,9)	0,41
Alendron Aristo	Alendronsäure	17,1	(+42,2)	0,41
Alendronsäure BASICS	Alendronsäure	4,2	(−37,1)	0,54
Alendronsäure-1 A Pharma	Alendronsäure	3,6	(+29,5)	0,41
Alendronsäure-Colecalciferol Aristo	Alendronsäure Colecalciferol	3,1	(+15,1)	0,47
Alendronsäure Heumann plus Colecalciferol	Alendronsäure Colecalciferol	2,5	(+43,0)	0,48
Binosto	Alendronsäure	1,8	(−7,8)	0,59
		106,3	**(+2,2)**	**0,42**

◻ Tab. 14.3 (Fortsetzung)

Präparat	Bestandteile	DDD	Änderung	DDD-Nettokosten
		Mio.	%	Euro
Risedronsäure				
Risedronat Bluefish	Risedronsäure	17,4	(+31,2)	0,56
Acara Trio	Risedronsäure Calciumcarbonat Colecalciferol	6,5	(+4,2)	0,70
Actonel 5/35/75	Risedronsäure	1,8	(+28,7)	0,63
Risedronat AL	Risedronsäure	1,3	(−41,7)	0,58
Risedronsäure-1 A Pharma	Risedronsäure	1,2	(−54,4)	0,56
		28,2	**(+9,7)**	**0,60**
Ibandronsäure				
Ibandronsäure AL Fertigspritze	Ibandronsäure	7,8	(−5,5)	1,17
Ibandronsäure AL 150 mg oral	Ibandronsäure	2,4	(−22,9)	0,65
Ibandronsäure beta Fertigspritze	Ibandronsäure	2,4	(−12,5)	1,15
Ibandronic Accord Fertigspritze	Ibandronsäure	2,3	(−17,4)	1,13
Bonviva Fertigspritze	Ibandronsäure	1,4	(−31,3)	1,07
Ibandronate Bluefish 150 mg oral	Ibandronsäure	1,3	(+126,1)	0,38
Ibandronsäure Chemi Bendalis	Ibandronsäure	1,3	(+69,4)	0,78
		18,9	**(−6,8)**	**1,01**
Mittel für skelettbezogene Tumorkrankheiten				
Zoledronsäure-1 A Pharma	Zoledronsäure	0,05	(+163,3)	90,65
Zoledronsäure Mylan	Zoledronsäure	0,04	(+0,0)	154,88
Zoledon Effect Pharma	Zoledronsäure	0,03	(+8,1)	51,08
Pamidro-cell	Pamidronsäure	0,03	(+16,5)	153,05
Zoledro-Denk	Zoledronsäure	0,03	(−14,1)	38,45
		0,17	**(+25,5)**	**99,76**
Summe		**153,5**	**(+2,3)**	**0,64**

14

ter den Bisphosphonate (◻ Tab. 14.3). Danach folgen Risedronsäure und Ibandronsäure. Alle Wirkstoffe sind mit zahlreichen Generika vertreten.

Zoledronsäure ist auch bei tumorinduzierter Hyperkalzämie indiziert und wird bei dieser Indikation alle 4 Wochen infundiert. Es finden sich nur noch generische Präparate auf der Liste der 3.000 am häufigsten verordneten Medikamente: *Zoledronsäure 1A Pharma, Zoledronsäure Mylan sowie Zoledon Effect Pharma*.

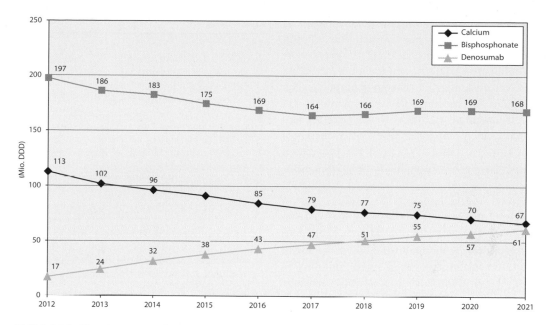

□ Abb. 14.1 Verordnungen von Osteoporosemedikamenten und Calciumpräparaten 2012 bis 2021. Gesamtverordnungen nach definierten Tagesdosen

□ Tab. 14.4 Verordnungen von weiteren Osteoporosemitteln 2021. Angegeben sind die 2021 verordneten Tagesdosen, die Änderungen gegenüber 2020 und die mittleren Kosten je DDD 2021

Präparat	Bestandteile	DDD	Änderung	DDD-Nettokosten
		Mio.	%	Euro
Raloxifen				
Raloxifen AL	Raloxifen	1,9	(+4,1)	1,13
Denosumab				
Prolia	Denosumab	61,2	(+7,2)	1,69
Xgeva	Denosumab	0,27	(+4,3)	425,40
		61,5	**(+7,2)**	**3,54**
Summe		**63,4**	**(+7,1)**	**3,47**

Die Diskussion um die Induktion von Kieferosteonekrosen vor allem bei Tumorpatienten und intravenöser Bisphosphonatgabe mit einer geschätzten Häufigkeit von 1 : 10.000 bis 1 : 100.000 hält an (Favia et al. 2009). Ähnliches gilt für die Diskussion des seltenen Vorhofflimmerns (Pazianas et al. 2010) und der ebenfalls seltenen atypischen Femurschaftfrakturen (Edwards et al. 2016).

14.2.2 Weitere Osteoporosemedikamente

Denosumab (*Prolia*) bindet den Rezeptoraktivator des Nuklearfaktor κB Liganden (RANKL) und verringert, vermutlich durch eine Hemmung der Osteoklastogenese, die Rate osteoporotischer Frakturen (Cummings et al. 2009, FREEDOM). *Prolia* wird in einer Dosis von 60 mg alle 6 Monate subkutan injiziert. Es konnte 2021 erneut deutlich zulegen und erreicht mit 62 Mio. DDD trotz seiner vierfach höheren DDD-Kosten mehr als die Hälfte des Verordnungsvolumens des therapeutischen Standards Alendronat (◘ Tab. 14.3 und 14.4).

Denosumab ist unter dem Handelsnamen *Xgeva* auch in einer hochdosierten Form (120 mg s. c. alle 4 Wochen) zur Prävention skelettbezogener Komplikationen durch Knochenmetastasen solider Tumoren zugelassen (Brown und Coleman 2012). Wenn auch auf niedrigem Niveau, sind die Verordnungen von *Xgeva* weiter angestiegen (◘ Tab. 14.4). Unter Denosumab in dieser Indikation besteht ein erhöhtes Risiko für neue primäre Malignome. Darüber informierte 2018 der pharmazeutische Hersteller in einem Informationsbrief in Abstimmung mit EMA und PEI (AMGEN 2018): In klinischen Studien wurden bei Patienten mit fortgeschrittenen Krebserkrankungen, die mit Denosumab (*XGEVA*) behandelt wurden, fast doppelt so häufig neue primäre Malignome berichtet als unter Zoledronsäure (kumulative Inzidenz nach einem Jahr 1,1 % vs. 0,6 %).

Der selektive Östrogenrezeptormodulator Raloxifen (*Raloxifen AL*) erlebte nach 2016 eine Renaissance als Generikum. 2021 konnte er einen deutlichen Verordnungszuwachs verbuchen, wenn auch auf insgesamt niedrigem Niveau (◘ Tab. 14.4). Bei eher geringerer Wirksamkeit bzgl. Wirbelkörperfrakturen im Vergleich zu Bisphosphonaten birgt Raloxifen eine erhöhtes thromboembolisches Risiko. Es sollte daher nicht bei mobilitätseingeschränkten oder hochbetagten Patientinnen mit Osteoporose eingesetzt werden. Der Verordnungszuwachs von Raloxifen könnte auch in der rückläufigen Verordnung von Teriparatid begründet sein. Das 2003 eingeführte Parathormonanalogon findet sich 2021 nicht mehr unter den 3.000 am häufigsten verordneten Medikamenten. Neben dem sehr hohen Preis mag das an dem – pathophysiologisch plausiblen – potentiellen Risiko der Induktion von Osteosarkomen liegen, weshalb seine Anwendungsdauer auf 24 Monate beschränkt ist (Fachinformation Forsteo 2020).

Literatur

AMGEN (2018) Informationsbrief der Amgen GmbH zu Xgeva (Denosumab). https://www.pei.de/DE/newsroom/veroffentlichungen-arzneimittel/sicherheitsinformationen-human/2018/ablage2018/2018-05-16-informationsbrief-xgeva.html

Arzneimittelkommission der Deutschen Ärzteschaft (2008) Empfehlungen zur Therapie und Prophylaxe der Osteoporose, 2. Aufl. Arzneiverordnung in der Praxis, Bd. Sonderheft. http://www.akdae.de/35/83_Osteoporose_2008_2Auflage.pdf

Block GA, Martin KJ, de Francisco AL, Turner SA, Avram MM, Suranyi MG, Hercz G, Cunningham J, Abu-Alfa AK, Messa P, Coyne DW, Locatelli F, Cohen RM, Evenepoel P, Moe SM, Fournier A, Braun J, McCarry LC, Zani VJ, Olson KA, Drueke TB, Goodman WG (2004) Cinacalcet for secondary hyperparathyroidism in patients receiving hemodialysis. N Engl J Med 350:1516–1525

Bolland MJ, Grey A, Reid IR (2013) Calcium supplements and cardiovascular risk: 5 years on. Ther Adv Drug Saf 4:199–210

Bone HG, Hosking D, Devogelaer JP, Tucci JR, Emkey RD, Tonino RP, Rodriguez-Portales JA, Downs RW, Gupta J, Santora AC, Liberman UA, Alendronate Phase III Osteoporosis Treatment Study Group (2004) Ten years' experience with alendronate for osteoporosis in postmenopausal women. N Engl J Med 350:1189–1199

Brown JE, Coleman RE (2012) Denosumab in patients with cancer – a surgical strike against the osteoclast. Nat Rev Clin Oncol 9:110–118

Compston JE, McClung MR, Leslie WD (2019) Osteoporosis. Lancet 393:364–376

Cummings SR, San Martin J, McClung MR, Siris ES, Eastell R, Reid IR, Delmas P, Zoog HB, Austin M, Wang A, Kutilek S, Adami S, Zanchetta J, Libanati C, Siddhanti S, Christiansen C, FREEDOM Trial (2009) Denosumab for prevention of fractures in postmenopausal women with osteoporosis. N Engl J Med 361:756–765

Dachverband Osteologie (2017) Prophylaxe, Diagnostik und Therapie der Osteoporose bei postmenopausalen Frauen und bei Männern. Leitlinie des Dachverbands der Deutschsprachigen Wissenschaftlichen Osteologischen Gesellschaften e.V. – Kurzfassung und Langfassung. http://dv-osteologie.org/osteoporose-leitlinien

Drüeke TB (2007) Lanthanum carbonate as a first-line phosphate binder: the „cons". Semin Dial 20:329–332

Edwards BJ, Sun M, West DP, Guindani M, Lin YH, Lu H, Hu M, Barcenas C, Bird J, Feng C, Saraykar S, Tripathy D, Hortobagyi GN, Gagel R, Murphy WA (2016) Incidence of atypical femur fractures in cancer patients: the MD Anderson Cancer Center Experience. J Bone Miner Res 31:1569–1576

14

Fachinformation Forsteo (2020) https://www.fachinfo.de/suche/stoff/124632/Teriparatid

Favia G, Pilolli GP, Maiorano E (2009) Histologic and histomorphometric features of bisphosphonate-related osteonecrosis of the jaws: an analysis of 31 cases with confocal laser scanning microscopy. Bone 45:406–413

Floege J (2020) Phosphate binders in chronic kidney disease: an updated narrative review of recent data. J Nephrol 33:497–508

Women's Health Initiative Investigators, Jackson RD, LaCroix AZ, Gass M, Wallace RB, Robbins J, Lewis CE et al (2006) Calcium plus vitamin D supplementation and the risk of fractures. N Engl J Med 354:669–683

Malberti F (2013) Hyperphosphataemia: treatment options. Drugs 73:673–688

NIH Consensus Conference (1994) Optimal calcium intake. JAMA 272:1942–1948

Pazianas M, Compston J, Huang CL (2010) Atrial fibrillation and bisphosphonate therapy. J Bone Miner Res 25:2–10

Rizzoli R, Boonen S, Brandi ML, Burlet N, Delmas P, Reginster JY (2008) The role of calcium and vitamin D in the management of osteoporosis. Bone 42:246–249

Ruospo M, Palmer SC, Natale P, Craig JC, Vecchio M, Elder GJ, Strippoli GF (2018) Phosphate binders for preventing and treating chronic kidney disease-mineral and bone disorder (CKD-MBD). Cochrane Database Syst Rev. https://doi.org/10.1002/14651858.CD006023.pub3

Straub DA (2007) Calcium supplementation in clinical practice: a review of forms, doses, and indications. Nutr Clin Pract 22:286–296

Suki W, Zabaneh R, Cangiano J, Reed J, Fischer D, Garrett L, Ling B, Chasan-Taber S, Dillon M, Blair A, Burke S (2006) A prospective, randomized trial assessing the impact on outcomes of sevelamer in dialysis patients. The DCOR trial. Nephrol Dial Transplant 21(Suppl 4):145–146

The EVOLVE Trial Investigators (2012) Effect of cinacalcet on cardiovascular disease in patients undergoing dialysis. N Engl J Med 367:2482–2494

Ziegler R (2002) Osteoporose: aktuelle Diagnostik und Therapie. Orthop Prax 38:570–577

Vitamine und Mineralstoffpräparate

Roland Seifert

Auf einen Blick

Trend Die Vitamin-D-Verordnungen haben im Jahr 2021 wie schon im Jahr 2020 deutlich zugenommen, was in erster Linie mit dem angeblichen Nutzen gegen eine SARS-CoV-2-Infektion zusammenhängt. Die Verordnungen von Vitamin B_{12}-Präparaten, ebenso wie von Kalium- und Magnesiumpräparaten sind stabil. Demgegenüber ist die die Verordnung von fragwürdigen Vitaminkombinationen (oft mit Vitamin D) angestiegen.

Bewertung Colecalciferol wird zur Rachitisprophylaxe und zur Behandlung der Osteoporose eingesetzt, während die Metaboliten Alfacalcidol und Calcitriol insbesondere bei Dialysepatienten indiziert sind. Der Nutzen von Vitamin-D-Präparaten bei der SARS-CoV-2-Infektion ist weiterhin nicht belegt. Vitamin B_{12} wird vorwiegend in der parenteralen Therapie schwerwiegender Vitaminmangelzustände wie der perniziösen Anämie eingesetzt. Kaliumpräparate dienen der Korrektur eines höhergradigen Kaliummangels. Magnesiumpräparate sind bei Magnesiummangel indiziert, der aber bei der weiten Verbreitung von Magnesium in der Nahrung bei üblicher Kost selten ist.

Vitamine sind lebensnotwendige organische Substanzen, die unter normalen Bedingungen in ausreichenden Mengen in der Nahrung enthalten sind, ausgenommen Vitamin D und Folat (Jungert et al. 2020). Eine zusätzliche Gabe von Vitaminen, insbesondere von Vitamin D, Folsäure und Vitamin B_{12}, ist nur bei ungenügender Zufuhr (z. B. Reduktionskost, Veganer, strikte Vegetarier), erhöhtem Bedarf (z. B. Säuglinge, Schwangere, Dialysepatienten) oder bei Resorptionsstörungen (z. B. perniziöse Anämie) indiziert. Der weitaus größte Anteil der verordneten Tagesdosen entfällt auf Vitamin-D-Präparate (◘ Abb. 15.1). Nennenswerte Verordnungen erreichen außerdem Vitamin-B_{12}-Präparate. Weitere Vitamine werden in den Kapiteln Anämien (Folsäure ▶ Kap. 8) und Gerinnungsstörungen (Vitamin K ▶ Kap. 9) dargestellt.

Hauptvertreter bei den Mineralstoffverordnungen sind Kalium- und Magnesiumpräparate. Calciumsalze sind eine weitere bedeutsame Gruppe, die schwerpunktmäßig als Basistherapeutika bei der Osteoporose eingesetzt werden (▶ Kap. 14).

15.1 Vitamine

Nach dem Ausschluss nicht verschreibungspflichtiger Arzneimittel aus der vertragsärztlichen Versorgung durch das GKV-Modernisierungsgesetz im Jahre 2004 werden vor allem Vitamin D- und Vitamin-B_{12}-Präparate in nennenswerten Mengen verordnet (◘ Abb. 15.1).

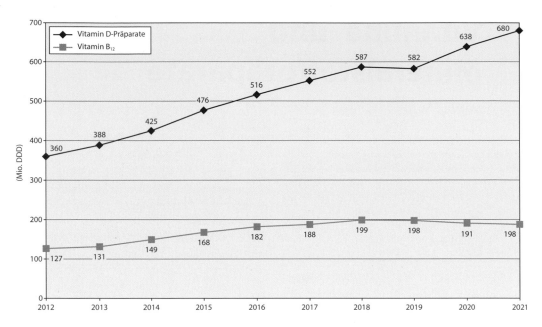

◘ Abb. 15.1 Verordnungen von Vitamin D und Vitamin B_{12} 2012 bis 2021. Gesamtverordnungen nach definierten Tagesdosen

15.1.1 Vitamin D

Die Verordnungen von Vitamin-D-Präparaten sind im Jahr 2021 wie schon im Vorjahr sehr deutlich angestiegen und erreichen inzwischen 700 Mio. DDD (◘ Abb. 15.1). Die verordnungsstärksten Colecalciferol-Präparate sind *Vigantol/Vigantoletten* und *Dekristol*. *Colecalciferol Aristo*, das ausschließlich in hoher Dosierung von 20.000 IE pro Woche im Markt ist, hat die höchsten DDD-Kosten.

Vitamin D_3 (Colecalciferol) wird zur Prävention von Rachitis, Osteomalazie und Vitamin-D-Mangelerkrankungen sowie als adjuvante Behandlung der Osteoporose eingesetzt (Holick 2017). Der Referenzwert für Vitamin D bei gesunden Kindern, Jugendlichen und Erwachsenen wurde vor einigen Jahren auf 20 µg (800 I.E.) pro Tag angehoben (Institute of Medicine 2011; Deutsche Gesellschaft für Ernährung 2012). Eine Versorgung kann über Sonnenlicht in der Haut oder durch eine tägliche Vitamin-D-Aufnahme erreicht werden. Neugeborene sollten pro Tag 10 µg (400 I.E.) oral bekommen. Für älte-

re Menschen wird eine Vitamin-D-Zufuhr von 10–25 µg/Tag (400 bis 1.000 I.E.) empfohlen, sofern keine ausreichende Sonnenlichtexposition durch körperliche Aktivität im Freien möglich ist. Seit längerer Zeit ist bekannt, dass geriatrische Patienten häufig zu niedrige Serumkonzentrationen des aktiven Metaboliten von Vitamin D (25-Hydroxycolecalciferol) als Zeichen eines Vitamin-D-Mangels aufweisen (Schilling 2012). Es wird jedoch weiterhin kontrovers diskutiert, welche Blutspiegel von 25-Hydroxycolecalciferol als ausreichend angesehen werden. Das Ziel sollte ein Blutkonzentrationen von mindestens 30 ng/ml sein.

Die Arzneimittelkommission der deutschen Ärzteschaft (2017) warnt vor einer unkontrollierten Einnahme hochdosierter Vitamin-D-Präparate, da Patienten eine ausgeprägte Hyperkalzämie mit akutem Nierenversagen nach täglicher Einnahme solcher Präparate entwickelten, die sie sich ohne Rezept aus dem Internet besorgt hatten. Bei gesund erscheinenden Personen und solchen ohne die bekannten Risikofaktoren sollte Vitamin D im Serum nicht gemessen werden (Arzneimittel-

15

brief 2016a). Der Nutzen einer regelmäßigen längeren Einnahme von Vitamin-D-Präparaten bei älteren, nicht hospitalisierten Menschen ohne ausgeprägten Vitamin-D-Mangel muss in Frage gestellt werden. Insbesondere eine hohe Supplementierung (> 800–1.000 I.E./d) scheint das Sturz- und Frakturrisiko zu erhöhen und hat wahrscheinlich ein ungünstiges Nutzen-Risiko-Verhältnis (Arzneimittelbrief 2016b). Messungen von Vitamin D im Serum bei gesunden Frauen nach der Menopause, die sich normal ernähren und außerhalb des Hauses bewegen, sind überflüssig (Arzneimittelbrief 2015).

Die beiden Vitamin-D_3-Metaboliten Alfacalcidol und Calcitriol haben eine andere therapeutische Anwendung als Colecalciferol. Calcitriol (1,25-Dihydroxycolecalciferol) ist die finale biologisch aktive Form des Vitamin D_3, das bei ungenügender renaler Synthese infolge fortschreitender Niereninsuffizienz mit renaler Osteopathie indiziert ist. Alternativ kann Alfacalcidol (1α-Hydroxycalciferol) eingesetzt werden, das in der Leber zu Calcitriol hydroxyliert wird. Beide Präparate sind im Vergleich zu Colecalciferol wesentlich teurer (◘ Tab. 15.1).

Paricalcitol ist ein Derivat von Vitamin D_2, das ähnliche Indikationen wie Calcitriol hat, obwohl die Betonung jedoch auf Seiten der Nebenschilddrüsenhemmung bei sekundärem Hyperparathyreoidismus liegt. Eine scheinbare Überlegenheit von Paricalcitol stützte sich auf retrospektive und unkontrollierte Untersuchungen, während eine prospektive Vergleichsuntersuchung mit Calcitriol keinen signifikanten Unterschied im primären Endpunkt zeigte (Sprague et al. 2003). Auch bei Hämodialysepatienten waren Alfacalcidol und Paricalcitol bezüglich der Suppression des sekundären Hyperparathyreoidismus gleich wirksam, wobei auch Calcium- und Phosphatwerte im angestrebten Bereich blieben (Hansen et al. 2011). Ein weiterer Vergleich von Calcitriol und Paricalcitol zeigte bei 90 Patienten mit chronischer Niereninsuffizienz über 24 Wochen ebenfalls keine unterschiedlichen Wirkungen auf Parathormon, alkalische Phosphatase und Calciumplasmawerte (Coyne et al. 2014). Seit 2015 sind Paricalcitolgenerika verfügbar, die jedoch immer noch erheblich teurer als Calcitriolpräparate sind (◘ Tab. 15.1).

Dihydrotachysterol (*A.T. 10*) ist ein Vitamin-D-Derivat, das schon 1933 auf den Markt kam und bei idiopathischem und postoperativem Hypoparathyreoidismus mit mangelnder Calciummobilisierung und Tetanieneigung

◘ Tab. 15.1 Verordnungen von Vitamin D-Präparaten 2021. Angegeben sind die 2021 verordneten Tagesdosen, die Änderungen gegenüber 2020 und die mittleren Kosten je DDD 2021

Präparat	Bestandteile	DDD	Änderung	DDD-Nettokosten
		Mio.	%	Euro
Colecalciferol				
Vigantol/Vigantoletten	Colecalciferol	324,2	(−8,1)	0,04
Dekristol	Colecalciferol	247,4	(+56,1)	0,15
Devit	Colecalciferol	10,1	(+14,5)	0,15
Colecalciferol Aristo	Colecalciferol	8,1	(+15,7)	0,55
Vitamin D3 Hevert	Colecalciferol	3,1	(−70,6)	0,04
Vitagamma Vitamin D3	Colecalciferol	2,9	(−74,4)	0,04
		595,7	**(+8,6)**	**0,09**

◘ Tab. 15.1 (Fortsetzung)

Präparat	Bestandteile	DDD	Änderung	DDD-Nettokosten
		Mio.	%	Euro
Dihydrotachysterol				
A.T. 10	Dihydrotachysterol	0,88	(−69,4)	1,00
Alfacalcidol				
Alfacalcidol Aristo	Alfacalcidol	6,6	(−12,7)	1,04
Tevacidol	Alfacalcidol	0,95	(+167,9)	1,12
Alfacalcidol-1 A Pharma	Alfacalcidol	0,78	(+22,7)	1,02
Einsalpha	Alfacalcidol	0,54	(−3,5)	3,05
		8,9	**(−2,6)**	**1,17**
Calcitriol				
Osteotriol	Calcitriol	5,3	(+36,5)	1,64
Decostriol	Calcitriol	3,7	(−13,5)	1,79
Rocaltrol	Calcitriol	0,82	(−23,1)	1,39
Calcitriol-Nefro	Calcitriol	0,51	(+50,2)	1,64
		10,3	**(+8,0)**	**1,67**
Paricalcitol				
Paricalcitol Accord	Paricalcitol	0,54	(+89,6)	8,13
Paricalcitol HEXAL	Paricalcitol	0,28	(−50,6)	8,28
Paricalcitol sun	Paricalcitol	0,24	(+63,5)	8,76
		1,1	**(+6,7)**	**8,31**
Kombinationen				
Zymafluor D	Colecalciferol	39,3	(+7,8)	0,06
D-Fluoretten	Colecalciferol	20,6	(−12,3)	0,06
Fluor Vigantol/Fluor Vigantoletten	Colecalciferol	3,6	(−52,3)	0,06
		63,5	**(−5,9)**	**0,06**
Summe		**680,3**	**(+6,5)**	**0,14**

15

eingesetzt wird. Ziel ist die Steigerung der Calciumkonzentration im Blut durch erhöhte enterale Calciumaufnahme und Calciummobilisation aus dem Knochen. Das DDD-Volumen nimmt seit Jahren kontinuierlich ab (◘ Tab. 15.1). Dieser Trend hat sich auch 2021 sehr deutlich fortgesetzt.

Im Zeitraum von 2018–2019 war die Verschreibung von Vitamin-D-Präparaten konstant, während sie in den Jahren 2020 und 2021 um insgesamt 17 % anstieg (◘ Abb. 15.1). Bei einigen Präparaten wie dem vergleichsweise teuren Dekristol betrug der Verordnungsanstieg im Jahr 2021 fast 60 %. Dieser Anstieg ist nicht mit den zuerkannten Indikationen für die Gabe von Vitamin-D-Präparaten zu erklären. Vielmehr spielt hier vermutlich die SARS-CoV-2-Pandemie eine Rolle. Ein generelles Problem in dieser Pandemie ist eine unkritische Überflutung der wissenschaftlichen Literatur zu allen möglichen, meist in klinischen Studien unzureichend geprüften Therapien der SARS-CoV-2-Infektion oder ihrer Prophylaxe. Der Einsatz von Vitamin-D-Präparaten ist hierfür ein gutes Beispiel. So wurde in mehr als 150 pubmed-gelisteten Publikationen propagiert, dass Vitamin D positive Wirkungen auf die Prophylaxe oder Therapie einer SARS-CoV-2-Infektion habe. Viele dieser Studien haben jedoch eine fragwürdige wissenschaftliche Qualität. Der Konsens seriöser Meta-Analysen zu diesem Thema ist, dass im Zusammenhang mit einer SARS-CoV-2-Infektion ein Vitamin-D-Mangel vermieden werden sollte, und dass es keine Evidenz für eine Wirksamkeit einer über einen echten Mangel hinausgehenden Vitamin-D-Gabe gibt (Lenzen-Schulte 2021; Rawat et al. 2021; Pal et al. 2021; Bassatne et al. 2021). Dies wird durch die entsprechenden AWMF-Leitlinien abgebildet (AWMF 2021). Auch im Zusammenhang mit einer SARS-CoV-2-Infektion besteht bei Überdosierung von Vitamin-D-Präparaten das Risiko einer Hyperkalzämie. Irrationalität statt wissenschaftlicher Evidenz scheint bei der Verschreibung von Vitamin-D-Präparaten eine große Rolle zu spielen. Dabei wird offenbar das Risiko der Hyperkalzämie nicht ausreichend bedacht. Es ist bemerkenswert, dass sich wissenschaftliche Evidenz in diesem Bereich nicht rasch in ärztlichem Verordnungsverhalten widerspiegelt, obwohl seriöse Information heutzutage so gut wie nie zuvor verfügbar ist. Möglicherweise spielt auch die Erwartungshaltung von Patienten hinsichtlich ausschließlich positiver Eigenschaften von Vitamin D eine Rolle.

15.1.2 Vitamin B_{12}

Vitamin B_{12} (Cyanocobalamin) wird vorwiegend für die parenterale (intramuskuläre) Behandlung der perniziösen Anämie, der weltweit häufigsten Ursache eines Vitamin B_{12}-Mangels benötigt, bei der infolge des Mangels an *Intrinsic Factor* eine orale Resorption nicht möglich ist (Green 2017). Gelegentlich können die damit verbundenen vielfältigen neurologischen Störungen (bis hin zu funikulärer Myelose) auch isoliert auftreten oder den hämatologischen Symptomen vorausgehen (Green 2017; Stauder et al. 2018). Auch die langjährige Anwendung von Protonenpumpen-Inhibitoren ist mit einem Vitamin-B_{12}-Mangel assoziiert (Lam et al. 2013). Da Vitamin B_{12} in nennenswerten Mengen nur in tierischen Lebensmitteln vorkommt, müssen es strikte Vegetarier und Veganer jeder Altersgruppe supplementieren (Deutsche Gesellschaft für Kinder- und Jugendmedizin 2018).

Eine therapeutische Wirkung von Cyanocobalamin ist nur bei Vitamin-B_{12}-Mangel, aber nicht bei anderen Indikationen belegt (American Medical Association 1986; Alpers 2005). Auch der Einsatz bei Hyperhomocysteinämie in Kombination mit Folsäure und Vitamin B_6 ist bezüglich therapeutischer Ziele (z. B. Überlebenschance) nicht gesichert, da ein Cochrane-Review über 12 kontrollierte Studien mit 47.429 Patienten keinen Beleg für die Senkung des Homocysteinspiegels durch Vitaminsupplemente mit Cyanocobalamin (B_{12}), Folsäure (B_9) und Pyridoxin (B_6) für die Prävention kardiovaskulärer Ereignisse ergab (Martí-Carvajal et al. 2015). Cyanocobalamin ist nicht rezeptpflichtig und daher generell nicht mehr zu Lasten der gesetzlichen Krankenkassen verordnungsfähig. Ausgenommen ist schwerwiegender Vitaminmangel, der durch eine entsprechende Ernährung nicht behoben werden kann. Die parenterale Behandlung der perniziösen Anämie und anderer schwerwiegender Mangelzustände ist also weiterhin erstattungsfähig. Die Verordnungszahlen von Vitamin-B_{12}-Präparaten sind konstant (◘ Abb. 15.1).

15.1.3 Vitaminkombinationen

Es gibt eine Vielzahl von Vitaminkombinationen (◘ Tab. 15.2). Eine vorbeugende Gabe wasserlöslicher Vitamine bei Erwachsenen ist nach den Arzneimittel-Richtlinien nur für Dialysepatienten erstattungsfähig. Insgesamt stiegen die verordneten Tagesdosen von Vitaminkombinationen deutlich an. Besonders bemerkenswert ist der extrem starke ($+179\,\%$) Verordnungsanstieg von *Natrovit*, das zudem durch die höchsten DDD-Kosten ($> 20\,€$) auffällt. Das Präparat enthält neben Colecalciferol Retinol, alpha-Tocopherol, Ascorbinsäure und Thiamin. Möglicherweise erklärt die Vitamin-D-Komponente im Zusammenhang mit der SARS-CoV-2-Pandemie den starken Verordnungs- und vor allem Kostenanstieg von *Natrovit*.

Viele Menschen nehmen Vitaminkombinationen als Antioxidantien ein, um ihre Gesundheit zu stärken oder Krankheiten zu verhindern. Nach einer Metaanalyse hatte die Supplementation mit B-Vitaminen allerdings keine signifikanten Effekte auf kardiovaskuläre Ereignisse, Mortalität oder Krebs (Clarke et al. 2011). In einer kontrollierten Studie an Patienten mit diabetischer Nephropathie verschlechterten hochdosierte B-Vitamine sogar die Nierenfunktion (House et al. 2010). Zwar sinkt

◘ Tab. 15.2 Verordnungen weiterer Vitaminpräparate 2021. Angegeben sind die 2021 verordneten Tagesdosen, die Änderungen gegenüber 2020 und die mittleren Kosten je DDD 2021

Präparat	Bestandteile	DDD	Änderung	DDD-Nettokosten
		Mio.	%	Euro
Vitamin B$_{12}$				
Vitamin B12 Lichtenstein	Cyanocobalamin	64,1	(−1,3)	0,01
Vitamin B12 JENAPHARM	Cyanocobalamin	46,1	(−2,9)	0,01
B12 Ankermann	Cyanocobalamin	17,5	(+11,5)	0,25
B12 Asmedic	Cyanocobalamin	10,1	(+18,1)	0,01
Vitamin B 12 Wiedemann	Cyanocobalamin	7,7	(−9,5)	0,01
Vitamin-B12-ratiopharm	Cyanocobalamin	1,1	(+96,4)	0,13
		146,7	**(+0,6)**	**0,04**
Vitamin-Kombinationen				
Cernevit + Addel Trace	Retinolpalmitat Colecalciferol alpha-Tocopherol Ascorbinsäure Cocarboxylase Riboflavin Pyridoxin Cyanocobalamin Folsäure Dexpanthenol Biotin Nicotinamid Spurenelemente	0,54	(−2,0)	16,75

15

◘ Tab. 15.2 (Fortsetzung)

Präparat	Bestandteile	DDD	Änderung	DDD-Nettokosten
		Mio.	%	Euro
Freka Vit wasserlöslich	Thiamin Riboflavin Nicotinamid Pyridoxin Natriumpantothenat Ascorbinsäure Biotin Folsäure Cyanocobalamin	0,39	(−28,4)	17,02
Natrovit	Retinol Colecalciferol alpha-Tocopherol Ascorbinsäure Thiamin	0,34	(+179,2)	20,08
Viant	Retinol Colecalciferol alpha-Tocopherol Phytomenadion Ascorbinsäure Thiamin Riboflavin Pyridoxin Cyanocobalamin Folsäure Pantothensäure Biotin Nicotinamid	0,26	(+19,8)	22,98
Cernevit	Retinol Colecalciferol alpha-Tocopherol Ascorbinsäure Cocarboxylase Riboflavin Pyridoxin Cyanocobalamin Folsäure Dexpanthenol Biotin Nicotinamid	0,25	(+1,8)	23,42
Vitalipid	Retinol Ergocalciferol Phytomenadion Tocopherol	0,24	(+0,4)	16,26
Freka Vit fettlöslich	Retinol Ergocalciferol Phytomenadion Tocopherol	0,19	(−53,0)	13,35

◘ **Tab. 15.2** (Fortsetzung)

Präparat	Bestandteile	DDD	Änderung	DDD-Nettokosten
		Mio.	%	Euro
Soluvit N	Thiamin Riboflavin Nicotinamid Pyridoxin Natriumpantothenat Ascorbinsäure Biotin Folsäure Cyanocobalamin	0,18	(−10,1)	16,62
		2,4	**(−5,3)**	**18,32**
Vitamin B₁				
Vitamin B1-ratiopharm	Thiamin (Vitamin B₁)	6,3	(+19,0)	0,04
Summe		**155,3**	**(+1,1)**	**0,32**

mit steigendem Obst- und Gemüsekonsum das Risiko für kardiovaskuläre Erkrankungen (Aune et al. 2017). Aber auch zwei neuere systematische Reviews konnten für die Einnahme von Multivitamin-Präparaten ohne nachgewiesenem Vitamin-Mangel keine signifikanten Effekte für die Prävention oder das Mortalitätsrisiko bei kardiovaskulären Erkrankungen finden (Jenkins et al. 2018; Khan et al. 2019).

15.2 Mineralstoffpräparate

15.2.1 Kaliumpräparate

Kaliumpräparate dienen zur Korrektur eines Kaliummangels, der in ausgeprägten Fällen auch als Hypokaliämie in Erscheinung tritt. Ursachen sind meist renale oder gastrointestinale Kaliumverluste. Am häufigsten ist die durch Thiazid- und Schleifendiuretika induzierte Hypokaliämie. Auch an einen Diuretika- oder Laxantienabusus muss gedacht werden. Bei einer Hypokaliämie ist auch auf einen eventuell begleitenden Magnesiummangel, insbesondere aufgrund des erhöhten Risikos für Herzrhythmusstörungen, zu achten.

Vorerkrankungen wie chronische Niereninsuffizienz, Diabetes und Herzinsuffizienz verbunden mit kardiovaskulärer Polymedikation (z. B. Aldosteron-Antagonisten, ACE-Hemmer, AT₁-Rezeptor-Antagonisten) begünstigen in nicht unerheblichem Maße eine Hyperkaliämie, insbesondere bei älteren Menschen (American Geriatrics Society 2019; Zieschang 2019).

Kalium sollte grundsätzlich oral substituiert werden. Die intravenöse Gabe ist nur dann notwendig, wenn der Patient oral kein Kalium einnehmen kann oder bei schweren Rhythmusstörungen. Bei leichterem Kaliummangel ohne zusätzliche Risiken und einer Kaliumserumkonzentration über 3,5 mmol/l ist keine medikamentöse Therapie erforderlich (American Medical Association 1986). Hier reicht eine Korrektur durch kaliumreiche Nahrungsmittel aus (z. B. Obst, Gemüse, Kartoffeln, Fruchtsäfte). Die normale tägliche Kost enthält ohnehin 2 bis 4 g Kalium (50–100 mmol). Erst bei einer Kaliumserumkonzentration unter 3,5 mmol/l ist die Verordnung von Kaliumpräparaten sinnvoll. Als Tagesdosis werden 40 mmol Kalium unter Laborkontrolle empfohlen. Da ein Kaliummangel fast im-

Tab. 15.3 Verordnungen von Mineralstoffpräparaten 2021. Angegeben sind die 2021 verordneten Tagesdosen, die Änderungen gegenüber 2020 und die mittleren Kosten je DDD 2021

Präparat	Bestandteile	DDD	Änderung	DDD-Nettokosten
		Mio.	%	Euro
Kaliumpräparate				
Kalinor retard P	Kaliumchlorid	12,7	(−1,4)	0,69
Kalinor Brausetabletten	Kaliumcitrat Kaliumhydrogencarbonat Citronensäure	5,1	(−7,6)	0,93
Kalium Verla	Kaliumcitrat	1,5	(−5,5)	0,36
		19,4	**(−3,4)**	**0,73**
Magnesiumpräparate				
Magnetrans forte/extra	Magnesiumoxid	1,5	(−11,2)	0,29
Magnesium Verla N Drag.	Magnesiumhydrogenglutamat Magnesiumcitrat	1,2	(−2,5)	0,46
		2,7	**(−7,6)**	**0,36**
Selenpräparate				
Cefasel	Natriumselenit	1,9	(−10,1)	0,45
Selenase	Natriumselenit	1,1	(−5,6)	0,65
		3,0	**(−8,5)**	**0,52**
Summe		**25,1**	**(−4,5)**	**0,66**

mer mit einer hypochlorämischen Alkalose einhergeht, ist Kaliumchlorid das Mittel der Wahl, das in *Kalinor retard* enthalten ist. Das Kombinationspräparat aus Kaliumcitrat und Kaliumhydrogencarbonat (*Kalinor Brausetbl.*) wirkt Alkalose-fördernd und ist daher für die Korrektur der häufig vorkommenden hypochlorämischen Hypokaliämie wenig geeignet. Die Verschreibungen der Kaliumpräparate liegen seit Jahren bei 19–20 Mio. DDD (**** Tab. 15.3).

15.2.2 Magnesiumpräparate

Die Verordnungen von Magnesiumpräparaten sind seit vielen Jahren auf extrem niedrigem Niveau mit deutlich fallender Tendenz

(**** Tab. 15.3). Sie sind zur Korrektur von Magnesiummangelzuständen indiziert. Typisches Symptom einer Hypomagnesiämie ist eine Tetanie infolge gesteigerter neuromuskulärer Erregbarkeit. Ursachen können langdauernde Elektrolytverluste bei Malabsorptionszuständen, Diarrhö, Nierenerkrankungen oder eine Diuretikatherapie sein, aber auch mangelnde Zufuhr bei chronischem Alkoholismus oder parenteraler Ernährung. Daher sollte eine ausreichende Magnesiumaufnahme generell Teil einer gesunden Ernährung sein. Die tägliche Magnesiumaufnahme des Erwachsenen beträgt 240–480 mg (10–20 mmol). Wegen der weiten Verbreitung dieses Kations in der Nahrung ist ein alimentär bedingter Magnesiummangel bei üblicher Kost selten (Kuhlmann et al. 1987).

Magnesium wird häufig bei nächtlichen Wadenkrämpfen eingesetzt; die Belege dazu sind widersprüchlich (z. B. Garrison et al. 2012). Weiterhin wird Magnesium für die Prävention und Behandlung von Herzrhythmusstörungen empfohlen. Für weitere kardiovaskuläre Indikationen fehlt jedoch eine ausreichende Evidenz (Kolte et al. 2015).

15.2.3 Selenpräparate

Unter den meistverordneten Arzneimitteln sind zwei Selenpräparate gelistet (◘ Tab. 15.3). Selen ist in Form von Selenocystein struktureller Bestandteil zahlreicher Enzyme, insbesondere von Glutathionperoxidasen und Deiodasen. Dadurch hat Selen Einfluss auf die antioxidative Kapazität einerseits und andererseits auf die Regulation des Schilddrüsenhormon-Stoffwechsels.

Selen ist bei Selenmangel indiziert, der ernährungsmäßig nicht behoben werden kann. Auch bei langdauernder parenteraler Ernährung können Mangelzustände auftreten. Insgesamt gibt es nur wenige Patienten, die eine Verordnung von Selen benötigen. Insbesondere gibt es keine Belege für den Nutzen einer Selensupplementation bei geriatrischen Patienten (Lacour et al. 2004). Auch für die Anwendung von Selen zur Behandlung der Autoimmunthyreoiditis (Hashimoto) gibt es nach einem Cochrane-Review keine ausreichende Evidenz (van Zuuren et al. 2013). Deshalb ist die deutlich rückläufige Verordnung von Selenpräparaten auch sehr erfreulich. Bei Selen werden offenbar die Prinzipien der evidenzbasierten Medizin auch in der Verordnungspraxis umgesetzt.

15.2.4 Fluoridpräparate

Fluorid spielt in der Kariesprophylaxe bei Kleinkindern eine herausragende Rolle. Die Wirkung von systemisch zugeführtem Fluorid im Trinkwasser und Speisesalz sowie als Tabletten ist in zahlreichen Studien dokumentiert. In Deutschland ist das Trinkwasser nicht fluoriert, Speisesalz mit geringem Fluoridzusatz hingegen ist sehr verbreitet. Die topische Einwirkung von Fluorid auf den Zahnschmelz ist wichtiger als der systemische Effekt (Bowen 2002). Eine Fluoridsupplementierung mit Fluoridtabletten wird empfohlen, wenn die Zahnpflege nicht mit fluoridhaltiger Zahnpasta durchgeführt und auch kein fluoridhaltiges Speisesalz verwendet wird (Deutsche Gesellschaft für Zahn-, Mund- und Kieferheilkunde 2016; Pieper und Momeni 2006). Die Natriumfluorid-Lutschtabletten (je nach Alter 0,25 bzw. 0,5 mg) gelten neben einer fluoridfreien Zahnpasta im Kleinkindalter demnach als vorteilhaft. Die Verordnungen der Kombinationspräparate (Vitamin D_3 und Natriumfluorid) sind auch 2020 wieder deutlich gesunken (◘ Tab. 15.1). Damit ist die früher propagierte systemische Fluoridprophylaxe im Laufe der letzten 20 Jahre kontinuierlich durch topische Fluoridpräparate ersetzt worden, die fast ausschließlich von Zahnärzten verordnet werden (siehe ▶ Kap. 40, Zahnärztliche Arzneiverordnungen, ◘ Tab. 40.6).

Literatur

Alpers DH (2005) What is new in vitamin B_{12}? Curr Opin Gastroenterol 21:183–186

American Geriatrics Society (2019) American Geriatrics Society 2019 Updated AGS Beers Criteria® for potentially inappropriate medication use in older adults. J Am Geriatr Soc 67:674–694

American Medical Association (1986) Drug evaluations, 6. Aufl. Saunders, Philadelphia, London, S 589–601

Arzneimittelbrief (2015) Wenig überzeugender Effekt einer Vitamin-D-Supplementierung bei gesunden Frauen nach der Menopause. Arzneimittelbrief 49:95

Arzneimittelbrief (2016a) Vitamin-D-Screening bei Gesunden nicht indiziert. Arzneimittelbrief 50:93a

Arzneimittelbrief (2016b) Hohe Vitamin-D-Supplementierung fördert Stürze bei älteren Menschen. Arzneimittelbrief 50:43

AWMF (2021) S3-Leitlinie – Empfehlungen zur stationären Therapie von Patienten mit COVID-19. AWMF, Bd. 113/001

Arzneimittelkommission der deutschen Ärzteschaft (2017) Drug Safety Mail 2017-42: Hyperkalzämie durch Überdosierung mit Vitamin D. https://www.akdae.de/Arzneimittelsicherheit/DSM/Archiv/2017-42.html

Aune D, Giovannucci E, Boffetta P et al (2017) Fruit and vegetable intakend the risk of cardiovascular disease, total cancer and all-cause mortality—A systematic review and dose-response meta-analysis of prospective studies. Int J Epidemiol 46:1029–1056

Bassatne A, Basbous M, Chkhtoura M, El Zein O, Rahme M (2021) The link between COVID-10 and Vitamin D (VIVID): a systematic review and meta-analysis. Metabolism 119:154753

Bowen WH (2002) Do we need to be concerned about dental care in the coming millenium? Crit Rev Oral Biol Med 13:126-131

Clarke R, Halsey J, Bennett D, Lewington S (2011) Homocysteine and vascular disease: review of published results of the homocysteine-lowering trials. J Inherit Metab Dis 34:83–91

Coyne DW, Goldberg S, Faber M, Ghossein C, Sprague SM (2014) A randomized multicenter trial of paricalcitol versus calcitriol for secondary hyperparathyreoidism in stages 3–4 CKD. Clin J Am Soc Nephrol 9:1620–1626

Deutsche Gesellschaft für Ernährung (2012) Neue Referenzwerte für Vitamin D, DGE aktuell, 2012 01/2012. https://www.dge.de/presse/pm/neue-referenzwerte-fuer-vitamin-d/ (Erstellt: 10. Jan. 2012)

Deutsche Gesellschaft für Kinder- und Jugendmedizin (2018) Vegetarische Kostformen im Kindes- und Jugendalter. Stellungnahme der Ernährungskommission der DGKJ. https://www.dgkj.de/fileadmin/user_upload/Stellungnahmen/1808_DGKJ_VegetarischeKost.pdf

Deutsche Gesellschaft für Zahn-, Mund- und Kieferheilkunde (2016) Kariesprophylaxe bei bleibenden Zähnen - grundlegende Empfehlungen (S2kLeitlinie), AWMF-Registemummer: 083-021. https://www.dgzmk.de/kariesprophylaxe-bei-bleibendenzachnen-grundlegende-einpfehlungen-s2k

Garrison SR, Allan GM, Sekhon RK et al (2012) Magnesium for skeletal muscle cramps. Cochrane Database Syst Rev. https://doi.org/10.1002/14651858.cd009402.pub2

Green R (2017) Vitamin B_{12} deficiency from the perspective of a practicing hematologist. Blood 129:2603–2611

Hansen D, Rasmussen K, Danielsen H, Meyer-Hofmann H, Bacevicius E, Lauridsen TG, Madsen JK, Tougaard BG, Marckmann P, Thye-Roenn P, Nielsen JE, Kreiner S, Brandi L (2011) No difference between alfacalcidol and paricalcidol in the treatment of secondary hyperparathyreoidism in hemodialysis patients: a randomized crossover trial. Kidney Int 80:841–850

Holick MF (2017) The vitamin D deficiency pandemic: approaches for diagnosis, treatment and prevention. Rev Endocr Metab Disord 18:153–165

House AA, Eliasziw M, Cattran DC, Churchill DN, Oliver MJ, Fine A, Dresser GK, Spence JD (2010) Effect of B-vitamin therapy on progression of diabetic nephropathy: a randomized controlled trial. JAMA 303:1603–1609

Institute of Medicine (2011) Dietary reference intakes for calcium and vitamin D. Committee to review dietary reference intakes for calcium and vitamin D. The National Academies Press Institute of Medicine, Washington (https://www.ncbi.nlm.nih.gov/books/NBK56070/)

Jenkins DJA, Spence JD, Giovannucci EL et al (2018) Supplemental vitamins and minerals for CVD prevention and treatment. J Am Coll Cardiol 71:2570–2584

Jungert A, Quack Lötscher K, Rohrmann S (2020) Vitaminsubstitution im nichtkindlichen Bereich: Notwendigkeit und Risiken. Dtsch Arztebl 117:14–22

Khan SU, Khan MU, Riaz H et al (2019) Effects of nutritional supplements and dietary interventions on cardiovascular outcomes: an umbrella review and evidence map. Ann Intern Med 171:190–198

Kolte D, Vijayaraghavan K, Khera S, Sica DA, Frishman WH (2015) Role of magnesium in cardiovascular diseases. Cardiol Rev 22:182–192

Kuhlmann U, Siegenthaler W, Siegenthaler G (1987) Wasser- und Elektrolythaushalt. In: Siegenthaler W (Hrsg) Klinische Pathophysiologie. Thieme, Stuttgart, New York, S 209–237

Lacour M, Zunder T, Restle A, Schwarzer G (2004) No evidence for an impact of selenium supplementation on environment associated health disorders—A systematic review. Int J Hyg Environ Health 207:1–13

Lam JR, Schneider JL, Zhao W, Corley DA (2013) Proton pump inhibitor and histamine 2 receptor antagonist use and vitamin B12 deficiency. JAMA 310:2435–2442

Lenzen-Schulte M (2021) Vitamin D – in der Pandemie hinterfragt und doch empfohlen. Dtsch Arztebl 118:B911–B915

Martí-Carvajal AJ, Solà I, Lathyris D (2015) Homocysteine-lowering interventions for preventing cardiovascular events. Cochrane Database Syst Rev. https://doi.org/10.1002/14651858.cd006612.pub4

Pal M, Banerjee M, Bhadada SK, Shetty AJ, Singh B, Vyas A (2021) Vitamin D supplementation and clinical outcomes in COVID-19: a systematic review and meta-analysis. J Endocrinol Invest 24:1–16

Pieper K, Momeni A (2006) Grundlagen der Kariesprophylaxe bei Kindern. Dtsch Arztebl 103:A 1003-A 1009

Rawat D, Roy A, Maitra S, Shankar V, Khanna P, Baidya DK (2021) Vitamin D supplementation and COVID-19 treatment: a systematic review and meta-analysis. Diabetes Metab Syndr 15:102189

Schilling S (2012) Epidemischer Vitamin-D-Mangel bei Patienten einer geriatrischen Rehabilitationsklinik. Dtsch Arztebl 109:33–38

Sprague SM, Llach F, Amdahl M, Taccetta C, Batlle D (2003) Paricalcitol versus calcitriol in the treatment of secondary hyperparathyroidism. Kidney Int 63:1483–1490

Stauder R, Valent P, Theurl I (2018) Anemia at older age: etiologies, clinical implications, and management. Blood 131:505–514

Zieschang S (2019) Hyperkaliämie im Praxisalltag. Arzneiverordn Prax 46:59–64

van Zuuren EJ, Albusta AY, Fedorowicz Z, Carter B, Pijl H (2013) Selenium supplementation for Hashimoto's thyroiditis. Cochrane Database Syst Rev. https://doi.org/10.1002/14651858.cd010223.pub2

15

Infektionserkrankungen

Inhaltsverzeichnis

Bakterielle und virale Infektionserkrankungen und Mykosen

Winfried V. Kern

Auf einen Blick

Trend Die Antibiotikaverordnungen zeigen 2021 gegenüber dem Vorjahr von der Gesamtmenge her eine Abnahme, die allerdings weniger stark als im Vorjahr ausfällt. Betroffen sind vor allem Betalactamantibiotika, darunter Penicillin, Amoxicillin und viele Oralcephalosporine, Tetracycline, Makrolide und Fluorchinolone. Diese Veränderungen sind wie im Vorjahr teilweise auf die Folgen der SARS-CoV-2-Pandemie zurückzuführen (Krulichová et al. 2022), im Rahmen derer weniger Atemwegsinfektionen und Influenzafälle auftraten. Entsprechend sind auch Antitussiva und Expektorantien seltener verordnet worden. Ein leichter Anstieg findet sich bei einigen Arzneistoffen, die typischerweise bei Harnwegsinfektionen verordnet werden. Keine wesentlichen Änderungen werden bei den Verordnungen der Antimykotika und der antiviralen Arzneistoffe beobachtet.

Bei Verordnungen sowie im Verordnungsvolumen (nach definierten Tagesdosen, DDD) der antibakteriellen Arzneistoffe kann man 2021 einen weiteren Rückgang im Vergleich zum Vorjahr beobachten (vgl. ◘ Tab. 1.2). Der Rückgang betrifft nicht alle Arzneistoffe bzw. Arzneistoffgruppen gleichermaßen. Betalactame stellen nach wie vor mit Abstand die praktisch bedeutsamste Gruppe dar. Tetracycline, Makrolide und Fluorchinolone folgen (◘ Abb. 16.1, 16.2). Innerhalb der Betalactame stehen die Aminopenicilline an erster Stelle des Verbrauchs.

Bei der Auswahl eines Antibiotikums (antibakteriellen Arzneistoffs) sind neben pharmakologischen Eigenschaften des Arzneistoffs Art und Ort der Infektion, Erregerempfindlichkeit und die klinische Situation des Patienten maßgebend. Zu beachten ist:

- Das pharmakokinetische Profil, das UAW-Profil und die klinische Wirksamkeit aus kontrollierten Studien müssen berücksichtigt werden.
- Verschiedene Antibiotikaklassen verhalten sich nicht gleich bezüglich ihrer Wirkung auf die Resistenzentwicklung. Bei bakteriellen Erregern von Atemwegsinfektionen gelten Penicilline günstiger als Makrolide. Oralcephalosporine und Fluorchinolone sind keine Arzneistoffgruppen der ersten Wahl bei Atemwegsinfektionen und unkomplizierten Harnwegsinfektionen.
- Bei Gleichheit aller Faktoren soll das kostengünstigste Präparat ausgewählt werden. Dies wird leider noch immer nicht hinreichend in der Praxis umgesetzt.
- Bei schweren Infektionen ist der Versuch einer Erregersicherung mit Empfindlichkeitsprüfung (so genanntes Antibiogramm, korrekterweise: Antibakteriogramm [Seifert und Schirmer 2021]) notwendig; nur so kann in vielen Fällen von einem (unnötig) breit wirksamen Präparat gezielt auf einen

© Der/die Autor(en), exklusiv lizenziert an Springer-Verlag GmbH, DE, ein Teil von Springer Nature 2022
W.-D. Ludwig, B. Mühlbauer, R. Seifert (Hrsg.), *Arzneiverordnungs-Report 2022*,
https://doi.org/10.1007/978-3-662-66303-5_16

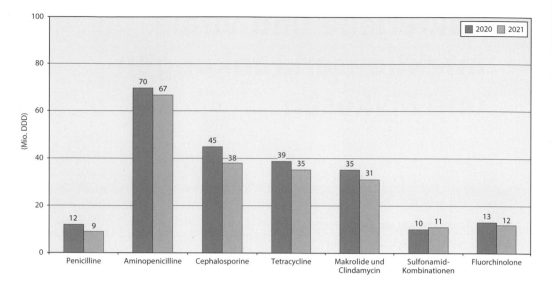

◘ Abb. 16.1 Verordnungen von Antibiotika (antibakteriellen Arzneistoffen) und anderen Antiinfektiva 2020. Gesamt-verordnungen nach definierten Tagesdosen

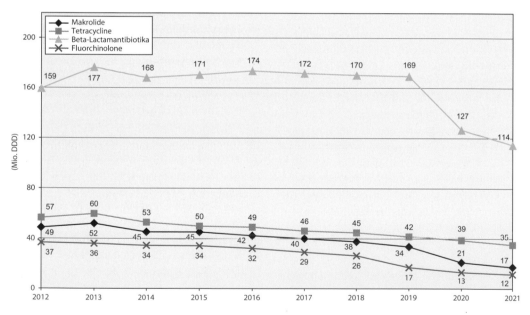

◘ Abb. 16.2 Verordnungen von Antibiotika (antibakteriellen Arzneistoffen) 2012 bis 2021. Gesamtverordnungen nach definierten Tagesdosen

16

weniger breit wirksamen Arzneistoff um-gestellt werden.

Hauptindikation für eine antibakterielle The-rapie im ambulanten Bereich bleibt die Atem-

wegsinfektion. Anders als die Pneumonie sind die akute Bronchitis und andere akute Atem-wegsinfektionen in mehr als 90 % der Fälle durch Viren ausgelöst. Sie stellen daher kei-ne primäre Indikation für Antibiotika dar. Der fehlende Nutzen einer Therapie mit Antibiotika in dieser Situation ist wiederholt dokumentiert worden (Butler et al. 2010; Little et al. 2013; Tonkin-Crine et al. 2017). Nach wie vor ist hier jedoch ein unkritischer Einsatz von Antibiotika zu beobachten. Nicht zu unterschätzen ist hierbei auch die Erwartungshaltung von Patienten, die fälschlicherweise annehmen, dass „Antibiotika" auch gegen Virusinfektionen wirken, und von Ärzten, die fälschlicherweise eine solche Erwartung annehmen und ihr wider besseres Wissen nachkommen (Wollny et al. 2022). Dies spricht dafür, den korrekten Begriff „antibakteriellen Arzneistoff" zu verwenden, um einen inadäquaten Gebrauch dieser Arzneistoffe zu verhindern.

Bei der Pneumonie oder akuten Exazerbation einer chronischen Bronchitis und anderen Atemwegsinfektionen mit Indikation für eine Antibiotika-Therapie bieten viele neuere Arzneistoffe keine wesentlichen Vorteile gegenüber den älteren, weniger kostspieligen Substanzen. Entscheidend in dieser Situation sind das erwartete Erregerspektrum und die erwartete Erregerempfindlichkeit. Kenntnisse zur aktuellen Situation bezüglich bakterieller Resistenzentwicklung bei den Erregern ambulant erworbener Atemwegsinfektionen sind somit wichtig. Dies gilt vor allem bezüglich der Empfindlichkeit von Pneumokokken und A-Streptokokken gegenüber Penicillin und Makroliden sowie der Empfindlichkeit von *Haemophilus* gegenüber Amoxicillin und Doxycyclin.

Ähnlich verhält es sich mit den häufigen Harnwegsinfektionen im ambulanten Bereich, bei denen ebenfalls meist eine empirische („kalkulierte") Therapie (ohne Erregersicherung) eingeleitet wird. Hier bleibt die Empfindlichkeit von *Escherichia coli* gegenüber Trimethoprim bzw. Co-trimoxazol, Nitrofurantoin, Fosfomycin, Pivmecillinam, Cefpodoxim/Cefixim und Fluorchinolonen wichtig. Eine Orientierung zur in vitro-Empfindlichkeit dieser Erreger in Deutschland bieten das Surveillance-System des Robert-Koch-Institutes (Routinedaten) und die Querschnittserhebungen der Paul-Ehrlich-Gesellschaft (▶ https://ars.rki.de/ bzw. ▶ www.p-e-g.org/econtext/Berichte%20der%20Studien).

Die langjährige Dominanz der klassischen Betalactamantibiotika (Oralpenicillin, Aminopenicilline, Cephalosporine) beruht nach über 50jähriger Anwendung auf der Kombination meist günstiger pharmakologischer Eigenschaften mit einer hohen antibakteriellen Aktivität, geringer Toxizität und der daraus resultierenden großen therapeutischen Breite.

16.1 Betalactame

16.1.1 Basispenicilline

Die Gruppe der oralen Basispenicilline (Phenoxymethylpenicillin, Amoxicillin) liegt im Jahre 2021 gegenüber dem Vorjahr deutlich niedriger. Pivmecillinam dagegen wurde wie bereits 2020 häufiger verordnet (◘ Tab. 16.1, 16.2).

Im Vergleich zu Phenoxymethylpenicillin haben die Aminopenicilline ein breiteres Wirkungsspektrum im gramnegativen Bereich (vor allem *Haemophilus*). Durch die guten Serum- und Gewebespiegel und hohe Aktivität gerade auch gegenüber Pneumokokken gilt Amoxicillin als bestgeeignetes orales Betalactam bei Pneumonien und wird auch in der neusten Auflage der Leitlinie zur Therapie der ambulant erworbenen Pneumonie empfohlen (Ewig et al. 2021). Indikationen sind darüber hinaus obere Atemwegsinfektionen wie eitrige Otitis media und akute Rhinosinusitis, soweit hier eine Antibiotikaindikation besteht (Müller et al. 2019). Auch bei den zahnärztlichen Antibiotika-Verordnungen steht Amoxicillin im Vordergrund (◘ Tab. 40.2) und ist insgesamt mit fast 57 Mio DDD die am häufigsten verordnete antibakterielle Substanz in Deutschland. Die Tagestherapiekosten von Amoxicillin sind günstig (◘ Tab. 16.2).

Pivmecillinam ist 2021 weiter angestiegen – bei weiter rückläufigen Verordnungszahlen für Fluorchinolone und auch Fosfomycin. Pivmecillinam ist ein Prodrug des Betalactam-

◘ **Tab. 16.1   Verordnungen von Penicillinen 2021.** Angegeben sind die 2021 verordneten Tagesdosen, die Änderungen gegenüber 2020 und die mittleren Kosten je DDD 2021

Präparat	Bestandteile	DDD	Änderung	DDD-Nettokosten
		Mio.	%	Euro
Phenoxymethylpenicillin				
Penicillin V AL	Phenoxymethylpenicillin	3,1	(−1,9)	1,19
Penicillin V STADA	Phenoxymethylpenicillin	1,4	(−11,7)	1,34
Pen Mega-1 A Pharma	Phenoxymethylpenicillin	0,90	(−41,1)	1,12
Penicillin V-ratiopharm	Phenoxymethylpenicillin	0,82	(−51,1)	1,26
Infectocillin	Phenoxymethylpenicillin	0,75	(−46,7)	2,01
PenHEXAL	Phenoxymethylpenicillin	0,62	(−22,1)	1,29
Penicillin Sandoz	Phenoxymethylpenicillin	0,21	(−41,7)	1,16
Penicillin V acis	Phenoxymethylpenicillin	0,12	(−36,9)	2,60
		8,0	**(−25,9)**	**1,32**
Weitere Penicilline				
Pivmelam Apogepha	Pivmecillinam	2,3	(+37,3)	3,05
X-Systo	Pivmecillinam	0,66	(+20,9)	2,59
Infectobicillin	Phenoxymethylpenicillin-Benzathin	0,39	(−51,0)	3,85
Flucloxacillin Altamedics	Flucloxacillin	0,21	(+43,4)	10,80
Tardocillin	Benzylpenicillin-Benzathin	0,01	(−7,3)	71,74
		3,6	**(+12,3)**	**3,78**
Summe		**11,6**	**(−17,2)**	**2,09**

◘ **Tab. 16.2   Verordnungen von Aminopenicillinen 2021.** Angegeben sind die 2021 verordneten Tagesdosen, die Änderungen gegenüber 2020 und die mittleren Kosten je DDD 2021

Präparat	Bestandteile	DDD	Änderung	DDD-Nettokosten
		Mio.	%	Euro
Amoxicillin				
Amoxi-1 A Pharma	Amoxicillin	22,3	(−6,2)	1,33
Amoxicillin AL	Amoxicillin	12,6	(−8,9)	1,23
Amoxicillin Micro Labs	Amoxicillin	3,2	(+9,9)	1,24
Amoxicillin-ratiopharm	Amoxicillin	2,9	(−21,7)	1,35
Infectomox	Amoxicillin	0,50	(−18,2)	2,08
AmoxiHEXAL	Amoxicillin	0,35	(−51,1)	1,68
Amoxicillin Heumann	Amoxicillin	0,17	(−60,3)	1,29
		42,1	**(−8,6)**	**1,31**

16

◘ **Tab. 16.2** (Fortsetzung)

Präparat	Bestandteile	DDD	Änderung	DDD-Nettokosten
		Mio.	%	Euro
Andere Aminopenicilline				
Unacid PD	Sultamicillin	1,4	(+16,1)	9,34
Sultamicillin-ratiopharm	Sultamicillin	0,37	(−39,9)	7,95
		1,8	**(−2,5)**	**9,05**
Kombinationen				
Amoxi Clavulan Aurobindo	Amoxicillin Clavulansäure	8,1	(−7,8)	4,48
Amoxi-Clavulan AL	Amoxicillin Clavulansäure	2,8	(+45,6)	3,61
Amoxiclav-1 A Pharma	Amoxicillin Clavulansäure	2,5	(+124,2)	4,73
Amoxiclav BASICS	Amoxicillin Clavulansäure	2,0	(−32,6)	4,64
Amoxiclav Aristo	Amoxicillin Clavulansäure	1,3	(+16,8)	3,71
Amoxi Clavulan STADA	Amoxicillin Clavulansäure	1,3	(−21,5)	3,75
Amoxicillin/Clavulansäure Micro Labs	Amoxicillin Clavulansäure	0,46	(>1.000)	3,43
Amoxicillin/Clavulansäure Heumann	Amoxicillin Clavulansäure	0,38	(+11,4)	3,61
Amoclav/Amoxclav HEXAL	Amoxicillin Clavulansäure	0,33	(−13,1)	4,29
Amoxicillin/Clavulansäure AAA-Pharma	Amoxicillin Clavulansäure	0,27	(>1.000)	3,54
Amoxclav Sandoz	Amoxicillin Clavulansäure	0,15	(+13,4)	4,27
Amoxicillin-ratiopharm comp	Amoxicillin Clavulansäure	0,12	(−33,7)	5,19
Infectosupramox	Amoxicillin Clavulansäure	0,08	(−8,5)	4,28
		19,8	**(+5,6)**	**4,25**
Summe		**63,6**	**(−4,4)**	**2,44**

Antibiotikums Mecillinam, ein in Skandinavien und Österreich seit langem eingesetztes Penicillinderivat mit Wirksamkeit in erster Linie gegen gramnegative Bakterien und einer Zulassung für die unkomplizierte Zystitis, das 2016 in Deutschland auf den Markt kam. Es hat interessanterweise auch eine gute in vitro-Aktivität gegenüber ESBL-produzierenden Gram-negativen Bakterien, die oft resistent gegenüber Amoxicilljn-Clavulansäure und Cephalosporinen sind (Jansåker et al. 2014; Fuchs und Hamprecht 2019).

16.1.2 Aminopenicillin-Betalactamaseinhibitor-Kombinationen

Zwei verschiedene Kombinationspräparate sind zur oralen Verabreichung erhältlich, Amoxicillin-Clavulansäure und das teurere und sehr viel seltener verordnete Ampicillin-Sulbactam (in Form von Sultamicillin, eine Doppelesterverbindung von Ampicillin und Sulbactam). Vorteil dieser Kombinationspräparate im Vergleich zu Amoxicillin ist das um *Moraxella*, *Klebsiella*, *Staphylococcus aureus* und Anaerobier erweiterte Spektrum. Die gelegentlich auftretenden Betalactamase-positiven *Haemophilus*-Spezies werden ebenfalls erfasst. Die Hälfte der amoxicillinresistenten *Escherichia coli*-Stämme ist empfindlich gegenüber Amoxicillin-Clavulansäure. Nachteile sind die gastrointestinalen Störungen, die häufiger im Vergleich zu Basispenicillinen zu sein scheinen (Huttner et al. 2020). Insgesamt kam es 2021 nicht zu einer weiteren Abnahme der Verordnung von Amoxicillin-Clavulansäure, sondern zu einer leichten Zunahme. Die Substanz wird bei Patienten mit ambulant erworbener Pneumonie und komplizierender Grunderkrankung in Deutschland und vielen anderen Ländern und Regionen empfohlen (Ewig et al. 2021). Geeignet ist das Präparat auch bei besonders schweren oder rezidivierenden Fällen von akuter Sinusitis oder Otitis media.

16.1.3 Cephalosporine

Die Oralcephalosporine zeigten 2016 erstmals seit vielen Jahren keine weitere Verordnungszunahme, 2018 drehte sich der Trend um, und es kam seither Jahr für Jahr zu einem steten Rückgang der Verordnungen, zuletzt um fast 15 % im Jahr 2021 (◉ Tab. 16.3). Oralcephalosporine entsprechen in ihrem Wirkungsspektrum weitgehend den Aminopenicillin-Betalactamaseinhibitor-Kombinationen mit Ausnahme der schlechteren bzw. fehlenden Anaerobierwirksamkeit. Auch ist die Wirksamkeit gegenüber Pneumokokken etwas geringer als die von Penicillin und Amoxicillin, und eine ausreichende Wirksamkeit gegenüber Staphylokokken haben lediglich Cefalexin, Cefadroxil und mit Einschränkung Cefaclor.

Cefuroximaxetil ist seit vielen Jahren bis heute mit Abstand der führende Arzneistoff unter den Oralcephalosporinen in Deutschland. Cefuroxim hat gegenüber Cefaclor eine bessere Wirksamkeit gegenüber Pneumokokken und ein im gramnegativen Bereich etwas erweitertes Spektrum. Als oral zu verabreichender Arzneistoff (Cefuroximaxetil) sind jedoch dessen Serum- und Gewebekonzentrationen meist unzureichend, sodass dieser Arzneistoff bei Atemwegsinfektionen nicht oder nur mehr als Reserve empfohlen wird, und bei Haut-/Weichteilinfektionen durch Staphylokokken als nicht ausreichend wirksam gilt. Die immer noch hohen Zahlen der in Deutschland verordneten Cefuroximaxetil-Tagesdosen weisen auf eine häufig nicht leitlinienkonforme Verschreibung hin (Bätzing-Feigenbaum et al. 2016).

Die neueren Oralcephalosporine Cefixim und Cefpodoximproxetil sind im Wirkungsspektrum gegenüber Cefuroxim wiederum um gramnegative Bakterien erweitert, wirken gegenüber Pneumokokken jedoch nicht besser als Cefuroximaxetil. Cefpodoxim gilt als Reservesubstanz bei Harnwegsinfektionen (Wagenlehner et al. 2017), aber auch Cefixim kann bei dieser Indikation gegeben werden. Die Verordnungsmengen beider Substanzen sind im Jahr 2021 im Vergleich zum Vorjahr angestiegen. Bei nahezu allen Oralcephalosporinen als problematisch gilt das erhöhte Risiko für eine pseudomembranöse Enterocolitis durch *Clostridium difficile*, das zumindest teilweise durch die nur mäßige orale Bioverfügbarkeit und im Vergleich zu Amoxicillin stärkere Veränderung der Darmflora erklärt wird.

◪ **Tab. 16.3** **Verordnungen von Cephalosporinen 2021.** Angegeben sind die 2021 verordneten Tagesdosen, die Änderungen gegenüber 2020 und die mittleren Kosten je DDD 2021

Präparat	Bestandteile	DDD	Änderung	DDD-Nettokosten
		Mio.	%	Euro
Cefaclor				
Cefaclor AL	Cefaclor	1,9	(+13,7)	2,30
Cefaclor BASICS	Cefaclor	1,0	(−48,0)	2,43
Cefaclor Aristo	Cefaclor	0,96	(−17,1)	2,25
Infectocef	Cefaclor	0,44	(−35,5)	1,86
Cefaclor-1 A Pharma	Cefaclor	0,12	(+27,1)	2,25
		4,5	**(−20,3)**	**2,27**
Cefuroximaxetil				
Cefurax	Cefuroximaxetil	14,6	(−13,8)	1,45
Cefurox BASICS	Cefuroximaxetil	6,0	(−38,2)	1,36
Cefuroxim-PUREN	Cefuroximaxetil	3,4	(+70,4)	1,33
Cefuroxim AL	Cefuroximaxetil	1,5	(−30,5)	1,32
Cefuroxim Alkem	Cefuroximaxetil	0,86	(+125,0)	1,26
Cefuroxim-1 A Pharma	Cefuroximaxetil	0,83	(−53,7)	1,20
		27,1	**(−17,5)**	**1,40**
Cefpodoxim				
Cefpodoxim-1 A Pharma	Cefpodoxim	2,1	(+10,7)	3,73
Cefpodoxim AL	Cefpodoxim	1,8	(+14,7)	3,67
Cefpodoxim-ratiopharm	Cefpodoxim	0,68	(+15,8)	4,34
Cefpodoxim HEXAL	Cefpodoxim	0,38	(+35,2)	4,35
Cefpo BASICS	Cefpodoxim	0,16	(−58,0)	3,75
		5,2	**(+8,8)**	**3,83**
Weitere Cephalosporine				
Grüncef	Cefadroxil	0,26	(−33,9)	3,56
Cephalexin-ratiopharm	Cefalexin	0,26	(+15,2)	3,19
Cefixim AL	Cefixim	0,18	(+561,1)	3,08
Infectoopticef	Cefixim	0,16	(−9,9)	2,75
		0,86	**(+4,0)**	**3,20**
Summe		**37,7**	**(−14,6)**	**1,88**

16.2 Tetracycline

Tetracycline hatten ursprünglich ein breites Wirkungsspektrum. Auch heute sind sie noch sehr wirksam gegenüber *Haemophilus* und *Moraxella* (Olzowy et al. 2017), wirken gut gegen Erreger der so genannten atypischen Pneumonie und sind Mittel der Wahl bei der Chlamydienurethritis und bei der Lyme-Borreliose. Interessanterweise sind Tetracycline auch gegen viele Stämme von Methicillin-resistenten *Staphylococcus aureus* (MRSA) wirksam und hier auch im Fall von leichten bis mittelschweren Haut- und Weichteilinfektionen einsetzbar (Ruhe und Menon 2007). Zusätzlich scheinen sie protektiv gegenüber *Clostridium difficile* zu wirken (Brown et al. 2013; Deshpande et al. 2013). Die Tetracyclinresistenz von Pneumokokken ist in den letzten Jahren in Deutschland auf einem niedrigen Niveau (~ 5 %) geblieben.

Doxycyclin war auch 2021 das mit Abstand meistverordnete Tetracyclin (◘ Tab. 16.4). Die mittleren DDD-Kosten waren wie in den Jahren zuvor im Vergleich zu anderen Substanzen sehr günstig. Minocyclin hat ein nahezu identisches Wirkungsspektrum wie Doxycyclin, es ist jedoch teurer und hat bei einer dem Doxycyclin vergleichbaren Dosierung mehr zentrale Nebenwirkungen. Minocyclin ist besonders lipophil, was als Vorteil bei der Aknebehandlung angesehen wird, bei der geringere Dosen eingesetzt werden und teilweise auch topisch behandelt wird (Aslam et al. 2015). Es gibt jedoch keine zuverlässige Evidenz für eine Überlegenheit gegenüber anderen Aknetherapeutika (Garner et al. 2012).

Von Interesse könnte sein, dass Tetracycline in jüngster Zeit für verschiedene neuropsychiatrische Indikationen getestet werden, und ein verstärkter Einsatz bei diesen Indikationen einen Einfluss auf die Resistenzentwicklung haben dürfte (Chaves Filho et al. 2021). Auch sind mit Eravacyclin und Omadacyclin neue Tetracyclin-Derivate auf dem Arzneimittelmarkt zu erwarten.

◘ **Tab. 16.4 Verordnungen von Tetracyclinen 2021.** Angegeben sind die 2021 verordneten Tagesdosen, die Änderungen gegenüber 2020 und die mittleren Kosten je DDD 2021

Präparat	Bestandteile	DDD	Änderung	DDD-Nettokosten
		Mio.	%	Euro
Doxycyclin				
Doxycyclin-1 A Pharma	Doxycyclin	12,6	(+11,7)	0,45
DoxyHEXAL	Doxycyclin	7,9	(+41,9)	0,44
Doxycyclin AL	Doxycyclin	7,1	(−50,6)	0,43
Doxyderma	Doxycyclin	2,0	(+3,8)	0,45
Oraycea	Doxycyclin	1,5	(+2,5)	2,14
Doxakne	Doxycyclin	0,67	(−2,4)	0,46
DoxyHEXAL	Doxycyclin	0,17	(+29,8)	0,73
		32,0	**(−9,9)**	**0,53**
Minocyclin				
Skid	Minocyclin	2,8	(−3,5)	1,05
Summe		**34,8**	**(−9,4)**	**0,57**

16.3 Makrolide und Clindamycin

Makrolidantibiotika besitzen eine gute antibakterielle Aktivität gegen grampositive Bakterien mit zusätzlichen Wirkungen gegen Legionellen, *Mycoplasma pneumoniae*, *Campylobacter*, *Helicobacter* und Chlamydien. Die Wirkung der meisten Substanzen gegenüber *Haemophilus* ist nicht überzeugend (Courter et al. 2010; Sahm et al. 2000). Seit 1992 wurde eine zunehmende Resistenzentwicklung bei Pneumokokken und A-Streptokokken in Deutschland beobachtet, die inzwischen durch die Pneumokokkenimpfung gestoppt zu sein scheint. Die Resistenzrate bei Pneumokokken betrug 2010 15–20 %; 2021 beträgt sie < 10 %.

Die neueren Makrolide besitzen gegenüber dem Erythromycin eine bessere orale Bioverfügbarkeit und gelten als besser verträglich. Auf Arzneimittelinteraktionen und Herzrhythmusstörungen (QT-Zeit-Verlängerung; Torsade-de-pointes-Arrhythmie) ist zu achten (Simkó et al. 2008; Abo-Salem et al. 2014; Bin Abdulhak et al. 2015). Clarithromycin sowie Azithromycin haben ein dem Roxithromycin vergleichbares Wirkspektrum. Clarithromycin wird zusätzlich in Kombination mit anderen Arzneistoffen zur Eradikation von *Helicobacter pylori* bei peptischen Ulzera eingesetzt. Die Resistenzrate ist hier allerdings bereits > 10 % (Bluemel et al. 2019).

Azithromycin hat eine sehr hohe Gewebsaffinität und eine lange Halbwertszeit (2–4 Tage), so dass die Substanz noch bis zur vierten Woche nach der letzten Gabe im Urin ausgeschieden wird. Die Therapiedauer kann so bei vielen Indikationen deutlich verkürzt werden. Sowohl Clarithromycin als auch Azithromycin verändern für Wochen nach Einnahme die orale Mikroflora im Sinne des vermehrten Nachweises von makrolidresistenten Streptokokken (Malhotra-Kumar et al. 2007) – anders als es bei Amoxicillin beobachtet wurde (Malhotra-Kumar et al. 2016).

Die Verordnungen der Makrolide haben seit 2009 abgenommen (◘ Abb. 16.2). Auch in 2021 kann man einen weiteren Rückgang der Verordnungen sehen (◘ Tab. 16.5).

Clindamycin hat ein ähnliches Wirkungsspektrum wie die Makrolidantibiotika, die Anwendung bei schweren Anaerobier- und Staphylokokkeninfektionen ist jedoch sicherer. Fast zwei Drittel der Verbrauchsmenge werden von Zahnärzten verordnet (◘ Tab. 40.3). Der Arzneistoff ist teurer als Makrolide und

◘ **Tab. 16.5 Verordnungen von Makrolidantibiotika und Clindamycin 2021.** Angegeben sind die 2021 verordneten Tagesdosen, die Änderungen gegenüber 2020 und die mittleren Kosten je DDD 2021

Präparat	Bestandteile	DDD	Änderung	DDD-Nettokosten
		Mio.	%	Euro
Erythromycin				
Infectomycin	Erythromycin	0,40	(−24,4)	3,15
Roxithromycin				
Roxi Aristo	Roxithromycin	1,3	(−16,5)	1,68
Roxi-1 A Pharma	Roxithromycin	0,57	(−28,9)	1,55
Roxithromycin Heumann	Roxithromycin	0,27	(+7,7)	1,65
Roxithromycin AL	Roxithromycin	0,22	(−53,1)	1,74
		2,3	**(−23,5)**	**1,65**

◻ Tab. 16.5 (Fortsetzung)

Präparat	Bestandteile	DDD	Änderung	DDD-Nettokosten
		Mio.	%	Euro
Clarithromycin				
Clarilind	Clarithromycin	2,3	(−25,4)	1,21
Clarithromycin HEC Pharm	Clarithromycin	1,7	(+6,0)	1,04
Clarithromycin-1 A Pharma	Clarithromycin	0,92	(−35,0)	1,20
Clarithromycin Micro Labs	Clarithromycin	0,46	(+21,7)	1,13
Clarithromycin BASICS	Clarithromycin	0,40	(−56,8)	1,09
Clarithromycin Accord	Clarithromycin	0,28	(+34,9)	1,21
		6,0	**(−20,5)**	**1,15**
Azithromycin				
Azithromycin-Hecpharm	Azithromycin	3,8	(−19,6)	2,08
Azithromycin-1 A Pharma	Azithromycin	3,7	(+1,8)	2,43
Azi-TEVA	Azithromycin	0,24	(−1,1)	2,36
Azithromycin Aristo	Azithromycin	0,17	(−20,4)	1,51
Azithromycin HEXAL	Azithromycin	0,08	(−55,3)	3,04
Azithromycin AbZ	Azithromycin	0,07	(−11,9)	2,35
		8,1	**(−11,1)**	**2,25**
Clindamycin				
Clindasol	Clindamycin	5,9	(+4,4)	2,35
Clindamycin-1 A Pharma	Clindamycin	3,1	(+14,8)	2,09
Clindamycin Aristo	Clindamycin	2,1	(−21,9)	2,19
ClindaHEXAL	Clindamycin	1,2	(−8,9)	2,31
Clinda-saar	Clindamycin	0,93	(−26,0)	2,40
Sobelin Vaginal	Clindamycin	0,56	(−5,0)	4,14
Clindamycin-ratiopharm	Clindamycin	0,38	(−7,3)	2,28
Sobelin	Clindamycin	0,06	(+2,8)	6,82
		14,2	**(−3,0)**	**2,35**
Summe		**31,0**	**(−11,0)**	**2,05**

16

führt häufiger zu gastrointestinalen Nebenwirkungen (z. B. pseudomembranöse Colitis). Das Verordnungsvolumen hat im Jahr 2021 gegenüber dem Vorjahr sowohl in der Humanmedizin als auch im Rahmen zahnärztlicher Behandlung leicht abgenommen (◻ Tab. 16.5, 40.3).

16.4 Sulfonamid-Kombinationen und Trimethoprim

Sulfonamide und Trimethoprim bewirken nach dem Prinzip der Sequenzialblockade eine synergistische Hemmung der bakteriellen Folsäuresynthese und stellen ein wirksames Kombinationsprinzip mit einem breiten antibakteriellen Wirkungsspektrum dar. Beide Komponenten werden renal eliminiert und haben bei normaler Nierenfunktion ähnliche Eliminationshalbwertszeiten. Die Kombination (Co-trimoxazol) ist früher viele Jahre Mittel der Wahl bei Harnwegsinfektionen incl. Pyelonephritis gewesen. Co-trimoxazol ist gegenüber Staphylokokken incl. MRSA und gegen A-Streptokokken gut wirksam und gilt als Reservetherapie bei Haut-Weichteilinfektionen (Daum et al. 2017) – auch in Deutschland. Bei schweren Staphylokokkeninfektionen sollte die Arzneistoffkombination nicht in der Initialtherapie verwendet werden (Paul et al. 2015).

Bei *Escherichia coli* ist auch in Deutschland eine kritische Resistenzsituation entstanden: 20–30 % der Isolate sind resistent gegenüber Trimethoprim wie auch gegenüber Co-trimoxazol. Bei *Escherichia coli*-Isolaten von Patientinnen mit unkomplizierten Harnwegsinfektionen gilt dies mit Einschränkung ebenfalls (Kresken et al. 2016), so dass diese Arzneistoffe nicht mehr als Mittel der ersten Wahl empfohlen werden. Alternativen sind Fosfomycin, Pivmecillinam und Nitrofurantoin (Kranz et al. 2017). Co-trimoxazol – wie auch Amoxicillin bzw. Amoxicillin-Clavulansäure – kann nach Austestung und bestätigter Empfindlichkeit nach wie vor verabreicht werden – auch bei Pyelonephritis. Auf allergische Reaktionen ist zu achten; Sulfonamide gelten unter den antibakteriellen Wirkstoffen als diejenigen mit der höchsten Rate an Allergien (Giles et al. 2019). Die Verordnungen von Co-trimoxazol sind nach einem Rückgang 2020 jetzt wieder angestiegen (◘ Tab. 16.6).

◘ **Tab. 16.6 Verordnungen von Sulfonamiden und Trimethoprim 2021.** Angegeben sind die 2021 verordneten Tagesdosen, die Änderungen gegenüber 2020 und die mittleren Kosten je DDD 2021

Präparat	Bestandteile	DDD	Änderung	DDD-Nettokosten
		Mio.	%	Euro
Sulfonamid-Trimethoprim Kombinationen				
Cotrim-ratiopharm	Trimethoprim Sulfamethoxazol	6,4	(+54,0)	1,59
Cotrimoxazol AL	Trimethoprim Sulfamethoxazol	3,2	(+14,0)	1,56
Cotrim-1 A Pharma	Trimethoprim Sulfamethoxazol	1,7	(−39,9)	0,64
Cotrim-CT	Trimethoprim Sulfamethoxazol	0,14	(−32,9)	1,42
		11,4	**(+14,4)**	**1,44**
Trimethoprim				
Infectotrimet	Trimethoprim	1,6	(−2,8)	2,69
Summe		**13,1**	**(+11,9)**	**1,59**

16.5 Fluorchinolone

Fluorchinolone (Gyrasehemmer) stellen seit einiger Zeit die viertstärkste Verordnungsgruppe dar (nach Betalactamen, Makroliden und Tetracyclinen), zeigen aber seit 10 Jahren einen Verordnungsrückgang von über 70 % (◨ Abb. 16.2). Ursache war zunächst der Resistenzanstieg vor allem bei gramnegativen Erregern. Isolate von Patienten mit rezidivierenden Harnwegsinfektionen und Isolate von Krankenhauspatienten sind nur noch zu 70–80 % empfindlich, Escherichia coli-Isolate von Patientinnen mit unkomplizierten Harnwegsinfektionen nur noch zu etwa 85–90 % (Kresken et al. 2016).

Die Fluorchinolone können in einer therapeutisch ausgerichteten Klassifikation dargestellt werden. Die erste Gruppe bilden die Harnwegs-Fluorchinolone mit dem Hauptvertreter Norfloxacin (◨ Tab. 16.7), das bei der unkomplizierten Zystitis durch empfindliche Erreger eine gute Wirksamkeit hat und bei dieser Indikation den anderen Fluorchinolonen vorzuziehen ist.

Die nächste Gruppe bilden Fluorchinolone mit breiter Indikation, die heute auch als Standardfluorchinolone bezeichnet werden können. Mit Abstand führender Vertreter ist Ciprofloxacin, während auf das enantiomerselektive Levofloxacin und das ältere racemische Ofloxacin deutlich weniger Verordnungen entfallen (◨ Tab. 16.7). Bei ambulant erworbener Pneumonie, aber auch den meisten anderen ambulant erworbenen Atemwegsinfektionen ist Ciprofloxacin wegen der schlechten Wirksamkeit gegenüber Pneumokokken nicht indiziert (Fuller und Low 2005). Das ältere Ofloxacin – inzwischen teurer als Ciprofloxacin, Levofloxacin und Norfloxacin – macht zu Recht nur noch einen geringen Anteil (rund 3 %) unter den verordneten Fluorchinolonen aus (◨ Tab. 16.7).

Zur dritten Gruppe der Fluorchinolone mit verbesserter Wirksamkeit gegen grampositive und atypische Erreger sowie gegen Anaerobier („Atemwegsinfektions"-Fluorchinolone) gehört Moxifloxacin. Es hat im Vergleich zu Ciprofloxacin und Levofloxacin eine verminderte Aktivität gegen *Pseudomonas aerugino-*

◨ **Tab. 16.7** **Verordnungen von Fluorchinolonen (Gyrasehemmern) 2021.** Angegeben sind die 2021 verordneten Tagesdosen, die Änderungen gegenüber 2020 und die mittleren Kosten je DDD 2021

Präparat	Bestandteile	DDD	Änderung	DDD-Nettokosten
		Mio.	%	Euro
Harnwegs-Fluorchinolone				
Norfloxacin AL	Norfloxacin	0,35	(−10,8)	2,14
Ciprofloxacin				
Ciprofloxacin Aristo	Ciprofloxacin	2,1	(+21,4)	2,22
Ciprofloxacin AL	Ciprofloxacin	1,6	(−38,4)	2,26
Cipro-1 A Pharma	Ciprofloxacin	1,6	(+27,7)	2,26
Cipro BASICS	Ciprofloxacin	1,2	(−11,9)	2,39
CiproHEXAL	Ciprofloxacin	0,37	(+66,9)	2,15
Ciprofloxacin HEC Pharm	Ciprofloxacin	0,17	(−71,4)	1,94
Ciprofloxacin AbZ	Ciprofloxacin	0,06	(−10,4)	2,99
		7,2	(−9,3)	2,26

16

◘ Tab. 16.7 (Fortsetzung)

Präparat	Bestandteile	DDD	Änderung	DDD-Nettokosten
		Mio.	%	Euro
Ofloxacin				
Ofloxacin-ratiopharm	Ofloxacin	0,21	(+2,1)	2,70
Levofloxacin				
Levofloxacin HEC Pharm	Levofloxacin	1,0	(+125,9)	1,78
Levofloxacin-1 A Pharma	Levofloxacin	0,67	(+0,5)	1,73
Levofloxacin Aurobindo	Levofloxacin	0,48	(−66,3)	1,64
Levofloxacin STADA	Levofloxacin	0,15	(+42,8)	1,82
Levofloxacin HEXAL	Levofloxacin	0,10	(−47,5)	2,17
		2,4	**(−14,5)**	**1,76**
Moxifloxacin				
Moxifloxacin HEC Pharm	Moxifloxacin	0,37	(−5,5)	3,04
Moxifloxacin-1 A Pharma	Moxifloxacin	0,13	(−39,0)	3,28
Moxifloxacin-PUREN	Moxifloxacin	0,13	(+20,0)	3,12
Moxifloxacin Heumann	Moxifloxacin	0,12	(+46,2)	3,84
		0,73	**(−5,7)**	**3,22**
Summe		**10,9**	**(−10,1)**	**2,22**

sa und andere gramnegative Bakterien (Balfour und Wiseman 1999). Das Präparat hatte rasch eine sehr hohe Bedeutung als Reservemittel bei ambulant erworbenen Pneumonien und bei akuten Exazerbationen chronischer Bronchitiden erlangt. Seine Verordnungen sind jedoch seit 2010 sehr stark zurückgegangen (◘ Tab. 16.7). Ein Grund ist, dass in einigen Fällen schwere hepatotoxische Reaktionen nach oraler Einnahme von Moxifloxacin (European Medicines Agency 2008), aber auch der anderen Chinolone beobachtet wurden. Bei allen Fluorchinolonen kann es zur Sehnenruptur kommen. Herzrhythmusstörungen und Dysglykämien sind beschrieben. Es scheint ein erhöhtes Risiko für eine Ruptur von Aortenaneurysmata zu bestehen. Gesichert ist das Risiko für vermehrte *Clostridium difficile*-Infektionen – sowohl im Krankenhaus als auch im ambulanten Bereich (Deshpande et al. 2013; Feazel et al. 2014). Auch aufgrund der jüngst berichteten weiteren unerwünschten Wirkungen sollten Fluorchinolone daher nur ausnahmsweise als Therapeutika der ersten Wahl eingesetzt werden (Kern 2018, 2019). Die Verordnungen gingen nach den in den letzten Jahren wiederholten Hinweisen zur zurückhaltenden Verordnung deutlich zurück. Im Jahr 2021 betrug der Rückgang 10 % gegenüber dem Vorjahr.

16.6 Weitere antibakterielle Arzneistoffe

16.6.1 Nitroimidazole

Hauptvertreter der Nitroimidazole ist Metronidazol, das seit über 50 Jahren bei Trichomoniasis, bakterieller Vaginose (Aminkolpitis), Amöbenruhr, Lambliasis und Anaerobierinfektionen erfolgreich eingesetzt wird (Übersicht bei Löfmark et al. 2010). Eine wichtige Indikation unter den Anaerobierinfektionen ist die *Clostridium difficile*-Infektion, bei der in leichten bis mittelschweren Fällen Metronidazol weiterhin verordnet werden kann, obwohl einige Leitlinien jetzt Vancomycin als erste Wahl empfehlen. Bedeutsam ist der Einsatz im Rahmen der Therapie des Ulcus ventriculi et duodeni zur Eradikation von *Helicobacter pylori*. Eine seltene Indikation ist die vor allem unter jüngeren Frauen auftretende periorale Dermatitis. Die Verordnungen der Metronidazolpräparate lagen im Jahr 2021 in derselben Größenordnung wie im Vorjahr (◘ Tab. 16.8).

16.6.2 Nitrofurantoin

Nitrofurantoin wird in deutschen Leitlinien bei unkomplizierter Harnwegsinfektion (Zystitis) empfohlen (Wagenlehner et al. 2017). Die Resistenzsituation ist gut. Die Tagestherapiekosten sind vergleichsweise günstig. Die Wirksamkeit ist bei Verlängerung der Behandlung der unkomplizierten Zystitis von drei auf fünf Tage akzeptabel (Cunha 2006). Das Verordnungsvolumen ist 2021 nicht mehr weiter angestiegen, sondern leicht gesunken (◘ Tab. 16.8) – wohl zugunsten von Pivmecillinam. Die Halbwertzeit von Nitrofurantoin ist sehr kurz (<30 min); die Substanz wird rasch abgebaut. Im Urin werden jedoch ausreichend hohe Konzentrationen erreicht. Verwendet wird in der Regel die retardierte Form. Häufige Nebenwirkungen sind gastrointestinale Unverträglichkeit. Es treten gelegentlich eine Allergie, selten Lupus-ähnliche Syndrome auf. Problematisch sind akute und chronische Lungenreaktionen, zentralnervöse Symptome, und Polyneuropathie. Nitrofurantoin hat bei Tieren zu erhöhten Fehlbildungen geführt, die bisherigen Daten beim Menschen sind hierzu unschlüssig (Goldberg et al. 2013, 2015), der Einsatz sollte zurückhaltend er-

◘ Tab. 16.8 Verordnungen sonstiger antiinfektiver Chemotherapeutika und Antibiotika 2021. Angegeben sind die 2021 verordneten Tagesdosen, die Änderungen gegenüber 2020 und die mittleren Kosten je DDD 2021

Präparat	Bestandteile	DDD	Änderung	DDD-Nettokosten
		Mio.	%	Euro
Nitroimidazole				
Metronidazol Aristo	Metronidazol	1,4	(−2,5)	3,69
Arilin Vaginal	Metronidazol	0,82	(−8,4)	4,49
Metronidazol AL	Metronidazol	0,34	(+57,6)	3,63
Arilin oral	Metronidazol	0,11	(−12,3)	4,42
Vagi Metro	Metronidazol	0,07	(−9,5)	2,77
Metronidazol AL	Metronidazol	0,06	(+66,8)	3,50
		2,8	**(+0,7)**	**3,92**

16

◻ **Tab. 16.8** (Fortsetzung)

Präparat	Bestandteile	DDD	Änderung	DDD-Nettokosten
		Mio.	%	Euro
Nitrofurantoin				
Furadantin	Nitrofurantoin	6,8	(+4,3)	0,70
Nifurantin/Nifuretten	Nitrofurantoin	1,9	(+1,7)	1,07
Uro-Tablinen	Nitrofurantoin	0,72	(−60,1)	0,83
Nifurantin B6	Nitrofurantoin Vitamin B6	0,23	(+8,6)	2,51
		9,6	**(−7,4)**	**0,82**
Fosfomycin				
Fosfomycin Aristo	Fosfomycin	0,90	(+30,8)	14,53
Fosfomycin AL	Fosfomycin	0,64	(−25,5)	14,53
Fosfomycin Eberth	Fosfomycin	0,08	(−60,3)	14,05
Fosfomycin HEXAL	Fosfomycin	0,08	(+609,2)	13,99
Fosfuro	Fosfomycin	0,06	(+15,5)	14,57
Monuril	Fosfomycin	0,04	(−20,0)	14,74
Fosfomycin Uropharm	Fosfomycin	0,02	(−28,3)	13,49
		1,8	**(−3,9)**	**14,48**
Andere Mittel				
Eremfat	Rifampicin	2,2	(+1,6)	2,99
Dapson-Fatol	Dapson	1,5	(−6,3)	0,48
Isozid comp N	Isoniazid Pyridoxin-HCl	1,3	(−7,3)	0,37
Nitroxolin MIP Pharma	Nitroxolin	0,59	(−43,9)	3,88
Vancomycin Enterocaps	Vancomycin	0,04	(−22,0)	155,58
Vancomycin Eberth oral	Vancomycin	0,04	(+34,5)	113,85
		5,6	**(−10,1)**	**3,67**
Summe		**19,8**	**(−6,8)**	**3,33**

folgen. Der Arzneistoff soll nicht angewendet werden bei Überempfindlichkeit, eingeschränkter Nierenfunktion, Polyneuropathie, während der letzten 3 Monate der Schwangerschaft, bei Frühgeborenen und Säuglingen bis Ende des 3. Lebensmonats, Glukose-6-Phosphatdehydrogenasemangel (Risiko für hämolytische Anämie) und Lungenfibrose. Umstritten ist vor allem die prophylaktische Gabe über einen längeren Zeitraum.

16.6.3 Fosfomycin

Fosfomycin-Trometamol war früher Reservemittel zur Therapie von Harnwegsinfektionen. Der Arzneistoff, ursprünglich aus Streptomycesarten isoliert, wird als parenterale Therapie bei komplizierten Infektionen durch Gram-negative Bakterien und Staphylokokken verwendet – in der Regel nur, wenn eine Penicillin- und Cephalosporinallergie und/oder Resistenz gegen andere Antibiotika oder Multiresistenz vorliegen.

Fosfomycin-Trometamol als orale Form hat aufgrund der bakteriellen Resistenzentwicklung bei Harnwegsinfektionen durch *Escherichia coli* Bedeutung erlangt. Bei unkomplizierten Harnwegsinfektionen gilt die orale Einmalgabe in Form des Granulates seit einigen Jahren als Mittel der Wahl (Wagenlehner et al. 2017). Das Granulat wird in einer Dosis von 8 g (entsprechend 3 g Fosfomycin) verabreicht. Nur 40 % der verabreichten Dosis werden resorbiert; die Substanz wird jedoch nahezu unverändert mit dem Urin ausgeschieden und erreicht hier hohe Konzentrationen. Eine neue Studie zeigt eine gewisse Unterlegenheit des Präparates gegenüber Nitrofurantoin, möglicherweise zurückzuführen auf die lediglich einmalige Gabe (Huttner et al. 2018). Es gibt auch Erfahrung mit dem Arzneistoff in der Behandlung der asymptomatischen Bakteriurie in der Schwangerschaft und bei Prostatitis. Im Vergleich zum Vorjahr wurden 2021 etwas weniger Tagesdosen (−4 %) verordnet – wie beim Nitrofurantoin vermutlich zugunsten von Pivmecillinam (◻ Tab. 16.8).

16.6.4 Nitroxolin

Nitroxolin ist ein seit den 60er Jahren bekanntes 8-Hydroxy-Chinolin mit gewisser antimikrobieller und Antitumor-Wirksamkeit. Es wurde in Deutschland zugelassen aufgrund einer Reanalyse von Daten älterer (1992–1993) vergleichender Studien mit weniger als 500 Patienten (Naber et al. 2014); zusätzlich liegen unkontrollierte, wenig aussagekräftige Beobachtungsstudien vor. Die klinische Pharmakologie ist nicht gut bekannt (Wijma et al. 2018). Die Substanz ist in vitro wirksam gegen *E. coli* (Kresken und Körber-Irrgang 2014), scheint aber nur bakteriostatische Aktivität zu haben. In einer neueren Arbeit bei geriatrischen Patienten mit Harnwegsinfektion war die Wirkung wenig überzeugend (Forstner et al. 2018). Trotz der sehr limitierten Daten wird Nitroxolin (über 5 Tage) für die Behandlung der unkomplizierten Zystitis seit einigen Jahren empfohlen. Die Verordnungszahlen waren bisher und blieben 2021 sehr gering (◻ Tab. 16.8).

16.7 Orale Antimykotika

Zu den systemisch wirkenden oralen antimykotischen Arzneimitteln zählen u. a. Fluconazol und Itraconazol. Wenig Bedeutung in der ambulanten Medizin haben die aspergilluswirksamen Arzneistoffe Voriconazol und Posaconazol sowie das relativ neue Isavuconazol (*Cresemba*). Terbinafin ist oral (*Lamisil* und andere) und topisch einsetzbar; es gehört zur Gruppe der Allylamine.

Fluconazol ist ein bewährter, seit vielen Jahren auf dem Markt befindlicher Arzneistoff. Die orale Bioverfügbarkeit ist mit > 90 % sehr gut. Die Halbwertszeit erlaubt eine einmal tägliche Gabe. Bei der Candidiasis der Mundhöhle oder der Speiseröhre (Soor) ist die Behandlung mit 50–200 mg Fluconazol ausreichend (Reinel et al. 2008), bei vaginaler Candidiasis ist die eine einmalige Gabe von 150 mg wirksam (Hof 2006). Die Gesamtverordnungsmenge von Fluconazol ist 2021 im Vergleich zum Vorjahr leicht angestiegen (◻ Tab. 16.9).

Itraconazol wird nach oraler Gabe gut resorbiert, sofern es zusammen mit einer Mahlzeit eingenommen wird; die Resorptionsquote nach Nüchterngabe liegt lediglich bei 40 %. Es steht auch eine Lösung zur Verfügung, die als Hilfsstoff ein Cyclodextrinderivat enthält. Die Lösung muss im Gegensatz zu den Kapseln auf nüchternen Magen eingenommen werden. Die Proteinbindung von Itraconazol ist sehr hoch,

16

▣ Tab. 16.9 Verordnungen von Antimykotika 2021. Angegeben sind die 2021 verordneten Tagesdosen, die Änderungen gegenüber 2020 und die mittleren Kosten je DDD 2021

Präparat	Bestandteile	DDD	Änderung	DDD-Nettokosten
		Mio.	%	Euro
Itraconazol				
Itraconazol Heumann	Itraconazol	1,1	(+48,6)	3,76
Itraconazol Aristo	Itraconazol	0,63	(−39,2)	3,68
Itraconazol-1 A Pharma	Itraconazol	0,23	(+263,5)	3,70
Itraisdin	Itraconazol	0,21	(+35,0)	7,86
		2,1	**(+7,9)**	**4,13**
Fluconazol				
Fluconazol Accord	Fluconazol	1,1	(+234,1)	6,17
Fluconazol Aristo	Fluconazol	0,86	(−18,3)	6,14
Fluconazol BASICS	Fluconazol	0,24	(−12,2)	7,01
Fluconazol-PUREN	Fluconazol	0,09	(−77,2)	6,69
		2,3	**(+9,8)**	**6,27**
Weitere Antimykotika				
Ampho-Moronal	Amphotericin B	2,3	(−3,7)	3,20
Ampho-Moronal Lutschtabl	Amphotericin B	2,2	(−2,7)	2,04
		4,4	**(−3,3)**	**2,63**
Nystatin				
Nystaderm/-S	Nystatin	0,07	(−0,3)	2,73
Miconazol				
Infectosoor Mundgel	Miconazol	0,09	(−4,4)	3,56
Mykoderm Mundgel	Miconazol	0,07	(+3,2)	2,54
		0,17	**(−1,1)**	**3,10**
Gynäkologische Antimykotika				
Kadefungin	Clotrimazol	0,51	(−8,8)	2,27
Gyno Mykotral	Miconazol	0,28	(−7,2)	1,58
Inimur myko Vaginal	Ciclopirox	0,28	(−7,8)	2,19
Canifug Vaginal	Clotrimazol	0,11	(−18,9)	2,24
		1,2	**(−9,3)**	**2,09**
Summe		**10,3**	**(+0,8)**	**3,69**

die Gewebepenetration ist gut, insbesondere in die Haut und die Nägel lagert sich Itraconazol ein. Es sind eine Reihe von Arzneimittelwechselwirkungen zu beachten. Die Verordnungen von Itraconazol haben 2021 ähnlich wie diejenigen von Fluconazol leicht zugenommen (◧ Tab. 16.9).

Fluconazol und Itraconazol sind auch bei Dermatomykosen und Onychomykosen indiziert. Bei Onychomykosen bewährt hat sich dabei die intermittierende Therapie (meist 1 Woche Einnahme, 3 Wochen Einnahmepause, Wiederholung des Behandlungszyklus). Itraconazol hat hier Vorteile gegenüber dem Fluconazol.

Das oben erwähnte Terbinafin hat im Vergleich zu den Azolen bei Dermatomykosen und Onychomykosen Vorteile (Bell-Syer et al. 2012). Die Hepatotoxizität ist zu beachten. Sie scheint bei der für Terbinafin empfohlenen kontinuierlichen Gabe höher zu sein als bei intermittierender Gabe der Azole. In der Regel reversible, jedoch als sehr unangenehm empfundene Geschmacksstörungen und Geschmacksverlust stellen die Hauptzahl der unter Terbinafin berichteten unerwünschten Arzneimittelwirkungen dar. Terbinafin wird deutlich häufiger verordnet als die Azolpräparate (siehe ◧ Tab. 35.5). Daneben werden Antimykotika als Lokaltherapeutika in großem Umfang in der Dermatologie (◧ Tab. 35.5) und geringem Umfang auch in der Gynä-

kologie (◧ Tab. 16.9) und Zahnheilkunde (◧ Tab. 40.3) angewendet.

16.8 Antiretrovirale Arzneistoffe

Als Standardtherapie bei HIV-Infektion wird eine Kombination von mindestens drei antiretroviralen Arzneistoffen empfohlen, die neben zwei Nukleosiden typischerweise einen Proteaseinhibitor, einen nichtnukleosidischen Reverse-Transkriptase-Inhibitor (NNRTI) oder einen Integraseinhibitor enthalten (EACS 2018). Durch die breite Anwendung der hochaktiven antiretroviralen Therapie (HAART) wurde die Prognose HIV-infizierter Patienten entscheidend verbessert. Während die Letalitätsrate von HIV-infizierten Patienten 1995 noch 23 % betrug, sank sie in der zweiten Hälfte der 90er Jahre auf < 5 % und liegt inzwischen noch darunter (Gueler et al. 2017). Dies gilt nicht für Regionen mit eingeschränkter HAART-Verfügbarkeit bzw. für Patienten, die sehr spät in medizinische Behandlung kommen.

Die Kosten der antiretroviralen Arzneistoffe sind generell hoch (◧ Tab. 16.10). Die Verordnungen sind 2021 im Vergleich zum Vorjahr für die zahlreichen Kombinationspräparate wieder etwas angestiegen. Die Integraseinhibitoren Raltegravir und Dolutegravir als Einzelstoffe haben 2021 entsprechend abge-

16

◧ **Tab. 16.10 Verordnungen antiretroviraler Mittel 2021.** Angegeben sind die 2021 verordneten Tagesdosen, die Änderungen gegenüber 2020 und die mittleren Kosten je DDD 2021

Präparat	Bestandteile	DDD	Änderung	DDD-Nettokosten
		Mio.	%	Euro
Nukleosid-Reverse-Transkriptase-Inhibitoren (NRTI)				
Emtricitabin/Tenofovirdisoproxil-ratiopharm	Emtricitabin Tenofovirdisoproxil	5,6	(+44,2)	2,21
Emtricitabin/Tenofovirdisopril Mylan	Tenofovirdisoproxil Emtricitabin	1,9	(+395,1)	4,61
		7,5	**(+74,9)**	**2,80**

⬛ Tab. 16.10 (Fortsetzung)

Präparat	Bestandteile	DDD	Änderung	DDD-Nettokosten
		Mio.	**%**	**Euro**
Kombinationspräparate aus NRTI				
plus Nichtnukleosid-Reverse-Transkriptase-Inhibitoren (NNRTI)				
Odefsey	Emtricitabin Rilpivirin Tenofoviralafenamid	1,9	(+5,1)	28,46
plus Proteasehemmer				
Symtuza	Emtricitabin Tenofoviralafenamid Darunavir Cobicistat	2,0	(+13,2)	31,08
plus Integraseinhibitoren				
Biktarvy	Tenofoviralafenamid Emtricitabin Bictegravir	5,8	(+26,4)	28,48
Genvoya	Elvitegravir Cobicistat Emtricitabin Tenofoviralafenamid	2,4	(−6,4)	28,47
Dovato	Lamivudin Dolutegravir	2,3	(+69,4)	26,43
Triumeq	Lamivudin Abacavir Dolutegravir	2,2	(−6,8)	32,50
Tivicay	Dolutegravir	2,0	(−11,1)	23,72
Integraseinhibitoren (als Einzelsubstanzen)				
Isentress	Raltegravir	1,6	(−10,5)	24,08
		16,4	**(+9,4)**	**27,72**
Summe		**27,7**	**(+21,7)**	**21,28**

nommen. Beliebt und hinsichtlich Compliance hocheffektiv sind die Kombinationspräparate wie das häufig verordnete *Biktarvy*, die in einer Einzeltablette einmal täglich verabreicht werden können. Dazu gehören auch *Odefsey, Genvoya, Symtuza* und *Triumeq* (⬛ Tab. 16.10).

16.9 Weitere antivirale Arzneistoffe

Zu weiteren häufig verordneten systemisch wirksamen antiviralen Substanzen gehören die Virostatika zur Behandlung von Herpes-simplex- und Varicella-zoster-Virusinfektionen, darunter Aciclovir. Es hemmt nach Phosphorylierung zu Aciclovirtriphosphat die

◻ Tab. 16.11 Weitere Virostatika 2021. Angegeben sind die 2021 verordneten Tagesdosen, die Änderungen gegenüber 2020 und die mittleren Kosten je DDD 2021

Präparat	Bestandteile	DDD	Änderung	DDD-Nettokosten
		Mio.	%	Euro
Aciclovir				
Aciclo BASICS	Aciclovir	3,0	(+14,4)	3,12
Aciclovir-1 A Pharma	Aciclovir	0,67	(−19,8)	3,03
Aciclovir Aristo	Aciclovir	0,64	(+0,9)	2,95
Aciclovir Heumann	Aciclovir	0,53	(+872,4)	2,87
Acic	Aciclovir	0,37	(−36,8)	3,07
Aciclostad	Aciclovir	0,21	(−38,7)	3,05
Aciclovir AL	Aciclovir	0,17	(−62,3)	3,13
Zovirax	Aciclovir	0,04	(+1,8)	4,55
		5,7	**(+1,4)**	**3,07**
Weitere Mittel				
Zostex	Brivudin	1,3	(+2,1)	11,87
Brivudin Aristo	Brivudin	0,28	(−6,6)	10,70
Valaciclovir Bluefish	Valaciclovir	0,10	(+478,8)	14,50
Valtrex	Valaciclovir	0,09	(−33,1)	11,24
Valaciclovir HEXAL	Valaciclovir	0,09	(−6,7)	16,82
		1,9	**(+1,8)**	**12,04**
Summe		**7,5**	**(+1,5)**	**5,30**

DNS-Polymerase und damit die Virusreplikation. Die Bioverfügbarkeit ist gering, und die antivirale Aktivität ist gegenüber Varicellazoster geringer als gegenüber Herpes-simplex. Daher wird bei schweren Varicella zoster-Infektionen parenteral und in in sehr viel höheren Dosen behandelt als bei Herpes-simplex-Virusinfektionen (außer Herpes-simplex-ZNS-Infektion). Bei einer solchen Hochdosistherapie mit Aciclovir ist eine ausreichende Flüssigkeitszufuhr wichtig, um eine Kristallisation des Arzneistoffs in den Harnwegen zu verhindern (Lee et al. 2018). Bei Herpes-simplex-Infektion außerhalb des ZNS hat sich die orale Gabe von 2–3 × 400 mg bewährt, die von der Compliance besser ist als die per Zulassung empfohlene Dosierung von 5 × 200 mg. Die Verordnungen von Aciclovir haben 2021 nicht wesentlich zugenommen (◻ Tab. 16.11).

Speziell bei Gürtelrose wird das Virostatikum Brivudin als Alternative zu Aciclovir und Aciclovir-Derivaten empfohlen und auch häufig verordnet. Es kann aufgrund einer fast vollständigen Resorption oral gegeben werden. Aufgrund der vereinfachten 1 mal täglichen Einnahme besitzt es eine gewisse Überlegenheit gegenüber Aciclovir, Valaciclovir und Famciclovir insbesondere bei älteren Patienten. Auch hinsichtlich der Entwicklung einer postherpetischen Neuralgie ist es mindestens

16

gleichwertig (Gross et al. 2003). Eine gleichzeitige oder zeitnahe Verabreichung von Brivudin mit Uracil-Zytostatika ist eine strenge Kontraindikation.

Oseltamivir, ein zur Therapie und Prophylaxe der Influenza zugelassener oral verabreichbarer Neuraminidaseinhibitor, dessen klinischer Nutzen in der Therapie umstritten ist, war 2021 –entsprechend der weitgehend fehlenden Grippewelle – nicht mehr unter den 3.000 verordnungsstärksten Arzneistoffen.

Weitere Virostatika mit Wirkung gegen Hepatitis B-Viren sind bei den Lebertherapeutika (❏ Tab. 12.3) aufgeführt.

Literatur

Abo-Salem E, Fowler JC, Attari M, Cox CD, Perez-Verdia A, Panikkath R, Nugent K (2014) Antibiotic-induced cardiac arrhythmias. Cardiovasc Ther 32:19–25

Aslam I, Fleischer A, Feldman S (2015) Emerging drugs for the treatment of acne. Expert Opin Emerg Drugs 20.91–101

Balfour JAB, Wiseman LR (1999) Moxifloxacin. Drugs 57:363–373

Bätzing-Feigenbaum J, Schulz M, Schulz M, Hering R, Kern WV (2016) Antibiotikaverordnung in der ambulanten Versorgung – Eine bevölkerungsbezogene Untersuchung in Deutschland zum regionalen, altersgruppenbezogenen Verbrauch von Cephalosporinen und Fluorchinolonen. Dtsch Arztebl 113:454–459

Bell-Syer SEM, Hart R, Crawford F, Torgerson DJ (2012) Oral treatments for fungal infections of the skin of the foot (Cochrane Review). Cochrane Database Syst Rev. https://doi.org/10.1002/14651858. CD003584.pub2

Bin Abdulhak AA, Khan AR, Garbati MA, Qazi AH, Erwin P, Kisra S, Aly A, Farid T, El-Chami M, Wimmer AP (2015) Azithromycin and risk of cardiovascular death: a meta-analytic review of observational studies. Am J Ther 22:e122–e129

Bluemel B, Goelz H, Goldmann B, Grüger J, Hamel H, Loley K, Ludolph T, Meyer J, Miehlke S, Mohr A, Tüffers K, Usadel H, Wagner S, Wenzel H, Wiemer L, Vorreiter J, Eisele B, Hofreuter D, Glocker EO (2019) Antimicrobial resistance of Helicobacter pylori in Germany, 2015 to 2018. Clin Microbiol Infect 26:235–239

Brown KA, Khanafer N, Daneman N, Fisman DN (2013) Meta-analysis of antibiotics and the risk of community-associated Clostridium difficile infection. Antimicrob Agents Chemother 57:2326–2332

Butler CC, Hood K, Kelly MJ, Goossens H, Verheij T, Little P, Melbye H, Torres A, Mölstad S, Godycki-Cwirko M, Almirall J, Blasi F, Schaberg T, Edwards P, Rautakorpi UM, Hupkova H, Wood J, Nuttall J, Coenen S (2010) Treatment of acute cough/lower respiratory tract infection by antibiotic class and associated outcomes: a 13 European country observational study in primary care. J Antimicrob Chemother 65:2472–2478

Chaves Filho AJM, Mottin M, Soares MV, Jucá PM, Andrade CH, Macedo DS (2021) Tetracyclines, a promise for neuropsychiatric disorders: from adjunctive therapy to the discovery of new targets for rational drug design in psychiatry. Behav Pharmacol 32:123–141

Courter JD, Baker WL, Nowak KS, Smogowicz LA, Desjardins LL, Coleman CI, Girotto JE (2010) Increased clinical failures when treating acute otitis media with macrolides: a meta-analysis. Ann Pharmacother 44:471–478

Cunha BA (2006) New uses for older antibiotics: nitrofurantoin, amikacin, colistin, polymyxin B, doxycycline, and minocycline revisited. Med Clin North Am 90:1089–1107

Daum RS, Miller LG, Immergluck L, Fritz S, Creech CB, Young D, Kumar N, Downing M, Pettibone S, Hoagland R, Eells SJ, Boyle MG, Parker TC, Chambers HF, DMID 07-0051 Team (2017) A placebo-controlled trial of antibiotics for smaller skin abscesses. N Engl J Med 376:2545–2555

Deshpande A, Pasupuleti V, Thota P, Pant C, Rolston DD, Sferra TJ, Hernandez AV, Donskey CJ (2013) Community-associated Clostridium difficile infection and antibiotics: a meta-analysis. J Antimicrob Chemother 68:1951–1961

EACS European AIDS Clinical Society (2018) Guidelines Version 9.1. http://www.eacsociety.org/files/2018_guidelines-9.1-english.pdf

European Medicines Agency (EMA) (2008) Presseerklärung zu Moxifloxacin. http://www.emea.europa.eu/pdfs/human/press/pr/38292708en.pdf. Zugegriffen: 24. Juli 2008

Ewig S, Kolditz M, Pletz M, Altiner A, Albrich W, Droemann D, Flick H, Gatermann S, Krüger S, Nehls W, Panning M, Rademacher J, Rohde G, Rupp J, Schaaf B, Heppner HJ, Krause R, Ott S, Welte T, Witzenrath M (2021) Leitlinie Behandlung von erwachsenen Patienten mit ambulant erworbener Pneumonie – Update 2021. AWMF Register-Nr. 020/020. https://www.awmf.org/uploads/tx_szleitlinien/020-020l_S3_Behandlung-von-erwachsenen-Patienten-mit-ambulant-erworbener-Pneumonie__2021-05.pdf

Feazel LM, Malhotra A, Perencevich EN, Kaboli P, Diekema DJ, Schweizer ML (2014) Effect of antibiotic stewardship programmes on Clostridium difficile incidence: a systematic review and meta-analysis. J Antimicrob Chemother 69:1748–1754

Forstner C, Kwetkat A, Makarewicz O, Hartung A, Pfister W, Fünfstück R, Hummers-Pradier E, Naber KG, Hagel S, Harrison N, Schumacher U, Pletz MW (2018) Nitroxoline in geriatric patients with lower urinary tract infection fails to achieve microbiologic eradication: a noncomparative, prospective observational study. Clin Microbiol Infect 24:434–435

Fuchs F, Hamprecht A (2019) Results from a prospective in vitro study on the mecillinam (amdinocillin) susceptibility of enterobacterales. Antimicrob Agents Chemother 2019(63):e2402–e2418

Fuller JD, Low DE (2005) A review of Streptococcus pneumoniae infection treatment failures associated with fluoroquinolone resistance. Clin Infect Dis 41:118–121

Garner SE, Eady EA, Bennett C, Newton JN, Thomas K, Popescu CM (2012) Minocycline for acne vulgaris: efficacy and safety. Cochrane Database Syst Rev. https://doi.org/10.1002/14651858.CD002086.pub2

Giles A, Foushee J, Lantz E, Gumina G (2019) Sulfonamide allergies. Pharmacy 7:132

Goldberg O, Koren G, Landau D, Lunenfeld E, Matok I, Levy A (2013) Exposure to nitrofurantoin during the first trimester of pregnancy and the risk for major malformations. J Clin Pharmacol 3:991–995

Goldberg O, Moretti M, Levy A, Koren G (2015) Exposure to nitrofurantoin during early pregnancy and congenital malformations: a systematic review and meta-analysis. J Obstet Gynaecol Can 7:150–156

Gross G, Schöfer H, Wassilew S, Friese K, Timm A, Guthoff R, Pau HW, Malin JP, Wutzler P, Doerr HW (2003) Herpes zoster guideline of the German Dermatology Society (DDG). J Clin Virol 26:277–289

Gueler A, Moser A, Calmy A, Günthard HF, Bernasconi E, Furrer H, Fux CA, Battegay M, Cavassini M, Vernazza P, Zwahlen M, Egger M, Swiss HIV Cohort Study, Swiss National Cohort (2017) Life expectancy in HIV-positive persons in Switzerland: matched comparison with general population. AIDS 31:427–436

Hof H (2006) Vaginale Candidose. Gynäkologe 39:206–213

Huttner A, Bielicki J, Clements MN, Frimodt-Møller N, Muller AE, Paccaud JP, Mouton JW (2020) Oral amoxicillin and amoxicillin-clavulanic acid: properties, indications and usage. Clin Microbiol Infect 26:871–879

Huttner A, Kowalczyk A, Turjeman A, Babich T, Brossier C, Eliakim-Raz N, Kosiek K, Martinez de Tejada B, Roux X, Shiber S, Theuretzbacher U, von Dach E, Yahav D, Leibovici L, Godycki-Cwirko M, Mouton JW, Harbarth S (2018) Effect of 5-day nitrofurantoin vs single-dose fosfomycin on clinical resolution of uncomplicated lower urinary tract infection in women: a randomized clinical trial. JAMA 319:1781–1789

Jansåker F, Frimodt-Møller N, Sjögren I, Dahl Knudsen J (2014) Clinical and bacteriological effects of pivmecillinam for ESBL-producing Escherichia coli or Klebsiella pneumoniae in urinary tract infections. J Antimicrob Chemother 69:769–772

Kern WV (2018) Therapie mit Fluorchinolonen: Sorgfältig abwägen. Dtsch Arztebl 115:A-1872

Kern WV (2019) Chinolon-Toxizität – Neues und neu Bewertetes. Dtsch Med Wochenschr 144:1697–1702

Kranz J, Schmidt S, Lebert C, Schneidewind L, Vahlensieck W, Sester U, Fünfstück R, Helbig S, Hofmann W, Hummers E, Kunze M, Kniehl E, Naber K, Mandraka F, Mündner-Hensen B, Schmiemann G, Wagenlehner FME (2017). Epidemiologie, Diagnostik, Therapie, Prävention und Management unkomplizierter, bakterieller, ambulant erworbener Harnwegsinfektionen bei erwachsenen Patienten – Aktualisierung 2017 der interdisziplinären AWMF S3-Leitlinie. Urologe 56:746-758

Kresken M, Körber-Irrgang B (2014) In vitro activity of Nitroxoline against Escherichia coli urine isolates from outpatient departments in Germany. Antimicrob Agents Chemother 58:7019–7020

Kresken M, Körber-Irrgang B, Biedenbach DJ, Batista N, Besard V, Cantón R, García-Castillo M, Kalka-Moll W, Pascual A, Schwarz R, van Meensel B, Wisplinghoff H, Seifert H (2016) Comparative in vitro activity of oral antimicrobial agents against Enterobacteriaceae from patients with community-acquired urinary tract infections in three European countries. Clin Microbiol Infect 22(63):e1–e5

Krulichová IS, Selke GW, Bennie M, Hajiebrahimi M, Nyberg F, Fürst J, Garuolienė K, Poluzzi E, Slabý J, Yahni CZ, Altini M, Fantini MP, Kočí V, McTaggart S, Pontes C, Reno C, Rosa S, Pedrola MT, Udovič M, Wettermark B (2022) Comparison of drug prescribing before and during the COVID-19 pandemic: a cross-national European study. Pharmacoepidemiol Drug Saf 31:1046–1055

Lee EJ, Jang HN, Cho HS, Bae E, Lee TW, Chang SH, Park DJ (2018) The incidence, risk factors, and clinical outcomes of acute kidney injury (staged using the RIFLE classification) associated with intravenous acyclovir administration. Ren Fail 40:687–692

Little P, Stuart B, Moore M, Coenen S, Butler CC, Godycki-Cwirko M, Mierzecki A, Chlabicz S, Torres A, Almirall J, Davies M, Schaberg T, Mölstad S, Blasi F, De Sutter A, Kersnik J, Hupkova H, Touboul P, Hood K, Mullee M, O'Reilly G, Brugman C, Goossens H, Verheij T, GRACE consortium (2013) Amoxicillin for acute lower-respiratory-tract infection in primary care when pneumonia is not suspected: a 12-country, randomised, placebo-controlled trial. Lancet Infect Dis 13:123–129

Löfmark S, Edlund C, Nord CE (2010) Metronidazole is still the drug of choice for treatment of anaerobic infections. Clin Infect Dis 50(Suppl 1):S16–S23

Malhotra-Kumar S, Lammens C, Coenen S, Van Herck K, Goossens H (2007) Effect of azithromycin and clarithromycin therapy on pharyngeal carriage of macrolide-resistant streptococci in healthy volunteers: a randomised, double-blind, placebo-controlled study. Lancet 369:482–490

Malhotra-Kumar S, van Heirstraeten L, Coenen S, Lammens C, Adriaenssens N, Kowalczyk A, Godycki-Cwirko M, Bielicka Z, Hupkova H, Lannering C, Mölstad S, Fernandez-Vandellos P, Torres A, Parizel M, Ieven M, Butler CC, Verheij T, Little P, Goossens H (2016) GRACE study group. Chemother, Bd. 71. Impact, of amoxicillin therapy on resistance selection in patients with community-acquired lower respiratory tract infections: a randomized, placebo-controlled study. J Antimicrob, S 3258–3267

Müller R, Jazmati N, Kern WV, Berner R, Al-Nawas R, Töpfer N, Olzowy B, Popert U (2019) Antibiotikatherapie bei HNO-Infektionen AWMF Register-Nr. 017/066. https://www.awmf.org/uploads/tx_szleitlinien/017-066l_S2k_Antibiotikatherapie_der_Infektionen_an_Kopf_und_Hals_2019-11_1.pdf

Naber KG, Niggemann H, Stein G, Stein G (2014) Review of the literature and individual patients' data meta-analysis on efficacy and tolerance of nitroxoline in the treatment of uncomplicated urinary tract infections. BMC Infect Dis 14:628

Olzowy B, Kresken M, Havel M et al (2017) Antimicrobial susceptibility of bacterial isolates from patients presenting with ear, nose and throat (ENT) infections in the German community healthcare setting. Eur J Clin Microbiol Infect Dis 36:1685–1690

Paul M, Bishara J, Yahav D, Goldberg E, Neuberger A, Ghanem-Zoubi N, Dickstein Y, Nseir W, Dan M, Leibovici L (2015) Trimethoprim-sulfamethoxazole versus vancomycin for severe infections caused by meticillin resistant Staphylococcus aureus: randomised controlled trial. BMJ 350:h2219

Reinel D, Plettenberg A, Seebacher C, Abeck D, Brasch J, Cornely O, Effendy I, Ginter-Hanselmayer G, Haake N, Hamm G, Hipler UC, Hof H, Korting HC, Mayser P, Ruhnke M, Schlacke KH, Tietz HJ (2008) Orale Candidiasis – Leitlinie der Deutschen Dermatologischen Gesellschaft und der Deutschsprachigen Mykologischen Gesellschaft. J Dtsch Dermatol Ges 6:593–597

Ruhe JJ, Menon A (2007) Tetracyclines as an oral treatment option for patients with community onset skin and soft tissue infections caused by methicillin-resistant Staphylococcus aureus. Antimicrob Agents Chemother 51:3298–3303

Sahm DF, Johnes ME, Hickey ML, Diakun DR, Mani SV, Thornsberry C (2000) Resistance surveillance of Streptococcus pneumoniae, Haemophilus influenzae and Moraxella catarrhalis isolated in Asia and Europe 1997–1998. J Antimicrob Chemother 45:457–466

Seifert R, Schirmer B (2021) A case to stop the use of the term 'antibiotics. Trends Microbiol 29:963–966

Simkó J, Csilek A, Karászi J, Lorincz I (2008) Proarrhythmic potential of antimicrobial agents. Infection 36:194–206

Tonkin-Crine SK, Tan PS, van Hecke O, Wang K, Roberts NW, McCullough A, Hansen MP, Butler CC, Del Mar CB (2017) Clinician-targeted interventions to influence antibiotic prescribing behaviour for acute respiratory infections in primary care: an overview of systematic reviews. Cochrane Database Syst Rev. https://doi.org/10.1002/14651858.CD012252.pub2

Wagenlehner F, Schmiemann G, Fünfstück R, Helbig S, Hofmann W, Hoyme U, Hummers E, Kunze M, Kaase M, Kranz J, Kniehl E, Lebert C, Naber KG, Mandraka F, Mündner-Hensen B, Schneidewind L, Schmidt S, Selbach I, Sester U, Vahlensieck W, Watermann D (2017) Interdisziplinäre S3 Leitlinie Epidemiologie, Diagnostik, Therapie, Prävention unkomplizierter erworbener Harnwegsinfektionen bei erwachsenen Patienten. Aktualisierung 2017. AWMF Register-Nr. 043/044. https://www.awmf.org/uploads/tx_szleitlinien/043-044l_S3_Harnwegsinfektionen_2017-05.pdf

Wijma RA, Huttner A, Koch BCP, Mouton JW, Muller AE (2018) Review of the pharmacokinetic properties of nitrofurantoin and nitroxoline. J Antimicrob Chemother 73:2916–2926

Wollny A, Altiner A, Garbe K, Klingenberg A, Kaufmann-Kolle P, Köppen M, Kamradt M, Poß-Doering R, Wensing M, Leyh M, Voss A, Feldmeier G (2022) Akute Atemwegsinfekte und Antibiotika-Verordnungen: welche Erwartungen haben Patient*innen? Dtsch Med Wochenschr 147:e82–e90

Schmerz, Entzündung und Immunsystem

Inhaltsverzeichnis

Symptomatische Behandlung von Schmerz, Fieber und Entzündung

Rainer Böger

Auf einen Blick

Die ärztliche Verordnung von Schmerzmitteln hat seit 2012 kontinuierlich zugenommen. Dies betrifft Opiodanalgetika und – etwas deutlicher – nichtopioide Analgetika. Dabei muss berücksichtigt werden, dass nicht verschreibungspflichtige, nichtopioide Analgetika nur in Sonderfällen zu Lasten der GKV verschrieben werden können.

Über die Hälfte der Opioidverordnungen entfällt auf die beiden ohne BtM-Rezept verschreibungsfähigen Wirkstoffe Tramadol und Tilidin/Naloxon. Führende Mittel der starkwirksamen Opioide sind Fentanylpflaster und Oxycodon sowie Hydromorphon, während die seit Jahren rückläufige Verordnung von Morphin sich stabilisiert hat. Einige Opioide (Methadon, Levomethadon, Buprenorphin) werden auch in der Substitutionsbehandlung opioidabhängiger Personen eingesetzt.

Bei den nichtopioiden Analgetika ist ein auffälliger Wandel eingetreten. Acetylsalicylsäure und Paracetamol werden nur noch selten ärztlich verordnet, während etwa 95 % aller Verordnungen nicht-opioider Analgetika auf das rezeptpflichtige Metamizol entfallen, obwohl dieses Medikament ein epidemiologisch relevantes Agranulozytoserisiko hat.

Bei den Verordnungen der Antirheumatika und Antiphlogistika steht Ibuprofen in der Verordnungshäufigkeit weiterhin, inzwischen mit sehr großem Vorsprung, an erster Stelle vor Diclofenac Die Verordnungen der zwei auf dem Markt verbliebenen selektiven Cyclooxygenase-2-Hemmer haben deutlich zugenommen, sie machen jedoch nur 17 % der Gesamtverordnungen bei den nichtsteroidalen Antiphlogistika aus. Die Bedeutung der umstrittenen Externa („Rheumasalben") ist weiter rückläufig.

Für die Schmerzbehandlung werden in erster Linie Opioide und nichtopioide Analgetika eingesetzt. Nichtopioide Analgetika wirken zusätzlich antipyretisch, einige auch entzündungshemmend. In manchen Fällen bereitet es Schwierigkeiten, eine eindeutige Trennung von Analgetika gegenüber den Antirheumatika und Antiphlogistika vorzunehmen. Seit mehreren Jahren werden die nichtsteroidalen Antiphlogistika Ibuprofen, Naproxen und Diclofenac in geringerer Dosis auch als rezeptfreie Schmerzmittel verwendet.

Die Prinzipien einer rationalen Schmerztherapie basieren auf dem vor über 30 Jahren eingeführten WHO-Stufenschema für die Tumorschmerztherapie (World Health Organization 1986). Nach diesen Empfehlungen sollen Einzelsubstanzen verwendet werden, solange der Schmerz damit beherrscht werden kann. Reicht die Monotherapie mit nichtopioiden Analgetika oder nichtsteroidalen Antiphlogistika nicht aus, werden diese Substanzen in der Stufe 2 des WHO-Schemas mit schwachwirksamen Opioiden kombiniert (z. B. Dihydrocodein, Tramadol, Tilidin plus Naloxon). Zur Behandlung schwerster Schmerzen können in der dritten Stufe starkwirksame Opioidanalgetika wie Morphin, Oxycodon, Hydromorphon oder Buprenorphin eingesetzt werden. Nach dem WHO-Schema soll auch bei stark wirksamen Opioidanalgetika eine Komedikation mit nichtopioiden Analgetika beibehalten werden, was aber bezüglich des Nutzens im Einzelfall überprüft werden muss. Bei neuropathischen Schmerzen kommen zunächst Gabapentin, Pregabalin, Duloxetin oder trizyklische Antidepressiva zur Anwendung; wenn diese nicht ausreichend wirken, muss auch hier mit Opioiden behandelt werden. Die analgetische Stufenleiter der WHO bildet seit vielen Jahren die Grundlage für die Empfehlungen zur Therapie von Tumorschmerzen, die mit mehreren deutschen Fachgesellschaften abgestimmt wurden (Arzneimittelkommission der deutschen Ärzteschaft 2007).

In der aktuellen WHO-Leitlinie für die Tumorschmerztherapie wurde das bisherige Stufenschema bestätigt und vervollständigt (World Health Organization 2018). Paracetamol, nichtsteroidale Antiphlogistika, Morphin und andere Opioide sind seit Jahrzehnten die Hauptstützen der Tumorschmerzbehandlung. Die Wahl des Opioidanalgetikums, die Dosierung und der Zeitpunkt sollen sich an der spezifischen Pharmakokinetik der einzelnen Opioide, den Kontraindikationen und den Nebenwirkungen beim individuellen Patienten orientieren. Darüber hinaus kann es nützlich sein, dass unterschiedliche Opioidanalgetika verfügbar sind, da das für einen Patienten beste Opioid nicht unbedingt für andere Patienten geeignet ist. So wirken beispielsweise die Opioide Tramadol und Codein bei Langsam-Metabolisierern vom CYP2D6-Typ nicht wesentlich besser als Placebo. Nach wie vor wird Morphin in den aktuellen europäischen und amerikanischen Leitlinien als initiale Standardtherapie für schwere Tumorschmerzen empfohlen (Fal-

lon et al. 2018; Swarm et al. 2019), (siehe ► Abschn. 17.2.1).

Für nicht-tumorbedingte Schmerzen (z. B. Rückenschmerz, Arthrose, Postzosterneuralgie, diabetische und nichtdiabetische Polyneuropathien) gibt es indikationsspezifische Empfehlungen für einzelne Schmerzsyndrome. So werden für die große Gruppe der Rückenschmerzen in der deutschen Nationalen Versorgungsleitlinie an erster Stelle ausgewählte nicht-medikamentöse Maßnahmen (Bewegungstherapie, Funktionstraining, Entspannungsverfahren, Verhaltenstherapie) empfohlen, die durch eine medikamentöse Analgesie lediglich unterstützt werden sollen (Bundesärztekammer et al. 2017). Bei der medikamentösen Therapie haben nichtsteroidale Antiphlogistika eine eindeutige Empfehlung für eine möglichst kurzzeitige Anwendung erhalten. Opioidanalgetika sollen nur bei fehlendem Ansprechen oder Vorliegen von Kontraindikationen gegen nichtopioide Analgetika eingesetzt werden. Auch in einer Übersicht über 15 Leitlinien zur Behandlung von Rückenschmerzen werden primär nichtmedikamentöse Maßnahmen sowie nichtsteroidale Antiphlogistika und schwache Opioide für kurze Zeiträume empfohlen (Oliveira et al. 2018). Nichtsdestotrotz gibt es viele Patienten mit chronischen Rückenschmerzen, die nur mit einer Langzeitbehandlung einschließlich starkwirksamer Opioide ausreichend Schmerzlinderung erfahren.

Die Rolle der Opioidanalgetika bei der Langzeitbehandlung von Nichttumorschmerzen bleibt jedoch aufgrund unzureichender Wirksamkeitsnachweise und einer steigenden Zahl von Berichten über Nebenwirkungen umstritten. In einer Metaanalyse von 46 kontrollierten Studien (10.742 Patienten) mit einer Behandlungsdauer von mindestens 3 Wochen wurde die analgetische Wirksamkeit von Opioiden und Nichtopioiden im Vergleich zu Placebo sowie die Physiotherapie und Psychotherapie im Vergleich zu aktiven Kontrollen untersucht (Reinecke et al. 2015). Am Ende der Behandlung betrug die mittlere Schmerzreduktion (100-Punkte-Skala) 12,0 Punkte für starkwirkende Opioide, 10,6 für schwachwirkende Opioide, 8,4 für Nichtopioide sowie 5,5 für Psychotherapie und 4,5 für Physiotherapie, wobei die fünf Interventionen keine statistischen Unterschiede zu den jeweiligen Kontrollen zeigten. In einer weiteren Metaanalyse von 96 kontrollierten Studien mit 26.169 Teilnehmern wurden Nichttumorschmerzen durch Opioide im Vergleich zu Placebo auf einer visuellen Analogskala um 11,9 % gesenkt und körperliche Funktionen um 8,5 % verbessert (Busse et al. 2018). Die Vergleiche von Opioiden mit nichtopioiden Analgetika ergaben Hinweise, dass der Nutzen bzgl. Schmerz und Funktion ähnlich war. Auch bei neuropathischen Schmerzen zeigte eine Metaanalyse von 16 Studien mit 2.199 Teilnehmern, dass Opioidanalgetika eine klinisch relevante Schmerzlinderung nur im Vergleich zu Placebo erreichten, aber nicht die Zulassungsanforderungen der EMA für die Behandlung von neuropathischen Schmerzen erfüllten (Sommer et al. 2020).

Bei den Verordnungen der Antirheumatika und Antiphlogistika steht Ibuprofen weiterhin, inzwischen mit sehr großem Vorsprung, an erster Stelle vor Diclofenac in der Verordnungshäufigkeit. Die Verordnungen der zwei auf dem Markt verbliebenen selektiven Cyclooxygenase-2-Hemmer haben deutlich zugenommen, sie machen jedoch nur 17 % der Gesamtverordnungen bei den nichtsteroidalen Antiphlogistika aus. Die rezeptfreien topischen Antirheumatika sind in der Regel von der Verordnung zu Lasten der gesetzlichen Krankenversicherung seit 2004 ausgenommen und deshalb nur noch mit zwei Präparaten vertreten.

NSAR werden vorwiegend bei degenerativen Gelenkerkrankungen eingesetzt und spielen in der Behandlung von entzündlich-rheumatischen Erkrankungen eher eine untergeordnete Rolle.

17.1 Verordnungsspektrum

Die Verordnungsentwicklung von Schmerzmitteln ist seit über 20 Jahren von einem kontinuierlichen Anstieg der Opioidanalgetika und einem massiven Rückgang der nichtopioiden Analgetika geprägt. Im Jahr 2021 ist das Verordnungsvolumen der Opioidanalgeti-

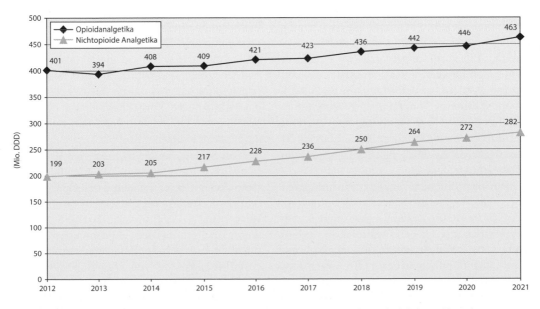

☐ **Abb. 17.1**   Verordnungen von Analgetika 2012 bis 2021. Gesamtverordnungen nach definierten Tagesdosen

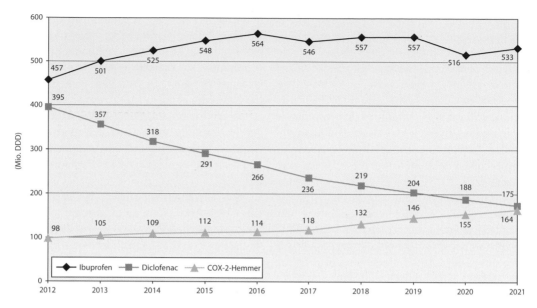

◘ Abb. 17.2 Verordnungen von Acetylsalicylsäure und Metamizol 2012 bis 2021. Gesamtverordnungen nach definierten Tagesdosen

ka nach definierten Tagesdosen (DDD) mit 3,8 % wieder etwas stärker angestiegen als in den Vorjahren (◘ Abb. 17.1). Morphinpräparate zeigen 2021 ebenfalls einen leichten Verordnungsanstieg und setzen damit den Trend der letzten Jahre fort (◘ Tab. 17.1). Das mit Abstand am häufigsten verordnete, hochpotente Opioid Fentanyl (überwiegend in Form von transdermalen therapeutischen Systemen, „Pflastern", angewandt) weist 2021 erneut einen leichten Verordnungsrückgang auf (◘ Tab. 17.1). Die Verordnungen des niedrig potenten Opioids Tramadol sind weiterhin gegenüber dem Vorjahr rückläufig. Die ebenfalls begrenzt potente Arzneimittelkombination Tilidin/Naloxon hat 2021 ihren Verordnungsanstieg nicht fortgesetzt.

Bei nichtopioiden Analgetika sind gegenüber dem Vorjahr die Verordnungszahlen von Acetylsalicylsäure erstmals seit langem wieder deutlich angestiegen, während die Verordnungszahlen für Paracetamol weiter geringfügig abgenommen haben. Bei den rezeptpflichtigen Substanzen weist Metamizol, einem langjährigen Trend folgend, erneut einen deutlichen Zuwachs auf (◘ Abb. 17.2).

17.2 Opioidanalgetika

Opioidanalgetika werden in der Schmerzbehandlung eingesetzt, wenn nichtopioide Analgetika und nichtsteroidale Antiphlogistika nicht mehr ausreichend wirksam sind. Von besonderer Bedeutung sind die stark wirkenden Opioidanalgetika für die Behandlung von Tumorschmerzen (◘ Tab. 17.1). Die analgetische Stufenleiter der WHO mit ihren konservativen und einfachen Prinzipien für die Schmerzbehandlung hat wesentlich dazu beigetragen, dass die frühere Zurückhaltung bei der Verordnung von Opioiden in der Schmerztherapie aufgegeben wurde.

Seit vielen Jahren mehren sich aber Berichte, dass die gestiegene Verschreibung von Opioiden mit einer Zunahme des Opioidmissbrauchs korreliert ist (Boscarino et al. 2010; Kaye et al. 2017; Brat et al. 2018). Sehr früh wurde erkannt, dass ein Zusammenhang zwischen Opioid-Verschreibungsmustern und Todesfällen aufgrund von Opioidüberdosierungen bestand (Bohnert et al. 2011). In den letzten 20 Jahren hat die sog. Opioidkrise 770.000 Todesfälle in den USA verursacht, von denen

❏ **Tab. 17.1** **Verordnungen stark wirkender Opioidanalgetika 2021.** Angegeben sind die 2021 verordneten Tagesdosen, die Änderungen gegenüber 2020 und die mittleren Kosten je DDD 2021

Präparat	Bestandteile	DDD	Änderung	DDD-Nettokosten
		Mio.	%	Euro
Morphin				
Morphin AL	Morphin	5,7	(−11,2)	2,39
M-STADA	Morphin	1,3	(+2,2)	3,12
Capros/-akut	Morphin	1,3	(+12,5)	3,87
MST/MSR/MSI Mundipharma	Morphin	1,2	(−11,7)	2,15
Morphinsulfat-GRY	Morphin	1,1	(+33,4)	4,13
Morphin Aristo	Morphin	0,67	(+114,7)	3,52
Morphin Merck	Morphin	0,66	(+37,9)	6,34
Morphin Hameln	Morphin	0,51	(+5,6)	4,98
Morphin-ratiopharm	Morphin	0,44	(−6,2)	3,13
Sevredol	Morphin	0,40	(−0,1)	10,01
Oramorph	Morphin	0,23	(+10,5)	9,56
Morphin HEXAL	Morphin	0,15	(−39,8)	4,06
		13,7	**(+0,3)**	**3,45**
Buprenorphin				
Buprenorphin Libra-Pharm	Buprenorphin	3,2	(+45,4)	4,23
Buprenorphin Glenmark	Buprenorphin	1,6	(−8,2)	4,87
Norspan	Buprenorphin	1,4	(−6,7)	5,24
Buprenorphin AL	Buprenorphin	1,2	(−43,6)	4,81
Transtec	Buprenorphin	1,2	(−14,3)	4,04
Temgesic	Buprenorphin	0,82	(+20,2)	2,38
Buprenorphin Aristo	Buprenorphin	0,65	(+57,8)	4,87
Buprenorphin/Bupre HEXAL	Buprenorphin	0,41	(−32,4)	3,13
Bupre-1 A Pharma	Buprenorphin	0,35	(+14,1)	6,39
		10,9	**(−1,5)**	**4,43**
Fentanyl				
Fentanyl-1 A Pharma	Fentanyl	20,5	(+5,8)	3,96
Fentanyl HEXAL	Fentanyl	7,7	(+2,2)	3,76
Fentanyl-PUREN	Fentanyl	5,7	(+24,9)	2,29
Fentanyl AL	Fentanyl	4,4	(−29,5)	2,80

◘ **Tab. 17.1** (Fortsetzung)

Präparat	Bestandteile	DDD	Änderung	DDD-Nettokosten
		Mio.	%	Euro
Fentanyl AbZ	Fentanyl	3,7	(−16,1)	3,14
Fentanyl Hennig	Fentanyl	2,8	(+46,7)	2,87
Durogesic	Fentanyl	1,6	(−18,9)	3,47
Fentanyl Winthrop	Fentanyl	1,4	(−27,2)	3,66
Fentanyl-ratiopharm TTS	Fentanyl	0,86	(−0,5)	3,61
Effentora	Fentanyl	0,58	(+2,6)	20,85
Fentanyl-/Fentamat Sandoz	Fentanyl	0,52	(−46,8)	3,73
Fentanyl Aristo	Fentanyl	0,45	(−11,4)	4,67
Abstral	Fentanyl	0,40	(−3,2)	28,18
Fentapon	Fentanyl	0,36	(+31,2)	2,93
Instanyl	Fentanyl	0,14	(+31,6)	37,65
		51,1	**(−1,0)**	**3,96**
Oxycodon				
Carenoxal	Oxycodon	3,7	(+1,4)	3,60
Oxycodonhydrochlorid-PUREN	Oxycodon	2,9	(+35,4)	6,85
Oxycodon-HCL AL	Oxycodon	2,7	(+48,9)	4,93
Oxycodonhydrochlorid Heumann	Oxycodon	2,6	(−37,6)	5,74
Oxycodon HCL beta	Oxycodon	2,1	(+1,6)	6,33
Oxyconoica	Oxycodon	1,9	(−20,4)	3,95
Oxygesic	Oxycodon	1,6	(−12,4)	5,47
Oxycodon HCL Zentiva	Oxycodon	1,1	(+15,8)	15,28
Oxycodon-HCL ratiopharm	Oxycodon	0,77	(−19,5)	7,12
Oxycodon-HCL AbZ	Oxycodon	0,56	(−19,6)	4,93
Oxycodon-HCL Winthrop	Oxycodon	0,56	(−19,0)	4,69
Oxycodon HCL Aristo	Oxycodon	0,42	(−5,3)	13,28
Oxycodonhydrochlorid-1 A Pharma	Oxycodon	0,39	(−0,2)	5,10
Oxycodon-HCl Krugmann	Oxycodon	0,34	(+32,1)	15,29
		21,6	**(−3,7)**	**6,08**

17

◘ **Tab. 17.1** (Fortsetzung)

Präparat	Bestandteile	DDD	Änderung	DDD-Nettokosten
		Mio.	%	Euro
Oxycodon plus Naloxon				
Targin	Oxycodon Naloxon	3,1	(−11,5)	6,65
Oxycodon/Naloxon Krugmann	Oxycodon Naloxon	2,9	(−15,2)	7,23
Oxycodon comp AbZ	Oxycodon Naloxon	1,7	(+10,9)	4,13
Oxycodon-HCL/Naloxon-HCL Mylan	Oxycodon Naloxon	1,6	(+79,1)	3,93
Oxycodon-HCL/Naloxon-HCL beta	Oxycodon Naloxon	1,6	(+20,3)	4,00
Oxycodon-HCL/Naloxon-HCL AL	Oxycodon Naloxon	1,5	(+32,6)	4,86
Oxycodon comp-1 A Pharma	Oxycodon Naloxon	1,3	(−0,8)	4,19
Oxycocomp-ratiopharm	Oxycodon Naloxon	1,0	(−0,5)	7,10
Oxycodon-HCL/Naloxon-HCL Ethypharm	Oxycodon Naloxon	0,58	(⏐28,2)	3,92
Oxycodon/Naloxon Aristo	Oxycodon Naloxon	0,58	(−37,3)	4,14
Oxycodon-HCl/Naloxon-HCl-PUREN	Oxycodon Naloxon	0,56	(+630,3)	4,10
Oxycodon comp. Hennig	Oxycodon Naloxon	0,25	(−7,4)	3,97
Oxycodon-HCL/Naloxon-HCL STADA	Oxycodon Naloxon	0,22	(+11,3)	4,07
		17,0	**(+5,3)**	**5,33**
Hydromorphon				
Hydromorphon Aristo	Hydromorphon	8,9	(+25,9)	6,68
Hydromorphon-HCL Heumann	Hydromorphon	4,4	(−0,5)	4,66
Hydromorphon-HCL Glenmark	Hydromorphon	4,1	(+109,5)	4,28
Hydromorphon/-hydrochlorid beta	Hydromorphon	2,4	(−16,1)	7,44
Hydromorphon Winthrop	Hydromorphon	2,3	(−5,1)	5,72
Jurnista	Hydromorphon	2,2	(−6,6)	5,51
Hydromorphon-HCL-PUREN	Hydromorphon	2,1	(−21,6)	4,15

■ **Tab. 17.1** (Fortsetzung)

Präparat	Bestandteile	DDD	Änderung	DDD-Nettokosten
		Mio.	%	Euro
Hydromorphon AL	Hydromorphon	1,8	(−47,7)	4,04
Hydromorphon dura	Hydromorphon	1,7	(−29,6)	5,57
Hydromorphon HEXAL	Hydromorphon	1,7	(+42,8)	4,65
Hydromorphon Hameln	Hydromorphon	1,4	(+90,0)	4,32
Palladon	Hydromorphon	1,2	(−15,9)	6,24
Palladon injekt	Hydromorphon	0,93	(+23,7)	5,08
Hydromorphon HCl Hormosan	Hydromorphon	0,85	(+260,2)	4,24
Hydromorphon Ethypharm	Hydromorphon	0,82	(+165,7)	4,90
Hydromorphon-ratiopharm	Hydromorphon	0,23	(−4,5)	6,04
		36,9	**(+7,5)**	**5,43**
Opioide zur Substitution				
Methaddict	Methadon	12,0	(+0,1)	0,97
L-Polamidon zur Substitution	Levomethadon	7,2	(+561,5)	0,76
Subutex	Buprenorphin	6,0	(+521,8)	2,12
L-Poladdict	Levomethadon	4,5	(+208,9)	0,72
Substitol	Morphin	3,0	(−29,1)	3,07
Buprenaddict	Buprenorphin	2,4	(+219,4)	2,53
Bupensan	Buprenorphin	0,79	(+93,6)	2,23
Suboxone	Buprenorphin Naloxon	0,78	(+209,1)	2,93
Buprenorphin Ethypharm	Buprenorphin	0,49	(+175,5)	2,53
Buprenorphin Sanofi	Buprenorphin	0,27	(+466,8)	1,57
Buvidal Depot-Injektion	Buprenorphin	0,17	(+53,3)	16,47
		37,5	**(+74,6)**	**1,51**
Andere Opioide				
Palexia	Tapentadol	11,2	(−25,7)	12,26
Tapentadol Libra-Pharm	Tapentadol	5,1	(+608,4)	11,41
L-Polamidon	Levomethadon	1,1	(+0,1)	1,21
Piritramid Hameln	Piritramid	0,07	(−13,3)	6,23
Dipidolor	Piritramid	0,05	(−1,2)	9,37
		17,5	**(+2,8)**	**11,30**
Summe		**206,2**	**(+9,8)**	**4,73**

17

ein erheblicher Teil das direkte Ergebnis einer Überverschreibung von Opioiden war (Healton et al. 2019).

Die Ursachen der Opioidkrise sind komplex und vielfältig. Eine Hauptursache scheint der Einfluss der Pharmaindustrie auf das Verschreibungsverhalten von Ärzten zu sein, der in den späten 1990er Jahren mit der aggressiven Vermarktung von Oxycodon bei chronischen nicht-krebsbedingten Schmerzen durch die Purdue Pharma begann (Spithoff et al. 2020).

Obwohl sich die Muster der Opioidverordnungen in Deutschland ähnlich wie in anderen Industrieländern entwickelt haben, gibt es bei uns bisher keine Anzeichen einer Opioidepidemie, insbesondere angesichts der Tatsache, dass die Zahl der opioidbedingten Todesfälle seit 2006 stabil geblieben ist (Rosner et al. 2019). Führende Schmerztherapeuten plädieren daher dafür, die Opioidkrise in den USA und die Opioidverschreibungen in Deutschland differenzierter zu betrachten sowie die Unterschiede zwischen dem US-amerikanischen und dem deutschen Gesundheitssystem deutlich zu machen (Häuser et al. 2020). Als ein wichtiger Unterschied werden die deutlich restriktiveren Regelungen im Betäubungsmittelrecht in Deutschland angesehen. Darüber hinaus haben deutsche Patienten und Ärzte freien Zugang zu nichtmedikamentösen Verfahren wie einer interdisziplinären multimodalen Schmerztherapie.

17.2.1 Morphin

Morphin ist seit 30 Jahren der Goldstandard in der Stufe 3 des WHO-Stufenschemas der Tumorschmerztherapie (World Health Organization 1986). Dementsprechend wurde in Deutschland lange Zeit ganz überwiegend Morphin verordnet. In der Gruppe der stark wirksamen Opioidanalgetika entfielen 1996 über 60 % der Verordnungen auf Morphin, während andere stark wirkende Opioide (Buprenorphin, Levomethadon) nur eine untergeordnete Rolle spielten (siehe Arzneiverordnungs-Report 1997). Im Jahre 2021 halten sich die Verordnungszahlen für Morphin, das fast nur als orales Retardpräparat zur Behandlung von Tumorschmerzen verschrieben wird, mit knapp 7 % der Gesamtverordnungen stark wirkender-Opioide auf einem stabilen Niveau (◘ Tab. 17.1). In den vergangenen Jahren waren verschiedene Alternativen zu oralem Morphin eingeführt worden, vor allem neue Arzneiformen von seit langem bekannten Arzneistoffen. Dazu gehören transdermale Präparate von Fentanyl und Buprenorphin sowie Retardpräparate von Oxycodon und Hydromorphon. Unter anderem hat dies dazu geführt, dass auch 2021 ca. 30 % der verordneten Tagesdosen auf die transdermalen Präparate entfallen.

Initiale Standardmedikation für schwere Tumorschmerzen ist nach der aktualisierten WHO Leitlinie weiterhin Morphin nach Stufenplan, nach der Uhr und sorgfältig abgestimmt auf die individuellen Bedürfnisse des Patienten (World Health Organization 2018). Diese WHO-Vorgaben finden sich auch in aktuellen europäischen und amerikanischen Leitlinien. Nach der Leitlinie der European Society for Medical Oncology sind starke Opioide die Hauptstütze der analgetischen Therapie bei der Behandlung mittelschwerer bis schwerer krebsbedingter Schmerzen. Auch wenn eine Vielzahl starker Opioide existiert, ist orales Morphin weiterhin eines der Mittel der ersten Wahl für die Therapie schwerer Tumorschmerzen. Obwohl andere starkwirksame Opiate inzwischen häufiger verordnet werden, ist deren Überlegenheit gegenüber Morphin nicht unbedingt nachweisbar (Fallon et al. 2018). Auch in der neuesten amerikanischen klinischen NCCN-Praxisleitlinie für die Onkologie wird Morphin als Mittel der Wahl für die initiale Therapie von Tumorschmerzen von therapienaiven Patienten angesehen, weil es ähnliche analgetische Wirkungen wie andere Opioide hat und in einer Vielzahl von Formulierungen und Applikationsformen erhältlich ist, einschließlich oraler, parenteraler und rektaler Verabreichung (Swarm et al. 2019). Die Therapie mit stark wirkenden Opioidanalgetika hat sich jedoch in vielen Ländern abweichend von den Leitlinien entwickelt. In einer Untersuchung aus Italien wurde beobachtet, dass anstelle von Morphin häufig transdermales Fentanyl als Mittel der ersten Wahl bei Patienten eingesetzt wird, die keine Kontraindikationen für orales Morphin haben, deren Dosis noch nicht titriert wurde und die dazu noch ein instabiles Schmerzprofil aufwiesen (Ripamonti et al. 2006). Auch in Deutschland wird transdermales Fentanyl häufig bei opioidnaiven Patienten als Opioid der ersten Wahl verwendet (s. u.).

17.2.2 Fentanyl

Unter den stark wirkenden Opioiden ist Fentanyl die meistverordnete Substanz. Sie wird in der ambulanten Krankenversorgung vornehmlich zur transdermalen Opioidzufuhr als Membranpflaster verwendet. Insgesamt ist die Verordnung von Fentanylpflastern 2021 gegenüber dem Vorjahr erneut geringfügig zurückgegangen (◘ Tab. 17.1). Das besonders gut an Haut und Blut-Hirnschranke penetrierende transdermale Fentanyl ist für eine schnelle Opioidtitration nicht geeignet und sollte nur eingesetzt werden, wenn Patienten nicht schlucken können oder eine geringe Morphintoleranz oder eine schlechte Compliance besteht (Fallon et al. 2018; Swarm et al. 2019). In Deutschland werden diese Leitlinienempfehlungen offenbar nicht beachtet, da nach einer neueren Arzneimittelverbrauchsstudie 85 % der mit Fentanylpflastern behandelten Patienten opioidnaiv waren und 73 % keine Schwierigkeiten mit oraler Arzneitherapie hatten (Garbe et al. 2012). Die Arzneimittelkommission der deutschen Ärzteschaft (2012) hat sich daher veranlasst gesehen, nochmals auf die leitlinienkonforme Opioidtherapie hinzuweisen, zumal Berichte zu Überdosierungen durch Fentanylpflaster mit schwerwiegenden Folgen vorliegen (Bewusstseinsstörungen, Somnolenz, Atemdepression) vorliegen. Eine der Ursachen dafür dürfte in der etwa 12stündigen Latenzzeit zwischen Aufkleben des Pflasters und vollem Wirkeintritt liegen.

Für die Therapie von Durchbruchschmerzen von analgetisch behandelten Tumorpatienten steht Fentanyl auch in schnell, stark und kurz wirkenden Arzneiformen wie Nasenspray und Sublingual- oder Bukkaltabletten zur Verfügung. Eine Bukkaltablette (*Effentora*) ist mit einem leichten Verordnungsanstieg weiterhin unter den 3.000 meistverordneten Präparaten vertreten (◘ Tab. 17.1). Für diese spezielle Indikation gibt es mehrere Vergleichsstudien, die eine Überlegenheit von Fentanyl gegenüber nichtretardiertem Morphin beschreiben (Bornemann-Cimenti et al. 2013). Die Autoren dieser Übersicht weisen jedoch darauf hin, dass die Studien alle pharmaindustrienah durchgeführt wurden. So fehlt auch der wichtige Vergleich mit Morphintropfen als Standardtherapie für eine schnell wirkende orale Opioidtherapie von Tumorschmerzen.

17.2.3 Buprenorphin

Buprenorphinpräparate sind 2021 insgesamt etwas weniger häufiger verschrieben worden als im Vorjahr (◘ Tab. 17.1). Bis auf eine Ausnahme (*Temgesic*) wird Buprenorphin als transdermales Pflaster angewendet. Preisgünstige Generika zeigen teilweise massive Zuwächse, die beiden Originalpräparate (*Norspan, Transtec*) sind dagegen weiterhin rückläufig. Ein kleiner Teil der Verordnungen entfällt auf die orale Substitutionsbehandlung opioidabhängiger Patienten mit Sublingualtabletten.

Buprenorphin ist ein partieller Agonist an opioiden μ- und κ-Rezeptoren mit hoher Affinität, der nicht durch Morphin oder Heroin vom Rezeptor verdrängt werden kann. Transdermales Buprenorphin wird in höheren Dosierungen (35–70 μg/Stunde) zur Behandlung mäßig starker bis starker Tumorschmerzen eingesetzt, ist aber kein typisches Erstlinien-Opioid. In geringeren Dosierungen (5–20 μg/Stunde) kann es auch bei nicht-malignen Schmerzen eingesetzt werden (Übersicht bei Foster et al. 2013). Nach einem Cochrane-Review (19 Studien, 1.421 Patienten) ist die Positionierung von Buprenorphin bei der Behandlung von Tumorschmerzen noch nicht abgeschlossen (Schmidt-Hansen et al. 2015). Eine mögliche Option ist der Einsatz in der vierten Linie nach Standardtherapie mit Morphin, Oxycodon und Fentanyl. Die sublinguale Gabe und die Injektion haben eine gute analgetische Wirkung, während die Ergebnisse mit der transdermalen Applikation uneinheitlich waren.

17.2.4 Oxycodon

Oxycodon weist 2021 wie in den Vorjahren einen Verordnungsrückgang auf. Ähnlich wie Morphin ist es für die orale Dauertherapie schwerer bis sehr schwerer Schmerzen geeignet, hat aber durch eine höhere orale Verfügbarkeit (65 %) und eine längere Halbwertszeit (4–6 h) pharmakokinetische Vorteile gegenüber Morphin. Diese spielen jedoch bei der länger wirkenden Retardform keine Rolle. Oxycodon wird als Alternative zu Morphin mit einem ähnlichen Wirkungs- und Nebenwirkungsspektrum angesehen (Fallon et al. 2018; Swarm et al. 2019). Es wird etwa eineinhalb Mal so häufig verordnet wie Morphin (◘ Tab. 17.1). Durch die Verfügbarkeit von Generika ist der Preisunterschied gegenüber Morphin zwar geringer geworden, aber immer noch erkennbar.

Das original zugelassene Kombinationspräparat *Targin*, das neben Oxycodon auch Naloxon enthält, soll die spastische Obstipation vermindern. Es zeigt gegenüber 2020 erneut einen deutlichen Verordnungsrückgang. Dieser Rückgang wird aber durch viele generische Oxycodon/Naloxon Kombinationspräparate, die preisgünstiger als Targin sind, mehr als ausgeglichen (◘ Tab. 17.1). Die vermeintliche Besserung der Darmfunktion durch die Kombination mit Naloxon war in Studien allerdings marginal; die meisten Patienten (45–70 %) benötigten weiterhin Laxantien (Placebo 81 %) (Meissner et al. 2009). Gleichzeitig wurden vermehrt Nebenwirkungen beobachtet, die zum Teil als Zeichen

eines durch Naloxon induzierten Opioidentzuges erklärbar sind, wie Schwitzen, Diarrhö, Nausea, abdominelle Schmerzen, Unruhe, Muskelspasmen, Kopfschmerzen und Schwindel (Wilcock 2009). Ein klinischer Zusatznutzen ist bei Patienten mit regulärer Laxantientherapie nicht gesichert. Daher wird der Einsatz von Oxycodon/Naloxon nicht empfohlen (Kassenärztliche Bundesvereinigung 2012a).

17.2.5 Hydromorphon

Hydromorphon ist ein weiteres klassisches Opioidanalgetikum, das seit 1999 auch als orales Retardpräparat (*Palladon*) mit einer Wirkungsdauer von 12 h am Markt ist. Im Jahre 2006 wurde ein zweites retardiertes Hydromorphonpräparat eingeführt (*Jurnista*), das mit einem oralen osmotischen System eine einmal tägliche Gabe ermöglicht (Drover et al. 2002). Hydromorphon unterscheidet sich von Morphin nur durch eine 6-Oxogruppe und ist wie dieses ein voller μ-Rezeptoragonist. Auch die pharmakokinetischen Eigenschaften (orale Bioverfügbarkeit 40 %, Halbwertszeit 2,6 h) sind ähnlich wie bei Morphin. Nach einem Cochrane-Review wirkt Hydromorphon ähnlich wie Morphin und Oxycodon und hat ein ähnliches Nebenwirkungsprofil wie andere μ-Rezeptoragonisten (Bao et al. 2016). 2021 ist Hydromorphon wie im Vorjahr wieder häufiger verordnet worden als zuvor, wobei die beiden Originalpräparate (*Jurnista, Palladon*) erneut rückläufig waren und sich ein deutlicher Trend hin zu den zahlreichen Generika erkennen lässt (◘ Tab. 17.1).

17.2.6 Levomethadon und Methadon

Levomethadon (*L-Polamidon*) taucht als Fertigarzneimittel in zwei Positionen auf: Einmal als Analgetikum, bei dem die Verordnungszahlen 2021 im Vergleich zum Vorjahr 2021 deutlich angestiegen sind, zum anderen zur Substitutionsbehandlung opioidabhängiger Patienten. Auch in dieser Indikation ist die Verordnung von Levomethadon gegenüber dem Vorjahr 2021 angestiegen (◘ Tab. 17.1).

Das Fertigarzneimittel *Methaddict*, das racemisches Methadon enthält, ist 2021 gegenüber dem Vorjahr im Verordnungsvolumen stabil geblieben. Wesentlich höher liegen nach wie vor die Verordnungsmengen von racemischem D,L-Methadon in Form von Rezepturen aus Apotheken.

17.2.7 Tapentadol

Tapentadol (*Palexia retard*) wurde im August 2010 in Deutschland zugelassen und wird 2021 weiterhin insgesamt häufiger als Morphin verordnet. Allerdings zeigt sich eine Verschiebung mit sinkenden Verordnungszahlen des Originalpräparats *Palexia* zugunsten eines Generikums, welches sich nun ebenfalls unter den verordnungsstärksten Arzneimitteln findet (◘ Tab. 17.1). Ähnlich wie Tramadol hemmt Tapentadol die neuronale Noradrenalinwiederaufnahme zusätzlich zur Aktivierung des μ-Rezeptors (Übersicht bei Frampton 2010). Beide Wirkprinzipien tragen zur analgetischen Wirkung bei. Im Gegensatz zu Tramadol unterliegt Tapentadol ebenso wie andere stark wirksame Opioidanalgetika den betäubungsmittelrechtlichen Vorschriften. *Palexia* ist zur Behandlung starker chronischer Schmerzen zugelassen, wurde bisher jedoch vornehmlich bei Nichttumorschmerzen untersucht. Nach einem Cochrane Review scheint Tapentadol eine ähnliche Effektivität bei Tumorschmerzen zu haben wie Morphin oder Oxycodon (Wiffen et al. 2015). Es gibt allerdings Befunde, dass Tapentadol verglichen mit äquianalgetisch wirksamen Dosen der klassischen Opioide weniger die typischen unerwünschten Opioidwirkungen wie Atemdepression und spastische Obstipation aufweist (Langford et al. 2016). Aufgrund noch nicht ausreichender Studienergebnisse bleibt Tapentadol eine therapeutische Reserve für eine sehr überschaubare Anzahl klinischer Situationen (Kassenärztliche Bundesvereinigung 2012b). Eine neuere Zusammenstellung der vorhandenen Ergebnisse beim Vergleich von Tramadol und Tapentadol erwähnt verschiedene Vorteile von Tapentadol, weist aber auch auf die Notwendigkeit weiterer Untersuchungen bezüglich der Toxikologie hin (Faria et al. 2018).

17.2.8 Schwach wirksame Opioidanalgetika

Das schwach wirksame, nicht der Betäubungsmittelverschreibung unterliegende Tramadol bleibt trotz einer erneut gegenüber dem Vorjahr geringeren Verordnungshäufigkeit weiterhin das am meisten verschriebene Opioid-Monopräparat (◘ Tab. 17.2). Es ist anzunehmen, dass ein Grund dafür die unkompliziertere Verschreibung ist: Tramadol unterliegt nicht der BtM-Verschreibungsverordnung (BtmVV). Es ist auch in fixer Kombination mit Paracetamol verfügbar. Diese Kombinationstherapie ist 2021 erneut deutlich häufiger verschrieben worden.

Unter den Kombinationspräparaten mit Opioiden nehmen Tilidinkombinationen insofern eine Sonderstellung ein, als sie für die Bekämpfung schwerer Schmerzen in ähnlicher Weise verwendet werden können wie stark wirkende Opioide, die unter der BtMVV stehen. Durch den Zusatz von Naloxon, welches nach intravenöser Zufuhr die Wirkung von Tilidin antagonisiert, nach oraler Zufuhr jedoch infolge First-pass-Metabolismus weitgehend inaktiviert wird und die analgetische Wirkung von Tilidin ungeschwächt zulässt, sind die retardierten Tilidinkombinationen aus den Bestimmungen der BtmVV ausgenommen. Die Verordnung dieser Präparate hat sich 2021 gegenüber dem Vorjahr auf hohem Niveau stabilisiert (◘ Tab. 17.3).

Bei den Kombinationspräparaten von Codein hat sich die Kombination mit Paracetamol in der Verordnungshäufigkeit 2021 nach dem abnehmenden Trend der Vorjahre stabilisiert (◘ Tab. 17.4). Andere Codeinkombi-

◘ Tab. 17.2 Verordnungen von Tramadol 2021. Angegeben sind die 2021 verordneten Tagesdosen, die Änderungen gegenüber 2020 und die mittleren Kosten je DDD 2021

Präparat	Bestandteile	DDD	Änderung	DDD-Nettokosten
		Mio.	%	Euro
Tramadol				
Tramadol Librapharm	Tramadol	30,5	(−4,2)	0,82
Tramadol AL	Tramadol	12,1	(−7,6)	1,05
Tramadol-1 A Pharma	Tramadol	4,2	(+26,8)	0,88
Tramabeta	Tramadol	2,3	(+7,3)	0,78
Tramagit	Tramadol	2,0	(−14,7)	0,95
Tramal	Tramadol	1,7	(−10,7)	1,00
Tramadolor	Tramadol	1,4	(−28,9)	1,03
Tramadol-ratiopharm	Tramadol	0,99	(−22,5)	1,01
Tramadol STADA	Tramadol	0,83	(−11,0)	0,84
Tramadol AbZ	Tramadol	0,53	(−32,6)	0,77
		56,7	**(−5,1)**	**0,89**
Tramadolkombinationen				
Tramabian	Tramadol Paracetamol	1,4	(+18,1)	3,31
Tramadol/Paracetamol Aristo	Tramadol Paracetamol	0,48	(+2,7)	3,41
Zaldiar	Tramadol Paracetamol	0,14	(−8,0)	4,15
		2,0	**(+11,8)**	**3,39**
Summe		**58,7**	**(−4,6)**	**0,97**

nationen sind 2021 dagegen in der Verordnungshäufigkeit erneut zurückgegangen. Nach einem Cochrane-Review bewirkt Codein allein oder in Kombination mit Paracetamol bei einigen Patienten mit Tumorschmerzen eine gute Schmerzlinderung. Unklar ist jedoch, ob die Zugabe von Paracetamol die Wirkung verstärkt (Straube et al. 2014). Dagegen gibt es keine ausreichende Evidenz, ob Paracetamol allein oder in Kombination mit Codein bei neuropathischen Schmerzen wirksam ist (Wiffen et al. 2016). Darüber hinaus gilt für Codein und ebenso für Tramadol, dass diese Medikamente keine Wirksamkeit haben bei den ca. 10 % der europäischen Bevölkerung, die keine CYP2D6 Aktivität haben. Andererseits können sie bei den etwa 1 bis 2 % der Bevölkerung, die ultraschnelle Metabolisierer sind, zu gefährlicher Atemdepression führen.

◨ **Tab. 17.3   Verordnungen von Tilidinkombinationen 2021.** Angegeben sind die 2021 verordneten Tagesdosen, die Änderungen gegenüber 2020 und die mittleren Kosten je DDD 2021

Präparat	Bestandteile	DDD	Änderung	DDD-Nettokosten
		Mio.	%	Euro
Tilidinkombinationen				
Tilidin AL comp	Tilidin Naloxon	157,7	(+6,5)	1,27
Tilidin-1 A Pharma	Tilidin Naloxon	14,1	(+8,8)	1,29
Valoron N	Tilidin Naloxon	4,6	(−67,7)	1,09
Tilidin comp STADA	Tilidin Naloxon	3,0	(−27,7)	0,82
Tilidin-ratiopharm plus	Tilidin Naloxon	1,4	(−11,2)	0,72
Tilidin comp HEXAL	Tilidin Naloxon	0,77	(−27,9)	1,01
		181,5	**(−0,3)**	**1,25**
Summe		**181,5**	**(−0,3)**	**1,25**

◨ **Tab. 17.4   Verordnungen von Codeinpräparaten 2021.** Angegeben sind die 2021 verordneten Tagesdosen, die Änderungen gegenüber 2020 und die mittleren Kosten je DDD 2021

Präparat	Bestandteile	DDD	Änderung	DDD-Nettokosten
		Mio.	%	Euro
Codein mit Paracetamol				
Titretta	Paracetamol Codein	0,65	(−3,3)	0,51
Azur compositum SC	Paracetamol Codein	0,48	(+28,7)	3,44
Paracetamol comp STADA	Paracetamol Codein	0,29	(−33,6)	2,87
Gelonida Schmerz	Paracetamol Codein	0,26	(+63,5)	3,27
Talvosilen	Paracetamol Codein	0,25	(−13,1)	1,67
		1,9	**(+0,3)**	**2,12**

17

⬛ **Tab. 17.4** (Fortsetzung)

Präparat	Bestandteile	DDD	Änderung	DDD-Nettokosten
		Mio.	%	Euro
Andere Codeinkombinationen				
Voltaren plus	Diclofenac Codein	1,1	(−3,9)	1,42
Dolomo TN	Acetylsalicylsäure Paracetamol Coffein/Codein	0,36	(−12,9)	3,32
		1,5	**(−6,3)**	**1,89**
Summe		**3,4**	**(−2,7)**	**2,02**

17.3 Nichtopioide Analgetika

Die nichtopioiden Analgetika Acetylsalicylsäure und Paracetamol sind rezeptfrei und damit nur in Ausnahmefällen zu Lasten der gesetzlichen Krankenversicherung verschreibungsfähig. Ihre Verordnungszahlen sind bei Acetylsalicylsäure entgegen dem langjährigen Trend in 2021 gegenüber dem Vorjahr wieder angestiegen, wohingegen sich bei Paracetamol der Verordnungsrückgang des Vorjahres fortsetzte (⬛ Tab. 17.5). Viele Patienten bezahlen diese rezeptfreien Analgetika in Form der preiswerten Generika ohne Verordnung selbst, zumal die Zuzahlungsbeträge meist über dem Gesamtpreis der Packungen liegen. Paracetamol ist in Packungsgrößen, die mehr als 10 g Paracetamol enthalten, wegen der toxischen Effekte bei Überdosierung seit 2009 wieder rezeptpflichtig.

Das rezeptpflichtige Metamizol, welches seit mehr als 10 Jahren kontinuierliche Zunahmen der Verordnung aufweist, ist auch 2021, dem langjährigen Trend folgend, wieder häufiger verordnet worden (⬛ Abb. 17.2 und ⬛ Tab. 17.5). Allerdings scheint sich der Verordnungszuwachs etwas abzuflachen.

Es ist immer wieder darauf hingewiesen worden, dass die Gefahr der Sensibilisierung und Auslösung von Agranulozytosen und Schockreaktionen (nach i. v. Gabe) zu einer Einschränkung der Indikation für die Verwendung von Metamizol führen muss. Die zuverlässige schmerzstillende Wirkung von Metamizol wäre sicherer, wenn nicht der kritiklose Einsatz bei leichten Schmerz- und Fieberzuständen die Sensibilisierungsrate gegenüber Pyrazolanalgetika steigern würde. Obwohl das Anwendungsgebiet von Metamizol aus diesem Grunde erheblich eingeschränkt und die Rezeptpflicht angeordnet wurde (Arzneimittelkommission der deutschen Ärzteschaft 1986), und obwohl das damalige Bundesgesundheitsamt 1987 für alle metamizolhaltigen Kombinationspräparate die Zulassung widerrufen hat, hält der Trend zur Mehrverordnung dieser Substanz über die letzten zehn Jahre kontinuierlich an.

Eine neuere, systematische Auswertung der Publikationen über die Risiken der Verwendung von Metamizol hat ergeben, dass ein 1,5- bis 40,2-fach gesteigertes Risiko für das Auftreten einer Agranulozytose gefunden wurde, während für eine aplastische Anämie kein höheres Risiko nach Metamizol beobachtet wurde (Andrade et al. 2016). Eine aktuelle Auswertung von Spontanberichten der europäischen EudraVigilance-Datenbank für die Zeit von 1985 bis 2017 hat 1.448 Metamizol-assoziierte Agranulozytosen ergeben, von denen 16,2 % tödlich verliefen (Hoffmann et al. 2020). Der größte Teil der berichteten Agranulozytosefälle stammte aus Deutschland (42 %), davon allein 40 im Jahre 2017. Die realen Fallzahlen

◙ **Tab. 17.5 Verordnungen von nichtopioiden Analgetika 2021.** Angegeben sind die 2021 verordneten Tagesdosen, die Änderungen gegenüber 2020 und die mittleren Kosten je DDD 2021

Präparat	Bestandteile	DDD	Änderung	DDD-Nettokosten
		Mio.	%	Euro
Salicylate				
Ass Zentiva	Acetylsalicylsäure	5,3	(> 1.000)	0,08
ASS-ratiopharm	Acetylsalicylsäure	1,3	(−17,3)	0,06
		6,7	**(+276,7)**	**0,07**
Paracetamol				
Paracetamol-ratiopharm	Paracetamol	3,8	(−6,8)	0,50
Paracetamol AL	Paracetamol	1,2	(−2,4)	0,35
Paracetamol-1 A Pharma	Paracetamol	0,98	(−8,2)	0,52
Ben-u-ron	Paracetamol	0,85	(+4,4)	0,98
Paracetamol AbZ	Paracetamol	0,68	(+17,8)	0,35
Paracetamol BC	Paracetamol	0,38	(+11,5)	0,35
Paracetamol STADA	Paracetamol	0,32	(−2,7)	1,50
Paracetamol Sanavita	Paracetamol	0,29	(+97,3)	0,31
Paracetamol Sophien	Paracetamol	0,07	(+2,2)	0,41
		8,6	**(−1,0)**	**0,54**
Pyrazolderivate				
Novaminsulfon Lichtenstein	Metamizol	208,7	(−0,3)	1,47
Novaminsulfon-ratiopharm	Metamizol	30,4	(−9,3)	1,31
Novaminsulfon-1 A Pharma	Metamizol	9,7	(+99,2)	1,39
Novaminsulfon AbZ	Metamizol	9,6	(+35,4)	0,99
Metamizol Aristo	Metamizol	3,8	(+91,4)	1,48
Novalgin	Metamizol	0,71	(−7,4)	2,03
Metamizol HEXAL	Metamizol	0,68	(−4,9)	1,56
Berlosin	Metamizol	0,28	(−18,0)	1,69
		263,9	**(+2,1)**	**1,43**
Summe		**279,1**	**(+3,8)**	**1,37**

17

dürften aber weit höher liegen, da in Deutschland, auch bei den schweren unerwünschten Arzneimittelwirkungen, nur ein kleiner Teil gemeldet wird. Da die Agranulozytose nach Metamizol unabhängig von Dosierung und Anwendungsdauer auftreten kann, ist eine sorgfältige Beobachtung von Symptomen während der gesamten Behandlungsdauer erforderlich.

17.4 Nichtsteroidale Antiphlogistika

Nichtsteroidale Antiphlogistika werden seit über 100 Jahren zur Behandlung von Schmerzen und rheumatischen Entzündungen eingesetzt. Der gemeinsame Wirkungsmechanismus besteht in einer Hemmung der Cyclooxygenase, wodurch die Bildung von Prostaglandinen und Thromboxan vermindert wird (Vane 1971). Prostaglandine vermitteln einerseits Schmerz und Entzündungsprozesse, haben gleichzeitig aber auch schleimhautprotektive Effekte im Magendarmtrakt. Die längerfristige Anwendung nichtsteroidaler Antiphlogistika führt bei etwa 1 % der Patienten zu Krankenhauseinweisungen wegen Ulkuskomplikationen (Blutungen, Perforationen) mit jährlich tausenden von Todesfällen (Wolfe et al. 1999). Mit Einführung einer Prophylaxe gegen die gastrointestinalen Läsionen durch die Kombination von nichtsteroidalen Antiphlogistika mit Protonenpumpenhemmern ist das Risiko geringer geworden.

Die Entdeckung einer durch Entzündung induzierbaren Cyclooxygenase war der erste Hinweis auf zwei unterschiedliche Isoformen dieses Enzyms (Fu et al. 1990). Die Cyclooxygenase-1 (COX-1) wird in den meisten Körperzellen konstitutiv gebildet und regelt physiologische Funktionen wie Magenschleimhautprotektion, Thrombozytenaggregation, Nierendurchblutung und Elektrolythaushalt. Die Cyclooxygenase-2 (COX-2) wird in Entzündungszellen durch Zytokine und Endotoxin induziert und vermittelt vor allem Schmerz und Entzündungsprozesse. Dementsprechend entfalten nichtsteroidale Antiphlogistika ihre analgetischen und entzündungshemmenden Wirkungen über eine COX-2-Hemmung. Die typischen unerwünschten gastrointestinalen Nebenwirkungen entstehen jedoch vornehmlich über eine Hemmung der konstitutiven COX-1. Tatsächlich hemmten bereits die bis dahin bekannten nichtsteroidalen Antiphlogistika die beiden Isoenzyme in unterschiedlichem Ausmaß (Mitchell et al. 1993). Das niedrigste Ulkusblutungsrisiko im Vergleich zu Kontrollen zeigten Ibuprofen (2fach) und Diclofenac (4fach), während höhere Risiken für Indometacin (11fach), Piroxicam (14fach) und insbesondere Azapropazon (32fach) beobachtet wurden (Langman et al. 1994).

Deshalb wurde durch die Entwicklung selektiver COX-2-Inhibitoren eine verbesserte gastrointestinale Verträglichkeit der Therapie mit nichtsteroidalen Antiphlogistika angestrebt, die sich jedoch auf magengesunde Patienten beschränkt. Spätere placebokontrollierte Langzeit-Studien zeigten allerdings ein erhöhtes kardiovaskuläres Risiko für die neu entwickelten COX-2-Inhibitoren (Coxib and traditional NSAID Trialists' Collaboration 2013). Nach Marktrücknahme mehrerer Coxibe (Literatur siehe Arzneiverordnungs-Report 2014) sind nur noch Celecoxib (*Celebrex*) und Etoricoxib (*Arcoxia*) mit zusätzlichen kardiovaskulären Kontraindikationen verfügbar.

17.4.1 Nichtselektive Cyclooxygenasehemmer

Nach den Erkenntnissen zum erhöhten kardiovaskulären Risiko der COX-2-Hemmstoffe und der Marktrücknahme von drei Präparaten dieser Gruppe zeigte sich, dass selbst die klassischen nichtselektiven nichtsteroidalen Antiphlogistika bei längerdauernder Anwendung ein erhöhtes kardiovaskuläres Risiko aufweisen (European Medicines Agency 2012). Bereits die erste große Metaanalyse (138 randomisierte Studien, 145.373 Teilnehmer) mit einem Vergleich von selektiven COX-2-Inhibitoren mit Placebo oder nichtselektiven nichtsteroidalen Antiphlogistika zeigte, das nicht nur COX-2-Inhibitoren, sondern auch Ibuprofen und Diclofenac mit einem Anstieg des Risikos für vaskuläre Ereignisse assoziiert sind, nicht jedoch Naproxen (Kearney et al. 2006). Auch beim Schlaganfall ergab sich für alle Substanzen ein gegenüber Placebo erhöhtes Risiko, das bei Etoricoxib und Diclofenac mit einem Faktor 4 am ausgeprägtesten war. Die bisher größte Metaanalyse (280 placebokontrol-

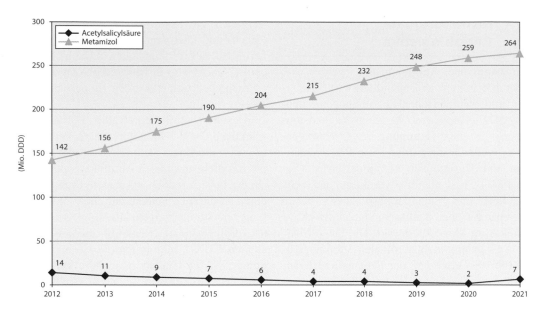

◻ Abb. 17.3   Verordnungen von nichtsteroidalen Antiphlogistika und COX-2-Hemmern 2012 bis 2021. Gesamtverordnungen nach definierten Tagesdosen

lierte Studien mit 124.513 Teilnehmern, 474 aktiv kontrollierte Studien mit 229.296 Teilnehmern) hat diese Ergebnisse weitgehend bestätigt. Die vaskulären Risiken von hochdosiertem Diclofenac und möglicherweise Ibuprofen sind mit denen von COX-2-Inhibitoren vergleichbar, während Naproxen geringere vaskuläre Risiken als andere nichtsteroidale Antiphlogistika aufweist (Coxib and traditional NSAID Trialists' Collaboration 2013). Für alle nichtsteroidalen Antiphlogistika gilt, dass sie in der niedrigsten effektiven Dosis und für einen möglichst kurzen Zeitraum verwendet werden sollen, um das Risiko so gering wie möglich zu halten (Patrono und Baigent 2015). Bei längerdauernden Behandlungen muss besonders auf Interaktionen mit anderen Medikamenten geachtet werden (Übersicht bei Petri 2019).

Diese Erkenntnisse gewinnen zunehmend Einfluss auf die praktische Verordnung. Bei den nichtselektiven nichtsteroidalen Antiphlogistika hat Ibuprofen seine führende Stellung auch 2021 weitgehend behauptet, während das über lange Jahre am meisten verordnete Diclofenac erneut zurückgegangen ist

(◻ Abb. 17.3). Möglicherweise beruht der bevorzugte Einsatz von Ibuprofen auf einem geringeren Risiko für blutende peptische Ulzera, das in einer britischen Fallkontrollstudie beobachtet wurde (Langman et al. 1994). Diclofenac hat immer noch eine erhebliche COX-1-Aktivität, so dass bei üblichen therapeutischen Plasmakonzentrationen die Prostaglandinbildung im Magen deutlich gehemmt wird (Cryer und Feldman 1998). Diclofenac zeigt auch ein höheres kardiovaskuläres Risiko als Ibuprofen (Coxib and traditional NSAID Trialists' Collaboration 2013). Das Auftreten einer Gastropathie kann bei Risikopatienten (insbesondere ältere Menschen) durch Protonenpumpenhemmer (z. B. Omeprazol) reduziert werden (Chan et al. 2002). Das Kombinationspräparat (*Vimovo*) aus Naproxen und dem Protonenpumpenhemmer Esomeprazol weist 2021 wie im Vorjahr erneut einen Verordnungszuwachs auf.

Die nichtselektiven nichtsteroidalen Antiphlogistika sind mit Ausnahme von Ibuprofen, Naproxen und Meloxicam 2021 weniger verschrieben worden als im Vorjahr (◻ Tab. 17.6). Der Verordnungszuwachs von Naproxen könn-

◻ **Tab. 17.6 Verordnungen von Antirheumatika und Antiphlogistika 2021.** Angegeben sind die 2021 verordneten Tagesdosen, die Änderungen gegenüber 2020 und die mittleren Kosten je DDD 2021

Präparat	Bestandteile	DDD	Änderung	DDD-Nettokosten
		Mio.	%	Euro
Diclofenac				
Diclofenac Natrium Micro Labs	Diclofenac	53,9	(+29,9)	0,35
Voltaren	Diclofenac	26,3	(−9,8)	0,46
Diclo/Diclofenac-ratiopharm	Diclofenac	23,2	(−41,1)	0,32
Diclofenac AL	Diclofenac	17,6	(+0,7)	0,39
Diclo-1 A Pharma	Diclofenac	15,8	(−7,2)	0,42
Diclo KD	Diclofenac	15,4	(−29,9)	0,38
Dicloklaph	Diclofenac	8,0	(> 1.000)	0,29
Diclac	Diclofenac	5,8	(−17,1)	0,47
Diclofenac STADA	Diclofenac	3,5	(−48,3)	0,20
Diclofenac Heumann	Diclofenac	2,8	(−9,0)	0,25
Diclofenac AbZ	Diclofenac	0,93	(−26,5)	0,33
Diclo-Divido	Diclofenac	0,92	(−18,1)	0,23
Diclo Dispers	Diclofenac	0,85	(−60,2)	0,66
		175,0	**(−6,8)**	**0,37**
Ibuprofen				
Ibuflam/-Lysin	Ibuprofen	403,8	(−6,5)	0,49
Ibu-1 A Pharma	Ibuprofen	75,7	(+108,7)	0,51
Ibuprofen AbZ	Ibuprofen	20,2	(+26,0)	0,49
Ibu/Ibu Lysin-ratiopharm	Ibuprofen	7,0	(−20,5)	0,51
Ibuprofen/Ibu Atid	Ibuprofen	6,5	(+3,6)	0,45
Ibuprofen AL	Ibuprofen	6,3	(−0,7)	0,56
Nurofen	Ibuprofen	6,2	(+11,7)	0,73
IbuHEXAL/Ibu Lysin HEXAL	Ibuprofen	3,1	(+63,8)	0,46
Ibuprofen/Ibu-PUREN	Ibuprofen	1,7	(+28,2)	0,80
Ibuprofen Denk	Ibuprofen	1,5	(> 1.000)	0,41
Ibuprofen STADA	Ibuprofen	0,66	(−6,9)	0,53
Dolormin/-extra/-Migräne	Ibuprofen	0,19	(+11,6)	0,49
Ib-u-ron	Ibuprofen	0,19	(+9,5)	1,12
		533,0	**(+3,4)**	**0,50**
Indometacin				
Indometacin AL	Indometacin	2,7	(+0,0)	0,35

◘ Tab. 17.6 (Fortsetzung)

Präparat	Bestandteile	DDD	Änderung	DDD-Nettokosten
		Mio.	%	Euro
Piroxicam				
Piroxicam HEXAL	Piroxicam	1,4	(+7,8)	0,37
Piroxicam AbZ	Piroxicam	0,86	(−41,1)	0,38
Piroxicam AL	Piroxicam	0,59	(−5,7)	0,43
		2,9	**(−15,8)**	**0,38**
Acemetacin				
Rantudil	Acemetacin	2,5	(+58,4)	0,78
Acemetacin STADA	Acemetacin	0,44	(−72,3)	0,77
		2,9	**(−7,6)**	**0,78**
Naproxen				
Naproxen AL	Naproxen	21,2	(−39,0)	0,44
Naproxen-1 A Pharma	Naproxen	15,9	(+146,0)	0,33
Naproxen Aristo	Naproxen	8,9	(+136,1)	0,32
Naproxen HEXAL	Naproxen	2,2	(+145,4)	0,58
Naproxen STADA	Naproxen	2,1	(+43,5)	0,37
		50,4	**(+6,2)**	**0,39**
Meloxicam				
Meloxicam-1 A Pharma	Meloxicam	2,2	(+126,5)	0,35
Meloxicam AL	Meloxicam	1,9	(−44,0)	0,36
Meloxicam STADA	Meloxicam	0,99	(+388,3)	0,33
		5,1	**(+10,6)**	**0,35**
Andere nichtsteroidale Antiphlogistika				
Diclofenac/Omeprazol Aristo	Diclofenac Omeprazol	1,6	(+107,3)	0,68
Sympal	Dexketoprofen	1,3	(−3,4)	1,86
Gabrilen	Ketoprofen	0,94	(−3,2)	0,58
Deltaran	Dexibuprofen	0,44	(−2,5)	1,02
		4,4	**(+21,0)**	**1,06**
Kombinationen				
Vimovo	Naproxen Esomeprazol	7,2	(+54,8)	0,64
Summe		**783,6**	**(+1,4)**	**0,47**

17

te daran liegen, dass in mehreren Untersuchungen gefunden wurde, dass Naproxen das geringste kardiovaskuläre Risiko bei den nichtsteroidalen Antiphlogistika aufweist (Kearney et al. 2006; Coxib and traditional NSAID Trialists' Collaboration 2013).

Dagegen wurde das langwirkende nichtsteroidale Antiphlogistikum Piroxicam 2021 deutlich seltener verordnet als im Vorjahr. Piroxicam führt zu einem wesentlich höheren Risiko von Ulkusblutungen als das präferentiell COX-2-hemmende Diclofenac (Langman et al. 1994). Die lange Verweildauer im Organismus (Halbwertszeit 40 h) birgt die Gefahr, dass Prioxicam sich selbst bei einmal täglicher Gabe im Körper anreichert und kumulative Überdosierungserscheinungen entstehen. Für viele rheumatische Erkrankungen sind Antiphlogistika mit kurzer Wirkungsdauer besser steuerbar, weil man damit die tageszeitlich stark schwankende Schmerzsymptomatik gezielter unterdrücken kann als mit einem lang wirkenden Therapeutikum. Seit vielen Jahren empfiehlt die EMA daher Anwendungsbeschränkungen für Piroxicam (nur noch zweite Wahl, maximal 20 mg pro Tag, Überprüfung nach 14 Tagen) (European Medicines Agency 2007). Sie sind in den Stufenplanbescheid des Bundesinstituts für Arzneimittel eingegangen und über einen Roten Hand Brief der Ärzteschaft mitgeteilt worden (Piroxicam Rote-Hand-Brief 2007).

Indometacin zeichnet sich unter den nichtsteroidalen Antiphlogistika durch einen schnellen Wirkungseintritt aus, weist aber gleichzeitig auch intensive unerwünschte Wirkungen auf. In einer Metaanalyse über 45 klinische Studien zeigte Indometacin gastrointestinale Nebenwirkungen schon nach 7 Tagen, andere nichtsteroidale Antiphlogistika erst nach 2–3 Monaten (Richy et al. 2004).

Als präferentieller COX-2-Inhibitor wurde 1996 Meloxicam in Deutschland zugelassen. Es hemmt die COX-2 stärker als die COX-1 und weist damit eine dem Diclofenac vergleichbare Selektivität auf. Nach anfänglicher Euphorie ist die Verordnung seit 10 Jahren jedoch zurückgegangen (vgl. Arzneiverord-

nungs-Report 2011, Tab. 16.3). Diese Tendenz wurde jedoch 2021 gestoppt (◘ Tab. 17.6).

17.4.2 COX-2-Hemmer

Celecoxib (*Celebrex*) wurde 2000 als erster selektiver COX-2-Hemmer zu Behandlung von aktivierten Arthrosen und rheumatoider Arthritis zugelassen. Nach Bekanntwerden von Daten einer Langzeitstudie zur Prävention kolorektaler Adenome (APC-Trial) mit Celecoxib zeigte sich auch für diese Substanz ein dosis- und therapiedauerabhängig erhöhtes Risiko von Myokardinfarkten und Schlaganfällen gegenüber einer Placebobehandlung (Solomon et al. 2005). Daraufhin haben die amerikanische Food and Drug Administration und die European Medicines Agency zusätzliche Kontraindikationen für Patienten mit Herzinsuffizienz, koronarer Herzkrankheit, peripherer arterieller Verschlusskrankheit und zerebrovaskulären Krankheiten verfügt. Auch Etoricoxib ist mit potentiellen kardiovaskulären Risiken belastet, die in einem Editorial kritisch analysiert wurden (Day 2002). Weiterhin wurde speziell für Etoricoxib als zusätzliche Maßnahme eine Kontraindikation bei Patienten mit Hypertonie und ungenügender Blutdruckkontrolle festgelegt (European Medicines Agency 2005).

Nach den regulatorischen Entscheidungen der FDA und der EMA wurde eine Vielzahl von Metaanalysen klinischer Studien veröffentlicht, um die kardiovaskulären Risiken der COX-2-Hemmer aufzuklären. Die drei größten Metaanalysen wurden bereits im vorangehenden Abschnitt über nicht-selektive Cyclooxygenasehemmer (► Abschn. 17.4.1) dargestellt (Kearney et al. 2006; Coxib and traditional NSAID Trialists' Collaboration 2013). Die Ergebnisse dieser Metaanalysen waren auch die Basis für Therapieempfehlungen in einem Positionspapier der ESC-Arbeitsgruppe für kardiovaskuläre Pharmakotherapie (Schmidt et al. 2016). Danach erfordert die Verordnung von nichtsteroidalen Antiphlogistika eine sorgfältige Bewertung des Risikos von Herz-Kreislauf-

◼ Tab. 17.7 Verordnungen von Cox-2-Inhibitoren 2021. Angegeben sind die 2021 verordneten Tagesdosen, die Änderungen gegenüber 2020 und die mittleren Kosten je DDD 2021

Präparat	Bestandteile	DDD	Änderung	DDD-Nettokosten
		Mio.	%	Euro
Celecoxib				
Celecoxib Micro Labs	Celecoxib	21,4	(+47,3)	0,52
Celecoxib Heumann	Celecoxib	6,3	(+8,5)	0,43
Celecoxib Zentiva	Celecoxib	3,8	(−30,8)	0,53
Celecoxib AL	Celecoxib	0,98	(−26,7)	0,51
		32,4	**(+19,6)**	**0,50**
Etoricoxib				
Etoricoxib Micro Labs	Etoricoxib	45,1	(+117,2)	0,45
Etoricoxib beta	Etoricoxib	21,3	(+2,4)	0,40
Etoricoxib Mylan	Etoricoxib	21,3	(+361,8)	0,44
Etoriax TAD	Etoricoxib	9,3	(+18,7)	0,36
Etoricoxib STADA	Etoricoxib	9,0	(+95,9)	0,42
Etoricoxib Heumann	Etoricoxib	7,7	(−74,6)	0,41
Etoricoxib AL	Etoricoxib	3,5	(−63,3)	0,44
Etoricoxib Zentiva	Etoricoxib	3,1	(−41,1)	0,40
Etoricoxib-PUREN	Etoricoxib	2,2	(+42,3)	0,41
Etoricox AbZ	Etoricoxib	1,6	(−41,1)	0,43
Etorican	Etoricoxib	1,5	(+139,0)	0,43
Etori-1 A Pharma	Etoricoxib	1,1	(+52,0)	0,40
Arcoxia	Etoricoxib	0,92	(−15,4)	0,73
Etoricoxib Glenmark	Etoricoxib	0,73	(−87,6)	0,45
		128,4	**(+10,4)**	**0,43**
Summe		**160,8**	**(+12,1)**	**0,44**

17

Komplikationen und Blutungen. Alle nichtsteroidale Antiphlogistika sollten im Allgemeinen nicht bei Patienten mit kardiovaskulären Krankheiten angewendet werden. Ältere nichtsteroidale Antiphlogistika wie Diclofenac sollten nicht verordnet werden, da ihre Verwendung angesichts der damit verbundenen kardiovaskulären Risiken nicht zu rechtfertigen ist.

Trotz aller Diskussionen über die erhöhten kardiovaskulären Risiken wurden Celecoxib und Etoricoxib 2021 gegenüber dem Vorjahr etwas häufiger verschrieben (◼ Tab. 17.7). Insgesamt lag der Verordnungsanteil der COX-2-Hemmstoffe nach dem Verordnungseinbruch von 2005 aber nur bei etwa 17 % der Gesamtverordnungen der nichtsteroidalen Antiphlogistika.

17.5 Topische Antiphlogistika

Die topisch anzuwendenden antirheumatischen Externa fallen, da nicht rezeptpflichtig, seit Anfang 2004 unter die Regelung des Ausschlusses von GKV-Verordnungen. Dadurch erklären sich auch die geringen Verordnungszahlen, so dass 2021 wieder nur noch 2 topische Präparate (2003: 39 Präparate) mit weiter stark rückläufigen Verordnungen vertreten sind (❏ Tab. 17.8). Die Aufbringung der nichtsteroidalen Antiphlogistika auf der Haut führt zwar in anwendungsnahen Regionen zu hohen wirksamen Konzentrationen, in tiefen Bereichen (z. B. in den großen Gelenken) sind die erreichten Konzentrationen jedoch mit den Plasmaspiegeln identisch (Literatur im Arzneiverordnungs-Report 2004). Aus topischer Anwendung auf die Haut beim Waschen ins Abwasser gelangendes Diclofenac stellt ein erhebliches Umweltschutzproblem dar (Brozinski et al. 2013).

Literatur

Andrade S, Bartels DB, Lange R, Sandford L, Gurwitz J (2016) Safety of metamizole: a systematic review of the literature. J Clin Pharm Ther 41:459–477

Arzneimittelkommission der deutschen Ärzteschaft (1986) Bundesgesundheitsamt schränkt Anwendungsgebiet von Metamizol-haltigen Monopräparaten ein. Dtsch Arztebl 83:3267

Arzneimittelkommission der deutschen Ärzteschaft (2007) Empfehlungen zur Therapie von Tumorschmerzen, 3. Aufl. AVP-Sonderheft Therapieempfehlungen. http://www.akdae.de/35/10/66-Tumorschmerzen-2007-3Auflage.pdf

Arzneimittelkommission der deutschen Ärzteschaft (2012) Die unkritische Anwendung von Fentanylpflastern erhöht das Risiko für schwerwiegende Nebenwirkungen (UAW-News International). Dtsch Arztebl 109:A724–A725

Bao YJ, Hou W, Kong XY, Yang L, Xia J, Hua BJ, Knaggs R (2016) Hydromorphone for cancer pain. Cochrane Database Syst Rev. https://doi.org/10.1002/14651858.CD011108.pub2

Bohnert AS, Valenstein M, Bair MJ, Ganoczy D, McCarthy JF, Ilgen MA, Blow FC (2011) Associ-

❏ **Tab. 17.8 Verordnungen von topischen Antirheumatika 2021.** Angegeben sind die 2021 verordneten Tagesdosen, die Änderungen gegenüber 2020 und die mittleren Kosten je DDD 2021

Präparat	Bestandteile	DDD	Änderung	DDD-Nettokosten
		Mio.	%	Euro
Topische Antirheumatika				
Traumeel S Salbe	Arnika D3 Calendula Ø Hamamelis Ø Echinacea ang. Ø Echinacea purp. Ø Chamomilla Ø Symphytum D4 Bellis perennis Ø Hypericum D6 Millefolium Ø Aconitum D1 Belladonna D1 Mercurius sol. D6 Hepar sulfuris D6	0,59	(4,4)	0,28
Voltaren topisch	Diclofenac	0,26	(−4,0)	1,36
		0,85	**(−4,3)**	**0,62**
Summe		**0,85**	**(−4,3)**	**0,62**

ation between opioid prescribing patterns and opioid overdose-related deaths. JAMA 305:1315–1321

Bornemann-Cimenti H, Wejbora M, Szilagyi I, Sandner-Kiesling A (2013) Fentanyl zur Behandlung von tumorbedingten Durchbruchschmerzen. Dtsch Arztebl 110:271–277

Boscarino JA, Rukstalis M, Hoffmann SN, Han JJ, Erlich PM, Gerhard GS, Steward WF (2010) Risk factors for drug dependence among out-patients on opioid therapy in a large US health-care system. Addiction 105:1776–1782

Brat GA, Agniel D, Beam A, Yorkgitis B, Bickel M, Homer M, Fox KP, Knecht DB, McMahill-Walraven CN, Palmer N, Kohane I (2018) Postsurgical prescriptions for opioid naïve patients and association with overdose and misuse: retrospective cohort study. Brit Med J 360:j5790

Brozinski JM, Lahti M, Meierjohann A, Oikari A, Kronberg L (2013) The anti-inflammatory drugs diclofenac, naproxen and ibuprofen are found in the bile of wild fish caught downstream of a wastewater treatment plant. Environ Sci Technol 47:342–348

Bundesärztekammer (BÄK), Kassenärztliche Bundesvereinigung (KBV), Arbeitsgemeinschaft der Wissenschaftlichen Medizinischen Fachgesellschaften (AWMF) (2017) Nationale VersorgungsLeitlinie Nicht-spezifischer Kreuzschmerz – Langfassung, 2. Aufl. https://doi.org/10.6101/AZQ/000353 (Version 1, www.kreuzschmerz.versorgungsleitlinien.de)

Busse JW, Wang L, Kamaleldin M, Craigie S, Riva JJ, Montoya L, Mulla SM, Lopes LC, Vogel N, Chen E, Kirmayr K, De Oliveira K, Olivieri L, Kaushal A, Chaparro LE, Oyberman I, Agarwal A, Couban R, Tsoi L, Lam T, Vandvik PO, Hsu S, Bala MM, Schandelmaier S, Scheidecker A, Ebrahim S, Ashoorion V, Rehman Y, Hong PJ, Ross S, Johnston BC, Kunz R, Sun X, Buckley N, Sessler DI, Guyatt GH (2018) Opioids for chronic noncancer pain: a systematic review and meta-analysis. JAMA 320:2448–2460

Chan FK, Hung LC, Suen BY, Wu JC, Lee KC, Leung VK, Hui AJ, To KF, Leung WK, Wong VW, Chung SC, Sung JJ (2002) Celecoxib versus diclofenac and omeprazole in reducing the risk of recurrent ulcer bleeding in patients with arthritis. N Engl J Med 347:2104–2110

Coxib and traditional NSAID Trialists' (CNT) Collaboration (2013) Vascular and upper gastrointestinal effects of non-steroidal anti-inflammatory drugs: meta-analyses of individual participant data from randomised trials. Lancet 382:769–779

Cryer B, Feldman M (1998) Cyclooxygenase-1 and cyclooxygenase-2 selectivity of widely used nonsteroidal anti-inflammatory drugs. Am J Med 104:413–421

Day R (2002) Another selective COX-2 inhibitor: more questions than answers? J Rheumatol 29:1581–1582

Drover DR, Angst MS, Valle M, Ramaswamy B, Naidu S, Stanski DR, Verotta D (2002) Input characteristics

and bioavailability after administration of immediate and a new extended-release formulation of hydromorphone in healthy volunteers. Anesthesiology 97:827–836

European Medicines Agency (2005) Public statement. European medicines agency announces regulatory action on COX-2 inhibitors. http://www.emea.eu.int/htms/hotpress/d6275705.htm (Erstellt: 17. Febr. 2005)

European Medicines Agency (2007) Press release. European medicines agency recommends restricted use for piroxicam. http://www.emea.europa.eu/pdfs/human/press/pr/26514407en.pdf (Erstellt: 25. Juni 2007)

European Medicines Agency (2012) European Medicines Agency finalises review of recent published data on cardiovascular safety of NSAIDs (Press release 19. Okt. 2012)

Fallon M, Giusti R, Aielli F, Hoskin P, Rolke R, Sharma M, Ripamonti CI, Guidelines Committee ESMO (2018) Management of cancer pain in adult patients: ESMO Clinical Practice Guidelines. Ann Oncol 29(Suppl 4):iv191–iv166

Faria J, Barbosa J, Moreira R, Queirós O, Dinis-Oliveira RJ (2018) Comparative pharmacology and toxicology of tramadol and tapentalol. Eur J Pain 22:827–844

Foster B, Twycross R, Mihalyo M, Wilcock A (2013) Buprenorphine. J Pain Symptom Manag 45:939–949

Frampton JE (2010) Tapentadol immediate release: a review of its use in the treatment of moderate to severe acute pain. Drugs 70:1719–1743

Fu JY, Masferrer JL, Seibert K, Raz A, Needlemam P (1990) The induction and suppression of prostaglandin H2 synthase (cyclooxygenase) in human monocytes. J Biol Chem 265:16737–16740

Garbe E, Jobski K, Schmid U (2012) Utilisation of transdermal fentanyl in Germany from 2004 to 2006. Pharmacoepidemiol Drug Saf 21:191–198

Häuser W, Petzke F, Radburch L (2020) Die US-amerikanische Opioidepidemie bedroht Deutschland. Schmerz 34:1–3

Healton C, Pack R, Galea S (2019) The opioid crisis, corporate responsibility, and lessons from the tobacco master settlement agreement. JAMA. https://doi.org/10.1001/jama.2019.17144

Hoffmann F, Bantel C, Jobski K (2020) Agranulocytosis attributed to metamizole: an analysis of spontaneous reports in Eudra vigilance 1985–2017. Basic Clin Pharmacol Toxicol 126:116–126

Kassenärztliche Bundesvereinigung (2012a) Oxycodon/Naloxon. Wirkstoff aktuell Ausgabe 6/2012. http://www.akdae.de/Arzneimitteltherapie/WA/Archiv/Oxycodon-Naloxon.pdf

Kassenärztliche Bundesvereinigung (2012b) Tapentadol. Wirkstoff aktuell Ausgabe 3/2012. http://www.akdae.de/Arzneimitteltherapie/WA/Archiv/Tapentadol.pdf

Kaye AD, Jones MR, Kaye AM, Ripoll JG, Galan V, Beakley BD, Calixto F, Bolden JL, Urman RD, Manchikanti L (2017) Prescription opioid abuse in chronic pain: an updated review of opioid abuse predictors and strategies to curb opioid abuse: part 1. Pain Phys 20:93–109

Kearney PM, Baigent C, Godwin J, Halls H, Emberson JR, Patrono C (2006) Do selective cyclooxygenase-2 inhibitors and traditional non-steroidal anti-inflammatory drugs increase the risk of atherothrombosis? Meta-analysis of randomised trials. BMJ 2006(332):1302–1308

Langford RM, Knaggs R, Farguhar-Smith P, Dickenson AH (2016) Is tapentalol different from classical opioids? A review of the evidence. Brit J Pain 10:217–221

Langman MJ, Weil J, Wainwright P, Lawson DH, Rawlins MD, Logan RF, Murphy M, Vessey MP, Colin-Jones DG (1994) Risks of bleeding peptic ulcer associated with individual non-steroidal anti-inflammatory drugs. Lancet 323:1075–1052

Meissner W, Leyendecker P, Mueller-Lissner S, Nadstawek J, Hopp M, Ruckes C, Wirz S, Fleischer W, Reimer K (2009) A randomised controlled trial with prolonged-release oral oxycodone and naloxone to prevent and reverse opioid-induced constipation. Eur J Pain 13:56–64

Mitchell JA, Akarasereenont P, Thiemermann C, Flower RJ, Vane JR (1993) Selectivity of nonsteroidal anti-inflammatory drugs as inhibitors of constitutive and inducible cyclooxygenase. Proc Natl Acad Sci USA 90:11693–11697

Oliveira CB, Maher CG, Pinto RZ, Traeger AC, Lin CC, Chenot JF, van Tulder M, Koes BW (2018) Clinical practice guidelines for the management of non-specific low back pain in primary care: an updated overview. Eur Spine J 27:2791–2803

Patrono C, Baigent C (2015) Nonsteroidal anti-inflammatory drugs and the heart. Circulation 129:907–916

Petri H (2019) Interaktionspotential traditioneller NSAR und der Coxibe. Dtsch Arztebl 116:111–113

Piroxicam Rote-Hand-Brief (2007) Neue Anwendungsbeschränkungen für die systemische Anwendung von Piroxicam aufgrund gastrointestinaler Nebenwirkungen und Hautreaktionen. http://www.akdae.de/20/40/Archiv/2007/40-20071011.pdf

Reinecke H, Weber C, Lange K, Simon M, Stein C, Sorgatz H (2015) Analgesic efficacy of opioids in chronic pain: recent meta-analyses. Br J Pharmacol 172:324–333

Richy F, Bruyere O, Ethgen O, Rabenda V, Bouvenot G, Audran M, Herrero-Beaumont G, Moore A, Eliakim R, Haim M, Reginster JY (2004) Time dependent risk of gastrointestinal complications induced by non-steroidal anti-inflammatory drug use: a consensus statement using a meta-analytic approach. Ann Rheum Dis 63:759–766

Ripamonti C, Fagnoni E, Campa T, Brunelli C, De Conno F (2006) Is the use of transdermal fentanyl inappropriate according to the WHO guidelines and the EAPC recommendations? A study of cancer patients in Italy. Support Care Cancer 14:400–407

Rosner B, Neicun J, Yang JC, Roman-Urrestarazu A (2019) Opioid prescription patterns in Germany and the global opioid epidemic: systematic review of available evidence. PLoS ONE 14(8):e221153. https://doi.org/10.1371/journal.pone.0221153

Schmidt M, Lamberts M, Olsen AM, Fosbøll E, Niessner A, Tamargo J, Rosano G, Agewall S, Kaski JC, Kjeldsen K, Lewis BS, Torp-Pedersen C (2016) Cardiovascular safety of non-aspirin non-steroidal anti-inflammatory drugs: review and position paper by the working group for cardiovascular pharmacotherapy of the European Society of Cardiology. Eur Heart J 37:1015–1023

Schmidt-Hansen M, Bromham N, Taubert M, Arnold S, Hilgart JS (2015) Buprenorphine for treating cancer pain. Cochrane Database Syst Rev. https://doi.org/10.1002/14651858.CD009596.pub4

Solomon SD, McMurray JJ, Pfeffer MA, Wittes J, Fowler R, Finn P, Anderson WF, Zauber A, Hawk E, Bertagnolli M (2005) Cardiovascular risk associated with celecoxib in a clinical trial for colorectal adenoma prevention. N Engl J Med 352:1071–1080

Sommer C, Klose P, Welsch P, Petzke F, Häuser W (2020) Opioids for chronic non-cancer neuropathic pain. An updated systematic review and meta-analysis of efficacy, tolerability and safety in randomized placebo-controlled studies of at least 4 weeks duration. Eur J Pain 24:3–18

Spithoff S, Leece P, Sullivan F, Persaud N, Belesiotis P, Steiner L (2020) Drivers of the opioid crisis: an appraisal of financial conflicts of interest in clinical practice guideline panels at the peak of opioid prescribing. PLoS ONE 15(1):c227045. https://doi.org/10.1371/journal.pone.0227045

Straube C, Derry S, Jackson KC, Wiffen PJ, Bell RF, Strassels S, Straube S (2014) Codeine, alone and with paracetamol (acetaminophen), for cancer pain. Cochrane Database Syst Rev. https://doi.org/10.1002/14651858.CD006601.pub4

Swarm RA, Paice JA, Anghelescu DL, Are M, Bruce JY, Buga S, Chwistek M, Cleeland C, Craig D, Gafford E, Greenlee H, Hansen E, Kamal AH, Kamdar MM, LeGrand S, Mackey S, McDowell MR, Moryl N, Nabell LM, Nesbit S, BCPS, O'Connor N, Rabow MW, Rickerson E, Shatsky R, Sindt J, Urba SG, Youngwerth JM, Hammond LJ, Gurski LA (2019) Adult cancer pain, version 3.2019, NCCN clinical practice guidelines in oncology. J Natl Compr Canc Netw 17:977–1007

Vane JR (1971) Inhibition of prostaglandin synthesis as a mechanism of action for aspirin-like drugs. Nat New Biol 231:232–235

Wiffen PJ, Derry S, Naessens K, Bell RF (2015) Oral tapentalol for cancer pain. Cochrane Database Syst Rev. https://doi.org/10.1002/14651858.CD011460.pub2

Wiffen PJ, Knaggs R, Derry S, Cole P, Phillips T, Moore RA (2016) Paracetamol (acetaminophen) with or without codeine or dihydrocodeine for neuropathic pain in adults. Cochrane Database Syst Rev. https://doi.org/10.1002/14651858.CD012227.pub2

Wilcock A (2009) Prolonged-release naloxone can cause systemic opioid withdrawal. Eur J Pain 1001:13

Wolfe MM, Lichtenstein DR, Singh G (1999) Gastrointestinal toxicity of nonsteroidal antiinflammatory drugs. N Engl J Med 340:1888–1899

World Health Organization (WHO) (1986) Cancer pain relief. World Health Organization Publications, Geneva

World Health Organization (WHO) (2018) WHO Guidelines for the pharmacologic and radiotherapeutic management of cancer pain in adults and adolescents. https://www.ncbi.nlm.nih.gov/books/NBK537492/

17

Migräne

Jan Matthes und Katja Kollewe

Auf einen Blick

Verordnungsprofil Unter den 3.000 meistverordneten Arzneimitteln finden sich „Triptane" als für die Behandlung von Migräneattacken zugelassene Agonisten an Serotoninrezeptoren (5-HT$_{1B/D}$) sowie für die Migräneprophylaxe zugelassene Antagonisten gegen CGRP (Fremanezumab, Galcanezumab) bzw. den CGRP-Rezeptor (Erenumab). Unter den Triptanen hat die Leitsubstanz Sumatriptan mit gut 60 % aller Verordnungen immer noch das höchste Verordnungsvolumen, das für die Triptane insgesamt weiter zugenommen hat. Sumatriptan zeichnet sich durch seine gut belegte therapeutische Wirksamkeit und sein breites Applikationsspektrum aus. Andere Triptane haben nur geringe klinische Vorteile, sind aber im Mittel immer noch teurer als Sumatriptangenerika.

Zur Migräneprophylaxe sollten zunächst β-Adrenozeptor-Antagonisten (Propranolol, Metoprolol), Flunarizin, Topiramat, Amitriptylin, Valproinsäure oder Onabotulinumtoxin A eingesetzt werden. Allerdings zeichnen sich für die deutlich teureren Antikörper Zusatznutzen ab. Ihre Verordnungszahlen sind weiter gestiegen.

Zwischen 10 und 15 % der erwachsenen Bevölkerung leiden in Deutschland an Migräne. Die Erkrankung ist häufig genetisch bedingt, bei 60–70 % der betroffenen Patienten lässt sich eine familiäre Belastung nachweisen. Vor der Pubertät liegt die Krankheitshäufigkeit zwischen 3 und 7 %, wobei Mädchen und Jungen in etwa gleich häufig betroffen sind. Zwischen dem 20. und 50. Lebensjahr ist die Prävalenz einer Migräne am höchsten. In dieser Zeitspanne sind Frauen etwa dreimal häufiger betroffen als Männer (Diener et al. 2018). Bei Frauen ist häufig (7–8 %) ein Zusammenhang mit der Menstruation zu beobachten (Maasumi et al. 2017). Als Auslöser für einzelne Attacken kommen Stress, hormonelle Faktoren, Wetterumschwung und visuelle Stimuli sowie Wein in Frage (Martin und Behbehani 2001). Bei nahezu jedem siebten Patienten leiten Aura-Symptome visueller und sensorischer Natur den Anfall ein. In etwa einem Drittel der Fälle handelt es sich um einen holokraniellen Kopfschmerz (Diener et al. 2018). Fast immer sind die Attacken mit Appetitlosigkeit verbunden, Übelkeit liegt in 80 % der Fälle vor, Lichtscheu in 60 %. Auch Lärmempfindlichkeit, Erbrechen und Aversionen gegen bestimmte Gerüche können vorkommen. Pathophysiologische Grundlage der Migräne ist nach heutigem Verständnis maßgeblich eine neurovaskuläre Störung, die das Ganglion trigeminale involviert und im Rahmen derer es zu einer intrakraniellen Vasodilatation kommt, die vorrangig durch Freisetzung des Neuropeptids CGRP (calcitonin gene-related peptide) vermittelt wird (Edvinsson 2017). CGRP bzw. der CGRP-Rezeptor stellen vielversprechende Angriffspunkte in der Migränetherapie dar. Entsprechende Antikörper stehen in Deutschland seit 2018 zur Migräneprophylaxe zur Verfügung (siehe ► Abschn. 18.2), im Mai 2022 hat die EU-Kommission außerdem den oralen CGRP-Rezeptor-Antagonisten Rimegepant in den Indikationen Attackenbehandlung und Prophylaxe zugelassen (Karsan und Goadsby 2022).

Schmerzfreiheit bzw. die deutliche Besserung von Kopfschmerzen zwei Stunden nach

Medikamenteneinnahme sowie eine reproduzierbare Wirkung bei zwei bis drei Migräneattacken gelten als Kriterien für eine erfolgreiche Therapie des akuten Migräneanfalls. Leichte Migräneanfälle sind mit den üblichen Analgetika und Antiemetika gut zu beeinflussen. Vertreter aus der Gruppe der 5-HT$_{1B/1D}$-Rezeptoragonisten (Triptane) sind Arzneistoffe der Wahl bei mittelschweren bis schweren Migräneattacken, falls diese nicht oder nicht ausreichend auf eine Therapie mit Analgetika bzw. COX-Inhibitoren (nicht-steroidale Antirheumatika, NSAR) ansprechen (Diener et al. 2018). 1993 wurde mit Sumatriptan der erste Vertreter dieser Wirkstoffgruppe eingeführt. Seither sind sechs weitere Triptane auf den Markt gekommen, die sich u. a. mit Blick auf Bioverfügbarkeit und Halbwertszeit von Sumatriptan unterscheiden. Unter den 3.000 meistverordneten Mitteln waren 2020 vier der sieben in Deutschland verfügbaren Triptane. Nicht (mehr) vertreten sind Almotriptan, Eletriptan und Frovatriptan. Unlängst hat der Ausschuss für Humanarzneimittel (CHMP) der Europäischen Arzneimittelagentur (EMA) die Zulassung von Lasmiditan zur Behandlung von Migräneattacken bei Erwachsenen mit oder ohne Aura empfohlen. Lasmiditan ist ein Agonist am 5-HT$_{1F}$-Rezeptor, wovon man sich u. a. ein besseres kardiovaskuläres Risikoprofil im Vergleich zu den Triptanen verspricht (s. u.) (Karsan und Goadsby 2022).

18.1 Triptane

Triptane sind selektive Serotoninrezeptoragonisten (5-HT$_{1B/1D}$) und derzeit die wirksamsten Mittel für eine Behandlung akuter Migräneanfälle. Über 5-HT$_{1B}$-Rezeptoren bewirken sie eine Vasokonstriktion z. B. der Meningealgefäße (van den Broek et al. 2002). Daneben hemmen sie über 5-HT$_{1D}$-Rezeptoren die neurogene Entzündung im Migräneanfall durch eine verminderte Freisetzung proinflammatorischer Neuropeptide aus perivaskulären Trigeminusfasern (Deleu und Hanssens 2000). Als dritte Wirkkomponente der Triptane wird eine Unterbrechung der trigeminalen Schmerztransmission zum Nucleus caudalis beschrieben. Triptane können zu jedem Zeitpunkt innerhalb einer Migräneattacke eingenommen werden. Aus Sicherheitsgründen und um die Wirksamkeit zu gewährleisten wird aber empfohlen, das Abklingen einer etwaigen Aura abzuwarten (Diener et al. 2018). Grundsätzlich wirken Triptane am effektivsten, wenn sie möglichst früh nach Beginn des Kopfschmerzes zum Einsatz kommen. Eine Einnahme sollte nur dann erfolgen, wenn sicher von einer Migräneattacke ausgegangen werden kann, da die Mittel bei Spannungskopfschmerz in aller Regel unwirksam sind. Triptane lindern auch die migränetypischen Symptome wie Übelkeit, Erbrechen, Lichtscheu und Lärmempfindlichkeit (z. B. Derry et al. 2014).

Die verschiedenen Vertreter haben ein ähnliches Wirkprofil, unterscheiden sich aber in der Pharmakokinetik und damit in Wirkungsdauer und Häufigkeit des Wiederauftretens von Migräneanfällen. Bei zu häufiger Anwendung können Triptane die Anfallshäufigkeit erhöhen und zu einem Arzneimittel-induzierten Dauerkopfschmerz führen. Ihre Anwendung ist daher auf höchstens zehn Tage im Monat zu begrenzen (Diener et al. 2018, 2022).

In den letzten zehn Jahren wuchs das Verordnungsvolumen der Triptane kontinuierlich an (◘ Abb. 18.1). Mit gut 60 % aller Verordnungen stellte Sumatriptan 2021 weiterhin die Leitsubstanz der Wirkstoffgruppe dar. Als Gründe für diese herausragende Stellung können das breite Angebot unterschiedlicher Zubereitungsformen, die eher geringen therapeutischen Vorteile anderer Triptane sowie die im Vergleich zu den preisgünstigen Sumatriptangenerika im Mittel höheren Tagestherapiekosten der anderen Vertreter angeführt werden (◘ Tab. 18.1). Rizatriptan und Zolmitriptan kommen zusammen auf > 30 % der Verordnungen.

Sumatriptan ist von allen Triptanen am besten untersucht. Der Wirkstoff führt in Dosen von 50–100 mg oral in Abhängigkeit vom Schweregrad der Symptome bei 30–60 % der Betroffenen innerhalb von zwei Stunden zu

18

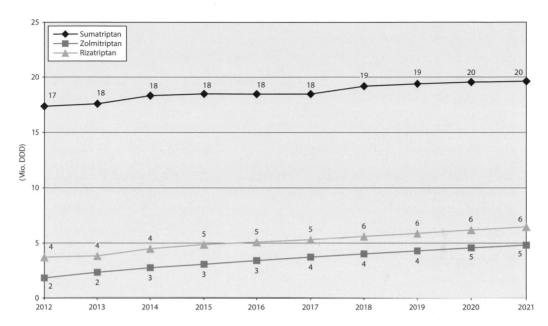

◻ Abb. 18.1   Verordnungen von Triptanen 2012 bis 2021. Gesamtverordnungen nach definierten Tagesdosen

◻ Tab. 18.1   Verordnungen von Migränemitteln 2021. Angegeben sind die 2021 verordneten Tagesdosen, die Änderungen gegenüber 2020 und die mittleren Kosten je DDD 2021

Präparat	Bestandteile	DDD	Änderung	DDD-Nettokosten
		Mio.	%	Euro
Sumatriptan				
Sumatriptan dura	Sumatriptan	8,0	(−13,2)	1,46
Sumatriptan Aurobindo	Sumatriptan	3,9	(+38,2)	1,41
Sumatriptan-1 A Pharma	Sumatriptan	2,4	(+121,4)	1,40
Sumatriptan Bluefish	Sumatriptan	1,8	(+30,6)	1,44
Sumatriptan Hormosan	Sumatriptan	1,0	(−7,9)	5,60
Sumatriptan beta	Sumatriptan	0,97	(−56,2)	1,79
Sumatriptan STADA	Sumatriptan	0,40	(−23,6)	1,24
Imigran	Sumatriptan	0,28	(+8,4)	16,85
Tempil	Sumatriptan	0,09	(neu)	31,58
		18,9	**(+1,3)**	**2,05**

◘ **Tab. 18.1** (Fortsetzung)

Präparat	Bestandteile	DDD	Änderung	DDD-Nettokosten
		Mio.	%	Euro
Zolmitriptan				
Ascotop	Zolmitriptan	1,8	(+8,2)	7,27
Zolmitriptan AL	Zolmitriptan	1,1	(+232,1)	1,29
Zolmitriptan Glenmark	Zolmitriptan	0,79	(−28,9)	1,49
Zolmitriptan-1 A Pharma	Zolmitriptan	0,54	(+22,1)	1,51
Zolmitriptan-neuraxpharm	Zolmitriptan	0,30	(−58,7)	1,51
		4,6	**(+6,7)**	**3,72**
Rizatriptan				
Rizatriptan Glenmark	Rizatriptan	2,5	(−15,5)	2,08
Rizatriptan Heumann	Rizatriptan	1,3	(+150,2)	2,22
Maxalt	Rizatriptan	1,0	(−8,3)	2,46
Rizatriptan-neuraxpharm	Rizatriptan	0,65	(+30,7)	2,03
Rizatriptan AL	Rizatriptan	0,51	(+8,5)	1,85
Rizatriptan Tillomed	Rizatriptan	0,23	(+82,5)	1,80
		6,2	**(+9,0)**	**2,14**
Naratriptan				
Naratriptan-1 A Pharma	Naratriptan	0,70	(+11,4)	2,45
Naratriptan Hormosan	Naratriptan	0,36	(+19,4)	2,37
Naratriptan STADA	Naratriptan	0,26	(+20,1)	1,99
Naratriptan-ratiopharm	Naratriptan	0,19	(+46,0)	2,52
Naratriptan AL	Naratriptan	0,15	(−26,8)	2,43
		1,7	**(+12,2)**	**2,36**
Migräneprophylaktika				
Aimovig	Erenumab	5,4	(+25,9)	10,53
Ajovy	Fremanezumab	1,7	(+124,5)	14,64
Emgality	Galcanezumab	1,1	(+57,5)	15,37
		8,2	**(+42,8)**	**12,03**
Summe		**39,5**	**(+10,2)**	**4,34**

18

Beschwerdefreiheit. Im Vergleich zu Placebo errechnet sich eine Number Needed to Treat (NNT) von 3,0 bis 6,1 (Derry et al. 2014). Bezüglich des Endpunkts Schmerzlinderung war die Ansprechrate bei moderaten bis schweren Schmerzen ähnlich. Ein Nicht-Ansprechen ist selten: in 80–90 % der Fälle war Sumatriptan in mindestens einer von drei Migräneattacken wirksam (Ferrari et al. 2002). Ist Sumatriptan in einem Anfall aber unwirksam, sollte in derselben Attacke auch keine zweite Einnahme erfolgen. Sumatriptan kann in Dosen von 25 mg auch rektal oder 10–20 mg als Nasenspray eingesetzt werden, was sich bei Patienten mit Übelkeit und Erbrechen anbietet. Besonders wirksam ist die subkutane Injektion, nach der sich die Symptome bereits binnen 60 min bei 30–40 % der Patienten vollständig zurückbilden und sogar bei 70 % zumindest nachlassen. Nach zwei Stunden liegen die Ansprechraten bei 50–60 % (Schmerzfreiheit) bzw. 70–80 % (Schmerzlinderung) (Derry et al. 2014). Auch mit der nasalen Applikation ist im Vergleich zur oralen Anwendung ein schnellerer Wirkeintritt zu erreichen (Rapoport und Winner 2006), mit Schmerzfreiheit bei 12–30 % (ein bzw. zwei Stunden nach Einmalgabe von 20 mg) sowie Schmerzlinderung in 46–60 % (Derry et al. 2014). Die rasche Wirksamkeit wird aber mit einem höheren Risiko für unerwünschte Arzneimittelereignisse erkauft, insbesondere bei hoher Dosierung. Zwei bis 24 h nach oraler Gabe von Sumatriptan treten bei ca. 30 % der Patienten erneut Migränekopfschmerzen auf (Wiederkehrkopfschmerz), was bei einer Eliminationshalbwertszeit von zwei Stunden nicht erstaunt (Ferrari et al. 2002; Loder 2010). Wenn Sumatriptan initial wirksam war, empfiehlt sich eine erneute Einnahme, allerdings im Abstand von mindestens zwei Stunden und unter Beachtung der Tageshöchstdosis.

Rizatriptan, Zolmitriptan, Naratriptan, Frovatriptan und Eletriptan zeigen eine höhere orale Bioverfügbarkeit, eine längere Halbwertszeit und eine bessere Lipidlöslichkeit als Sumatriptan (Deleu und Hanssens 2000). Diese gegenüber Sumatriptan als günstiger erachteten pharmakokinetischen Eigenschaften bedingen aber offenbar keine generelle Überlegenheit in der klinischen Anwendung. So hält die Wirkung von Frovatriptan und Naratriptan zwar relativ lang an und der Wiederkehrkopfschmerz ist seltener, dafür wirken diese Substanzen aber erst zwei bis vier Stunden nach der Einnahme (Deleu und Hanssens 2000; Ferrari et al. 2002).

Im indirekten Vergleich scheint Eletriptan insgesamt (Berücksichtigung des Anteils an Patienten mit Schmerzlinderung oder Schmerzfreiheit, Häufigkeit des Wiederkehrkopfschmerzes sowie der nach Einnahme anhaltenden Schmerzfreiheit) das wirksamste Triptan zu sein (Deleu und Hanssens 2000; Ferrari et al. 2002; Thorlund et al. 2014). Allerdings zeigt sich die Überlegenheit lediglich bei Einmalgabe der Tageshöchstdosis (zwei Filmtabletten à 40 mg), bei der dann aber auch die Verträglichkeit schlechter ist. Rizatriptan ist in der höheren Dosierung (10 mg) tendenziell wirksamer als Sumatriptan (100 mg), führt aber häufiger zum Wiederauftreten der Kopfschmerzen (Ferrari et al. 2002). In derselben Metaanalyse zeigte sich für Rizatriptan die höchste Ansprechrate aller Triptane (Häufigkeit von Schmerzlinderung bzw. -freiheit in mindestens einer von drei Attacken). Zolmitriptan weist im Vergleich zu Sumatriptan eine praktisch identische Wirksamkeit und Verträglichkeit auf (Bird et al. 2014). Nach den verfügbaren Studiendaten sind alle Triptane wirksam und insgesamt gut verträglich (Diener et al. 2018). Almotriptan und Naratriptan waren bereits rezeptfrei erhältlich, Sumatriptan ist es seit 2020 ebenfalls.

Nach systematischer Übersicht besteht nur ein geringer Unterschied in der akuten therapeutischen Wirksamkeit von Triptanen und adäquat dosierten NSAR (Xu et al. 2016). Die aktuelle Migräne-Leitlinie der Deutschen Gesellschaft für Neurologie (DGN) gibt an, dass bei ca. 60 % aller Non-Responder für NSAR Triptane wirksam sind (Diener et al. 2018). Diese Aussage wird allerdings nur mit einer methodisch schwachen Studie begründet, in der Eletriptan bei Patienten zum Einsatz kam, die mit der Wirkung einer Kombination aus Acetylsalicylsäure, Paracetamol und Koffein nicht zufrieden waren (Diamond et al. 2004). Die kombinierte Einnahme von Sumatriptan und Naproxen lindert den Migränekopfschmerz besser als die alleinige Einnahme der Einzelmittel (Law et al. 2016; Xu et al. 2016). Der Zusatznutzen der Kombination ist gegenüber einer Monotherapie mit Naproxen deutlich, im Vergleich zu Sumatriptan alleine allerdings nur gering ausgeprägt (Law et al. 2016). Andererseits unterscheidet sich nach den Studienergebnissen das Risiko für unerwünschte Wirkungen zwischen der Kombination und Sumatriptan alleine nicht, ist gegenüber der Monotherapie mit Naproxen hingegen erhöht.

Auch bei Kindern und Jugendlichen, die nicht ausreichend auf Analgetika oder NSAR ansprechen, können Triptane zur Behandlung akuter Migräneanfälle eingesetzt werden. Mehr als 90 % aller hochwertigen Untersuchungen zur medikamentösen Akutbehandlung dieser Patientengruppe befassen sich mit Vertretern aus der Gruppe der Triptane (Richer et al. 2016). Danach sind Triptane bei Kindern wie bei Jugendlichen im indirekten Vergleich ähnlich wirksam. In Deutschland sind *Imigran nasal* (Sumatriptan) und *AscoTop nasal* (Zolmitriptan) für die Anwendung bei Kindern ab 12 Jahren zugelassen. Außerdem finden sich positive Studienberichte zur Anwendung von oralem Rizatriptan und Almotriptan bei Kindern (Eiland und Hunt 2010).

Unter der Behandlung mit Triptanen wurden sehr seltene, aber schwerwiegende Nebenwirkungen bei Patienten mit kardialen Vorerkrankungen beobachtet, aufgrund derer die Fachinformationen diverse Anwendungsbeschränkungen beinhalten. So dürfen die Wirkstoffe nicht bei Patienten mit Herzinfarkt in der Vorgeschichte oder solchen mit symptomatischer, ischämischer Herzkrankheit, Koronarspasmen, peripherer arterieller Verschlusskrankheit, Morbus Raynaud oder mittelschwerem bis schwerem Bluthochdruck bzw. leichtem unkontrolliertem Bluthochdruck eingesetzt werden. Außerdem sollten Triptane bei Patienten mit Schlaganfall oder transitorischen ischämischen Attacken nicht gegeben werden. Eine systematische Übersicht fand allerdings in drei Beobachtungsstudien keine signifikant erhöhte Häufigkeit kardiovaskulärer Ereignisse (Roberto et al. 2015). Die Daten zweier Studien zum Schlaganfallrisiko waren widersprüchlich. Aus den Daten schlussfolgern die Autoren aber, dass das Schlaganfallrisiko allenfalls gering erhöht sein könne. Meldungen aus einem Spontanmeldesystem der Food and Drug Administration zufolge können Triptane als Serotoninrezeptoragonisten bei Komedikation mit selektiven Serotonin-Rückaufnahme-Inhibitoren oder Serotonin-Noradrenalin-Rückaufnahme-Inhibitoren ein lebensgefährliches Serotoninsyndrom auslösen (Soldin und Tonning 2008). Das Serotoninsyndrom darf aber als (relevante) unerwünschte Wirkung der Triptane in Frage gestellt werden (Gillman 2010; Rolan 2012). Ähnliches gilt für die potenzielle Wechselwirkung mit Hemmstoffen der Monoaminoxidase (MAO) A, die die Metabolisierung von Sumatriptan, Zolmitriptan, Rizatriptan und Almotriptan beeinträchtigen können (Rolan 2012). Mit Blick auf das Serotoninsyndrom und die Interaktion mit MAO-A-Hemmern belässt es die aktuelle Migräneleitlinie bei dem Hinweis, dass sich die Auswahl eines Triptans auch nach der Begleitmedikation und der Metabolisierung richten sollte (Diener et al. 2018).

Etwa 0,7–1 % der deutschen Bevölkerung leidet unter einem Kopfschmerz bei Medikamentenübergebrauch, dem überwiegend die Einnahme von Schmerzmitteln oder Triptanen zugrunde liegt (Straube et al. 2010; Diener et al. 2022). Ein Kriterium für die Diagnose wäre u. a., dass Triptane an mehr als zehn Tagen pro Monat für die Dauer von einem Vierteljahr eingenommen wurden. In Deutschland betreiben etwa 40–50 % der Patienten mit chronischem Kopfschmerz einen Übergebrauch von Schmerz- und Migränemitteln. Migränepatienten, die wegen eines Medikamentenübergebrauchs unter Triptanen über einen Kopfschmerz klagen, berichten meist über tägliche migräneähnliche Beschwerden oder eine

18

zunehmende Häufigkeit von Migräneattacken (Limmroth et al. 2002). Im Vergleich zu Nicht-Opioid-Analgetika entwickelt sich der Kopfschmerz bei Übergebrauch unter Triptanen deutlich schneller (im Mittel 1,7 vs. 5,2 Jahre). Als Therapie werden eine Medikamentenpause bzw. ein Entzug empfohlen, was bei Triptanen wie auch Nicht-Opioid-Analgetika abrupt erfolgen kann (Diener et al. 2022). Darunter kommt es meist zu Entzugssymptomen, die sich unter anderem als Verschlechterung der Kopfschmerzen äußern. Entzugssymptome halten etwa zwei bis sieben Tage an, sind aber im Falle der Triptane eher kurz (Katsarava et al. 2001).

18.2 Migräneprophylaxe

Eine Migräneprophylaxe ist aufgrund empirischer Erkenntnisse indiziert, wenn bei episodischer Migräne drei oder mehr Anfälle pro Monat auftreten, die die Lebensqualität deutlich einschränken, eine Zunahme der Attackenfrequenz beobachtet wird, regelmäßig Migräneattacken auftreten, die länger als 72 h anhalten oder auf eine angemessene Akuttherapie nicht ausreichend ansprechen, besonders schwere Krankheitsfälle mit langanhaltenden Auren vorliegen, Schmerz- und Migränemittel an mehr als zehn Tagen im Monat eingenommen werden müssen oder eine chronische Migräne vorliegt (> 3 Monate Kopfschmerzen an monatlich mindestens 15 Tagen und davon ≥ 8 Tage mit typischer Migränesymptomatik) (International Headache Society 2018; Diener et al. 2018). Als Ziel einer prophylaktischen Behandlung sollen in erster Linie die Anfallshäufigkeit, die Dauer und die Schwere von Migräneanfällen reduziert werden. Maßnahmen zur Migräneprophylaxe werden in erster Linie als erfolgreich angesehen, wenn die Anzahl von Migräneattacken unter der Behandlung um 50 % zurückgeht (Diener et al. 2018). Daneben sollen die Leistungsfähigkeit verbessert, die Arbeitsunfähigkeit vermindert und die Krankheitsprogression verlangsamt werden. Durch die Verminderung der Attackenin-

tensität soll das Ansprechen auf die Akutmedikation verbessert werden. Die Therapiedauer einer medikamentösen Prophylaxe sollte mindestens sechs Monate betragen, ein Wechsel der Medikation oder ein Therapieabbruch ist indiziert, wenn innerhalb von zwei bis drei Monaten nach Erreichen der Maximaldosis des Prophylaktikums keine ausreichende Besserung erreicht werden kann (Diener et al. 2018, 2019).

Als Mittel der Wahl bei den Migräneprophylaktika können β-Adrenozeptor-Antagonisten gelten (z. B. Propranolol und Metoprolol), die im ▶ Kap. 6 besprochen werden. Ebenfalls zur Prophylaxe von Migränekopfschmerzen zugelassen sind Flunarizin und Topiramat sowie Onabotulinumtoxin A bei chronischer Migräne (Diener et al. 2018).

Flunarizin ist ähnlich wirksam wie Metoprolol, wird aber schlechter vertragen (Diener et al. 2018). Die Bezeichnung von Flunarizin als Calciumkanalantagonist ist im Zusammenhang mit der Migräneprophylaxe wenig hilfreich, da die Substanz einerseits noch andere pharmakologische Wirkungen zeigt und andererseits spezifischere Calciumkanalantagonisten wie Nifedipin oder Nimodipin (und vermutlich auch Verapamil) bei Migräne nicht prophylaktisch wirksam sind.

Alternativ zu Metoprolol und Propranolol kann auch das Antikonvulsivum Topiramat eingesetzt werden (Diener et al. 2018). Es senkt die Attackenfrequenz um 1,2 Attacken in vier Wochen (Linde et al. 2013a). Die empfohlene Gesamtdosis beträgt 100 mg/Tag. Eine höhere Dosierung wirkt nicht besser, verursacht aber mehr Nebenwirkungen. Die Therapie mit Topiramat wird häufig aufgrund von unerwünschten Wirkungen abgebrochen (Linde et al. 2013a). Des Weiteren liegen für das meist als Antidepressivum verwendete Amitriptylin überzeugende Belege zur Wirksamkeit in der Migräneprophylaxe bei Erwachsenen vor (Jackson et al. 2015; Diener et al. 2018; Xu et al. 2017), insbesondere wenn Komorbiditäten wie Depression, Schlafstörungen oder Untergewicht bestehen. Die als Antikonvulsivum gebräuchliche Valproinsäure senkt die Attackenfrequenz um 4,3 Attacken in vier Wochen (Linde et al. 2013b). Es ist bei Erwachsenen trotz fehlender Zulassung in der Migräneprophylaxe verordnungsfähig (Off-Label-Gebrauch), wenn der Einsatz sämtlicher zur Migräneprophylaxe zugelassener Wirkstoffe nicht erfolgreich war, Nebenwirkungen zu einem Therapieabbruch führten oder diese Mittel nicht angewendet werden können (Gemeinsamer Bundesausschuss 2010). Seit 2020 ist darüber hinaus eine Änderung der entsprechenden Arzneimittel-Richtlinie gültig, wonach die Verordnung von Valproinsäure zur Migräneprophylaxe nur noch durch Fachärzte für Nervenheilkunde, Psychiatrie oder Neurologie erfolgen darf. Onabotulinumtoxin A ist bei chronischer Migräne wirksam und zugelassen, allerdings erst, wenn zwei Prophylaxen zuvor unwirksam waren oder nicht vertragen wurden. Die Verabreichung sollte ausschließlich durch bzw. unter der Aufsicht von Neurologen erfolgen, die sich auf die Behandlung von chronischer Migräne spezialisiert haben.

Mit *Obsidan* (Propranolol) ist ein Mittel der ersten Wahl zur Migräneprophylaxe bei Kindern ab 12 Jahren zugelassen. Der Einsatz von Antikonvulsiva ist bei Kindern und Jugendlichen aufgrund ungenügender Evidenz in dieser Indikation nicht sinnvoll (Diener et al. 2018). Die prophylaktische Wirksamkeit von Topiramat ist bei diesem Patientenkollektiv auch nicht ausreichend nachgewiesen (Shamliyan et al. 2013; Le et al. 2017).

Eine Therapieoption mit einem neuen Wirkungsmechanismus sind monoklonale Antikörper gegen das Calcitonin Gene-Related Peptid (CGRP) oder den CGRP-Rezeptor. Erenumab (*Aimovig*) ist der erste CGRP-Rezeptorantagonist zur Migräneprophylaxe bei Erwachsenen (siehe auch Arzneiverordnungs-Report 2019, Kap. 3, Neue Arzneimittel 2018, Abschn. 3.1.14). Als erste CGRP-Antagonisten wurden Galcanezumab (*Emgality*) und Fremanezumab (*Ajovy*) zugelassen (Übersicht bei Hargreaves und Olesen 2019). Die Verordnungszahlen von Erenumab und Fremazenumab haben 2021 deutlich zugenommen, genauso wie die von Galcanezumab, das jetzt ebenfalls unter den 3.000 am häufigsten verordneten Arzneimitteln rangiert (◘ Tab. 18.1). Studien belegen die Wirksamkeit der Antikörper bei episodischer und chronischer Migräne (Huang et al. 2019; Deng et al. 2020). Zunächst fehlten direkte Vergleiche naturgemäß, CGRP- bzw. CGRP-Rezeptor-Antikörper schienen anderen Prophylaktika in der Wirksamkeit aber nicht überlegen zu sein (z. B. Frank et al. 2021). Allerdings zeichnete sich in kleineren Studien ab, dass eine Wirksamkeit auch bei Patienten gegeben sein könnte, bei denen mehrere andere Prophylaktika nicht wirksam oder verträglich waren (z. B. Scheffler et al. 2020). Der G-BA sah nur für Erwachsene, die auf keine der zunächst zu erwägenden Prophylaktika (Metoprolol, Propranolol, Flunarizin, Topiramat, Amitriptylin, Valproinsäure, Clostridium botulinum Toxin Typ A) ansprechen, für diese nicht geeignet sind oder diese nicht vertragen, Anhaltspunkte für einen (wenn auch beträchtlichen) Zusatznutzen von Erenumab bzw. Fremazenumab (Gemeinsamer Bundesausschuss 2019). Ein direkter Vergleich mit Topiramat liegt der mittlerweile vorliegenden frühen Nutzenbewertung von Erenumab durch den G-BA zugrunde (Reuter et al. 2022). Der G-BA sieht die Anhaltspunkte für einen erheblichen Zusatznutzen mit Blick auf Wirksamkeit und Verträglichkeit bestätigt. Es muss aber kritisch hinterfragt werden, ob mit Topiramat der bestmögliche Komparator gewählt wurde und ob das Studienprotokoll das klinisch übliche Vorgehen adäquat widerspiegelt. Ein Vorteil der Antikörper im Vergleich zu anderen Prophylaktika dürfte aber die offenbar sehr gute Verträglichkeit sein. Abgesehen von deutlich häufiger beobachteten Beschwerden an der Einstichstelle lag die Nebenwirkungsrate in klinischen Studien im Großen und Ganzen auf Placebo-Niveau, allerdings ist die Zahl der Studien noch relativ gering und die Nachbeobachtungsdauer betrug überwiegend 12–24 Wochen. Da die Antikörper den Vasodilatator CGRP antagonisieren und klinische Daten zu ihrem Einsatz bei bestimmten Risikogruppen noch nicht vorliegen, sollten die Antikörper bei Patienten mit hohem kardiovaskulärem Risiko Experten zufolge nicht eingesetzt werden (Diener et al. 2020). Die Menge verordneter DDD ist in 2021 noch einmal um >40 % angestiegen, was erneut einen erheblichen Anstieg der Therapiekosten zur Folge hatte. Die Antikörper sind noch bis zu 50 mal so teuer wie andere Arzneimittel in der Migräneprophylaxe. Angesichts der Studienlage, der begrenzten Erfahrungen und der wirtschaftlichen Aspekte ist eine verantwortungsvolle Verordnung geboten, die z. B. die kritische Re-Evaluation der Antikörpertherapie nach drei bzw. Pausierung nach 6–9 Monaten berücksichtigt, wie sie die DGN in einem Addendum zu ihrer aktuellen Migräneleitlinie empfiehlt (Diener et al. 2019). In der aktualisierten DGN-Leitlinie zu Kopfschmerzen bei Medikamentenübergebrauch (MOH) wird andererseits betont, dass hier ein Wirksamkeitsnachweis in der Prophylaxe neben Topiramat und Onabotulinumtoxin A eben nur für CGRP- und CGRP-Rezeptor-Antikörper vorliege und daher bei Unwirksamkeit oder Unverträglichkeit der erstgenannten einer der Antikörper eingesetzt werden solle, wobei aber die Erstattungsfähigkeit zu beachten sei (Diener et al. 2022).

Literatur

Bird S, Derry S, Moore RA (2014) Zolmitriptan for acute migraine attacks in adults. Cochrane Database Syst Rev. https://doi.org/10.1002/14651858. CD008616.pub2

van den Broek RW, Bhalla P, VanDenBrink AM, de Vries R, Sharma HS, Saxena PR (2002) Characterization of sumatriptan-induced contractions in human isolated blood vessels using selective 5-HT(1B) and 5-HT(1D) receptor antagonists and in situ hybridization. Cephalalgia 22:83–93

Deleu D, Hanssens Y (2000) Current and emerging second-generation triptans in acute migraine therapy: a comparative review. J Clin Pharmacol 40:687–700

Deng H, Li GG, Nie H, Feng YY, Guo GY, Guo WL, Tang ZP (2020) Efficacy and safety of calcitonin-gene-related peptide binding monoclonal antibodies for the preventive treatment of episodic migraine – an updated systematic review and meta-analysis. BMC Neurol 20(1):57

Derry CJ, Derry S, Moore RA (2014) Sumatriptan (all routes of administration) for acute migraine attacks in adults – overview of Cochrane reviews. Cochrane Database Syst Rev. https://doi.org/10.1002/14651858. CD009108.pub2

Diamond ML, Hettiarachchi J, Hilliard B, Sands G, Nett R (2004) Effectiveness of eletriptan in acute migraine: primary care for excedrin nonresponders. Headache 44:209–216

Diener HC, Gaul C, Kropp P (2018) Therapie der Migräneattacke und Prophylaxe der Migräne, S1-Leitlinie. In: Deutsche Gesellschaft für Neurologie (Hrsg) Leitlinien für Diagnostik und Therapie in der Neurologie für die Deutsche Gesellschaft für Neurologie (DGN) in Zusammenarbeit mit der Deutschen Migräne- und Kopfschmerzgesellschaft (DMKG) (www.dgn. org/leitlinien (abgerufen am 19.08.2022))

Diener HC, May A et al (2019) Prophylaxe der Migräne mit monoklonalen Antikörpern gegen CGRP oder den CGRP-Rezeptor, Ergänzung der S1-Leitlinie Therapie der Migräneattacke und Prophylaxe der Migräne. In: Deutsche Gesellschaft für Neurologie (Hrsg) Leitlinien für Diagnostik und Therapie in der Neurologie (www.dgn.org/leitlinien)

Diener HC, Holle-Lee D, Nägel S, Gaul C (2020) Migräneprophylaxe: Neue Antikörper – wann und wie einsetzen? Dtsch Arztebl 117:27–28 (Supplement Perspektiven der Neurologie 1/2020)

Diener HC, Kropp P et al (2022) Kopfschmerz bei Übergebrauch von Schmerz- oder Migränemitteln (Medication Overuse Headache = MOH), S1-Leitlinie. In: Deutsche Gesellschaft für Neurologie (Hrsg) Leitlinien für Diagnostik und Therapie in der Neurologie (www.dgn.org/leitlinien (abgerufen am 19.08.2022))

Edvinsson L (2017) The trigeminovascular pathway: role of CGRP and CGRP receptors in migraine. Headache 57(Suppl 2):47–55

Eiland LS, Hunt MO (2010) The use of triptans for pediatric migraines. Paediatr Drugs 12:379–389

Ferrari MD, Goadsby PJ, Roon KI, Lipton RB (2002) Triptans (serotonin, 5-HT1B/1D agonists) in migraine: detailed results and methods of a meta-analysis of 53 trials. Cephalalgia 22:633–658

Frank F, Ulmer H, Sidoroff V, Broessner G (2021) CGRP-antibodies, topiramate and botulinum toxin type A in episodic and chronic migraine: a systematic review and meta-analysis. Cephalgia. https://doi.org/10. 1177/03331024211018137

Gemeinsamer Bundesausschuss (2010) Bekanntmachung eines Beschlusses des Gemeinsamen Bundesausschusses über die Änderung der Arzneimittel-Richtlinie: Anlage VI (Off-Label-Use) Valproinsäure bei der Migräneprophylaxe im Erwachsenenalter. BAnz. Nr. 190; (S. 4169) vom 15. Dez. 2010

Gemeinsamer Bundesausschuss (2019) Bekanntmachung eines Beschlusses des Gemeinsamen Bundesausschusses über eine Änderung der Arzneimittel-

Richtlinie (AMRL) (Anlage XII – Beschlüsse über die Nutzenbewertung von Arzneimitteln mit neuen Wirkstoffen nach § 35a SGB V Erenumab. BAnz AT 11.06.2019 B2)

Gillman PK (2010) Triptans, serotonin agonists, and serotonin syndrome (serotonin toxicity): a review. Headache 50:264–272

Hargreaves R, Olesen J (2019) Calcitonin gene-related peptide modulators – The history and renaissance of a new migraine drug class. Headache 59:951–970

Huang IH, Wu PC, Lin EY, Chen CY, Kang YN (2019) Effects of anti-calcitonin gene-related peptide for migraines: a systematic review with meta-analysis of randomized clinical trials. Int J Mol Sci 20(14):3527

International Headache Society (2018) Headache Classification Committee of the International Headache Society (IHS) the international classification of headache disorders, 3rd edition. Cephalalgia 38:1–211

Jackson JL, Cogbill E, Santana-Davila R, Eldredge C, Collier W, Gradall A, Sehgal N, Kuester J (2015) A comparative effectiveness meta-analysis of drugs for the prophylaxis of migraine headache. PLoS ONE 10(7):e130733

Karsan N, Goadsby PJ (2022) New oral drugs for migraine. CNS Drugs. https://doi.org/10.1007/s40263-022-00948-8

Katsarava Z, Fritsche G, Muessig M, Diener HC, Limmroth V (2001) Clinical features of withdrawal headache following overuse of triptans and otherheadache drugs. Neurology 57:1694–1698

Law S, Derry S, Moore RA (2016) Sumatriptan plus naproxen for the treatment of acute migraine attacks in adults. Cochrane Database Syst Rev. https://doi.org/10.1002/14651858.CD008541.pub3

Le K, Yu D, Wang J, Ali AI, Guo Y (2017) Is topiramate effective for migraine prevention in patients less than 18 years of age? A meta-analysis of randomized controlled trials. J Headache Pain 18:69

Limmroth V, Katsarava Z, Fritsche G, Przywara S, Diener HC (2002) Features of medication overuse headache following overuse of different acute headache drugs. Baillieres Clin Neurol 59:1011–1014

Linde M, Mulleners WM, Chronicle EP, McCrory DC (2013a) Topiramate for the prophylaxis of episodic migraine in adults. Cochrane Database Syst Rev. https://doi.org/10.1002/14651858.CD010610

Linde M, Mulleners WM, Chronicle EP, McCrory DC (2013b) Valproate (valproic acid or sodium valproate or a combination of the two) for the prophylaxis of episodic migraine in adults. Cochrane Database Syst Rev. https://doi.org/10.1002/14651858.CD010611

Loder E (2010) Triptan therapy in migraine. N Engl J Med 363:63–70

Maasumi K, Tepper SJ, Kriegler JS (2017) Menstrual migraine and treatment options: review. Headache 57:194–208

Martin VT, Behbehani MM (2001) Toward a rational understanding of migraine trigger factors. Med Clin North Am 85:911

Rapoport A, Winner P (2006) Nasal delivery of antimigraine drugs: clinical rationale and evidence base. Headache 46(Suppl 4):S192–S201

Reuter U, Ehrlich M, Gendolla A, Heinze A, Klatt J, Wen S, Hours-Zesiger P, Nickisch J, Sieder C, Hentschke C, Maier-Peuschel M (2022) Erenumab versus topiramate for the prevention of migraine - a randomised, double-blind, active-controlled phase 4 trial. Cephalalgia 42(2):108–118

Richer L, Billinghurst L, Linsdell MA, Russell K, Vandermeer B, Crumley ET, Durec T, Klassen TP, Hartling L (2016) Drugs for the acute treatment of migraine in children and adolescents. Cochrane Database Syst Rev. https://doi.org/10.1002/14651858.CD005220.pub2

Roberto G, Raschi E, Piccinni C, Conti V, Vignatelli L, D'Alessandro R, De Ponti F, Poluzzi E (2015) Adverse cardiovascular events associated with triptans and ergotamines for treatment of migraine: systematic review of observational studies. Cephalalgia 35:118–131

Rolan PE (2012) Drug interactions with triptans: which are clinically significant? CNS Drugs 26:949–957

Scheffler A, Messel O, Wurthmann S, Nsaka M, Kleinschnitz C, Glas M, Naegel S, Holle D (2020) Erenumab in highly therapy-refractory migraine patients: first German real-world evidence. J Headache Pain 21(1):84

Shamliyan TA, Kane RL, Ramakrishnan R, Taylor FR (2013) Migraine in children: preventive pharmacologic treatments [Internet]. Effective health care program. Comparative effectiveness review, Bd. 108. Agency for Healthcare Research and Quality, Rockville

Soldin OP, Tonning JM (2008) Serotonin syndrome associated with triptan monotherapy. N Engl J Med 358:2185–2186

Straube A, Pfaffenrath V, Ladwig KH, Meisinger C, Hoffmann W, Fendrich K, Vennemann M, Berger K (2010) Prevalence of chronic migraine and medication overuse headache in Germany – the German DMKG headache study. Cephalalgia 30:207–213

Thorlund K, Mills EJ, Wu P, Ramos E, Chatterjee A, Druyts E, Goadsby PJ (2014) Comparative efficacy of triptans for the abortive treatment of migraine: a multiple treatment comparison meta-analysis. Cephalalgia 34:258–267

Xu H, Han W, Wang J, Li M (2016) Network meta-analysis of migraine disorder treatment by NSAIDs and triptans. J Headache Pain 17:113

Xu XM, Liu Y, Dong MX, Zou DZ, Wei YD (2017) Tricyclic antidepressants for preventing migraine in adults. Medicine 96:e6989

18

Krankheitsmodifizierende Arzneistoffe für Autoimmunerkrankungen

Rainer Böger

Auf einen Blick

Krankheitsmodifizierende Antirheumatika haben in der Verordnung erneut weiter zugenommen. Größte Gruppe sind die synthetischen krankheitsmodifizierenden Antirheumatika mit dem bevorzugt eingesetzten Methotrexat. Bei den biologischen krankheitsmodifizierenden Antirheumatika dominieren seit vielen Jahren die TNFα-Inhibitoren, deren Verordnungen allerdings nur noch leicht zunehmen. Lediglich Adalimumab zeigt noch einen deutlichen Verordnungszuwachs durch einen weiteren Anstieg der Biosimilars. Auf niedrigerem Niveau zeigten der Interleukin-6-Rezeptorantagonist Tocilizumab und Kostimulationsinhibitor Abatacept wieder geringe Zunahmen. Inzwischen sind zwei Januskinaseinhibitoren vertreten, die ebenfalls Verordnungszuwächse aufweisen.

Die Indikation für die Anwendung krankheitsmodifizierender Antirheumatika („Disease-modifying antirheumatic drugs", DMARDs) in der Therapie der entzündlich-rheumatischen Erkrankungen wird vornehmlich von Rheumatologen gestellt. Die prognostischen Faktoren, die für eine Entscheidung bezüglich einer Therapie der rheumatoiden Arthritis mit DMARDs von Bedeutung sind, finden sich in einer aktuellen Übersicht (Albrecht und Zink 2017). Für alle DMARDs sind zur Minderung des Risikos unerwünschter Nebenwirkungen regelmäßige Kontrolluntersuchungen notwendig.

Nichtsteroidale Antirheumatika (NSAR) werden vorwiegend bei degenerativen Gelenkerkrankungen eingesetzt und spielen in der Behandlung von entzündlich-rheumatischen Erkrankungen eher eine untergeordnete Rolle (siehe ▶ Kap. 17). Mit den NSAR gelingt es zum Teil, den entzündlichen Prozess zurückzudrängen, die Beweglichkeit zu verbessern und den entzündlichen Schmerz zu vermindern, wohingegen sie die rheumatische Gelenkzerstörung nicht verhindern.

Glucocorticosteroide (vgl. ▶ Kap. 20) haben bei der Therapie der rheumatoiden Arthritis und anderen entzündlich-rheumatischen Erkrankungen einen schnellen symptomatischen und krankheitsmodifizierenden Effekt, sollten aber wegen schwerer Nebenwirkungen in der Langzeitbehandlung nur als niedrig dosierte Therapie eingesetzt werden und so früh wie möglich ausgeschlichen werden.

Das Verordnungsvolumen der DMARDs ist in den letzten 10 Jahren um mehr als 60 % angestiegen. Sie hemmen ebenfalls die rheumatische Gelenkentzündung, wirken aber auch auf die Progression der rheumatischen Gelenkdestruktion (Übersicht bei Smolen et al. 2016). Sie haben mengenmäßig nur einen geringen, jedoch im Verlauf der letzten Jahre kontinuierlich steigenden Anteil an den Verordnungen der Antirheumatika und Antiphlogistika (❏ Abb. 19.1). Am häufigsten

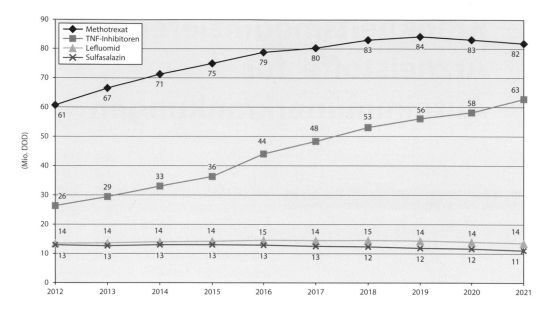

◘ Abb. 19.1 Verordnungen von krankheitsmodifizierenden Antirheumatika 2012 bis 2021. Gesamtverordnungen nach definierten Tagesdosen

werden die synthetischen DMARDs verordnet, darunter insbesondere bevorzugt Methotrexat. Einige werden auch für andere Indikationen verwendet und sind wie beispielsweise Methotrexat als Antimetabolite bei den Zytostatika (siehe ◘ Tab. 5.3) aufgelistet. Bei den biologischen DMARDs dominieren seit vielen Jahren die TNFα-Inhibitoren, gefolgt vom Interleukin-6-Rezeptorantagonist Tocilizumab, dem Kostimulationsinhibitor Abatacept sowie den neu hinzugekommenen Januskinaseinhibitoren (s. u.).

19.1 Synthetische krankheitsmodifizierende Antirheumatika

Wichtigster Vertreter der synthetischen DMARDs ist das Immunsuppressivum Methotrexat, auf das zwei Drittel der Verordnungen dieser Gruppe entfallen (◘ Tab. 19.1). Bei Behandlungsbeginn der rheumatoiden Arthritis ist Methotrexat das Mittel der Wahl (Smolen et al. 2017; Fiehn et al. 2018). Eine wichtige Neuerung in den aktuellen Leitlinien ist die Empfehlung, dass niedrigdosierte Glucocorticosteroide als Teil der initialen Behandlung in Kombination mit einem oder mehreren synthetischen DMARDs bis zu 6 Monaten in Betracht gezogen werden sollten, wobei jedoch die Dosis so schnell wie möglich reduziert werden sollte. Weitere Substanzen dieser Gruppe sollten nur eingesetzt werden, wenn Methotrexat sich als nicht ausreichend wirksam gezeigt hat oder nicht vertragen wird. Als eine besondere Gefahr bei der Verwendung von Methotrexat hat sich die Verwechslung der bestimmungsgemäßen Anwendung in der Therapie der rheumatoiden Arthritis (Gabe einmal pro Woche) mit der Dosierung in anderen Indikationen (Gabe einmal pro Tag) ergeben. Durch eine solche 7-mal zu hohe Dosis sind lebensbedrohliche Überdosierungen induziert worden (NN 2018).

Sulfasalazinpräparate wurden 2021 seltener als im Vorjahr verordnet. Auch die Verordnung von Leflunomid ist leicht gesunken (◘ Tab. 19.1). Dessen Verträglichkeit ist keinesfalls besser als die von Methotrexat oder Sulfasalazin. In den USA sind innerhalb von drei Jahren 130 Fälle mit schwerer Lebertoxi-

19

◨ Tab. 19.1 Verordnungen synthetischer krankheitsmodifizierender Antirheumatika 2021. Angegeben sind die 2021 verordneten Tagesdosen, die Änderungen gegenüber 2020 und die mittleren Kosten je DDD 2021

Präparat	Bestandteile	DDD	Änderung	DDD-Nettokosten
		Mio.	%	Euro
Methotrexat				
Metex	Methotrexat	31,9	(−15,4)	2,73
MTX HEXAL	Methotrexat	21,1	(+7,2)	0,48
Lantarel	Methotrexat	20,0	(+7,4)	0,96
Trexject	Methotrexat	3,8	(−26,5)	3,25
MTX-ratiopharm	Methotrexat	2,3	(+232,5)	2,68
Nordimet	Methotrexat	1,6	(+298,9)	3,20
Methotrexat AL	Methotrexat	0,96	(+89,5)	3,18
		81,8	**(−1,4)**	**1,75**
Sulfasalazin				
Azulfidine RA	Sulfasalazin	4,5	(+30,2)	0,95
Sulfasalazin-Heyl	Sulfasalazin	2,9	(−29,0)	0,79
Sulfasalazin HEXAL	Sulfasalazin	2,0	(−42,3)	0,78
Sulfasalazin medac	Sulfasalazin	1,7	(+622,8)	0,78
		11,1	**(−1,5)**	**0,85**
Leflunomid				
Leflunomid Heumann	Leflunomid	6,4	(−5,7)	2,96
Leflunomid Bluefish	Leflunomid	2,0	(−20,4)	2,94
Leflunomid medac	Leflunomid	2,0	(+1,6)	3,05
Leflunomid Aristo	Leflunomid	1,1	(+82,7)	2,97
Leflunomid AL	Leflunomid	0,85	(+50,7)	2,99
Leflunomid Winthrop	Leflunomid	0,55	(−8,3)	2,94
Arava	Leflunomid	0,33	(−32,4)	2,46
Leflunomid-ratiopharm	Leflunomid	0,21	(+58,9)	2,95
		13,5	**(−1,6)**	**2,96**
Hydroxychloroquin				
Quensyl	Hydroxychloroquin	5,8	(+28,0)	0,87
Hydroxychloroquin Aristo	Hydroxychloroquin	2,4	(−18,4)	0,88
Hydroxychloroquin-ratiopharm	Hydroxychloroquin	0,42	(−42,2)	0,79
		8,7	**(+5,2)**	**0,87**

◘ Tab. 19.1 (Fortsetzung)

Präparat	Bestandteile	DDD	Änderung	DDD-Nettokosten
		Mio.	%	Euro
Januskinaseinhibitoren				
Olumiant	Baricitinib	4,7	(+6,8)	33,55
Xeljanz	Tofacitinib	2,6	(−11,8)	33,80
		7,3	**(−0,7)**	**33,64**
Summe		**122,3**	**(−0,9)**	**3,65**

zität, darunter 12 Todesfälle, nach Gabe von Leflunomid aufgetreten (Charatan 2002). Seitdem wurde die Kontraindikation für Patienten mit eingeschränkter Leberfunktion und Vorgabe einer regelmäßige Kontrolle der Leberfunktion eingeführt (Alcorn et al. 2009). Diese Risiken bzw. Einschränkungen sind allerdings auch beim niedrigdosierten Methotrexat zu beachten. Auch Sulfasalazin hat nicht unerhebliche Risiken (Hämatotoxität, Hepatitis, schwere Hautreaktionen). Ein erhöhtes Risiko von Leflunomid für eine pulmonale Toxizität hat sich dagegen nicht bestätigt (Conway et al. 2016).

Die beiden Januskinase (JAK)-Inhibitoren Tofacitinib und Baricitinib zeigen diskrepante Verordnungstrends: Die Verordnungen von Baricitinib nahmen zu und diejenigen von Tofacitinib ab (◘ Tab. 19.1). Nach den aktuellen Leitlinien der Therapie der rheumatoiden Arthritis (Smolen et al. 2017; Fiehn et al. 2018) gelten die JAK-Inhibitoren in der Zweitlinientherapie nach unzureichendem Ansprechen von Methotrexat als annähernd gleichwertig mit den biologischen DMARDs. Tofacitinib (*Xeljanz*) sollte aber wegen der Risiken für thrombembolische Ereignisse und wegen schwerwiegender, auch tödlich verlaufender, Infektionen besonders bei älteren Menschen nur in Betracht gezogen werden, wenn kei-

ne geeigneten Therapiealternativen vorliegen. Tofacitinib wurde 2017 zunächst zur Behandlung der mittelschweren bis schweren aktiven rheumatoiden Arthritis zugelassen (siehe Arzneiverordnungs-Report 2018, Kap. 3, Abschn. 3.1.33). Ein Jahr später folgte die Zulassung zur Behandlung der aktiven Psoriasis-Arthritis in Kombination mit Methotrexat bei Patienten, die auf eine vorangegangene krankheitsmodifizierende antirheumatische Therapie unzureichend angesprochen haben (siehe Arzneiverordnungs-Report 2019, Kap. 3, Abschn. 3.2.23). Gleichzeitig wurde auch die Behandlung von Patienten mit mittelschwerer bis schwerer aktiver Colitis ulcerosa zugelassen. Diese beiden zusätzlichen Indikationen haben vermutlich zu dem starken Verordnungsanstieg von Tofacitinib beigetragen. Seine Wirksamkeit und Verträglichkeit gelten als ähnlich wie die von Adalimumab, allerdings traten Herpes-zoster-Infektionen häufiger auf (Übersicht bei Dhillon 2017; Alten et al. 2020). Bei Menschen über 65 Jahren besteht ein erhöhtes Mortalitätsrisiko durch schwere Infektionen. Auch Baricitinib (*Olumiant*) hatte in Kombination mit Methotrexat eine ähnliche ACR20-Ansprechquote wie Adalimumab und weist wie andere Januskinaseinhibitoren ein erhöhtes Risiko für Herpes-zoster-Infektionen auf (Bechman et al. 2019).

19

19.2 Biologische krankheitsmodifizierende Antirheumatika

Wichtigste Vertreter der biologischen DMARDs sind die TNFα-Inhibitoren. Sie werden auch als „Biologika" bezeichnet werden, weil sie mittels gentechnologischer Methoden durch lebende Zellen in Kultur produziert werden, oft durch gentechnologisch veränderte Organismen. Es handelt sich dabei um therapeutische Proteine, die gegenüber klassischen, kleinmolekularen Arzneistoffen zahlreiche Besonderheiten ihrer Pharmakologie aufweisen (Hannemann und Böger 2023). Sie sind als echter Fortschritt für die Behandlung der aktiven rheumatoiden Arthritis, der axialen Spondyloarthritis und weiterer Krankheiten (Morbus Crohn, Colitis ulcerosa, Psoriasisarthritis, Psoriasis, Uveitis, Hidradenitis) anzusehen.

Bei Patienten, die unzureichend auf Methotrexat und andere synthetische DMARDs ansprechen, sollten TNFα-Inhibitoren oder andere biologische krankheitsmodifizierende Antirheumatika mit Methotrexat kombiniert werden (Singh et al. 2016; Smolen et al. 2017). Danach ist der Einsatz von TNFα-Inhibitoren gerechtfertigt, wenn die Therapie mit zumindest zwei konventionellen Basistherapeutika, eines davon Methotrexat, allein oder in Kombination in adäquater Dosis über einen ausreichend langen Zeitraum (in der Regel 6 Monate) versagt hat. Individuelle Besonderheiten (z. B. Kontraindikationen gegen Basistherapeutika, hohe Krankheitsprogression) können einen früheren Einsatz (weniger als 2 Basistherapeutika, weniger als 6 Monate) von TNFα-Inhibitoren erforderlich machen. Hauptrisiko ist die damit verbundene verminderte Infektabwehr (Tuberkulose, andere Atemwegsinfektionen).

Adalimumab weist auch 2021 wieder einen Verordnungszuwachs auf, der aber ausschließlich durch die Biosimilars bedingt ist, während das Originalpräparat *Humira* weiterhin stark rückläufig ist. Als nächstes folgt Infliximab mit vier Präparaten und einem ebenfalls deutlich angestiegenen Verordnungsvolumen (◘ Tab. 19.2). Etanercept ist ein Fusionsprotein aus dem Fc-Anteil von IgG1 und zwei rekombinanten p75-TNFα-Rezeptoren, die genauso wie lösliche TNFα-Rezeptoren den TNFα binden und dadurch inaktivieren. Zwei weitere monoklonale Antikörper gegen TNFα (Golimumab, Certolizumab pegol) haben dagegen ein wesentlich kleineres DDD-Volumen. Um die Risiken der Verwendung der TNFα-Inhibitoren besser zu erfassen, ist für mehrere europäische Länder ein Langzeitregister eingerichtet worden. Für Deutschland ist es beim Deutschen Rheuma-Forschungszentrum in Berlin angesiedelt (Rheumatoide Arthritis-Beobachtung der Biologikatherapie, „RABBIT").

Zwei weitere Biologika stehen für Patienten mit mäßiger bis schwerer aktiver rheumatoider Arthritis, die unzureichend auf synthetische DMARDs oder TNFα-Inhibitoren angesprochen oder diese nicht vertragen haben, als Zweitlinientherapie zur Verfügung. Abatacept (*Orencia*) ist ein rekombinant hergestelltes Fusionsprotein, das aus einer Domäne des humanen T-Lymphozytenantigens 4 und einem Fragment aus dem Immunglobulin IgG1 besteht. Es blockiert die Kostimulation von T-Zellen durch Antigen-präsentierende Zellen. Abatacept kam 2007 auf den Markt und ist 2021 gegenüber dem Vorjahr etwas seltener verschrieben worden (◘ Tab. 19.2). Tocilizumab (*RoActemra*) ist ein humanisierter, monoklonaler Antikörper gegen den Interleukin-6-Rezeptor, der 2009 in die Therapie eingeführt wurde und 2021 erstmals einen kleinen Verordnungsrückgang aufweist. Interleukin 6 ist ein wichtiges proinflammatorisches Zytokin in der Pathogenese der rheumatoiden Arthritis. In aktuellen Leitlinien gelten alle derzeit verfügbaren biologischen DMARDs als ähnlich wirksam und generell als sicher nach Versagen konventioneller DMARDs (Singh et al. 2016; Smolen et al. 2017). Nachdem langfristige Registerdaten verfügbar sind, gilt das grundsätzlich auch für die biologischen Nicht-TNFα-Inhibitoren, wenn auch noch mehr Sicherheitsdaten für Abatacept, Rituximab und Tocilizumab benötigt werden.

☐ Tab. 19.2   Verordnungen biologischer krankheitsmodifizierender Antirheumatika 2021. Angegeben sind die 2021 verordneten Tagesdosen, die Änderungen gegenüber 2020 und die mittleren Kosten je DDD 2021

Präparat	Bestandteile	DDD	Änderung	DDD-Nettokosten
		Mio.	%	Euro
Infliximab				
Remsima	Infliximab	8,2	(+103,5)	21,53
Remicade	Infliximab	4,2	(−10,9)	22,13
Inflectra	Infliximab	4,1	(−18,6)	22,92
Flixabi	Infliximab	2,7	(+2,7)	21,82
		19,2	**(+17,1)**	**22,00**
Etanercept				
Benepali	Etanercept	6,1	(+0,1)	34,39
Erelzi	Etanercept	2,6	(+17,1)	32,94
Enbrel	Etanercept	2,2	(−23,0)	37,36
		10,8	**(−2,4)**	**34,64**
Adalimumab				
Humira	Adalimumab	6,5	(−17,7)	39,66
Amgevita	Adalimumab	4,9	(+19,7)	33,40
Hulio	Adalimumab	4,6	(+40,4)	33,44
Imraldi	Adalimumab	4,0	(+2,2)	33,40
Hyrimoz	Adalimumab	3,9	(+26,5)	33,29
		24,0	**(+7,3)**	**35,10**
Weitere Biologika				
Simponi	Golimumab	3,9	(−5,6)	33,37
Roactemra	Tocilizumab	3,8	(−5,4)	54,12
Cimzia	Certolizumab pegol	3,1	(−2,0)	38,39
Orencia	Abatacept	1,4	(−6,0)	74,80
		12,2	**(−4,7)**	**45,71**
Summe		**66,2**	**(+5,7)**	**33,16**

19

Literatur

Albrecht K, Zink A (2017) Poor prognostic factors guiding treatment decisions in rheumatoid arthritis patients: a review data from randomized clinical trials and cohort studies. Arthritis Res Ther 19:68. https://doi.org/10.1186/s13075-017-1266-4

Alcorn N, Saunders S, Madhok R (2009) Benefit-risk assessment of leflunomide: an appraisal of leflunomide in rheumatoid arthritis 10 years after licensing. Drug Saf 32:1123–1134

Alten R, Mischkewitz M, Stefanski AL, Dörner T (2020) Januskinase-Inhibitoren – State of the Art im klinischen Einsatz und Zukunftsperspektiven. Z Rheumatol 79:241–254

Bechman K, Subesinghe S, Norton S, Atzeni F, Galli M, Cope AP, Winthrop KL, Galloway JB (2019) A systematic review and meta-analysis of infection risk with small molecule JAK inhibitors in rheumatoid arthritis. Baillieres Clin Rheumatol. https://doi.org/10.1093/rheumatology/kez087

Charatan F (2002) Arthritis drug should be removed from market, says consumer group. Brit Med J 324:869

Conway R, Low C, Coughlan RJ, O'Donnell MJ, Carey JJ (2016) Leflunomide use and risk of lung disease in rheumatoid arthritis: a systematic literature review and metaanalysis of randomized controlled trials. J Rheumatol 43:855–860

Dhillon S (2017) Tofacitinib: a review in rheumatoid arthritis. Drugs 77:1987–2001

Fiehn C, Holle J, Iking-Konert C, Leipe J, Weseloh C, Frerix M, Alten R, Behrens F, Baerwald C, Braun J, Burkhardt H, Burmester G, Detert J, Gaubitz M, Gause A, Gromnica-Ihle E, Kellner H, Krause A, Kuipers J, Lorenz HM, Müller-Ladner U, Nothacker M, Nüsslein H, Rubbert-Roth A, Schneider M, Schulze-Koops H, Seitz S, Sitter H, Specker C, Tony HP, Wassenberg S, Wollenhaupt J, Krüger K (2018) S2e-Leitlinie: Therapie der rheumatoiden Arthritis mit krankheitsmodifizierenden Medikamenten. Z Rheumatol 77(Suppl 2):35–53

Hannemann J, Böger R (2023) Biologicals verändern die Medizin – die Pharmakologie therapeutischer monoklonaler Antikörper. Hamb Ärzteblatt (in press)

NN (2018) Überdosierung von Methotrexat durch tägliche Gabe der wöchentlichen Dosis: Risikobewertungsverfahren der Europäischen Arzneimittel-Agentur. Arzneimittelbrief 52:34–35

Singh JA, Saag KG, Bridges SL Jr, Akl EA, Bannuru RR, Sullivan MC, Vaysbrot E, McNaughton C, Osani M, Shmerling RH, Curtis JR, Furst DE, Parks D, Kavanaugh A, O'Dell J, King C, Leong A, Matteson EL, Schousboe JT, Drevlow B, Ginsberg S, Grober J, Clair StEW, Tindall E, Miller AS, McAlindon T (2016) 2015 American College of Rheumatology guideline for the treatment of rheumatoid arthritis. Arthritis Rheumatol 68:1–26

Smolen JS, Aletaha D, McInnes IB (2016) Rheumatoid arthritis. Lancet 388:2023–2038

Smolen JS, Landewé R, Bijlsma J, Burmester G, Chatzidionysiou K, Dougados M, Nam J, Ramiro S, Voshaar M, van Vollenhoven R, Aletaha D, Aringer M, Boers M, Buckley CD, Buttgereit F, Bykerk V, Cardiel M, Combe B, Cutolo M, van Eijk-Hustings Y, Emery P, Finckh A, Gabay C, Gomez-Reino J, Gossec L, Gottenberg JE, Hazes JMW, Huizinga T, Jani M, Karateev D, Kouloumas M, Kvien T, Li Z, Mariette X, McInnes I, Mysler E, Nash P, Pavelka K, Poór G, Richez C, van Riel P, Rubbert-Roth A, Saag K, da Silva J, Stamm T, Takeuchi T, Westhovens R, de Wit M, van der Heijde D (2017) EULAR recommendations for the management of rheumatoid arthritis with synthetic and biological disease-modifying antirheumatic drugs: 2016 update. Ann Rheum Dis 76:960–977

Glucocorticoide und Mineralocorticoide

Roland Seifert

Auf einen Blick

Verordnungsprofil Glucocorticoide werden überwiegend zur Entzündungshemmung und Immunsuppression eingesetzt, während die Hormonsubstitution mit dem Nebennierenrindenhormon Cortisol und dem Mineralocorticoid Fludrocortison nur einen kleinen Teil der Verordnungen betrifft. Während die Glucocorticoidverordnungen insgesamt rückläufig waren, fallen wie schon 2020 auch für 2021 erhöhte Verordnungszahlen von Dexamethason auf. Dies ist wahrscheinlich auf den Einsatz des Arzneistoffs bei COVID-19-Patienten zurückzuführen.

Corticosteroide sind die natürlichen Steroidhormone der Nebennierenrinde. Nach ihren vorherrschenden Wirkungen auf den Kohlenhydratstoffwechsel und den Elektrolythaushalt werden sie in Glucocorticoide und Mineralocorticoide eingeteilt. Sie haben ein weites Spektrum physiologischer und pharmakologischer Wirkungen. In niedrigen Dosierungen dienen sie zur Hormonsubstitution bei Nebennierenrindeninsuffizienz, wie z. B. bei Morbus Addison und adrenogenitalem Syndrom. Bei diesen Indikationen wird Cortisol (Hydrocortison) als natürliches Nebennierenrindenhormon bevorzugt, weil es glucocorticoide und mineralocorticoide Eigenschaften vereinigt.

Synthetische Glucocorticoide werden eingesetzt, um Entzündungserscheinungen und immunologische Reaktionen zu unterdrücken. Hier wird Prednisolon aus der Gruppe der nichtfluorierten Glucocorticoide als Standardsteroid verwendet, weil es nur noch geringe mineralocorticoide Aktivität besitzt und am längsten in die Therapie eingeführt ist. Zu den wichtigsten Indikationen gehören rheumatische und allergische Erkrankungen. Inhalative Glucocorticoide werden bei den Bronchospasmolytika und Antiasthmatika (▶ Kap. 31) besprochen, topische Glucocorticoide bei den Dermatika (▶ Kap. 35) und den Ophthalmika (▶ Kap. 29).

Wegen der Risiken der Langzeitbehandlung werden orale Glucocorticoide zur Entzündungshemmung nur kurzfristig und immer nur in der möglichst niedrigsten Dosis eingesetzt (Übersicht bei Smolen et al. 2016). Trotz jahrzehntelanger Bemühungen ist es bisher nicht gelungen, die Risiko-Nutzen-Relation der Glucocorticoide grundlegend zu ändern (Strehl und Buttgereit 2013). Eine der wichtigsten Anwendungen der Glucocorticoide ist die antirheumatische Therapie. Hier haben die Glucocorticoide in den Empfehlungen der EULAR (European League Against Rheumatism) eine bemerkenswerte Aufwertung erfahren (Smolen et al. 2017). Niedrig dosierte Glucocorticoide sollen als Teil der initialen Behandlung in Kombination mit einem oder mehreren konventionellen synthetischen krankheitsmodifizierenden antirheumatischen Arzneimitteln bis zu 6 Monate in Betracht gezogen werden, jedoch mit möglichst schneller Dosisreduktion.

20.1 Verordnungsspektrum

Glucocorticoide werden in nichtfluorierte und fluorierte Glucocorticoide sowie Depotpräparate eingeteilt. Nichtfluorierte Glucocorticoide haben sich seit über 30 Jahren als führende Therapieoption etabliert (◘ Abb. 20.1; ◘ Tab. 20.1 und 20.2). Die Verordnungen der fluorierten Glucocorticoide liegen auf deutlich niedrigerem Niveau. Die größtenteils umstrittenen Depotpräparate werden am wenigsten verschrieben. Insgesamt sind die Glucocorticoidverordnungen leicht rückläufig, wobei Dexamethason eine bemerkenswerte Ausnahme darstellt (◘ Tab. 20.2). Der Trend zu insgesamt abnehmenden Glucocorticoidverordnungen mag darauf zurückzuführen sein, dass es inzwischen eine Vielzahl von (teilweise recht teuren) pharmakotherapeutischen Alternativen für die Behandlung von Entzündungen und Autoimmunerkrankungen gibt (siehe ► Kap. 19, 21 und 23). Die niedrigen DDD-Kosten der Glucocorticoide und die jahrzehntelange Erfahrung in der praktischen Anwendung sind jedoch unschätzbare Vorteile dieser Arzneistoffgruppe.

20.2 Arzneistoffgruppen

20.2.1 Nichtfluorierte Glucocorticoide

In der Gruppe der nichtfluorierten Glucocorticoide entfallen inzwischen 87 % der Verordnungen auf Prednisolonpräparate (◘ Tab. 20.1). Prednisolon hat im Vergleich zu dem natürlichen Nebennierensteroid Cortisol (Hydrocortison) nur noch eine geringe Mineralocorticoidaktivität und löst daher seltener Natriumretention, Ödembildung und Hypokaliämie aus. Darüber hinaus hat Prednisolon pharmakokinetische Vorteile gegenüber seinem Prodrug Prednison, weil es bereits die aktive Wirkform darstellt, während Prednison biologisch inaktiv ist und erst durch die hepatische 11β-Hydroxysteroiddehydrogenase in seinen aktiven Metaboliten Prednisolon umgewandelt werden muss. Da diese Umwandlung ca. eine Stunde benötigt, wirkt Prednisolon bei akuten Therapieindikationen schneller als Prednison. Außerdem hat Prednisolon nach oraler Gabe eine höhere Bioverfügbarkeit als Prednison (Kamada et al.

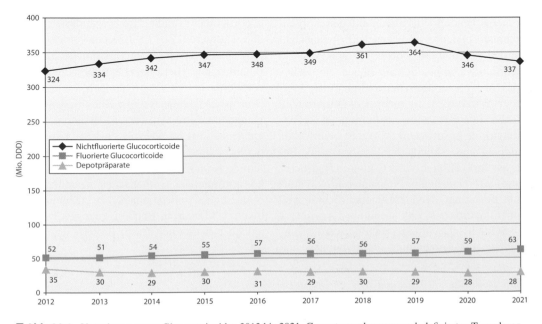

◘ **Abb. 20.1** Verordnungen von Glucocorticoiden 2012 bis 2021. Gesamtverordnungen nach definierten Tagesdosen

20

◻ **Tab. 20.1 Verordnungen von nichtfluorierten Glucocorticoiden 2021.** Angegeben sind die 2021 verordneten Tagesdosen, die Änderungen gegenüber 2020 und die mittleren Kosten je DDD 2021

Präparat	Bestandteile	DDD	Änderung	DDD-Nettokosten
		Mio.	%	Euro
Prednisolon				
Prednisolon acis	Prednisolon	165,5	(−5,0)	0,23
Prednisolon AL	Prednisolon	72,3	(−13,3)	0,23
Prednisolon Galen	Prednisolon	32,8	(+63,6)	0,33
Predni H Tablinen	Prednisolon	9,4	(+25,0)	0,24
Prednisolut/-L	Prednisolon	4,2	(+18,7)	0,90
Prednisolon JENAPHARM	Prednisolon	3,2	(−7,2)	0,69
Dontisolon D	Prednisolon	2,6	(−52,5)	0,68
Decortin H	Prednisolon	1,7	(−17,1)	0,28
Solu-Decortin H	Prednisolon	0,55	(−59,8)	1,30
Predni H Injekt/-Lichtenstein N	Prednisolon	0,43	(−0,8)	1,12
Okrido	Prednisolon	0,39	(+29,6)	2,33
Infectocortikrupp	Prednisolon	0,18	(+44,0)	7,35
Klismacort Rektal	Prednisolon	0,05	(+28,7)	9,47
		293,2	**(−2,9)**	**0,27**
Prednison				
Prednison GALEN	Prednison	13,9	(−11,8)	0,27
Prednison acis	Prednison	2,0	(+86,1)	0,26
Lodotra	Prednison	1,9	(−1,9)	2,83
Decortin	Prednison	1,3	(−7,8)	0,29
Rectodelt	Prednison	0,71	(+38,0)	7,09
		19,9	**(−4,2)**	**0,77**
Methylprednisolon				
Metypred GALEN	Methylprednisolon	8,3	(−20,0)	0,52
Urbason/-solubile	Methylprednisolon	2,6	(+1,9)	0,69
Methylprednisolon JENAPHARM	Methylprednisolon	2,4	(+35,6)	0,52
Methylprednisolut	Methylprednisolon	1,7	(+68,9)	0,97
		15,0	**(−4,5)**	**0,60**

◘ Tab. 20.1 (Fortsetzung)

Präparat	Bestandteile	DDD	Änderung	DDD-Nettokosten
		Mio.	%	Euro
Hydrocortison				
Hydrocortison JENAPHARM	Hydrocortison	4,9	(−1,8)	1,41
Hydrocortison GALEN	Hydrocortison	3,4	(+8,8)	1,30
Hydrocortison acis	Hydrocortison	0,94	(−6,4)	1,42
Hydrocortison Hoechst	Hydrocortison	0,63	(+2,7)	1,45
		9,8	(+1,4)	1,38
Summe		338,0	(−2,9)	0,35

1997). Die pharmakologisch-therapeutischen Vorteile des Prednisolons haben sich weitgehend in der praktischen Therapie durchgesetzt, da Prednisolonpräparate wesentlich häufiger als Prednisonpräparate verordnet werden (◘ Tab. 20.1).

Prednison folgt an zweiter Stelle. Ein kleiner Teil der Verordnungen entfällt auf ein Prednisonpräparat mit verzögerter Freisetzung (*Lodotra*), das bei Patienten mit aktiver rheumatoider Arthritis die morgendliche Gelenksteifigkeit im Vergleich zu schnell freisetzendem Prednison um 22 % reduziert (Buttgereit et al. 2008). Das Präparat wird abends eingenommen und setzt Prednison 4 h später unmittelbar vor Beginn des morgendlichen Cortisolgipfels frei, während nicht retardiertes Prednison morgens eingenommen wird. *Lodotra* ist allerdings zehnfach teurer als Prednisongenerika (◘ Tab. 20.1).

An dritter Stelle steht Methylprednisolon (◘ Tab. 20.1). Die DDD-Kosten liegen im Durchschnitt doppelt so hoch wie für Prednisolonpräparate, ohne dass wesentliche therapeutische Unterschiede dokumentiert sind.

Ein sehr kleiner Teil der Verordnungen entfällt auf das natürliche Nebennierenrindenhormon Hydrocortison (Cortisol). Es wird vor allem zur Substitution bei primärer Nebenniereninsuffizienz (Morbus Addison) eingesetzt (Pulzer et al. 2016). Eine zweite wichtige In-

dikation ist das adrenogenitale Syndrom mit einer Störung der Cortisolbiosynthese der Nebennierenrinde infolge eines Defekts der 21-Hydroxylase. Durch die Substitution wird der Cortisolmangel ausgeglichen und gleichzeitig die reaktive ACTH-Überproduktion und die damit verbundene Hyperandrogenämie supprimiert (Dörr und Schöfl 2009).

20.2.2 Fluorierte Glucocorticoide

Fluorierte Glucocorticoide haben im Gegensatz zu Prednisolon keine mineralocorticoiden Wirkungen. Die Wirkungsdauer von Betamethason und Dexamethason ist erheblich länger als die von Prednisolon. Sie werden daher für die gezielte Hypophysenhemmung eingesetzt, sind aber für die übliche einmal morgendliche Dosierung am Gipfelpunkt der zirkadianen Rhythmik nicht geeignet. Vorteilhaft ist die längere Wirkungsdauer bei der intraartikulären Lokaltherapie, für die mehrere Dexamethasonpräparate eingesetzt werden. Auffallend ist wie schon im Jahr 2020 so auch im Jahr 2021 ein deutlicher Anstieg der Verordnungszahlen für Dexamethason (und Betamethason) (◘ Tab. 20.2). Eine Erklärung für diesen Verordnungsanstieg könnten Berichte sein, dass Gluocorticoide den Verlauf von COVID-19-Erkrankungen günstig beeinflussen (Mattos-

20

◻ **Tab. 20.2** Verordnungen von fluorierten Glucocorticoiden und Mineralocorticoiden 2021. Angegeben sind die 2021 verordneten Tagesdosen, die Änderungen gegenüber 2020 und die mittleren Kosten je DDD 2021

Präparat	Bestandteile	DDD	Änderung	DDD-Nettokosten
		Mio.	%	Euro
Dexamethason				
Dexagalen Injekt/Dexamethason GALEN Tabl.	Dexamethason/-dihydrogenphosphat	39,7	(+13,6)	0,33
Dexamethason TAD	Dexamethason	6,7	(+32,5)	0,20
Dexamethason JENAPHARM	Dexamethason/-dihydrogenphosphat	6,6	(+69,3)	0,44
Dexa-ratiopharm/Dexamethason-ratiopharm	Dexamethason/-dihydrogenphosphat	2,9	(−60,8)	0,45
Dexamethason AbZ	Dexamethason/-dihydrogenphosphat	1,7	(−4,4)	0,49
Fortecortin	Dexamethason/-dihydrogenphosphat	1,0	(+11,6)	0,41
Infectodexakrupp	Dexamethason/-dihydrogenphosphat	0,66	(+38,9)	5,38
Lipotalon	Dexamethasonpalmitat	0,55	(−0,8)	3,20
Supertendin	Dexamethasonacetat Lidocain	0,44	(−3,5)	1,33
		60,3	**(+8,8)**	**0,43**
Triamcinolonacetonid				
Triam Injekt Lichtenstein	Triamcinolonacetonid	15,9	(−2,6)	0,24
TriamHEXAL	Triamcinolonacetonid	5,5	(+5,4)	0,23
Volon A/-Kristallsusp.	Triamcinolonacetonid	5,3	(−3,0)	0,37
Volon A Haftsalbe	Triamcinolonacetonid	1,1	(+36,6)	1,82
		27,8	**(−0,1)**	**0,32**
Betamethason				
Celestan/Celestamine N	Betamethason	2,4	(+2,1)	1,71
Mineralocorticoide				
Astonin H	Fludrocortison	4,5	(−1,7)	0,46
Summe		**95,0**	**(+5,4)**	**0,43**

Silva et al. 2020; Kumar Singh et al. 2020). Allerdings gibt es keinerlei wissenschaftliche Evidenz dafür, dass Dexamethason bei leichteren, also im ambulanten Bereich versorgten, COVID-19-Verläufen positive Wirkungen hat. Die einzige validierte Studie zu diesem Thema zeigt, dass Dexamethason den COVID-19-Verlauf nur bei sehr schwer erkrankten Patienten verbessert, die beatmet werden müssen (RECOVERY Collaborative Group 2021).

20.2.3 Depotpräparate

Die intramuskuläre Injektion von Depotcorticosteroiden bei Heuschnupfen und anderen Allergien wurde schon vor über 40 Jahren als nebenwirkungsreiches Verfahren mit fragwürdigen Indikationen kritisiert (Köbberling 1979). Im Vergleich zur oralen Therapie sind atrophische Veränderungen an Haut, Knochen und Muskulatur (sogenannte „Triamcinonlöcher") bei Langzeitgabe besonders ausgeprägt. Eine dänische Übersichtsarbeit bestätigte, dass die Dokumentation der intramuskulären Depottherapie mit Glucocorticoiden bei allergischer Rhinitis mangelhaft ist (Mygind et al. 2000). Generell sind intramuskuläre Injektionen wegen der unkontrollierbaren systemischen Glucocorticoidwirkung über Wochen nicht zu empfehlen (Reinhart 2005).

Auch der Nutzen der intraartikulären Injektion eines Glucocorticoids bei aktivierter Arthrose ist fraglich (Jüni et al. 2015). Die endogene Cortisolproduktion wird über einen Zeitraum von 10–30 Tagen supprimiert und der zirkadiane Rhythmus der hypothalamisch-hypophysären Steuerung der Nebennierenrinde gestört (Huppertz und Pfuller 1997). Gerade erst wurde vor den gravierenden Folgen von intraartikulären Trimamcinolon-Injektionen eindrücklich gewarnt (Alidoost et al. 2020). Die Verordnungen von Triamcinolon sind konstant (◘ Tab. 20.2).

20.2.4 Mineralocorticoide

Fludrocortison (*Astonin H*) ist das derzeit einzige verfügbare Mineralocorticoid, das bei nicht ausreichender Wirkung von Hydrocortison zur zusätzlichen Substitution bei Morbus Addison und adrenogenitalem Syndrom mit Salzverlust eingesetzt wird. Daneben ist es bei schwerer hypoadrenerger orthostatischer Hypotonie nach Versagen nichtmedikamentö-

ser Maßnahmen zugelassen, wobei ausgeprägte Nebenwirkungen (Wasserretention, Ödeme, Hypokaliämie) zu beachten sind (Hale et al. 2017). Die Verordnungen von Fludrocortison haben 2021 gegenüber dem Vorjahr abgenommen (◘ Tab. 20.2).

Literatur

Alidoost M, Conte GA, Agarwal K, Carson MP, Lann D, Marchesani D (2020) Iatrogenic Cushing's syndrome following intra-articular triamcinolone injection in an HIV-infected patient on cobistat presenting as pulmonary embolism: case report and literature report. Int Med Case Rep J 13:229–235

Buttgereit F, Doering G, Schaeffler A, Witte S, Sierakowski S, Gromnica-Ihle E, Jeka S, Krueger K, Szechinski J, Alten R (2008) Efficacy of modified-release versus standard prednisone to reduce duration of morning stiffness of the joints in rheumatoid arthritis (CAPRA-1): a double-blind, randomised controlled trial. Lancet 371:205–214

Dörr HG, Schöfl C (2009) Adrenogenitales Syndrom und Wachstumshormonmangel. Internist 50:1202–1206

Hale GM, Valdes J, Brenner M (2017) The treatment of primary orthostatic hypotension. Ann Pharmacother 51:417–428

Huppertz HI, Pfuller H (1997) Transient suppression of endogenous cortisol production after intraarticular steroid therapy for chronic arthritis in children. J Rheumatol 24:1833–1837

Jüni P, Hari R, Rutjes AW, Fischer R, Silletta MG, Reichenbach S, da Costa BR (2015) Intra-articular corticosteroid for knee osteoarthritis. Cochrane Database Syst Rev. https://doi.org/10.1002/14651858.CD005328.pub3

Kamada AK, Wiener MB, LaVallee NM, Bartoszek SM, Selner JC, Szefler SJ (1997) A pharmacokinetic comparison of two oral liquid glucocorticoid formulations. Pharmacotherapy 17:353–356

Köbberling J (1979) Gefahren der Depotkortikoid-Therapie. Internist Welt 4:118–122

Singh KA, Majumdar S, Singh R, Misra A (2020) Role of corticosteroid in the management of COVID-19: a systematic review and a clinician's perspective. Diabetes Metab Syndr 14:971–978

Mattos-Silva P, Santanna Felix N, Leme Silva P, Robba C, Battaglini D, Pelosi P, Rieken Macedo Rocco P, Ferreira Cruz F (2020) Pros and cons of corticosteroid therapy for COVID-19 patients. Respir Physiol Neurobiol 280:103492

Mygind N, Laursen LC, Dahl M (2000) Systemic corticosteroid treatment for seasonal allergic rhinitis:

a common but poorly documented therapy. Arerugi 55:11–15

Pulzer A, Burger-Stritt S, Hahner S (2016) Morbus Addison, primäre Nebenniereninsuffizienz. Internist 57:457–469

RECOVERY Collaborative Group (2021) Dexamethasone in hospitalized patients with Covid-19. N Engl J Med 384:693–704

Reinhart WH (2005) Steroidtherapie. Praxis 94:239–243

Smolen JS, Aletaha D, McInnes IB (2016) Rheumatoid arthritis. Lancet 388:2023–2038

Smolen JS, Landewé R, Bijlsma J, Burmester G, Chatzidionysiou K, Dougados M, Nam J, Ramiro S, Voshaar M, van Vollenhoven R, Aletaha D, Aringer M, Boers M, Buckley CD, Buttgereit F, Bykerk V, Cardiel M, Combe B, Cutolo M, van Eijk-Hustings Y, Emery P, Finckh A, Gabay C, Gomez-Reino J, Gossec L, Gottenberg JE, Hazes JMW, Huizinga T, Jani M, Karateev D, Kouloumas M, Kvien T, Li Z, Mariette X, McInnes I, Mysler E, Nash P, Pavelka K, Poór G, Richez C, van Riel P, Rubbert-Roth A, Saag K, da Silva J, Stamm T, Takeuchi T, Westhovens R, de Wit M, van der Heijde D (2017) EULAR recommendations for the management of rheumatoid arthritis with synthetic and biological disease-modifying antirheumatic drugs: 2016 update. Ann Rheum Dis 76:960–977

Strehl C, Buttgereit F (2013) Optimized glucocorticoid therapy: teaching old drugs new tricks. Mol Cell Endocrinol 380:32–40

Immunglobuline und Immunsuppressiva

Bernd Mühlbauer und Wolf-Dieter Ludwig

Auf einen Blick

Humane Immunglobuline sind präformierte Antikörper zur Substitutionstherapie bei Immunmangelkrankheiten und zur Immunmodulation bei speziellen seltenen Krankheiten. Die Prävalenz dieser Erkrankungen kann nicht das über die GKV abgerechnete Verordnungsvolumen der Immunglobuline erklären. Der Umsatz insgesamt ist sogar höher, da es zusätzlich zum Apothekenvertriebsweg Direktlieferverträge der Krankenkassen mit Krankenhäusern und Spezialambulanzen gibt. Daher ist ein sehr hoher Off-Label-Use der Immunglobuline anzunehmen.

Immunsuppressiva werden zur Prophylaxe der Abstoßungsreaktion nach Organtransplantation und bei verschiedenen Autoimmunerkrankungen eingesetzt. Größte Gruppe sind die zytotoxischen Immunsuppressiva (Azathioprin, Mycophenolsäure), gefolgt von den Calcineurininhibitoren (z. B. Ciclosporin, Tacrolimus) und mTOR-Inhibitoren (Everolimus, Sirolimus).

Immuntherapeutika nutzen oder modifizieren zelluläre und molekulare Abwehrmechanismen des Körpers. Klassisch ist die Stimulation des Immunsystems mittels aktiver Immunisierung mit Impfstoffen oder die passive Immunisierung mit präformierten Antikörpern in Form von Immunglobulinen, die in diesem Kapitel dargestellt werden.

Die wissenschaftlichen Fortschritte bei der Aufklärung pathophysiologischer Zusammenhänge und in der Entwicklung bis dato unbekannter pharmakotherapeutischer Strategien haben in den letzten zwei Jahrzehnten zu einer rasanten Zunahme neuer Wirkstoffe mit immuntherapeutischen Wirkmechanismen geführt. Bereits heute ist eine kaum überschaubare Anzahl solcher Arzneimittel verfügbar, die in den unterschiedlichsten Indikationen zum Einsatz kommen. Ein Ende dieser Entwicklung ist nicht absehbar. Diese neueren Immuntherapeutika wie monoklonale Antikörper und niedermolekulare Wirkstoffe („small molecules") werden zur Behandlung hämatologischer Neoplasien und solider Tumoren sowie bei autoimmun vermittelten Erkrankungen in der Rheumatologie, Gastroenterologie, Dermatologie und Neurologie eingesetzt. Sie werden in den Kapiteln zu den entsprechenden Indikationsgebieten besprochen.

Deutlich umfangreicher als das Verordnungsvolumen der Immunglobuline ist das der klassischen Immunsuppressiva. Sie werden eingesetzt werden, um Immunreaktionen bei der Organtransplantation und als Basistherapie bei Autoimmunkrankheiten zu verringern. Die ersten Vertreter dieser Gruppe waren die bekannten zytotoxischen Immunsuppressiva (Azathioprin, Mycophenolsäure) und Calcineurininhibitoren, die in der Transplantationsmedizin unentbehrlich sind.

21.1 Immunglobuline

Humane Immunglobuline sind zugelassen zur Substitutionstherapie bei Immunmangelkrankheiten (z. B. kongenitale Agammaglobulinämie, sekundäre Hypogammaglobulinämie) und zur Immunmodulation (z. B. bei idiopathischer thrombozytopenischer Purpura, Guillain-Barré-Syndrom, Kawasaki-Syndrom und anderen klinischen Krankheitsbildern). Nach Schätzungen sind in Deutschland etwa 100.000 Menschen von einem angeborenen Immundefekt betroffen, aber nur ca. 2.000 Betroffene korrekt diagnostiziert (El-Helou et al. 2019). Auch die anderen Indikationen sind ausgesprochen seltene Erkrankungen. Das DDD-Volumen der humanen Immunglobuline ist mit 7 % im Jahr 2021 fast so stark angestiegen wie im Vorjahr (◘ Tab. 21.1). Die zugelassene Erhaltungstherapie bei primärem bzw. sekundärem Antikörpermangel besteht in einer Einmalgabe alle drei bis vier Wochen. Somit hätten mit dem erfassten Verordnungsvolumen in 2021 bei indikationsgerechter Anwendung zwischen 200.000 und 270.000 immundefiziente Patienten versorgt werden können. Selbst bei Berücksichtigung einer erhöhten Dosierung in der Initialtherapie übersteigt das die geschätzte Patientenzahl bei weitem. Dies lässt auf eine relevante Anwendung in nicht zugelassenen Indikationen (Off-Label-Use) schließen. Der unkritische Einsatz von Immunglobulinen führt regelmäßig zu Engpässen des aus Blutspenderseren gewonnen knappen Rohstoffes, sodass Lieferengpässe immer häufiger werden (Lipp 2018). Das hier betrachtete Verordnungsvolumen stellt nur einen Teil des Gesamtmarktes der Immunglobuline dar, da diejenigen Verordnungen nicht erfasst sind, die über Direktlieferverträge der Krankenkassen mit Krankenhäusern und Spezialambulanzen abgewickelt werden.

◘ Tab. 21.1 Verordnungen von Immunglobulinen und Immunstimulantien 2021. Angegeben sind die 2021 verordneten Tagesdosen, die Änderungen gegenüber 2020 und die mittleren Kosten je DDD 2021

Präparat	Bestandteile	DDD	Änderung	DDD-Nettokosten
		Mio.	%	Euro
Humane Immunglobuline				
Privigen	Immunglobulin, human	0,93	(−18,1)	135,66
Octagam	Immunglobulin, human	0,75	(+14,5)	144,32
Gamunex	Immunglobulin, human	0,68	(−3,4)	134,76
Intratect	Immunglobulin, human	0,48	(+67,6)	138,20
Kiovig	Immunglobulin, human	0,42	(+48,8)	133,37
Hyqvia	Immunglobulin, human	0,20	(+14,8)	130,98
		3,5	**(+7,0)**	**137,16**
Weitere Immunglobuline				
Synagis	Palivizumab	1,1	(+1,8)	46,27
Rhophylac	Anti-D(rh)-Immunglobulin	0,05	(−1,4)	77,14
		1,1	**(+1,6)**	**47,59**
Summe		**4,6**	**(+5,6)**	**114,87**

Palivizumab (*Synagis*) wirkt in form einer passiven Immunisierung. Der Antikörper bindet an das A-Epitop des Fusionsproteins des RS-Virus und verhindert dadurch dessen Eintritt in die Zelle. Er ist zugelassen bei Kindern mit Risiko für Respiratory-Syncytial-Virus (RSV)-Infektionen zur Prävention von schweren RSV Erkrankungen der unteren Atemwege, die Krankenhausaufenthalte erforderlich machen. Ein Cochrane-Review über 7 Studien mit 8.265 Patienten zeigte, dass durch Palivizumab die RSV-Hospitalisierungen um 51 % im Vergleich zu Placebo gesenkt wurden, während die Reduktion der Gesamtmortalität nicht signifikant war (Andabaka et al. 2013). Wegen der hohen Kosten wird die Palivizumab-Prophylaxe hauptsächlich auf ausgewählte Hochrisikokinder (insbesondere bronchopulmonale Dysplasie) beschränkt. Im Jahr 2021 wurden wie im Vorjahr zulasten der GKV 1,1 Mio DDD verordnet, was bei körpergewichtsadaptierter Dosierung über 5 Monate einer Behandlung von etwa 7.000 bis 15.000 Kindern entspricht (◻ Tab. 21.1).

Anti-D-Immunglobulin (*Rhophylac*) wird zur Prophylaxe der Rh(D)-Immunisierung bei Rh(D)-negativen Frauen während der Schwangerschaft oder bei Geburt eines Rh(D)-positiven Kindes eingesetzt. Eine weitere Indikation ist die Behandlung von Rh(D)-negativen Personen nach inkompatiblen Transfusionen von Rh(D)-positivem Blut oder Erythrozyten-haltigen Produkten. Das Risiko einer Rhesus-D-Alloimmunisierung während einer ersten Schwangerschaft beträgt etwa 1 %. Nach einem Cochrane-Review kann dieses Risiko in der ersten Schwangerschaft durch eine Prophylaxe mit Anti-D-Immunglobulin auf 0,2 % ohne wesentliche Nebenwirkungen gesenkt werden (Crowther et al. 2013). Die Verordnungen von *Rhophylac* sind unverändert marginal (◻ Tab. 21.1).

21.2 Immunsuppressiva

Aus der Gruppe der Immunsuppressiva werden in diesem Abschnitt zytotoxische Immunsuppressiva (Azathioprin, Mycophenolatmof-

etil), selektiv wirkende Immunsuppressiva aus den Gruppen der Calcineurininhibitoren (Ciclosporin, Tacrolimus) und der mTOR-Inhibitoren (Sirolimus, Everolimus) sowie weitere selektive Immunsuppressiva dargestellt.

21.2.1 Zytotoxische Immunsuppressiva

Etwa zwei Drittel des Verordnungsvolumens entfallen auf Azathioprin, ein zytotoxisches Immunsuppressivum aus der Gruppe der Purinanaloga, das bereits vor 60 Jahren in die Therapie eingeführt wurde. Es wird als Prodrug im Körper rasch zur aktiven Verbindung 6-Mercaptopurin metabolisiert und verringert über Wechselwirkungen mit dem Nukleinsäurestoffwechsel die Zahl der Lymphozyten. In Kombination mit anderen immunsuppressiven Wirkstoffen ist es zur Immunsuppression bei Organtransplantationen zugelassen (Holt 2017). Weiterhin wird es üblicherweise in Kombination mit Glucocorticoiden bei schweren Formen von Autoimmunkrankheiten eingesetzt, um Glucocorticoide einzusparen (Übersicht bei Anstey und Lear 1998). Das Verordnungsvolumen von Azathioprin war 2021 erneut leicht rückläufig (◻ Tab. 21.2).

Mycophenolatmofetil wurde vor 25 Jahren zugelassen zur Prophylaxe der akuten Abstoßungsreaktion bei der Organtransplantation in Kombination mit Ciclosporin und Glucocorticoiden. Das Prodrug wird im Organismus zur aktiven Mycophenolsäure umgewandelt wird. Es hemmt die Inosinmonophosphatdehydrogenase, die entscheidend für die de-novo-Synthese von Guanosinnukleotiden ist. Dieses Enzym wird vor allem in T- und B-Lymphozyten wirksam, während andere Zelltypen die in ihnen enthaltenen Purine wiederverwerten können. Über diesen Mechanismus kommt es zu einer selektiven Hemmung der DNA-Synthese von Lymphozyten und somit der Lymphozytenproliferation (Übersicht bei Staatz und Tett 2007). Sein Verordnungsvolumen ist 2021 nach deutlichem Zuwachs im Vorjahr stabil geblieben (◻ Tab. 21.2).

21

■ **Tab. 21.2 Verordnungen von zytotoxischen Immunsuppressiva 2021.** Angegeben sind die 2021 verordneten Tagesdosen, die Änderungen gegenüber 2020 und die mittleren Kosten je DDD 2021

Präparat	Bestandteile	DDD	Änderung	DDD-Nettokosten
		Mio.	%	Euro
Azathioprin				
Azathioprin Heumann	Azathioprin	15,8	(−3,2)	1,00
Azathioprin AL	Azathioprin	2,0	(+38,4)	1,18
Azathioprin HEXAL	Azathioprin	0,88	(−38,9)	0,98
Azathioprin-1 A Pharma	Azathioprin	0,59	(−29,4)	1,22
Azafalk	Azathioprin	0,29	(−42,0)	0,95
Azathioprin STADA	Azathioprin	0,28	(+96,9)	0,86
Imurek	Azathioprin	0,28	(−7,0)	1,16
Azathioprin dura	Azathioprin	0,25	(−16,5)	1,24
Azathioprin-ratiopharm	Azathioprin	0,20	(−30,8)	1,17
		20,6	**(−4,6)**	**1,02**
Mycophenolsäure				
CellCept	Mycophenolsäure	4,1	(−5,7)	6,86
Mowel	Mycophenolsäure	2,2	(+28,0)	6,88
Myfortic	Mycophenolsäure	1,7	(−8,3)	7,45
Mycophenolatmofetil HEXAL Mycophenolsäure HEXAL	Mycophenolsäure	1,1	(+6,4)	7,44
Mycophenolat mofetil Accord Mycophenolsäure Accord	Mycophenolsäure	0,31	(−48,6)	7,33
Mycophenolat-1 A Pharma	Mycophenolsäure	0,27	(−24,1)	7,51
Mycophenolatmofetil-biomo	Mycophenolsäure	0,13	(−2,2)	7,02
Mycophenolatmofetil AL	Mycophenolsäure	0,12	(> 1.000)	7,42
Myfenax	Mycophenolsäure	0,10	(+6,6)	6,01
		10,0	**(−1,1)**	**7,06**
Summe		**30,6**	**(−3,5)**	**3,00**

21.2.2 Calcineurininhibitoren

Calcineurininhibitoren haben die Organtransplantation revolutioniert und sind nach wie vor die Standardmedikamente für diese Indikation. Der erste Vertreter war Ciclosporin, das in T-Zellen mit hoher Affinität an ein intrazellulä-res Protein aus der Familie der Immunophiline (Ciclophilin) bindet und über den gebildeten Ciclosporin-Ciclophilin-Komplex die Calcineurinaktivität, die Interleukin-2-Bildung und damit die Aktivierung von T-Zellen hemmt. Ciclosporin wird hauptsächlich zur Prophylaxe der Transplantatabstoßung bei Organtransplantationen eingesetzt. Daneben ist es auch zur Immunsuppression bei Autoimmunkrankheiten (z. B. rheumatoide Arthritis, schwere Psoriasis, schwere atopische Dermatitis) zugelassen.

Das später eingeführte Tacrolimus bindet an ein separates Ciclophilin (FK-Bindungsprotein), hemmt dann aber analog zu Ciclosporin Calcineurin und die T-Zellaktivität. Es wirkt in deutlich geringerer Dosis als Ciclosporin und ist effektiver in der Verhinderung akuter Abstoßungsreaktionen, erhöht aber das Risiko für einen transplantationsbedingten Diabetes mellitus sowie neurologische und gastroenterologische Nebenwirkungen (Webster et al. 2005). Tacrolimus ist zur Prophylaxe der Transplantatabstoßung bei verschiedenen Organtransplantationen und zur Behandlung der anderweitig therapieresistenten Transplantatabstoßung zugelassen. Daneben gibt es eine topische Darreichungsform von Tacrolimus (*Protopic*) zur Behandlung des mittelschweren bzw. schweren atopischen Ekzems (▶ Kap. 35, Dermatika). Wie in den vergange-

nen Jahren waren die Verordnungen des einzigen hier noch gelisteten Ciclosporinpräparates *Sandimmun* auch 2021 weiter rückläufig, während das Verordnungsvolumen von Tacrolimus im Vergleich zum Vorjahr nur leicht anstieg (◘ Tab. 21.3).

21.2.3 mTOR-Inhibitoren

Hauptvertreter der mTOR- (Mammalian Target of Rapamycin) Inhibitoren sind das natürlich vorkommende Makrolidantibiotikum Sirolimus und sein Hydroxyethylderivat Everolimus. mTOR ist eine Serin-Threonin-Proteinkinase, die an der Regulation verschiedener zellulärer Funktionen wie Wachstum, Proliferation und Überleben beteiligt ist. Die mTOR-Inhibitoren hemmen die B- und T-Zell-Proliferation und werden in Therapieschemata mit Immunsuppressiva zur Verhinderung einer Organabstoßung bei Organtransplantationen eingesetzt. Ein wesentlicher Vorteil gegenüber den Calcineurininhibitoren ist ihre geringe-

◘ **Tab. 21.3** **Verordnungen von selektiven Immunsuppressiva 2021.** Angegeben sind die 2021 verordneten Tagesdosen, die Änderungen gegenüber 2020 und die mittleren Kosten je DDD 2021

Präparat	Bestandteile	DDD	Änderung	DDD-Nettokosten
		Mio.	%	Euro
Ciclosporin				
Sandimmun	Ciclosporin	2,6	(−6,7)	10,16
Tacrolimus				
Prograf	Tacrolimus	5,2	(−1,3)	21,59
Advagraf	Tacrolimus	2,5	(+2,2)	19,34
Envarsus	Tacrolimus	0,58	(+16,7)	24,29
Modigraf	Tacrolimus	0,09	(+8,3)	40,68
		8,5	**(+0,9)**	**21,30**
m-TOR-Inhibitoren				
Certican	Everolimus	3,0	(+3,1)	20,86
Rapamune	Sirolimus	0,45	(+0,1)	23,20
		3,4	**(+2,7)**	**21,17**

21

◘ Tab. 21.3 (Fortsetzung)

Präparat	Bestandteile	DDD	Änderung	DDD-Nettokosten
		Mio.	%	Euro
Weitere Immunsuppressiva				
Rinvoq	Upadacitinib	3,1	(+240,0)	41,58
Taltz	Ixekizumab	2,9	(+18,2)	49,69
Skyrizi	Risankizumab	1,8	(+82,5)	54,65
Ilumetri	Tildrakizumab	1,5	(+54,2)	38,28
Benlysta	Belimumab	0,61	(+11,8)	33,97
Esbriet	Pirfenidon	0,39	(−10,2)	97,84
Jyseleca	Filgotinib	0,39	(> 1.000)	45,70
Zeposia	Ozanimod	0,37	(> 1.000)	67,32
Nulojix	Belatacept	0,31	(+12,6)	28,17
Ultomiris	Ravulizumab	0,20	(+57,1)	1.003,44
Soliris	Eculizumab	0,16	(−13,2)	1.145,41
Kesimpta	Ofatumumab	0,13	(neu)	47,21
		11,9	**(+70,9)**	**78,18**
Summe		**26,4**	**(+22,9)**	**45,88**

re Nephrotoxizität (Übersicht bei Ma et al. 2018).

Sirolimus (*Rapamune*) wurde bereits 1975 als Makrolidantibiotikum aus einer Bodenprobe der Osterinsel Rapa Miu gewonnen und zunächst als Rapamycin bezeichnet, aber erst 2001 für die Prophylaxe der Organabstoßung bei Nierentransplantation zugelassen. Initial wird Sirolimus in Kombination mit Ciclosporin und Glucocorticoiden angewendet. Nach 2–3 Monaten wird es nur noch mit Glucocorticoiden als Erhaltungstherapie gegeben, um durch stufenweises Absetzen von Ciclosporin das Risiko der Nephrotoxizität zu reduzieren. Everolimus (*Certican*) wurde 2004 zur Prophylaxe der Transplantatabstoßung nach Organtransplantation zugelassen.

Während die Verordnungen von Sirolimus stagnierten, konnte Everolimus wie schon in den Vorjahren leicht zulegen. Die Tagestherapiekosten unterscheiden sich nicht wesentlich (◘ Tab. 21.3). Vermutliche Gründe für die Bevorzugung von Everolimus sind seine höhere orale Bioverfügbarkeit und das Potenzial, die nephrotoxischen Effekte der Calcineurininhibitoren stärker zu reduzieren (Übersicht bei Klawitter et al. 2015).

21.2.4 Weitere Immunsuppressiva

Belimumab (*Benlysta*) wurde 2011 als Zusatztherapie bei Patienten mit aktivem, Autoantikörper-positivem systemischem Lupus erythematodes zugelassen. Der monoklonale Antikörper gegen den B-Lymphozytenstimulator (BLyS) blockiert die durch B-Lymphozyten induzierte Bildung von Autoantikörpern. Die Nutzenbewertung von Belimumab ergab gegenüber der zweckmäßigen Vergleichstherapie einen Hinweis für einen beträchtlichen Zusatznutzen. In den aktualisierten EULAR-Empfehlungen für die Behandlung des systemischen Lupus erythematodes wird Belimumab bei persistierender extrarenaler Erkrankung mit unzureichender Kontrolle durch die Standardtherapie (Hydroxychloroquin, Glucocorticosteroide, Immunsuppressiva) als Zusatztherapie in Betracht gezogen (Fanouriakis et al. 2019). Im Oktober 2019 erhielt Belimumab eine Zulassungserweiterung für jugendliche Patienten von 5 bis 17 Jahren. Die Verordnungen von *Benlysta* sind 2021 mit 11,8 % etwas weniger als im Vorjahr angestiegen (◘ Tab. 21.3). Die Jahrestherapiekosten liegen mit etwa 12.000 € deutlich höher als die Kosten der derzeitigen Standardtherapie.

Pirfenidon (*Esbriet*) wurde als Orphan-Arzneimittel vor über 10 Jahren von der EMA zur Behandlung der pulmonalen Fibrose zugelassen. Es hatte in den ersten Studien mit solchen Patienten keine einheitlichen Effekte auf die forcierte Vitalkapazität. Die Nutzenbewertung von Pirfenidon ergab damals einen nicht quantifizierbaren Zusatznutzen gegenüber der zweckmäßigen Vergleichstherapie (siehe Arzneiverordnungs-Report 2012, Kap. 2, Neue Arzneimittel 2011). Neuere placebokontrollierte Studien zeigten, dass Pirfenidon die Abnahme der Lungenfunktion verlangsamt. Auch die Häufigkeit von akuten Exazerbationen und Hospitalisierungen wegen Atemwegserkrankungen wurde reduziert. Gemäß gepoolter Daten und Metaanalysen könnte Pirfenidon sogar die Mortalität verringern (Übersicht bei Lederer und Martinez 2018). Das Verordnungsvolumen hat leicht abgenommen.

Eculizumab (*Soliris*) ist ein Antikörper gegen das Komplementprotein C5 und zugelassen zur Behandlung der paroxysmalen nächtlichen Hämoglobinurie (PNH) und des atypischen hämolytisch-urämischen Syndroms (siehe Arzneiverordnungs-Report 2008, Kap. 2, Neue Arzneimittel 2007). Seit August 2017 ist Eculizumab auch für die Behandlung der refraktären generalisierten Myasthenia gravis bei Acetylcholinrezeptor-Antikörper-positiven Patienten zugelassen. Ba-

sis der Zulassung waren die Ergebnisse einer Studie an 125 Patienten, die trotz Behandlung mit mindestens zwei immunsuppressiven Therapien weiterhin eine eingeschränkte Alltagsaktivität aufwiesen (Howard et al. 2017, REGAIN). Eculizumab hatte nach 26 Wochen im Vergleich zu Placebo keinen Effekt auf die Alltagsaktivität, senkte jedoch die Häufigkeit von Myasthenia gravis-Exazerbationen (24 % versus 10 %). Auch eine Salvage-Therapie mit Immunglobulinen wurde seltener benötigt (10 % versus 19 %). Eine Nutzenbewertung der neuen Indikation wurde nicht durchführt. *Soliris* hat extreme Jahrestherapiekosten von ca. 417.000 €. Nach deutlichem Verordnungsrückgang gehört es 2021 nicht mehr zu den 30 umsatzstärksten Arzneimitteln. Denselben Wirkmechanismus (Lee et al. 2019) und mit 370.000 € ähnlich hohe Jahrestherapiekosten hat das ebenfalls zur Behandlung der PNH zugelassene **Ravulizumab** (*Ultomiris*). Es ist vorgesehen für PNH-Patienten mit hoher Krankheitsaktivität (symptomatische Hämolyse) und bei PNH-Patienten, die unter mindestens 6-monatiger Eculizumab-Behandlung klinisch stabil sind. In keiner dieser klinischen Situationen wurde Ravulicumab gegenüber Eculizumab ein Zusatznutzen zuerkannt (Gemeinsamer Bundesausschuss 2020a). Im Gegensatz zu Eculizumab konnte es 2021 sein Verordnungsvolumen steigern. Gemeinsam erreichen die beiden Antikörper 360.000 DDD-Verordnungen (◘ Tab. 21.3).

Belatacept (*Nulojix*) ist ein selektiver Kostimulationsinhibitor, der zur Abstoßungsprophylaxe nach Nierentransplantation in Kombination mit Glucocorticosteroiden und Mycophenolsäure eingesetzt wird. Es bewirkt ähnliche Immunsuppression wie Ciclosporin, aber ohne die bekannten nephrotoxischen Spätschäden der Calcineurinantagonisten (Übersicht bei van der Zwan et al. 2020). Die Nutzenbewertung von Belatacept ergab einen Hinweis auf einen geringen Zusatznutzen (siehe Arzneiverordnungs-Report 2012, Kap. 2, Neue Arzneimittel 2011). Die Kosten der Erhaltungstherapie betragen 10.300 € pro Jahr und

21

liegen damit knapp dreifach höher als die von Ciclosporin (◻ Tab. 21.3).

Der monoklonale IL-17A-Antikörper **Ixekizumab** (*Taltz*) und der Januskinase-Inhibitor **Upadacitinib** (*Rinvoq*) sind zugelassen zur Therapie von immunvermittelten entzündlichen Erkrankungen wie rheumatoider und Psoriasis-assoziierter Arthritis oder atopischer Dermatitis. Trotz ihrer bisher nur geringen Umsatzvolumina von insgesamt 6 Mio DDD stellen sie mit Behandlungskosten von 15.000 bis 18.000 € pro Jahr bereits erhebliche Kostenfaktoren für die GKV dar (◻ Tab. 21.3). Ixekizumab darf nicht angewendet werden bei Bestehen einer aktiven Tuberkulose und nur mit Vorsicht bei klinisch relevanten Infektionen sowie entzündlichen Darmerkrankungen. Von der Anwendung gleichzeitig mit Lebendimpfstoffen oder in der Schwangerschaft wird abgeraten. Der Einsatz von Januskinase-Hemmern kann Herpes zoster reaktivieren, ohne dass der genaue Mechanismus bekannt ist. Daher wird eine Schutzimpfung vor Therapieeinleitung empfohlen (Prechter et al. 2019).

Durchaus im Tagestherapiepreis, wenig jedoch in der ärztlichen Verordnungsentscheidung scheinen sich die Beschlüsse zum Zusatznutzen des Gemeinsamen Bundesausschusses niederzuschlagen. Erstmals erreichten 2021 die Liste der 3.000 in Deutschland am häufigsten verschriebenen Arzneimittel die beiden IL23-Antikörper **Risankizumab** (*Skyrizi*) und **Tildrakizumab** (*Ilumetri*) zur Behandlung der mittelschweren bis schweren Plaque-Psoriasis (◻ Tab. 23.3). Risankizumab wurde bei Patienten, die auf eine systemische Therapie ungenügend ansprechen oder diese nicht vertragen, gegenüber dem als ZVT ausgewählten Ustekinumab ein beträchtlicher Zusatznutzen zuerkannt (Gemeinsamer Bundesausschuss 2020b). Für Tildrakizumab wurde dagegen kein Zusatznutzen bescheinigt, da keine entsprechenden Daten vorgelegt wurden (Gemeinsamer Bundesausschuss 2019). Mit knapp 24.000 € gehört Risankizumab zu den teuersten Arzneimitteln in dieser Indikation, Tildrakizumab ordnet sich mit knapp 14.000 € bei den bereits verfügbaren Biologika und Biosimilars ein (vgl. ▶ Kap. 19, ◻ Tab. 19.2). Risankizumab und Tildrakinumab wurden mit 1,8 bzw. 1,5 Mio DDD im Jahr 2021 ähnlich häufig verordnet.

Weniger als 900.000 DDD insgesamt wurden von den Arzneimitteln **Ozanimod** (*Zeposia*), **Ofatumumab** (*Kesimpta*) und **Filgotinib** (*Jyseleca*) verordnet (◻ Tab. 21.3). Sie sind in unterschiedlicher Konstellation in den autoimmun bedingten, klinisch aber heterogenen Indikationen Mittelschwere bis Schwere Rheumatoide Arthritis, Colitis Ulcerosa sowie Multiple Sklerose zugelassen und erhielten darin auch heterogene, wenig überzeugende Nutzenbewertungen. Dennoch erreichten alle drei sehr teuren Präparate (DDD-Kosten 46 bis 67 €) im Jahr 2021 erstmals die Liste der 3.000 in Deutschland am häufigsten verordneten Arzneimittel (◻ Tab. 21.3).

Literatur

Andabaka T, Nickerson JW, Rojas-Reyes MX, Rueda JD, Bacic Vrca V, Barsic B (2013) Monoclonal antibody for reducing the risk of respiratory syncytial virus infection in children. Cochrane Database Syst Rev. https://doi.org/10.1002/14651858.CD006602.pub4

Anstey A, Lear JT (1998) Azathioprine: clinical pharmacology and current indications in autoimmune disorders. BioDrugs 9:33–47

Crowther CA, Middleton P, McBain RD (2013) Anti-D administration in pregnancy for preventing Rhesus alloimmunisation. Cochrane Database Syst Rev. https://doi.org/10.1002/14651858.CD000020.pub2

El-Helou S et al (2019) The German National Registry of Primary Immunodeficiencies (2012–2017). Front Immunol 19(10):1272

Fanouriakis A, Kostopoulou M, Alunno A, Aringer M, Bajema I, Boletis JN, Cervera R, Doria A, Gordon C, Govoni M, Houssiau F, Jayne D, Kouloumas M, Kuhn A, Larsen JL, Lerstrøm K, Moroni G, Mosca M, Schneider M, Smolen JS, Svenungsson E, Tesar V, Tincani A, Troldborg A, van Vollenhoven R, Wenzel J, Bertsias G, Boumpas DT (2019) 2019 update of the EULAR recommendations for the management of systemic lupus erythematosus. Ann Rheum Dis 78:736–745

Gemeinsamer Bundesausschuss (2019) Beschluss über eine Änderung der Arzneimittel-Richtlinie (AM-RL): Anlage XII – Beschlüsse über die Nutzenbewertung von Arzneimitteln mit neuen Wirkstoffen nach § 35a SGB V Tildrakizumab. BAnz AT 21.05.2019 B3

Gemeinsamer Bundesausschuss (2020a) Beschluss über eine Änderung der Arzneimittel-Richtlinie (AM-RL): Anlage XII. Beschlüsse über die Nutzenbewertung von Arzneimitteln mit neuen Wirkstoffen nach § 35a SGB V Ravulizumab. BAnz AT 16.03.2020 B1

Gemeinsamer Bundesausschuss (2020b) Beschluss über eine Änderung der Arzneimittel-Richtlinie (AM-RL): Anlage XII – Beschlüsse über die Nutzenbewertung von Arzneimitteln mit neuen Wirkstoffen nach § 35a SGB V Risankizumab. BAnz AT 06.01.2020 B1

Holt CD (2017) Overview of immunosuppressive therapy in solid organ transplantation. Anesthesiol Clin 35:365–380

Howard JF Jr, Utsugisawa K, Benatar M, Murai H, Barohn RJ, Illa I, Jacob S, Vissing J, Burns TM, Kissel JT, Muppidi S, Nowak RJ, O'Brien F, Wang JJ, Mantegazza R, REGAIN Study Group (2017) Safety and efficacy of eculizumab in anti-acetylcholine receptor antibody-positive refractory generalised myasthenia gravis (REGAIN): a phase 3, randomised, double-blind, placebo-controlled, multicentre study. Lancet Neurol 16:976–986

Klawitter J, Nashan B, Christians U (2015) Everolimus and sirolimus in transplantation-related but different. Expert Opin Drug Saf 14:1055–1070

Lederer DJ, Martinez FJ (2018) Idiopathic pulmonary fibrosis. N Engl J Med 378:1811–1823

Lee JW, Sicre de Fontbrune F, Lee WLL, Pessoa V, Gualandro S, Füreder W, Ptushkin V, Rottinghaus ST, Volles L, Shafner L, Aguzzi R, Pradhan R, Schrezenmeier H, Hill A (2019) Ravulizumab (ALXN1210) vs eculizumab in adult patients with PNH naive to complement inhibitors: the 301 study. Blood 133:530–539

Lipp HP (2018) Zu wenig polyvalente Immunglobuline. Dtsch Apothekerztg 38:58 (https://www.deutsche-apotheker-zeitung.de/daz-az/2018/daz-38-2018/, abgerufen 18.10.2021)

Ma MKM, Yung S, Chan TM (2018) mTOR inhibition and kidney diseases. Transplantation 102(2S Suppl 1):S32–S40

Prechter F, Pletz M, Müller-Ladner U, Stallmach A (2019) Therapie mit Wermutstropfen: Reaktivierung von Herpes zoster. Dtsch Arztebl 116:A1540

Staatz CE, Tett SE (2007) Clinical pharmacokinetics and pharmacodynamics of mycophenolate in solid organ transplant recipients. Clin Pharmacokinet 46:13–58

Webster A, Woodroffe RC, Taylor RS, Chapman JR, Craig JC (2005) Tacrolimus versus cyclosporin as primary immunosuppression for kidney transplant recipients. Cochrane Database Syst Rev. https://doi.org/10.1002/14651858.CD003961.pub2

van der Zwan M, Hesselink DA, van den Hoogen MWF, Baan CC (2020) Costimulation blockade in kidney transplant recipients. Drugs 80:33–46

Erkrankungen des Nervensystems und der Augen

Inhaltsverzeichnis

Depression, Angststörungen, bipolare Störung, Schizophrenie, Aufmerksamkeitsdefizit-hyperaktivitätssyndrom

Johanna Seifert, Stefan Bleich und Roland Seifert

Auf einen Blick

Mit über 2 Mrd. DDD stellen Arzneistoffe zur Behandlung der Depression, von Angststörungen, der bipolaren Störung und der Depression („Psychopharmaka") eine der meist verordneten Arzneimittelgruppen dar. Dabei sind die seit vielen Jahren beobachteten Zuwächse vor allem auf steigende Verordnungen und Indikationsausweitungen von antidepressiven Arzneistoffen („Antidepressiva") zurückzuführen sowie geringere Zunahmen bei den antipsychotischen Arzneistoffen („Antipsychotika"). Dagegen nehmen die Verordnungen von Arzneimitteln mit sedierender und anxiolytischer Wirkung („Tranquillantien") seit langem kontinuierlich ab.

Trend Im Durchschnitt haben die Verordnungen von Antidepressiva (Noradrenalin/ Serotonin-Verstärker) in der letzten Dekade um mehr als 30 % zugenommen. Dies ist vor allem auf die zwei Arzneistoffgruppen der selektiven Serotonin-Rückaufnahme-Inhibitoren (SSRI) und der selektiven Serotonin-Noradrenalin-Rückaufnahme-Inhibitoren (SNRI) zurückzuführen, wohingegen die Verordnung der nichtselektiven Monoamin-Rückaufnahme-Inhibitoren (NSMRI, sog. trizyklischen oder heterozyklischen Antidepressiva) sich in den letzten 10 Jahren stetig rückläufig zeigte. Bei den Antipsychotika ist ein kontinuierlicher Verordnungsanstieg bei den sog. atypischen Antipsychotika (p-mGPCR-Antagonisten) wie Clozapin, Quetiapin, Risperidon und Amisulprid zu beobachten, der durch einen nur sehr moderaten Rückgang der Verschreibung klassisch hochpotenter Antipsychotika (D_2R-mGPCR-Antagonisten) wie Haloperidol nicht kompensiert wird. Es handelt sich also vermutlich um Indikationsausweitungen oder einen Trend zur Verordnung höherer Dosierungen. Niedrigpotente Antipsychotika (D_2R-mGPCR-Antagonisten) wie Melperon, Pipamperon und Promethazin wurden in gleichbleibendem Umfang verordnet. Die

Teile des Kapitels wurden mit Zustimmung des Autors Martin J. Lohse dem Kapitel „Psychopharmaka" in den vorangegangenen Ausgaben des Arzneiverordnungs-Reports bis 2021 entnommen, ohne besonders gekennzeichnet zu sein.

Verordnungen von Arzneimitteln zur Behandlung der Aufmerksamkeitsdefizit-/Hyperaktivitätsstörung (ADHS) sind seit starken Zuwächsen in den 2000er Jahren nunmehr seit 5 Jahren annähernd konstant.

22.1 Vorbemerkung

Die meisten Gruppen von Psychopharmaka werden heutzutage für eine Vielzahl von Indikationen eingesetzt, die in den letzten eineinhalb Jahrzehnten sowohl bei den Antidepressiva wie auch bei den Antipsychotika deutlich erweitert wurden. So kann es sein, dass ein Patient, der an einer Zwangsstörung leidet, mit einem „Antidepressivum" behandelt wird, da eine Verbesserung der serotonergen Neurotransmissen vorteilhaft in der Behandlung dieses Krankheitsbildes sein kann (Del Casale et al. 2019). Aus diesen und weiteren Gründen ist eine am pharmakologischen Wirkmechanismus orientierte Nomenklatur vorteilhaft (Seifert und Schirmer 2020; Seifert und Alexander 2022). Diese benutzt die Begriffe Noradrenalin/Serotonin-Verstärker (NE/5-HT-Verstärker) anstelle von „Antidepressiva" und Antagonisten an multiplen G-Protein-gekoppelten Rezeptoren (mGPCR-Antagonisten) anstelle von „Antipsychotika". Letztere können weiter eingeteilt werden in Antagonisten an multiplen G-Protein-gekoppelten Rezeptoren mit Präferenz für den Dopamin-D_2-Rezeptor (D_2R-mGPCR-Antagonisten), welche konventionell als „Antipsychotika der ersten Generation" oder „typische Antipsychotika" bezeichnet werden, und Antagonisten an multiplen G-Protein-gekoppelten Rezeptoren mit pleiotropen therapeutischen und unerwünschten Wirkungen (p-mGPCR-Antagonisten), welche konventionell als „Antipsychotika der zweiten Generation" oder „atypische Antipsychotika" bezeichnet werden. Da diese mechanistische Nomenklatur sich bisher nicht in der ATC-Systematik wiederfindet, wird in diesem Kapitel immer wieder auf die mechanistischen

Begriffe hingewiesen, auch wenn die Verordnungsanalysen sich weiterhin aus Gründen der (inter-)nationalen Vergleichbarkeit an der ATC-Systematik orientieren. Diese Vorgehensweise findet sich auch in den anderen Kapiteln des AVR 2022.

Die genannte Indikationsausweitung vieler Psychopharmaka hat möglicherweise zu dem hohen Verordnungsanstieg vieler Arzneistoffklassen geführt. Leider lassen sich aus den Verordnungszahlen nicht die Indikationen ableiten, da sie auf den Verordnungen nicht angegeben werden. Dies ist ein grundsätzliches Problem bei der Interpretation der Verordnungszahlen, aber gerade bei den Psychopharmaka und einigen „Antiepileptika" (▶ Kap. 24) ist es besonders relevant und erschwert die Bewertung. So haben sich einige p-mGPCR-Antagonisten auch in der Behandlung affektiver Störungen erfolgreich etabliert, zum Beispiel als Augmentationsstrategie (Cantù et al. 2018; Bleich et al. 2022). Auch scheinen mGCPR-Antagonisten insbesondere sedierende Arzneistoffe mit hohem Abhängigkeitspotenzial wie Benzodiazepine und Z-Substanzen zunehmend zu „ersetzen" (Seifert et al. 2021a). Besonders bedenklich erscheint die steigende Verordnung von Antipsychotika (mGPCR-Antagonisten) und anderen Psychopharmaka in der Geriatrie sowie bei Kindern und Jugendlichen, weitgehend als Off-Label-Use (Vitiello et al. 2009; Maher und Theodore 2012; Abbas et al. 2016).

Zudem scheint eine Kombination verschiedener Psychopharmaka, etwa die gleichzeitige Gabe mehrerer Antipsychotika (mGPCR-Antagonisten) bzw. Antidepressiva (Noradrenalin/Serotonin-Verstärker) bei verschiedenen Indikationen, z. B. die „Augmentation" eines selektiven Serotonin-Rückaufnahme-Inhibitors (SSRI) durch Quetiapin bei „therapieresistenter" depressiver Störung, eine gängige Praxis, insbesondere im klinischen Bereich, darzustellen (Frye et al. 2000; Clark et al. 2002; Grohmann et al. 2004). Sie wird vermutlich durch das verführerische, aber objektiv falsche Argument der angeblich besseren Verträglichkeit atypischer Antipsychotika (mGPCR-Antagonisten) erheblich befördert (Komossa et al. 2010; Spielmans et al. 2013). Insofern ist es auch aus Sicht der Arzneimitteltherapiesicherheit sinnvoll, auf den Begriff „atypische Antipsychotika" in Zukunft zu verzichten. Er erleichtert das Übersehen unerwünschter Wirkungen. Die Kombination von mGPCR-Antagonisten mit SSRI ist auch aus pharmakologischer Sicht grundsätzlich nicht sinnvoll, da viele atypische Antipsychotika (mGPCR-Antagonisten) eine antagonistische Wirkung an verschiedenen Serotoninrezeptoren entfalten (Siafis et al. 2018). Insgesamt gibt es nur wenig Evidenz, die eine solche Vorgehensweise hinsichtlich eines „Mehrgewinns" insbesondere basierend auf dem Nutzen-Risiko-Kosten-Quotienten objektiv unterstützt (Tranulis et al. 2008; Niedrig et al. 2016; Davies et al. 2019). Alle wichtigen Leitlinien und Fachgesellschaften (z. B. Deutsche Gesellschaft für Psychiatrie und Psychotherapie, Psychosomatik und Nervenheilkunde, DGPPN) plädieren für einen verantwortungsvollen Umgang mit Antipsychotika (mGPCR-Antagonisten). Insbesondere muss in Zukunft auf der Basis verschiedener Studien mehr Wert auf die Einhaltung der niedrigstmöglichen Do-

sis gelegt werden, um Langzeitschäden zu vermeiden (McGorry et al. 2013). Zudem mehren sich die Hinweise für schädliche Wirkungen verschiedener Psychopharmakagruppen inkl. einer mGPCR-Antagonisten-assoziierten erhöhten Mortalität bei älteren Menschen (Coupland et al. 2011; Gerhard et al. 2014; Hwang et al. 2014; Danielsson et al. 2016). Deshalb werden zunehmend jetzt auch in Deutschland weitere Studien zur Untersuchung von unerwünschten Arzneimittelwirkungen in der Gerontopsychiatrie gefördert, wie die von dem Bundesinstitut für Arzneimittel und Medizinprodukte (BfArM) geförderte GaP-Studie „Pharmakoviglanz in der Gerontopsychiatrie" in Zusammenarbeit mit dem Institut für Arzneimittelsicherheit in der Psychiatrie, AMSP e. V (Institut für Arzneimittelsicherheit in der Psychiatrie, AMSP e.V. 2018).

22.2 Verordnungsspektrum

Die Verordnungskosten der Psychopharmaka betrugen 2021 etwa 1,79 Mrd. € (s. ▶ Kap. 1). Damit stehen sie weiterhin an achter Stel-

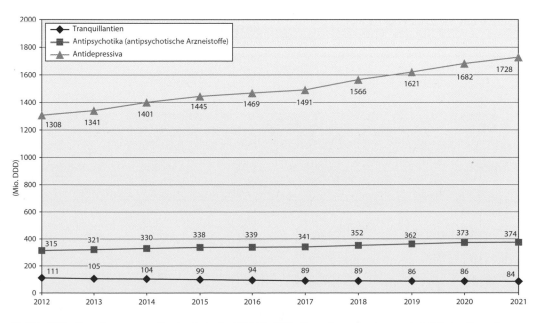

◨ **Abb. 22.1** Verordnungen von Psychopharmaka 2012 bis 2021. Gesamtverordnungen nach definierten Tagesdosen

le der umsatzstärksten Indikationsgruppen (◨ Tab. 1.2). Die zunehmende ökonomische wie auch medizinische Bedeutung der Psychopharmaka ist auch daran erkennbar, dass das Verordnungsvolumen in den letzten 10 Jahren weiter um fast 30 % auf inzwischen über 2,5 Mrd. Tagesdosen gestiegen ist (◨ Abb. 22.1). Auch das vergangene Jahr brachte einen leichten Anstieg des Verordnungsvolumens.

In den einzelnen Indikationsgruppen ist die Verordnungsentwicklung jedoch sehr unterschiedlich. Die Antidepressiva (Noradrenalin/Serotonin-Verstärker) sind seit langem die mit Abstand führende Gruppe der Psychopharmaka und haben allein in den letzten 10 Jahren noch einmal mehr als 30 % zugenommen. Die Verordnung der Antipsychotika (mGPCR-Antagonisten) ist dagegen nur noch um etwa 20 % gestiegen (◨ Abb. 22.1). Die sedierend und anxiolytisch wirksamen Arzneimittel (Tranquillantien) haben ihre einstmals dominierende Stellung schon lange verloren, da ihre Verordnungen seit 1983 von dem damals erreichten Maximum (613 Mio. DDD) insgesamt um etwa 85 % zurückgegangen sind (vgl. Arzneiverordnungs-Report 1993, Abb. 36.2) und in den letzten 10 Jahren auch noch einmal um etwa ein Viertel ab (◨ Abb. 22.1).

22.3 Arzneimittel mit sedierender und anxiolytischer Wirkung (Tranquillantien)

Arzneimittel mit sedierender und anxiolytischer Wirkung („Tranquillantien" bzw. „Sedativa/Anxiolytika") werden bevorzugt zur Dämpfung von Angst- und Anspannungszuständen, jedoch auch im Kontext antimanischer, antipsychotischer und antidepressiver Therapien eingesetzt. Gegenwärtig werden hierzu überwiegend Benzodiazepine verwendet, welche am γ-Aminobuttersäurerezeptor Subtyp A (GABA$_A$) eine agonistische Wirkung entfalten. Die bisher verfügbaren Benzodiazepine erscheinen pharmakodynamisch und von ihrem klinischen Wirkprofil her nicht unterschiedlich, wenn auch die Heterogenität der GABA/Benzodiazepinrezeptoren ebenso wie die Entwicklung der Benzodiazepinrezeptoragonisten (Z-Substanzen) als spezifischere Schlafmittel (z. B. Zolpidem s. ► Kap. 26) die prinzipielle Möglichkeit solcher Unterschiede nahelegen. Die einzelnen Benzodiazepine zeigen deutliche Unterschiede hinsichtlich ihrer pharmakokinetischen Eigenschaften, welche deshalb als vornehmliches Kriterium der Klassifikation dienen. Diazepam gilt als Prototyp „langwirksamer Benzodiazepine", während Lorazepam und Oxazepam „mittellang" wirken.

◨ **Tab. 22.1 Verordnungen von Tranquillantien 2021.** Angegeben sind die 2021 verordneten Tagesdosen, die Änderungen gegenüber 2020 und die mittleren Kosten je DDD 2021

Präparat	Bestandteile	DDD	Änderung	DDD-Nettokosten
		Mio.	%	Euro
Diazepam				
Diazepam-ratiopharm	Diazepam	10,6	(+5,0)	0,40
Diazepam STADA	Diazepam	4,3	(+7,8)	0,21
Diazepam AbZ	Diazepam	2,8	(−27,4)	0,39
Diazepam Desitin	Diazepam	0,25	(+4,2)	5,85
		18,0	**(−1,3)**	**0,43**

◘ **Tab. 22.1** (Fortsetzung)

Präparat	Bestandteile	DDD	Änderung	DDD-Nettokosten
		Mio.	%	Euro
Bromazepam				
Bromazepam-ratiopharm	Bromazepam	3,4	(−7,8)	0,53
Bromazepam-1 A Pharma	Bromazepam	1,3	(−40,7)	0,58
Bromazanil	Bromazepam	1,2	(−49,6)	0,75
Normoc	Bromazepam	0,79	(+173,6)	0,48
		6,7	**(−21,9)**	**0,57**
Oxazepam				
Oxazepam-ratiopharm	Oxazepam	3,6	(−6,6)	0,86
Oxazepam AL	Oxazepam	0,49	(+57,0)	1,18
Oxa-CT	Oxazepam	0,38	(−16,3)	0,53
Oxazepam HEXAL	Oxazepam	0,18	(+30,4)	1,08
		4,7	**(−2,4)**	**0,88**
Lorazepam				
Tavor	Lorazepam	18,8	(−2,9)	0,81
Lorazepam-neuraxpharm	Lorazepam	10,7	(+77,5)	0,65
Lorazepam dura	Lorazepam	6,8	(−33,1)	0,65
		36,3	**(+2,0)**	**0,73**
Alprazolam				
Alprazolam-ratiopharm	Alprazolam	4,2	(−26,8)	0,47
Alprazolam-1 A Pharma	Alprazolam	3,1	(+57,6)	0,42
Tafil	Alprazolam	0,82	(+32,4)	0,47
Alprazolam AL	Alprazolam	0,57	(+77,2)	0,39
		8,7	**(+0,2)**	**0,45**
Weitere Benzodiazepine				
Frisium	Clobazam	2,0	(+5,4)	0,73
Tranxilium	Dikaliumclorazepat	1,3	(−11,0)	0,72
Rudotel	Medazepam	1,0	(−7,7)	0,67
		4,4	**(−3,3)**	**0,71**
Buspiron				
Busp	Buspiron	0,55	(+0,6)	1,35
Summe		**79,3**	**(−2,0)**	**0,63**

Unter den verordnungshäufigsten Arzneimitteln befindet sich eine große Zahl von Präparaten, die sich vor allem auf fünf Benzodiazepine konzentrieren (◘ Tab. 22.1). Lorazepam steht mit seinen seit vielen Jahren stabilen Verordnungen an der Spitze der Tranquillantien, da es häufig zur Therapie manischer und psychotischer sowie akuter Erregungszustände eingesetzt wird.

Insgesamt zeigt sich in 2021 im Vergleich zum Vorjahr eine leichte Abnahme der Verordnungen von Tranquillantien, und darunter insbesondere von Bromazepam, welches über einen Zeitraum von 3,5 Monaten im Jahr 2021 Lieferengpässe hatte (Gelbe Liste 2021). Nachdem sich im Vorjahr ein leichter Anstieg des Verordnungsvolumens von Tranquillantien zeigte, welche am ehesten auf den Anstieg von Ängstlichkeit zu Beginn der COVID-19-Pandemie im Jahr 2020 zurückzuführen sein könnte (Pashazadeh Kan et al. 2021), stellt dies eine insgesamt erfreuliche Entwicklung dar. Auf die Probleme der Dauertherapie mit Benzodiazepinen ist vielfach hingewiesen worden (Näheres siehe ► Kap. 26). Schätzungen zufolge leiden bis zu 1,6 Mio. Personen in Deutschland an einer Benzodiazepinabhängigkeit. Es wird vermutet, dass in diesem Zusammenhang Verordnungen auf Privatrezept eine wichtige Rolle spielen (Janhsen et al. 2015). Dazu passt, dass die Verordnung von Benzodiazepinen zu Lasten der GKV seit Jahren rückläufig ist (◘ Abb. 26.1). Analysen der Verordnungsdaten niedergelassenen Ärzten haben jedoch ergeben, dass Benzodiazepine und Z-Substanzen (Näheres siehe ► Kap. 26) häufig auf Privatrezepten verordnet werden und hier ein deutlicher Zuwachs an Privatverordnungen um 5 % verzeichnet wurde zwischen 2014 und 2020 (Grimmsmann et al. 2022). Buspiron als mögliche Alternative zu Benzodiazepinen spielt nach wie vor keine wesentliche Rolle, seine Verordnung hat weiter dezent abgenommen.

Benzodiazepine (vor allem Lorazepam) werden oftmals relativ hoch dosiert im akutpsychiatrischen Bereich verordnet, beispielsweise im Rahmen eines katatonen oder stuporösen Zustandes oder bei akut suizidgefährdeten Patienten. Widersprüchlich erscheint diesbezüglich ein Ergebnis der AMSP-Gruppe, dass die Suizidalität-induzierenden Eigenschaften der SSRIs durch gleichzeitige Gabe von Benzodiazepinen nicht vermindert werden (Stübner et al. 2018), hier besteht jedoch sicherlich noch weiterer Forschungsbedarf.

Die Behandlung von Angststörungen, wie Agoraphobie, Panikstörung, sozialer Angststörung und generalisierter Angststörung, kann sowohl psychotherapeutische als auch psychopharmakologische Maßnahmen umfassen. Die überarbeitete S3-Leitlinie von 2021 enthält sich diesbezüglich einer Präferenz und empfiehlt eine patientenorientierte Entscheidungsfindung. Bei diesen Indikationen werden vor allem neuere Antidepressiva eingesetzt (Zwanzger 2016; Strawn et al. 2018; Bandelow et al. 2021). Benzodiazepine wie Lorazepam, Diazepam und Alprazolam sind bei diesen Erkrankungen zwar zugelassen und auch wirksam, dennoch sollten diese äußert zurückhaltende und nur in begründeten Ausnahmefällen Anwendung finden, zum Beispiel wenn Kontraindikationen für SSRI vorliegen. Sollten diese benötigt werden, so sollte man sie in einer möglichst niedrigen Dosierung über einen möglichst kurzen Zeitraum verabreichen (Bandelow et al. 2021). Da Angststörungen häufig mit einem komorbiden substanzgebundenen Missbrauch bzw. Abhängigkeit einhergeht (Book et al. 2012), erscheint das Risiko einer Benzodiazepinabhängigkeit bei diesen Patienten besonders hoch.

In Europa ist seit 2006 auch Pregabalin (*Lyrica*) zur Behandlung der generalisierten Angststörung zugelassen (► Kap. 24), nicht aber in den USA (Wensel et al. 2012). Pregabalin ist ein weiteres Beispiel dafür, dass die bisherige Klassifikation von Psychopharmaka revidiert werden muss: Pregabalin wird in ► Kap. 24 als „Antiepileptikum" klassifiziert, obwohl es kaum für Epilepsien eingesetzt wird. Aufgrund von Spontanmeldungen, u. a. aus Schweden, wurde inzwischen in die Fachinformation ein Hinweis auf das Missbrauchspotenzial von Pregabalin aufgenommen. Da gerade bei Patienten mit einer Angststörung häufig auch eine Suchtanamnese besteht, sollte der Arzneistoff mit entsprechender Vorsicht eingesetzt werden (Arzneimittelkommission der deutschen Ärzteschaft 2011). Dennoch zeigte Pregabalin in einer aktuellen Meta-Analyse Vorteile im Sinne einer besseren Wirksamkeit und Verträglichkeit gegenüber anderen Substanzen wie Paroxetin und Quetiapin und eine vergleichbare Wirksamkeit und Verträglichkeit wie Duloxetin, Venlafaxin und Escitalopram. Insgesamt findet sich jedoch für keine der analysierten Arzneistoffe eine hohe Effektstärke (Slee et al. 2019).

22.4 Antidepressiva (Noradrenalin/Serotonin-Verstärker)

In den 60er Jahren des 19ten Jahrhunderts entstand die sogenannte Monoamin-Hypothese der Depression. Diese besagte, dass ein Ungleichgewicht von bestimmten Neurotransmittern – und hierunter insbesondere ein Serotoninmangel – einer Depression zugrunde liegt (Coppen 1967). Die simplizistische Monoamin-Hypothese der Depression ist mittlerweile überholt (Moncrieff et al. 2022), was auch pharmakotherapeutisch dadurch belegt wird, dass „Antiepileptika", „Antipsychotika" und Lithium bei Depressionen wirksam sind (Vigo und Baldessarini 2009; Spielmans et al. 2013; Bschor 2014). Dennoch finden weiterhin zahlreiche Arzneistoffe, die die monoaminerge Neurotransmission beeinflussen, Anwendung in der Behandlung von Depressionen. Heutzutage gehen Forscher davon aus, dass Antidepressiva (Noradrenalin/Serotonin-Verstärker) vielmehr durch die Beeinflussung der Neurotransmission die Neuroplastizität über komplexe Mechanismen beeinflussen können, die bisweilen noch nicht gänzlich verstanden werden (Harmer et al. 2017; Lieb et al. 2018; Ferrarelli 2022; Khushboo et al. 2022). Für die Richtigkeit dieser Annahme spricht auch, dass Arzneistoffe mit ganz unterschiedlichen Wirkmechanismen bei Depression wirksam sind

(DGPPN et al. 2015). Insofern kann man Arzneistoffe mit antidepressiver Wirkung auch als diagnostische Werkzeuge zur Aufklärung der Pathophysiologie der Depression nutzen.

Nicht jeder Patient, der an einer Depression leidet, muss medikamentös behandelt werden. Dies gilt insbesondere für Patienten, die an einer leichten oder mittelgradigen depressiven Episode erkrankt sind. Zahlreiche Studien haben belegt, dass der Schweregrad der Depression mit dem Therapieansprechen auf Antidepressiva (Noradrenalin/Serotonin-Verstärker) korreliert: Je schwerer die Symptomatik ausgeprägt ist, desto besser ist das Ansprechen auf eine antidepressive Medikation (Khan et al. 2002; Khan et al. 2005; Kirsch et al. 2008; Henkel et al. 2011). Patienten mit einer nur leicht ausgeprägten Depression sprechen ebenso gut auf eine Behandlung mit Placebo an (Khan et al. 2002), so dass entsprechend eine antidepressive Medikation mit keinerlei Vorteilen bei diesen Patienten einhergeht (Kirsch et al. 2008). So rät die S3-Leitlinie zur Behandlung der unipolaren dazu, Patienten mit einer leichten Depression eine primär psychotherapeutische Behandlung anzubieten, wohingegen Patienten mit mittelschwerer bis schwerer Depression mit einer Kombination aus Psychotherapie und Psychopharmakotherapie angeboten werden sollte. Selbstverständlich sollten hierbei aber auch die Patienteneigenen Präferenzen berücksichtigt werden (DGPPN et al. 2015). Je nach Arzneistoff ist eine unterschiedliche Wirksamkeit sowie auch eine unterschiedliche ausgeprägte Verträglichkeit zu antizipieren. Der durchschnittliche Effekt eines Antidepressivums ist als mittelstark zu werten, wobei auch die Antidepressiva mit der geringste Effektstärke gegenüber Placebo überlegen ist (Cipriani et al. 2018).

Insgesamt ist die Wirksamkeit der derzeit verfügbaren Antidepressiva (Noradrenalin/Serotonin-Verstärker) zwar belegt, aber nicht unumstritten. Eine gut-bekannte Meta-Analyse von Kirsch und Kollegen aus dem Jahr 2008 sorgte für Schlagzeilen (Kirsch et al. 2008; Kirsch 2014). So sollen Antidepressiva (Noradrenalin/Serotonin-Verstärker) selbst bei schwer depressiven Patienten nur eine minimale Wirkung haben und die Responserate auf Behandlung mit Placebo entsprechend hoch sein (Kirsch et al. 2008). Diese Arbeit sorgte zunächst dafür, dass dieser Arzneistoffgruppe noch weniger Vertrauen als zuvor entgegengebracht wurde. Leucht und Kollegen bemühten sich 2012 um ein Korrektiv dieser Einschätzung. In einer Meta-Analyse wurde die Wirksamkeit verschiedener Arzneistoffklassen gegenübergestellt. Hierin hat sich gezeigt, dass die Wirksamkeit von Noradrenalin/Serotonin-Verstärker durchaus vergleichbar ist mit anderen Arzneistoffklassen wie Bisphosponate zur Behandlung von Osteoporose und sogar eine deutliche Überlegenheit gegenüber Metformin in der Senkung der Mortalität bei Diabetes mellitus Typ II oder HMG-CoA-Reduktase-Inhibitoren („Statine") zur Behandlung von Dyslipidämien besteht. Selbstverständlich gibt es Arzneistoffklassen, die den Noradrenalin/Serotonin-Verstärkern in ihrer Effektstärke weitaus überlegen sind, dennoch müssen sich Antidepressiva nicht hintenanstellen (Leucht et al. 2012; Leucht et al. 2015). Die „Number needed to treat" (NNT) eines Statins liegt zwischen 18 bis 30. Das bedeutet, dass ein Hausarzt 18 bis 30 Patienten mit einem Statin behandeln muss um bei einem ein Herzinfarkt zu vermeiden liegt. Die übrigen 17 bis 29 Patienten erfahren dahingegen keinerlei Vorteile hinsichtlich der vermeintlich Herzinfarkt-vorbeugenden Wirkung eines Statins (Mortensen und Nordestgaard 2019). Dahingegen liegt die NNT bei Antidepressiva je nach Arzneistoffgruppe zwischen 7 bis 16 für NSMRI und 7 bis 8 für SSRI (Arroll et al. 2009).

Schätzungen zu Folge profitieren 42–47 % aller depressiven Patienten von einer Behandlung mit Placebo. Die im Vergleich hierzu nur etwas höhere Responserate von 56–60 % unter Behandlung mit dem Verum erscheint wenig beeindruckend (Arroll et al. 2009). Dies liegt möglicherweise daran, dass die bisherigen Studien zur Wirksamkeit einer antidepressiven Medikation nicht die richtigen Endpunkte evaluieren. So zeigte eine große, 6.669 Patienten umfassende Meta-Analyse, dass das Verum (in diesem Fall jeweils ein SSRI) in 91 % eine signifikante Überlegenheit gegenüber Placebo hatte in Hinblick auf ein einziges Symptom einer Depression, nämlich die Wirkung auf die depressive Verstimmung (Hieronymus et al. 2016). Andererseits bestehen zu Recht Bedenken hinsichtlich Industrie-gesponsorte Studien (Turner et al. 2008), die in der Regel die Wirksamkeit einer Pharmakotherapie als überlegen gegenüber einer Psychotherapie darstellen (Cristea et al. 2017).

Die Diskussion um die Wirksamkeit oder fehlende Wirksamkeit von Noradrenalin/Serotonin-Verstärkern lässt sich weiterhin nicht abschließend klären und bleibt rege debattiert. Vielleicht liegt es auch daran, dass unter dem Begriff „Depression" phänomenologisch ähnliche, aber molekular unterschiedliche Entitäten subsummiert werden (Villas Boas et al. 2019; Seifert 2021a). Demzufolge müssten die Diagnosekriterien für eine „Depression" molekular geschärft werden (Nedic Erjavec et al. 2021). Sicherlich gibt es jedoch eine Patientengruppe, die von der Einnahme von Antidepressiva profitiert und bei denen diese Behandlungsoption mit einer positiven Kosten-Nutzen-Rechnung einhergeht. Gleichzeitig respondieren in etwa ein Drittel aller depressiven Patienten nicht oder nur unzureichend auf die medikamentöse Therapie (Halaris et al. 2021). Zusammengefasst ist also festzuhalten, dass eine Therapie mit einem Noradrenalin/Serotonin-Verstärker gründlich erwogen werden muss, aber diese Tatsache betrifft viele Arzneistoffe und muss letztlich von Patient und Behandler entschieden werden. Ein Therapieansprechen kann nicht garantiert werden, dennoch gibt es bisweilen nur wenig neue psychopharmakotherapeutische Behandlungsansätze (Borbély et al. 2022). Hierunter ist insbesondere Esketamin zu nennen, dessen Wirkung auf eine nicht-kompetitive Hemmung glutamaterger N-Methyl-D-Aspartat-(NMDA)-Rezeptoren beruht. Es wird als „rapid-acting antidepressant" bezeichnet wird, da die antidepressive Wirkung im Gegensatz zu den herkömmlichen Antidepressiva innerhalb weniger Stunden einsetzt (Hashimoto 2020). Unter dem Handelsnamen *Spravato* steht der der Arzneistoff als Nasenspray seit März 2021 in Deutschland zur Verfügung. Die Anwendung von *Spravato* ist ausschließlich der Behandlung therapieresistenter Depressionen in Kombination mit einem SSRI oder SSNRI und als Notfallbehandlung (z. B. akuter Suizidalität) im stationären Setting vorbehalten, da ein engmaschiges Monitoring der Patienten erfolgen muss (Janssen-Cilag 2021). Dabei muss insbesondere auf unerwünschte Wirkungen wie Sedierung, Dissoziation und hypertensive Entgleisung geachtet werden (Bleich et al. 2022).

22.4.1 Nichtselektive Monoamin-Rückaufnahme-Inhibitoren (NSMRI)

Die nichtselektiven Monoamin-Rückaufnahme-Inhibitoren (NSMRI, „trizyklischen Antidepressiva"), die inzwischen preislich deutlich höher als die SSRI-Generika liegen, zeigen seit 2012 ein sukzessiv abnehmendes Verordnungsvolumen (◘ Abb. 22.2). Der meist verordnete NSMRI ist Amitriptylin und zeigt ein nahezu konstantes Verordnungsvolumen im Vergleich zum Vorjahr. Die überlegene Wirksamkeit von Amitriptylin gegenüber allen anderen Noradrenalin/Serotonin-Verstärkern wird von der großen Meta-Analyse von Cipriani und Kollegen aus dem Jahr 2018 dargelegt (Cipriani et al. 2018). Neben dem Einsatz als Antidepressivum findet Amitriptylin zudem Anwendung bei diversen anderen Indikationen wie Migräneprophylaxe (Jackson et al. 2010) und Schmerztherapie bei neuropathischen Schmerzen (Moore et al. 2015). Möglicherweise wird Amitriptylin mittlerweile sogar häufiger für solche Indikationen verordnet als für die Behandlung einer Depression (Noordam et al. 2015). Leider lassen sich aus den Verordnungszahlen das AVR nicht die dazugehörigen Indikationen ermitteln, sodass diesbezüglich nur spekuliert werden kann. Auch an diesem Indikationsbeispiel zeigt sich die Bedeutung einer Reklassifikation von Psychopharmaka (siehe Kap. 6, AVR 2021). Neben Amitriptylin sind Doxepin und Trimipramin als häufiger verordnete klassische „trizyklische" Substanzen mit stärker sedie-

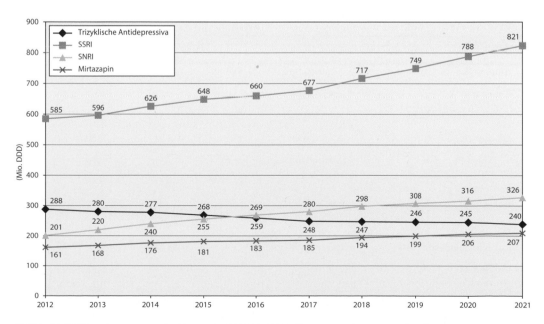

◘ **Abb. 22.2** Verordnungen von Antidepressiva 2012 bis 2021. Gesamtverordnungen nach definierten Tagesdosen

22

renden Wirkungen vertreten. Während Doxepin im Jahr 2021 etwas häufiger verordnet wurde, zeigte die Verordnung von Trimipramin eine dezente Abnahme (◘ Tab. 22.2).

Die Anwendung dieser älteren, oftmals stark anticholinerg bzw. antimuskarinerg wirksamen NSMRI ist mit einer Vielzahl an unerwünschten Arzneimittelwirkungen vergesellschaftet. Dies gilt in besonderem Maß für geriatrische Patienten. Die 2010 veröffentlichte PRSICUS Liste klassifiziert einige dieser Arzneistoffe genau deswegen als potentielle inadäquate Medikamente für ältere Patienten und macht in diesem Zusammenhang insbesondere auf das Auftreten von zentralen und peripher antimuskarinergen Wirkungen (Holt et al. 2010), wie Schluckstörungen, Reflux, Harnverhalt, Hyperthermie und Verwirrtheit bis hin zum Delir (Mintzer und Burns 2000; Soest et al. 2008), aufmerksam. Dieses vermeintlich ungünstigere Profil an unerwünschten Arzneimittelwirkungen gegenüber der neueren und spezifischer wirksamen Noradrenalin/Serotonin-Verstärker trägt vermutlich maßgeblich zur seit Jahren abnehmenden Verordnungshäufigkeit bei.

Opipramol ist ein bereits 1962 entwickelter trizyklischer Arzneistoff, der auf Grund von Strukturüberlegungen zunächst als Antidepressivum klassifiziert wurde, heute aber ausschließlich zur Behandlung generalisierter Angststörungen und somatoformer Störungen zugelassen ist. Opipramol wird weiterhin in großem Umfang verordnet (◘ Tab. 22.2), wobei dies vor allem den ambulanten und hausärztlichen Bereich betrifft und in deutlich geringerem Umfang die klinische Psychiatrie (Übersicht bei Gahr et al. 2017). Die weiterhin hohe Anwendung von Opipramol ist eine Beobachtung, die anlässlich der nicht über-

◘ **Tab. 22.2** **Verordnungen trizyklischer und weiterer nichtselektiver Antidepressiva und weiterer Arzneistoffe mit antidepressiver Wirkung („Antidepressiva") 2021.** Angegeben sind die 2021 verordneten Tagesdosen, die Änderungen gegenüber 2020 und die mittleren Kosten je DDD 2021

Präparat	Bestandteile	DDD	Änderung	DDD-Nettokosten
		Mio.	%	Euro
Amitriptylin				
Amitriptylin-neuraxpharm	Amitriptylin	30,3	(+1,4)	0,39
Amineurin	Amitriptylin	23,0	(−4,5)	0,39
Amitriptylin Micro Labs	Amitriptylin	22,9	(+1,7)	0,45
Amitriptylin-CT	Amitriptylin	5,1	(−2,5)	0,30
Syneudon	Amitriptylin	1,5	(−1,4)	0,34
		82,7	**(−0,5)**	**0,40**
Doxepin				
Doxepin-neuraxpharm	Doxepin	27,0	(+69,2)	0,43
Doxepin-ratiopharm	Doxepin	3,9	(−58,5)	0,39
Doxepin AL	Doxepin	2,0	(−14,7)	0,31
Doxepin dura	Doxepin	0,86	(−35,1)	0,34
		33,7	**(+16,1)**	**0,42**

◘ **Tab. 22.2** (Fortsetzung)

Präparat	Bestandteile	DDD	Änderung	DDD-Nettokosten
		Mio.	%	Euro
Trimipramin				
Trimipramin-neuraxpharm	Trimipramin	19,8	(−2,9)	0,68
Trimipramin-1 A Pharma	Trimipramin	4,5	(+36,1)	0,58
Trimipramin Aristo	Trimipramin	1,1	(+19,3)	1,37
Stangyl	Trimipramin	0,56	(−11,9)	0,76
Trimipramin AL	Trimipramin	0,52	(−71,6)	0,62
		26,5	**(−2,3)**	**0,69**
Opipramol				
Opipram	Opipramol	59,1	(+9,7)	0,38
Opipramol-neuraxpharm	Opipramol	11,3	(+3,6)	0,36
Opipramol-1 A Pharma	Opipramol	3,4	(+32,5)	0,38
Insidon	Opipramol	2,1	(−5,4)	0,77
Opipramol Heumann	Opipramol	2,0	(+10,7)	0,30
Opipramol AL	Opipramol	1,7	(−80,8)	0,37
		79,6	**(−0,6)**	**0,39**
Weitere trizyklische Antidepressiva				
Tianeurax	Tianeptin	6,1	(+31,3)	1,44
Anafranil	Clomipramin	5,1	(−12,2)	0,55
Amioxid-neuraxpharm	Amitriptylinoxid	4,4	(−7,1)	0,20
Imipramin-neuraxpharm	Imipramin	1,8	(−3,0)	0,44
Clomipramin-neuraxpharm	Clomipramin	0,97	(> 1.000)	0,62
Nortriptylin Glenmark	Nortriptylin	0,59	(+23,4)	0,55
		19,0	**(+7,9)**	**0,75**
Weitere nichtselektive Antidepressiva				
Trazodon-neuraxpharm	Trazodon	2,9	(+11,0)	1,22
Trazodon Glenmark	Trazodon	2,0	(−4,8)	1,21
Trazodon HEXAL	Trazodon	1,9	(+33,7)	1,21
Maprotilin-neuraxpharm	Maprotilin	1,7	(−9,9)	0,36
		8,5	**(+5,8)**	**1,04**
Summe		**250,0**	**(+2,0)**	**0,48**

zeugend erwiesenen Wirksamkeit, durchaus nachdenklich stimmt (Bandelow et al. 2015) Anders als die klassischen NSMRI bewirkt Opipramol keine Wiederaufnahmehemmung von Serotonin und Noradrenalin. Mechanistisch kann es als p-mGPCR-Antagonist klassifiziert werden (Gahr et al. 2017).

Tianeptin, das schon 1988 in Frankreich eingeführt wurde, ist 2012 in Deutschland als Generikum auf den Markt gekommen. Im Jahr 2021 hat es gegenüber dem Vorjahr einen Anstieg in seiner Verordnungshäufigkeit zu verzeichnen (◘ Tab. 22.2). Es wird auch als „atypisches" Antidepressivum bezeichnet, weil sich seine pharmakologischen Eigenschaften von denen anderer Antidepressiva prinzipiell unterscheiden. Es interagiert mit multiplen pharmakologischen Zielstrukturen (Mcewen und Chattarji 2004). Tianeptin weist eine nahezu identische Wirksamkeit wie andere NSMRI auf bei gleichzeitig geringer ausgeprägten antimuskarinischen Effekten und möglicherweise weniger unerwünschten kardiovaskulären und sexuellen Arzneimittelwirkungen (Wagstaff et al. 2001). Zusätzlich hat Tianeptin eine partialagonistische Wirkung an Opioidrezeptoren und erzeugt dadurch in hohen Dosen Euphorie. Aus den USA stammen mehrere Publikationen über Missbrauch, Abhängigkeitsentwicklung, Entzugssyndrome und tödliche Intoxikationen infolge Überdosierung (Bakota et al. 2018).

Trazodon feiert seit einigen Jahren ein gewisses „come back". So zeigt sich nicht nur ein vermehrtes Verordnungsvolumen von Trazodon im Jahr 2021 gegenüber dem Vorjahr (◘ Tab. 22.2), sondern auch im stationär psychiatrischen Setting kann ein deutlicher Anstieg in der Anwendungsrate von Trazodon beobachtet werden (Seifert et al. 2021a). Trazodon weist möglicherweise ein günstigeres Profil an unerwünschten Arzneimittelwirkungen auf verglichen mit anderen primär sedierenden Noradrenalin/Serotonin-Verstärker: Es weist nahezu keinerlei antimuskarinerge Wirkungen auf und führt deutlich seltener zu einer relevanten Gewichtszunahme (Fagiolini et al. 2012).

22.4.2 Selektive Serotonin-Rückaufnahme-Inhibitoren (SSRI)

Die generelle Wirksamkeit von SSRI in der Behandlung von Depressionen unterscheiden sich vermutlich nicht wesentlich von der klassischer NSMRI (MacGillivray et al. 2003; DGPPN et al. 2015). Der bedeutendste Unterschied liegt in den zu erwartenden unerwünschten Arzneimittelwirkungen der NSMRI im Vergleich zu den spezifischer wirksamen SSRI und SNRI. So sind insbesondere die starken antimuskarinergen unerwünschten Wirkungen, die sedierenden Eigenschaften und die Neigung eine Gewichtszunahme zu induzieren geringer ausgeprägt als bei den NSMRI (Rudorfer et al. 1994). Die vermeintlich „besser" verträglicheren SSRI weisen dahingehend ein anderes Profil an unerwünschten Arzneimittelwirkungen auf, wie gastrointestinale Beschwerden, erhöhte Blutungsneigung, Hyponatriämien und Schlafstörungen (Carvalho et al. 2016). Im Vergleich zu den NMSRI haben SSRI und SNRI ein höheres Risiko für die Induktion eines potentiell lebensbedrohlichen Serotoninsyndroms, insbesondere wenn diese iatrogen überdosiert werden oder mit anderen serotonerg wirksamen Arzneistoffen wie z. B. Tramadol oder Lithiumsalze kombiniert werden (Foong et al. 2018). Viele dieser unerwünschten Arzneimittelwirkungen treten vor allem zu Beginn der Behandlung auf und können im Weiteren abklingen. Insbesondere bei älteren Patienten ist dennoch Vorsicht geboten (Chahine et al. 2010), da diese Patienten ein erhöhtes Risiko für das Auftreten von unerwünschten Arzneimittelwirkungen wie auch Arzneimittelinteraktionen haben. In diesem Zusammenhang wird postuliert, dass mit SSRI-behandelte geriatrische Patienten häufiger stürzen (Gebara et al. 2015), möglicherweise ein höheres Risiko für kardiovaskuläre Ereignisse aufweisen (Ungvari et al. 2019) und häufiger an Blutungen leiden (Schäfer et al. 2019). Auch sollte bei der Anwendung im geriatrischen Bereich bedacht werden, dass die Wirksamkeit von SSRI hinsichtlich einer stimmungsaufhellenden Wirkung bei demenzkranken Patienten nicht hinreichend belegt ist (Jones et al. 2016).

Zwar gelten die SSRI als grundsätzlich kardial verträglicher als die NSMRI, dennoch ist auch diese Aussage mit Einschränkungen zu interpretieren. 2011 wurden zwei „Rote-Hand-Briefe" von der Arzneimittelkommission der deutschen Ärzteschaft veröffentlicht, die auf das Risiko einer möglichen QTc-Zeitverlängerung und einer Torsades-de-pointes Tachykardie bei der Anwendung von Citalopram und Escitalopram aufmerksam machen (Rote Hand Brief 2011a, 2011b). Das Risiko hierfür soll besonders hoch sein bei älteren Patienten, Frauen, bei Entgleisungen der Serumkaliumkonzentration und bei Kombination mit anderen potentiell QTc-Zeitverlängernden Arzneistoffen (Wenzel-Seifert et al. 2011). Insgesamt ist die klinische Relevanz dieser Rote-Hand-Briefe umstritten (Hutton et al. 2017, Crépeau-Gendron et al. 2019) und die entsprechenden Empfehlungen werden nicht rigoros umgesetzt (de Bardeci et al. 2022).

Seit einigen Jahren tritt eine Gruppe von Symptomen, die bei Absetzen eines Antidepressivums auftreten, zunehmend in den Fokus von Ärzten und Patienten. Diese sogenannten „Absetzphänomene" können sich in einer Vielzahl systemischer, kardialer, neuromuskulärer, gastrointestinaler und psychischer Symptome äußern, wobei einigen SSRI bzw. SNRI, die eine vergleichsweise kurze Halbwertszeit haben, wie Venlafaxin oder Paroxetin eine besondere Rolle zu spielen scheinen. Die Symptome können von dem Patienten als äußerst quälend empfunden werden und können die Dosisreduktion bzw. das Absetzen des entsprechenden Arzneistoffes erheblich verkomplizieren. Vorbeugend sollten Noradrenalin/Serotonin-Verstärker langsam über einen Zeitraum von mehreren Wochen ausdosiert werden (Henssler et al. 2019). Auch gibt es zunehmende Berichte einer nach Absetzen eines Antidepressivums anhaltenden sexuellen Dysfunktion (Bala et al. 2018) sowie das erhöhte Risiko für das Wiederauftreten einer depressiven Episo-

de (Lewis et al. 2021) bzw. dem Aufflackern von Krankheitssymptomen als Folge des Absetzens (Henssler et al. 2019). Grundsätzlich wird empfohlen, dass Patienten bereits vor Beginn dem Beginn der Behandlung mit einem Noradrenalin/Serotonin-Verstärker über diese unerwünschten Wirkungen aufgeklärt werden.

Als stark beworbener Vorteil der SSRI gilt ihre niedrige akute Toxizität im Hinblick auf das hohe Suizidrisiko depressiver Patienten. So sind auch Überdosierungen mit größeren Mengen eines SSRIs in der Regel nicht lebensbedrohlich (Isbister et al. 2004). 2003 wurde Bedenken geäußert, dass die Anwendung von SSRI und SNRI bei Kindern und Jugendlichen mit einem erhöhten Suizidrisiko einhergehen. Dies bezieht sich vor allem auf die initiale Phase der Behandlung, wobei dieses Thema kontrovers diskutiert wird. Suizidalität als unerwünschte Arzneimittelreaktion unter der Einnahme von Antidepressiva tritt insgesamt sehr selten auf, scheint jedoch etwas häufiger unter SSRI als andere Arzneistoffklassen aufzutreten (Stübner et al. 2018). Insgesamt zeigen epidemiologische Daten eine inverse Korrelation zwischen der Verordnung von Antidepressiva und der Suizidrate. Dies gilt sowohl für Kinder und Jugendliche (Jane Garland et al. 2016) wie auch Erwachsene (Näslund et al. 2018).

Im Vergleich zu früher verfügen SSRI über ein deutlich ausgeweitetes Indikationsspektrum und umfasst nicht nur die Behandlung von Depressionen, sondern – je nach gewähltem Arzneistoff – auch Angst- und Zwangsstörungen, Bulimia nervosa und posttraumatische Belastungsstörungen (Bandelow et al. 2017; Akiki und Abdallah 2018; Bello und Yeomans 2018; Del Casale et al. 2019). Diese Indikationsausweitung ist mutmaßlich auch eines der führenden Erklärungen für den 40%igen Zuwachs des Verordnungsvolumens von SSRI innerhalb der letzten 10 Jahre (◐ Abb. 22.2; ◐ Tab. 22.3). Erstmalig überholte im Jahr 2021 das Verordnungsvolumen von Sertralin dem des Citaloprams. Sertralin besitzt gegenüber Citalopram den Vorteil eines geringeren Interaktionspotentials, auch liegen für Sertralin kei-

◘ Tab. 22.3 Verordnungen selektiver Serotonin-Rückaufnahme-Inhibitoren (SSRI) 2021. Angegeben sind die 2021 verordneten Tagesdosen, die Änderungen gegenüber 2020 und die mittleren Kosten je DDD 2021

Präparat	Bestandteile	DDD	Änderung	DDD-Nettokosten
		Mio.	%	Euro
Citalopram				
Citalopram Aristo	Citalopram	186,3	(−3,0)	0,18
Citalopram-1 A Pharma	Citalopram	33,8	(+28,5)	0,25
Citalopram AL	Citalopram	13,5	(−39,3)	0,24
Citalopram-neuraxpharm	Citalopram	6,5	(+9,2)	0,18
Citalopram dura	Citalopram	1,8	(−54,9)	0,24
		241,8	**(−3,4)**	**0,20**
Fluoxetin				
Fluoxetin-1 A Pharma	Fluoxetin	23,4	(−0,3)	0,22
Fluoxetin HEXAL	Fluoxetin	22,3	(+14,7)	0,24
Fluoxetin-neuraxpharm	Fluoxetin	15,8	(+20,0)	0,24
Fluoxetin beta	Fluoxetin	5,7	(−28,6)	0,22
Fluoxetin STADA	Fluoxetin	1,5	(−22,6)	0,21
		68,7	**(+4,0)**	**0,23**
Paroxetin				
Paroxetin-1 A Pharma	Paroxetin	20,5	(+116,5)	0,23
Paroxetin-neuraxpharm	Paroxetin	15,4	(−26,3)	0,25
Paroxedura	Paroxetin	9,0	(−33,6)	0,21
Paroxetin beta	Paroxetin	2,9	(+20,3)	0,25
		47,8	**(+3,1)**	**0,23**
Sertralin				
Sertralin BASICS	Sertralin	52,3	(+3,1)	0,24
Sertralin Aurobindo	Sertralin	47,3	(+49,7)	0,25
Sertralin-1 A Pharma	Sertralin	43,6	(+82,5)	0,21
Sertralin Bluefish	Sertralin	27,7	(+28,6)	0,22
Sertralin Accord	Sertralin	24,2	(−62,8)	0,23
Sertralin Winthrop	Sertralin	16,0	(+559,9)	0,19
Sertralin Heumann	Sertralin	11,5	(+1,1)	0,23
Sertralin-neuraxpharm	Sertralin	8,2	(+103,9)	0,20
Sertralin AL	Sertralin	4,5	(+123,7)	0,20

22

◻ Tab. 22.3 (Fortsetzung)

Präparat	Bestandteile	DDD	Änderung	DDD-Nettokosten
		Mio.	%	Euro
Sertralin TAD	Sertralin	3,7	(neu)	0,18
Sertralin dura	Sertralin	3,6	(−53,4)	0,22
Sertralin STADA	Sertralin	3,5	(−18,2)	0,18
Sertralin beta	Sertralin	2,1	(−2,8)	0,22
		247,9	**(+9,5)**	**0,23**
Escitalopram				
Escitalopram Micro Labs	Escitalopram	58,7	(+6,6)	0,19
Escitalopram Heumann	Escitalopram	54,0	(+12,3)	0,21
Escitalopram AbZ	Escitalopram	37,2	(+63,1)	0,21
Escitalopram Glenmark	Escitalopram	28,0	(+11,3)	0,19
Escitalopram-1 A Pharma	Escitalopram	5,3	(−21,1)	0,21
Escitalopram beta	Escitalopram	4,2	(−46,1)	0,19
Escitalopram Lundbeck	Escitalopram	2,2	(+28,4)	0,34
Escitalopram-ratiopharm	Escitalopram	1,9	(−1,6)	0,31
		191,6	**(+13,1)**	**0,20**
Weitere Mittel				
Fluvoxamin-neuraxpharm	Fluvoxamin	2,1	(+8,9)	0,30
Summe		**799,9**	**(+5,2)**	**0,21**

ne offiziellen Hinweise hinsichtlich einer QTc-Verlängerung mit Einschränkung der Kombinierbarkeit mit anderen Arzneistoffen vor. Citalopram stand 2021 an zweiter Stelle der meist verordneten SSRI und ist der einzige Arzneistoff dieser Klasse, der weniger häufig verordnet wurde als im Vorjahr. Escitalopram, das inzwischen nicht mehr teurere S-Isomer von Citalopram, zeigt weiterhin steigende Verordnungszahlen. Fluoxetin, Paroxetin und das insgesamt nur selten verordnete Fluvoxamin zeigen ebenfalls eine Zunahme des Verordnungsvolumens (◻ Tab. 22.3).

22.4.3 Selektive Serotonin-Noradrenalin-Rückaufnahme-Inhibitoren (SNRI)

Neben der Wiederaufnahmehemmung von Serotonin verstärken die selektiven Serotonin-Noradrenalin-Rückaufnahme-Inhibitoren (SNRI) zusätzlich die noradrenerge Neurotransmission. Die „duale Wirkung" von Venlafaxin, das heißt die Wiederaufnahmehemmung von Serotonin und Noradrenalin, wird erst ab einer Dosis von 75 mg pro Tag beobachtet (Blier et al. 2007). Unter der Anwendung von Dosierungen zwischen 225 und

◘ Tab. 22.4 Verordnungen selektiver Serotonin- und Noradrenalin-Rückaufnahme-Inhibitoren (SNRI) 2021. Angegeben sind die 2021 verordneten Tagesdosen, die Änderungen gegenüber 2020 und die mittleren Kosten je DDD 2021

Präparat	Bestandteile	DDD	Änderung	DDD-Nettokosten
		Mio.	%	Euro
Venlafaxin				
Venlafaxin Heumann	Venlafaxin	93,0	(−3,1)	0,41
Venlafaxin AL	Venlafaxin	55,8	(+76,0)	0,35
Venlafaxin Aristo	Venlafaxin	21,7	(+77,2)	0,44
Venlafaxin AAA Pharma	Venlafaxin	11,7	(−31,0)	0,46
Venlafaxin-1 A Pharma	Venlafaxin	8,7	(+15,2)	0,49
Venlafaxin Bluefish	Venlafaxin	8,0	(+86,5)	0,33
Venlafaxin-neuraxpharm	Venlafaxin	6,8	(−20,0)	0,31
Venlafaxin TAD	Venlafaxin	2,3	(−54,9)	0,49
Venlafaxin beta	Venlafaxin	2,0	(−67,2)	0,43
Venlafaxin HEXAL	Venlafaxin	1,7	(−26,0)	0,53
Venlafaxin Atid	Venlafaxin	1,5	(−64,4)	0,70
		213,3	**(+9,3)**	**0,40**
Duloxetin				
Duloxetin Zentiva	Duloxetin	38,0	(+314,4)	1,04
Duloxetin beta	Duloxetin	33,5	(+12,7)	1,04
Duloxetin Glenmark	Duloxetin	20,8	(−20,4)	1,03
Duloxalta	Duloxetin	4,5	(−84,0)	0,71
Cymbalta	Duloxetin	2,7	(−37,0)	0,62
Duloxetin-neuraxpharm	Duloxetin	2,1	(+4,0)	0,61
Duloxetin Heumann	Duloxetin	2,0	(+38,3)	1,03
Duloxetin Lilly	Duloxetin	1,1	(−14,1)	1,02
		104,6	**(+2,7)**	**1,00**
Milnacipran				
Milnaneurax	Milnacipran	4,4	(−17,7)	1,63
Milnacipran Holsten	Milnacipran	1,5	(+291,9)	1,58
		5,9	**(+2,6)**	**1,62**
Summe		**323,9**	**(+7,0)**	**0,62**

300 mg am Tag kann sogar ein dritter Mechanismus des Venlafaxins beobachtet werden, nämlich die Wiederaufnahmehemmung von Dopamin (Raouf et al. 2017).

Die Wirksamkeit der drei in Deutschland verfügbaren SNRI Duloxetin, Venlafaxin und Milnacipran unterscheidet sich untereinander kaum (Stahl et al. 2005). Insgesamt scheinen SNRI eine etwas höhere Wirksamkeit als die meisten SSRI (mit Ausnahme von Paroxetin) aufzuweisen, nicht aber eine höhere Wirksamkeit als das NSMRI Amitriptylin oder dem noradrenergen und spezifisch serotonergen Antidepressivum (NaSSA) Mirtazapin. Insbesondere Venlafaxin und Duloxetin zeichnen sich dahingegen mit einer schlechteren Akzeptanz und höheren Dropout-Rate aus verglichen mit anderen Noradrenalin/Serotonin-Verstärkern. Diese Aussagen basieren auf eine große Meta-Analyse von Cipriani und Kollegen aus dem Jahr 2018, die auf Daten von 552 doppel-verblindeten Studien, die 116.477 Patienten umfassen, inkludieren (Cipriani et al. 2018).

Das Verordnungsvolumen der SNRI ist in den letzten 10 Jahren mehr als 60 % angestiegen und hat seit 2016 die Verordnungen der NSMRI übertroffen (◻ Abb. 22.2). Auch diese Entwicklung ist zumindest teilweise auf eine Ausweitung des Indikationsspektrums zurückzuführen. So hat Duloxetin auch einen Stellenwert außerhalb der Psychiatrie, nämlich in der Behandlung chronischer Schmerzzustände bei diabetischer Polyneuropathie (Lunn et al. 2014) und mittelschwerer bis schwerer Belastungsinkontinenz bei Frauen (Li et al. 2013). Die Zahl der Venlafaxinverordnungen ist im Vergleich zum Vorjahr leicht angestiegen. Auch Duloxetin und das neuere und mit Abstand teurere Milnacipran wurden 2021 etwas mehr als im Vorjahr verordnet (◻ Tab. 22.4).

22.4.4 Noradrenalin-Rückaufnahme-Inhibitoren (NaRI)

Der bisweilen einzig in Deutschland verfügbare Arzneistoff aus der Gruppe der Noradrenalin-Rückaufnahmehemmer (NaRI) ist Bupropion, welches einen Anstieg im Verordnungsvolumen gegenüber dem Vorjahr aufweist (◻ Tab. 22.5). Neben der Wiederaufnahmehemmung von Noradrenalin bewirkt Bupropion die Wiederaufnahmehemmung von Dopamin, wohingegen die serotonerge Neurotransmission im Wesentlichen unbeeinflusst bleibt (Stahl et al. 2004). Bupropion hat ein dosisabhängiges Risiko für epileptische Anfälle von 0,24–0,4 %, das durch Komedikation mit mGPCR-Antagonisten und anderen Noradrenalin/Serotonin-Verstärkern weiter erhöht werden kann (Dersch et al. 2011). Vorteilhaft erscheint dagegen das im Vergleich zu den serotonerg wirksamen Antidepressiva deutlich geringere Risiko für sexuelle Funktionsstörungen. Dies stellt möglicherweise einen Grund dar, weshalb Bupropion häufiger in der Behandlung von Männern eingesetzt wird (Seifert et al. 2021b). Auch das Risiko einer Gewichtszunahme auch bei längerfristiger Einnahme ist unter der Einnahme von Bupropion geringer als unter anderen Noradrenalin/Serotonin-Verstärker (Demyttenaere und Jaspers 2008). Neben der Behandlung von Depressionen wird Bupropion (*Zyban*) auch zur Raucherentwöhnung eingesetzt, allerdings nicht als Arzneistoff der ersten Wahl. Inwieweit die bei dieser Indikation beobachteten suizidalen Handlungen eher der Substanz oder dem Nikotinentzug zuzurechnen sind, ist nicht geklärt (Arzneimittelkommission der deutschen Ärzteschaft 2004). Einzelne Fallberichte sprechen dafür, dass Absetz-/Entzugsphänomene auch unter Bupropion auftreten können (Bleich et al. 2022).

◻ Tab. 22.5 Verordnungen weiterer Arzneistoffe mit antidepressiver Wirkung („Antidepressiva") 2021. Angegeben sind die 2021 verordneten Tagesdosen, die Änderungen gegenüber 2020 und die mittleren Kosten je DDD 2021

Präparat	Bestandteile	DDD	Änderung	DDD-Nettokosten
		Mio.	%	Euro
Dopamin/Noradrenalin-Rückaufnahme-Inhibitoren (NaRI)				
Elontril	Bupropion	21,3	(−10,3)	0,96
Bupropion Bluefish	Bupropion	12,2	(+55,8)	0,79
Bupropionhydrochlorid HEXAL	Bupropion	6,9	(+68,8)	1,09
Bupropion beta	Bupropion	6,4	(+154,9)	0,76
Bupropion neuraxpharm	Bupropion	5,3	(−31,4)	0,95
Bupropion-ratiopharm	Bupropion	1,2	(+38,2)	0,87
		53,3	**(+14,1)**	**0,91**
Mirtazapin				
Mirta Lich	Mirtazapin	104,7	(+71,9)	0,37
Mirtazapin Heumann	Mirtazapin	18,9	(−20,9)	0,38
Mirtazapin AbZ	Mirtazapin	18,5	(−23,8)	0,36
Mirtazapin-1 A Pharma	Mirtazapin	17,9	(−17,2)	0,40
Mirtazapin-ratiopharm	Mirtazapin	14,6	(−21,4)	0,51
Mirtazapin Aurobindo	Mirtazapin	11,7	(−40,9)	0,41
Mirtazapin Hormosan	Mirtazapin	6,5	(−40,8)	0,37
Mirtazapin AL	Mirtazapin	4,8	(−67,8)	0,41
Mirta TAD	Mirtazapin	3,8	(+38,4)	0,47
Mirtazapin STADA	Mirtazapin	2,0	(−37,0)	0,35
Mirtazapin beta	Mirtazapin	0,95	(+19,7)	0,36
		204,3	**(+1,4)**	**0,38**
MAO-Inhibitoren				
Jatrosom	Tranylcypromin	3,9	(−1,2)	1,13
Moclobemid-1 A Pharma	Moclobemid	1,6	(+28,6)	0,69
Moclobemid-neuraxpharm	Moclobemid	1,0	(+214,7)	0,70
		6,5	**(+18,4)**	**0,96**
Lithiumsalze				
Quilonum	Lithium	19,9	(+1,2)	0,60
Hypnorex	Lithium	3,0	(−15,5)	0,93
		22,8	**(−1,4)**	**0,64**

22

◻ Tab. 22.5 (Fortsetzung)

Präparat	Bestandteile	DDD	Änderung	DDD-Nettokosten
		Mio.	%	Euro
Melatonerge Antidepressiva				
Agomelatin Zentiva	Agomelatin	14,2	(+56,9)	0,50
Agomelatin Heumann	Agomelatin	6,3	(> 1.000)	0,61
Agomaval TAD	Agomelatin	2,0	(−41,6)	0,66
Agomelatin beta	Agomelatin	1,5	(−36,0)	0,50
Agomelatin Aristo	Agomelatin	1,4	(+46,1)	0,49
Valdoxan	Agomelatin	1,2	(−87,2)	1,49
		26,8	**(+4,4)**	**0,58**
Mianserin				
Mianserin-neuraxpharm	Mianserin	0,64	(+6,9)	0,85
Summe		**314,4**	**(+3,7)**	**0,52**

22.1.5 Weitere Antidepressiva

Das schon lange Zeit relativ hohe Verordnungsvolumen von Mirtazapin, ein α_2-Rezeptor(α_2AR)-Antagonist, welcher auch der Arzneistoffgruppe der sogenannten noradrenergen und spezifisch serotonergen Antidepressiva (NaSSA) zugeordnet wird, hat 2021 nochmals ein wenig zugenommen (◻ Tab. 22.5). Es wird vermutlich wegen seiner sedierenden Wirkungen relativ breit und möglicherweise auch „off-label" zur Behandlung von Schlafstörungen eingesetzt (Gibbons et al. 2007). Die Wirksamkeit einer Kombination von Mirtazapin mit SSRI oder NSMRI ist im Vergleich zu anderen Kombinationen besser belegt (Henssler et al. 2022). In der oben erwähnten Vergleichsanalyse von Antidepressiva schneidet Mirtazapin hinsichtlich der Effektivität, nicht aber der Verträglichkeit, besonders gut ab (Cipriani et al. 2018). Die unter Mirtazapin häufiger beobachtete Gewichtszunahme kann in der Praxis Probleme bereiten. Für Patienten, die an einem Diabetes mellitus erkrankt sind oder ein metabolisches Syndrom aufweisen, ist Mirtazapin

möglicherweise keine gute Wahl (Song et al. 2015). Allerdings können NSMRI wie Doxepin, Trimipramin und Amitriptylin ebenfalls eine Gewichtszunahme verursachen, insbesondere bei chronischer Einnahme, und stellen diesbezüglich somit ebenfalls keine geeignete Alternative dar (Serretti und Mandelli 2010). Mirtazapin, wie auch Bupropion, scheint mit einem geringeren Risiko für sexuelle Funktionsstörungen vergesellschaftet zu sein (Montejo et al. 2019), eine Eigenschaft, die möglicherweise zu der häufigeren Verordnung an Männer beiträgt (Seifert et al. 2021b). In einer schwedischen Registerstudie war Mirtazapin unter allen Antidepressiva mit dem höchsten Sterberisiko bei älteren Menschen assoziiert (Danielsson et al. 2016).

Nach einem Cochrane-Review über 13 Studien mit 4.495 Patienten stellt der Melatoninrezeptoragonist Agomelatin (*Valdoxan*) keinen wesentlichen Fortschritt in der Depressionstherapie dar (Guaiana et al. 2013). In der umfangreichen Vergleichsanalyse von 21 Antidepressiva von Cipriani et al. (2018) schneidet Agomelatin bezüglich der Verträglichkeit am besten ab und ist neben Fluoxetin die einzige Substanz, die in dieser Beziehung signifikant besser abschneidet als Placebo; bezüglich der Wirksamkeit liegt es in dieser Analyse im Mittelfeld. Die Wirksamkeit von Agomelatin im Vergleich zu anderen Antidepressiva insgesamt geringer (Cipriani et al. 2018). Möglicherweise profitieren ältere Patienten (d. h. im Alter von ≥ 65 Jahre) mehr von einer Behandlung mit Agomelatin als Jüngere (Heun et al. 2013). Vorsicht und regelmäßige Leberwertkontrollen sind aufgrund der im Vergleich zu anderen Antidepressiva deutlich höheren Inzidenz von Arzneimittelbedingten Leberschäden (Freiesleben und Furczyk 2015). Sein Verordnungsvolumen hat im Vergleich zum Vorjahr dennoch leicht zugenommen (◘ Tab. 22.5).

22.4.6 Lithium

Lithium gehört zu den wirksamsten Arzneistoffen, die zur Behandlung von Patienten mit bipolar affektiver Störung angewendet werden, und wird sowohl zur Therapie der akuten Manie als auch zur Phasenprophylaxe eingesetzt (Curran und Ravindran 2014). Auch Patienten, die an einer unipolaren Depression erkrankt sind, können von einer Langzeittherapie mit Lithium profitieren (Abou-Saleh et al. 2017). Lithium ist neben Clozapin eines der einzigen Arzneistoffe mit nachgewiesener antisuizidaler Wirkung und ist hierunter der einzige Arzneistoff, der zur Behandlung affektiver Störungen zugelassen ist (Müller-Oerlinghausen und Lewitzka 2016). Die Verordnungen von Lithium sind in den vergangenen Jahren weitgehend konstant geblieben, wobei sich ein kleiner Abfall der Verordnungszahlen im Jahr 2021 gegenüber dem Vorjahr abzeichnet (◘ Tab. 22.5). Aktuelle unabhängige Leitlinien empfehlen nachdrücklich Lithium als Mittel der ersten Wahl vor allen anderen Substanzen zur Langzeitprophylaxe bipolarer Phasen, so auch die derzeit aktuellste S3-Leitlinie (Störungen and Deutsche Gesellschaft für Psychiatrie und Psychotherapie 2020). Zunehmend verdichten sich auch die Hinweise auf ei-

ne neuroprotektive Wirksamkeit von Lithium (Rybakowski et al. 2018). Insgesamt dürfte die Zahl der Lithium-behandelten Patienten in Deutschland angesichts des auch eindrucksvollen Nutzens dieser Prophylaxe zu niedrig liegen. Auch die in kontrollierten Studien gut belegte Augmentation einer antidepressiven Therapie mit Lithium bei auf Antidepressiva nicht befriedigend ansprechenden Patienten wird nur unzureichend genutzt (Bauer et al. 2010; DGPPN et al. 2015).

Dieser Beobachtung liegt möglicherweise der Tatsache zu Grunde, dass eine Langzeittherapie mit einer Reihe, zum Teil schwerwiegenden, unerwünschten Arzneimittelwirkungen, die vor allem die Niere und die Schilddrüse betreffen. Auch kann unter Lithium eine erhebliche Gewichtszunahme auftreten, die natürlich mit den entsprechenden Folgen einhergeht (de Almeida et al. 2012). Besonders bedenklich erscheint das nach langjähriger Lithiumeinnahme erhöhte Risiko einer chronischen Niereninsuffizienz (Van Alphen et al. 2021). Etwa ein Viertel der mit Lithiumlangzeittherapie behandelten Patienten entwickeln eine Niereninsuffizienz (Schoretsanitis et al. 2022), wohingegen das Risiko einer Lithiuminduzierten terminalen Niereninsuffizienz gering erscheint (Davis et al. 2018). Neben dem engmaschigen Monitoring der Nierenfunktion sollten Behandler die Funktion der Schilddrüse und sowie den Kalziumhaushalt (hier insbesondere ein Hyperkalziämie) im Blick behalten. Das Risiko einer Hypothyreose ist um ein 2,31-faches erhöht bei Patienten mit langjähriger Lithiumtherapie. Insgesamt scheinen Frauen häufiger von Langzeitschäden der Nieren und der Schilddrüse betroffen zu sein als Männer (Shine et al. 2015).

Ein weiterer Aspekt, der möglicherweise zur zurückhaltenden Verordnung von Lithium beiträgt, ist die enge therapeutische Breite des Lithiums. Lithium gehört zu den Arzneistoffen, bei denen regelmäßige Serumkonzentrationsbestimmungen („Spiegelbestimmungen") erfolgen sollten und sogar Voraussetzung für die erfolgreiche Einstellung auf Lithium sind (Hiemke et al. 2018). Wird der Zielbereich zwischen 0,6 und 0,8 mmol/l überschritten, so drohen schwere Intoxikationen mit Übelkeit, Erbrechen, Ataxie, Verwirrtheit, grobschlägigem Tremor und kardiotoxischen Effekten. Risikofaktoren für eine Lithiumintoxikation sind unter anderem Fieber/Infektionen, verminderte Flüssigkeitszufuhr sowie gleichzeitige Einnahme anderer potentiell nephrotoxischen Arzneistoffen (Mcknight et al. 2012; Haussmann et al. 2015). Lithium kann zwar eine antisuizidale Wirkung zugeschrieben werden, gleichzeitig ist jedoch unter anderem aufgrund des höheren Intoxikationsrisikos Vorsicht in der Behandlung akut suizidaler Patienten geboten. So wird postuliert, dass Lithiumintoxikationen häufiger selbstherbeigeführt als akzidentell auftreten und diese natürlich auch tödlich ausgehen können (Montagnon et al. 2002).

Als potentielle Alternativen zu Lithiumsalzen spielen vor allem einige p-mGPCR-Antagonisten (z. B. Aripiprazol, Asenapin, Olanzapin, Quetiapin, Risperidon) sowie einige sogenannte „Antiepileptika" (siehe ► Kap. 15) eine Rolle. Letztere Gruppe wirkt modulierend auf das zentrale Nervensystem durch die Blockade von depolarisierend wirkenden Calcium- (z. B. Lamotrigin, Carbamazepin) oder Natriumkanälen (z. B. Valproat). Gemeinsam ist diesen Arzneistoffen, dass sie eine insgesamt bessere Wirksamkeit in der Behandlung der akuten Manie als einer depressiven Episode aufweisen (Kishi et al. 2021). So scheint Lithium keine überlegene Wirkung gegenüber Antidepressiva, dafür aber eine leicht überlegene Wirkung gegenüber Placebo, in der Behandlung einer akuten Depression bei bipolar affektiv erkrankten Patienten zu haben (Rakofsky et al. 2022). Antidepressiva sind nachgewiesen wirkungsvoll in der Behandlung und Rezidivprophylaxe depressiver Episoden im Rahmen einer bipolaren Störung (Liu et al. 2017). Gleichzeitig können Antidepressiva jedoch den „switch" in eine Manie begünstigen – insbesondere im Falle einer längerfristigen Anwendung (McGirr et al. 2016). Das Risiko hierfür scheint am höchsten für die NSMRI, gefolgt von den SNRI und den SSRI (Terao 2021), wobei diesbezüglich eine sehr heterogene Studienlage vorliegt, so dass ein abschließendes Urteil aktuell nicht möglich ist (Gitlin 2018).

22.5 Antipsychotika (mGPCR-Antagonisten)

Neuroleptika, heutzutage üblicher mit dem im Englischen verwendeten Begriff „Antipsychotika", mechanistisch als mGPCR-Antagonisten bezeichnet, wurden primär zur Behandlung von Psychosen entwickelt. Sie lassen sich in Gruppen einteilen, die auch für das Verordnungsverhalten und seine Veränderungen relevant sind: D_2R-mGPCR-Antagonisten („Antipsychotika der ersten Generation"), welche ihre antipsychotische Wirkung primär am Dopamin-D_2-Rezeptor entfalten, und p-mGPCR-Antagonisten („Antipsychotika der zweiten Generation"), die neben einer antagonistischen Wirkung an Dopaminrezeptoren auch antagonistisch an weiteren Rezeptoren wie dem 5-HT_{2A}-Rezeptor wirken. Die D_2R-mGPCR-Antagonisten können weiter hinsichtlich ihrer antipsychotischen Potenz unterteilt werden: niedrig- (und mittel-)potente sowie hochpotente D_2R-mGPCR-Antagonisten. Die Grenze ist naturgemäß fließend; hier sind unter hochpotent (◻ Tab. 22.6) alle D_2R-mGPCR-Antagonisten eingruppiert, deren definierte Tagesdosen (DDD) bis zu 30 mg betragen, während bei den niedrigpotenten D_2R-mGPCR-Antagonisten (◻ Tab. 22.6) die Tagesdosen über 100 mg liegen.

Inzwischen werden die Verordnungen der „klassischen" D_2R-mGPCR-Antagonisten weit von den „atypischen" p-mGPCR-Antagonisten übertroffen (◻ Abb. 22.3; ◻ Tab. 22.6), welche mit einem vermeintlich geringeren Risiko für extrapyramidalmotorische unerwünschte Arzneimittelwirkungen vergesellschaftet sind. Was für das Clozapin als belegt gelten kann, muss bei den meisten anderen p-mGPCR-Antagonisten aber in Frage gestellt werden (Divac et al. 2014). So können mit atypischen p-mGPCR-Antagonisten

◻ Tab. 22.6 **Verordnungen von Arzneistoffen mit antipsychotischer Wirkung („Antipsychotika"; mGPCR-Antagonisten) 2021.** Angegeben sind die 2021 verordneten Tagesdosen, die Änderungen gegenüber 2020 und die mittleren Kosten je DDD 2021

Präparat	Bestandteile	DDD	Änderung	DDD-Nettokosten
		Mio.	%	Euro
Amisulprid				
Amisulprid AAA Pharma	Amisulprid	10,8	(+0,9)	1,20
Amisulprid Holsten	Amisulprid	1,4	(−5,8)	1,13
		12,2	**(+0,0)**	**1,19**
Aripiprazol				
Arpoya	Aripiprazol	13,0	(+3,0)	2,60
Aripiprazol-neuraxpharm	Aripiprazol	5,2	(+30,1)	2,65
Abilify	Aripiprazol	3,8	(−6,8)	13,80
Aripiprazol beta	Aripiprazol	2,7	(−8,9)	2,31
Aripiprazol AL	Aripiprazol	2,7	(+3,6)	2,34
Aripiprazol Heumann	Aripiprazol	2,5	(+19,8)	1,55
Aripiprazol AbZ	Aripiprazol	2,1	(+2,7)	2,46
		31,9	**(+5,2)**	**3,81**
Chlorprothixen				
Chlorprothixen-neuraxpharm	Chlorprothixen	3,0	(−2,0)	0,81
Chlorprothixen Holsten	Chlorprothixen	2,5	(−4,1)	0,71
		5,4	**(−3,0)**	**0,77**
Clozapin				
Clozapin HEXAL	Clozapin	7,3	(+229,8)	1,40
Clozapin-neuraxpharm	Clozapin	4,8	(−53,4)	1,39
Clozapin-1 A Pharma	Clozapin	2,1	(+62,0)	1,45
Clozapin Glenmark	Clozapin	1,2	(−14,2)	1,36
Leponex	Clozapin	0,72	(−15,3)	1,48
Clozapin AbZ	Clozapin	0,55	(−26,1)	1,40
		16,7	**(−0,6)**	**1,40**
Flupentixol				
Fluanxol	Flupentixol	6,5	(−11,7)	0,94
Flupentixol-neuraxpharm	Flupentixol	2,6	(+22,3)	1,35
		9,1	**(−4,1)**	**1,06**

◻ **Tab. 22.6** (Fortsetzung)

Präparat	Bestandteile	DDD	Änderung	DDD-Nettokosten
		Mio.	%	Euro
Haloperidol				
Haloperidol-neuraxpharm	Haloperidol	5,4	(+21,0)	0,50
Haldol	Haloperidol	4,7	(+21,6)	0,57
Haloperidol-ratiopharm	Haloperidol	2,7	(−44,4)	0,42
		12,9	**(−2,9)**	**0,51**
Levomepromazin				
Levomepromazin-neuraxpharm	Levomepromazin	2,2	(−0,1)	1,50
Neurocil	Levomepromazin	0,15	(−23,9)	2,73
		2,4	**(−2,0)**	**1,58**
Melperon				
Melperon Aristo	Melperon	5,3	(+169,1)	2,17
Melperon-neuraxpharm	Melperon	4,1	(−32,7)	2,12
Melperon-ratiopharm	Melperon	2,1	(−31,3)	2,20
Melperon-1 A Pharma	Melperon	0,18	(−41,9)	2,89
Melperon AL	Melperon	0,16	(−44,1)	2,31
		11,9	**(+0,9)**	**2,17**
Olanzapin				
Olanzapin Glenmark	Olanzapin	21,7	(+22,5)	0,80
Olanzapin BASICS	Olanzapin	16,4	(+0,2)	0,94
Olanzapin Heumann	Olanzapin	7,4	(+56,5)	0,82
Olanzapin-neuraxpharm	Olanzapin	2,6	(−34,3)	0,94
Olanzapin-1 A Pharma	Olanzapin	1,7	(−10,6)	0,83
Zypadhera	Olanzapin	0,92	(+11,2)	12,01
Zalasta	Olanzapin	0,85	(−23,7)	0,85
		51,5	**(+10,6)**	**1,06**
Paliperidon				
Xeplion	Paliperidon	9,4	(+4,6)	15,23
Trevicta	Paliperidon	2,8	(+3,9)	12,82
		12,3	**(+4,4)**	**14,67**

▫ Tab. 22.6 (Fortsetzung)

Präparat	Bestandteile	DDD	Änderung	DDD-Nettokosten
		Mio.	%	Euro
Pipamperon				
Pipamperon-neuraxpharm	Pipamperon	12,9	(+30,8)	1,84
Pipamperon HEXAL	Pipamperon	4,4	(−20,0)	1,97
Dipiperon	Pipamperon	1,0	(+157,2)	1,40
Pipamperon-1 A Pharma	Pipamperon	0,93	(−67,9)	2,11
		19,2	**(+3,2)**	**1,86**
Promethazin				
Promethazin-neuraxpharm	Promethazin	32,0	(+7,3)	0,46
Atosil	Promethazin	0,95	(−5,7)	0,94
		33,0	**(+6,8)**	**0,47**
Quetiapin				
Quetiapin-1 A Pharma	Quetiapin	17,8	(+104,4)	1,41
Quetiapin AbZ	Quetiapin	14,4	(+78,7)	1,32
Quetiapin Heumann	Quetiapin	9,3	(+195,9)	1,41
Quetiapin Accord	Quetiapin	7,3	(−71,4)	1,14
Quetiapin HEXAL	Quetiapin	5,3	(+21,5)	1,65
Quetiapin-neuraxpharm	Quetiapin	4,5	(−25,9)	1,46
Quetiapin-ratiopharm	Quetiapin	3,5	(−21,1)	1,60
Quetiapin AL	Quetiapin	2,7	(−39,3)	1,27
Quetiapin Hormosan	Quetiapin	2,0	(+54,1)	1,26
Quetiapin Glenmark	Quetiapin	0,89	(>1.000)	1,25
		67,7	**(+2,5)**	**1,38**
Risperidon				
Risperidon Atid	Risperidon	17,2	(−15,1)	0,87
Risperidon Aristo	Risperidon	10,4	(−2,3)	1,02
Risperidon-1 A Pharma	Risperidon	4,8	(+161,2)	0,86
Risperidon Heumann	Risperidon	2,3	(+143,3)	0,74
Risperdal	Risperidon	2,2	(−41,1)	13,83
Risperidon-ratiopharm	Risperidon	1,4	(+410,3)	13,41
Risperidon AL	Risperidon	0,62	(−18,2)	0,80
		39,1	**(+1,2)**	**2,08**

22

◘ **Tab. 22.6** (Fortsetzung)

Präparat	Bestandteile	DDD	Änderung	DDD-Nettokosten
		Mio.	%	Euro
Sulpirid				
Sulpirid-neuraxpharm	Sulpirid	1,3	(−14,5)	2,01
Sulpirid AL	Sulpirid	0,20	(+95,4)	2,20
Sulpirid-1 A Pharma	Sulpirid	0,20	(−42,4)	2,14
Sulpirid STADA	Sulpirid	0,18	(+387,3)	1,62
		1,9	**(−6,6)**	**2,01**
Weitere Arzneistoffe				
Benperidol-neuraxpharm	Benperidol	9,0	(−1,6)	0,24
Perazin-neuraxpharm	Perazin	7,9	(−6,3)	0,36
Dominal	Prothipendyl	5,9	(−7,6)	1,24
Ciatyl-Z	Zuclopenthixol	4,5	(+0,7)	0,87
Fluphenazin-neuraxpharm	Fluphenazin	3,9	(−9,1)	0,46
Reagila	Cariprazin	2,6	(+32,5)	3,08
Ziprasidon-neuraxpharm	Ziprasidon	1,0	(+279,6)	3,10
Imap	Fluspirilen	0,53	(−18,7)	1,87
Perphenazin-neuraxpharm	Perphenazin	0,39	(−8,8)	1,36
		35,7	**(−0,8)**	**0,86**
Summe		**362,8**	**(+3,0)**	**1,94**

behandelten Patienten ebenfalls an schwerwiegenden extrapyramidalmotorischen Störungen leiden. Zudem sind einige p-mGPCR-Antagonisten mit einem hohen Risiko für ein metabolisches Syndrom mit Adipositas und Diabetes mellitus Typ II assoziiert (Xu und Zhuang 2019).

Die neuste Gruppe antipsychotisch wirksamer Arzneimittel stellen die Dopaminrezeptor-Partialagonisten (DRPA) dar (Komossa et al. 2009; Keks et al. 2020). Partialagonisten sind in Anwesenheit von endogenem Dopamin partielle Antagonisten (Seifert 2021c). Deshalb können sie den mGPCR-Antagonisten zugeordnet werden. Der erste entwickelte und zugelassene Arzneistoff dieser Arzneistoffgruppe war Aripiprazol, später wurde Cariprazin zugelassen. Diese Arzneistoffe entfalten geringe agonistische Wirkungen an Dopamin-D_2- und D_3-Rezeptoren. Da diese Substanzen auch an weiteren Rezeptoren (meist antagonistische) Wirkungen haben (s. u.), werden sie hier mit den anderen p-mGPCR-Antagonisten unter der alten Bezeichnung der „atypischen" Antipsychotika mit aufgeführt (◘ Tab. 22.6).

Neben dem Einsatz bei Psychosen (z. B. Schizophrenie, bipolare Störung) werden p-mGPCR-Antagonisten zunehmend auch bei anderen Indikationen, z. B. Erregungszuständen im Rahmen oligophrener Syndrome, im geriatrischen Bereich oder Schlafstörungen sowie häufig auch in Kombination mit anderen

22

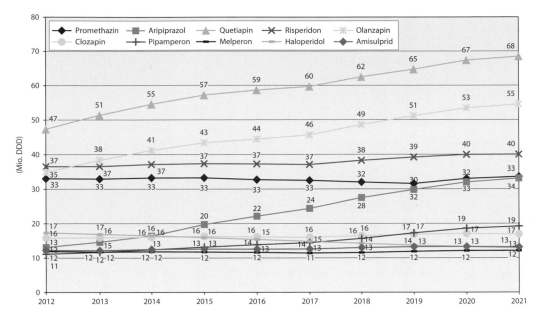

▣ Abb. 22.3 Verordnungen von Antipsychotika (antipsychotischen Arzneistoffen, mGPCR-Antagonisten) 2012 bis 2021. Gesamtverordnungen nach definierten Tagesdosen

Psychopharmaka (siehe oben) verwendet. Unabhängige Autoren weisen auf die Bedenklichkeit dieser Entwicklung – meist im Off-label-Bereich – angesichts der relativ schwachen Evidenz-basierten Wirksamkeit und gravierender unerwünschter Arzneimittelwirkungen hin (Maher et al. 2011). Das gilt unter anderem auch für die zunehmende Verordnung von Risperidon bei Kindern und Jugendlichen (Bachmann et al. 2017; Abbas et al. 2016) sowie bei demenzkranken Patienten (Poljansky et al. 2015).

Ein grundlegender Nachteil von fast allen mGPCR-Antagonisten besteht darin, dass sie zwar die akuten psychotischen Symptome gut beeinflussen können, viel weniger oder gar nicht dagegen die kognitiven oder Negativsymptome der Schizophrenie. Gerade letztere begründen aber die chronische psychosoziale Behinderung dieser Patienten (Miyamoto et al. 2012). Zudem beeinträchtigen verschiedene unerwünschte Arzneimittelwirkungen wie z. B. sexuelle Funktionsstörungen und Gewichtszunahmen, die bei 50–70 % der Patienten auftreten, erheblich die Lebensqualität

(La Torre et al. 2013). Die zwei DRPA (s. o.) Aripiprazol und Cariprazin sollen besonders geeignet in der Behandlung der Negativsymptomatik sein in Bezug auf Selbstfürsorge, zwischenmenschliche Beziehungen und sozial nützlichen Aktivitäten (Németh et al. 2017; Kane et al. 2002). Eine der häufigsten unerwünschten Arzneimittelwirkungen der DRPAs ist die sogenannte „Sitzunruhe", oder auch Akathisie genannt, welche für den Betroffenen sehr quälend sein kann. Eine Akathisie tritt häufiger unter der Anwendung von Cariprazin als Aripiprazol auf (Keks et al. 2020).

Der Nutzen einer antipsychotischen Medikation in der Behandlung von akuten Positivsymptomen ist gut belegt. Dahingegen bereitet eine langfristige antipsychotische Therapie große Sorgen aufgrund der zahlreichen unerwünschten Arzneimittelwirkungen, die vor allem nach jahrelanger Einnahme auftreten (Tiihonen 2016). Eine gut belegt unerwünschte Arzneimittelwirkung, die vor allem unter der Therapie mit p-mGPCR-Antagonisten auftritt ist eine Gewichtszunahme, die im langfristigen Verlauf mit den entsprechenden gesundheitlichen Risiken wie metabolisches Syndrom, Diabetes mellitus Typ II und kardiovaskuläre Ereignisse vergesellschaftet ist (Pillinger et al. 2020). Trotz dieser erheblichen unerwünschten Risiken und des damit einhergehend höheren Risikos insbesondere für kardiovaskuläre Ereignisse wie Herzinfarkte und Schlaganfälle ist die antipsychotische Behandlung von Patienten mit Schizophrenie mit einer 40 % niedrigeren Mortalität im Vergleich zu unbehandelten Schizophrenie-kranken Patienten (Tiihonen et al. 2016). Der Grund hierfür liegt möglicherweise darin, dass behandelte Patienten ein höheres Funktionsniveau aufweisen und somit regelmäßiger Arztbesuche wahrnehmen, bessere Entscheidungen bezüglich ihrer Gesundheit treffen, seltener Drogen konsumieren und seltener an einem Suizid sterben.

Des Weiteren wird postuliert, dass die langfristige Einnahme von mGPCR-Antagonisten möglicherweise eine Hirnatrophie begünstigen kann. So kann insbesondere ein Abnahme der grauen Substanz in Korrelation mit der Einnahmedauer beobachtet werden (Fusar-Poli et al. 2013). Ein abschließendes Urteil kann diesbezüglich allerdings noch nicht getroffen werden, denn der natürliche Verlauf einer Schizophrenie ist ebenfalls mit einer Hirnvolumenminderung einhergehend und eine langjährige antipsychotische Medikationseinnahme kann mit einem schwereren Krankheitsverlauf korrelieren (Goff et al. 2017).

Eine große Metaanalyse aus dem Jahr 2017 legt offen, dass Patienten, die über ein Jahr mit einem mGPCR-Antagonisten weiterbehandelt wurden, eine nur 10 %-igen Verschlechterung ihrer Symptomatik erlitten. Diejenigen Patienten, die mit einem Placebo behandelt wurden, zeigten jedoch eine stetige Verschlechterung ihrer Grunderkrankung um 50 %. Das Risiko für ein Rezidiv war zudem höher bei Patienten, bei denen die antipsychotische Medikation abrupt beendet, als bei Patienten, bei denen die Medikation langsam ausdosiert wurde (Takeuchi et al. 2017). Bei bis zu 30 % der Betroffenen einer ersten psychotischen Episode erfahren auch ohne eine antipsychotische Therapie eine vollständige Remission. Letztlich

ist es aber weiterhin nicht möglich, diejenigen Patienten anhand von klinischen oder biologischen Merkmalen zu erkennen, die keine antipsychotische Erhaltungstherapie benötigen, so dass Kliniker sorgfältig das Für und Wider einer Erhaltungstherapie und dessen Dosierung zusammen mit dem Patienten überlegen müssen (Murray et al. 2016). Hierbei muss allerdings ebenfalls bedacht werden, dass die Wirksamkeit von mGPCR-Antagonisten nachlassen kann im Falle einer erneuten psychotischen Episode und im Falle eines Rezidivs höhere Dosen des mGPCR-Antagonisten notwendig sind um eine ausreichende Wirkung zu erzielen und der Behandlungserfolg erst nach längere Behandlungsdauer eintritt (Takeuchi et al. 2019).

Als praktische Konsequenz ergibt sich, dass für jeden Patienten der für ihn optimale mGPCR-Antagonist unter besonderer Berücksichtigung seines individuellen Risikoprofils und bei sorgfältigem kontinuierlichen Monitoring ausgewählt werden sollte (Leucht et al 2003; National Institute for Health and Care Excellence 2014). Um einen ausreichenden und therapeutischen Effekt zu haben müssen 60–70 % der Dopaminrezeptoren blockiert sein, wobei hierfür in der Regel relativ niedrige Dosierungen notwendig sind (de Haan et al. 2004). Es sollte immer angestrebt werden, die niedrigstmögliche Dosis zu verabreichen um auf diese Weise das Risiko für unerwünschte Arzneimittelwirkungen zu minimieren, da das Auftreten dieser zu den häufigsten Gründen für das Absetzen eines mGPCR-Antagonisten ist (Ascher-Svanum et al. 2010). Wenn immer realisierbar, sollten regelmäßig Absetzversuche von vornherein eingeplant sein.

22.5.1 Hoch- und niedrigpotente Antipsychotika (D₂R-mGPCR-Antagonisten)

Bei den älteren niedrigpotenten Antipsychotika (D₂R-mGPCR-Antagonisten) Pipamperon, Melperon und Promethazin zeigt die Verordnungshäufigkeit seit vielen Jahren wenig Veränderungen, während der hochpotente D_2R-mGPCR-Antagonist Haloperidol seit 10 Jahren einen kontinuierlichen Abwärtstrend zeigt (◘ Abb. 22.3). Diese Entwicklungen haben sich auch 2021 im Prinzip fortgesetzt, wobei einige niedrigpotente D_2R-mGPCR-Antagonisten (Melperon, Pipamperon, Promethazin) leichte Zunahmen verzeichnen, wohingegen Levomepromazin und Chlorprothixen etwas seltener verordnet wurden (◘ Tab. 22.6). Gemeinsam ist den niedrigpotenten D_2R-mGPCR-Antagonisten, dass sie allesamt über eine primär sedierende Wirkung, die über einen H_1R-Antagonismus und/oder α_2AR-Agonismus zu erklären ist (Seifert 2021b), und nur geringe antipsychotische Potenz verfügen. Insbesondere Pipamperon und Melperon werden häufig im geriatrischen Bereich aufgrund ihrer sedierenden Wirkung angewendet. Während sie im Gegensatz zu Benzodiazepinen zumindest über kein Abhängigkeitspotenzial verfügen, ist deren Einsatz dennoch nicht unbedenklich (Masand 2000). Hinsichtlich der Anwendung der kostengünstigen D_2R-mGPCR-Antagonisten (inkl. ihrer mittelpotenten Vertreter wie z. B. Perazin) zur Behandlung psychotischer Störungen spricht der aktuelle Literaturstand weiterhin dafür, dass diese nach wie vor effektiv und sicher angewendet werden können (Dold et al. 2015). Die Aussage, dass die neueren p-mGPCR-Antagonisten „besser" seien konnte mehrfach widerlegt werden (Jones et al. 2006). Ganz in Gegenteil zeigt die berühmte CUtLASS-Studie (Cost Utility of the Lastest Antipsychotic Drugs in Schizophrenia Study), dass die gut überlegte Anwendung von hochpotenten D_2R-mGPCR-Antagonisten eine positive Auswirkung auf die Symptomatik der Schizophrenie und der Lebensqualität des Betroffenen zu haben – dies scheint zumindest bei der Anwendung über den Zeitraum eines Jahres zuzutreffen (Jones et al. 2006). Auch wurde mittlerweile mehrfach darauf hingewiesen, dass die Kosten-Nutzen-Verhältnis zwischen den D_2R-mGPCR-Antagonisten und den p-mGPCR-Antagonisten entweder keinerlei Unterschiede aufweisen (Rosenheck et al. 2003) oder sogar zugunsten der D_2R-mGPCR-

Antagonisten ausfällt (Jones et al. 2006; Rosenheck et al. 2006; Davies et al. 2007), wobei diesbezüglich selbstverständlich auch Studienergebnisse vorliegen, die Gegenteiliges feststellen (Vishal et al. 2017).

22.5.2 „Atypische" Antipsychotika (p-mGPCR-Antagonisten)

Die „atypischen" Antipsychotika (p-mGPCR-Antagonisten) umfassen eine Gruppe heterogener, chemisch nicht-verwandter Arzneistoffe, die zum Großteil neben einer dopaminantagonistischen Wirkung, eine antagonistische Wirkungen am Serotonin-5-HT_{2A}-Rezeptor aufweisen (Harrison 1999; Seifert 2021b). Zu den am häufigsten verordneten p-mGPCR-Antagonisten gehören Quetiapin, Risperidon, Olanzapin, Clozapin, Aripiprazol und Amisulprid. In den letzten 10 Jahren lässt sich – je nach Arzneistoff – eine zunehmende Verordnung von bis zum 140 % verzeichnen. Auch im Jahr 2021 zeigt sich jeweils eine Zunahme in der Verordnungshäufigkeit nahezu aller dieser Arzneistoffe mit Ausnahme von Clozapin und Amisulprid. Zwischen den einzelnen Arzneistoffen bestehen jedoch große Unterschiede. Quetiapin, welches in der retardierten Darreichungsform der einzige p-mGPCR-Antagonist mit Zulassung in der Behandlung affektiver Störungen ist, führt mit deutlichem Abstand vor Olanzapin und Risperidon (◘ Abb. 22.3). Unter den DRPA hat die Verordnung von Cariprazin, welches erst seit 2017 auf dem deutschen Arzneimittelmarkt verfügbar ist, im Vergleich zum Vorjahr um fast ein Drittel zugenommen. Auch Aripiprazol wurde vermehrt in 2021 gegenüber 2020 verordnet (◘ Tab. 22.6).

Das als erstes atypisches Antipsychotikum eingeführte Clozapin hat sich als wirksamstes Antipsychotikum in einer großen Meta-Analyse bewährt (Leucht et al. 2013). Gleichzeitig ist Clozapin für sein besonders niedriges Risiko für extrapyramidalmotorische Störungen im Vergleich zu anderen Antipsychotika bekannt (Leucht et al. 2003) und stellt neben Lithium eines der beiden einzigen Psychopharmaka mit nachgewiesener antisuizidaler Wirkung dar (Zalsman et al. 2016). Trotz gut belegter Wirksamkeit ist seine Anwendung der Behandlung Therapie-resistenter Schizophrenien vorbehalten, das heißt, dass zunächst die Behandlung mit zwei anderen Antipsychotika über einen ausreichend langen Zeitraum in einer ausreichenden Dosierung gescheitert sein müssen, ehe Clozapin zum Einsatz kommen darf. Hintergrund dieser strengen Indikationsstellung ist, dass Clozapin mit einer Reihe schwerwiegender und potentiell lebensbedrohlicher unerwünschter Arzneimittelwirkungen wie Agranulozytose und Myokarditis vergesellschaftet ist, aufgrund welcher regelmäßige Kontrolluntersuchungen notwendig sind (Gaebel et al. 2019). Auch darüber hinaus müssen Patienten, die mit Clozapin behandelt werden, häufiger Blut abnehmen lassen, denn ähnlich dem Lithium wird die Erhaltungsdosis von Clozapin anhand seiner Serumkonzentration („Spiegel") bestimmt, der zwischen 600 und 800 ng/ml liegen sollte (Hiemke et al. 2018). Clozapin steht trotz diesen potentiellen Nachteilen der „Gold Standard" in der Behandlung der Therapie-resistenten Schizophrenie dar und weist eine geringes Risiko für Hospitalisierung und Mortalität sowie eine niedrigeres Risiko für einen Behandlungsabbruch auf (Wagner et al. 2021). Eine Behandlungsversuch mit Clozapin erscheint deutlich vielversprechender zu sein, als der Wechsel auf einen anderen mGPCR-Antagonisten, nach vorherigen Therapieversagen anderer p-GPCR-Antagonisten (McEvoy et al. 2006) und stellt in diesem Zusammenhang auch die Therapieoption, mit dem günstigen Kosten-Nutzen-Verhältnis dar (Jin et al. 2020).

Die intensive Suche nach Clozapin-ähnlichen Arzneistoffen hatte zur Einführung von Risperidon (1994) und Olanzapin (1996) geführt. Risperidon war in Phase-III-Studien ähnlich wirksam wie Haloperidol bei geringeren extrapyramidalmotorischen Wirkungen, wobei an dieser Stelle festgehalten werden muss, dass Risperidon unter den p-mGPCR-Antagonisten das höchste Risiko für extrapyramidalmotorische Störungen aufweist (Divac

et al. 2014). Das geringere Risiko für extrapyramidalmotorischen Störungen unter den p-mGPCR-Antagonisten ist möglicherweise durch die schnellere Dissoziation der jeweiligen Arzneistoffes vom Dopaminrezeptor, so das endogenes, physiologisches Dopamin an diesen ebenfalls seine Wirkung entfalten kann (Kapur und Seeman 2001). Insgesamt scheint das Risiko für Spätdyskinesien (oder auch tardive Dyskinesien) unter den p-mGPCR-Antagonisten deutlich geringer zu sein als unter den D_2R-mGPCR-Antagonisten. Dies ist insofern erfreulich, da Spätdyskinesien nicht nur stark stigmatisierend für den Betroffenen sind, sondern auch mit höhergradigen funktionellen Beeinträchtigungen und einer geringeren Lebensqualität einhergehen (Carbon et al. 2018).

Für die zunächst zusätzlich erhoffte günstigere Beeinflussung der Negativsymptomatik durch p-mGPCR-Antagonisten finden große vergleichende Studien mit Ausnahme von Clozapin keine Evidenz (Geddes et al. 2000; Davidson et al. 2009). Ähnlich zeigt sich die oft behauptete bessere Wirkung auf die kognitiven Störungen bei an einer Schizophrenie erkrankten Patienten zweifelhaft (Goldberg und Gomar 2009; Davidson et al. 2009). Dahingegen gut belegt ist das Profil an unerwünschten Arzneimittelwirkungen wie Gewichtszunahme, orthostatische Dysregulation und antimuskarinerge Wirkungen, die unter den p-mGPCR-Antagonisten zu erwarten sind (Haddad und Sharma 2007). Insgesamt ist weder die therapeutische Überlegenheit noch die Kosteneffektivität p-mGPCR-Antagonisten gegenüber D2R-mGPCR-Antagonisten bislang überzeugend belegt (Lieberman et al. 2005; Leucht et al. 2009b; Jones et al. 2006).

Besonders besorgniserregend ist die hohe Verordnungsprävalenz von Antipsychotika im Bereich der Gerontopsychiatrie. Dies gilt vor allem für Risperidon, welches in der Behandlung von anders nicht beherrschbaren Verhaltensauffälligkeiten bei demenzkranken Personen sogar zugelassen ist. Olanzapin und Risperidon führten in placebokontrollierten Studien bei älteren Patienten mit Demenz zu einer dreifach erhöhten Sterblichkeit und häufigeren zerebrovaskulären Ereignissen (Yunusa et al. 2019). In diesem Zusammenhang ist auch der Hinweis auf das erhöhte Risiko thromboembolischer Ereignisse bei älteren Patienten unter Behandlung mit p-mGPCR-Antagonisten bedeutsam (Hägg et al. 2008; Wolter 2009). Ein weiteres Risiko ist die unter vielen mGPCR-Antagonisten beschriebene QT-Zeit-Verlängerung (Ray et al. 2009), die bei älteren Menschen mit einer deutlichen Übersterblichkeit (relatives Risiko 2,98) vergesellschaftet ist (Danielsson et al. 2016).

Olanzapin ist neben der Behandlung Schizophrenie-kranker Personen auch für die Behandlung der akuten Manie zugelassen sowie für die Langzeitprophylaxe von Patienten, die an einer bipolar-affektiven Störung erkrankt sind, die zuvor auf den Arzneistoff während einer akuten manischen Phase positiv angesprochen haben. Im Hinblick auf die unter Olanzapin beobachtete teilweise massive Gewichtszunahme, welche in fast einem Zehntel der längerfristig mit Olanzapin behandelten Patienten 20 kg übersteigt (Kinon et al. 2001), und das diabetogene Risiko sowie das Fehlen einer suizidprotektiven Wirkung sollte die Indikation zur Langzeitmedikation bei Patienten mit einer bipolaren Störung allerdings kritisch gestellt werden (American Diabetes Association et al. 2004; Cipriani et al. 2010). Dies gilt entsprechend kritischer Metaanalysen auch für andere p-mGPCR-Antagonisten (McDonagh et al. 2010).

Quetiapin gehört mit seinem rasanten Verordnungsanstieg zu den sogenannten „blockbuster drugs" (Braslow und Marder 2019), obwohl seine Wirksamkeit und Verträglichkeit jeweils anderen mGPCR-Antagonisten unterlegen ist (Leucht et al. 2013). Das riesige Verordnungsvolumen von Quetiapin kann mitunter auf die besonders häufige Anwendung im „off label" Bereich zurückgeführt werden. So wird Quetiapin oft in niedriger Dosierung gerne bei Angstzuständen, Delirien, Schlafstörungen und zur Behandlung von Anspannungszuständen angewendet, trotz häufig mangelhafter Evidenz für diese Anwendungsbereiche (Carney 2013; Lee et al. 2016; Pirhonen et al. 2022) und nachgewiesener Risiken (Berge et al. 2022; Stogios et al. 2022). Das Bundesinstitut für Arzneimittel und Medizinprodukte (2016) hat ausdrücklich vor der Off-Label-Anwendung von Quetiapin gewarnt.

Aripiprazol und Cariprazin sind jeweils partielle Agonisten an Dopamin- und $5HT_{1A}$-Rezeptoren und Agonisten an $5HT_2$-Rezeptoren. In einer prospektiven Vergleichsstudie an Patienten mit einer ersten schizophrenen Episode war Aripiprazol dem Risperidon deutlich unterlegen (Wang et al. 2017). Aripiprazol und Cariprazin haben – bezogen auf Sedierung, Gewichtszunahme, Hyperprolaktinämie – möglicherweise ein etwas günstigeres Profil von unerwünschten Arzneimittelwirkungen als Olanzapin oder Risperidon und werden auch gerne in Kombination mit anderen mGPCR-Antagonisten eingesetzt. Mitunter kann eine Antipsychotika-bedingte Hyperprolaktinämie durch die adjuvante Gabe von Aripiprazol oder Cariprazin entgegengesetzt werden (Grigg et al. 2017). Besonders günstige Auswirkungen soll die Anwendung von Cariprazin in der Behandlung der Negativsymptomatik der Schizophrenie entfalten, welche v. a. auf seine Wirkung am Dopamin-D_3-Rezeptor zurückzuführen ist (Correll und Schooler 2020; Correll et al. 2020). Die hierzu verfügbare Datenlage ist jedoch noch unzureichend, so dass hier insbesondere weitere Placebo-kontrollierte Vergleiche zwischen den D_2R-mGPCR-Antagonisten und den DRPA wünschenswert erscheinen (Kantrowitz 2021). Sollte sich diese Überlegenheit in der Behandlung der Negativsymptomatik jedoch bewahrheiten, so wäre der deutlich höhere Preis der beiden DRPA möglicherweise gerechtfertigt, denn die Negativsymptomatik stellt eine erhebliche Beeinträchtigung der Betroffenen dar, die mit hohen Kosten für das Gesundheitssystem einhergeht (Sicras-Mainar et al. 2014). Der Partialagonismus an Dopaminrezeptoren bedingt aber möglicherweise die Auslösung von Psychosen, welche einen Behandlungsabbruch notwendig machen können (Heck et al. 2021). Die Food and Drug Administration (2016) hat zudem auf das Risiko von Impulskontrollstörungen (Spielsucht, Sexsucht, etc.) hingewiesen.

Amisulprid stellt eine Besonderheit unter den p-mGPCR-Antagonist dar. Es antagonisiert u. a. den D_2- und D_3-Dopaminrezeptor, wird aber weniger als andere mGPCR-Antagonisten im nigrostrialalen System angereichert, so dass es weniger häufig extrapyramidalmotorische Störungen verursacht (Zangani et al. 2021). Es soll insbesondere bei primärer Negativsymptomatik wirksam sein (Krause et al. 2018). Es wird nicht hepatisch metabolisiert, sondern unverändert renal ausgeschieden (Zangani et al. 2021). Eine spezielle unerwünschte Arzneimittelwirkung ist der häufiger als unter andere mGPCR-Antagonisten beobachtete Prolaktinanstieg (Glocker et al. 2021). Die Antipsychotika-induzierte Hyperprolaktinämie hat aufgrund einer aktuellen Publikation, in welcher ein hierdurch bedingtes erhöhtes Brustkrebsrisiko suggeriert wird, zuletzt besonders große Aufmerksamkeit erhalten (Taipale et al. 2021).

2008 stand mit der Markteinführung des Präparats *Zypadhera*, welches Olanzapinpamoat enthält, erstmalig ein pleiotroper mGPCR-Antagonist als Depotpräparat zur Verfügung. Es folgte der Risperidonmetabolit Paliperidon als *Xeplion* (2011) als Monatsdepot und im weiteren „Trevicta" als 3-Monatsdepot (2016), sowie Aripiprazol als *Abilify maintena* (2013). Die Kosten der Depotbehandlung sehr viel höher als die der oralen Pharmakotherapie, so dass sich zurecht die Frage stellt, ob diese enormen Kosten gerechtfertigt sind. So kostet beispielsweise die einmalige Gabe von *Xeplion* 150 mg knapp 1.000 €, wohingegen die Einnahme von oralem Risperidon über den Zeitraum von 4 Wochen sich auf ca. 50 € beläuft. Die Anwendung von Depotantipsychotika ist nachweislich wirksam in der Förderung der Medikationsadhärenz, die wiederum ein wesentlicher Prädiktor für stationäre Aufnahmen darstellt (Rozin, Vanaharam et al. 2019). So wird von einigen Wissenschaftlern empfohlen, eine Depotgabe bereits während des frühen Krankheitsverlaufes zu etablieren, um auf diese Weise Rezidiven und Rehospitalisierungen entgegenzuwirken (Kane et al. 2020; Wei et al. 2022). Die durch Depotpräparate entstehende Reduktion an Kosten von stationären Behandlungen und notfälligen Vorstellungen scheint jedoch tatsächlich die hohen Arzneimittelkosten zu neutralisieren (Lin et al. 2021). Ähnlich der oralen Darreichungsformen sind allerdings die Depotpräparate der atypischen Antipsychotika nicht denen der deutlich preisgünstigeren typischen Antipsychotika (z. B. Haldoperidoldecanoat) überlegen hinsichtlich ihrer Wirksamkeit (Saucedo Uribe et al. 2020) sind aber vermehrt mit anderen bedenklichen unerwünschten Arzneimittelwirkungen wie Gewichtszunahme vergesellschaftet (McEvoy et al. 2014). Insgesamt kann 2021 ein weiterer Verordnungszuwachs der Depotpräparate *Xeplion*, *Trevicta* und *Zypadhera* gegenüber dem Vorjahr verzeichnet werden (◘ Tab. 22.6).

22.6 Arzneimittel zur Behandlung der Aufmerksamkeitsdefizit-/Hyperaktivitätsstörung (Psychostimulanzien)

Zu den Arzneimitteln, die primär zur Behandlung der Aufmerksamkeitsdefizit-/Hyperaktivitätsstörung (ADHS), aber auch von Narkolepsien, eingesetzt werden, gehören die sogenannten indirekten Dopaminmimetika, die die vesikuläre Dopaminfreisetzung stimulieren (Psychostimulanzien). Des Weiteren sind in Deutschland Atomoxetin (Noradrenalin-Wiederaufnahme-Inhibitor und NMDA-Rezeptor-Antagonist) und Guanfacin (α_2-Adrenozeptor-Agonist) zur Behandlung der ADHS zugelassen. In den letzten Jahrzehnten hat sich ein rasanter Anstieg in der Verordnung von Psychostimulanzien gezeigt. Diese Beobachtung ist nicht etwa darauf zurückzuführen, dass mehr Menschen an einer ADHS erkrankt sind, sondern vielmehr, dass die Wahrscheinlichkeit, dass diese erkannt und anschließend behandelt wird, gestiegen ist (Schubert und Lehmkuhl

2017). Seit 2012 sind diese Verordnungen aber bei geringen Schwankungen relativ stabil.

Das Verordnungsvolumen von Methylphenidat hat sich 2021 nicht wesentlich verändert, die Verordnungen von Lisdexamfetamin, Guanfacin und Atomoxetin haben hingegen etwas zugenommen (◘ Tab. 22.7). Der Einsatz von indirekten Dopamimetika, besonders auch Methylphenidat, ist durch Studien gut belegt. Patienten, die an einer ADHS erkrankt sind und entsprechend behandelt werden, haben ein niedrigeres Risiko für affektive Störungen, Substanzmissbrauch, Suizidalität, Verkehrsunfälle und traumatische Hirnverletzungen. Auch weisen die betroffenen eine deutlich bessere schulischen Leistung sowie eine niedrigere Kriminalitätsrate auf (Boland et al. 2020). Gleichzeitig bestehen erhebliche Bedenken hinsichtlich der zum Teil schwerwiegenden unerwünschten Arzneimittelwirkungen, insbesondere in der Anwendung bei Kindern und Jugendlichen. So ist die Anwendung von Amphetaminen mit erheblichen Schlafstörungen, kardiovaskulären Komplikationen Appetitminderung und einer Wachstumsverzögerung vergesellschaftet (Schneider und Enenbach 2014). Die therapeutischen Effekte sind jedoch in der Regel mit leichten unerwünschten Arzneimittelwirkungen (Schlafstörungen, verminderter Appetit) aber nicht mit einem erhöhten Risiko schwerwiegender unerwünschter Arzneimittelwirkungen assoziiert (Storebø et al. 2015). Auch das möglich Missbrauchspotenzial dieser Substanzen, vor allem durch Jugendliche und junge Erwachsene, darf nicht außer Acht gelassen werden (Benson et al. 2015) (Ivanov et al. 2022). Eine exakte, (kinder-)psychiatrisch abgesicherte Diagnose, eine sorgfältige Verlaufskontrolle durch Spezialisten sowie die Einbindung in ein multimodales Therapiekonzept und regelmäßige Auslassversuche sind Voraussetzungen für die Verordnung (Remschmidt und Working Group 2005; Jans und Warnke 2010).

Neben Methylphenidat haben sich in den letzten Jahren eine Reihe weiterer Arzneimittel in der Behandlung der ADHS etabliert, wenn auch im Wesentlichen als Zweitlinien-Therapeutika. Die Verordnung des insgesamt wenig verschriebenen und sehr teuren Atomoxetin hat 2021 zugenommen (◘ Tab. 22.7). 2013 neu auf den Markt gekommen, stark beworben und weiter kräftig verordnet ist das im Vergleich zu Methylphenidat doppelt so teure Lisdexamfetamin (◘ Tab. 22.7). Es ist ein inaktives Prodrug von Dexamfetamin (D-Amphetamin). Lisdexamfetamin hat ähnliche Effekte wie langsam freisetzendes Methylphenidat oder Atomoxetin (Übersicht bei Frampton 2018). Insgesamt scheint Lisdexamfetamin gegenüber Atomoxetin die wirksamere Alternative bei Kindern und Jugendlichen zu sein, die zuvor nur unzureichend auf eine Behandlung mit Methylphenidat respondiert hatten (Dittmann et al. 2013).

Schätzungen zu Folge leiden 4,7 % der deutschen Erwachsenen an einem ADHS (de Zwaan et al. 2012). Insbesondere bei Frauen ist die Diagnose ADHS mit einer deutlich erhöhten Mortalität assoziiert ist (Dalsgaard et al. 2015). Für diese Indikation ist neben einem stark verordneten speziellen Methylphenidatpräparat (*Medikinet adult*) auch Atomoxetin und Lisdexamfetamin (*Elvanse adult*) unter bestimmten Voraussetzungen zugelassen. In der Tat sprechen einige Studiendaten für eine Wirksamkeit auch bei Erwachsenen (Cortese et al. 2018).

Guanfacin (*Intuniv*) ist ein selektiver α_{2A}-Rezeptoragonist, der ursprünglich zur Behandlung der Hypertonie zugelassen wurde, aber 1999 vom Hersteller aus kommerziellen Gründen aus dem Handel genommen wurde. Jetzt erhielt das Arzneimittel eine Zulassung zur Behandlung des ADHS nach unzureichendem Ansprechen auf indirekte Dopaminmimetika. Die Substanz wurde bisweilen lediglich in placebokontrollierten Studien untersucht. Insgesamt erscheint es hinsichtlich seiner Wirksamkeit den Amfetaminderivaten, Methylphenidat und Atomexetin deutlich unterlegen (Cortese et al. 2018).

Dexamfetamin (*Attentin*) wurde 2015 zur Behandlung des ADHS nach unzureichendem Ansprechen auf eine vorangegangene Behandlung mit Methylphenidat zugelassen und ist

☐ Tab. 22.7 Verordnungen von Arzneimitteln zur Behandlung des Aufmerksamkeitsdefizit-Hyperaktivitätssyndroms (ADHS) 2021. Angegeben sind die 2021 verordneten Tagesdosen, die Änderungen gegenüber 2020 und die mittleren Kosten je DDD 2021

Präparat	Bestandteile	DDD	Änderung	DDD-Nettokosten
		Mio.	%	Euro
Methylphenidat				
Medikinet	Methylphenidat	19,6	(+1,4)	1,26
Medikinet adult	Methylphenidat	13,1	(+5,0)	1,60
Methylphenidat-ratiopharm	Methylphenidat	5,4	(+84,4)	1,14
Kinecteen	Methylphenidat	5,1	(+9,3)	1,23
Ritalin/-LA	Methylphenidat	2,9	(−20,8)	1,22
Equasym	Methylphenidat	2,8	(−10,4)	1,19
Ritalin adult	Methylphenidat	2,2	(−5,3)	1,60
Concerta	Methylphenidat	2,0	(−8,4)	1,42
Methylpheni TAD	Methylphenidat	1,7	(−3,9)	1,04
Methylphenidat AL	Methylphenidat	1,5	(+111,4)	0,91
Methylphenidathydrochlorid neuraxpharm	Methylphenidat	0,95	(−51,1)	1,18
Methylphenidat-1 A Pharma	Methylphenidat	0,47	(−35,3)	1,08
		57,7	**(+3,3)**	**1,32**
Lisdexamfetam				
Elvanse	Lisdexamfetamin	12,6	(+5,7)	1,83
Elvanse adult	Lisdexamfetamin	5,8	(+57,4)	1,58
		18,5	**(+18,0)**	**1,75**
Atomoxetin				
Atomoxetin beta	Atomoxetin	1,00	(+97,2)	3,83
Atomoxetin Fairmed	Atomoxetin	0,35	(>1.000)	4,86
Strattera	Atomoxetin	0,35	(−66,1)	7,30
		1,7	**(+10,4)**	**4,76**
Weitere Arzneistoffe				
Intuniv	Guanfacin	2,5	(+7,6)	4,80
Attentin	Dexamfetamin	0,85	(+9,1)	3,46
		3,4	**(+8,0)**	**4,46**
Summe		**81,2**	**(+6,6)**	**1,62**

wegen seines hohen Suchtpotenzials dem Betäubungsmittelrecht unterstellt (Übersicht bei Heal et al. 2013). Im Vergleich zum Vorjahr zeigt sich ein leichter Anstieg bei einem insgesamt sehr niedrigen Verordnungsvolumen auf (◘ Tab. 22.7). Eine neuere große Netzwerkanalyse spricht für den bevorzugten Einsatz von Methylphenidat bei Kindern und Jugendlichen und von Amfetaminen bei Erwachsenen (Cortese et al. 2018). Ein Editorial zu dieser Studie wirft jedoch eine Fülle von kritischen Fragen auf, die aufgrund der bisher limitierten Studiensituation bislang ungeklärt bleiben (Arnett und Stein 2018).

22.7 Arzneistoffe zur Behandlung des Alkoholentzugs

Die Verordnungen von Clomethiazol (*Distraneurin*) sind auch 2021 wiederum rückläufig (◘ Tab. 22.8). Zur ambulanten Behandlung von Patienten mit einer Alkohol- oder Medikamentenabhängigkeit ist es kontraindiziert. Zwar hat seine Verordnung im Vergleich zu 2020 leicht zugenommen, dennoch wird Naltrexon in Deutschland kaum verordnet, obwohl sie eine zumindest mäßige Wirksamkeit besitzt.

Möglicherweise werden in der Praxis verstärkt potentielle Alternativen wie Acamprosat, Baclofen und Topiramat eingesetzt (Soyka und Lieb 2015; Bleich et al. 2022).

22.8 Pflanzliche Psychopharmaka

Von den pflanzlichen Psychopharmaka wurden 2021 nur noch zwei Johanniskrautpräparate häufig verordnet, von denen nur *Laif* ein größeres Verordnungsvolumen erreichte (◘ Tab. 22.8). Insgesamt scheint die Anwendung von Johanniskraut mit einer deutlich niedrigeren Abbruchrate assoziiert zu sein als die Behandlung mit SSRI, wobei es zur Behandlung schwerer depressiver Episoden und Suizidalität ungeeignet ist (Ng et al. 2017). Erwähnenswert erscheint in diesem Zusammenhang auch, dass viele Johanniskrautpräparate freiverkäuflich zur Verfügung stehen und zum Teil als Nahrungsergänzungsmittel vertrieben werden. Insbesondere der Online-Verkauf unterliegt nur unzureichenden Kontrollmechanismen und sollte daher als äußerst bedenklich eingestuft werden (Thakor et al. 2011).

Insgesamt erfreuen sich pflanzliche Arzneimittel wie Johanniskraut in vielen west-

◘ **Tab. 22.8** **Verordnungen von weiteren Psychopharmaka 2021.** Angegeben sind die 2021 verordneten Tagesdosen, die Änderungen gegenüber 2020 und die mittleren Kosten je DDD 2021

Präparat	Bestandteile	DDD	Änderung	DDD-Nettokosten
		Mio.	%	Euro
Mittel zur Behandlung von Alkoholfolgekrankheiten				
Naltrexonhydrochlorid Accord	Naltrexon	0,45	(+3,1)	4,20
Distraneurin	Clomethiazol	0,20	(−8,1)	2,55
		0,64	**(−0,6)**	**3,70**
Johanniskraut				
Laif	Johanniskraut	31,4	(+6,0)	0,42
Neuroplant	Johanniskraut	1,8	(−12,8)	0,51
		33,1	**(+4,8)**	**0,43**
Summe		**33,8**	**(+4,7)**	**0,49**

lichen Ländern einer großen Beliebtheit und werden als „natürliche" und „nebenwirkungsärmere" Alternative zu den chemisch hergestellten Arzneimitteln betrachtet – obwohl die Evidenz für ihre Wirksamkeit unzureichend ist und gerade beim Johanniskraut zahlreiche häufige und gefährliche Arzneimittelinteraktionen beschrieben sind. So ist Johanniskraut ein potenter Induktor des Cytochrom-P450-Isoenzyms 3A4 (Martinho et al. 2016), worüber zahlreiche weitere Arzneistoffe verstoffwechselt werden. Auf diese Weise kann Johanniskraut zu einer beschleunigten Metabolisierung und verminderten Wirksamkeit anderer Arzneistoffe führen wie Tamoxifen (de Vries Schultink et al. 2015), Apixaban (Gong und Kim 2013) und Clarithromycin (Westphal 2000). Der Einsatz von Johanniskraut zur Depressionsbehandlung in der hausärztlichen Praxis bleibt daher weiterhin durch den Mangel einer genügenden Zahl aussagekräftiger Studien und wegen des Risikos gefährlicher Wechselwirkungen fragwürdig.

Literatur

Abbas S, Ihle P, Adler JB, Engel S, Günster C, Linder R, Lehmkuhl G, Schubert I (2016) Psychopharmaka-Verordnungen bei Kindern und Jugendlichen in Deutschland. Bundesweite Auswertung von über 4 Millionen gesetzlich Versicherten von 2004 bis 2012. Dtsch Arztebl 113:396–403

Abou-Saleh MT, Müller-Oerlinghausen B, Coppen AJ (2017) Lithium in the episode and suicide prophylaxis and in augmenting strategies in patients with unipolar depression. Int J Bipolar Disord. https://doi.org/10.1186/s40345-017-0080-x

Akiki TJ, Abdallah CG (2018) Are there effective psychopharmacologic treatments for PTSD? J Clin Psychiatry 80:18ac12473

de Almeida KM, Moreira CLRL, Lafer B (2012) Metabolic syndrome and bipolar disorder: what should psychiatrists know? CNS Neurosci Therap 18(2):160–166

American Diabetes Association, American Psychiatric Association, American Association of Clinical Endocrinologists, North American Association for the Study of Obesity (2004) Consensus development conference on antipsychotic drugs and obesity and diabetes. Diabetes Care 27:596–601

Arnett A, Stein M (2018) Refining treatment choices for ADHD. Lancet Psychiatry 5:691–692

Arroll B, Elley CR, Fishman T, Goodyear-Smith FA, Kenealy T, Blashki G, Kerse N, Macgillivray S (2009) Antidepressants versus placebo for depression in primary care. Cochrane Database Syst Rev. https://doi.org/10.1002/14651858.CD007954

Arzneimittelkommission der deutschen Ärzteschaft (2004) Suizide und Suizidversuche unter Bupropion. Dtsch Arztebl 101:A 2139–A 2140

Arzneimittelkommission der deutschen Ärzteschaft (2011) Aus der UAW-Datenbank: Abhängigkeitspotenzial unter Pregabalin (Lyrica®). Dtsch Arztebl 108:A 183

Ascher-Svanum H, Nyhuis AW, Stauffer V, Kinon BJ, Faries DE, Phillips GA, Schuh K, Awad AG, Keefe R, Naber D (2010) Reasons for discontinuation and continuation of antipsychotics in the treatment of schizophrenia from patient and clinician perspectives. Curr Med Res Opin 26(10):2403–2410

Bachmann CJ, Philipsen A, Hoffmann F (2017) ADHS in Deutschland: Trends in Diagnose und medikamentöser Therapie. Dtsch Arztebl 114:141–148

Bakota EL, Samms WC, Gray TR, Oleske DA, Hines MO (2018) Case reports of fatalities involving tianeptine in the United States. J Anal Toxicol 42:503–509. https://doi.org/10.1093/jat/bky023

Bala A, Nguyen HMT, Hellstrom WJG (2018) Post-SSRI sexual dysfunction: a literature review. Sex Med Rev 6(1):29–34

Bandelow B, Aden I, Alpers GW, Benecke A, Benecke C, Deckert J, Domschke K, Eckhardt-Henn A, Geiser F, Gerlach AL, Harfst T, Haus S, Hoffmann S, Hoyer J, Hunger-Shoppe C, Kellner M, Köllner V, Kopp IB, Langs G, Liebeck H, Matzar J, Ohly M, Rüddel HP, Rudolf S, Scheufele E, Simon R, Staats H, Ströhle A, Waldherr B, Wedekind D, Werner AM, Wiltnik J, Wolters JP, Zwanzger P, Beutel ME (2021) Deutsch S3-Leitline Behandlung von Angststörungen, Version 2

Bandelow B, Michaelis S, Wedekind D (2017) Treatment of anxiety disorders. Dialogues Clin Neurosci 19:93–107

Bandelow B, Reitt M, Röver C, Michaelis S, Görlich Y, Wedekind D (2015) Efficacy of treatments for anxiety disorders: a meta-analysis. Int Clin Psychopharmacol 30(4):183–192

de Bardeci M, Greil W, Stassen H, Willms J, Köberle U, Bridler R, Hasler G, Kasper S, Rüther E, Bleich S, Toto S, Grohmann R, Seifert J. (2022) Dear Doctor Letters regarding citalopram and escitalopram: guidelines vs real-world data. Eur Arch Psychiatry Clin Neurosci. 2022 Feb 25. https://doi.org/10.1007/s00406-022-01392-x. Epub ahead of print. PMID: 35217913

Bauer M, Adli M, Bschor T, Pilhatsch M, Pfennig A, Sasse J, Schmid R, Lewitzka U (2010) Lithium's emerging role in the treatment of refractory major depressive episodes: augmentation of antidepressants. Neuropsychobiology 62:36–42

Bello NT, Yeomans B (2018) Safety of pharmacotherapy options for bulimia nervosa and binge eating disorder. Expert Opin Drug Saf 17:17–23

Benson K, Flory K, Humphreys KL, Lee SS (2015) Misuse of stimulant medication among college students: a comprehensive review and meta-analysis. Clin Child Fam Psychol Rev 18(1):50–76

Berge J, Abri P, Andell P, Movahed P, Ragazan DC (2022) Associations between off-label low-dose olanzapine or quetiapine and cardiometabolic mortality. J Psychiatr Res 149:352–358

Bleich S, Dabbert D, Kropp S, Neyazi A, Seifert J, Toto S, Bandelow B (2022) Handbuch Psychopharmaka – Deutsche Bearbeitung der englischsprachigen Version von Ric M. Procyshyn, Kalyna Z. Bezchlibnyk-Butler und J. Joel Jeffries. Hogrefe, Göttingen

Bleich S, Dabbert D, Kropp S, Neyazi A, Seifert J, Toto S, Bandelow B (2022) Handbuch Psychopharmaka – Deutsche Bearbeitung der englischsprachigen Version von Ric M. Procyshyn, Kalyna Z. Bezchlibnyk-Butler und J. Joel Jeffries. Hogrefe, Göttingen

Blier P, Saint-André E, Hébert C, de Montigny C, Lavoie N, Debonnel G (2007) Effects of different doses of venlafaxine on serotonin and norepinephrine reuptake in healthy volunteers. Int J Neuropsychopharmacol 10(1):41–50

Boland H, DiSalvo M, Fried R, Woodworth KY, Wilens T, Faraone SV, Biederman J (2020) A literature review and meta-analysis on the effects of ADHD medications on functional outcomes. J Psychiatr Res 123:21–30

Book SW, Thomas SE, Smith JP, Miller PM (2012) Severity of anxiety in mental health versus addiction treatment settings when social anxiety and substance abuse are comorbid. Addict Behav 37(10):1158–1161

Borbély É, Simon M, Fuchs E, Wiborg O, Czéh B, Helyes Z (2022) Novel drug developmental strategies for treatment-resistant depression. Br J Pharmacol 179(6):1146–1186

Braslow JT, Marder SR (2019) History of psychopharmacology. Annu Rev Clin Psychol 15(1):25–50

Bschor T (2014) Lithium in the treatment of major depressive disorder. Drugs 74(8):855–862

Bundesinstitut für Arzneimittel und Medizinprodukte (2016) Leitfaden für Ärzte zur Verordnung von Quetiapin-haltigen Arzneimitteln. https://www.bfarm.de/DE/Arzneimittel/Pharmakovigilanz/Risikoinformationen/Schulungsmaterial/Wirkstoff/_node_Wirkstoff.html

Cantù F, Ciappolino V, Enrico P, Moltrasio C, Delvecchio G, Brambilla P (2018) Augmentation with atypical antipsychotics for treatment-resistant depression. J Affect Disord 280:45–53

Carbon M, Kane JM, Leucht S, Correll CU (2018) Tardive dyskinesia risk with first- and second-generation antipsychotics in comparative randomized controlled trials: a meta-analysis. World Psychiatry 17(3):330–340

Carney AC (2013) Efficacy of quetiapine off-label uses: data synthesis. J Psychosoc Nurs Ment Health Serv 51(8):11–18

Carvalho AF, Sharma MS, Brunoni AR, Vieta E, Fava GA (2016) The safety, tolerability and risks associated with the use of newer generation antidepressant drugs: a critical review of the literature. Psychother Psychosom 85(5):270–288

Chahine LM, Acar D, Chemali Z (2010) The elderly safety imperative and antipsychotic usage. Harv Rev Psychiatry 18(3):158–172

Cipriani A, Furukawa TA, Salanti G, Chaimani A, Atkinson LZ, Ogawa Y, Leucht S, Ruhe HG, Turner EH, Higgins JPT, Egger M, Takeshima N, Hayasaka Y, Imai H, Shinohara K, Tajika A, Ioannidis JPA, Geddes JR (2018) Comparative efficacy and acceptability of 21 antidepressant drugs for the acute treatment of adults with major depressive disorder: a systematic review and network meta-analysis. Lancet 391(10128):1357–1366

Cipriani A, Rendell J, Geddes JR (2010) Olanzapine in the long-term treatment of bipolar disorder: a systematic review and meta-analysis. J Psychopharmacol 24:1729–1738

Clark RE, Bartels SJ, Mellman TA, Peacock WJ (2002) Recent trends in antipsychotic combination therapy of schizophrenia and schizoaffective disorder: implications for state mental health policy. Schizophr Bull 28:75–84

Coppen A (1967) The biochemistry of affective disorders. Br J Psychiatry 113(504):1237–1264

Correll CU, Schooler NR (2020) Negative Symptoms in Schizophrenia: A Review and Clinical Guide for Recognition, Assessment, and Treatment. Neuropsychiatr Dis Treat. 2020 Feb 21; 16:519-534. https://doi.org/10.2147/NDT.S225643. PMID: 32110026; PMCID: PMC7041437

Correll CU, Demyttenaere K, Fagiolini A, Hajak G, Pallanti S, Racagni G, Singh S (2020) Cariprazine in the management of negative symptoms of schizophrenia: state of the art and future perspectives. Future Neurol 15(4):FNL52

Cortese S, Adamo N, Del Giovane C, Mohr-Jensen C, Hayes AJ, Carucci S, Atkinson LZ, Tessari L, Banaschewski T, Coghill D, Hollis C, Simonoff E, Zuddas A, Barbui C, Purgato M, Steinhausen H-C, Shokraneh F, Xia J, Cipriani A (2018) Comparative efficacy and tolerability of medications for attention-deficit hyperactivity disorder in children, adolescents, and adults: a systematic review and network meta-analysis. Lancet Psychiatry 5(9):727–738

Coupland C, Dhiman P, Morriss R, Arthur A, Barton G, Hippisley-Cox J (2011) Antidepressant use and risk of adverse outcomes in older people: population based cohort study. BMJ 343:d4551. https://doi.org/10.1136/bmj.d4551

Crépeau-Gendron G, Brown HK, Shorey C, Madan R, Szabuniewicz C, Koh S, Veinish S, Mah L (2019) Association between citalopram, escitalopram and QTc prolongation in a real-world geriatric setting. J Affect Disord 250:341–345

Cristea IA, Gentili C, Pietrini P, Cuijpers P (2017) Sponsorship bias in the comparative efficacy of psychotherapy and pharmacotherapy for adult depression: meta-analysis. Br J Psychiatry 210(1):16–23

Curran G, Ravindran A (2014) Lithium for bipolar disorder: a review of the recent literature. Expert Rev Neurother 14(9):1079–1098

Dalsgaard S, Østergaard SD, Leckman JF, Mortensen PB, Pedersen MG (2015) Mortality in children, adolescents, and adults with attention deficit hyperactivity disorder: a nationwide cohort study. Lancet 385:2190–2196

Danielsson B, Collin J, Jonasdottir Bergman G, Borg N, Salmi P, Fastbom J (2016) Antidepressants and antipsychotics classified with torsades de pointes arrhythmia risk and mortality in older adults – a Swedish nationwide study. Br J Clin Pharmacol 81:773–783

Davidson M, Galderisi S, Weiser M, Werbeloff N, Fleischhacker WW, Keefe RS, Boter H, Keet IP, Prelipceanu D, Rybakowski JK, Libiger J, Hummer M, Dollfus S, López-Ibor JJ, Hranov LG, Gaebel W, Peuskens J, Lindefors N, Riecher-Rössler A, Kahn RS (2009) Cognitive effects of antipsychotic drugs in first-episode schizophrenia and schizophreniform disorder: a randomized, open-label clinical trial (EU-FEST). Am J Psychiatry 166:675–682

Davies LM, Lewis S, Jones PB, Barnes TRE, Gaughran F, Hayhurst K, Markwick A, Lloyd H (2007) Cost-effectiveness of first- v. second-generation antipsychotic drugs: results from a randomised controlled trial in schizophrenia responding poorly to previous therapy. Br J Psychiatry 191(1):14–22

Davies P, Ijaz S, Williams CJ, Kessler D, Lewis G, Wiles N (2019) Pharmacological interventions for treatment-resistant depression in adults. Cochrane Database Syst Rev. https://doi.org/10.1002/14651858.CD010557.pub2

Davis J, Desmond M, Berk M (2018) Lithium and nephrotoxicity: a literature review of approaches to clinical management and risk stratification. BMC Nephrol 19(1):305

Del Casale A, Sorice S, Padovano A, Simmaco M, Ferracuti S, Lamis DA, Rapinesi C, Sani G, Girardi P, Kotzalidis GD, Pompili M (2019) Psychopharmacological treatment of obsessive-compulsive disorder (OCD). Curr Neuropharmacol 17:710–736

Demyttenaere K, Jaspers L (2008) Bupropion and SSRI-induced side effects. J Psychopharmacol 22(7):792–804

Dersch R, Zwernemann S, Voderholzer U (2011) Partial status epilepticus after electroconvulsive therapy and medical treatment with bupropion. Pharmacopsychiatry 44:344–346

DGPPN, BÄK, KBV, AWMF (2015) S3-Leitlinie/Nationale VersorgungsLeitlinie Unipolare Depression – Langfassung, 2. Aufl. Version 5. 2015. https://doi.org/10.6101/AZQ/000364

Dittmann RW, Cardo E, Nagy P, Anderson CS, Bloomfield R, Caballero B, Higgins N, Hodgkins P, Lyne A, Civil R, Coghill D (2013) Efficacy and safety of lisdexamfetamine dimesylate and atomoxetine in the treatment of attention-deficit/hyperactivity disorder: a head-to-head, randomized, double-blind, phase IIIb study. CNS Drugs 27(12):1081–1092

Divac N, Prostran M, Jakovcevski I, Cerovac N (2014) Second-generation antipsychotics and extrapyramidal adverse effects. Biomed Res Int 2014:656370

Dold M, Samara MT, Li C, Tardy M, Leucht S (2015) Haloperidol versus first-generation antipsychotics for the treatment of schizophrenia and other psychotic disorders. Cochrane Database Syst Rev. https://doi.org/10.1002/14651858.CD009831.pub2

Fagiolini A, Comandini A, Dell'Osso MC, Kasper S (2012) Rediscovering trazodone for the treatment of major depressive disorder. CNS Drugs 26(12):1033–1049

Ferrarelli F (2022) Is neuroplasticity key to treatment response in depression? Maybe so. Am J Psychiatry 179(7):451–453

Food and Drug Administration (2016) FDA Drug Safety Communication: FDA warns about new impulse-control problems associated with mental health drug aripiprazole (Abilify, Abilify Maintena, Aristada). https://www.fda.gov/drugs/drug-safety-and-availability/fda-drug-safety-communication-fda-warns-about-new-impulse-control-problems-associated-mental-health

Foong A-L, Grindrod KA, Patel T, Kellar J (2018) Demystifying serotonin syndrome (or serotonin toxicity). Can Fam Physician 64(10):720–727

Frampton JE (2018) Lisdexamfetamine dimesylate: a review in paediatric ADHD. Drugs 78:1025–1036. https://doi.org/10.1007/s40265-018-0936-0

Freiesleben SD, Furczyk K (2015) A systematic review of agomelatine-induced liver injury. J Mol Psychiatr 3(1):4

Frye MA, Ketter TA, Leverich GS, Huggins T, Lantz C, Denicoff KD, Post RM (2000) The increasing use of polypharmacotherapy for refractory mood disorders: 22 years of study. J Clin Psychiatry 61:9–15

Fusar-Poli P, Smieskova R, Kempton MJ, Ho BC, Andreasen NC, Borgwardt S (2013) Progressive brain changes in schizophrenia related to antipsychotic

22

treatment? A meta-analysis of longitudinal MRI studies. Neurosci Biobehav Rev 37(8):1680–1691

Gaebel W, Hasan A, Falkai P (2019) S3-Leitlinie Schizophrenie. Springer, Berlin Heidelberg

Gahr M, Hiemke C, Connemann BJ (2017) Update Opipramol. Fortschr Neurol Psychiatr 85:139–145

Garland JE, Kutcher S, Virani A, Elbe D (2016) Update on the use of SSRIs and SNRIs with children and adolescents in clinical practice. J Can Acad Child Adolesc Psychiatry 25(1):4–10

Gebara MA, Lipsey KL, Karp JF, Nash MC, Iaboni A, Lenze EJ (2015) Cause or effect? Selective serotonin Reuptake inhibitors and falls in older adults: a systematic review. Am J Geriatr Psychiatry 23(10):1016–1028

Geddes J, Freemantle N, Harrison P, Bebbington P (2000) Atypical antipsychotics in the treatment of schizophrenia: systematic overview and meta-regression analysis. Brit Med J 321:1371–1376

Gelbe Liste RG (2021) Lieferengpass Bromazanil 6. https://www.gelbe-liste.de/lieferengpaesse/lieferengpass-bromazanil-6

Gerhard T, Huybrechts K, Olfson M, Schneeweiss S, Bobo WV, Doraiswamy PM, Devanand DP, Lucas JA, Huang C, Malka ES, Levin R, Crystal S (2014) Comparative mortality risks of antipsychotic medications in community-dwelling older adults. Br J Psychiatry 205:44–51

Gibbons RD, Brown CH, Hur K, Marcus SM, Baumikh DK, Erkenmann JJ (2007) Early evidence on the effects of regulators' suicidality warnings on prescriptions and suicide in children and adolescents. Am J Psychiatry 164:1356–1363

Gitlin MJ (2018) Antidepressants in bipolar depression: an enduring controversy. Int J Bipolar Disord 6(1):25

Glocker C, Grohmann R, Engel R, Seifert J, Bleich S, Stübner S, Toto S, Schüle C (2021) Galactorrhea during antipsychotic treatment: results from AMSP, a drug surveillance program, between 1993 and 2015. Eur Arch Psychiatry Clin Neurosci. https://doi.org/10.1007/s00406-021-01241-3

Goff DC, Falkai P, Fleischhacker WW, Girgis RR, Kahn RM, Uchida H, Zhao J, Lieberman JA (2017) The long-term effects of antipsychotic medication on clinical course in schizophrenia. Am J Psychiatry 174(9):840–849

Goldberg TE, Gomar JJ (2009) Targeting cognition in schizophrenia research: from etiology to treatment. Am J Psychiatry 166:631–634

Gong IY, Kim RB (2013) Importance of pharmacokinetic profile and variability as determinants of dose and response to dabigatran, rivaroxaban, and apixaban. Can J Cardiol 29(7):S24–S33

Grigg J, Worsley R, Thew C, Gurvich C, Thomas N, Kulkarni J (2017) Antipsychotic-induced hyperprolactinemia: synthesis of world-wide guidelines and integrated recommendations for assessment, management and future research. Psychopharmacology 234(22):3279–3297

Grimmsmann T, Kostev K, Himmel W (2022) Die Rolle von Privatverordnungen bei der Versorgung mit Benzodiazepinen und Z-Drugs. Dtsch Arztebl Int 119(21):380–381

Grohmann R, Engel RR, Geissler KH, Rüther E (2004) Psychotropic drug use in psychiatric inpatients: recent trends and changes over time-data from the AMSP study. Pharmacopsychiatry 37(Suppl 1):S27–S38

Guaiana G, Gupta S, Chiodo D, Davies SJ, Haederle K, Koesters M (2013) Agomelatine versus other antidepressive agents for major depression. Cochrane Database Syst Rev. https://doi.org/10.1002/14651858.CD008851.pub2

de Haan L, Lavalaye J, van Bruggen M, van Nimwegen L, Booij J, van Amelsvoort T, Linszen D (2004) Subjective experience and dopamine D2 receptor occupancy in patients treated with antipsychotics: clinical implications. Can J Psychiatry 49(5):290–296

Haddad PM, Sharma SG (2007) Adverse effects of atypical antipsychotics. CNS Drugs 21(11):911–936

Hägg S, Bate A, Stahl M, Spigset O (2008) Associations between venous thromboembolism and antipsychotics. A study of the WHO database of adverse drug reactions. Drug Saf 31:685–694

Halaris A, Sohl E, Whitham EA (2021) Treatment-Resistant Depression Revisited: A Glimmer of Hope. J Pers Med. 2021 Feb 23; 11(2):155. https://doi.org/10.3390/jpm11020155. PMID: 33672126; PMCID: PMC7927134

Harmer CJ, Duman RS, Cowen PJ (2017) How do antidepressants work? New perspectives for refining future treatment approaches. Lancet Psychiatry 4(5):409–418

Harrison PJ (1999) Neurochemical alterations in schizophrenia affecting the putative receptor targets of atypical antipsychotics: Focus on dopamine (D1, D3, D4) and 5-HT2a receptors. Br J Psychiatry 174(S38):12–22

Hashimoto K (2020) Molecular mechanisms of the rapid-acting and long-lasting antidepressant actions of (R)-ketamine. Biochem Pharmacol 177:113935

Haussmann R, Bauer M, von Bonin S, Grof P, Lewitzka U (2015) Treatment of lithium intoxication: facing the need for evidence. Int J Bipolar Disord 3(1):23

Heal DJ, Smith SL, Gosden J, Nutt DJ (2013) Amphetamine, past and present – a pharmacological and clinical perspective. J Psychopharmacol 27:479–496

Heck J, Seifert J, Stichtenoth DO, Schroeder C, Groh A, Szycik GR, Degner D, Adamovic I, Schneider M, Glocker C, Rüther E, Bleich S, Grohmann R, Toto S (2021) A case series of serious and unexpected adverse drug reactions under treatment with cariprazine. Clin Case Rep 9:e4084

Henkel V, Seemüller F, Obermeier M, Adli M, Bauer M, Kronmüller K, Holsboer F, Brieger P, Laux G, Bender W, Heuser I, Zeiler J, Gaebel W, Mayr A, Riedel M, Möller HJ (2011) Relationship between baseline severity of depression and antidepressant treatment outcome. Pharmacopsychiatry 44(1):27–32

Henssler J, Alexander D, Schwarzer G, Bschor T, Baethge C (2022) Combining antidepressants vs antidepressant monotherapy for treatment of patients with acute depression: a systematic review and meta-analysis. JAMA Psychiatry 79(4):300–312

Henssler J, Heinz A, Brandt L, Bschor T (2019) Absetz- und Rebound-Phänomene bei Antidepressiva. Dtsch Arztebl 116:355–361

Heun R, Ahokas A, Boyer P, Giménez-Montesinos N, Pontes-Soares F, Olivier V, Group AS (2013) The efficacy of agomelatine in elderly patients with recurrent major depressive disorder: a placebo-controlled study. J Clin Psychiatry 74(6):5943

Hiemke C, Bergemann N, Clement HW, Conca A, Deckert J, Domschke K, Eckermann G, Egberts K, Gerlach M, Greiner C, Gründer G, Haen E, Havemann-Reinecke U, Hefner G, Helmer R, Janssen G, Jaquenoud E, Laux G, Messer T, Mössner R, Müller MJ, Paulzen M, Pfuhlmann B, Riederer P, Saria A, Schoppek B, Schoretsanitis G, Schwarz M, Gracia MS, Stegmann B, Steimer W, Stingl JC, Uhr M, Ulrich S, Unterecker S, Waschgler R, Zernig G, Zurek G, Baumann P (2018) Consensus guidelines for therapeutic drug monitoring in neuropsychopharmacology: update 2017. Pharmacopsychiatry 51(1-02):9–62

Hieronymus F, Emilsson JF, Nilsson S, Eriksson E (2016) Consistent superiority of selective serotonin reuptake inhibitors over placebo in reducing depressed mood in patients with major depression. Mol Psychiatry 21(4):523–530

Holt S, Schmiedl S, Thürmann PA (2010) Potentially inappropriate medications in the elderly: the PRISCUS list. Dtsch Arztebl Int 107(31–32):543–551

Hutton LM, Cave AJ, St-Jean R, Banh HL (2017) Should we be worried about QTc prolongation using citalopram? A review. J Pharm Pract 30(3):353–358

Hwang YJ, Dixon SN, Reiss JP, Wald R, Parikh CR, Gandhi S, Shariff SZ, Pannu N, Nash DM, Rehman F, Garg AX (2014) Atypical antipsychotic drugs and the risk for acute kidney injury and other adverse outcomes in older adults: a population-based cohort study. Ann Intern Med 161:242–248

Institut für Arzneimittelsicherheit in der Psychiatrie (AMSP e.V.) (2018) Multicenterstudie zu Nebenwirkungen in der Gerontopsychiatrie. https://amsp.de/amsp-projekt/aktuelle-projekte/

Isbister GK, Bowe SJ, Dawson A, Whyte IM (2004) Relative toxicity of selective serotonin reuptake inhibitors (SSRIs) in overdose. J Toxicol Clin Toxicol 42(3):277–285

Ivanov I, Bjork JM, Blair J, Newcorn JH (2022) Sensitization-based risk for substance abuse in vulnerable individuals with ADHD: Review and re-

examination of evidence. Neurosci Biobehav Rev 135:104575

Jackson JL, Shimeall W, Sessums L, Dezee KJ, Becher D, Diemer M, Berbano E, O'Malley PG (2010) Tricyclic antidepressants and headaches: systematic review and meta-analysis. BMJ 341:c5222

Janhsen K, Roser P, Hoffmann K (2015) Probleme der Dauertherapie mit Benzodiazepinen und verwandten Substanzen. Dtsch Arztebl 112:1–7

Jans T, Warnke A (2010) Die britische NICE-Guidance zu Diagnose und Therapie der Aufmerksamkeitsdefizit-/Hyperaktivitätsstörung (ADHS) im Kindes-, Jugend- und Erwachsenenalter. Arzneiverordn Prax 37:4–6

Janssen-Cilag (2021). Fachinformation Spravato® 28 mg Nasenspray, Lösung.

Jin H, Tappenden P, MacCabe JH, Robinson S, Byford S (2020) Evaluation of the cost-effectiveness of services for schizophrenia in the UK across the entire care pathway in a single whole-disease model. JAMA Netw Open 3(5):e205888

Jones HF, Joshi A, Shenkin S, Mead GE (2016) The effect of treatment with selective serotonin reuptake inhibitors in comparison to placebo in the progression of dementia: a systematic review and meta-analysis. Age Ageing 45(4):448–456

Jones PB, Barnes TR, Davies L, Dunn G, Lloyd H, Hayhurst KP, Murray RM, Markwick A, Lewis SW (2006) Randomized controlled trial of the effect on Quality of Life of second- vs first-generation antipsychotic drugs in schizophrenia: Cost Utility of the Latest Antipsychotic Drugs in Schizophrenia Study (CUtLASS 1). Arch Gen Psychiatry 63(10):1079–1087

Kane JM, Carson WH, Saha AR, McQuade RD, Ingenito GG, Zimbroff DL, Ali MW (2002) Efficacy and safety of aripiprazole and haloperidol versus placebo in patients with schizophrenia and schizoaffective disorder. J Clin Psychiatry 63:763–771

Kane JM, Schooler NR, Marcy P, Correll CU, Achtyes ED, Gibbons RD, Robinson DG (2020) Effect of long-acting injectable antipsychotics vs usual care on time to first hospitalization in early-phase schizophrenia: a randomized clinical trial. JAMA Psychiatry 77(12):1217–1224

Kantrowitz JT (2021) Additional perspective on cariprazine and negative symptoms. Expert Opin Pharmacother. 2022 Aug; 23(12):1469-1470. https://doi.org/10.1080/14656566.2021.1968828. Epub 2021 Aug 21. PMID: 34423715

Kapur S, Seeman P (2001) Does fast dissociation from the Dopamine D2 receptor explain the action of atypical antipsychotics?: a new hypothesis. Am J Psychiatry 158(3):360–369

Keks N, Hope J, Schwartz D, McLennan H, Copolov D, Meadows G (2020) Comparative tolerability of dopamine D2/3 receptor partial agonists for schizophrenia. CNS Drugs 34:473–507

22

Khan A, Brodhead AE, Kolts RL, Brown WA (2005) Severity of depressive symptoms and response to antidepressants and placebo in antidepressant trials. J Psychiatr Res 39(2):145–150

Khan A, Leventhal RM, Khan SR, Brown WA (2002) Severity of depression and response to antidepressants and placebo: an analysis of the Food and Drug Administration database. J Clin Psychopharmacol 22(1):40–45

Khushboo NJ, Siddiqi M, de Lourdes Pereira, Sharma B (2022) Neuroanatomical, biochemical, and functional modifications in brain induced by treatment with antidepressants. Mol Neurobiol 59(6):3564–3584

Kinon BJ, Basson BR, Gilmore JA et al (2001) Long-term olanzapine treatment: weight change and weight-related health factors in schizophrenia. J Clin Psychiatry 62:92–100

Kirsch I (2014) Antidepressants and the placebo effect. Z Psychol 222(3):128–134

Kirsch I, Deacon BJ, Huedo-Medina TB, Scoboria A, Moore TJ, Johnson BT (2008) Initial severity and antidepressant benefits: a meta-analysis of data submitted to the Food and Drug Administration. PLoS Med 5(2):e45

Kishi T, Ikuta T, Matsuda Y, Sakuma K, Okuya M, Mishima K, Iwata N (2021) Mood stabilizers and/or antipsychotics for bipolar disorder in the maintenance phase: a systematic review and network meta-analysis of randomized controlled trials. Mol Psychiatry 26(8):4146–4157

Komossa K, Depping AM, Meyer M, Kissling W, Leucht S (2010) Second-generation antipsychotics for obsessive compulsive disorder. Cochrane Database Syst Rev. https://doi.org/10.1002/14651858.CD008141.pub2

Komossa K, Rummel-Kluge C, Schmid F, Hunger H, Schwarz S, El-Sayeh HG, Kissling W, Leucht S (2009) Aripiprazole versus other atypical antipsychotics for schizophrenia. Cochrane Database Syst Rev. https://doi.org/10.1002/14651858.CD006569.pub3

Krause M, Zhu Y, Huhn M, Schneider-Thoma J, Bighelli I, Nikolakopoulou A, Leucht S (2018) Antipsychotic drugs for patients with schizophrenia and predominant or prominent negative symptoms: a systematic review and meta-analysis. Eur Arch Psychiatry Clin Neurosci 268(7):625–639

La Torre A, Conca A, Duffy D, Giupponi G, Pompili M, Grözinger M (2013) Sexual dysfunction related to psychotropic drugs: a critical review part II: antipsychotics. Pharmacopsychiatry 46:201–208

Lee TC, Desforges P, Murray J, Saleh RR, McDonald EG (2016) Off-label use of quetiapine in medical inpatients and postdischarge. JAMA Intern Med 176(9):1390–1391

Leucht S, Cipriani A, Spineli L, Mavridis D, Orey D, Richter F, Samara M, Barbui C, Engel RR, Geddes JR, Kissling W, Stapf MP, Lässig B, Salanti G, Davis JM (2013) Comparative efficacy and tolerability of 15 antipsychotic drugs in schizophrenia: a multiple-treatments meta-analysis. Lancet 382(9896):951–962

Leucht S, Corves C, Arbter D, Engel RR, Li C, Davis JM (2009) Second-generation versus first-generation antipsychotic drugs for schizophrenia: a meta-analysis. Lancet 373:31–41

Leucht S, Helfer B, Gartlehner G, Davis JM (2015) How effective are common medications: a perspective based on meta-analyses of major drugs. BMC Med 13(1):253

Leucht S, Hierl S, Kissling W, Dold M, Davis JM (2012) Putting the efficacy of psychiatric and general medicine medication into perspective: review of meta-analyses. Br J Psychiatry 200(2):97–106

Leucht S, Wahlbeck K, Hamann J, Kissling W (2003) New generation antipsychotics versus low-potency conventional antipsychotics: a systematic review and meta-analysis. Lancet 361(9369):1581–1589

Lewis G, Marston L, Duffy L, Freemantle N, Gilbody S, Hunter R, Kendrick T, Kessler D, Mangin D, King M, Lanham P, Moore M, Nazareth I, Wiles N, Bacon F, Bird M, Brabyn S, Burns A, Clarke CS, Hunt A, Pervin J, Lewis G (2021) Maintenance or discontinuation of antidepressants in primary care. N Engl J Med 385(14):1257–1267

Li J, Yang L, Pu C, Tang Y, Yun H, Han P (2013) The role of duloxetine in stress urinary incontinence: a systematic review and meta-analysis. Int Urol Nephrol 45(3):679–686

Lieb K, Dreimüller N, Wagner S, Schlicht K, Falter T, Neyazi A, Müller-Engling L, Bleich S, Tadić A, Frieling H (2018) BDNF plasma levels and BDNF Exon IV promoter methylation as predictors for antidepressant treatment response. Front Psychiatry 9:511

Lieberman JA, Stroup TS, McEvoy JP, Swartz MS, Rosenheck RA, Perkins DO, Keefe RS, Davis SM, Davis CE, Lebowitz BD, Severe J, Hsiao JK, Clinical Antipsychotic Trials of Intervention Effectiveness (CATIE) Investigators (2005) Effectiveness of antipsychotic drugs in patients with chronic schizophrenia. N Engl J Med 353:1209–1233

Lin D, Thompson-Leduc P, Ghelerter I, Nguyen H, Lafeuille M-H, Benson C, Mavros P, Lefebvre P (2021) Real-world evidence of the clinical and economic impact of long-acting Injectable versus oral antipsychotics among patients with schizophrenia in the United States: a systematic review and meta-analysis. CNS Drugs 35(5):469–481

Liu B, Zhang Y, Fang H, Liu J, Liu T, Li L (2017) Efficacy and safety of long-term antidepressant treatment for bipolar disorders – a meta-analysis of randomized controlled trials. J Affect Disord 223:41–48

Lunn MPT, Hughes RAC, Wiffen PJ (2014) Duloxetine for treating painful neuropathy, chronic pain or fibromyalgia. Cochrane Database Syst Rev. https://doi.org/10.1002/14651858.CD007115.pub3

MacGillivray S, Arroll B, Hatcher S, Ogston S, Reid I, Sullivan F, Williams B, Crombie I (2003) Efficacy and tolerability of selective serotonin reuptake inhibitors compared with tricyclic antidepressants in depression treated in primary care: systematic review and meta-analysis. Brit Med J 326:1014–1019

Maher AR, Theodore G (2012) Summary of the comparative effectiveness review on off-label use of atypical antipsychotics. J Manag Care Pharm 18(5 Suppl B):S1–S20

Maher AR, Maglione M, Bagley S, Suttorp M, Hu JH, Ewing B, Wang Z, Timmer M, Sultzer D, Shekelle PG (2011) Efficacy and comparative effectiveness of atypical antipsychotic medications for off-label uses in adults: a systematic review and meta-analysis. JAMA 306:1359–1369

Martinho A, Silva SM, Garcia S, Moreno I, Granadeiro LB, Alves G, Duarte AP, Domingues F, Silvestre S, Gallardo E (2016) Effects of Hypericum perforatum hydroalcoholic extract, hypericin, and hyperforin on cytotoxicity and CYP3A4 mRNA expression in hepatic cell lines: a comparative study. Med Chem Res 25(12):2999–3010

Masand PS (2000) Side effects of antipsychotics in the elderly. J Clin Psychiatry 61(4):43–51

McDonagh M, Peterson K, Carson S, Fu R, Thakurta S (2010) Drug class review: atypical antipsychotic drugs. Final update 3 report. Portland (OR): oregon health & science university. https://www.ncbi.nlm.nih.gov/books/NBK50583/

McEvoy JP, Byerly M, Hamer RM, Dominik R, Swartz MS, Rosenheck RA, Ray N, Lamberti JS, Buckley PF, Wilkins TM, Stroup TS (2014) Effectiveness of paliperidone palmitate vs haloperidol decanoate for maintenance treatment of schizophrenia: a randomized clinical trial. JAMA 311:1978–1987

McEvoy JP, Lieberman JA, Stroup TS, Davis SM, Meltzer HY, Rosenheck RA, Swartz MS, Perkins DO, Keefe RS, Davis CE, Severe J, Hsiao JK (2006) Effectiveness of clozapine versus olanzapine, quetiapine, and risperidone in patients with chronic schizophrenia who did not respond to prior atypical antipsychotic treatment. Am J Psychiatry 163(4):600–610

McEwen BS, Chattarji S (2004) Molecular mechanisms of neuroplasticity and pharmacological implications: the example of tianeptine. Eur Neuropsychopharmacol 14:S497–S502

McGirr A, Vöhringer PA, Ghaemi SN, Lam RW, Yatham LN (2016) Safety and efficacy of adjunctive second-generation antidepressant therapy with a mood stabiliser or an atypical antipsychotic in acute bipolar depression: a systematic review and meta-analysis of randomised placebo-controlled trials. Lancet Psychiatry 3(12):1138–1146

McGorry P, Alvarez-Jimenez M, Killackey E (2013) Antipsychotic medication during the critical period following remission from first-episode psychosis: less is more. JAMA Psychiatry 70:898–900

McKnight RF, Adida M, Budge K, Stockton S, Goodwin GM, Geddes JR (2012) Lithium toxicity profile: a systematic review and meta-analysis. Lancet 379(9817):721–728

Mintzer J, Burns A (2000) Anticholinergic side-effects of drugs in elderly people. J R Soc Med 93(9):457–462

Miyamoto S, Miyake S, Jarskog LF, Fleischhacker WW, Lieberman JA (2012) Pharmacological treatment of schizophrenia: a critical review of the pharmacology and clinical effects of current and future therapeutic agents. Mol Psychiatry 17:1206–1227

Moncrieff J, Cooper RE, Stockmann T, Amendola S, Hengartner MP, Horowitz MA (2022) The serotonin theory of depression: a systematic umbrella review of the evidence. Mol Psychiatry. 2022 Jul 20. https://doi.org/10.1038/s41380-022-01661-0. Epub ahead of print. PMID: 35854107

Montagnon F, Saïd S, Lepine JP (2002) Lithium: poisonings and suicide prevention. Eur psychiatr 17(2):92–95

Montejo AL, Prieto N, de Alarcón R, Casado-Espada N, de la Iglesia J, Montejo L (2019) Management strategies for antidepressant-related sexual dysfunction: a clinical approach. J Clin Med 8:1640

Moore RA, Derry S, Aldington D, Cole P, Wiffen PJ (2015) Amitriptyline for neuropathic pain in adults. Cochrane Database Syst Rev. https://doi.org/10.1002/14651858.CD008242.pub3

Mortensen MB, Nordestgaard BG (2019) Statin use in primary prevention of atherosclerotic cardiovascular disease according to 5 major guidelines for sensitivity, specificity, and number needed to treat. JAMA Cardiol 4(11):1131–1138

Müller-Oerlinghausen B, Lewitzka U (2016) The contributions of lithium and clozapine for the prophylaxis and treatment of suicidal behavior. In: Biological aspects of suicidal behavior, Bd. 30. Karger, S 145–160

Murray RM, Quattrone D, Natesan S, van Os J, Nordentoft M, Howes O, Di Forti M, Taylor D (2016) Should psychiatrists be more cautious about the long-term prophylactic use of antipsychotics? Br J Psychiatry 209(5):361–365

Näslund J, Hieronymus F, Lisinski A, Nilsson S, Eriksson E (2018) Effects of selective serotonin reuptake inhibitors on rating-scale-assessed suicidality in adults with depression. Br J Psychiatry 212(3):148–154

National Institute for Health and Care Excellence (2014) Psychosis and schizophrenia in adults: prevention and management. Clinical guideline. nice.org.uk/guidance/cg178

Nedic Erjavec G, Sagud M, Nikolac Perkovic M, Svob Strac D, Konjevod M, Tudor L, Uzun S, Pivac N (2021) Depression: biological markers and treatment. Prog Neuropsychopharmacol Biol Psychiatry 105:110139

Németh G, Laszlovszky I, Czobor P, Szalai E, Szatmári B, Harsányi J, Barabássy Á, Debelle M, Durgam S, Bitter I, Marder S, Fleischhacker WW (2017) Cariprazine versus risperidone monotherapy for treatment of predominant negative symptoms in patients with schizophrenia: a randomised, double-blind, controlled trial. Lancet 389:1103–1113

Ng QX, Venkatanarayanan N, Ho CYX (2017) Clinical use of hypericum perforatum (st John's wort) in depression: a meta-analysis. J Affect Disord 210:211–221

Niedrig DF, Gött C, Fischer A, Müller ST, Greil W, Buckler G, Russmann S (2016) Second-generation antipsychotics in a tettiary care hospital: prescribing patterns, metabolic profiles, and drug interactions. Int Clin Psychopharmacol 31:42–50

Noordam R, Aarts N, Verhamme KM, Sturkenboom MC, Stricker BH, Visser LE (2015) Prescription and indication trends of antidepressant drugs in the Netherlands between 1996 and 2012: a dynamic population-based study. Eur J Clin Pharmacol 71(3):369–375

Pashazadeh Kan F, Raoofi S, Rafiei S, Khani S, Hosseinifard H, Tajik F, Raoofi N, Ahmadi S, Aghalou S, Torabi F, Dehnad A, Rezaei S, Hosseinipalangi Z, Ghashghaee A (2021) A systematic review of the prevalence of anxiety among the general population during the COVID-19 pandemic. J Affect Disord 293:391–398

Pillinger T, McCutcheon RA, Vano L, Mizuno Y, Arumuham A, Hindley G, Beck K, Natesan S, Efthimiou O, Cipriani A (2020) Comparative effects of 18 antipsychotics on metabolic function in patients with schizophrenia, predictors of metabolic dysregulation, and association with psychopathology: a systematic review and network meta-analysis. Lancet Psychiatry 7(1):64–77

Pirhonen E, Haapea M, Rautio N, Nordström T, Turpeinen M, Laatikainen O, Koponen H, Silvan J, Miettunen J, Jääskeläinen E (2022) Characteristics and predictors of off-label use of antipsychotics in general population sample. Acta Psychiatr Scand. 2022 Sep; 146(3):227-239

Poljansky S, Sander K, Artmann S, Laux G (2015) „Psychopharmakotherapie bei geronto-psychiatrischen stationären Patienten." Werden die Empfehlungen der PRISCUS-Liste umgesetzt? Psychopharmakotherapie 22:153–164

Rakofsky JJ, Lucido MJ, Dunlop BW (2022) Lithium in the treatment of acute bipolar depression: a systematic review and meta-analysis. J Affect Disord 308:268–280

Raouf M, Glogowski AJ, Bettinger JJ, Fudin J (2017) Serotonin-norepinephrine reuptake inhibitors and the influence of binding affinity (Ki) on analgesia. J Clin Pharm Ther 42(4):513–517

Ray WA, Chung CP, Murray KT, Hall K, Stein CM (2009) Atypical antipsychotic drugs and the risk of sudden cardiac death. N Engl J Med 360:225–235

Remschmidt H, Working Group (2005) Global consensus on ADHD/HKD. Eur Child Adolesc Psychiatry 14:127–137

Rosenheck R, Perlick D, Bingham S, Liu-Mares W, Collins J, Warren S, Leslie D, Allan E, Campbell EC, Caroff S, Corwin J, Davis L, Douyon R, Dunn L, Evans D, Frecska E, Grabowski J, Graeber D, Herz L, Kwon K, Lawson W, Mena F, Sheikh J, Smelson D, Smith-Gamble V (2003) Effectiveness and cost of olanzapine and haloperidol in the treatment of schizophrenia: a randomized controlled trial. JAMA 290(20):2693–2702

Rosenheck RA, Leslie DL, Sindelar J, Miller EA, Lin H, Stroup TS, McEvoy J, Davis SM, Keefe RS, Swartz M, Perkins DO, Hsiao JK, Lieberman J (2006) Cost-effectiveness of second-generation antipsychotics and perphenazine in a randomized trial of treatment for chronic schizophrenia. Am J Psychiatry 163(12):2080–2089

Rote Hand Brief (2011a). Rote Hand Brief Escitalopram: Zusammenhang von Escitalopram (Cipralex®) mit dosisabhängiger QT-Intervall-Verlängerung.

Rote Hand Brief (2011b). Rote Hand Brief zu Cipramil ® (Citalopram): Zusammenhang von CIPRAMIL® (Citalopramhydrobromid/Citalopramhydrochlorid) mit dosisabhängiger QT-Intervall-Verlängerung.

Rozin E, Vanaharam V, D'Mello D, Palazzolo S, Adams C. (2019) A retrospective study of the role of long-acting injectable antipsychotics in preventing rehospitalization in early psychosis with cannabis use. Addict Behav Rep. 2019 Oct 16;10:100221. https://doi.org/10.1016/j.abrep.2019.100221. PMID: 31828200; PMCID: PMC6888881

Rudorfer MV, Manji HK, Potter WZ (1994) Comparative tolerability profiles of the newer versus older antidepressants. Drug Saf 10(1):18–46

Rybakowski JK, Suwalska A, Hajek T (2018) Clinical perspectives of lithium's neuroprotective effect. Pharmacopsychiatry 51:194–199

Saucedo Uribe E, Carranza Navarro F, Guerrero Medrano AF, García Cervantes KI, Álvarez Villalobos NA, Acuña Rocha VD, Méndez Hernández M, Alanís JMM, Hinojosa Cavada CM, Zúñiga Hernández JA, Fernández Zambrano SM (2020) Preliminary efficacy and tolerability profiles of first versus second-generation long-acting injectable antipsychotics in schizophrenia: a systematic review and meta-analysis. J Psychiatr Res 129:222–233

Schäfer W, Princk C, Kollhorst B, Schink T (2019) Antidepressants and the risk of hemorrhagic stroke in the elderly: a nested case-control study. Drug Saf 42(9):1081–1089

Schneider BN, Enenbach M (2014) Managing the risks of ADHD treatments. Curr Psychiatry Rep 16(10):479

Schoretsanitis G, de Filippis R, Brady BM, Homan P, Suppes T, Kane JM (2022) Prevalence of impaired kidney function in patients with long-term lithium treatment: a systematic review and meta-analysis. Bipolar Disord 24(3):264–274

Schubert I, Lehmkuhl G (2017) Verlauf und Therapie von ADHS und der Stellenwert im Erwachsenenalter. Dtsch Arztebl 114:139–140

Seifert R (2021a) Arzneistoffe zur Behandlung der Depression und bipolaren Störung. Basiswissen Pharmakologie. Springer, Berlin Heidelberg, S 385–399

Seifert R (2021b) Arzneistoffe zur Behandlung der Schizophrenie. Basiswissen Pharmakologie. Springer, Berlin Heidelberg, S 401–413

Seifert R (2021c) Einführung und Pharmakodynamik. Basiswissen Pharmakologie. Springer, Berlin Heidelberg, S 3–46

Seifert R, Alexander S (2022) Perspective article: A proposal for rational drug class terminology. Br J Pharmacol 179(17):4311–4314

Seifert R, Schirmer B (2020) A simple mechanistic terminology of psychoactive drugs: a proposal. Naunyn Schmiedebergs Arch Pharmacol 393:1331–1339

Seifert J, Engel RR, Bernegger X, Führmann F, Bleich S, Stübner S, Sieberer M, Greil W, Toto S, Grohmann R (2021a) Time trends in pharmacological treatment of major depressive disorder: Results from the AMSP Pharmacovigilance Program from 2001–2017. J Affect Disord 281:547–556

Seifert J, Führmann F, Reinhard MA, Engel RR, Bernegger X, Bleich S, Stübner S, Rüther E, Toto S, Grohmann R, Sieberer M, Greil W (2021b) Sex differences in pharmacological treatment of major depressive disorder: results from the AMSP pharmacovigilance program from 2001 to 2017. J Neural Transm (Vienna) 128(6):827–843

Serretti A, Mandelli L (2010) Antidepressants and body weight: a comprehensive review and meta-analysis. J Clin Psychiatry 71:1259–1272

Shine B, McKnight RF, Leaver L, Geddes JR (2015) Long-term effects of lithium on renal, thyroid, and parathyroid function: a retrospective analysis of laboratory data. Lancet 386(9992):461–468

Siafis S, Tzachanis D, Samara M, Papazisis G (2018) Antipsychotic drugs: from receptor-binding profiles to metabolic side effects. Curr Neuropharmacol 16:1210–1223

Sicras-Mainar A, Maurino J, Ruiz-Beato E, Navarro-Artieda R (2014) Impact of negative symptoms on healthcare resource utilization and associated costs in adult outpatients with schizophrenia: a population-based study. BMC Psychiatry 14(1):225

Slee A, Nazareth I, Bondaronek P, Liu Y, Cheng Z, Freemantle N (2019) Pharmacological treatments for generalised anxiety disorder: a systematic review and network meta-analysis. Lancet 393:768–777

v. Soest EM, Dieleman JP, Kuipers EJ (2008) The effect of anticholinergic agents on gastro-oesophageal reflux and related disorders. Expert Opin Drug Saf 7(2):173–180

Song HR, Kwon YJ, Woo YS, Bahk WM (2015) Effects of mirtazapine on patients undergoing naturalistic diabetes treatment: a follow-up study extended from 6 to 12 months. J Clin Psychopharmacol 35:730–731

Soyka M, Lieb M (2015) Recent developments in pharmacotherapy of alcoholism. Pharmacopsychiatry 48:123–135

Spielmans G, Berman M, Linardatos E, Rosenlicht N, Perry A, Tsai A (2013) Adjunctive atypical antipsychotic treatment for major depressive disorder: a meta-analysis of depression, quality of life, and safety outcomes. PLoS Med 10(Suppl. 3):e1001403

Stahl SM, Grady MM, Moret C, Briley M (2005) SNRIs: the pharmacology, clinical efficacy, and tolerability in comparison with other classes of antidepressants. CNS Spectr 10(9):732–747

Stahl SM, Pradko JF, Haight BR, Modell JG, Rockett CB, Learned-Coughlin S (2004) A review of the neuropharmacology of bupropion, a dual norepinephrine and dopamine reuptake inhibitor. Prim Care Companion J Clin Psychiatry 6(4):159

Stogios N, Smith E, Bowden S, Tran V, Asgariroozbehani R, McIntyre WB, Remington G, Siskind D, Agarwal SM, Hahn MK (2022) Metabolic adverse effects of off-label use of second-generation antipsychotics in the adult population: a systematic review and meta-analysis. Neuropsychopharmacology 47(3):664–672

Storebø OJ, Ramstad E, Krogh HB, Nilausen TD, Skoog M, Holmskov M, Rosendal S, Groth C, Magnusson FL, Moreira-Maia CR, Gillies D, Buch Rasmussen K, Gauci D, Zwi M, Kirubakaran R, Forsbøl B, Simonsen E, Gluud C (2015) Methylphenidate for children and adolescents with attention deficit hyperactivity disorder (ADHD). Cochrane Database Syst Rev. https://doi.org/10.1002/14651858.CD009885.pub2

Störungen, D. G. f. b. and P. u. N. Deutsche Gesellschaft für Psychiatrie und Psychotherapie (2020). „S3-Leitline zur Diagnostik und Therapie Bipolarer Störungen."

Strawn JR, Geracioti L, Rajdev N, Clemenza K, Levine A (2018) Pharmacotherapy for generalized anxiety disorder in adult and pediatric patients: an evidence-based treatment review. Expert Opin Pharmacother 19:1057–1070

Stübner S, Grohmann R, Greil W, Zhang X, Müller-Oerlinghausen B, Bleich S, Rüther E, Möller HJ, Engel R, Falkai P, Toto S, Kasper S, Neyazi A (2018) Suicidal ideation and suicidal behavior as rare adverse events of antidepressant medication: current report from the AMSP multicenter drug safety surveillance project. Int J Neuropsychopharmacol 21(9):814–821

Taipale H, Solmi M, Lähteenvuo M, Tanskanen A, Correll CU, Tiihonen J (2021) Antipsychotic use and risk of breast cancer in women with schizophrenia: a nationwide nested case-control study in Finland. Lancet Psychiatry 8(10):883–891

Takeuchi H, Kantor N, Sanches M, Fervaha G, Agid O, Remington G (2017) One-year symptom trajectories in patients with stable schizophrenia maintained on antipsychotics versus placebo: meta-analysis. Br J Psychiatry 211(3):137–143

Takeuchi H, Siu C, Remington G, Fervaha G, Zipursky RB, Foussias G, Agid O (2019) Does relapse contribute to treatment resistance? Antipsychotic response in first- vs. second-episode schizophrenia. Neuropsychopharmacology 44(6):1036–1042

Terao T (2021) Neglected but not negligible aspects of antidepressants and their availability in bipolar depression. Brain Behav 11(8):e2308

Thakor V, Leach MJ, Gillham D, Esterman A (2011) The quality of information on websites selling St. John's wort. Complement Ther Med 19(3):155–160

Tiihonen J (2016) Real-world effectiveness of antipsychotics. Acta Psychiatr Scand 134(5):371–373

Tiihonen J, Mittendorfer-Rutz E, Torniainen M, Alexanderson K, Tanskanen A (2016) Mortality and cumulative exposure to antipsychotics, antidepressants, and benzodiazepines in patients with schizophrenia: an observational follow-up study. Am J Psychiatry 173(6):600–606

Tranulis C, Skalli L, Lalonde P, Nicole L, Stip E (2008) Benefits and risks of antipsychotic polypharmacy: an evidence-based review of the literature. Drug Saf 31:7–20

Turner EH, Matthews AM, Linardatos E, Tell RA, Rosenthal R (2008) Selective publication of antidepressant trials and its influence on apparent efficacy. N Engl J Med 358(3):252–260

Ungvari Z, Tarantini S, Yabluchanskiy A, Csiszar A (2019) Potential adverse cardiovascular effects of treatment with fluoxetine and other selective serotonin Reuptake inhibitors (SSRis) in patients with geriatric depression: implications for Atherogenesis and Cerebromicrovascular Dysregulation. Front Genet 10:898

Van Alphen AM, Bosch TM, Kupka RW, Hoekstra R (2021) Chronic kidney disease in lithium-treated patients, incidence and rate of decline. Int J Bipolar Disord 9(1):1

Vigo DV, Baldessarini RJ (2009) Anticonvulsants in the treatment of major depressive disorder: an overview. Harv Rev Psychiatry 17(4):231–241

Villas Boas GR, Boerngen de Lacerda R, Paes MM, Gubert P, d Almeida WLC, Rescia VC, de Carvalho PMG, de Carvalho AAV, Oesterreich SA (2019) Molecular aspects of depression: a review from neurobiology to treatment. Eur J Pharmacol 851:99–121

Vishal S, Beg MA, Dutta SB, Khatri S, Garg S, Singh NK, Kaur A (2017) Comparative evaluation of cost-effectiveness between typical antipsychotic haloperidol and atypical antipsychotics olanzapine, risperidone and aripiprazole in the treatment of stable schizophrenia. Int J Basic Clin Pharmacol 6(8):1965

Vitiello B, Correll C, van Zwieten-Boot B, Zuddas A, Parellada M, Arango C (2009) Antipsychotics in children and adolescents: increasing use, evidence for efficacy and safety concerns. Eur Neuropsychopharmacol 19:629–635

de Vries Schultink AH, Zwart W, Linn SC, Beijnen JH, Huitema AD (2015) Effects of pharmacogenetics on the pharmacokinetics and pharmacodynamics of tamoxifen. Clin Pharmacokinet 54(8):797–810

Wagner E, Siafis S, Fernando P, Falkai P, Honer WG, Röh A, Siskind D, Leucht S, Hasan A (2021) Efficacy and safety of clozapine in psychotic disorders – a systematic quantitative meta-review. Transl Psychiatry 11(1):487

Wagstaff AJ, Ormrod D, Spencer CM (2001) Tianeptine: a review of its use in depressive disorders. CNS Drugs 15:231–259

Wang C, Shi W, Huang C, Zhu J, Huang W, Chen G (2017) The efficacy, acceptability, and safety of five atypical antipsychotics in patients with first-episode drug-naïve schizophrenia: a randomized comparative trial. Ann Gen Psychiatry 16:47

Wei Y, Yan VK, Kang W, Wong IC, Castle DJ, Gao L, Chui CS, Man KK, Hayes JF, Chang WC (2022) Association of long-acting Injectable antipsychotics and oral antipsychotics with disease relapse, health care use, and adverse events among people with schizophrenia. JAMA Netw Open 5(7):e2224163

Wensel TM, Powe KW, Cates ME (2012) Pregabalin for the treatment of generalized anxiety disorder. Ann Pharmacother 46:424–429

Wenzel-Seifert K, Wittmann M, Haen E (2011) QTc prolongation by psychotropic drugs and the risk of Torsade de Pointes. Dtsch Arztebl Int 108(41):687–693

Westphal JF (2000) Macrolide-induced clinically relevant drug interactions with cytochrome P-450A (CYP) 3A4: an update focused on clarithromycin, azithromycin and dirithromycin. Br J Clin Pharmacol 50(4):285

Wolter DK (2009) Risiken von Antipsychotika im Alter, speziell bei Demenzen. Eine Übersicht. Z Gerontopsychol Psychiatr 22:17–56

Xu H, Zhuang X (2019) Atypical antipsychotics-induced metabolic syndrome and nonalcoholic fatty liver disease: a critical review. Neuropsychiatr Dis Treat 15:2087–2099

Yunusa I, Alsumali A, Garba AE, Regestein QR, Eguale T (2019) Assessment of reported comparative effectiveness and safety of atypical antipsychotics in the treatment of behavioral and psychological symptoms of dementia: a network meta-analysis. JAMA Netw Open 2:e190828

Zalsman G, Hawton K, Wasserman D, van Heeringen K, Arensman E, Sarchiapone M, Carli V, Höschl C, Barzilay R, Balazs J, Purebl G, Kahn JP, Sáiz PA, Lipsicas CB, Bobes J, Cozman D, Hegerl U, Zohar J (2016)

Suicide prevention strategies revisited: 10-year systematic review. Lancet Psychiatry 3:646–659

Zangani C, Giordano B, Stein HC, Bonora S, D'Agostino A, Ostinelli EG (2021) Efficacy of amisulpride for depressive symptoms in individuals with mental disorders: a systematic review and meta-analysis. Hum Psychopharmacol Clin Exp 36(6):e2801

de Zwaan M, Gruß B, Müller A, Graap H, Martin A, Glaesmer H, Hilbert A, Philipsen A (2012) The estimated prevalence and correlates of adult ADHD in a German community sample. Eur Arch Psychiatry Clin Neurosci 262(1):79–86

Zwanzger P (2016) Pharmakotherapie bei Angsterkrankungen. Fortschr Neurol Psychiatr 84:306–314

Multiple Sklerose

Roland Seifert und Friedemann Paul

Auf einen Blick

Spektrum Zur Behandlung der multiplen Sklerose werden krankheitsmodifizierende Immuntherapeutika und symptomatisch wirkende Arzneistoffe eingesetzt. Die Verordnung von Beta-Interferonen für die Behandlung der schubförmig-remittierenden multiplen Sklerose geht seit Jahren zu Gunsten anderer Arzneistoffe (insbesondere Dimethylfumarat, Glatirameracetat, Teriflunomid, Ocrelizumab und Natalizumab) zurück. Den stärksten Verordnungsschub verzeichnete Siponimod.

Als Muskelrelaxanzien (Antispastika) stehen Baclofen, Tizanidin und Botulinumtoxin bei der symptomatischen Behandlung der multiplen Sklerose im Vordergrund. Die Verordnungszahlen für das Cannabinoidpräparat Nabiximols sind deutlich angestiegen. Erstaunlicherweise wurden auch Muskelrelaxanzien mit unzureichender Beleglage (z. B. Chininsulfat, Methocarbamol, Pridinol) wie auch schon 2021 deutlich häufiger verordnet. Dies ist unter dem Aspekt der evidenzbasierten Medizin nicht nachvollziehbar und sehr kritikwürdig.

Kosten Der weitaus größte Teil der Kosten entfällt auf die Immuntherapeutika.

Die multiple Sklerose ist die häufigste neurologische Erkrankung im jungen Erwachsenenalter. Sie manifestiert sich in der Regel zwischen dem 20. und 40. Lebensjahr, zunehmend werden aber auch Erstdiagnosen in der Altersgruppe der 40- bis 65-Jährigen gestellt; Frauen sind 3 bis 4 mal so häufig betroffen wie Männer (Borisow et al. 2012). Die multiple Sklerose ist eine Autoimmunerkrankung und gekennzeichnet durch multiple Herde entzündlicher Demyelinisierung sowie in den meisten Fällen zunächst schubförmigen und später oft fortschreitenden Krankheitsverlauf und führt in vielen Fällen zu bleibenden neurologischen Schäden und Behinderung (Pitt et al. 2022). Zu Beginn des entzündlichen Prozesses steht die Aktivierung autoreaktiver Lymphozyten mutmaßlich gegen Myelin. Im späteren Verlauf führt der chronische Entzündungsprozess mit aktivierter Mikroglia zur Entmarkung der Myelinscheiden und zur Axonschädigung sowie neuronalem Untergang (Reich et al. 2018; Bezukladova et al. 2020). Fokale Inflammation und Neurodegeneration sind mit modernen bildgebenden Verfahren der Magnetresonanztomographie und optischen Kohärenztomographie darstellbar (Graves et al. 2021; Lie et al. 2022; Pengo et al. 2022; Preziosa et al. 2022).

Diagnostisch und therapeutisch werden verschiedene Verlaufsformen der multiplen Sklerose unterschieden (Krieger et al. 2016). Bei etwa 85 % der Patienten beginnt die Krankheit mit einem schubförmig-remittierenden Verlauf. Die Krankheitsschübe sind gekennzeichnet durch Empfindungsstörungen, Sehstörungen, Koordinationsprobleme oder Lähmungserscheinungen und klingen in der frühen Krankheitsphase in der Regel innerhalb von Wochen z. T. auch folgenlos ab, in einigen Fällen können aber auch Restsymptome bestehen bleiben. Die Frequenz und Schwere der Schübe ist individuell sehr unterschiedlich. Wird die Erkrankung nicht behandelt, kommt es innerhalb von durchschnittlich 10 Jahren bei etwa der Hälfte dieser Patienten zur sekundär progredienten Form der multiplen Skle-

23

rose. Ab diesem Stadium verschlechtert sich der Krankheitszustand nicht nur schubförmig, sondern auch schleichend und kontinuierlich. Von einer sekundär progredient verlaufenden multiplen Sklerose spricht man, wenn sich Beschwerden und Ausfallerscheinungen über mindestens 6 Monate kontinuierlich verschlechtern. Nur bei etwa 10–15 % der Patienten verläuft die Krankheit schon von Beginn an progredient. Während von der primär progredient verlaufenden Form Männer und Frauen in etwa gleich häufig betroffen sind, weisen Frauen im Vergleich zu Männern eine dreimal höhere Erkrankungsrate bei der schubförmig verlaufenden Erkrankungsform auf (Montalban et al. 2018). In Deutschland gibt es ca. 200.000 Patienten und Patientinnen mit multipler Sklerose mit steigender Tendenz.

Die Ursache der multiplen Sklerose ist nach wie vor unbekannt, kausal kurative Arzneistoffe stehen daher nicht zur Verfügung. Da es sich bei der multiplen Sklerose um eine Autoimmunkrankheit handelt, werden verschiedene Immuntherapeutika zur spezifischen Arzneimitteltherapie eingesetzt. In erster Linie sind dies Immunmodulatoren wie die Interferone, Dimethylfumarat, Glatirameracetat, Teriflunomid, Fingolimod, Siponimod, Cladribin, Ocrelizumab und Natalizumab.

Symptomatisch werden bei der multiplen Sklerose Muskelrelaxanzien zur Behandlung der spastischen Tonuserhöhung der Skelettmuskulatur eingesetzt. Im Vordergrund stehen hierbei Baclofen und Tizanidin. Durch eine einschleichende Dosierung wird versucht, die bestehende Spastik zu reduzieren, ohne dass die meist gleichzeitig bestehenden Lähmungserscheinungen zu stark hervortreten. Seit 2011 sind zur Therapie der Spastik bei multipler Sklerose auch Cannabinoide als Spray zur Anwendung in der Mundhöhle (*Sativex*) sowie Fampridin zur oralen Anwendung (*Fampyra*) zur Verbesserung der Gehfunktion zugelassen. Muskelrelaxanzien, die für andere Indikationen (Schlaganfall, Lumbago, Beinkrämpfe) zugelassen sind, werden gelegentlich bei Patienten mit multipler Sklerose off-label eingesetzt.

23.1 Immuntherapie bei multipler Sklerose

◘ Abb. 23.1 zeigt die sehr deutlichen Veränderungen in der Behandlung der multiplen Sklerose während der letzten 10 Jahre auf. Die früher übliche Einteilung der Arzneistoffe in Basistherapeutika zur Anwendung in frühen Krankheitsstadien sowie bei eher milden Verläufen und Esakalationstherapeutika zum Einsatz bei (hoch)aktiver multiple Sklerose bzw. bei Versagen der Basistherapeutika ist in den neuen Leitlinien der Deutschen Gesellschaft für Neurologie verlassen worden (Deutsche Gesellschaft für Neurologie 2021). Hiernach werden die Immuntherapeutika in 3 Kategorien eingeteilt: Wirksamkeitskategorie 1 (Beta-Interferon einschliesslich Peg-Interferon, Dimethylfumarat, Glatirameracetat/ Glatirameroide, Teriflunomid), Wirksamkeitskategorie 2 (Cladribin, Fingolimod, Ozanimod) sowie Wirksamkeitskategorie 3 (Alemtuzumab, CD20-Antikörper (Ocrelizumab und Rituximab (off label)), Natalizumab). Aktuelle Verordnungszahlen sind in ◘ Tab. 23.1 zusammengestellt.

In den letzten Jahren wurde eine Reihe neuer Immuntherapeutika zur Behandlung der multiplen Sklerose in den deutschen Arzneimittelmarkt eingeführt. Trotz zahlreicher publizierter Studien stehen bedauerlicherweise nur wenige direkte Vergleichsstudien mit ausreichender methodischer Qualität zur Verfügung (Gehr et al. 2019). In Ermangelung entsprechender Daten werden Nutzenvergleiche der Immuntherapeutika indirekt über methodisch problematische Netzwerkmetaanalysen berechnet, offene Fragen mit Post-hoc- oder retrospektiven Subgruppen-Analysen sowie Registerstudien bearbeitet. Sichere Aussagen zur relativen Wirksamkeit und Verträglichkeit dieser Mittel im zugelassenen Indikationsgebiet sind damit kaum möglich (Fogarty et al. 2016; Huisman et al. 2017).

Als seltene, aber schwerwiegende und gegebenenfalls auch tödlich verlaufende Komplikation beim Einsatz von Immuntherapeutika ist das Risiko einer progressiven multifoka-

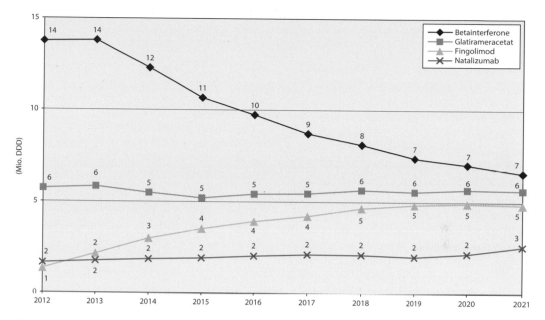

◻ Abb. 23.1 Verordnungen von Arzneistoffen zur Behandlung der multiplen Sklerose 2012–2021. Gesamtverordnungen nach definierten Tagesdosen

len Leukenzephalopathie (PML) zu beachten. Diese Infektion wurde bislang überwiegend in Zusammenhang mit Natalizumab beobachtet, selten auch unter Fingolimod und Dimethylfumarat. Um das PML-Risiko zu reduzieren, müssen therapiebegleitend konsequente regelmäßige Kontrolluntersuchungen durchgeführt werden, sobald die Behandlung mit einem der genannten Arzneistoffe beginnt. 2021 wurden 38,1 Mio. DDD an Immuntherapeutika verordnet, die rechnerisch für eine Dauerbehandlung von 104.400 Patienten ausreichen. Dies ist ein Anstieg der Patientenzahl um 7 % im Vergleich zu 2020 und Ausdruck einer verbesserten Patientenversorgung. Dennoch erhalten nur weniger als die Hälfte aller Patienten mit multipler Sklerose eine Dauertherapie mit Immuntherapeutika. Parallel zu den um 7 % gestiegenen Verordnungszahlen nahmen die Gesamtkosten für Immuntherapeutika im Vergleich zum Vorjahr um 7 % zu (◻ Tab. 23.1). Dies bedeutet, dass die Therapiekosten pro Patient stabil geblieben sind. Da die DDD-Kosten für die Immuntherapie der multiplen Sklerose hoch sind, entstehen für dieses Indikationsgebiet Kosten

von fast 2 Mrd. €. Positiv hervorzuheben ist jedoch, dass es bei frühem Einsatz der Immuntherapie einen Überlebensvorteil zu geben scheint (Ng et al. 2022).

23.1.1 Beta-Interferone

Seit Anfang der 1990er Jahre stellen Beta-Interferone die Basistherapie der schubförmig verlaufenden multiplen Sklerose dar und werden – neben Glatirameracetat – bei der frühen Nutzenbewertung als zweckmäßige Vergleichstherapeutika betrachtet. Interferone sind für die Behandlung bei Patienten mit schubförmig verlaufender multipler Sklerose zugelassen, die mindestens zwei Krankheitsschübe während der letzten zwei bis drei Jahre hatten. Außerdem können die Arzneistoffe eingesetzt werden bei Patienten mit einem ersten demyelinisierenden Ereignis (klinisch isoliertes Syndrom – KIS), wenn ein hohes Risiko für die Entwicklung einer klinisch sicheren multiplen Sklerose besteht. Möglicherweise sind die Mittel auch dann indiziert, wenn bei se-

◘ Tab. 23.1 Verordnungen zur Behandlung der multiplen Sklerose 2021. Angegeben sind die 2021 verordneten Tagesdosen, die Änderungen gegenüber 2020 und die mittleren Kosten je DDD 2021

Präparat	Bestandteile	DDD	Änderung	DDD-Nettokosten
		Mio.	%	Euro
Interferone				
Avonex	Interferon beta-1a	2,4	(−6,7)	55,75
Rebif	Interferon beta-1a	2,0	(−6,5)	70,94
Betaferon	Interferon beta-1b	1,6	(−5,4)	48,10
Plegridy	Peginterferon beta-1a	1,5	(+2,7)	62,13
		7,5	**(−4,7)**	**59,35**
Immunmodulatoren				
Tecfidera	Dimethylfumarat	7,8	(+7,2)	30,94
Copaxone	Glatirameracetat	5,3	(+0,9)	43,93
Aubagio	Teriflunomid	4,8	(+9,5)	35,96
Ocrevus	Ocrelizumab	3,8	(+39,3)	67,43
Tysabri	Natalizumab	2,5	(+16,7)	75,10
Mavenclad	Cladribin	0,94	(+19,3)	63,95
Mayzent	Siponimod	0,69	(+209,8)	52,93
		25,9	**(+13,4)**	**46,04**
Sphingosin-1P-Agonist				
Gilenya	Fingolimod	4,7	(−3,6)	60,69
Summe		**38,1**	**(+7,1)**	**50,47**

kundär progredienter multipler Sklerose noch Krankheitsschübe auftreten (La Mantia et al. 2012). Für Patienten mit primär progredientem Verlauf fehlen Belege für eine therapeutische Wirksamkeit (Rojas et al. 2010). Wie in den Vorjahren sank auch 2021 das Verordnungsvolumen der Beta-Interferone weiter ab (◘ Tab. 23.1).

Aussagen zum Wirkvergleich der verschiedenen Interferone sind wegen methodischer Schwächen der vorhandenen Vergleichsstudien oder fehlender Studiendaten mit Unsicherheiten verbunden. Aufgrund der Zulassung mehrerer neuer und wahrscheinlich effektiverer Arzneistoffe sind solche (kleinen) Un-

terschiede auch in den Hintergrund gerückt. Typische unerwünschte Wirkungen von Interferonen sind insbesondere zu Beginn der Behandlung grippeähnliche Beschwerden, Kopfschmerzen und Muskelschmerzen. Mit Dauer und Dosis steigt das Risiko für die Bildung von neutralisierenden Antikörpern mit negativem Einfluss auf die Wirksamkeit der rekombinanten Interferone.

Seit 2014 steht für die Therapie der schubförmig remittierenden multiplen Sklerose mit Peginterferon beta-1a (*Plegridy*) ein langwirkendes pegyliertes Beta-Interferon zur Verfügung, das aufgrund der Polyethylenglykol-Konjugation im Gegensatz zu nicht-pegylierten Beta-Interferonen nur einmal alle 2 Wochen subkutan verabreicht wird. Nach einer Netzwerkanalyse mit indirekten Vergleichen zeigte Peginterferon beta-1a eine vergleichbare Wirksamkeit auf die jährliche Schubrate der multiplen Sklerose und ein potenziell günstigeres Sicherheitsprofil als nicht-pegylierte Interferone (Tolley et al. 2015). Wegen dieser Eigenschaften hat die Verordnung von *Plegridy* als einzigem Interferon wie im Vorjahr leicht zugenommen.

Die aktuelle europäische Leitlinie (Montalban et al. 2018) empfiehlt eine Frühtherapie der multiplen Sklerose mit Interferonen als Basisbehandlung bereits bei Diagnosestellung eines ersten Krankheitsschubes mit hohem Risiko für eine definitive Diagnose (KIS), um die Krankheitsprognose positiv zu beeinflussen. Nach einer aktuellen Übersichtsarbeit könnte – allerdings auf Basis schwacher oder sehr schwacher Evidenz – der frühe Einsatz von Interferon beta-1a, Interferon beta-1b und Glatirameracetat auch die Konversion in eine definitive multiple Sklerose verzögern (Brown et al. 2019).

23.1.2 Glatirameracetat

Glatirameracetat ist ein synthetisches Polypeptidgemisch, dessen Bestandteile Ähnlichkeiten mit den Strukturen der Myelinscheiden von Nervenfasern haben. Sein Wirkmechanismus ist ungeklärt. Man nimmt an, dass durch das Polypeptidgemisch die Lymphozyten-vermittelten Entzündungsreaktionen in den neuronalen Strukturen von Patienten mit multipler Sklerose vermindert werden. Glatirameracetat wird in einer Dosierung von 20 mg einmal täglich subkutan verabreicht. Seit Januar 2015 liegt eine Zubereitung mit 40 mg Glatirameracetat vor, die ein Verabreichungsintervall von 48 h erlaubt. Es gibt inzwischen auch eine generische, chemisch jedoch nicht vollkommen identische Zubereitung von Glatirameracetat (sog. Glatirameroide). Eine Dosiswirkungsbeziehung besteht Studien zu Folge nicht (Deutsche Gesellschaft für Neurologie 2021).

Der Arzneistoff verringert die Schubrate bei schubförmig verlaufender multipler Sklerose in vergleichbarem Umfang wie die Interferone. Auch im Hinblick auf die Krankheitsprogression ergibt sich nach einem Behandlungsjahr kein relevanter Unterschied. Allerdings scheinen nach MRT-Bildgebung zentralnervöse Nervenschädigungen im Zeitverlauf unter Beta-Interferonen geringfügig geringer ausgeprägt zu sein (La Mantia et al. 2010, 2016a).

23.1.3 Dimethylfumarat

Mit Dimethylfumarat (*Tecfidera*) wurde 2014 ein in der Dermatologie bekannter Arzneistoff erstmals zur Behandlung von erwachsenen Patienten mit schubförmig-remittierender multipler Sklerose zugelassen und war 2018 bereits das führende Präparat der Immunmodulatoren. Zusammen mit anderen Fumarsäureestern wird Dimethylfumarat in Deutschland seit vielen Jahren in der Psoriasisbehandlung angewendet (siehe Hauterkrankungen, ▶ Kap. 35). Die Psoriasis ist wie die multiple Sklerose eine Autoimmunerkrankung unbekannter Ätiologie. Aus der Wirksamkeit von Dimethylfumarat bei beiden Erkrankungen kann man demnach schließen, dass es gewisse Überlappungen in den pathophysiologischen Mechanismen von Psoriasis und multipler Sklerose geben könnte.

Dimethylfumarat wird oral verabreicht. Der zugrundeliegende Wirkmechanismus bei der multiplen Sklerose ist nicht vollständig geklärt. Dimethylfumarat und sein Hauptmetabolit reduzierten in präklinischen Modellen die Immunzellaktivierung und die nachfolgende Freisetzung von entzündungsfördernden Zytokinen als Reaktion auf Entzündungsstimuli. Es wird angenommen, dass Dimethylfumarat über die Blockade (Antagonisierung) eines spezifischen G-Protein-gekoppelten Rezeptors (HCA2-Rezeptor) die Einwanderung von Leukozyten in die Nervenbahnen verhindert und damit die entzündlichen Reaktionen im Rahmen einer multiplen Sklerose unterbindet (Chen et al. 2014). Nach ganz aktuellen

23

Daten scheint Dimethlyfumarat die entzündliche Aktivität in MS-Läsionen günstig zu beeinflussen (Zinger et al. 2022).

Nach einem Cochrane-Review gibt es Hinweise aus zwei placebokontrollierten Studien mit insgesamt 2.667 Patienten, dass Dimethylfumarat die annualisierte Schubrate über zwei Behandlungsjahre um etwa 40 % senkt, während eine verzögerte Progression der Behinderung nur unzureichend belegt ist (Xu et al. 2015). Häufigste unerwünschte Wirkungen sind anfallsartige Hautrötungen (Flush) und gastrointestinale Störungen (Durchfall, Übelkeit, Oberbauchbeschwerden) sowie ein erhöhtes Risiko für Lympho- und Leukopenien, die zum Therapieabbruch führen können (Übersicht bei Tintore et al. 2019). In seltenen Fällen ist eine PML aufgrund einer potenziell tödlichen opportunistischen Virusinfektion mit hochgradiger Lymphopenie aufgetreten. Aus diesem Grunde muss die Lymphozytenkonzentration im Blut alle 3 bis 6 Monate kontrolliert werden und die Behandlung bei einer länger anhaltenden Lymphopenie (< 500 Zellen/µl für mehr als 6 Monate) unterbrochen werden (Übersicht bei Tintore et al. 2019).

23.1.4   Teriflunomid

Teriflunomid (*Aubagio*) ist der Hauptmetabolit von Leflunomid das als Immunsuppressivum seit 1999 bei rheumatoider Arthritis eingesetzt wird. Auch dieser Arzneistoff wird oral verabreicht und besitzt eine Zulassung als Basistherapeutikum. Man nimmt an, dass der Arzneistoff über die Hemmung der Dihydroorotatdehydrogenase die De-novo-Pyrimidinsynthese stört und damit die Proliferation autoreaktiver B- und T-Lymphozyten blockiert; in Folge wird die Aktivität des Immunsystems reduziert. Nach ganz neuen Experimenten fördert Teriflunomid möglicherweise auch die Remyelinisierung (Martin et al. 2021). Bei schubförmig-remittierender multipler Sklerose senkt Teriflunomid im Vergleich zu Placebo die jährliche Schubrate, in hoher Dosierung von 14 mg scheint der Arzneistoff auch

über einen Behandlungszeitraum von 2 Jahren die Krankheitsprogression aufzuhalten. Dieser Befund bedarf aber einer Bestätigung in qualitativ hochwertigen Studien (He et al. 2016). Die langjährige Nachbeobachtung eines Studienkollektivs zeigt, dass die schubvermindernde Wirkung von Teriflunomid gegenüber Placebo auch neun Jahre nach Behandlungsbeginn bestehen bleibt (O'Connor et al. 2016). Im direkten Vergleich zu Interferon beta-1a wurde über einen Zeitraum von mindestens 48 Behandlungswochen für Teriflunomid keine signifikante Überlegenheit im zusammengesetzten primären Endpunkt aus der Anzahl von Patienten mit einem ersten Krankheitsschub und dem Abbruch der Behandlung gleich welcher Ursache festgestellt (Vermersch et al. 2014). Aufgrund methodischer Unzulänglichkeiten lässt sich aus diesem Studienergebnis aber keine vergleichbare Wirksamkeit von Interferon beta-1a und Teriflunomid ableiten. Direkte Vergleichsstudien zu Interferon beta-1b fehlen. Eine Untersuchung mit niedrigem Evidenzgrad legt nahe, dass sich auch mit Teriflunomid bei Patienten mit einem ersten demyelinisierendem Ereignis die Zeit bis zur definitiven Diagnose einer multiplen Sklerose verlängert (Miller et al. 2014; Montalban et al. 2018). Erneut wird das im Vergleich zu anderen Immunmodulatoren preisgünstige Teriflunomid auch 2021 gegenüber dem Vorjahr deutlich häufiger verordnet (◘ Tab. 23.1). Als unerwünschte Wirkungen werden unter Teriflunomid Haarausfall, Empfindungsstörungen, Blutbildveränderungen, Leberfunktionsstörungen und Hautreaktionen häufig berichtet. Wegen der Gefahr der Lebertoxizität darf das Mittel nicht an Patienten mit Leberfunktionsstörungen verabreicht werden.

23.1.5   Natalizumab

Natalizumab ist ein Reservearzneistoff, da ein erhöhtes Risiko für die Entwicklung der potenziell tödlich verlaufenden PML besteht (Arzneimittelkommission der deutschen Ärzteschaft 2009; Berger 2017; Bernard-Valnet et al. 2021; Fissolo et al. 2021). Seine enge Zulassung wurde ausgesprochen für den Einsatz bei hochaktiver schubförmig-remittierender multipler Sklerose nach unzureichender Therapieantwort auf eine mindestens 12 Monate andauernde Behandlung mit Interferonen oder Glatirameracetat; als Erstlinientherapie darf Natalizumab bei rasch fortschreitender schubförmig-remittierender multiplen Sklerose gegeben werden. Der humanisierte monoklonale Antikörper gegen das T-Zelladhäsionsmolekül α4-Integrin blockiert Oberflächenrezeptoren von autoreaktiven Lymphozyten, die für die Auswanderung aus Blutgefäßen in Entzündungsregionen im zentralen Nervensystem von Bedeutung sind. Dadurch wird das Risiko der Entstehung neuer Entzündungsherde im Gehirn und im Rückenmark verhindert. Nach den vorliegenden Studiendaten über einen Behandlungszeitraum von 24 Monaten reduziert Natalizumab die Schubrate und das Fortschreiten von Behinderungen (Pucci et al. 2011; Montalban et al. 2018). Allerdings wurden diese Daten an einem nicht über 12 Monate mit sogenannten Basistherapeutika vorbehandelten Kollektiv ermittelt, die Übertragbarkeit der Ergebnisse auf das zugelassene Indikationsgebiet ist daher fragwürdig. Indirekte Vergleiche geben Hinweise darauf, dass Natalizumab die jährliche Schubrate deutlicher vermindert als Beta-Interferone und Glatirameracetat (Tramacere et al. 2015). Im indirekten Vergleich zu Fingolimod ergeben sich keine relevanten Unterschiede in Bezug auf die Remissionsfreiheit und die Krankheitsprogression, wenn über 2 Jahre behandelt wird (Tsivgoulis et al. 2016). Da Head-to-Head-Studien leider noch immer fehlen, können derzeit aber keine zuverlässigen Aussagen zur relativen Wirksamkeit von Natalizumab im Vergleich zu anderen Arzneistoffen zur Behandlung der multiplen Sklerose getroffen werden. Das unter Natalizumab erhöhte Risiko für eine durch das JC-Virus bedingte PML steigt mit der Behandlungsdauer, bei immunsupprimierender Vortherapie sowie positivem JC-Virus-Antikörper-Status und wird in der Fachinformation mit einer Häufigkeit von 1–10 von 1.000 angegeben. Durch eine Begrenzung der Behandlungszeit auf 2 Jahre und die Berücksichtigung des JC-Antikörperstatus des Patienten wird versucht, das Risiko der PML zu reduzieren (Bloomgren et al. 2012; Chan und Gold 2014). Einige Studien geben aber Hinweise darauf, dass die Inzidenz der PML bei Natalizumab-behandelten Patienten auch durch eine entsprechende Risikostratifizierung nicht sicher gesenkt werden kann (Cutter und Stüve 2014). Der für die Risikobewertung zuständige Ausschuss der europäischen Zulassungsbehörde (PRAC) hat daher weitere Maßnahmen zur Risikominderung eines Natalizumab-Einsatzes beschlossen. Hierzu zählen unter anderem die Durchführung einer aktuellen MRT-Untersuchung und eines JC-Virus-Antikörpertestes vor Behandlungsbeginn. Für Patienten mit einem höheren PML-Risiko werden regelmäßige, etwa alle 3 bis 6 Monate stattfindende MRT-Untersuchungen zur möglichst frühzeitigen PML-Diagnose und Verbesserung der Überlebensraten der Betroffenen empfohlen (European Medicines Agency 2016). In einer aktuellen Übersichtsarbeit werden therapeutische Strategien für Patienten mit hohem PML-Risiko aufgezeigt, insbesondere intensives Monitoring, größeres Dosierungsintervall oder Wechsel zu einer alternativen Therapie (Sellner und Rommer 2019). Mehrere jüngere Studien zu extendierten Dosierungsintervallen (ca. alle 6 Wochen statt alle 4 Wochen) deuten darauf hin, dass längere Zeitabstände ohne Wirkungsverlust auf Klinik und MRT möglich sind (Foley et al. 2022; Chisari et al. 2020; Zhovtis Ryerson et al. 2022). Allerdings sind längere Nachbeobachtungen erforderlich, um einen klaren Effekt der selteneren Gabe auf das PML-Risiko abschätzen zu können.

23.1.6 Fingolimod und Siponimod

Fingolimod wurde mit ähnlicher Indikation wie Natalizumab zur Eskalationstherapie bei Erwachsenen mit schubförmig verlaufender

multipler Sklerose zugelassen. Der Arzneistoff ist ein Strukturanalogon von Sphingosin-
1-Phosphat und bindet dauerhaft an dessen
Rezeptor, der zur Klasse der G-Protein-gekoppelten Rezeptoren gehört. Die Bindung
von Sphingosin-1-Phosphat an seinen Rezeptor vermittelt mit dem Austritt von autoreaktiven Lymphozyten aus den Lymphknoten
den ersten Schritt der Krankheitsausbildung.
Durch die langandauernde Rezeptorbindung
des aktiven Fingolimodmetaboliten kommt es
in den Zellen des lymphatischen Gewebes
zur Desensitisierung und Internalisierung des
Rezeptors mit anschließendem intrazellulärem
Rezeptorabbau. Damit entfällt das Austrittssi-
gnal der Lymphozyten aus den Lymphknoten.
Im Gegensatz zu den anderen Arzneistoffen
für die Eskalationstherapie der multiplen Sklerose ist Fingolimod oral verfügbar. Fingolimod reduziert im Vergleich zu einer Placebobehandlung während eines Behandlungszeit-
raums von 2 Jahren die Schubrate bei schweren Verläufen und erhöht auch den Anteil von
Patienten ohne Fortschreiten der Behinderung
(Kappos et al. 2010). Gegenüber intramuskulä-
rem Interferon beta-1a ergaben sich sowohl bei
der Schubrate wie auch bei der Anzahl von Patienten ohne Schub in 12 Behandlungsmona-
ten Vorteile (Cohen et al. 2010). Unterschiede
beim Fortschreiten von Behinderungen waren
allerdings nicht zu erkennen.

Die Langzeitverträglichkeit des Immun-
suppressivums ist noch nicht hinreichend untersucht (La Mantia et al. 2016b), Einzelfall-
meldungen zu plötzlichen Todesfällen nach
Fingolimodeinnahme sind bekannt (Novartis
Pharma 2013). Unter der Behandlung wurden
unerwünschte kardiale Wirkungen wie AV-
Überleitungsstörungen und Bradykardie beobachtet. Aus diesem Grund wurde nachträglich
ein Warnhinweis in die Fachinformation ein-
gefügt, Fingolimod möglichst nicht an Patienten mit kardiovaskulären Risiken wie solche mit Synkopen, QT-Verlängerung, ischämischer Herzkrankheit, oder Herzinsuffizienz
zu verabreichen. Der Hersteller veröffentlichte
einen Rote-Hand-Brief zu unerwünschten Wirkungen von Fingolimod auf das Immunsystem

wie Basalzellkarzinome, opportunistische Infektionen, PML sowie zu Maßnahmen, die
bestehenden Risiken zu vermindern (Novartis Pharma 2016). Fingolimod wirkt teratogen.
Bei gebärfähigen Frauen ist daher eine sichere Kontrazeption obligat. Es besteht das Risiko
eines Rebounds beim plötzlichen Absetzen.
Zudem wurde erst kürzlich auf das Risiko
einer Kryptokokkenmeningitis unter Behandlung mit Fingolimod hingewiesen (Del Poeta
et al. 2022).

Die frühe Nutzenbewertung von Fingolimod durch den Gemeinsamen Bundesausschuss ergab 2012 gegenüber der zweckmäßigen Vergleichstherapie nur in der Subgruppe
der Patienten mit rasch fortschreitender schwerer schubförmig-remittierender multipler Sklerose einen geringen Zusatznutzen (Bundesministerium für Gesundheit 2012a), der nach Ablauf der Befristung bestätigt wurde (Bundesministerium für Gesundheit 2015). Gegenüber
Beta-Interferonen sinkt die jährliche Schubrate, und grippeähnliche Symptome treten unter
Fingolimod deutlich seltener auf. Dafür deuten die Studiendaten aber auch darauf hin, dass
es unter Fingolimod etwas häufiger zu schweren unerwünschten Wirkungen kommen kann.
Im Hinblick auf andere krankheitsbedingte Ereignisse, Behinderungsprogression, Aktivitäten des täglichen Lebens, die Lebenserwartung
oder die Lebensqualität ergaben sich hingegen keine Unterschiede zwischen den Behand-
lungsregimes oder es lagen keine verwertbaren
Daten für die Beurteilung vor. Für das 2015 zugelassene Anwendungsgebiet bei hochaktiver
schubförmig-remittierend verlaufender multipler Sklerose trotz Behandlung mit mindestens einer krankheitsmodifizierenden Therapie
ist ein Zusatznutzen gegenüber der zweckmäßigen Vergleichstherapie nicht belegt (Gemeinsamer Bundesausschuss 2016). Auch bei
Patienten mit primär progredient verlaufender multipler Sklerose hatte eine mindestens
dreijährige Fingolimodbehandlung keinen positiven Effekt auf die Krankheitsprogression
(Lublin et al. 2016).

Insgesamt fehlen für Fingolimod valide direkte Vergleichsstudien, insbesondere solche

zu relevanten Subgruppen. Auf Basis Bias-anfälliger indirekter Vergleiche ist für Fingolimod bislang nur eine numerisch, statistisch aber nicht abgesichert günstigere jährliche Schubrate gegenüber Dimethylfumarat bei Patienten mit hochaktiver multipler Sklerose erkennbar. Gegenüber Natalizumab gibt es dagegen Hinweise auf eine gering ausgeprägte schubreduzierende Wirksamkeit bei Patienten mit rasch fortschreitender schwerer Erkrankung (Huisman et al. 2017).

Erstmalig vertreten ist Siponimod, das einen ähnlichen Wirkmechanismus wie Fingolimod besitzt (erkennbar durch die INN-Endung _imod). Siponimod besitzt anti-inflammatorische, neuroprotektive und möglicherweise auch regenerative Effekte (Behrangi et al. 2019; Brand et al. 2021; Dietrich et al. 2022). In der doppelbinden, Placebo-kontrollierten EXPAND-Studie zeigte Siponimod positive Wirkungen Patienten mit sekundär progredienter multipler Sklerose (Kappos et al. 2018). Insgesamt unterscheiden sich die unerwünschten Wirkungen und die Wirksamkeit von Fingolimod und Siponimod nicht wesentlich voneinander (Kappos et al. 2018; Scott 2020), wobei wieder das Manko fehlender direkter Vergleichsstudien besteht. Die DDD-Kosten für Siponimod sind im Vergleich zu 2021 um fast 40 % gesunken und liegen inzwischen fast 15 % unter den DDD-Kosten für Fingolimod. Dies ist ein möglicher Grund dafür, dass die Verordungsvolumina für Siponimod dreifach gestiegen sind, während die Verordnungsvolumina für Fingolimod abgenommen haben. Ein weiterer Grund ist sicherlich, dass sich die Label von Fingolimod und Siponimod unterscheiden und mit letzterem nun erstmals eine Immuntherapie für Patienten mit sekundär-progredienter multipler Sklerose mit Krankheitsaktivität zur Verfügung steht. Dies ist ein aktuelles Beispiel dafür, wie Konkurrenz von in etwa gleichwertigen Arzneimitteln zu einer deutlichen Kostenreduktion führen kann. Man erkennt an diesem Beispiel auch ein erhöhtes pharmakoökonomisches Bewusstsein der Verschreiber (Fachärzte für Neurologie).

23.1.7 Ocrelizumab

Ocrelizumab ist ein monoklonaler Antikörper gegen CD20 und bewirkt eine Depletion von CD20-positiven B Zellen. Die Zulassung für die Therapie der MS erfolgte 2018 für die Behandlung der aktiven schubförmigen MS (RMS) sowie der frühen (je nach Behinderungsgrad 10 bzw. 15 Jahre Erkrankungsdauer) aktiven primär progredienten MS (PPMS). Damit ist Ocrelizumab das erste Immuntherapeutikum mit Zulassung für die PPMS. Dabei ist die klinische Aktivität durch klinische Schübe sowie Behinderungsprogression charakterisiert und die MRT-Aktivität durch Zunahme von T2-hyperintensen Läsionen oder Kontrastmittel-aufnehmenden Läsionen definiert. Die Gabe erfolgt i. v. mit je 300 mg im Abstand von 2 Wochen und dann Einmalgabe von 600 mg alle 6 Monate. Neben Infusionsreaktionen ist der Abfall der Immunglobuline im Langzeitverlauf (IgM > IgG) derzeit noch unklar; nach den Erfahrungen mit dem älteren anti-CD20 Antikörper Rituximab ist hier aber sicherlich erhöhte Wachsamkeit geboten (Perriguey et al. 2021). In den Zulassungsstudien zur schubförmigen MS war Ocrelizumab Interferon beta-1a in Bezug auf Schubrate und Behinderungsprogression ebenso wie in den MRT-Parametern überlegen (Hauser et al. 2017), so dass Ocrelizumab überwiegend als Eskalationstherapeutikum bzw. bei hochaktiver MS eingesetzt wird (Rowles et al. 2022). Die Zulassungsstudie für die PPMS wurde die Behinderungsprogression im Vergleich zu Placebo leicht verzögert (Montalban et al. 2017). 2020 kam es zu einem nochmaligen starken Anstieg des Einsatzes, was einerseits mit der neuen Zulassung und der zunehmenden Erfahrung der Neurologen zusammenhängt, aber auch mit positiven Erfahrungen mit anderen anti-CD20 Antikörpern wie Rituximab, vor allem aus Schweden, wo dieser Arzneistoff sehr breit trotz formaler „off-label" Situation mit gutem klinischen Erfolg eingesetzt wird (Granqvist et al. 2018). Auch wird Ocrelizumab als Alternative zu Natalizumab bei Patienten mit hohem PML-Risiko angesehen.

Schließlich ist es bislang auch der einzige Arzneistoff, welcher für die PPMS zugelassen ist. Allerdings zeigen auch hier Subgruppenanalysen der Zulassungsstudien, dass nur ein kleiner Teil der PPMS-Patienten (mit Kontrastmittel-aufnehmenden Läsionen im MRT, Alter unter 45–50 Jahren) von dieser Therapie profitiert. Ein weiterer Grund für die zunehmende Verordnung von Ocrelizumab könnten zahlreiche publizierte Arbeiten zur Rolle der B-Zellen in der MS-Pathogenese sein, die teilweise auch auf Kongressen und Fortbildungsveranstaltungen vorgestellt wurden (Roodselaar et al. 2021; Cencioni et al. 2021).

23.1.8 Cladribin

Cladribin wurde 2017 für die hochaktive schubförmige MS zugelassen. Cladribin ist ein Nukleosid-Analogon des Desoxyadenosins, welches intrazellulär zu 2-Chlordesoxyadenosin-5′-triphosphat (Cd-ATP) phosphoryliert wird. Eine hohe Expression der entsprechenden Kinasen in Lymphozyten führt zu einer Anreicherung von Cd-ATP in diesen Zellen, die dann apoptotisch werden. Der biologische Effekt ist lange andauernd, so dass die Einnahme von Cladribin in Tablettenform im ersten Jahr nur 2×5 Tage im Abstand von einem Monat beträgt. Der Effekt auf die entzündliche Aktivität im MRT scheint sehr früh einzusetzen (de Stefano et al. 2022). Die Dosierung ist körpergewichtsadaptiert. Im 2. Behandlungsjahr erfolgt dann eine identische Behandlung. Eine weitere Behandlung ist zunächst für weitere 2 Jahre nicht vorgesehen. Erste Erfahrungen aus der Praxis zeigen, dass ca. ein Drittel der Patienten in diesem Zeitraum nicht stabil ist und auf eine andere Therapie umgestellt wird (Signori et al. 2020). Die wichtigste unerwünschte Wirkung ist die Lymphopenie, die den Wirkmechanismus darstellt. Die Verordnungen von Cladribin haben 2021 deutlich zugenommen. Obwohl klare Evidenz noch fehlt, könnte die Vorstellung, dass Cladribin möglicherweise mit einem geringeren Risiko für eine COVID-19 Erkrankung und für ei-

nen schwereren Verlauf assoziiert ist als andere Therapeutika der Wirksamkeitskategorien 2 und 3 wie etwa anti-CD20 basierte Präparate, zum Anstieg der Verordnungszahlen beigetragen haben. Ganz aktuelle Publikationen aus 2022 scheinen diese Annahme teilweise zu untermauern (Albanese et al. 2022; Iaffaldano et al. 2022; Simpson-Yap et al. 2022).

23.1.9 Neuentwicklungen

Seit 2020 wurden mehrere neue Immuntherapeutika zur Behandlung von MS zugelassen. Mit Ozanimod (zugelassen seit 2020 zur Behandlung der aktiven schubförmig-remittierenden MS) und Ponesimod (zugelassen seit 2021 zur Behandlung der schubförmigen MS mit aktiver Erkrankung) sind 2 weitere S1-P-Rezeptormodulatoren auf den Markt gekommen, die gegenüber Fingolimod und Siponimod sowie auch im direkten Vergleich eine etwas unterschiedliche Affinität zu den diversen S1-P-Rezeptorsubtypen aufweisen, was sich in etwas unterschiedlichen Nebenwirkungsprofilen, etwa auf die Herzfrequenz und den Blutdruck, bemerkbar macht. Während Ozanimod in Zulassungsstudien gegen intramuskuläre Interferon beta-1a geprüft wurde, war der Komparator bei Ponesimod das ebenfalls oral gegebene Terifluomid (Rasche und Paul 2018; Kappos et al. 2021). In der Zulassungsstudie für Ponesimod wurde erstmals ein neuartiger Fatigue-Fragebogen (FSIQ-RMS) eingesetzt, der u. a. die Auswirkungen der Fatigue auf den Alltag abfragt. Bezüglich dieses geplanten sekundären Endpunktes konnte die Studie eine Überlegenheit von Ponesimod gegenüber Teriflunomid zeigen.

Mit Ofatumumab steht nach einer positiven Zulassungsstudie mit Teriflunomid als Komparator seit 2021 ein weiterer monoklonaler Antikörper gegen CD20 zur Behandlung der schubförmigen MS mit aktiver Erkrankung zur Verfügung, der einmal monatlich als Selbstinjektion s. c. gegeben wird (von Essen et al. 2022; Hauser et al. 2020). Ob die einmal monatliche Gabe durch den Patienten oder Angehörige gegenüber der halbjährlichen i. v. Gabe von Ocrelizumab in Klinik oder Praxis als Vorteil angesehen wird und durch entsprechende Verordnungszahlen reflektiert werden wird, bleibt abzuwarten. Prinzipielle Unterschiede in der Wirksamkeit und im Nebenwirkungsprofil zwischen den beiden monoklonalen AK gg. CD20 können nicht angenommen werden, allerdings gibt es keine direkte Vergleichsstudie.

Seit 2021 steht mit Diroximel-Fumarat (*Vumerity*) eine weitere orale Option für Patienten mit schubförmig-remittierender multipler Sklerose zur Verfügung. Diroximel-Fumarat hat denselben (Monomethyl-Fumarat) aktiven Metaboliten wie Dimethylfumarat, geht aber mit weniger gastrointestinalen einher, was in einer direkten Vergleichsstudie der beiden Fumarate gezeigt werden konnte (Naismith et al. 2020).

Rituximab kann seit 2022 trotz der formalen off-label Situation im Rahmen eines MS-Modulvertrages mit den Ersatzkassen antragsfrei verordnet und erstattet werden, solange sich die Indikation an der aktuellen S2k-Leitlinie der DGN orientiert. Es bleibt abzuwarten, ob dieser nun auch generisch erhältliche monoklonale AK gegen CD20 auf Kosten der neueren B-Zell-depletierenden AK zum Einsatz kommen wird.

23.2 Symptomatische Therapie bei multipler Sklerose

In der symptomatischen Behandlung der multiplen Sklerose werden Muskelrelaxanzien mit unterschiedlichen Wirkungsmechanismen eingesetzt (◘ Tab. 23.2). Sie werden insgesamt mehr als viermal häufiger als die spezifischen Immuntherapeutika der multiplen Sklerose verordnet (◘ Tab. 23.1). Das liegt daran, dass die meisten Präparate auch bei anderen Indikationen zur Behandlung von Spastizität und Muskelverspannungen angewendet werden bzw. ein Patient gelegentlich auch mehrere dieser Arzneistoffe gleichzeitig erhält. Lediglich Fampridin und Nabiximols sind ausschließlich für die Behandlung von Patienten

mit multipler Sklerose zugelassen. Die symptomatische Therapie Behandlung der Spastik erfordert vor allem eine konsequente Physiotherapie und nur bei nicht ausreichender Wirkung eine zusätzliche Arzneitherapie mit gut untersuchten Arzneistoffen (Übersicht bei Henze et al. 2017).

23.2.1 Fampridin

Fampridin ist als Rezepturarzneistoff eine seit 30 Jahren eingesetzte Option zur symptomatischen Behandlung der multiplen Sklerose. Es wirkt als Kaliumkanalblocker. Man nimmt an, dass auf diesem Weg die Impulsübertragung entlang der geschädigten Nerven erleichtert wird. In zwei Phase-III-Studien verbesserte Fampridin die Gehzeit einer normierten Gehstrecke von 7,5 Metern im Vergleich zu Placebo signifikant, allerdings um weniger als eine Sekunde (10,8 versus 11,6 s bzw. 10,2 versus 10,5 s) (Goodman et al. 2009, 2010). Auch eine Untersuchung an rund 130 Patienten gibt Hinweise auf eine Beschwerdebesserung unter Fampridin im Vergleich zu einer Scheinbehandlung (Hupperts et al. 2016). Eine aktuelle Übersichtsarbeit ergab nur eine begrenzte Evidenz für eine Verbesserung der Gehfähigkeit durch Fampridin. Die Patientenrelevanz dieser Ergebnisse ist nicht geklärt und die Responderrate lag im Schnitt unter 40 % (Behm und Morgan 2018), so dass bei jedem Patienten das individuelle Ansprechen einer zweiwöchigen Therapie Ausschlag über die weitere Therapie geben sollte. Die frühe Nutzenbewertung ergab wegen nicht ausreichender Studiendaten keinen Beleg für einen Zusatznutzen von Fampridin im Vergleich zur zweckmäßigen Vergleichstherapie (Krankengymnastik) (Bundesministerium für Gesundheit 2012c). Auch die Verträglichkeit des Kaliumkanalblockers bei Daueranwendung ist noch nicht zufriedenstellend abschätzbar. Insbesondere erfordert sein epileptogenes Potential eine weitere sorgfältige Beobachtung (European Medicines Agency 2011). In einer neueren Übersichtsarbeit werden die therapeutischen Möglichkeiten und

◻ Tab. 23.2   Verordnungen von Muskelrelaxantien zur Behandlung der multiplen Sklerose 2021. Angegeben sind die 2021 verordneten Tagesdosen, die Änderungen gegenüber 2020 und die mittleren Kosten je DDD 2021

Präparat	Bestandteile	DDD	Änderung	DDD-Nettokosten
		Mio.	%	Euro
Baclofen				
Baclofen-ratiopharm	Baclofen	14,2	(+44,3)	0,58
Baclofen dura	Baclofen	4,8	(−47,7)	0,60
Lioresal	Baclofen	1,3	(+10,2)	2,34
		20,3	**(+0,5)**	**0,69**
Botulinumtoxin				
Botox	Botulinumtoxin Typ A	52,9	(+16,6)	1,10
Dysport	Botulinumtoxin Typ A	33,6	(+9,1)	0,85
Xeomin	Botulinumtoxin Typ A	32,0	(+13,7)	1,01
		118,5	**(+13,6)**	**1,00**
Tizanidin				
Tizanidin TEVA	Tizanidin	5,0	(−4,1)	0,85
Sirdalud	Tizanidin	2,4	(+28,7)	0,71
		7,3	**(+4,5)**	**0,80**
Weitere Mittel				
Fampyra	Fampridin	5,2	(+4,5)	6,93
Sativex	Nabiximols	2,5	(+4,1)	8,88
Dantamacrin	Dantrolen	0,67	(−2,9)	1,87
		8,4	**(+3,8)**	**7,11**
Summe		**154,5**	**(+10,7)**	**1,28**

Limitationen von Fampridin kritisch diskutiert (Albrecht et al. 2018). Die deutlich steigenden Verordnungszahlen von Fampridin sind pharmakotherapeutisch nicht nachvollziehbar. Bei einem erheblichen Teil der Patienten wird hier mutmasslich am ehesten ein Placeboeffekt therapeutisch genutzt.

23.2.2 Nabiximols

Nabiximols ist ein Extrakt aus Cannabis sativa (*Sativex*), der auf ein Gemisch aus Delta-9-Tetrahydrocannabinol und Cannabidiol standardisiert ist. Das Präparat verzeichnete 2020 gegenüber dem Vorjahr wieder einen deutlichen Verordnungszuwachs (◻ Tab. 23.2), was sicher auch mit starker Werbung für Cannabisprodukte mit unterschiedlicher Zusammensetzung und damit einhergehender positiver gesellschaftlicher Wahrnehmung zu tun hat. Die von der Bundesregierung geplante Legalisierung von Cannabisprodukten für den allgemeinen Gebrauch fördert sicher auch eine positive Wahrnehmung in der Öffentlichkeit. Nabiximols kann als Zusatztherapeutikum im

Rahmen eines Therapieversuchs zur Symptomverbesserung bei Patienten mit mäßiger bis schwerer Spastik aufgrund einer multiplen Sklerose angewendet werden, die auf therapeutische Alternativen nicht ausreichend angesprochen haben. Das Spray unterliegt der Betäubungsmittelverschreibungsverordnung. Gemäß Fachinformation sollte die Behandlung nach einem vierwöchigen Anfangstherapieversuch beendet werden, wenn keine klinisch erhebliche Verbesserung der Symptome beobachtet wird. Die therapeutische Wirksamkcit dcs Cannabiscxtrakts war langc Zcit umstritten. Etwa 40 von 100 Patienten sprechen danach auf die Therapie mit Nabiximols an (Deutsche Gesellschaft für Neurologie 2021). Für das zugelassene Indikationsgebiet liegt eine Studie an 572 Patienten vor (Novotna et al. 2011). Von diesen wurden 241 Personen nach Anfangsbehandlung mit *Sativex* zusätzlich zur bestehenden Vortherapie als Responder randomisiert, von denen 74 % auch nach weiteren 12 Behandlungswochen mit *Sativex* noch eine deutliche Verbesserung der Spastik verspürten im Vergleich zu 51 % unter Placebo. Aus den Studienangaben geht nicht hervor, wie hoch der Anteil der Patienten lag, die im Vorfeld eine individuell optimierte muskelrelaxierende Behandlung erhalten hatten. Die frühe Nutzenbewertung ergab daher für *Sativex* lediglich einen Anhaltspunkt für einen geringen Zusatznutzen (Bundesministerium für Gesundheit 2012b). Neuere Reviews beschreiben die widersprüchlichen Ergebnisse zum Einsatz von Cannabinoiden bei Patienten mit multipler Sklerose und fordern weitere qualitative hochwertige Studien, um den therapeutischen Stellenwert besser einschätzen zu können (Behm und Morgan 2018; Herzog et al. 2018).

Da die Cannabis-Inhaltsstoffe psychotrope Wirkungen haben, darf *Sativex* nicht bei Patienten mit einer Disposition für Schizophrenie, andere Psychosen oder Persönlichkeitsstörungen angewendet werden. Mit steigender Dosierung von *Sativex* dürfte sich auch die Gefahr einer missbräuchlichen Anwendung oder Abhängigkeit erhöhen, die durch die derzeitige öffentliche Deabatte verharmlsot wird. Bei den unerwünschten Wirkungen stehen Schwindel, Müdigkeit, Gleichgewichts- und Gedächtnisstörungen im Vordergrund, aber auch gastrointestinale Nebenwirkungen wie schmerzhafte Mundschleimhaut, Übelkeit und Diarrhö können vorkommen.

23.2.3 Botulinumtoxin

Gemessen an den verordneten Tagesdosen steht das parenteral verabreichte Botulinumtoxin Typ A an der Spitze aller Muskelrelaxanzien (❏ Tab. 23.2). Die Verordnungen haben im Jahr 2021 sehr deutlich zugenommen. Botulinumtoxin Typ A verhindert die periphere Acetylcholinfreisetzung an den präsynaptischen Nervenendigungen und führt damit zu einer langandauernden Hemmung der neuromuskulären Übertragung, was bei regional begrenzter Anwendung eine länger andauernde Wirkung garantiert (Übersicht bei Jankovic 2017). Botulinumtoxin wird für die Behandlung zahlreicher neurologischer Störungen mit spastisch gestörter Muskelkontraktion eingesetzt (fokale Spastizität bei infantiler Zerebralparese und Schlaganfallpatienten, Blepharospasmus, hemifazialer Spasmus, zervikale Dystonic), aber auch für die Behandlung der chronischen Migräne und von Blasenfunktionsstörungen (idiopathische überaktive Blase, neurogene Detrusorhyperaktivität). Als einziges der drei gelisteten Botulinumtoxinpräparate ist *Botox* speziell bei Harninkontinenz mit neurogener Detrusorhyperaktivität infolge multipler Sklerose zugelassen. Nach einem Cochrane-Review ist Botulinumtoxin eine wirksame Therapie für refraktäre Symptome der überaktiven Blase, wenn auch relativ wenig kontrollierte Daten im Vergleich mit anderen Interventionen vorliegen (Duthie et al. 2011). Insbesondere zur Langzeitanwendung und in Bezug auf die Therapiesicherheit werden von den Autoren noch valide kontrollierte Untersuchungen gefordert. Vor der ersten Gabe von Botulinumtoxin sollten die Patienten in der sicheren Selbstkatheterisierung geschult

23

sein, da unter der Medikation das Risiko für Restharn und Harnverhalt steigt (Schurch und Carda 2014).

23.2.4 Baclofen

Baclofen ist zur Behandlung der Spastizität der Skelettmuskulatur bei multipler Sklerose und weiteren neurologischen Krankheiten zugelassen. Die Verordnungszahlen sind 2021 stabil geblieben. Das zentralwirksame GABA-Derivat vermindert den Tonus der Skelettmuskulatur durch Veränderung der neuronalen Übertragungsraten in den absteigenden und segmental-spinalen, polysynaptischen Neuronensystemen. Typische Nebenwirkung ist die Sedierung, was vor allem den Einsatz bei berufstätigen Personen einschränkt. Klinische Studien zeigen eine Verbesserung der Symptomatik gegenüber Placebo. Insbesondere weil direkte Vergleichsstudien zu anderen Myotonolytika fehlen, ist die Beleglage aber verbesserungsbedürftig (Shakespeare et al. 2003; Otero-Romero et al. 2016).

23.2.5 Tizanidin

Tizanidin ist wie Clonidin ein α_2-Adrenozeptoragonist, der sedierende und hypotensive unerwünschte Wirkungen hat. Die Verordnungszahlen haben 2021 wie auch im Vorjahr leicht zugenommen. In mehreren placebokontrollierten Studien zeigte Tizanidin eine muskelrelaxierende Wirksamkeit bei Patienten mit multipler Sklerose und Rückenmarksverletzungen (Übersicht bei Malanga et al. 2008). Es gilt daher als sinnvolle Alternative zu Baclofen bei Patienten mit spinal bedingter Spastizität (Chou et al. 2004; Otero-Romero et al. 2016).

23.2.6 Andere Muskelrelaxanzien

Weitere Muskelrelaxanzien sind nicht explizit für die Behandlung der multiplen Sklerose zugelassen, werden aber zumindest teilweise

in einer Leitlinie für diese Indikation genannt (Deutsche Gesellschaft für Neurologie 2021). Bei all diesen Wirkstoffen ist die Beleglage unzureichend. In einer neueren Übersichtsarbeit zur Behandlung der Spastik bei multipler Sklerose werden sie nicht mehr erwähnt (Henze et al. 2017). Hinzukommen bei Tolperison sind Sicherheitsrisiken, die bereits früher beschrieben wurden (vgl. Kapitel Muskelrelaxanzien, Arzneiverordnungs-Report 2013).

Methocarbamol ist ein zentral wirkendes Myotonolytikum mit sedierenden und anxiolytischen Eigenschaften, das zur symptomatischen Behandlung schmerzhafter Muskelverspannungen zugelassen ist. Trotz häufiger und weiter steigender Verordnung (◘ Tab. 23.3) sind die Nutzenbelege für Methocarbamol bei Muskelverspannungen im Vergleich zu Placebo inkonsistent und es fehlen Vergleiche mit Standardtherapeutika (Chou et al. 2004). In einer aktuellen randomisierten Untersuchung zur akuten Beschwerdelinderung bei nicht-traumatischer und nicht-radikulärer Lumbalgie hat die kombinierte Anwendung von Naproxen mit einem Muskelrelaxans (Methocarbamol oder Orphenadrin) keinen Zusatznutzen gegenüber der alleinigen Gabe des Cyclooxygenase-Inhibitors (Friedman et al. 2018). Hinzu kommen insbesondere bei älteren Menschen Verträglichkeitsprobleme mit einem erhöhten Unfallrisiko aufgrund von Müdigkeit und Verwirrtheit (Spence et al. 2013). Umso weniger verständlich ist die erneute deutliche Zunahme der Verschreibungen im Vergleich zum Vorjahr. In diesem Fall werden die Prinzipien der evidenzbasierten Medizin in der Praxis leider nicht umgesetzt.

Tolperison wird seit über 50 Jahren als zentralwirkendes Myotonolytikum angewendet, wurde aber nur in wenigen placebokontrollierten Studien untersucht (Übersicht bei Quasthoff et al. 2008). Nach zahlreichen Berichten über schwere allergische Reaktionen wurde Tolperison einer Neubewertung unterzogen, die nur bei neurologischen Krankheiten mit Spastizität eine moderate Verbesserung der Spastik durch Tolperison im Vergleich

◘ Tab. 23.3 Verordnungen von weiteren Muskelrelaxantien 2021. Angegeben sind die 2021 verordneten Tagesdosen, die Änderungen gegenüber 2020 und die mittleren Kosten je DDD 2021

Präparat	Bestandteile	DDD	Änderung	DDD-Nettokosten
		Mio.	%	Euro
Methocarbamol				
Ortoton/-forte	Methocarbamol	21,3	(+17,8)	2,24
Methocarbamol AL	Methocarbamol	2,6	(−52,4)	1,96
Methocarbamol Aristo	Methocarbamol	0,97	(+958,6)	1,99
Methocarbamol HEXAL	Methocarbamol	0,87	(+162,2)	1,99
Methocarbamol-neuraxpharm	Methocarbamol	0,84	(−28,5)	2,30
		26,5	**(+5,8)**	**2,19**
Tolperison				
Tolperisonhydrochlorid AL	Tolperison	3,3	(−4,7)	1,11
Tolperison HCL dura	Tolperison	1,6	(−18,9)	1,13
Tolperison HCL neuraxpharm	Tolperison	0,54	(−13,2)	1,12
		5,5	**(−10,2)**	**1,12**
Andere Muskelrelaxantien				
Limptar N	Chininsulfat	23,3	(+4,6)	0,52
Myditin	Pridinol	4,2	(+32,6)	2,59
Myopridin	Pridinol	2,6	(+14,1)	2,42
Norflex	Orphenadrin	0,70	(−1,1)	0,99
		30,8	**(+8,3)**	**0,98**
Summe		**62,8**	**(+5,3)**	**1,50**

mit Placebo (32 % versus 14 %) ergab (European Medicines Agency 2013). Als Konsequenz dieses Verfahrens wurde die bis dahin breite Zulassung von Tolperison (schmerzhafte Muskelverspannungen, insbesondere als Folge von Erkrankungen der Wirbelsäule und der achsennahen Gelenke) auf die symptomatische Behandlung der Spastizität nach einem Schlaganfall eingeschränkt (European Medicines Agency 2013). Nach einem Cochrane-Review zeigte Tolperison auch bei dieser Indikation ein erhöhtes Risiko für unerwünschte Wirkungen (Lindsay et al. 2016). Im Vergleich zum Vorjahr gingen die Verordnungen 2021 weiter merklich zurück (◘ Tab. 23.3). Dieser Trend ist positiv zu bewerten.

Chininsulfat (*Limptar N*) ist zur Therapie und Prophylaxe nächtlicher Wadenkrämpfe zugelassen, wenn diese sehr häufig auftreten und mit besonders schmerzhaft sind. Nach einem Cochrane-Review über 23 Studien mit 1.586 Teilnehmern senkte Chinin im Vergleich zu Placebo die Anzahl der Krämpfe über zwei Wochen um 28 % und die Intensität der Krämpfe um 10 % (El-Tawil et al. 2015). Das Präparat ist ein preisgünstiges Muskelrelaxans, das häufig und 2021 weiter zunehmend verordnet wurde (◘ Tab. 23.3). Dies ist in Anbetracht

23

der potenziell schwerwiegenden unerwünschten Wirkungen bei moderater Wirkung nicht nachvollziehbar. Die 2015 erfolgte Unterstellung unter die Verschreibungspflicht geht auf ein Stufenplanverfahren der deutschen Zulassungsbehörde zur Abwehr von Arzneimittelgefahren zurück (Bundesinstitut für Arzneimittel und Medizinprodukte 2015). Unter der Einnahme von Chininsulfat treten in seltenen Fällen schwerwiegende Nebenwirkungen wie Thrombozytopenien, Herzrhythmusstörungen, schwere Hautreaktionen wie Stevens-Johnson-Syndrom sowie Sehstörungen und Tinnitus auf.

Das seit Anfang der 1960er Jahre im Handel befindliche Orphenadrin ist ein zentral wirkender Muscarinrezeptorantagonist. Es besitzt oral wie auch parenteral bei Erwachsenen eine Zulassung zur Behandlung schmerzhafter Muskelverspannungen. Die therapeutische Wirksamkeit von Orphenadrin ist nur unzureichend belegt (Chou et al. 2004). Nach einer aktuellen randomisierten Untersuchung kann auch die kombinierte Anwendung mit einem peripher wirkenden Analgetikum die Beschwerden bei akuten Kreuzschmerzen nicht besser lindern als die alleinige Anwendung des Schmerzmittels (Friedman et al. 2018). Als Nebenwirkungsprofil werden mit Müdigkeit, Beeinträchtigung des Denkvermögens, Mund- und Augentrockenheit und Harnverhalt für Orphenadrin typische antimuscarinerge Störwirkungen beschrieben.

Vom Mechanismus her ähnlich einzuordnen wie Orphenadrin ist Pridinol, das seit 1960 als Muskelrelaxans (*Lyseen-Hommel, Parks 12, Myoson*) angewendet wurde. Schon bei der Markteinführung von *Myoson* lagen nach einer Medline-Recherche keine kontrollierten Studien für die beanspruchten Indikationen vor (Arzneiverordnungs-Report 2000, Kap. 39 Muskelrelaxantien). Als fiktiv zugelassenes Arzneimittel war es nicht erstattungsfähig und verschwand nach jahrelangen Verordnungsrückgängen schließlich vom Markt. Im Dezember 2017 wurde Pridinol unter einem neuen Handelsnamen (*Myopridin*) für mehrere Indikationen (zentrale und periphere

Muskelspasmen, Lumbalgie, Torticollis, allgemeine Muskelschmerzen) zugelassen. Allerdings gibt es keine Peer-begutachten klinischen Studien über Pridinol. Die rasant ansteigenden Verordnungszahlen von Pridinol, die pharmakotherapeutisch nicht gerechtfertigt sind, sind die Folge von effektivem Marketing (Arznei-Telegramm 2020). Außerdem sind die hohen DDD-Kosten von Pridinol im Vergleich zu anderen Muskelrelaxantien nicht nachvollziehbar.

Literatur

Albanese A, Sormani MP, Gattorno G, Schiavetti I (2022) Covid-19 severity among patients with multiple sclerosis treated with cladribine: a systematic review and meta-analysis. Mult Scler Relat Disord 68:104156

Albrecht P, Bjorna IK, Brassat D, Farrell R, Feys P, Hobart J, Hupperts R, Linnebank M, Magdic J, Oreja-Guevara C, Pozzilli C, Salgado AV, Ziemssen T (2018) Prolonged-release fampridine in multiple sclerosis: clinical data and real-world experience. Report of an expert meeting. Ther Adv Neurol Disord 11:1756286418803248

Arznei-Telegramm (2020) Pridinol (Myofortin, Myditin): Werbung Ja – Daten Nein. Arznei Telegr 51:6–7

Arzneimittelkommission der deutschen Ärzteschaft (2009) Progressive multifokale Leukenzephalopathie (PML) unter Behandlung einer multiplen Sklerose mit Natalizumab (Tysabri). Dtsch Arztebl 106:A2208

Behm K, Morgan P (2018) The effect of symptom-controlling medication on gait outcomes in people with multiple sclerosis: a systematic review. Disabil Rehabil 40:1733–1744

Behrangi N, Fischbach F, Kipp M (2019) Mechanism of siponimod: anti-inflammatory and neuroprotective mode of action. Cells 8:24

Berger JR (2017) Classifying PML risk with disease modifying therapies. Mult Scler Relat Disord 2:59–63

Bernard-Valnet R, Moisset X, Maubeuge N, Lefebrve M, Ouallet JC, Roumier M, Lebrun-Frenay C, Ciron J, Biotti D, Clavelou P, Godeau B, Du Pasquier RA, Martin-Blondel G (2021) CCR5 blockade in inflammatory PML and PML-IRIS associated with chronic inflammatory diseases' treatments. Neurol Neuroimmunol Neuroinflamm 9:e1097

Bezukladova S, Tuisku J, Matilainen M et al (2020) Insights into disseminated MS brain pathology with multimodal diffusion tensor and PET imaging. Neurol Neuroimmunol Neuroinflamm 7:e691

Bloomgren G, Richman S, Hotermans C, Subramanyam M, Goelz S, Natarajan A, Lee S, Plavina T, Scanlon

JV, Sandrock A, Bozic C (2012) Risk of natalizumab-associated progressive multifocal leukoencephalopathy. N Engl J Med 366:1870–1880

Borisow N, Döring A, Pfueller CF, Paul F, Dörr J, Hellwig K (2012) Expert recommendations to personalization of medical approaches in treatment of multiple sclerosis: an overview of family planning and pregnancy. EPMA J 3:9

Brand RM, Diddens J, Friedrich V, Pfaller M, Radbruch H, Hemmer B, Steiger K, Lehmann-Horn K (2021) Siponimod inhibits the formation of meningeal ectopic lymphoid tissue in experimental autoimmune encephalomyelitis. Neurol Neuroimmunol Neuroinflamm 9:e1117

Brown JWL, Coles A, Horakova D, Havrdova E, Izquierdo G, Prat A, Girard M, Duquette P, Trojano M, Lugaresi A, Bergamaschi R, Grammond P, Alroughani R, Hupperts R, McCombe P, Van Pesch V, Sola P, Ferraro D, Grand'Maison F, Terzi M, Lechner-Scott J, Flechter S, Slee M, Shaygannejad V, Pucci E, Granella F, Jokubaitis V, Willis M, Rice C, Scolding N, Wilkins A, Pearson OR, Ziemssen T, Hutchinson M, Harding K, Jones J, McGuigan C, Butzkueven H, Kalincik T, Robertson N, MSBase Study Group (2019) Association of initial disease-modifying therapy with later conversion to secondary progressive multiple sclerosis. JAMA 321:175–187

Bundesinstitut für Arzneimittel und Medizinprodukte (2015) Abwehr von Gefahren durch Arzneimittel; Stufe II Limptar N (Wirkstoff Chininsulfat). www.bfarm.de

Bundesministerium für Gesundheit (2012a) Bekanntmachung eines Beschlusses des Gemeinsamen Bundesausschusses über eine Änderung der Arzneimittel-Richtlinie (AM-RL) (Anlage XII – Beschlüsse über die Nutzenbewertung von Arzneimitteln mit neuen Wirkstoffen nach § 35a des Fünften Buches Sozialgesetzbuch (SGB V) Fingolimod veröffentlicht am Freitag, 4. Mai 2012, BAnz AT 4. Mai 2012 B3)

Bundesministerium für Gesundheit (2012b) Bekanntmachung eines Beschlusses des Gemeinsamen Bundesausschusses über eine Änderung der Arzneimittel-Richtlinie (AM-RL) (Anlage XII – Beschlüsse über die Nutzenbewertung von Arzneimitteln mit neuen Wirkstoffen nach § 35a des Fünften Buches Sozialgesetzbuch (SGB V) – Extrakt aus Cannabis Sativa (Wirkstoffkombination Delta-9-Tetrahydrocannabinol und Cannabidiol) vom 21. Juni 2012 veröffentlicht Mittwoch, 11. Juli 2012, BAnz AT 11. Juli 2012 B2)

Bundesministerium für Gesundheit (2012c) Bekanntmachung eines Beschlusses des Gemeinsamen Bundesausschusses über eine Änderung der Arzneimittel-Richtlinie (AM-RL) (Anlage XII – Beschlüsse über die Nutzenbewertung von Arzneimitteln mit neuen Wirkstoffen nach § 35a des Fünften Buches Sozialgesetzbuch (SGB V) Fampridin vom 2. August 2012

veröffentlicht am Dienstag, 21. August 2012, BAnz AT 21. Aug. 2012 B3)

Bundesministerium für Gesundheit (2015) Bekanntmachung eines Beschlusses des Gemeinsamen Bundesausschusses über eine Änderung der Arzneimittel-Richtlinie (AM-RL) (Anlage XII – Beschlüsse über die Nutzenbewertung von Arzneimitteln mit neuen Wirkstoffen nach § 35a des Fünften Buches Sozialgesetzbuch (SGB V) Fingolimod (Ablauf Befristung) vom 1. Oktober 2015, BAnz AT 28. Okt. 2015 B2)

Cencioni MT, Mattoscio M, Magliozzi R, Bar-Or A, Muraro PA (2021) B cells in multiple sclerosis – from targeted depletion to immune reconstitution therapies. Nat Rev Neurol 17:399–414

Chan A, Gold R (2014) Anti-Jc virus antibody testing for natalizumab-induced progressive multifocal leukooencephalopathy: where are we and where should we go? Multiple Scler J 20:771–772

Chen H, Assmann JC, Krenz A, Rahman M, Grimm M, Karsten CM, Köhl J, Offermanns S, Wettschureck N, Schwaninger M (2014) Hydroxycarboxylic acid receptor 2 mediates dimethyl fumarate's protective effect in EAE. J Clin Invest 124:2188–2192

Chisari CG, Grimaldi LM, Salemi G, Ragonese P, Iaffaldano P, Bonavita S, Sparaco M, Rovaris M, D'Arma A, Lugaresi A, Ferro MT, Grossi P, Di Sapio A, Cocco E, Granella F, Curti E, Lepore V, Trojano M, Patti F, Italian MS Register Study Group (2020) Clinical effectiveness of different natalizumab interval dosing schedules in a large Italian population of patients with multiple sclerosis. J Neurol Neurosurg Psychiatry 91:1297–1303

Chou R, Peterson K, Helfand M (2004) Comparative efficacy and safety of skeletal muscle relaxants for spasticity and musculoskeletal conditions: a systematic review. J Pain Symptom Manag 28:140–175

Cohen JA, Barkhof F, Comi G, Hartung HP, Khatri BO, Montalban X, Pelletier J, Capra R, Gallo P, Izquierdo G, Tiel-Wilck K, de Vera A, Jin J, Stites T, Wu S, Aradhye S, Kappos L, TRANSFORMS Study Group (2010) Oral fingolimod or intramuscular interferon for relapsing multiple sclerosis. N Engl J Med 362:402–415

Cutter GR, Stüve O (2014) Does risk stratification decrease the risk of natalizumab-associated PML? Where is the evidence? Mult Scler 20:1304–1305

De Stefano N, Barkhof F, Montalban X, Achiron A, Derfuss T, Chan A, Hodgkinson S, Prat A, Leocani L, Schmierer K, Sellebjerg F, Vermersch P, Wiendl H, Keller B, Roy S, MAGNIFY-MS Study Group (2022) Neurol Neuroimmunol Neuroinflamm 9:e1187

Del Poeta M, Ward BJ, Greenberg B, Hemmer B, Cree BAC, Komatireddy S, Mishra J, Sullivan R, Kilaru A, Moore A, Hach T, Berger JR (2022) Cryptococcal meningitis reported with fingolimod treatment: case series. Neurol Neuroimmunol Neuroinflamm 9:e1156

Deutsche Gesellschaft für Neurologie (2021) DGN/KKNMS S2k-Leitlinie „Diagnose und Therapie der Multiplen Sklerose, Neuromyelitis-optica-Spektrum-Erkrankungen und MOG-IgG-assoziierten Erkrankungen

Dietrich M, Hecker C, Martin E, Langui D, Gliem M, Stankoff B, Lubetzki C, Gruchot J, Göttle P, Issberner A, Nasiri M, Ramseier P, Beerli C, Tisserand S, Beckmann N, Shimshek D, Petzsch P, Akbar D, Levkau B, Stark H, Köhrer K, Hartung HP, Küry P, Meuth SG, Bigaud M, Zalc B, Albrecht P (2022) Increased remyelination and proregenerative microglia under siponimod therapy in mechanistic models. Neurol Neuroimmunol Neuroinflamm 9:e1161

Duthie JB, Vincent M, Herbison GP, Wilson DI, Wilson D (2011) Botulinum toxin injections for adults with overactive bladder syndrome. Cochrane Database Syst Rev. https://doi.org/10.1002/14651858.CD005493.pub3

El-Tawil S, Al Musa T, Valli H, Lunn MPT, Brassington R, El-Tawil T, Weber M (2015) Quinine for muscle cramps. Cochrane Database Syst Rev. https://doi.org/10.1002/14651858.CD005044.pub3

European Medicines Agency (2011) Assessment report Fampyra (Fampridine) 23. Juni 2011. Procedure no. EMEA/H/C/002097. http://www.ema.europa.eu/docs/en_GB/document_library/EPAR_-_Public_assessment_report/human/002097/WC500109957.pdf

European Medicines Agency (2013) Questions and answers on the review of tolperisone-containing medicines. Outcome of a procedure under Article 31 of Directive 2001/83/EC as amended. https://www.ema.europa.eu/en/medicines/human/referrals/tolperisone

European Medicines Agency (2016) EMA confirms recommendations to minimise risk of brain infection PML with Tysabri. More frequent MRI scans should be considered for patients at higher risk. 25/04/ 2016 EMA/266665/201

Fissolo N, Pignolet B, Rio J, Vermersch P, Ruet A, deSeze J, Labauge P, Vukusic S, Papeix C, Martinez-Almonya L, Tourbah A, Clavelou P, Moreau T, Pelletier J, Lebrun-Frenay C, Bourre B, Defer G, Montalban X, Brassat D, Comabella M (2021) Serum neurofilament levels and PML risk in patients with multiple sclerosis treated with natalizumab. Neurol Neuroimmunol Neuroinflamm 8:e1003

Fogarty E, Schmitz S, Tubridy N, Walsh C, Barry M (2016) Comparative efficacy of disease-modifying therapies for patients with relapsing remitting multiple sclerosis: Systematic review and network meta-analysis. Mult Scler Relat Disord 9:23–30

Foley JF, Defer G, Zhovtis Ryerson L, Cohen JA, Arnold DA, Butzkueven H, Cutter G, Giovannoni G, Killestein J, Wiendl H, Smirnakis K, Xiao S, Kong G, Kuhelj R, Campbell N, NOVA study investigators (2022) Comparison of switching to 6-week dosing of natalizumab versus continuing with 4-week dosing in patients with relapsing-remitting multiple sclerosis (NOVA): a randomized, controlled, open-label, phase 3b trial. Lancet Neurol 21:608–619

Friedman BW, Cisewski D, Irizarry E, Davitt M, Solorzano C, Nassery A, Pearlman S, White D, Gallagher EJ (2018) A randomized, double-blind, placebo-controlled trial of naproxen with or without orphenadrine or methocarbamol for acute low back pain. Ann Emerg Med 71:348–356.e5

Gehr S, Kaiser T, Kreutz R, Ludwig W-D, Paul F (2019) Suggestions for improving the design of clinical trials in multiple sclerosis – results of a systematic analysis of completed phase III trials. EPMA J 10:425–436

Gemeinsamer Bundesausschuss (G-BA) (2016) Beschluss des Gemeinsamen Bundesausschusses über eine Änderung der Arzneimittel-Richtlinie (AM-RL). https://www.g-ba.de/downloads/39-261-2578/2016-05-19_AM-RL-XII_Fingolimod_nAWG_D-198.pdf (Anlage XII – Beschlüsse über die Nutzenbewertung von Arzneimitteln mit neuen Wirkstoffen nach § 35a SGB V – Fingolimod (neues Anwendungsgebiet))

Goodman AD, Brown TR, Edwards KR, Krupp LB, Schapiro RT, Cohen R, Marinucci LN, Blight AR, MSF204 Investigators (2010) A phase 3 trial of extended release oral dalfampridine in multiple sclerosis. Ann Neurol 68:494–502

Goodman AD, Brown TR, Krupp LB, Schapiro RT, Schwid SR, Cohen R, Marinucci LN, Blight AR, Fampridine MS-F203 Investigators (2009) Sustained-release oral fampridine in multiple sclerosis: a randomised, double-blind, controlled trial. Lancet 373:732–738

Granqvist M, Boremalm M, Poorghobad A, Svenningsson A, Salzer J, Frisell T, Piehl F (2018) Comparative effectiveness of rituximab and other initial treatment choices for multiple sclerosis. JAMA Neurol 75:320–327

Graves JS, Oertel FC, van der Walt A et al (2021) Leveraging visual outcome measures to advance therapy development in neuroimmunologic disorders. Neurol Neuroimmunol Neuroinflamm 9:e1126

Hauser SL, Bar-Or A, Cohen JA et al (2020) Ofatumumab versus teriflunomide in multiple sclerosis. N Engl J Med 383:546–557

Hauser SL, Bar-Or A, Comi G, Giovannoni G, Hartung HP, Hemmer B, Lublin F, Montalban X, Rammohan KW, Selmaj K, Traboulsee A, Wolinsky JS, Arnold DL, Klingelschmitt G, Masterman D, Fontoura P, Belachew S, Chin P, Mairon N, Garren H, Kappos L, OPERA I and OPERA II Clinical Investigators (2017) Ocrelizumab versus interferon beta-1a in relapsing multiple sclerosis. New Engl J Med 376:221–234

He D, Zhang C, Zhao X, Zhang Y, Dai Q, Li Y, Chu L (2016) Teriflunomide for multiple sclerosis. Cochrane Database Syst Rev. https://doi.org/10.1002/14651858.CD009882.pub3. https://www.dmsg.de/

fileadmin/public/DMSG/Dokumente/MS_Therapie/Patientenleitlinienreport_MS_DGN_2021.pdf

Henze T, Feneberg W, Flachenecker P, Seidel D, Albrecht H, Starck M, Meuth SG (2017) Neues zur symptomatischen MS-Therapie: Teil 2 – Gangstörung und Spastik. Nervenarzt 88:1428–1434

Herzog S, Shanahan M, Grimison P, Tran A, Wong N, Lintzeris N, Simes J, Stockler M, Morton RL (2018) Systematic review of the costs and benefits of prescribed cannabis-based medicines for the management of chronic illness: Lessons from multiple sclerosis. PharmacoEconomics 36:67–78

Huisman E, Papadimitropoulou K, Jarrett J, Bending M, Firth Z, Allen F, Adlard N (2017) Systematic literature review and network meta-analysis in highly active relapsing-remitting multiple sclerosis and rapidly evolving severe multiple sclerosis. BMJ Open 7:e13430

Hupperts R, Lycke J, Short C, Gasperini C, McNeill M, Medori R, Tofil-Kaluza A, Hovenden M, Mehta LR, Elkins J (2016) Prolonged-release fampridine and walking and balance in MS: randomised controlled MOBILE trial. Mult Scler 22:212–221

Iaffaldano P, Lucisano G, Manni A, Paolicelli D, Patti F, Capobianco M, Brescia Morra V, Sola P, Pesci I, Lus G, De Luca G, Lugaresi A, Cavalla P, Montepietra S, Maniscalco GT, Granella F, Ragonese P, Vianello M, Brambilla L, Totaro R, Toscano S, Malucchi S, Petracca M, Moiola L, Ferraro D, Lepore V, Mosconi P, Ponzio M, Tedeschi G, Comi G, Battaglia MA, Filippi M, Amato MP, Trojano M, Register IMS (2022) Risk of getting Covid-19 in people with multiple sclerosis: a case-control study. Neurol Neuroimmunol Neuroinflamm 9:e1141

Jankovic J (2017) Botulinum toxin: state of the art. Mov Disord 32:1131–1138

Kappos L, EXPAND Clinical Investigators (2018) Siponimod versus placebo in secondary progressive multiple sclerosis (EXPAND): a double-blind, randomized, phase 3 study. Lancet 391:1263–1273

Kappos L, Fox RJ, Burcklen M et al (2021) Ponesimod compared with teriflunomide in patients with relapsing multiple sclerosis in the active-comparator phase 3 OPTIMUM study: a randomized clinical trial. JAMA Neurol 78:558–567

Kappos L, Radue EW, O'Connor P, Polman C, Hohlfeld R, Calabresi P, Selmaj K, Agoropoulou C, Leyk M, Zhang-Auberson L, Burtin P, FREEDOMS Study Group (2010) A placebo-controlled trial of oral fingolimod in relapsing multiple sclerosis. N Engl J Med 362:387–401

Krieger SC, Cook K, De Nino S, Fletcher M (2016) The topographical model of multiple sclerosis: a dynamic visualization of disease course. Neurol Neuroimmunol Neuroinflamm 3:e279

La Mantia L, Di Pietrantonj C, Rovaris M, Rigon G, Frau S, Berardo F, Gandini A, Longobardi A, Weinstock-Guttman B, Vaona A (2016a) Interferons-beta versus glatiramer acetate for relapsing-remitting multiple sclerosis. Cochrane Database Syst Rev. https://doi.org/10.1002/14651858.CD009333.pub3

La Mantia L, Munari LM, Lovati R (2010) Glatiramer acetate for multiple sclerosis. Cochrane Database Syst Rev. https://doi.org/10.1002/14651858.CD004678.pub2

La Mantia L, Tramacere I, Firwana B, Pacchetti I, Palumbo R, Filippini G (2016b) Fingolimod for relapsing-remitting multiple sclerosis. Cochrane Database Syst Rev. https://doi.org/10.1002/14651858.CD009371.pub2

La Mantia L, Vacchi L, Di Pietrantonj C, Ebers G, Rovaris M, Fredrikson S, Filippini G (2012) Interferon beta for secondary progressive multiple sclerosis. Cochrane Database Syst Rev. https://doi.org/10.1002/14651858.CD005181.pub3

Lie AI, Wesnes K, Kvistad SS, Brouwer I, Wergeland S, Trygve H, Midgard R, Bru A, Edland A, Eikeland R, Gosal S, Harbo HF, Kleveland G, Sorenes YS, Oksendal N, Barkhof F, Vrenken H, Myhr KM, Bo L, Torkildsen O (2022) The effect of smoking on long-term gray matter atrophy and clinical disability in patients with relapsing-remitting multiple sclerosis. Neurol Neuroimmunol Neuroinflamm 9:e200008

Lindsay C, Kouzouna A, Simcox C, Pandyan AD (2016) Pharmacological interventions other than botulinum toxin for spasticity after stroke. Cochrane Database Syst Rev. https://doi.org/10.1002/14651858.CD010362.pub2

Lublin F, Miller DH, Freedman MS, Cree BA, Wolinsky JS, Weiner H, Lubetzki C, Hartung HP, Montalban X, Uitdehaag BM, Merschhemke M, Li B, Putzki N, Liu FC, Häring DA, Kappos L, INFORMS study investigators (2016) Oral fingolimod in primary progressive multiple sclerosis (INFORMS): a phase 3, randomised, double-blind, placebo-controlled trial. Lancet 387:1075–1084

Malanga G, Reiter RD, Garay E (2008) Update on tizanidine for muscle spasticity and emerging indications. Expert Opin Pharmacother 9:2209–2215

Martin E, Aigrot MS, Lamari F, Bachelin C, Lubetzki C, Oumesmar BN, Zalc B, Stankoff B (2021) Teriflunomide promotes oligodendroglial 8,9-unsaturated sterol accumulation and CNS remyelination. Neurol Neuroimmunol Neuroinflamm 8:e1091

Miller AE, Wolinsky JS, Kappos L et al (2014) Oral teriflunomide for patients with a first clinical episode suggestive of multiple sclerosis (TOPIC): a randomised, double-blind, placebo-controlled, phase 3 trial. Lancet Neurol 13:977–986

Montalban X, Gold R, Thompson AJ, Otero-Romero S, Amato MP, Chandraratna D, Clanet M, Comi G, Derfuss T, Fazekas F, Hartung HP, Havrdova E, Hemmer B, Kappos L, Liblau R, Lubetzki C, Marcus E, Miller DH, Olsson T, Pilling S, Selmaj K, Siva A, Sorensen PS, Sormani MP, Thalheim C, Wiendl H, Zipp F (2018) ECTRIMS/EAN guideline on the pharmacological treatment of people with multiple sclerosis. Eur J Neurol 25:215–237

Montalban X, Hauser SL, Kappos L, Arnold DL, Bar-Or A, Comi G, de Seze J, Giovannoni G, Hartung HP, Hemmer B, Lublin F, Rammohan KW, Selmaj K, Traboulsee A, Sauter A, Masterman D, Fontoura P, Belachew S, Garren H, Mairon N, Chin P, Wolinsky JS, ORATORIO Clinical Investigators. (2017) Ocrelizumab versus placebo in primary progressive multiple sclerosis. New Engl J Med 376:209–220

Naismith RT, Wundes A, Ziemssen T et al (2020) Diroximel fumarate demonstrates an improved gastrointestinal tolerability profile compared with dimethyl fumarate in patients with relapsing-remitting multiple sclerosis: Results from the randomized, double-blind, phase III EVOLVE-MS-2 study. CNS Drugs 34:185–196

Ng HS, Zhu F, Kingwell E, Yao S, Ekuma O, Evans C, Fisk JD, Marrie RA, Zhao Y, Tremlett H (2022) Disease-modifying drugs for multiple sclerosis and association with survival. Neurol Neuroimmunol Neuroinflamm 9:e200005

Novartis Pharma (2013) Rote Hand Brief: Hämophagozytisches Syndrom (HPS) bei Patienten unter Fingolimod-Therapie (Gilenya) (www.akdae.de (Erstellt: 15. Nov. 2013))

Novartis Pharma (2016) Rote-Hand-Brief: Fingolimod (Gilenya®): Risiken im Zusammenhang mit den Auswirkungen auf das Immunsystem (www.akdae.de)

Novotna A, Mares J, Ratcliffe S, Novakova I, Vachova M, Zapletalova O, Gasperini C, Pozzilli C, Cefaro L, Comi G, Rossi P, Ambler Z, Stelmasiak Z, Erdmann A, Montalban X, Klimek A, Davies P, Sativex Spasticity Study Group (2011) A randomized, double-blind, placebo-controlled, parallel-group, enriched-design study of nabiximols* (Sativex(®)), as add-on therapy, in subjects with refractory spasticity caused by multiple sclerosis. Eur J Neurol 18:1122–1131

O'Connor P, Comi G, Freedman MS, Miller AE, Kappos L, Bouchard JP, Lebrun-Frenay C, Mares J, Benamor M, Thangavelu K, Liang J, Truffinet P, Lawson VJ, Wolinsky JS, Teriflunomide Multiple Sclerosis Oral (TEMSO) Trial Group and the MRI-AC in Houston (2016) Long-term safety and efficacy of teriflunomide: Nine-year follow-up of the randomized TEMSO study. BailLieres Clin Neurol 86:920–930

Otero-Romero S, Sastre-Garriga J, Comi G, Hartung HP, Soelberg Sørensen P, Thompson AJ, Vermersch P, Gold R, Montalban X (2016) Pharmacological management of spasticity in multiple sclerosis: systematic review and consensus paper. Mult Scler 22:1386–1396

Pengo M, Miante S, Franciotta S, Ponzano M, Torresin T, Bovis F, Rinaldi F, Perini P, Saiani M, Margoni M, Bertoldo A, Sormani MP, Pilotto E, Midena E, Gal-

lo P, Puthenparampil M (2022) Retina hyperreflecting foci associate with cortical pathology in multiple sclerosis. Neurol Neuroimmunol Neuroinflamm 9:e1180

Perriguey M, Maarouf A, Stellmann JP, Rico A, Boutiere C, Demortiere S, Durozard P, Pelletier J, Audoin B (2021) Hypogammaglobulinemia and infections in patients with multiple sclerosis treated with rituximab. Neurol Neuroimmunol Neuroinflamm 9:e1115

Pitt D, Lo CH, Gauthier SA, Hickman RA, Longbrake E, Airas LM, Mao-Draayer Y, Riley C, De Jager PL, Wesley S, Boster A, Topalli I, Bagnato F, Mansoor M, Stuve S, Kister I, Pelletier D, Sathopoulos P, Dutta R, Lincoln MR (2022) Towards precision phenotyping of multiple sclerosis. Neurol Neuroimmunol Neuroinflamm 9:e200025

Preziosa P, Pagani E, Meani A, Moiola L, Rodegher M, Filippi M, Rocca MA (2022) Slowly expanding lesions predict 9-year multiple sclerosis disease progression. Neurol Neuroimmunol Neuroinflamm 9:e1139

Pucci E, Giuliani G, Solari A, Simi S, Minozzi S, Di Pietrantonj C, Galea I (2011) Natalizumab for relapsing remitting multiple sclerosis. Cochrane Database Syst Rev. https://doi.org/10.1002/14651858

Quasthoff S, Möckel C, Zieglgänsberger W, Schreibmayer W (2008) Tolperisone: a typical representative of a class of centrally acting muscle relaxants with less sedative side effects. CNS Neurol Ther 14:107–119

Rasche L, Paul F (2018) Ozanimod for the treatment of relapsing remitting multiple sclerosis. Expert Opin Pharmacother 19:2073–2086

Reich DS, Lucchinetti CF, Calabresi PA (2018) Multiple sclerosis. N Engl J Med 378:169–180

Rojas JI, Romano M, Ciapponi A, Patrucco L, Cristiano E (2010) Interferon beta for primary progressive multiple sclerosis. Cochrane Database Syst Rev. https://doi.org/10.1002/14651858.CD006643.pub3

Roodselaar J, Zhou Y, Leppert D, Hauser AE, Urich E, Anthony DC (2021) Anti-CD20 disrupts meningeal B-cell aggregates in a model of secondary progressive multiple sclerosis. Neurol Neuroimmunol Neuroinflamm 8:e975

Rowles WM, Hsu WY, McPolin K, Li A, Merrill S, Guo CY, Green AJ, Gelfand JM, Bove RM (2022) Transitioning from S1P receptor modulators to B cell-depleting therapies in multiple sclerosis: clinical, radiographic, and laboratory data. Neurol Neuroimmunol Neuroinflamm 9:e1183

Schurch B, Carda S (2014) OnabotulinumtoxinA and multiple sclerosis. Ann Phys Rehabil Med 57:302–314

Scott LJ (2020) Siponimod: a review in secondary progressive multiple sclerosis. CNS Drugs 34:1191–1200

Sellner J, Rommer PS (2019) A review of the evidence for a natalizumab exit strategy for patients with multiple sclerosis. Autoimmun Rev 18:255–261

Shakespeare DT, Boggild M, Young C (2003) Antispasticity agents for multiple sclerosis. Cochrane

Database Syst Rev. https://doi.org/10.1002/14651858. CD001332

Signori A, Sacca F, Lanzillo R et al (2020) Cladribine vs other drugs in MS: merging randomized trial with real-life data. Neurol Neuroimmunol Neuroinflamm 7:e878

Simpson-Yap S, Pirmani A, Kalincik T, De Brouwer E, Geys L, Parciak T, Helme A, Rijke N, Hillert JA, Moreau Y, Edan G, Sharmin S, Spelman T et al (2022) Updated results of the Covid-19 in MS global data sharing initiative: anti-CD20 and other risk factors associated with Covid-19 severity. Neurol Neuroimmunol Neuroinflamm 9:200021

Spence MM, Shin PJ, Lee EA, Gibbs NE (2013) Risk of injury associated with skeletal muscle relaxant use in older adults. Ann Pharmacother 47:993–998

Tintore M, Vidal-Jordana A, Sastre-Garriga J (2019) Treatment of multiple sclerosis – success from bench to bedside. Nat Rev Neurol 15:53–58

Tolley K, Hutchinson M, You X, Wang P, Sperling B, Taneja A, Siddiqui MK, Kinter E (2015) A network meta-analysis of efficacy and evaluation of safety of subcutaneous pegylated interferon beta-1a versus other Injectable therapies for the treatment of relapsing-remitting multiple sclerosis. PLoS ONE 10:e127960

Tramacere I, Del Giovane C, Salanti G, D'Amico R, Filippini G (2015) Immunomodulators and immunosuppressants for relapsing-remitting multiple sclerosis: a network meta-analysis. Cochrane Database Syst Rev. https://doi.org/10.1002/14651858. CD011381.pub2

Tsivgoulis G, Katsanos AH, Mavridis D, Grigoriadis N, Dardiotis E, Heliopoulos I, Papathanasopoulos P, Karapanayiotides T, Kilidireas C, Hadjigeorgiou GM, Voumvourakis K (2016) The Efficacy of natalizumab versus fingolimod for patients with relapsing-remitting multiple sclerosis: a systematic review, indirect evidence from randomized placebo-controlled trials and meta-analysis of observational head-to-head trials. PLoS ONE 11(9):e163296. https://doi.org/10.1371/journal.pone.0163296

Vermersch P, Czlonkowska A, Grimaldi LM, Confavreux C, Comi G, Kappos L, Olsson TP, Benamor M, Bauer D, Truffinet P, Church M, Miller AE, Wolinsky JS, Freedman MS, O'Connor P, TENERE Trial Group (2014) Teriflunomide versus subcutaneous interferon beta-1a in patients with relapsing multiple sclerosis: a randomised, controlled phase 3 trial. Mult Scler 20:705–716

Von Essen MR, Hansen RH, Hojgaard C, Ammitzboll C, Wiendl H, Sellebjerg F (2022) Ofatumumab modulates inflammatory T cell responses and migratory potential in patients with multiple sclerosis. Neurol Neuroimmunol Neuroinflamm 9:e200004

Xu Z, Zhang F, Sun F, Gu K, Dong S, He D (2015) Dimethyl fumarate for multiple sclerosis. Cochrane Database Syst Rev. https://doi.org/10.1002/14651858. CD011076.pub2

Zhovtis Ryerson L, Naismith RT, Krupp LB, Charvet LE, Liao S, Fisher E, de Moor C, Williams JR, Campbell N (2022) No difference in radiologic outcomes for natalizumab patients treated with extended interval dosing compared with standard interval dosing: real-world evidence from MS PATHS. Mult Scler Relat Disord 58:103480

Zinger N, Ponath G, Sweeney E, Nguyen TD, Lo CH, Diaz I, Dimov A, Teng L, Zexter L, Comunale J, Wang Y, Pitt D, Gauthier SA (2022) Dimethyl fumarate reduces inflammation in chronic active multiple sclerosis lesions. Neurol Neuroimmunol Neuroinflamm 9:e1138

Epilepsien

Roland Seifert und Christian Brandt

Auf einen Blick

Verordnungsprofil Das Verordnungsvolumen der sogenannten „neueren Antiepileptika" hat sich seit 2012 verdoppelt und steigt weiter. Diese Antiepileptika (vor allem Pregabalin und Levetiracetam) werden inzwischen fast viermal so häufig wie „traditionelle Antiepileptika" (z. B. Valproinsäure, Carbamazepin, Phenytoin) verordnet. Die Verordnungen von Valproinsäure sind seit einigen Jahren weitgehend konstant, während das früher führende Carbamazepin in den letzten 10 Jahren um 40 % abgenommen hat.

Bewertung Eine pauschale Unterscheidung zwischen neueren und traditionellen Antiepileptika ist mittlerweile nur noch eingeschränkt sinnvoll. Vielmehr sollten einzelne Arzneistoffe oder Arzneistoffgruppen indikationsbezogen miteinander verglichen und bewertet werden. In der Leitlinie des britischen *National Institute of Health and Care Excellence* (NICE) werden Lamotrigin und Levetiracetam als Arzneistoffe der ersten Wahl zur Behandlung fokal beginnender epileptischer Anfälle empfohlen, Valproat zur Behandlung generalisierter tonisch-klonischer Anfälle bei männlichen Patienten. Bei gebärfähigen Frauen sind wiederum Lamotrigin und Levetiracetam Mittel der ersten Wahl. Die Leitlinien der Deutschen Gesellschaft für Neurologie (DGN) werden aktuell überarbeitet. Pregabalin wird ganz überwiegend für die Behandlung neuropathischer Schmerzen angewendet, ohne dass eine ausreichende Evidenz für einen Zusatznutzen gegenüber Amitriptylin oder Gabapentin verfügbar ist.

Die Arzneitherapie ist das wichtigste Verfahren zur Behandlung von Epilepsien. Maßgebend für die Auswahl von Antiepileptika sind arzneimittelspezifische Variablen (Nebenwirkungsprofil, Teratogenität, Pharmakokinetik, Interaktionspotenzial, Arzneiformen) und Patienten-abhängige Faktoren (Anfallstyp, Alter, Geschlecht, Frauen im gebärfähigen Alter, Komedikation, Begleitkrankheiten, Verträglichkeit, genetischer Hintergrund). Mit geeigneten Arzneimitteln erreichen etwa 70 % der Patienten eine Anfallsfreiheit. Eine Monotherapie ist die beste Therapieoption, denn Kombinationstherapien erhöhen das Risiko für unerwünschte Wirkungen (Nebenwirkungen) und Arzneimittelinteraktionen. Unabhängig von prognostischen Faktoren werden die meisten Patienten mit dem zuerst eingesetzten Antiepileptikum anfallsfrei. Als pharmakoresistente Epilepsie wird definiert, wenn mit zwei Arzneistoffen – adäquat ausgewählt und eingesetzt – (Kwan et al. 2010) als Monotherapie oder in Kombination keine Anfallsfreiheit erzielt wird. Trotz zahlreicher neuer Antiepileptika haben 30 % der Patienten eine therapieresistente Epilepsie mit erhöhter Mortalität, kognitiven Störungen und eingeschränkter Lebensqualität. Unter diesen Bedingungen kommen als nichtpharmakologische Verfahren Epilepsiechirurgie, Neurostimulation und diätetische Verfahren in Betracht (Übersicht bei Thijs et al. 2019).

Die Gesamtzahl der verordneten Tagesdosen (DDD) der Antiepileptika betrug im Jahr 2021 486 Mio DDD (◘ Tab. 24.1). Daraus errechnet sich eine Zahl von 1,33 Mio. Patienten in Deutschland, die eine Dauertherapie mit Antiepileptika erhalten. Das entspricht fast 2 % aller GKV-Versicherten und liegt damit deutlich höher als die Prävalenz der Epilepsien bei 0,4–1,2 % der Bevölkerung (Thijs et al. 2019). Die höhere Zahl behandelter Patienten erklärt sich dadurch, dass einige Antiepileptika (Carbamazepin, Gabapentin, Pregabalin) in zunehmendem Umfang bei Patienten mit chronischen Schmerzen (z. B. Tumorschmerzen, Polyneuropathien) sowie psychiatrischen Störungen (z. B. Angststörungen, bipolare Störung) eingesetzt werden. Diese Indikationser-

weiterung der Antiepileptika ist auch für einen erheblichen Anteil der stetig steigenden DDD-Zahlen verantwortlich; insbesondere bei Pregabalin.

In den letzten 30 Jahren sind verschiedene Antiepileptika in die Therapie eingeführt worden. Sie werden häufig als „neuere Antiepileptika" bezeichnet, obwohl sie nicht alle „neu" (und damit vermeintlich „besser") sind. Deshalb ist in diesem Jahr die bisher gehandhabte Unterteilung von Antiepileptika in die Kategorien „traditionell" und „neu" in den Abbildungen und Tabellen des AVR aufgegeben worden. Jeder Arzneistoff wird bezüglich der

◻ **Tab. 24.1** **Verordnungen von Arzneistoffen mit antiepileptischer Wirkung 2021.** Angegeben sind die 2021 verordneten Tagesdosen, die Änderungen gegenüber 2020 und die mittleren Kosten je DDD 2021

Präparat	Bestandteile	DDD	Änderung	DDD-Nettokosten
		Mio.	%	Euro
Barbiturate				
Luminal/Luminaletten	Phenobarbital	2,6	(−5,2)	0,51
Liskantin	Primidon	1,8	(−9,1)	1,04
Mylepsinum	Primidon	1,1	(+11,3)	0,82
Primidon Holsten	Primidon	1,1	(−6,7)	0,86
Phenobarbital-neuraxpharm	Phenobarbital	0,86	(−8,9)	0,48
		7,4	**(−4,7)**	**0,73**
Benzodiazepine				
Rivotril	Clonazepam	3,3	(−0,7)	1,27
Carbamazepin				
Carbamazepin Aristo	Carbamazepin	11,2	(+60,9)	0,53
Carbamazepin-neuraxpharm	Carbamazepin	6,0	(−32,9)	0,51
Tegretal	Carbamazepin	3,1	(−8,9)	0,62
Timonil	Carbamazepin	2,9	(−8,9)	0,62
Carbamazepin AL	Carbamazepin	2,7	(−5,5)	0,52
Carbadura	Carbamazepin	2,0	(−40,3)	0,48
Carbamazepin-ratiopharm	Carbamazepin	0,69	(−55,2)	0,61
		28,5	**(−5,5)**	**0,54**

□ Tab. 24.1 (Fortsetzung)

Präparat	Bestandteile	DDD	Änderung	DDD-Nettokosten
		Mio.	%	Euro
Gabapentin				
Gabapentin Micro Labs	Gabapentin	34,3	(+0,4)	1,56
Gabapentin Glenmark	Gabapentin	7,4	(+99,4)	1,22
Gabapentin AAA Pharma	Gabapentin	2,3	(+7,9)	1,62
Gabapentin Aurobindo	Gabapentin	2,1	(−31,5)	1,56
Gabapentin Aristo	Gabapentin	1,4	(−58,3)	1,53
Gabapentin-1 A Pharma	Gabapentin	0,63	(−9,9)	1,53
Gabapentin-ratiopharm	Gabapentin	0,54	(+9,5)	1,60
		48,6	**(+2,3)**	**1,51**
Lamotrigin				
Lamotrigin Aristo	Lamotrigin	15,8	(−11,5)	0,74
Lamotrigin Aurobindo	Lamotrigin	14,9	(+86,6)	0,69
Lamotrigin Heumann	Lamotrigin	7,3	(−19,6)	0,73
Lamotrigin Desitin	Lamotrigin	4,1	(−5,8)	0,71
Lamotrigin dura	Lamotrigin	2,3	(−33,0)	0,66
Lamictal	Lamotrigin	2,3	(−19,5)	0,84
Lamotrigin-neuraxpharm	Lamotrigin	2,1	(−0,5)	0,67
Lamotrigin-1 A Pharma	Lamotrigin	1,4	(−23,8)	0,66
Lamotrigin-ratiopharm	Lamotrigin	1,1	(−25,6)	0,70
Lamotrigin HEXAL	Lamotrigin	0,82	(+21,7)	0,72
Lamotrigin acis	Lamotrigin	0,65	(−41,3)	0,74
		52,8	**(+0,0)**	**0,72**
Levetiracetam				
Levetiracetam BASICS	Levetiracetam	21,5	(+23,4)	0,80
Levetiracetam Aurobindo	Levetiracetam	15,7	(+56,9)	1,13
Levetiracetam UCB	Levetiracetam	11,4	(−21,4)	0,96
Levetiracetam Zentiva	Levetiracetam	9,3	(−38,6)	0,91
Levetiracetam Hormosan	Levetiracetam	8,9	(+60,7)	0,95
Levetiracetam Heumann	Levetiracetam	8,0	(−6,8)	1,09
Levetiracetam-PUREN	Levetiracetam	7,4	(+30,7)	1,02
Levetiracetam Accord	Levetiracetam	5,5	(+141,0)	0,75

◻ Tab. 24.1 (Fortsetzung)

Präparat	Bestandteile	DDD	Änderung	DDD-Nettokosten
		Mio.	%	Euro
Levetiracetam Aristo	Levetiracetam	5,1	(−20,7)	1,15
Levetiracetam AL	Levetiracetam	3,3	(+33,3)	1,09
Levetiracetam-1 A Pharma	Levetiracetam	2,6	(−27,3)	1,00
Levetiracetam-neuraxpharm	Levetiracetam	2,2	(−29,1)	0,86
Levetiracetam Desitin	Levetiracetam	1,2	(−12,4)	1,52
Levetiracetam-ratiopharm	Levetiracetam	1,2	(−27,0)	1,38
Levetiracetam Glenmark	Levetiracetam	0,40	(−23,7)	3,21
Keppra	Levetiracetam	0,28	(−36,8)	4,05
		104,0	**(+5,4)**	**0,99**
Oxcarbazepin				
Apydan extent	Oxcarbazepin	5,9	(−2,8)	1,57
Oxcarbazepin-1 A Pharma	Oxcarbazepin	2,6	(+21,1)	1,55
Trileptal	Oxcarbazepin	1,4	(−7,3)	1,75
Oxcarbazepin dura	Oxcarbazepin	1,1	(−30,9)	1,44
Oxcarbazepin AL	Oxcarbazepin	0,90	(−1,2)	1,43
Timox/-extent	Oxcarbazepin	0,64	(−5,6)	1,86
		12,6	**(−2,9)**	**1,58**
Phenytoin				
Phenhydan	Phenytoin	2,6	(+3,5)	0,27
Phenytoin AWD	Phenytoin	1,4	(−28,1)	0,27
		4,0	**(−10,6)**	**0,27**
Pregabalin				
Pregabalin-neuraxpharm	Pregabalin	43,0	(−34,2)	1,73
Pregabalin Aristo	Pregabalin	42,4	(+703,5)	1,58
Pregabalin BASICS	Pregabalin	10,0	(+545,5)	1,05
Pregabin	Pregabalin	9,9	(+0,6)	1,48
Pregabalin Zentiva	Pregabalin	6,1	(> 1.000)	1,53
Pregabalin ratiopharm	Pregabalin	4,2	(−10,8)	1,74
Pregabalin beta	Pregabalin	2,9	(−81,4)	1,74
Pregabalin Tillomed	Pregabalin	2,6	(> 1.000)	1,79
Pregabalin Accord	Pregabalin	2,6	(−64,0)	1,53

■ **Tab. 24.1**   (Fortsetzung)

Präparat	Bestandteile	DDD	Änderung	DDD-Nettokosten
		Mio.	%	Euro
Pregabalin Laurus	Pregabalin	2,0	(+237,5)	0,98
Lyrica	Pregabalin	1,7	(−5,4)	1,59
Pregabalin Ascend	Pregabalin	1,4	(+87,7)	1,51
Pregabalin Pfizer	Pregabalin	0,98	(−56,5)	1,55
Pregabalin Glenmark	Pregabalin	0,86	(−82,4)	1,58
Pregabalin AL	Pregabalin	0,83	(−59,5)	1,36
Pregabalin Sandoz	Pregabalin	0,73	(neu)	1,88
Pregatab	Pregabalin	0,69	(+12,3)	1,84
Pregabalin-1 A Pharma	Pregabalin	0,66	(−66,2)	1,77
Pregabalin AbZ	Pregabalin	0,40	(−14,9)	1,67
		133,9	**(+7,0)**	**1,58**
Topiramat				
Topiramat Glenmark	Topiramat	3,1	(−13,0)	2,01
Topiramat-PUREN	Topiramat	1,3	(> 1.000)	1,90
Topamax	Topiramat	0,87	(−7,8)	2,25
		5,2	**(+15,1)**	**2,02**
Valproinsäure				
Orfiril	Valproinsäure	14,9	(−3,4)	1,03
Ergenyl	Valproinsäure	10,4	(−5,3)	0,76
Valproat chrono Winthrop	Valproinsäure	6,7	(−0,9)	0,70
Valproat AbZ	Valproinsäure	3,1	(−2,3)	0,56
Valproat-neuraxpharm	Valproinsäure	2,9	(+6,3)	1,11
Valpro beta	Valproinsäure	2,5	(−42,1)	0,60
Valproat Aristo	Valproinsäure	2,3	(+164,9)	0,68
Valproat-/chrono CT	Valproinsäure	2,1	(−5,2)	0,71
Valproat STADA	Valproinsäure	1,5	(+16,5)	0,57
Valproinsäure-ratiopharm/Valproat-ratiopharm chrono	Valproinsäure	1,3	(−27,4)	0,70
Valpro AL	Valproinsäure	1,2	(+24,8)	0,68
Valproat-biomo	Valproinsäure	1,0	(+17,5)	0,55
Valproat-1 A Pharma	Valproinsäure	0,48	(−34,8)	0,68
		50,5	**(−3,2)**	**0,81**

24

◻ Tab. 24.1 (Fortsetzung)

Präparat	Bestandteile	DDD	Änderung	DDD-Nettokosten
		Mio.	%	Euro
Zonisamid				
Zonisamid Glenmark	Zonisamid	1,2	(+13,1)	5,06
Zonegran	Zonisamid	0,84	(−11,2)	6,20
		2,1	**(+1,8)**	**5,53**
Weitere Antiepileptika				
Vimpat	Lacosamid	16,7	(+10,3)	7,43
Briviact	Brivaracetam	8,3	(+21,1)	2,36
Fycompa	Perampanel	2,6	(+21,9)	4,45
Zebinix	Eslicarbazepin	1,9	(−5,4)	5,99
Petnidan	Ethosuximid	1,2	(+9,0)	2,46
Ospolot	Sultiam	1,2	(−5,4)	2,68
Sabril	Vigabatrin	0,53	(−1,2)	3,87
Inovelon	Rufinamid	0,44	(+1,4)	9,63
Buccolam	Midazolam	0,29	(+3,5)	25,82
Epidyolex	Cannabidiol	0,29	(+62,2)	88,13
		33,5	**(+11,7)**	**6,33**
Summe		**486,4**	**(+3,1)**	**1,54**

Indikationen, Wirksamkeit und Nebenwirkungen für sich betrachtet.

Die zusätzlichen Antiepileptika bieten mehr Therapieoptionen, gestalten aber die Auswahl auch komplexer. In der Regel wurden diese Antiepileptika zunächst als Zusatztherapie bei nicht ausreichend behandelbaren Epilepsien eingeführt. Inzwischen sind Vigabatrin, Lamotrigin, Gabapentin, Topiramat, Levetiracetam, Oxcarbazepin, Zonisamid, Lacosamid und Eslicarbazin für die Mono- und Zusatztherapie zugelassen. Bisher liegen jedoch nur wenige vergleichende klinische Studien vor, in denen die neueren Arzneistoffe untereinander oder mit den traditionellen (klassischen) Antiepileptika verglichen wurden. Dies erschwert die Beurteilung erheblich.

Durch die Einführung von zusätzlichen Antiepileptika sind insbesondere in Bezug auf die Verträglichkeit die Therapiemöglichkeiten verbessert worden. In zwei großen multizentrischen, randomisierten und kontrollierten britischen Studien erwies sich in der Behandlung fokaler Epilepsien Lamotrigin als überlegen gegen über den Vergleichssubstanzen Carbamazepin, Gabapentin, Oxcarbazepin, Topiramat, Levetiracetam und Zonisamid (Marson et al. 2007a; Marson et al. 2021a). In einer Leitlinie amerikanischer Fachgesellschaften werden Lamotrigin, Levetiracetam und Zonisamid für die Erstbehandlung empfohlen (Kanner et al. 2018). Auch das britische National Institute for Health and Care Excellence (NICE) (2018) hat nun Lamotrigin und Levetiracetam als Mittel der Erstlinienbehandlung fokaler Anfälle empfohlen. Es gibt keine gute Evidenz, dass irgendein Antiepileptikum den anderen bezüglich einer langanhaltenden Anfallsfreiheit überlegen ist. Das hat auch eine Netzwerkmetaanalyse über die klinische Vergleichbarkeit neuerer Antiepileptika bestätigt (Charokopou et al. 2019). In den Leitlinien der Deutschen Gesellschaft für Neurologie werden aufgrund des UAW- und Interaktionspotenzials Lamotrigin und Levetiracetam als bevorzugte Arzneistoffe der ersten Wahl zur Behandlung fokaler Epilepsien angesehen; Lacosamid, Oxcarbazepin, Topiramat und Zonisamid sind Alternativen. Carbamazepin und Valproinsäure sollten hiernach als nachrangig betrachtet werden (▶ https://dgn.org/leitlinien/030/041 Erster epileptischer Anfall und Epilepsien im Erwachsenenalter – Deutsche Gesellschaft für Neurologie e. V. (dgn.org); zuletzt bearbeitet am 17.05.2018; zugegriffen am 01.08.2022). Die DGN-Leitlinien befinden sich allerdings derzeit in der Überarbeitung.

24.1 Valproinsäure

Valproinsäure hat eine nachgewiesene Wirksamkeit mit Evidenzstufe I für fokale und generalisierte Epilepsien, auch bei kindlichen Absencen und juveniler myoklonischer Epilepsie (Deutsche Gesellschaft für Neurologie 2017; National Institute for Health and Care Excellence 2018). Bei mehreren gleichzeitig bestehenden Anfallsarten kann sie daher als wirksames Monotherapeutikum eingesetzt werden. In der mehrjährigen klinischen SANAD-Studie des britischen National Health Service war Valproinsäure besser verträglich als Topiramat und besser wirksam als Lamotrigin in der Behandlung generalisierter und nicht klassifizierbarer Epilepsien (Marson et al. 2007b). Weitere Vorteile von Valproinsäure sind ein geringes Interaktionspotential, günstige Behandlungskosten, viele Arzneiformen und eine 50-jährige Erfahrung. Bei Frauen im gebärfähigen Alter soll Valproinsäure grundsätzlich vermieden werden, weil sie während der Schwangerschaft mit einem signifikanten Risiko für dosisabhängige teratogene Effekte (insbesondere Neuralrohrdefekte) assoziiert ist und die postnatale kognitive Entwicklung bei Kindern beeinträchtigt (Tomson et al. 2016). Bei Kleinkindern wird Valproinsäure wegen seltener, potentiell tödlicher Leberschäden mit Vorsicht und nur noch als Monotherapeutikum angewendet. Das breite Anwendungsspektrum von Valproinsäure bei verschiedenen Epilepsieformen ermöglicht eine zusätzliche Sicherheit, wenn initial keine exakte Diagnose verfügbar ist. Insgesamt sind die Verordnungszahlen für Valproinsäure rückläufig (◘ Tab. 24.1); wahrscheinlich wegen der Verfügbarkeit von Alternativen mit geringerer Teratogenität.

24.2 Carbamazepin

Nach einem Cochrane-Review wird Carbamazepin bei annähernd gleicher antiepileptischer Wirksamkeit häufiger als Lamotrigin wegen UAW abgesetzt (Nevitt et al. 2018). Auch in einer mehrjährigen klinischen Studie des britischen National Health Service war Lamotrigin klinisch besser wirksam als Carbamazepin (Marson et al. 2007a). Als Folge davon hat das einstmals führende Carbamazepin seit 2012 mehr als 30 % seiner Verordnungen verloren (◘ Abb. 24.1). Problematisch ist die Enzyminduktion, die mit einem erhöhten Interaktionspotential (z. B. mit hormonellen Kontrazeptiva) einhergeht sowie mit einer Erhöhung des Osteoporoserisikos.

24.3 Phenytoin

Phenytoin wirkt ohne eine generelle Hemmung zerebraler Funktionen und kann für fokale Anfälle und tonisch-klonische Anfälle eingesetzt werden. In den letzten 10 Jahren ist die Anwendung aufgrund des UAW- und Interaktionsprofils dieses potenten Enzyminduktors weiter zurückgegangen (◘ Abb. 24.1). Bei der Langzeittherapie sind u. a. Veränderungen an

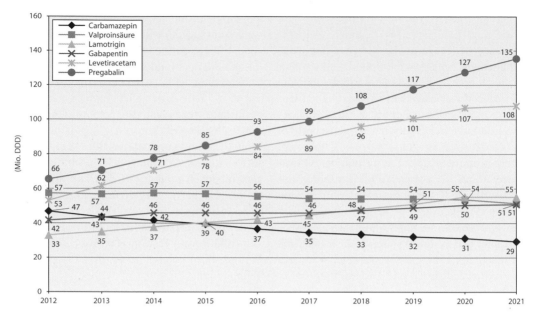

24

◘ Abb. 24.1　Verordnungen von Antiepileptika 2012 bis 2021. Gesamtverordnungen nach definierten Tagesdosen

Haut und Schleimhäuten störend, wie Gingiva-hyperplasie, Hypertrichose, Hirsutismus und Hautverdickung mit vergröberten Gesichtszügen. Phenytoin wird daher nur noch als Mittel dritter Wahl bei fokalen Epilepsien empfohlen, wenn eine Zusatztherapie mit neueren Antiepileptika unwirksam oder unverträglich war (National Institute for Health and Care Excellence 2018).

24.4　Barbiturate

Barbiturate hatten vor 100 Jahren wichtige Grundlagen der antiepileptischen Therapie gelegt, spielen aber nur noch eine untergeordnete Rolle. Primidon entfaltet seine Wirkung hauptsächlich über den aktiven Metaboliten Phenobarbital. Trotz geringer systemischer Toxizität werden Phenobarbital und Primidon nur noch als Mittel dritter Wahl empfohlen, weil ihre sedativen Nebenwirkungen die kognitiven Fähigkeiten schon bei therapeutischen Plasmaspiegeln einschränken können, die sonst keine weiteren Unverträglichkeitserscheinungen erkennen lassen (National Institute for Health

and Care Excellence 2018). Außerdem ist Phenobarbital ein potenter CYP-Induktor.

24.5　Benzodiazepine

Benzodiazepine werden aufgrund zu befürchtender Toleranzentwicklung sowie möglicher UAW (Sedierung, kognitive Beeinträchtigung, anterograde Amnesie sowie paradoxe Reaktionen und Erhöhung des Sturzrisikos bei Älteren) in Deutschland nur selten zur Dauertherapie eingesetzt. Clobazam wird häufig zur kurzzeitigen Überbrückung von Phasen erhöhter Anfallshäufigkeit eingesetzt. Clonazepam ist ein Benzodiazepin mit stärker ausgeprägten krampfhemmenden Eigenschaften, das in erster Linie bei myoklonischen und atonischen Anfällen indiziert ist. Die Verordnungen sind 2020 leicht angestiegen. Lorazepam wird intravenös zur Behandlung eines Status epilepticus eingesetzt. Eine buccal zu verabreichende Form von Midazolam ist zur Behandlung akuter, länger anhaltender Anfälle zwischen dem Alter von 3 Monaten und 18 Jahren zugelassen (◘ Tab. 24.1).

24.6 Lamotrigin

Die Verordnungen sind 2020 weiter gestiegen (◘ Tab. 24.1). Als Phenyltriazinderivat zeigt es strukturelle Verwandtschaft zu Pyrimethamin und Trimethoprim und ist ein niederpotenter Folatreduktase-Inhibitor. Seine Hauptwirkung besteht in der Blockade spannungsabhängiger Natriumkanäle und einer daraus resultierenden Hemmwirkung auf die Freisetzung exzitatorischer Neurotransmitter vom Typ des Glutamats. Die Zusatztherapie mit Lamotrigin senkte die Anfallsfrequenz bei 13–67 % von sonst therapierefraktären Patienten um mindestens 50 % (Goa et al. 1993). Als Monotherapie hat Lamotrigin eine ähnliche Wirksamkeit wie Carbamazepin, ist aber nach einem Cochrane-Review besser verträglich (Nevitt et al. 2018). Weiterhin hat die SANAD-Studie gezeigt, dass Lamotrigin bei fokaler Epilepsie klinisch deutlich besser wirksam war als die Standardsubstanz Carbamazepin (Marson et al. 2007a). In der Nachfolgestudie SANAD II erwies sich zusätzlich eine Überlegenheit von Lamotrigin gegenüber Levetiracetam und Zonisamid (Marson et al. 2021a).

24.7 Gabapentin

Die Verordnungen von Gabapentin sind seit 2012 langsam angestiegen (◘ Abb. 24.1). Wirksamkeit und Unbedenklichkeit von Gabapentin für die Monotherapie wurden in drei großen Multizenterstudien nachgewiesen (Beydoun 1999). Gabapentin weist eine strukturelle Ähnlichkeit zu γ-Aminobuttersäure (GABA) auf und erhöht die GABA-Freisetzung. Seit 2001 ist Gabapentin auch für die Behandlung neuropathischer Schmerzen zugelassen. Bei Patienten mit diabetischer Neuropathie wirkte Gabapentin über einen Zeitraum von 6–8 Wochen etwas besser als Placebo (2,5 versus 1,4 Punkte) und ähnlich wie Amitriptylin (52 % versus 67 % Schmerzlinderung) (Morello et al. 1999). Gabapentin ist damit eine Alternative zur Therapie neuropathischer Schmerzen, bietet aber keine Vorteile gegenüber Amitriptylin. In der Epilepsie-Behandlung hat Gabapentin nur einen geringen Stellenwert. Insofern ist die Klassifikation von Gabapentin als „Antiepileptikum" irreführend (siehe Kap. 6, AVR 2021).

24.8 Topiramat

Eine Besonderheit des pharmakologischen Profils von Topiramat ist die Hemmung der neuronalen Erregbarkeit durch Blockade von Glutamatrezeptoren vom AMPA-Typ, die neben einer Natriumkanalblockade und einer benzodiazepinähnlichen Verstärkung $GABA_A$-Rezeptor-vermittelter Hemmwirkungen zur antiepileptischen Wirkung beiträgt. Nach einem Cochrane-Review über 12 placebokontrollierte Studien mit 1.650 Patienten mit therapieresistenter fokaler Epilepsie ist Topiramat dreifach wirksamer als Placebo (Bresnahan et al. 2019a). Die Zusatztherapie mit Topiramat wurde in diesen Studien jedoch nur kurzfristig (11–19 Wochen) untersucht und hat ein deutlich erhöhtes Risiko für Nebenwirkungen. In der SANAD-Studie war Topiramat im direkten Vergleich mit Valproinsäure und Lamotrigin schlechter verträglich (Marson et al. 2007a, 2007b). Wichtigste Nebenwirkungen sind psychische und kognitive Veränderungen, Gewichtsabnahme und gelegentlich das Auftreten von Nierensteinen. Die Einnahme von Topiramat in der Schwangerschaft erhöht das Missbildungsrisiko (Veroniki et al. 2017). Im Jahre 2004 erhielt Topiramat auch die Zulassung für die Migräneprophylaxe. Die Anwendung in dieser Indikation ist gering, aber zunehmend (Baftiu et al. 2016). Vermutlich nehmen die Topiramatverordnungen wegen der Indikation „Migräneprophylaxe" zu (◘ Tab. 24.1)

24.9 Levetiracetam

Levetiracetam ist nach Pregabalin das meistverordnete Antiepileptikum mit einem erneuten deutlichen Zuwachs im Jahr 2021 (◘ Tab. 24.1 und ◘ Abb. 24.1). Bei der An-

24

wendung von Levetiracetam als Zusatztherapeutikum lagen die Ansprechraten (23–42 %) in mehreren Studien höher als mit Placebo (10–17 %) (Dooley und Plosker 2000). Als Monotherapeutikum war Levetiracetam bei 579 Patienten mit erstmals diagnostizierter Epilepsie nach 12 Monaten genauso wirksam (Anfallsfreiheit 56,6 %) wie Carbamazepin (58,5 %) (Brodie et al. 2007). Auch die Abbruchraten zeigten keinen signifikanten Unterschied (14,4 % versus 19,2 %). In den aktuellen SANAD II-Studien fanden sich jedoch keine Vorteile von Levetiracetam gegenüber Lamotrigin bei fokalen bzw. gegenüber Valproat bei generalisierten oder nicht klassifizierbaren Epilepsien (Marson et al. 2021a, 2021b). Levetiracetam bindet spezifisch an das synaptische Vesikelprotein SV2A und beeinflusst dadurch möglicherweise die Freisetzung inhibitorischer Neurotransmitter (Lynch et al. 2004). Ein Cochrane-Review hat bestätigt, dass die Zusatztherapie mit Levetiracetam bei therapieresistenten fokalen Epilepsien eine deutliche Senkung der Anfallshäufigkeit bei Erwachsenen und Kindern bewirkt (Mbizvo et al. 2012). Eine Netzwerkmetaanalyse hat gezeigt, dass Levetiracetam ebenso wie Lamotrigin kein signifikant erhöhtes Missbildungsrisiko im Vergleich zu Kontrollen aufweist (Veroniki et al. 2017). Als günstig werden das geringe Interaktionspotential, die Verfügbarkeit einer intravenösen Darreichungsform und die Möglichkeit zur schnellen Aufdosierung angesehen. Problematisch sind psychische Nebenwirkungen, insbesondere Aggressivität, die gehäuft bei Menschen mit geistiger Behinderung auftreten (Helmstaedter et al. 2008).

24.10   Oxcarbazepin

Oxcarbazepin hat als Carbamazepinderivat ein ähnliches Wirkungsspektrum und eine vergleichbare antiepileptische Aktivität wie die Ursprungssubstanz. Es wird in der Leber zu dem aktiven Metaboliten 10-Hydroxycarbazepin reduziert, der primär die antiepileptische Wirkung vermittelt. Oxcarbazepin verursacht

abgesehen von Hyponatriämie weniger unerwünschte Wirkungen und Arzneimittelinteraktionen als Carbamazepin (LaRoche und Helmers 2004). Nach einem Cochrane-Review sind Oxcarbazepin und Carbamazepin bei Patienten mit fokalen Anfällen ähnlich wirksam und verträglich (Koch und Polman 2009). Mit Carbamazepin behandelte Patienten litten seltener unter Übelkeit und Erbrechen. Die Verordnungen von Oxcarbazepin sind 2021 zurückgegangen (◘ Tab. 24.1).

24.11   Eslicarbazepinacetat

Dies ist ein weiteres Carbamazepinderivat. Der Wirkmechanismus dürfte ähnlich sein. Die Wirksamkeit dieses Arzneistoffs in der Zusatztherapie fokaler Epilepsien wurde in einer multi-zentrischen, randomisierten, Placebo-kontrollierten Studien nachgewiesen (Elger et al. 2009). Mittlerweile hat Eslicarbazepinacetat in dieser Indikation bei Erwachsenen auch eine Zulassung als Monotherapie.

24.12   Lacosamid

Lacosamid (*Vimpat*) ist ein D-Serinanalogon, das keine Strukturverwandtschaft zu anderen Antiepileptika aufweist und in einer Serie von funktionalisierten Aminosäuren als Antiepileptikum geprüft wurde. Bisher gibt es Hinweise, dass Lacosamid die langsame Inaktivierung des spannungsabhängigen Natriumkanals verstärkt, ohne die schnelle Inaktivierung zu beeinflussen, so dass damit eine Stabilisierung einer neuronalen Überaktivität möglich erscheint. Weiterhin kommt als mögliches Bindungsprotein das Collapsin Response Mediator Protein 2 (CRMP 2) in Frage, das an der neuronalen Differenzierung und dem Auswachsen von Axonen beteiligt ist (Perucca et al. 2008). Lacosamid wurde als Zusatztherapie zu 1–2 Antiepileptika an 418 erwachsenen Patienten mit nicht ausreichend kontrollierten fokalen Anfällen untersucht und senkte die Anfallshäufigkeit dosisabhängig um 10–40 %

(Ben-Menachem et al. 2007). Eine Übersichtsarbeit bestätigt, dass Lacosamid die Anfallsfrequenz bei fokaler Epilepsie wirksamer als Placebo senkt, aber häufiger zu Nebenwirkungen und Therapieabbrüchen führt (Nunes et al. 2013). Mittlerweile ist Lacosamid auch zur Monotherapie fokaler bzw. fokal beginnender Anfälle und zur Zusatztherapie primär generalisierter tonisch-klonischer Anfälle zugelassen. Als vorteilhaft werden ein relativ geringes Interaktionspotenzial, die Möglichkeit zur schnellen Aufdosierung und die Verfügbarkeit einer intravenösen Darreichungsform angesehen.

24.13 Pregabalin

Pregabalin bleibt weiterhin der am häufigsten verschriebene antiepileptisch wirkende Arzneistoff; Tendenz deutlich steigend (◘ Tab. 24.1 und ◘ Abb. 24.1). Das lipophile GABA-Derivat hat ähnliche Eigenschaften wie Gabapentin, wirkt aber nicht auf GABAerge Mechanismen, sondern hemmt durch Bindung an die α_2-δ-Untereinheit des spannungsabhängigen Calciumkanals den depolarisationsabhängigen Calciumeinstrom und moduliert die Freisetzung exzitatorischer Neurotransmitter. Indikationsgebiete sind neuropathische Schmerzen, Zusatztherapie von fokalen Anfällen mit und ohne sekundäre Generalisierung sowie generalisierte Angststörungen. Bei therapieresistenter fokaler Epilepsie lagen die Ansprechrate bei nahezu 50 % und die Anfallsfreiheit bei 3–17 % der Patienten (Übersicht bei Brodie 2004).

Pregabalin wird fast ausschließlich (89 %) für die Behandlung neuropathischer Schmerzen eingesetzt, und nicht für die Behandlung von Epilepsien. Dies ist ein weiteres Beispiel für den irreführenden Arzneistoffgruppenbegriff „Antiepileptikum" (siehe Kap. 6, AVR 2021). Es wurde in 19 kontrollierten Studien an 7.003 Patienten mit diabetischer postherpetischer Neuralgie, diabetischer Neuropathie, zentralen neuropathischen Schmerzen und Fibromyalgie geprüft und war in Dosierungen von 300–600 mg/Tag wirksamer als Placebo (Moore et al. 2009). In einer neueren Metaanalyse gehört Pregabalin neben Gabapentin, Venlafaxin, Duloxetin und den trizyklischen Antidepressiva zu den Arzneimitteln, die für die Erstlinienbehandlung neuropathischer Schmerzen empfohlen werden, zeigt aber eine deutlich höhere NNT (number needed to treat) als trizyklische Antidepressiva (Finnerup et al. 2015).

24.14 Brivaracetam

Brivaracetam (*Briviact*) zeigte 2021 nochmals einen kräftigen Verordnungszuwachs (◘ Tab. 24.1). Das Levetiracetamderivat bindet mit einer 20-fach höheren Affinität an das synaptische Vesikelprotein als seine Muttersubstanz, zeigt aber nur eine ähnliche Wirksamkeit und Verträglichkeit wie andere neue Antiepileptika (Stephen und Brodie 2017). Nach einem Cochrane-Review senkt Brivaracetam bei arzneimittelresistenter Epilepsie als Zusatztherapie die Anfallshäufigkeit (Bresnahan et al. 2019b). Die Nutzenbewertung durch den G-BA hat keinen Beleg für einen Zusatznutzen gegenüber der zweckmäßigen Vergleichstherapie mit anderen Antiepileptika ergeben. Daraufhin hatte die Herstellerfirma *Briviact* zunächst ab dem 1. November 2016 außer Vertrieb gesetzt, dann aber nach Abschluss der Preisverhandlungen mit dem GKV-Spitzenverband mit einem um 48 % gesenkten Erstattungsbetrag wieder bereitgestellt. Es gibt bislang als sehr vorläufig anzusehende Hinweise, dass Brivaracetam zu einem geringeren Prozentsatz als Levetiracetam psychische UAW verursacht (Yates et al. 2015).

24.15 Perampanel

Perampanel ist ein nicht-kompetitiver selektiver AMPA-Rezeptor-Antagonist. Eine signifikant erhöhte Wirksamkeit des Arzneistoffs im Vergleich zu Placebo bei fokalen Anfällen wurde in 3 multi-zentrischen Studien festge-

24

stellt, eine weitere Studie kam zum gleichen Ergebnis bezüglich (primär generalisierter) tonisch-klonisch Anfälle (Steinhoff et al. 2013; French et al. 2015). Der Arzneistoff ist in Deutschland bislang zur Zusatztherapie zugelassen. Häufige Nebenwirkungen sind Schwindel und Müdigkeit. Auch psychische Nebenwirkungen werden beschrieben.

24.16   Zonisamid

Zonisamid ist hinsichtlich des Wirkmechanismus und des Einsatzspektrums mit Topiramat vergleichbar. Die Wirksamkeit des Arzneistoffs in der Zusatztherapie wurde in vier multi-zentrischen, Placebo-kontrollierten Studien im Hinblick auf fokale Epilepsie nachgewiesen (Brodie 2006). Eine Monotherapiezulassung liegt mittlerweile vor.

24.17   Neueste Entwicklungen

In den Jahren 2020 und 2021 wurden in Deutschland drei neue Antiepileptika zugelassen. Cenobamat wird eingesetzt zur Zusatzbehandlung fokal beginnender Anfälle bei Erwachsenen, bei denen zuvor mindestens zwei antiepileptische Therapieversuche gescheitert sind. Der Arzneistoff hat nach heutigem Kenntnisstand Natriumkanal-blockierende und GABAerge Eigenschaften. Es hat sich in zwei großen Zulassungsstudien als signifikant überlegen gegenüber Placebo erwiesen, allerdings sind zu Beginn des Studienprogramms mit höherer Einstiegs-Dosierung und -Geschwindigkeit Fälle einer schweren, lebensbedrohlichen Unverträglichkeitsreaktion (DRESS) aufgetreten (Krauss et al. 2020). Cannabidiol ist ein Orphan Drug zur Zusatzbehandlung epileptischer Anfälle bei Patienten ab 2 Jahren mit Lennox-Gastaut-Syndroms und Dravet-Syndrom in Kombination mit Clobazam, beim Tuberöse-Sklerose-Komplex auch ohne Clobazam (Thiele et al. 2021; Thiele et al. 2018; Devinsky et al. 2017). Fenfluramin ist zugelassen zur Zusatzbehand-

lung epileptischer Anfälle beim Dravet-Syndrom bei Patienten ab 2 Jahren (Lagae et al. 2020). Alle drei genannten Arzneistoffe haben aufgrund günstiger Daten in den Zulassungsstadien die Zulassung erhalten, Wirksamkeit und Verträglichkeit müssen aber im langfristigen Einsatz beurteilt werden.

Literatur

Backonja M, Beydoun A, Edwards KR, Schwartz SL, Fonseca V, Hes M (1998) Gabapentin for the symptomatic treatment of painful neuropathy in patients with diabetes mellitus. JAMA 280:1831–1836

Baftiu A, Johannessen Landmark C, Rusten IR, Feet SA, Johannessen SI, Larsson PG (2016) Changes in utilisation of antiepileptic drugs in epilepsy and non-epilepsy disorders – a pharmacoepidemiological study and clinical implications. Eur J Clin Pharmacol 72:1245–1254

Ben-Menachem E, Biton V, Jatuzis D, Abou-Khalil B, Doty P, Rudd GD (2007) Efficacy and safety of oral lacosamide as adjunctive therapy in adults with partial-onset seizures. Epilepsia 48:1308–1317

Beydoun A (1999) Monotherapy trials with gabapentin for partial epilepsy. Epilepsia 40(Suppl 6):S13–S16

Bresnahan R, Hounsome J, Jette N, Hutton JL, Marson AG (2019a) Topiramate add-on therapy for drug-resistant focal epilepsy. Cochrane Database Syst Rev. https://doi.org/10.1002/14651858.CD001417.pub4

Bresnahan R, Panebianco M, Marson AG (2019b) Brivaracetam add-on therapy for drug-resistant epilepsy. Cochrane Database Syst Rev. https://doi.org/10.1002/14651858.CD011501.pub2

Brodie MJ (2004) Pregabalin as adjunctive therapy for partial seizures. Epilepsia 45(Suppl 6):19–27

Brodie MJ (2006) Zonisamide as adjunctive therapy for refractory partial scizures. Epilepsy Res 68(Suppl 2):S11–S16

Brodie MJ, Perucca E, Ryvlin P, Ben-Menachem E, Meencke HJ (2007) Comparison of levetiracetam and controlled-release carbamazepine in newly diagnosed epilepsy. Baillieres Clin Neurol 68:402–408

Charokopou M, Harvey R, Srivastava K, Brandt C, Borghs S (2019) Relative performance of brivaracetam as adjunctive treatment of focal seizures in adults: a network meta-analysis. Curr Med Res Opin 35:1345–1354

Deutsche Gesellschaft für Neurologie (2017) Leitlinien für Diagnostik und Therapie in der Neurologie. Erster epileptischer Anfall und Epilepsien im Erwachsenenalter. https://www.dgn.org/leitlinien

Devinsky O, Cross JH, Laux L, Marsh E, Miller I, Nabbout R, et al. (2017) Trial of Cannabidiol for Drug-

Resistant Seizures in the Dravet Syndrome. N Engl J Med 376(21):2011-20

Dooley M, Plosker GL (2000) Levetiracetam. A review of its adjunctive use in the management of partial onset seizures. Drugs 60:871–893

Elger C, Halasz P, Maia J, Almeida L, Soares-da-Silva P (2009) Efficacy and safety of eslicarbazepine acetate as adjunctive treatment in adults with refractory partial-onset seizures: a randomized, double-blind, placebo-controlled, parallel-group phase III study. Epilepsia 50:454–463

Finnerup NB, Attal N, Haroutounian S, McNicol E, Baron R, Dworkin RH, Gilron I, Haanpää M, Hansson P, Jensen TS, Kamerman PR, Lund K, Moore A, Raja SN, Rice AS, Rowbotham M, Sena E, Siddall P, Smith BH, Wallace M (2015) Pharmacotherapy for neuropathic pain in adults: a systematic review and meta-analysis. Lancet Neurol 14:162–173

French JA, Krauss GL, Wechsler RT, Wang XF, DiVentura B, Brandt C et al (2015) Perampanel for tonic-clonic seizures in idiopathic generalized epilepsy a randomized trial. Neurology 85:950–957

Goa KL, Ross SR, Chrisp P (1993) Lamotrigine. A review of its pharmacological properties and clinical efficacy in epilepsy. Drugs 46:152–176

Helmstaedter C, Fritz NE, Kockelmann E, Kosanetzky N, Elger CE (2008) Positive and negative psychotropic effects of levetiracetam. Epilepsy Behav 13:535–541

Kanner AM, Ashman E, Gloss D, Harden C, Bourgeois B, Bautista JF, Abou-Khalil B, Burakgazi-Dalkilic E, Llanas Park E, Stern J, Hirtz D, Nespeca M, Gidal B, Faught E, French J (2018) Practice guideline update summary: efficacy and tolerability of the new antiepileptic drugs I: treatment of new-onset epilepsy: report of the guideline development, dissemination, and implementation subcommittee of the American Academy of Neurology and the American Epilepsy Society. Neurology 91:74–81

Koch MW, Polman SK (2009) Oxcarbazepine versus carbamazepine monotherapy for partial onset seizures. Cochrane Database Syst Rev. https://doi.org/10.1002/14651858.CD006453.pub2

Krauss GL, Klein P, Brandt C, Lee SK, Milanov I, Milovanovic M et al (2020) Safety and efficacy of adjunctive cenobamate (YKP3089) in patients with uncontrolled focal seizures: a multicentre, double-blind, randomised, placebo-controlled, dose-response trial. Lancet Neurol 19:38–48

Kwan P, Arzimanoglou A, Berg AT, Brodie MJ, Hauser AW, Mathern G et al (2010) Definition of drug resistant epilepsy: consensus proposal by the ad hoc Task Force of the ILAE Commission on Therapeutic Strategies. Epilepsia 51:1069–1077

Lagae L, Sullivan J, Knupp K, Laux L, Polster T, Nikanorova M, et al. (2020) Fenfluramine hydrochloride for the treatment of seizures in Dravet syndrome: a randomised, double-blind, placebo-controlled trial. Lancet 394(10216):2243-54

LaRoche SM, Helmers SL (2004) The new antiepileptic drugs: scientific review. JAMA 291:605–614

Lynch BA, Lambeng N, Nocka K, Kensel-Hammes P, Bajjalieh SM, Matagne A, Fuks B (2004) The synaptic vesicle protein SV2A is the binding site for the antiepileptic drug levetiracetam. PNAS 101:9861–9866

Marson A, Burnside G, Appleton R, Smith D, Leach JP, Sills G et al (2021a) The SANAD II study of the effectiveness and cost-effectiveness of levetiracetam, zonisamide, or lamotrigine for newly diagnosed focal epilepsy: an open-label, non-inferiority, multicentre, phase 4, randomised controlled trial. Lancet 397:1363 1374

Marson A, Burnside G, Appleton R, Smith D, Leach JP, Sills G et al (2021b) The SANAD II study of the effectiveness and cost-effectiveness of valproate versus levetiracetam for newly diagnosed generalised and unclassifiable epilepsy: an open-label, non-inferiority, multicentre, phase 4, randomised controlled trial. Lancet 397:1375–1386

Marson AG, Al-Kharusi AM, Alwaidh M, Appleton R, Baker GA, Chadwick DW, Cramp C, Cockerell OC, Cooper PN, Doughty J, Eaton B, Gamble C, Goulding PJ, Howell SJL, Hughes A, Jackson M, Jacoby A, Kellett M, Lawson GR, Leach JP, Nicolaides P, Roberts R, Shackley P, Shen J, Smith DS, Smith PEM, Smith TC, Vanoli A, Williamson PR (2007a) The SANAD study of effectiveness of carbamazepine, gabapentin, lamotrigine, oxcarbazepine, or topiramate for treatment of partial epilepsy: an unblinded randomised controlled trial. Lancet 369:1000–1015

Marson AG, Al-Kharusi AM, Alwaidh M, Appleton R, Baker GA, Chadwick DW, Cramp C, Cockerell OC, Cooper PN, Doughty J, Eaton B, Gamble C, Goulding PJ, Howell SJL, Hughes A, Jackson M, Jacoby A, Kellett M, Lawson GR, Leach JP, Nicolaides P, Roberts R, Shackley P, Shen J, Smith DS, Smith PEM, Smith TC, Vanoli A, Williamson PR (2007b) The SANAD study of effectiveness of valproate, lamotrigine, or topiramate for generalized and unclassifiable epilepsy: an unblinded randomized controlled trial. Lancet 369:1016–1026

Mbizvo GK, Dixon P, Hutton JL, Marson AG (2012) Levetiracetam add-on for drug-resistant focal epilepsy: an updated Cochrane review. Cochrane Database Syst Rev. https://doi.org/10.1002/14651858.CD001901.pub2

Moore RA, Straube S, Wiffen PJ, Derry S, McQuay HJ (2009) Pregabalin for acute and chronic pain in adults. Cochrane Database Syst Rev. https://doi.org/10.1002/14651858.CD007076.pub2

Morello CM, Leckband SG, Stoner CP, Moorhouse DF, Sahagian GA (1999) Randomized double-blind study comparing the efficacy of gabapentin with amitriptyline on diabetic peripheral neuropathy pain. Arch Intern Med 159:1931–1937

National Institute for Health and Care Excellence (NICE) (2018) Epilepsies: the diagnosis and management. Clinical guideline CG137. https://www.nice.org.uk/guidance/cg137

Nevitt SJ, Tudur Smith C, Weston J, Marson AG (2018) Lamotrigine versus carbamazepine monotherapy for epilepsy: an individual participant data review. Cochrane Database Syst Rev. https://doi.org/10.1002/14651858.CD001031.pub4

Nunes VD, Sawyer L, Neilson J, Sarri G, Cross JH (2013) Profile of lacosamide and its role in the long-term treatment of epilepsy: a perspective from the updated NICE guideline. Neuropsychiatr Dis Treat 9:467–476

Perucca E, Yasothan U, Clincke G, Kirkpatrick P (2008) Lacosamide. Nat Rev Drug Discov 7:973–974

Steinhoff BJ, Ben-Menachem E, Ryvlin P, Shorvon S, Kramer L, Satlin A et al (2013) Efficacy and safety of adjunctive perampanel for the treatment of refractory partial seizures: a pooled analysis of three phase III studies. Epilepsia 54:1481–1489

Stephen LJ, Brodie MJ (2017) Brivaracetam: a novel antiepileptic drug for focal-onset seizures. Ther Adv Neurol Disord 11:1756285617742081

Thiele EA, Bebin EM, Bhathal H, Jansen FE, Kotulska K, Lawson JA, et al. (2021) Add-on Cannabidiol Treatment for Drug-Resistant Seizures in Tuberous Sclerosis Complex: A Placebo-Controlled Randomized Clinical Trial. JAMA neurology 78(3):285-92

Thiele EA, Marsh ED, French JA, Mazurkiewicz-Beldzinska M, Benbadis SR, Joshi C, et al. (2018) Cannabidiol in patients with seizures associated with Lennox-Gastaut syndrome (GWPCARE4): a randomised, double-blind, placebo-controlled phase 3 trial. Lancet 391(10125):1085-96

Thijs RD, Surges R, O'Brien TJ, Sander JW (2019) Epilepsy in adults. Lancet 393:689–701

Tomson T, Battino D, Perucca E (2016) Valproic acid after five decades of use in epilepsy: time to reconsider the indications of a time-honoured drug. Lancet Neurol 15:210–218

Veroniki AA, Cogo E, Rios P, Straus SE, Finkelstein Y, Kealey R, Reynen E, Soobiah C, Thavorn K, Hutton B, Hemmelgarn BR, Yazdi F, D'Souza J, MacDonald H, Tricco AC (2017) Comparative safety of antiepileptic drugs during pregnancy: a systematic review and network meta-analysis of congenital malformations and prenatal outcomes. BMC Med 15:95

Yates SL, Fakhoury T, Liang W, Eckhardt K, Borghs S, D'Souza J (2015) An open-label, prospective, exploratory study of patients with epilepsy switching from levetiracetam to brivaracetam. Epilepsy Behav 52(Pt A):165–168

Morbus Parkinson

Roland Seifert und Günter Höglinger

Auf einen Blick

Trend Levodopapräparate sind die führenden Vertreter der Arzneistoffe zur Behandlung des Morbus Parkinson. An zweiter Stelle folgen die Dopaminrezeptoragonisten. Insgesamt ist eine erfreuliche Fokussierung auf preiswerte und wirksame Präparate zu beobachten, was auch von leicht sinkenden Gesamttherapiekosten begleitet wird.

Bewertung Die Langzeittherapie mit Levodopa kann Dyskinesien und motorische Fluktuationen verursachen, die durch Dosisfraktionierung und adjuvante Therapie reduziert werden können. Alternativ werden bei jüngeren Patienten Dopaminrezeptoragonisten und bei leichteren Symptomen MAO-B-Inhibitoren als initiale Monotherapie empfohlen. Muscarinrezeptorantagonisten werden wegen der Beeinträchtigung kognitiver Fähigkeiten leitliniengerecht bei älteren Patienten immer seltener eingesetzt.

Der Morbus Parkinson ist eine fortschreitende neurodegenerative Krankheit des extrapyramidalmotorischen Systems, von der 1 % der Bevölkerung über 65 Jahre betroffen ist. Ursache ist eine in ihrer Ätiologie unbekannte Degeneration dopaminerger Neurone in der Substantia nigra, die zu einem striatalen Dopaminmangelsyndrom führt und mit einer relativ erhöhten glutamatergen und muscarinergen Aktivität einhergeht. Die klassischen Symptome sind Akinese, Rigor und Tremor. Daneben treten zunehmend nichtmotorische Symptome wie vegetative und kognitive Störungen ins Blickfeld, die mit den derzeit verfügbaren The-

rapieoptionen weniger gut beeinflussbar sind. Neben dem Verlust dopaminerger Neuronen gewinnen bei der Entstehung des Morbus Parkinson sogenannte Lewy-Körper an Bedeutung, die erstmals 1912 von dem Berliner Neurologen Friedrich Lewy beschrieben wurden. Sie bestehen vorwiegend aus pathogenen Oligomeren und unlöslichen Proteinaggregaten des präsynaptischen Proteins α-Synuclein, dessen genaue physiologische Funktion allerdings noch unbekannt ist. Dennoch ist α-Synuclein als mögliches pharmakologisches Zielprotein für die Entwicklung von krankheitsmodifizierenden Parkinsonmitteln von Interesse, die den Abbau der pathogenen Formen von α-Synuclein steigern oder die pathologische Proteinaggregation abschwächen (Übersicht bei Kalia und Lang 2015).

Ziel der derzeitigen Arzneitherapie ist es, das fehlende Dopamin zu substituieren und die gesteigerte glutamaterge und muscarinerge Aktivität zu dämpfen. Levodopa wurde vor fast 60 Jahren erstmals zur Behandlung des Morbus Parkinson eingesetzt (Birkmayer und Hornykiewicz 1961). Es ist weiterhin das wirksamste Parkinsonmittel und wird schon in den Frühstadien des Morbus Parkinson als Erstlinientherapie empfohlen, wenn motorische Symptome die Lebensqualität der Patienten beeinträchtigen (Deutsche Gesellschaft für Neurologie 2016; National Institute for Health and Care Excellence 2017). Es bessert vor allem die Akinese und den Rigor, während Tremor weniger anspricht. Problematisch sind jedoch extrapyramidalmotorische unerwünschte Wirkungen wie fortschreitende Reduktion der Wirkdauer und der therapeutischen Breite mit Entstehung von Spitzendosen-Dyskinesien, Taldosen-Akinesien und -Dystonien,

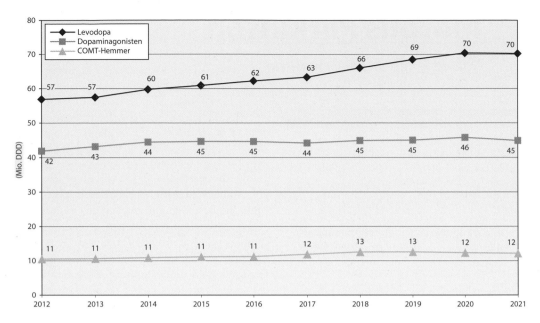

○ Abb. 25.1   Verordnungen von Parkinsonmitteln 2012 bis 2021. Gesamtverordnungen nach definierten Tagesdosen

On-off-Fluktuationen und paradoxen Akinesien („Freezing") bei der Langzeittherapie. Daher können bei biologisch jungen Patienten, leichteren Symptomen oder vorherrschendem Tremor Non-Ergot-Dopaminrezeptoragonisten, MAO-B-Inhibitoren, Amantadin, Beta-1-Rezeptorantagonisten oder Muscarinrezeptorantagonisten als initiale Monotherapie eingesetzt werden, um die Wahrscheinlichkeit des Auftretens von motorischen Levodopakomplikationen zu reduzieren. Zur Behandlung von Wirkfluktuationen im späteren Krankheitsverlauf werden v. a. COMT- und MAO-B-Inhibitoren, langwirksame Dopaminrezeptoragonisten, sowie Pumpentherapien (Apomorphin s. c. oder Levodopa-Carbidopa-Intestinales Gel) eingesetzt. Zur Behandlung von Levodopa-induzierten Dyskinesien kann der NMDA-Rezeptor-Antagonist Amantadin eingesetzt werden.

Der bisher leichte Anstieg der Verordnungsvolumens von Arzneistoffen zur Behandlung des Morbus Parkinson hat sich im Jahr 2021 zu einem Plateau abgeflacht, bzw. sogar bei einigen Medikamentengruppen leicht verringert (○ Abb. 25.1 sowie

○ Tab. 25.1, 25.2 und 25.3). Dies könnte Ausdruck eines geänderten (reduzierten) Konsultationsverhaltens dieser chronisch kranken Patientengruppe im Rahmen der SARS-CoV-2-Pandemie sein. Insgesamt wird eine sehr positiv zu beurteilende Fokussierung auf gut wirksame und preiswerte Präparate beobachtet. Der s. c. zu applizierende Dopaminrezeptoragonist Apomorphin ist hinsichtlich der Verordnungszahlen zurückgegangen und daher nicht aufgeführt.

25.1 Dopaminerge Mittel

25.1.1 Levodopapräparate

Levodopa wird in Kombination mit Inhibitoren der Dopadecarboxylase (Benserazid, Carbidopa) verwendet, die den peripheren Stoffwechsel von Levodopa hemmen und dadurch die zerebrale Verfügbarkeit von Levodopa als Vorstufe von Dopamin erhöhen. Durch die sinnvolle Kombination werden wesentlich geringere Dosierungen von Levodopa benötigt und seine peripheren vegetativen unerwünschten

Wirkungen vermindert. Trotz dieser Verbesserung führt die Langzeittherapie mit Levodopa zu Dyskinesien und motorischen Fluktuationen, die sich nach fünf Jahren bei 30–50 % der Patienten entwickeln, aber nur bei weniger als 10–20 % der Patienten behindernd sind. Eine übliche Strategie ist die Dosisfraktionierung sowie die adjuvante Therapie mit Dopaminrezeptoragonisten unter gleichzeitiger Reduktion der Levodopadosis. Entgegen früheren Annahmen gibt es keine überzeugende Evidenz, dass die Levodopatherapie in frühen Krankheitsstadien die klinische Progression der Parkinson-Krankheit verändert (de Bie et al. 2020).

Inzwischen entfallen fast 70 % der Verordnungen von Levodopa auf Benserazidkombinationen. Das lange Zeit führende Originalpräparat *Madopar* wurde von etwas preiswerteren Generika überholt (◘ Tab. 25.1). An vierter Stelle folgt die Levodopakombination *Restex*, die eigentlich zur Behandlung des Restless-Legs-Syndroms zugelassen ist, mitunter aber auch bei der Parkinson-Krankheit eingesetzt wird. Levodopapräparate werden schon seit 20 Jahren für die Indikation Restless-Legs-Syndrom eingesetzt und haben sich in mehreren Studien als wirksam erwiesen (Schapira 2004). Problematisch sind Reboundphänomene sowie eine Verstärkung der Beinunruhe nach höheren Dosen und nach längerer Anwendung von Levodopa. Auch Dopaminrezeptoragonisten sind zur Behandlung des Restless-Legs-Syndroms wirksam (Scholz et al. 2011).

Die zweite Levodopakombination enthält den Decarboxylaseinhibitor Carbidopa, der ähnliche Wirkungen wie Benserazid hat. In-

◘ **Tab. 25.1 Verordnungen von Levodopapräparaten 2021.** Angegeben sind die 2021 verordneten Tagesdosen, die Änderungen gegenüber 2020 und die mittleren Kosten je DDD 2021

Präparat	Bestandteile	DDD	Änderung	DDD-Nettokosten
		Mio.	%	Euro
Levodopa und Benserazid				
Levodopa Benserazid neuraxpharm	Levodopa Benserazid	16,1	(+4,6)	1,55
Levodopa plus Benserazid AL	Levodopa Benserazid	12,4	(+14,6)	1,54
Madopar	Levodopa Benserazid	9,7	(+2,6)	1,80
Restex	Levodopa Benserazid	7,8	(+3,7)	2,12
Levodopa/Benserazid-ratiopharm	Levodopa Benserazid	2,2	(−36,1)	1,49
Levodopa Benserazid beta	Levodopa Benserazid	0,96	(+22,7)	1,48
Levopar	Levodopa Benserazid	0,40	(+26,3)	1,52
Levodopa Benserazid-CT	Levodopa Benserazid	0,30	(−33,9)	1,45
		49,8	**(+3,5)**	**1,68**

□ Tab. 25.1   (Fortsetzung)

Präparat	Bestandteile	DDD	Änderung	DDD-Nettokosten
		Mio.	%	Euro
Levodopa und Carbidopa				
Levodop-neuraxpharm	Levodopa Carbidopa	8,4	(−12,9)	0,91
Dopadura C	Levodopa Carbidopa	4,5	(−21,7)	1,11
Levocarb-1 A Pharma	Levodopa Carbidopa	1,6	(+90,0)	1,04
Isicom	Levodopa Carbidopa	1,4	(+2,9)	0,99
Levodopa/Carbidopa-ratiopharm	Levodopa Carbidopa	1,3	(−35,8)	1,05
Levocomp/-retard	Levodopa Carbidopa	0,67	(+44,2)	1,04
Levobeta/-retard	Levodopa Carbidopa	0,65	(−9,3)	1,77
Nacom	Levodopa Carbidopa	0,59	(+24,2)	1,57
Duodopa Gel	Levodopa Carbidopa	0,32	(−6,2)	142,88
		19,4	**(−10,2)**	**3,35**
Summe		**69,3**	**(−0,8)**	**2,15**

zwischen entfällt hier der größte Teil der Verordnungen auf Generika, während das teurere Originalpräparat *Nacom* nur noch eine ganz untergeordnete Rolle spielt. Weiterhin vertreten ist *Duodopa*, ein extrem teures Präparat für die kontinuierliche intestinale Anwendung (Levodopa-Carpidopa-Intestinales Gel), das temporär über eine Nasoduodenalsonde oder über eine Dauersonde nach endoskopischer Gastrostomie mit einer tragbaren Pumpe infundiert wird. Auffallend sind die wie im Jahr 2019 ansteigenden Verordnungszahlen. Nach einer Beobachtungsstudie vermindert die intraduodenale Infusion von Levodopa motorische Fluktuationen und Dyskinesien über einen Zeitraum von einem Jahr um etwa 20 % (Pålhagen et al. 2012). Diese Applikation ist indiziert, wenn mit oraler Gabe keine ausreichende Symptomkontrolle bei Wirkfluktuationen möglich ist. Die Entscheidung zur Anwendung intraduodenaler Levodopa-Applikationen ist individuell zu fällen. Patienten mit einer Psychose in der Anamnese sollten ausgeschlossen werden (Antonini und Jost 2018). Als eine schwerwiegende unerwünschte Wirkung unter dieser Therapie sind Polyneuropathien zu beachten und die Serumkonzentrationen von Vitamin B_{12}, Homocystein und Methylmalonat jährlich zu kontrollieren (Antonini und Jost 2018).

25.1.2 Dopaminrezeptoragonisten

Die Gruppe der Dopaminrezeptoragonisten ist 2021 fast konstant geblieben (◘ Abb. 25.1). Bei den führenden Präparaten (den langwirk- samen Präparaten Ropinirol, Pramipexol und Rotigotin) besteht eine weitgehend stabile Verschreibungspraxis (◘ Tab. 25.2). Ropinirol wurde 1997 als erster Vertreter der Nichter- golinderivate eingeführt. In einer fünfjährigen

◘ **Tab. 25.2** **Verordnungen von Dopaminrezeptoragonisten 2021.** Angegeben sind die 2021 verordneten Tagesdosen, die Änderungen gegenüber 2020 und die mittleren Kosten je DDD 2021

Präparat	Bestandteile	DDD	Änderung	DDD-Nettokosten
		Mio.	%	Euro
Ropinirol				
Ropinirol-neuraxpharm	Ropinirol	2,4	(−18,2)	3,16
Ropinirol AL	Ropinirol	2,2	(−6,8)	3,23
Ropinirol Heumann	Ropinirol	1,7	(+19,0)	3,21
Ropinirol-1 A Pharma	Ropinirol	1,2	(+90,6)	2,41
Requip	Ropinirol	1,1	(−18,8)	2,15
		8,6	**(−1,5)**	**2,96**
Pramipexol				
Pramipexol-neuraxpharm	Pramipexol	10,2	(+12,0)	2,20
Oprymea	Pramipexol	3,9	(+12,9)	1,99
Glepark	Pramipexol	1,7	(−10,3)	1,73
Pramipexol Winthrop	Pramipexol	1,7	(−2,0)	2,46
Pramipexol-ratiopharm	Pramipexol	1,4	(−38,0)	2,01
Sifrol	Pramipexol	1,1	(−25,1)	2,01
Pramipexol TAD	Pramipexol	1,1	(+18,8)	2,40
Pramipexol Aurobindo	Pramipexol	0,53	(+24,7)	1,80
Pramipexol AL	Pramipexol	0,41	(−22,8)	1,88
Pramipexol AbZ	Pramipexol	0,40	(−24,7)	2,32
Pramipexol biomo	Pramipexol	0,33	(−11,9)	2,37
		22,7	**(+0,3)**	**2,12**
Weitere Dopaminrezeptoragonisten				
Neupro	Rotigotin	7,6	(+1,6)	11,97
Clarium	Piribedil	1,8	(−4,2)	10,39
Leganto	Rotigotin	0,96	(−8,6)	13,83
		10,3	**(−0,5)**	**11,87**
Summe		**41,6**	**(−0,3)**	**4,72**

Vergleichsstudie wurden bei initialer Ropiniroltherapie deutlich seltener Dyskinesien als mit Levodopa (20 % versus 45 %) beobachtet (Rascol et al. 2000). Auch Pramipexol, das 1998 als zweiter Vertreter der Nichtergolinderivate auf den Markt kam, löste in einer Vergleichsstudie über 4 Jahre seltener Dyskinesien als Levodopa (47 % versus 63 %) aus (The Parkinson Study Group 2004). Diese zunächst überzeugenden Befunde sind jedoch nicht allein maßgebend für die derzeitigen Probleme der Parkinsonbehandlung. Dopaminrezeptoragonisten unterscheiden sich bezüglich der Langzeitwirkung auf Behinderungen und Lebensqualität nicht von Levodopa. Sie können jedoch unerwünschte Wirkungen wie Schlafattacken, Beinödeme und Störungen der Impulskontrolle (Spielsucht, Essanfälle, zwanghaftes Kaufverhalten, Hypersexualität) verursachen (Übersicht bei Rascol et al. 2011). Auch werden die Spätstadien des Morbus Parkinson heute durch Probleme wie Stürze, Psychosen und Demenz geprägt, die durch eine frühe Behandlung mit Dopaminrezeptoragonisten nicht beeinflusst werden.

Die Verordnungen des transdermal anwendbaren Dopaminrezeptoragonisten Rotigotin haben 2021 nicht weiter zugenommen (◨ Tab. 25.2). Das Pflaster ermöglicht eine einmal tägliche Applikation, hatte aber in einer direkten Vergleichsstudie geringere Erfolgsquoten als oral verabreichtes Ropinirol (Giladi et al. 2007). Über einen Zeitraum von 6 Monaten erreichten 30 % der Placebopatienten, 52 % der Rotigotinpatienten und 68 % der Ropinirolpatienten eine 20 %ige Verbesserung der UPDRS-Skala (Unified Parkinson's Disease Rating Scale). In einer weiteren 6-monatigen Vergleichsstudie an 506 Patienten mit fortgeschrittenem Morbus Parkinson wurde die Off-Zeit durch transdermales Rotigotin um 2,5 h, durch orales Pramipexol um 2,8 h und durch Placebo um 0,9 h verkürzt, aber auch hier waren die Ansprechraten mit Pramipexol (67,0 %) höher als mit Rotigotin (59,7 %) (Poewe et al. 2007). Die Canadian Agency for Drugs and Technologies in Health (2015) hat daher empfohlen, dass Rotigotin für

die Behandlung der Parkinson-Krankheit im fortgeschrittenen Stadium gelistet werden soll, wenn die Therapiekosten mit denen von Ropinirol oder Pramipexol vergleichbar sind. In Deutschland sind die DDD-Kosten für Rotigotin jedoch mehr als 5-mal teurer als für Pramipexol. Aus pharmakoökonomischen Gründen sollte die Verordnung des transdermalen Präparates Rotigotin deshalb sehr gut begründet sein, z. B. durch begleitende Schluckstörungen, im perioperativen Setting, bei unerwünschten Wirkungen anderer Dopaminrezeptoragonisten, bei Notwendigkeit von sehr stabilen Plasmakonzentrationen und bei evtl. Notwendigkeit einer raschen Terminierbarkeit der Resorption bei Gefahr Plasmakonzentrationsabhängiger unerwünschter Wirkungen.

25.1.3 COMT-Inhibitoren

Inhibitoren der Catechol-O-Methyltransferase (COMT) vermindern in zahlreichen Geweben den Abbau endogener Catecholamine, aber auch der therapeutisch eingesetzten Dopaminvorstufe Levodopa zu inaktiven Metaboliten. Dadurch wird die Bioverfügbarkeit von Levodopa um 40–90 % erhöht und seine Eliminationshalbwertszeit verlängert, so dass die Wirkungsdauer zunimmt und weniger motorische Fluktuationen resultieren. Nach einem Cochrane-Review können Tolcapon und Entacapon bei motorischen Komplikationen der Levodopatherapie in der fortgeschrittenen Krankheitsphase eingesetzt werden, um Off-Fluktuationen zu reduzieren, die Levodopadosis zu senken und motorische Behinderungen etwas zu verbessern (Deane et al. 2004). Diese Bewertung beruht allerdings nur auf einer bestenfalls mittelgradigen Evidenz. Die Kombination mit Entacapon bei Therapieinitiierung zeigte in Bezug auf die Verhinderung motorischer Fluktuationen keine Überlegenheit im Vergleich zur konventionellen Levodopamedikation (Stocchi et al. 2010, STRIDE-PD), so dass COMT-Inhibitoren nicht in der Initialtherapie der Parkinson-Krankheit empfohlen werden. Entacapon wird fast nur noch als Drei-

▣ **Tab. 25.3 Verordnungen von COMT-Hemmern und MAO-B-Hemmern 2021.** Angegeben sind die 2021 verordneten Tagesdosen, die Änderungen gegenüber 2020 und die mittleren Kosten je DDD 2021

Präparat	Bestandteile	DDD	Änderung	DDD-Nettokosten
		Mio.	%	Euro
Entacapon-Kombinationen				
Levodopa/Carbidopa/Entacapone Orion	Levodopa Carbidopa Entacapon	2,3	(−34,6)	3,90
Levodopa/Carbidopa/Entacapon beta	Levodopa Carbidopa Entacapon	2,3	(+1,7)	3,48
Levodopa/Carbidopa/Entacapon neurax	Levodopa Carbidopa Entacapon	1,6	(+28,9)	3,50
Stalevo	Levodopa Carbidopa Entacapon	0,93	(−11,3)	4,07
		7,1	**(−11,7)**	**3,70**
Opicapon				
Ongentys	Opicapon	4,2	(+16,9)	2,88
MAO-B-Hemmer				
Xadago	Safinamid	5,0	(+3,9)	2,79
Rasagilin Micro Labs	Rasagilin	3,2	(−20,1)	2,40
Rasagilin Glenmark	Rasagilin	2,6	(+30,1)	2,28
		10,8	**(−0,1)**	**2,55**
Summe		**22,0**	**(−1,6)**	**2,99**

fachkombination mit Levodopa und Carbidopa verordnet (▣ Tab. 25.3). Die Verordnungen der Dreifachkombination sind im Jahr 2020 sehr deutlich angestiegen (▣ Tab. 25.3).

Opicapon (*Ongentys*) ist ein weiterer COMT-Inhibitor, der 2016 für die Zusatztherapie zu Levodopa bei Patienten mit Morbus Parkinson und motorischen End-of-dose-Fluktuationen zugelassen wurde. Die Verordnungszahlen sind im Vergleich zu 2019 leicht gestiegen (▣ Tab. 25.3). In placebokontrollierten Studien zeigte Opicapon eine Nichtunterlegenheit im Vergleich mit Entacapon bezüglich der Off-Zeit. Die frühe Nutzenbewertung durch den G-BA hat keinen Beleg für einen Zusatznutzen im Verhältnis zur zweckmäßigen Vergleichstherapie ergeben (siehe Arzneiverordnungs-Report 2017, Kap. 3, Neue Arzneimittel, Abschn. 3.1.18). Der Preis für Opicapon ist stabil geblieben.

25.1.4 MAO-B-Inhibitoren

Der Prototyp der Hemmstoffe der Monoaminoxidase-B (MAO-B) ist Rasagilin. Rasagilin kann als Monotherapeutikum in der Initialtherapie bei milder Symptomatik oder zur Glättung von Wirkfluktuationen im fortgeschrittenen Krankheitsstadium bei Morbus Parkinson eingesetzt werden. Die Wirksamkeit von Rasagilin wurde in mehreren klinischen Studien gegenüber Placebo nachgewiesen, wobei auch die Frage einer möglichen neuroprotektiven Wirkung untersucht wurde, aber nie überzeugend geklärt wurde (Übersicht bei Hoy und Keating 2012). Wie in 2020 sind die Verschreibungen von Rasagilin wie im Jahr 2021 wieder angestiegen, und liegen nun über den Verordnungszahlen des 2015 eingeführten Safinamid (*Xadago*). Dies ist nachvollziehbar, da ein Zusatznutzen von Safinamid im Verhältnis zur zweckmäßigen Vergleichstherapie nicht belegt ist (siehe Arzneiverordnungs-Report 2016, Kap. 3, Neue Arzneimittel, Abschn. 3.1.32). Zudem ist Safinamid nicht als Monotherapeutikum in der Initialtherapie, sondern nur als Kombinationstherapeutikum mit Levodopa bei Wirkfluktuationen zugelassen.

25.2 Amantadin

Amantadin wirkt schwächer, aber schneller als Levodopa. Vor allem antimuscarinerge und halluzinogene unerwünschte Wirkungen sowie die Notwendigkeit von EKG-Kontrollen sowie Bestimmung von Kreatinin, Harnstoff und Restharn komplizieren die Anwendung des Arzneistoffs in der Praxis. Ein großer Teil der Daten über die Wirksamkeit von Amantadin stammt aus nicht kontrollierten Studien, so dass die Analyse von sechs randomisierten Studien keine ausreichende Evidenz für die Wirksamkeit und Sicherheit von Amantadin bei der Behandlung von Parkinsonpatienten lieferte (Crosby et al. 2003). Daher wird Amantadin in den aktuellen Leitlinien nur als 2. Wahl in den frühen Krankheitsstadien empfohlen. Zur Behandlung von Levodopainduzierten Dyskinesien ist aber Amantadin nach wie vor der einzige empfohlene Arz-

○ **Tab. 25.4 Verordnungen von Muscarinrezeptorantagonisten, Amantadin und weiteren Mitteln 2021.** Angegeben sind die 2021 verordneten Tagesdosen, die Änderungen gegenüber 2020 und die mittleren Kosten je DDD 2021

Präparat	Bestandteile	DDD	Änderung	DDD-Nettokosten
		Mio.	%	Euro
Muscarinrezeptorantagonisten				
Akineton	Biperiden	4,8	(−3,6)	0,59
Sormodren	Bornaprin	2,6	(−6,6)	0,61
Biperiden-neuraxpharm	Biperiden	2,5	(−5,0)	0,67
Parkopan	Trihexyphenidyl	0,84	(+2,6)	0,76
		10,7	**(−4,2)**	**0,62**
Amantadin				
Amantadin AL	Amantadin	2,9	(+74,8)	0,32
Amantadin-neuraxpharm	Amantadin	2,3	(−39,9)	0,35
		5,2	**(−5,7)**	**0,33**
Weitere Mittel				
Tiaprid AL	Tiaprid	3,3	(−7,2)	1,83
Summe		**19,3**	**(−5,1)**	**0,75**

neistoff. In den Vorjahren war ein negativer Verordnungstrend von Amantadin zu beobachten; nach einem leichten Anstieg in 2020 sind die Verordnungszahlen 2021 wieder gefallen (◘ Tab. 25.4).

25.3 Muscarinrezeptorantagonisten

Die Verordnungen von Muscarinrezeptorantagonisten sind seit vielen Jahren rückläufig. Dieser Trend hat sich 2021 fortgesetzt. Dies ist positiv zu bewerten, weil sie bei der Parkinson'schen Krankheit weniger effektiv als dopaminerge Mittel sind und bei älteren Patienten wegen der Beeinträchtigung kognitiver Fähigkeiten und der Gefahr eines antimuskarinergen (anticholinergen) Syndroms vermieden werden sollen (Silver und Ruggieri 1998). Nach einem Cochrane-Review über neun placebokontrollierte Studien wirken Muscarinrezeptorantagonisten besser als Placebo auf motorische Funktionen, eine kombinierte Analyse war jedoch wegen der Heterogenität der Daten nicht möglich (Katzenschlager et al. 2003). Die aktuellen Leitlinien empfehlen Muscarinrezeptorantagonisten nur noch bei funktionell beeinträchtigendem, anderweitig nicht behandelbarem Tremor als 2. Wahl bei nichtgeriatrischen Patienten wegen ungünstigem Nutzen-/Risikoprofil. Das Verordnungsvolumen der Muscarinrezeptorantagonisten beruht vor allem auf dem hohen Anteil von Biperiden, das vermutlich weitaus häufiger für das durch Antipsychotika ausgelöste Parkinsonoid bei der Behandlung schizophrener Psychosen eingesetzt wird.

25.4 Andere Mittel gegen extrapyramidale Störungen

Tiaprid ist ein D_2-Dopaminrezeptorantagonist aus der Gruppe der Benzamide, der bei Dyskinesien verschiedener Ursachen eingesetzt wird. Die widersprüchlichen Berichte über seine klinische Wirksamkeit waren 2003 der Grund für eine weitgehende Einschränkung der Zulassung, so dass es nur noch zur Behandlung Neuroleptika-induzierter Spätdyskinesien indiziert ist. Darüber hinaus soll es Bewegungsstörungen bei Chorea Huntington verringern können. Trotz fehlender Indikation wurde Tiaprid weiterhin bei anderen dyskinetischen und choreatischen Syndromen eingesetzt (Müller-Vahl 2007). Die Verordnungszahlen für Tiaprid sind 2021 gefallen.

Literatur

Antonini A, Jost WH (2018) Intrajejunale Levodopa- und Apomorphin-Infusion zur Therapie motorischer Komplikationen bei fortgeschrittener Parkinson-Krankheit. Fortschr Neurol Psychiatr 86:55–59

de Bie RMA, Clarke CE, Espay AJ, Fox SH, Lang AE (2020) Initiation of pharmacological therapy in Parkinson's disease: when, why, and how. Lancet Neurol 19:452–461

Birkmayer W, Hornykiewicz O (1961) Der L-Dioxyphenylalanin (L-DOPA) Effekt bei der Parkinson-Akinese. Wien Klin Wschr 78:787–788

Canadian Agency for Drugs and Technologies in Health (2015) CADTH final recommendation: Rotigotine – resubmission. https://www.cadth.ca/rotigotine-7

Crosby NJ, Deane KH, Clarke CE (2003) Amantadine in Parkinson's disease. Cochrane Database Syst Rev. https://doi.org/10.1002/14651858.CD003468

Deane KH, Spieker S, Clarke CE (2004) Catechol-O-methyltransferase inhibitors for levodopa-induced complications in Parkinson's disease. Cochrane Database Syst Rev. https://doi.org/10.1002/14651858.CD004554.pub2

Deutsche Gesellschaft für Neurologie (2016) Leitlinien für Diagnostik und Therapie in der Neurologie: Idiopathisches Parkinson-Syndrom, Entwicklungsstufe: S3. https://www.dgn.org/leitlinien/3219-030-010-idiopathisches-parkinson-syndrom

Giladi N, Boroojerdi B, Korczyn AD, Burn DJ, Clarke CE, Schapira AH, SP513 investigators (2007) Rotigotine transdermal patch in early Parkinson's disease: a randomized, double-blind, controlled study versus placebo and ropinirole. Mov Disord 22:2398–2404

Hoy SM, Keating GM (2012) Rasagiline: a review of its use in the treatment of idiopathic Parkinson's disease. Drugs 72:643–669

Kalia LV, Lang AE (2015) Parkinson's disease. Lancet 386:896–912

Katzenschlager R, Sampaio C, Costa J, Lees A (2003) Anticholinergics for symptomatic management of Parkinson's disease. Cochrane Database Syst Rev. https://doi.org/10.1002/14651858.CD003735

Müller-Vahl KR (2007) Die Benzamide Tiaprid, Sulpirid und Amisulprid in der Therapie des Tourette-Syndroms. Eine Standortbestimmung. Nervenarzt 78:264–271

National Institute for Health and Care Excellence (2017) Parkinson's disease in adults. NICE guideline. nice.org.uk/guidance/ng71

Poewe WH, Rascol O, Quinn N, Tolosa E, Oertel WH, Martignoni E, Rupp M, Boroojerdi B, SP 515 Investigators (2007) Efficacy of pramipexole and transdermal rotigotine in advanced Parkinson's disease: a double-blind, double-dummy, randomised controlled trial. Lancet Neurol 6:513–520

Pålhagen SE, Dizdar N, Hauge T, Holmberg B, Jansson R, Linder J, Nyholm D, Sydow O, Wainwright M, Widner H, Johansson A (2012) Interim analysis of long-term intraduodenal levodopa infusion in advanced Parkinson disease. Acta Neurol Scand 126:e29–e33

Rascol O, Brooks DJ, Korczyn AD, De Deyn PP, Clarke CE, Lang AE (2000) A five-year study of the incidence of dyskinesia in patients with early Parkinson's disease who were treated with ropinirole or levodopa. N Engl J Med 342:1484–1491

Rascol O, Lozano A, Stern M, Poewe W (2011) Milestones in Parkinson's disease therapeutics. Mov Disord 26:1072–1082

Schapira AH (2004) Restless legs syndrome: an update on treatment options. Drugs 64:149–158

Scholz H, Trenkwalder C, Kohnen R, Riemann D, Kriston L, Hornyak M (2011) Dopamine agonists for restless legs syndrome. Cochrane Database Syst Rev. https://doi.org/10.1002/14651858.CD006009.pub2

Silver DE, Ruggieri S (1998) Initiating therapy for Parkinson's disease. Neurology 50(Suppl 6):S18–S22 (discussion S44–S48)

Stocchi F, Rascol O, Kieburtz K, Poewe W, Jankovic J, Tolosa E, Barone P, Lang AE, Olanow CW (2010) Initiating levodopa/carbidopa therapy with and without entacapone in early Parkinson disease: the STRIDE-PD study. Ann Neurol 68:18–27

The Parkinson Study Group (2004) Pramipexole vs levodopa as initial treatment for Parkinson disease: a 4-year randomized controlled trial. Arch Neurol 61:1044–1053

25

Schlafstörungen

Agnes Krause und Roland Seifert

Auf einen Blick

Trend Schlafstörungen kommen in vielfältigen Formen und Ausprägungen vor. Zunehmend setzt sich bei ihrer Behandlung die Erkenntnis durch, dass nichtmedikamentöse Strategien im Vordergrund stehen sollten. Zahlreiche Studien und Metaanalysen zeigen, dass verhaltenstherapeutische Verfahren wirksam und insgesamt der Behandlung mit Hypnotika überlegen sind. Eine Therapie mit Hypnotika ist in aller Regel nur kurzfristig oder bei Versagen oder mangelnder Verfügbarkeit anderer Verfahren indiziert. Seit 25 Jahren ein starker Verordnungsrückgang zu Lasten der gesetzlichen Krankenkassen um 80 % zu beobachten. Die Rückgänge betrugen im vergangenen Jahr bei den Benzodiazepinen über 10 % und bei den Benzodiazepinrezeptoragonisten Zolpidem und Zopiclon 4 %. Die Verordnung von Melatonin, welches wenig untersucht und dessen Wirksamkeit weiterhin nicht belegt ist (Kennaway 2022), hat wiederum sehr deutlich zugenommen. Pflanzliche Hypnotika sind nur noch mit einem homöopathischen Präparat vertreten. Nicht abgebildet werden dabei die Höhe der Verordnungen auf Privatrezept sowie der Einsatz von sedierenden antidepressiven Arzneistoffen (Antidepressiva) wie Amitriptylin und antipsychotischen Arzneistoffen (Antipsychotika) wie Promethazin, welche bei einer vorliegenden Komorbidität wie Depression, Psychose oder einer chronischen Schmerzerkrankung Anwendung finden.

Bewertung Insgesamt zeigen die Zahlen, dass nur wenige Patienten mit Schlafstörungen Hypnotika zu Lasten der GKV verordnet bekommt. Die Umschichtung zu den kurzwirksamen Z-Substanzen ist durch ihre selektivere hypnotische Wirkung und das initial fälschlich vermutete, geringere Abhängigkeits-/Toleranzpotenzial begründet. Retrospektive Studien bewiesen allerdings sowohl Missbrauchs- und Entzugsprobleme wie auch ein relevantes Abhängigkeitsproblem dieser Substanzen (Schifano et al. 2019).

Schlafstörungen oder Störungen des Schlaf-/Wach-Rhythmus gehören zu den häufigsten Gesundheitsbeschwerden in der Bevölkerung (Schlack et al. 2013). Im Vordergrund steht dabei die subjektive Wahrnehmung des nicht erholsamen Schlafes, die sich einerseits als mangelnder nächtlicher Schlaf und andererseits als übermäßige Tagesschläfrigkeit mit einer verminderten Leistungsfähigkeit manifestieren kann (Riemann und Hajak 2009; Morin und Benca 2012; Winkelman 2015; Rémi et al. 2019; Guo et al. 2021); Janhsen et al. 2015).

Die Therapie der Schlafstörungen orientiert sich an den Ursachen gemäß der Klassifikation nach DSM-5, ICD-10 und der International Classification of Sleep Disorders (ICSD). Eine differenzierte Diagnostik ist auch in der S3-Leitlinie der Deutschen Gesell-

Teile des Kapitels wurden mit Zustimmung des Autors Martin J. Lohse aus dem Kapitel „Hypnotika und Sedativa" in den vorangegangenen Ausgaben des Arzneiverordnungs-Reports bis 2021 entnommen, ohne besonders gekennzeichnet zu sein.

schaft für Schlafforschung und Schlafmedizin (DGSM, S3 Leitlinie Nicht erholsamer Schlaf/Schlafstörungen) enthalten (Riemann et al. 2017). Diese Leitlinie wurde 2020 teilaktualisiert und befindet sich in der Überarbeitung (► https://www.awmf.org/leitlinien/detail/ll/063-003.html).

Chronische Insomnien sind Ursache einer reduzierten Lebensqualität und eingeschränkter psychosozialer Funktionsfähigkeit. Sie implizieren ein erhöhtes Risiko für kardiovaskuläre aber auch psychische Krankheiten, z. B. Depressionen (Riemann et al. 2020). Sie stellen ebenso einen Risikofaktor für Gewichtszunahme und metabolisches Syndrom dar (Spaeth et al. 2013).

Die in diesem Kapitel behandelten Hypnotika werden zur symptomatischen Therapie von Insomnien eingesetzt. Situativ und transient auftretende Insomnien sind häufig und bedürfen einer Aufklärung und Beratung bezüglich Ursache sowie Optimierung der Schlafhygiene. Konkret behandlungsbedürftig sind chronische Insomnien vor allem bei solchen Patienten, deren Schlafstörungen über einen Monat (laut DSM-5 über drei Monate) mindestens dreimal pro Woche auftreten und zur Einbuße in der Tagesbefindlichkeit und Leistungsfähigkeit führen oder starken Leidensdruck, Unruhegefühle, Reizbarkeit, Angst, Depressivität, Erschöpfung und Müdigkeit auslösen (Riemann et al. 2017).

Insomnien können sowohl nichtmedikamentös als auch medikamentös behandelt werden. Gerade bei chronischen Insomnien sollten nichtmedikamentöse Verfahren bevorzugt werden; am wirksamsten gilt dabei kognitive Verhaltenstherapie. Als kritisch gilt dabei der Blick auf das Verhältnis von Leidensdruck und vorhandenen psychotherapeutischen Therapieplätzen für eine indizierte Verhaltenstherapie, so dass die von Leitlinien empfohlene Primärtherapie bei einer Wartezeit von 3–9 Monaten auf einen Therapieplatz meist nicht umgesetzt werden kann (Auswertung Bundespsychotherapeutenkammer 2022).

Der Einsatz von Hypnotika sollte wegen möglicher Nebenwirkungen und rascher potentieller Gewöhnung lediglich kurzfristig (3–4 Wochen) angewandt werden (National Institute for Health and Care Excellence 2015). Die wesentlichen Risiken einer längeren Einnahme von Hypnotika sind die Entwicklung von Toleranz und Substanzabhängigkeit sowie die Gefahr von Delir und Fehlhandlungen und Stürzen mit Frakturfolge (Dinges 2009). Eine Untersuchung von Lähteenmäki et al. (2019) hat gezeigt, dass sich nach Absetzen von langfristig eingenommenen Schlafmitteln Zolpidem, Zopiclon und Temazepam die Schlafqualität von älteren Menschen sogar verbesserte.

26.1 Verordnungsspektrum

Die Hypnotika gliedern sich im Wesentlichen in drei Gruppen auf (◻ Abb. 26.1): Benzodiazepine, chemisch andersartige Benzodiazepinrezeptoragonisten (Nichtbenzodiazepine oder Z-Substanzen: Zolpidem, Zopiclon und Eszopiclon) und pflanzliche Präparate. Daneben finden sich unter den 3.000 verordnungshäufigsten Arzneimitteln noch Chloralhydrat (*Chloraldurat*), Melatonin (*Circadin, Slenyto*) und ein Homöopathikum (*Viburcol N*) (◻ Tab. 26.3). Neben den hier aufgeführten Hypnotika werden auch andere Arzneimittelgruppen für die Behandlung von Insomnien mit zugelassener Indikation oder „off label" eingesetzt. Diese Arzneistoffe und ihre klinische Anwendung sind am Ende des Kapitels erwähnt.

Insgesamt sind die Verordnungen von Hypnotika und Sedativa zu Lasten der GKV seit 1992 von 476 Mio. definierten Tagesdosen (DDD) (s. Arzneiverordnungs-Report 2001) auf 84 Mio. DDD im Jahre 2020 um über 80 % zurückgegangen, hier dargestellt ab 2012 (◻ Abb. 26.1). In diesem Zeitraum hat sich der Verordnungsrückgang bei den einst stark dominierenden Benzodiazepinen kontinuierlich fortgesetzt. Aber auch die Z-Substanzen (Zolpidem, Zopiclon) sind etwas weniger verschrieben worden. Die Verordnungen von pflanzlichen Präparaten haben eine sehr deutliche Steigerung zu verzeichnen (◻ Abb. 26.1).

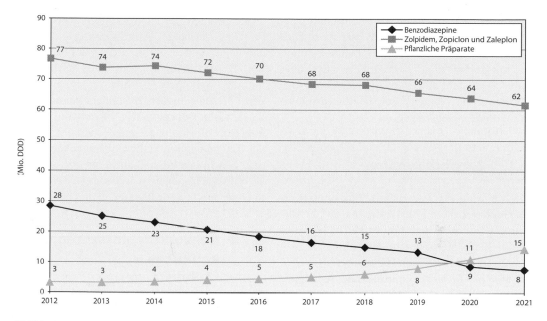

Abb. 26.1 Verordnungen von Hypnotika und Sedativa 2012 bis 2021. Gesamtverordnungen nach definierten Tagesdosen

Hierbei fällt auf, dass kein einzelnes pflanzliches Präparat unter die Top 3.000 fällt, was dafür spricht, dass sich die Verordnungen (vermutlich Baldrianpräparate) auf viele einzelne Präparate verteilen und keines den Markt dominiert. Offenbar wird angenommen, dass pflanzliche Präparate sicherer seien als „chemische" Hypnotika. Es zeigen sich zwar Hinweise, dass Phytotherapeutika ihre Wirkung zum Teil über Interaktion mit GABA Rezeptoren entfalten, die Evidenz für die Wirksamkeit pflanzlicher Hypnotika ist jedoch gering (Bruni et al. 2021; Sarris und Byrne 2011). Besonders bedenklich sind alkoholische Baldrianextrakte, insbesondere bei Personen mit Alkoholabhängigkeit. Melatoninpräparate zeigen sich bei den Verordnern zunehmenden beliebt, obwohl ihre Wirksamkeit sich in klinischen Studien als gering erwiesen hat (Low et al. 2019; Sarris und Byrne 2011).

Die Gesamtzahl der Verordnungen von Hypnotika im Rahmen der GKV von 84 Mio. Tagesdosen entspricht etwa 230.000 Patienten pro Tag. Im Vergleich zu den oben genannten epidemiologischen Zahlen für Schlafstörungen, ist die Zahl der mit Hypnotika Behandelten über Verordnung zu Lasten der gesetzlichen Krankenkassen demnach gering und die Menge der Verordnungen abnehmend, wobei die genaue Höhe der Patienten, die mit Hypnotika behandelt werden, dabei nicht abgebildet wird, da ein großer Anteil der Patienten diese Medikamente über Privatrezept erhält. Bei einer Auswertung von Verordnungsdaten niedergelassener Ärzte bezogen auf die verschriebene Menge von Benzodiazepinen und Benzodiazepinanaloga zwischen 2014 und 2020, zeigt sich eine Steigerung der Verordnung dieser Medikamente auf Privatrezept von 36 % auf 41 %. Betrachtet man isoliert die privat rezeptierten Benzodiazepinanaloga, dann stieg der Anteil der Verschreibungen in diesem Zeitraum von 45 % auf 53 % (Grimmsmann et al. 2022).

Bei isolierter Betrachtung der Zahlen der Hypnotikaverordnungen auf Kassenrezept mag der Eindruck entstehen, dass das Problem von Gewöhnung und der problematischen Nebenwirkungen der verordneten Hypnotika erkannt wurde und diese Substanzen über die vergangenen Jahre weniger verschrieben wurden. Tatsächlich liegt jedoch ein erheblicher Anteil der Verordnungen im Dunkelbereich und muss sehr kritisch betrachtet werden, denn dadurch entsteht eine Verschleierung von Gewöhnung und Abhängigkeit bei Langzeiteinnahme dieser Substanzen.

26.1.1 Benzodiazepine

Die Auswahl des geeigneten Benzodiazepins als Hypnotikum zur Verbesserung des Nachtschlafes orientiert sich an der Wirkdauer dieser. Da Schlafstörungen zu den häufigsten Störungen im Alter gehören (Richter et al. 2020), müssen physiologische, insbesondere hepatische Veränderungen (Klotz 1995) berücksichtigt werden. Langwirksame Benzodiazepine sind auf der PRISCUS Liste unter Medikation, welche potentiell inadäquat für ältere Patienten ist, aufgeführt (Holt et al. 2010). Eine Dosisreduktion reduziert möglicherweise das Sturzrisiko sowie das Auftreten von paradoxen Reaktionen, ultima ratio muss die Medikation jedoch abgesetzt werden. Bei Verschreiben von Benzodiazepinen muss die Tatsache der Interaktionen berücksichtigt werden. Besonders weil sich das Risiko einer auftretenden Verwirrtheit mit Sturzrisiko bei Vorliegen einer Polypharmazie (bei älteren Patienten häufig der Fall) mit zunehmender Anzahl an Medikamenten summiert. Aber auch das vermehrte Auftreten einer Atemdepression, besonders in der Kombination von Hypnotika mit Opioidanalgetika (MOR-Agonisten) ist relevant und sollte bei der Verschreibung bedacht werden (Ray et al. 2021). Schießlich werden bei älteren Menschen Erregungszustände (paradoxe Reaktionen) beobachtet (Holt et al. 2010). Bei oben erwähnter Sekundärdatenanalyse zeigte sich, dass Patienten mit Privatverordnungen im Durchschnitt vier Jahre älter waren (68,6), als Patienten die Hypnotika zu Lasten der GKV erhielten (64,5), so dass das Risiko der möglichen Interaktionen bei Polypharmazie im Alter relevant ist (Grimmsmann et al. 2022).

Empfohlen werden bei Einschlafstörungen Präparate mit kurzer Wirkdauer wie das relativ häufig verordnete Brotizolam (◘ Tab. 26.1). Bei Durchschlafstörungen sind solche mit mittlerer Wirkdauer (Lormetazepam, Temazepam) besser geeignet. Besonders bei langwirkenden Benzodiazepinen (Nitrazepam, Flunitrazepam, Flurazepam) muss auch am nächsten Tag mit einer Sedierung gerechnet werden. Das in der Praxis häufig auf Privatrezept verordnete Oxazepam wurde mangels Auswertung der Privatverordnungen nicht abgebildet.

26.1.2 Benzodiazepinrezeptoragonisten (Z-Substanzen)

Die Benzodiazepinrezeptoragonisten Zopiclon und Zolpidem sind chemisch den Benzodiazepinen nicht verwandte Arzneistoffe, die ebenfalls an Rezeptoren des γ-Aminobuttersäure (GABA)-regulierten Chloridkanals angreifen. Die Halbwertszeiten betragen 3–6 h für Zopiclon und 2–3 h für Zolpidem. Damit haben diese Substanzen nur geringe Wirkungen am nächsten Morgen.

Die Z-Substanzen binden im Vergleich zu den Benzodiazepinen nur an die Subtypen des GABA/Benzodiazepinrezeptors, die die α1-Untereinheit enthalten (Crestani et al. 2000). Diese Selektivität stellt vermutlich die Basis für ein unterschiedliches pharmakologisches Profil dar. Insgesamt deuten die verfügbaren klinischen und epidemiologischen Daten auf ein geringeres Gewöhnungs-/Abhängigkeitsrisiko von Zopiclon und Zolpidem hin. Dennoch zeigen Publikationen, dass Z-Substanzen, besonders Zolpidem, über längere Zeit und in höheren Dosen als empfohlen verordnet ein höheres Abhängigkeitsrisiko aufweisen als zuvor angenommen (Hoffmann und Glaeske 2014). Eine Zulassung für Z-Substanzen besteht für eine Kurzzeitbehandlung (3–4 Wochen) der Insomnie. Die Beeinträchtigung der Verkehrssicherheit durch eine individuelle Verlängerung der Halbwertszeit

◻ Tab. 26.1   Verordnungen von Benzodiazepinen 2021. Angegeben sind die 2021 verordneten Tagesdosen, die Änderungen gegenüber 2020 und die mittleren Kosten je DDD 2021

Präparat	Bestandteile	DDD	Änderung	DDD-Nettokosten
		Mio.	%	Euro
Lormetazepam				
Ergocalm	Lormetazepam	0,90	(+10,1)	0,34
Temazepam				
Temazep-CT	Temazepam	1,3	(−7,0)	0,71
Remestan	Temazepam	0,38	(−22,0)	1,03
		1,7	**(−10,9)**	**0,78**
Nitrazepam				
Nitrazepam AL	Nitrazepam	0,89	(+135,7)	0,40
Nitrazepam-neuraxpharm	Nitrazepam	0,65	(− 8,0)	0,39
		1,5	**(+42,3)**	**0,39**
Weitere Benzodiazepine				
Lendormin	Brotizolam	1,4	(−4,3)	0,70
Rohypnol	Flunitrazepam	0,64	(−15,5)	0,95
Halcion	Triazolam	0,32	(−3,3)	0,67
Midazolam-ratiopharm	Midazolam	0,21	(+46,7)	4,22
Dormicum	Midazolam	0,08	(+11,7)	3,79
Midazolam HEXAL	Midazolam	0,04	(+17,7)	6,16
		2,7	**(−3,9)**	**1,21**
Summe		**6,8**	**(+3,4)**	**0,80**

wurde initial als gering eingestuft, Untersuchungen fanden jedoch ein relevantes Unfallrisiko auch bei Z-Substanzen (Food and Drug Administration 2019; Harbourt et al. 2020).

Bei den Z-Substanzen entfallen auf das länger wirkende Zopiclon sehr viel mehr Verordnungen als auf das kürzer wirkende Zolpidem (◻ Tab. 26.2). Beide Arzneistoffe sind inzwischen fast nur noch als Generika am Markt und sind 2021 weniger als im Vorjahr verordnet worden. Trotz ihres weiterhin etwas höheren Preises haben sie die Verordnung von Benzodiazepinhypnotika seit vielen Jahren überholt und inzwischen einen Marktanteil bei den Hypnotika von fast 80 % erreicht (◻ Abb. 26.1). Wichtig erscheint eine sehr protrahierte Dosisreduktion (über zwei Wochen nicht mehr als minus 25 % der bisherigen Dosis) um nach längerer Einnahmedauer zu starke Entzugssymptome zu vermeiden.

Seit April 2021 ist auch in Deutschland das in den USA schon lange zugelassene wirksame S-Isomer des Zopiclon, Eszopiclon, unter dem Handelsnamen *Lunivia* auf dem Markt; eine ursprünglich schon 2009 im Raum stehen-

⬛ **Tab. 26.2** **Verordnungen von Benzodiazepinrezeptoragonisten 2021.** Angegeben sind die 2021 verordneten Tagesdosen, die Änderungen gegenüber 2020 und die mittleren Kosten je DDD 2021

Präparat	Bestandteile	DDD	Änderung	DDD-Nettokosten
		Mio.	%	Euro
Zolpidem				
Zolpidem AL	Zolpidem	16,2	(−6,8)	0,68
Zolpidem-1 A Pharma	Zolpidem	4,1	(+27,9)	0,64
Zolpidem-ratiopharm	Zolpidem	0,66	(+15,1)	0,72
Zolpi-Lich	Zolpidem	0,46	(−42,6)	0,68
		21,4	**(−2,5)**	**0,67**
Zopiclon				
Zopiclon AbZ	Zopiclon	17,1	(−9,5)	0,69
Zopiclon-ratiopharm	Zopiclon	10,9	(−10,8)	0,75
Zopiclon AL	Zopiclon	4,1	(+8,0)	0,69
Zopiclon-neuraxpharm	Zopiclon	2,8	(+51,5)	0,77
Zopiclon Aristo	Zopiclon	2,7	(+40,4)	0,69
Zopiclodura	Zopiclon	0,52	(−42,9)	0,68
Zopiclon-1 A Pharma	Zopiclon	0,43	(+12,5)	0,98
Zopiclon-CT	Zopiclon	0,25	(+6,6)	0,80
Zopiclon axcount	Zopiclon	0,16	(−40,1)	1,17
		39,0	**(−3,8)**	**0,72**
Eszopiclon				
Lunivia	Eszopiclon	0,90	(neu)	0,80
Summe		**61,3**	**(−1,9)**	**0,70**

26

de europäische Zulassung war vom damaligen Hersteller nicht weiterverfolgt worden, nachdem die EMEA den Status „neuer Wirkstoff" nicht zuerkennen wollte.

26.1.3 Weitere Hypnotika

Melatonin (*Circadin*) wurde 2009 für die kurzzeitige Behandlung der primären, durch schlechte Schlafqualität gekennzeichneten Insomnie bei Patienten ab 55 Jahren zugelassen, wenn auch die Wirksamkeit nur gering

ist (European Medicines Agency 2007). In neueren Metaanalysen von kontrollierten klinischen Studien zeigten sich bei primären wie bei sekundären Insomnien bei Schlaflatenzzeit und Schlafdauer geringe Effekte, die insgesamt zu einer verhalten positiven Wertung führten (Auld et al. 2016; Li et al. 2019). So zeigte Melatonin im Vergleich mit Benzodiazepinen und den Z-Substanzen keinen wesentlichen Nutzen im Einsatz bei Schlafstörungen (Crescenzo et al. 2022). In den Leitlinien kommt es zu keiner Empfehlung von Melatonin bei Insomnien.

◘ Tab. 26.3 Verordnungen weiterer Hypnotika 2021. Angegeben sind die 2021 verordneten Tagesdosen, die Änderungen gegenüber 2020 und die mittleren Kosten je DDD 2021

Präparat	Bestandteile	DDD	Änderung	DDD-Nettokosten
		Mio.	%	Euro
Monopräparate				
Circadin	Melatonin	7,9	(+23,4)	1,06
Slenyto	Melatonin	5,5	(+57,5)	1,86
Chloraldurat	Chloralhydrat	0,45	(−11,8)	1,29
		13,8	**(+33,2)**	**1,39**
Homöopathika				
Viburcol N	Chamomilla D1 Belladonna D2 Plantago major D3 Pulsatilla D2 Calcium carbonicum Hahnemanni D8	0,41	(−3,4)	1,14
Summe		**14,3**	**(+31,7)**	**1,38**

Eine niedrigdosierte Zubereitung von Melatonin, *Slenyto*, bekam 2018 eine spezifische Zulassung für die Pädiatrie (Paediatric Use Marketing Authorisation) und hat sich auf Anhieb unter den verordnungshäufigsten Arzneimitteln etabliert. Die Zulassung erstreckt sich bisher nur auf Kinder mit Autismus-Spektrum-Störung und/oder Smith-Magenis-Syndrom (ein sehr seltenes genetisches Deletions-Syndrom). Der Gemeinsame Bundesausschuss hat *Slenyto* abweichend von der Bewertung des IQWiG und der Arzneimittelkommission der deutschen Ärzteschaft (2019) einen wenn auch geringen Zusatznutzen zugesprochen.

Die Verordnungen von Melatoninpräparaten haben insgesamt um mehr als 30 % zugenommen. Das mag daran liegen, dass Melatonin ein Neurotransmitter ist und dieser Arzneistoff mit „Natürlichkeit und Verträglichkeit" assoziiert wird (◘ Tab. 26.3). Möglicherweise wird von den Verordnern auch das geringere Abhängigkeitspotenzial als Vorteil gewertet und der Placeboeffekt therapeutisch genutzt. Die DDD-Kosten für Melatoninpräparate sind im Durchschnitt deutlich höher als von Benzodiazepinen und Z-Substanzen.

Unter den verordnungshäufigsten Arzneimitteln findet sich als weiteres Hypnotikum immer noch Chloralhydrat (◘ Tab. 26.3), dessen Verordnungen seit 20 Jahren rückläufig sind (1995 4,8 Mio. DDD, Arzneiverordnungs-Report 1996). Die Anwendung wird seit Jahren nicht mehr empfohlen und die Substanz in Leitlinien nicht mehr erwähnt (Riemann und Hajak 2009; Morin und Benca 2012; Winkelman 2015; Qaseem et al. 2016; Riemann et al. 2017). Die nur langsam zurückgehenden Verordnungen von Chloralhydrat sind ein gutes Beispiel dafür, dass wissenschaftliche Evidenz bei lang etablierten Arzneistoffen nur langsam in die Praxis umgesetzt wird.

Pflanzliche Präparate aus Baldrian, Melisse, Hopfen etc. werden in der traditionellen Phytotherapie zur Behandlung von Schlaflosigkeit seit langem eingesetzt. Ihre Wirkung ist nicht ausreichend belegt. Von vielen Autoren werden sie im Wesentlichen als (Pseudo-)Placebos eingestuft (Übersicht bei Sarris und Byrne 2011). Entsprechend fällt auch das Votum in allen Leitlinien negativ aus. Durch das GKV-Modernisierungsgesetz sind die rezeptfreien pflanzlichen Hypnotika praktisch nicht mehr zu Lasten der GKV verordnungsfähig. Damit ist von den bis 2004 verordneten „alternativen" Arzneimitteln nur noch ein homöopathisches Mittel (*Viburcol N*) vertreten, dessen Verordnung weiter abgenommen hat.

26.1.4 Weitere bei Insomnien verwendete Arzneimittel

Eine ganze Reihe weiterer Arzneimittel findet bei Insomnien Verwendung – teils den Zulassungen entsprechend, teils „off label". Dazu gehören vor allem sedierende Antihistaminika, aber auch zahlreiche weitere Arzneimittel mit unterschiedlichen Wirkmechanismen und sonstigen Indikationen.

Antihistaminika (H_1-Rezeptor-Antagonisten) sind Sedativa/Hypnotika mit langsamer Anflutung über einen Zeitraum von 2–4 h und im Vergleich zu den Benzodiazepinen geringerer hypnotischer Wirkungsstärke (Glass et al. 2003). Als Vorteil wird das geringe Abhängigkeitspotenzial angesehen. Die geringe Effektivität, der sehr langsame Wirkungseintritt und die unzureichende Datenlage haben dazu geführt, dass die Anwendung als Schlafmittel nicht mehr empfohlen oder gar nicht mehr erwähnt wird (Qaseem et al. 2016; Riemann et al. 2017).

Nicht selten werden zur Besserung einer Insomnie und vermutlich in dem Bestreben, einer Substanzabhängigkeit vorzubeugen, auch sedierende Antidepressiva „off-label" in niedriger Dosierung eingesetzt. Dabei ist zu vermuten, dass auch hier die Antagonisierung von H_1-Rezeptoren eine wesentliche Wirkkomponente darstellt. Die oben erwähnte Metaanalyse polysomnografischer Studien kam zu dem Schluss, dass sedierende Antidepressiva geringere Effekte auf den Schlaf haben als Benzodiazepine und Z-Substanzen (Winkler et al. 2014). Amitriptylin, ein Vertreter der nicht-selektiven Monoamin-Wiederaufnahme-Inhibitoren (NSMRI, auch nach als

der chemischen Struktur als „Trizyklika" bezeichnet), wird bei älteren Patienten häufig verordnet, dabei wird neben der stimmungsaufhellenden Wirkung der schlafanstoßende Effekt genutzt. Dieser Effekt wird über einen Antagonismus am Histamin H_1-Rezeptor vermittelt (Seifert 2021, online MHH-Bibliothek). Dabei steht Amitriptylin ebenfalls auf der Priscus-Liste der inadäquaten Medikation für ältere Menschen. Neben dem Auftreten von anticholinergen (korrekterweise antimuskarinergen) Symptomen besteht das Risiko für das Auftreten eines Delirs, einer QT Zeit Verlängerung im EKG sowie dosisabhängig steigt das Risiko von venösen Thromboembolien (Rochester et al. 2018; Holt et al. 2010).

Sedierende antipsychotische Arzneistoffe wie Melperon und Pipamperon werden vor allem bei geriatrischen Patienten eingesetzt und sind für eine isolierte Schlafstörung zugelassen. Der Einsatz von Quetiapin, Clozapin und Levomepromazon ist bei akuten psychotischen Erkrankungen mit Schlafstörungen indiziert, jedoch nicht bei isolierten Schlafstörungen (Thompson et al. 2016; Riemann et al. 2017). Promethazin ist bei isolierter Schlafstörung nur zugelassen, wenn geeignete Alternativen sich zuvor nicht als wirksam erwiesen haben. In der Leitlinie der Deutschen Gesellschaft für Neurologie von 2020 im Zusammenhang mit neurologischen Erkrankungen, insbesondere M. Parkinson, werden auf der Basis eines einzelnen „Opinion papers" (Amara et al. 2017) auch der antipsychotische Arzneistoff Pimavanserin und die Antidepressiva Venlafaxin sowie Nortriptylin empfohlen (▶ https://dgn.org/leitlinien/ll-030-045-insomnie-bei-neurologischen-erkrankungen-2020/); eine Evidenz hierfür im Sinne kontrollierter Studien ist nicht gegeben.

Zusammenfassend reicht für die Beurteilung der Verordnungszahlen der Hypnotika zur Behandlung von Schlafstörungen die Betrachtung der Rezepte zu Lasten der gesetzlichen Krankenkassen nicht aus. Ein erheblicher Anteil der Verordnungen findet auf Privatrezept statt, so werden die genaue Höhe der Verordnungszahlen, sowie Langzeitverordnung mit deren relevanten Folgen wie Interaktionen und Abhängigkeit verschleiert. Gerade in der Praxis begegnet man oft den Folgen dieser, im Sinne von Behandlung der Komplikationen und insuffiziente Therapieversuche eines entgleisten Verordnungverhaltens, welche in einer massiven Abhängigkeit münden. Daher bedarf es neben weiteren Untersuchungen einer breit aufgestellten Aufklärung sowohl der verordnenden Ärzte als auch Patienten, um präventiv diesen relevanten Problemen vorzubeugen.

Literatur

Amara AW, Chahine LM, Videnovic A (2017) Treatment of sleep dysfunction in Parkinson's disease. Curr Treat Options Neurol 19:26

Arzneiverordnung in der Praxis (2019) Band 46, Heft 3-4, September 2019

Auld F, Maschauer EL, Morrison I, Skene DJ, Riha RL (2016) Evidence for the efficacy of melatonin in the treatment of primary adult sleep disorders. Sleep Med Rev 34:10–22

Bundespsychotherapeutenkammer https://www.bptk. de/bptk-auswertung-monatelange-wartezeiten-bei-psychotherapeutinnen/#:~:text=Hintergrund%3A %20Corona%2DPandemie&text=Nach%20einer %20Umfrage%20der%20Deutschen, waren%20es %202021%206%2C9. Zugegriffen: 18. Sept. 2022

Bruni O, Ferini-Strambi L, Giacomoni E, Pellegrino P (2021) Herbal remedies and their possible effect on the GABAergis system and sleep. Nutriteints 13(2):530

Crestani F, Martin JR, Möhler H, Rudolph U (2000) Mechanism of action of the hypnotic zolpidem in vivo. Br J Pharmacol 131:1251–1254

De Crescenzo F, D'Alò G, Ostinelli E, Ciabattini M, Di Franco V, Watanabe N, Kurtulmus A, Tomlinson A, Mitrova Z, Foti F, Giovane C, Quested D, Cowen P, Barbui C, Amato L, Efthimiou O, Cipriani A (2022) A Comparative effects of pharmalogical interventions for the acute and long-term management of insomnia disorder in adults: a systematic review and network meta-analysis. Lancet 400(10347):170–184

Dinges G (2009) Schmerztherapie bei Osteoporose – Medikamentöse Konzepte: Nutzen und Risiken. Anasthesiol Intensivmed Notfallmed Schmerzther 44(9):568–577

European Medicines Agency (2007) Circadin. Europäischer öffentlicher Beurteilungsbericht (EPAR). http://www.emea.europa.eu/humandocs/PDFs/EPAR/circadin/H-695-en6.pdf

Food and Drug Administration (2019) FDA adds Boxed Warning for risk of serious injuries caused by sleepwalking with certain prescription insomnia medicines. FDA Drug Safety Communication. https://www.fda.gov/drugs/drug-safety-and-availability/fda-adds-boxed-warning-risk-serious-injuries-caused-sleepwalking-certain-prescription-insomnia

Glass JR, Sproule BA, Herrmann N, Streiner D, Busto UE (2003) Acute pharmacological effects of temazepam, diphenhydramine, and valerian in healthy elderly subjects. J Clin Psychopharmacol 23:260–268

Grimmsmann T, Kostev K, Himmel W (2022) The role of private prescriptions in benzodiazepine and Z-drug use – a secondary analysis of office-based prescription data. Dtsch Arztzebl Int 119:380–381. https://doi.org/10.3238/arztebl.m.2022.0151

Guo F, Yi L, Zhang W, Bian Z, Zhang Y (2021) Association between Z drugs use and risk of cognitive impairment in middle.aged and older patients with chronic insomnia. Front Hum Neurosci 15:775144

Harbourt K, Nevo NO, Zhang R, Chan V, Croteau D (2020) Association of eszopiclone, zaleplon, or zolpidem with complex sleep behaviors resulting in serious injuries, including death. Pharmacoepidemiol Drug Saf 29(6):684–691

Hoffmann F, Glaeske G (2014) Benzodiazepinhypnotika, Zolpidem und Zopiclon auf Privatrezept. Verbrauch zwischen 1993 und 2012. Nervenarzt 85:1402–1409

Holt S, Schmiedl S, Thurmann PA (2010) Potentially inappropriate medications in the elderly: the PRISCUS list. Dtsch Ärzteblatt Int 107:543–551

Janhsen K, Roser P, Hoffmann K (2015) Probleme der Dauertherapie mit Benzodiazeinen und verwandten Substanzen. Dtsch Ärzteblatt Int 112:1–7

Kennaway DJ (2022) What do we really know about the safety and efficacy of melatonin for sleep disorders. Curr Med Res Opin 38(2):211–227

Klotz U (1995) Benzodiazepin-Hypnotika; Pharmakokinetik. In: Riederer P, Laux G, Pöldinger W (Hrsg) Neuropsychopharmaka, Bd. 2. Springer, Wien, S 135–139

Lähteenmäki R, Neuvonen PJ, Puustinen J, Vahlberg T, Partinen M, Räihä I, Kivelä SL (2019) Withdrawal from long-term use of zopiclone, zolpidem and temazepam may improve perceived sleep and quality of life in older adults with primary insomnia. Basic Clin Pharmacol Toxicol 124:330–340

Li T, Jiang S, Han M, Yang Z, Lv J, Deng C, Reiter RJ, Yang Y (2019) Exogenous melatonin as a treatment for secondary sleep disorders: a systematic review and meta-analysis. Front Neuroendocrinol 52:22–28

Low TL, Choo FN, Tan SM (2020) The efficacy of melatonin and melatonin agonists in insomnia – an umbrella review. J Psychiatr Res 121:10.23

Morin CM, Benca R (2012) Chronic insomnia. Lancet 379:1129–1141

National Institute for Health and Care Excellence (2015) Hypnotics – Key therapeutic topic. Update information January 2017. nice.org.uk/guidance/ktt6

Qaseem A, Kansagara D, Forciea MA, Cooke M, Denberg TD, Clinical Guidelines Committee of the American College of Physicians (2016) Management of chronic insomnia disorder in adults: a clinical practice guideline from the American college of physicians. Ann Intern Med 165:125–133

Ray WA, Chung CP, Murray KT, Malow BA, Daugherty JR, Stein CM (2021) Mortality and concurrent use of opioids and hypnotics in older patients: a retrospective cohort study. PLoS Med 18(7):e1003709

Rémi J, Pollmächer T, Spiegelhalder K, Trenkwalder C, Young P (2019) Schlafbezogene Erkrankungen in Neurologie und Psychiatrie. Dtsch Arztebl 116:681–688

Richter K, Kellner S, Miloseva L, Frohnhofen H (2020) Therapie der Insomnie im höheren Lebensalter. Z Gerontol Geriat 53:105–111

Riemann D, Hajak G (2009) Insomnien. I. Ätiologie, Pathophysiologie und Diagnostik. Nervenarzt 80:1060–1069

Riemann D, Baum E, Cohrs S, Crönlein T, Hajak G, Hertenstein E, Klose P, Langhorst J, Mayer G, Nissen C, Pollmächer T, Rabstein S, Schlarb A, Sitter H, Weeß HG, Wetter T, Spiegelhalder K (2017) S3-Leitlinie Nicht erholsamer Schlaf/Schlafstörungen, Kapitel „Insomnie bei Erwachsenen" (AWMF-Registernummer 063-003), Update 2016. Somnologie 21:2–44

Riemann D, Krone LB, Wulff K, Nissen C (2020) Sleep, insomnia, and depression. Neuropsychopharmacology 45:74–89

Rochester MP, Kane A, Linnebur SA, Fixen DR (2018) Evaluating the risk of QTc prolongation associated with antidepressant use in older adults: a review of the evidence. Ther Adv Drug Saf 9(6):297–308

Sarris J, Byrne GJ (2011) A systematic review of insomnia and complementary medicine. Sleep Med Rev 15:99–106

Schifano F, Chiappini S, Corkery J, Guirguis A (2019) An insight into Z-drug abuse and dependence: an examination of reports to the European medicines agency database of suspected adverse drug reactions. Int J Neuropsychopharmacol 22(4):270–277

Schlack R, Hapke U, Maske U, Busch M, Cohrs S (2013) Häufigkeit und Verteilung von Schlafproblemen und Insomnie in der deutschen Erwachsenenbevölkerung. Ergebnisse der Studie zur Gesundheit Erwachsener in Deutschland (DEGS1). Bundesgesundheitsblatt Gesundheitsforschung Gesundheitsschutz 56:740–748

Seifert R (2021) Basiswissen Pharmakologie, 2. Aufl. Springer, Berlin Heidelberg (Kapitel 28)

Spaeth AM, Dinges DF, Goel N (2013) Effects of experimental sleep restriction on weight gain, caloric intake, and meal timing in healthy adults. Sleep 36(7):981–990

Thompson W, Quay TAW, Rojas-Fernandez C, Farrell B, Bjerre LM (2016) Atypical antipsychotics for insomnia: a systematic review. Sleep Med 22:13–17

Winkelman JW (2015) Insomnia disorder. N Engl J Med 373:1437–1444

Winkler A, Auer C, Doering BK, Rief W (2014) Drug treatment of primary insomnia: a meta-analysis of polysomnographic randomized controlled trials. CNS Drugs 28:799–816

26

Schwindel und Erbrechen

Klaus Hager und Roland Seifert

Auf einen Blick

Die Menge der verordneten herkömmlichen Antiemetika und Antivertiginosa ist hoch und nahm auch in 2021 nochmals leicht zu. Die Medikamente werden zur Prophylaxe (z. B. Kinetosen) und zur symptomatischen Behandlung von Übelkeit und Schwindel eingesetzt. Die Tagestherapiekosten sind zwar niedrig, die Zahl der Tagesdosen ist aber hoch, so dass die Gesamtkosten für diese Medikamentengruppe beträchtlich sind. Die Verordnung der in Leitlinien empfohlenen $5-HT_3$-Rezeptorantagonisten (Setronen) und NK_1-Rezeptorantagonisten erhöhte sich in 2021 noch stärker. Aufgrund der hauptsächlichen Verwendung dieser Arzneistoffgruppen in der Onkologie ist die verordnete Menge zwar gering, die damit verbundenen Tagestherapiekosten sind jedoch sehr hoch, so dass der finanzielle Aufwand insgesamt etwa dem der herkömmlichen Antiemetika und Antivertiginosa entspricht.

27.1 Einleitung

Übelkeit und Schwindel gehören zu den regelmäßig wiederkehrenden Beratungsanlässen in der Hausarztpraxis. Für Schwindel oder Taumel (Dizziness) werden Häufigkeiten von 1,0 und 15,5 % genannt (Bosner et al. 2018).

Teile des Kapitels wurden mit Zustimmung des Autors Karl-Friedrich Hamann dem Kapitel „Antiemetika und Antivertiginosa" in den vorangegangenen Ausgaben des Arzneiverordnungs-Reports bis 2021 entnommen, ohne besonders gekennzeichnet zu sein.

Nausea ist in zirka 1–1,6 % Anlass für Konsultationen (Frese et al. 2011; Britt und Fahridin 2007). Diese Symptome sind vielgestaltig, unspezifisch und meist nicht bedrohlich, so dass deshalb zunächst symptomatisch wirkende Medikamente verordnet werden. Für eine gezielte Therapie ist aber eine genaue Analyse hilfreich. Dazu zählt auch, dass als erstes Arzneimittel abgesetzt werden müssen, die ursächlich für Übelkeit oder Schwindel sein könnten, um keine Verschreibungskaskade in Gang zu setzen. In der Praxis wird man Übelkeit z. B. zu Beginn einer Behandlung mit Parkinsonmedikamenten (L-Dopa, Pramipexol) finden, weshalb ein Beginn der Therapie gerne mit Domperidon, einem Dopamin-2 (D2) Rezeptorantagonisten kombiniert wird, welcher nur gering in das zentrale Nervensystem penetriert (Reddymasu et al. 2007). Auch psychotrope Medikamente wie Serotoninwiederaufnahmehemmer (SSRI) können vor allem bei Therapiebeginn Übelkeit auslösen (Grunze et al. 2017). Dies trifft auch für Morphinpräparate zu. Nausea ist allerdings in den Fachinformationen sehr vieler Arzneimittel als unerwünschte Arzneimittelwirkung genannt. So können auch antibakterielle Arzneistoffe (Antibiotika), nicht-steroidale Antirheumatika (NSAR; Cyclooxygenase-Inhibitoren, COX-Inhibitoren), Digitalispräparate (Na^+/K^+-ATPase-Inhibitoren, NKA-Inhibitoren), Eisenpräparate oder orale Kontraptiva ursächlich sein (Jordan et al. 2009). In einigen Fällen können Übelkeit und Schwindel jedoch Symptome für eine ernste Erkrankung sein, deren Diagnose mit einer symptomatischen Behandlung nicht hinausgezögert werden sollte. Für eine Langzeitbehandlung werden die Antiemetika und Antivertiginosa nicht empfohlen, da sie z. B. die Anpassungsvorgänge des Körpers, z. B. bei Kinetosen, einschränken.

27.2 Wirkmechanismen

Antiemetika und Antivertiginosa wirken über verschiedene Mechanismen und werden zum Teil als Kombinationspräparate verwendet. Sie lassen sich in eine der folgenden Wirkgruppen einordnen:

- H$_1$-Rezeptorantagonisten (H$_1$-Antihistaminika) (z. B. Dimenhydrinat, Doxylamin)
- Histaminanaloga (z. B. Betahistin)
- Calciumkanalblocker (z. B. Cinnarizin, Flunarizin)
- Dopaminrezeptorantagonisten (z. B. Alizaprid)
- Muskarinrezeptorantagonisten (Anticholinergika) (z. B. Scopolamin)
- Serotoninrezeptorantagonisten (5-HT$_3$-Rezeptor-Antagonisten, Setrone)
- Neurokinin$_1$-Rezeptor-Antagonisten (NK$_1$-Rezeptor-Antagonisten)

Die Prokinetika (z. B. Metoclopramid, Domperidon), die als Dopaminrezeptorantagonisten ebenfalls antiemetisch wirken, werden an anderer Stelle besprochen.

27.2.1 H$_1$-Antihistaminika

Hier wird besonders das Dimenhydrinat verordnet, entweder als Monosubstanz oder in Kombination, z. B. mit einem Kalziumkanalblocker (◘ Tab. 27.1). Dimenhydrinat kann zur Vorbeugung und Behandlung von Reisekrankheit, Schwindel, Übelkeit und Erbrechen verordnet werden. Die Kombination von Cinnarizin und Dimenhydrinat scheint mindestens so wirksam zu sein wie Betahistin als Monotherapie (Cirek et al. 2005).

Cariban, ein Kombinationspräparat aus Doxylamin und Pyridoxin (Vitamin B$_6$) ist für die symptomatische Behandlung von Übelkeit und Erbrechen während der Schwangerschaft zugelassen. Das Mittel hat in 2021 einen deutlichen Anstieg der Verordnungshäufigkeit erfahren (◘ Tab. 27.1). Doxylamin ist ein sedierendes Antihistaminikum, bei dem im höheren Alter Vorsicht angebracht ist (siehe ► Abschn. 27.3). Die Kombination mit Vitamin B$_6$ ist teuer und die Wirkung der zusätzlichen Gabe eines Vitamins nicht ersichtlich.

27.2.2 Betahistin

Betahistin ist das mit Abstand am häufigsten rezeptierte Antivertiginosum (◘ Tab. 27.1). Die Wirkung wird mit einem vorwiegenden H$_3$-Rezeptorantagonismus erklärt, so dass Betahistin ebenfalls als Antihistaminikum wirkt. Zugelassen ist Betahistin daher zur Behandlung von Schwindelanfällen bei Funktionsstörungen des Vestibularapparates im Rahmen des Menière'schen Symptomenkomplexes. Betahistin wird daher bei peripherem Schwindel eingesetzt (Alcocer et al. 2015). Es wird insgesamt gut vertragen, vielleicht ein Grund dafür, dass es so oft verschrieben wird.

Einige Wirksamkeitsnachweise liegen schon lange zurück (Oosterveld 1984), doch gibt es auch neuere Analysen zur Wirksamkeit. So wird eine Wirksamkeit von 48 mg/Tag bei peripherem Schwindel bestätigt (Alcocer et al. 2015). In einer Cochrane Review aus 2016 wird zusammengefasst, dass es einen positiven Effekt von Betahistin bei Schwindel jeglicher Genese geben kann (Murdin et al. 2016). In neueren Meta-Analysen zu Betahistin bei M. Menière wird dann allerdings ein Fehlen von Studien mit hoher wissenschaftlicher Evidenz beklagt (Devantier et al. 2020; Van Esch et al. 2022).

27.2.3 Alizaprid

Die Verordnungshäufigkeit von Alizaprid (Vergentan®) ist gering und war in 2021 etwas rückläufig (◘ Tab. 27.1). Der Arzneistoff soll als Antagonist Dopaminrezeptoren im Brechzentrum des Gehirns hemmen. Es ist

◘ **Tab. 27.1** **Verordnungen von Antiemetika und Antivertiginosa 2021.** Angegeben sind die 2021 verordneten Tagesdosen, die Änderungen gegenüber 2020 und die mittleren Kosten je DDD 2021

Präparat	Bestandteile	DDD	Änderung	DDD-Nettokosten
		Mio.	%	Euro
H$_1$-Antihistaminika				
Cinnarizin Dimenhydrinat Hennig	Cinnarizin Dimenhydrinat	5,2	(+91,2)	2,02
Arlevert	Cinnarizin Dimenhydrinat	3,3	(−40,4)	2,03
Cariban	Doxylamin Pyridoxin	2,8	(+97,5)	3,35
Vertigo Vomex plus Cinnarizin	Cinnarizin Dimenhydrinat	1,6	(−20,3)	1,83
Flunarizin acis	Flunarizin	1,3	(+1,1)	0,46
Vomex A/N	Dimenhydrinat	1,3	(+18,3)	2,70
Cinna/Dimen-neuraxpharm	Cinnarizin Dimenhydrinat	0,91	(+7,8)	1,78
Vomacur	Dimenhydrinat	0,27	(+29,2)	1,51
		16,6	**(+9,9)**	**2,14**
Histaminanaloga				
Betavert	Betahistin	30,5	(−8,9)	0,28
Vasomotal	Betahistin	12,6	(+1,1)	0,18
Betahistindihydrochlorid Hennig	Betahistin	12,2	(+97,3)	0,14
Betahistin AL	Betahistin	8,2	(24,7)	0,39
Betahistin-ratiopharm	Betahistin	2,0	(+157,1)	0,38
Betahistin STADA	Betahistin	0,81	(+35,4)	0,36
		66,3	**(+3,0)**	**0,25**
Dopaminrezeptorantagonisten				
Vergentan	Alizaprid	0,47	(−3,0)	3,00
Muscarinrezeptorantagonisten				
Scopoderm TTS	Scopolamin	0,65	(+20,1)	3,69
Summe		**84,0**	**(+4,4)**	**0,67**

zugelassen zur Vorbeugung bzw. Behandlung von Erbrechen, Übelkeit und Brechreiz im Zusammenhang mit der Zytostatikatherapie oder bei Strahlenkater nach Bestrahlung bzw. zur Behandlung des prä- und postoperativen Erbrechens.

27.2.4 Scopolamin

Das als Pflaster verfügbare Scopolamin (Scopoderm TTS®) wird gegen Symptome der Reise- bzw. Seekrankheit wie Schwindel, Übelkeit und Erbrechen verordnet (Spinks und Wasiak 2011). Die Wirkung wird über eine zentrale Hemmung muskarinerger (cholinerger) Neurotransmission erklärt. Scopolamin ist ein Muskarinrezeptor-Antagonist. Scopoderm

TTS wurde in 2021 etwas häufiger verordnet (◘ Tab. 27.1). Da es antimuskarinerg (anticholinerg) wirkt, sollte der Arzneistoff im Alter ebenfalls mit großer Vorsicht eingesetzt werden.

27.2.5 Serotoninrezeptoren-Antagonisten

Serotoninrezeptoren spielen eine wichtige Rolle in verschiedenen Prozessen im Nervensystem, unter anderem wird die Kognition oder der Appetit beeinflusst. Es gibt verschiedene Unterformen der Serotoninrezeptoren ($5\text{-HT}_{1\text{-}7}\text{R}$). Besonders die 5-HT_3-Rezeptorantagonisten (5-HT_3-RA) werden in der Onkologie zur Behandlung von Übelkeit genutzt. Dazu

◘ **Tab. 27.2** Verordnungen von 5-HT3-Rezeptor-Antagonisten 2021. Angegeben sind die 2021 verordneten Tagesdosen, die Änderungen gegenüber 2020 und die mittleren Kosten je DDD 2021

Präparat	Bestandteile	DDD	Änderung	DDD-Nettokosten
		Mio.	%	Euro
Ondansetron				
Ondansetron STADA	Ondansetron	0,87	(+31,7)	12,36
Ondansetron Bluefish	Ondansetron	0,67	(+42,4)	11,33
Onsetron Denk	Ondansetron	0,19	(+45,9)	8,35
Ondansetron Aristo	Ondansetron	0,16	(−43,7)	14,22
Zofran	Ondansetron	0,04	(−21,4)	15,45
		1,9	**(+21,0)**	**11,83**
Granisetron				
Granisetron beta	Granisetron	0,12	(+4,6)	16,71
Granisetron-ratiopharm	Granisetron	0,12	(+15,6)	16,63
Kevatril	Granisetron	0,09	(+29,3)	22,74
Granisetron/Grani Denk	Granisetron	0,08	(−2,5)	23,51
Granisetron B.Braun	Granisetron	0,06	(−10,8)	27,05
Granisetron Kabi	Granisetron	0,05	(−6,1)	21,60
Granisetron Hikma	Granisetron	0,04	(+106,4)	23,80
		0,57	**(+9,6)**	**20,60**

☐ **Tab. 27.2** (Fortsetzung)

Präparat	Bestandteile	DDD	Änderung	DDD-Nettokosten
		Mio.	%	Euro
Weitere 5-HT$_3$-Antagonisten				
Akynzeo	Palonosetron Netupitant	0,12	(+12,4)	79,89
Palonosetron Accord	Palonosetron	0,04	(+19,2)	71,08
Aloxi	Palonosetron	0,03	(−19,9)	69,28
Palonosetron beta	Palonosetron	0,02	(+7,9)	53,86
		0,21	**(+7,8)**	**74,25**
Neurokinin-1-Antagonisten				
Aprepitant Heumann	Aprepitant	0,14	(+434,6)	19,14
Aprepitant beta	Aprepitant	0,07	(+18,8)	14,51
Aprepitant Zentiva	Aprepitant	0,06	(−52,0)	13,55
Ivemend	Fosaprepitant	0,04	(−31,3)	60,28
Fosaprepitant STADA	Fosaprepitant	0,01	(> 1.000)	70,54
		0,33	**(+18,9)**	**24,57**
Summe		**3,0**	**(+17,5)**	**19,20**

gehören Ondansetron, Granisetron, Tropisetron und Palonosetron. Die Verordnungshäufigkeit der Setrone, insbesondere von Ondansetron, nahm in 2021 deutlich zu (☐ Tab. 27.2).

27.2.6 Neurokinin$_1$-Rezeptor-Antagonisten (NK$_1$-RA)

Die Wirkung basiert darauf, dass die Bindung von Substanz P an den Neurokinin-1-Rezeptor in der Area postrema und so die Entstehung von Übelkeit und Erbrechen verhindert wird. NK$_1$-RA sind besonders wirksam in der Prophylaxe von verzögerter Übelkeit und Erbrechen unter medikamentöser Tumortherapie, z. B. mit Cisplatin. Zu den NK$_1$-RA gehören Aprepitant, Fosaprepitant und Netupitant.

Setrone und NK$_1$-RA spielen in der onkologischen Behandlung bei der Behandlung bzw. bei der Verhinderung des Chemotherapy-induced nausea and vomiting (CINV) eine Rolle, weniger in der Hausarztpraxis. Entsprechend sind die jährlich verordneten DDD zwar gering, die Kosten der Tagesdosis allerdings sehr hoch (☐ Tab. 27.2). Die Wirkungen dieser beiden Arzneistoffgruppen sind gut belegt und ihre Empfehlung in onkologischen Leitlinien verankert (Hesketh et al. 2020; Leitlinienprogramm Onkologie 2017).

27.3 Besonderheiten im Alter

„Schwindel" gehört besonders bei alten Patienten zu den häufigen Beschwerden (Bosner et al. 2018). Dabei liegt nur in einem geringen Teil ein systematischer Schwindel vor, bei dem sich die Umgebung tatsächlich dreht, schwankt oder auf- und abbewegt. Der Schwindel wird von den alten Menschen eher als Taumel, Gleichgewichtsstörung, Standunsicherheit, Sturzangst oder Benommenheit („dizziness") beschrieben (Salles et al. 2003). In einer Untersuchung im Niedergelassenenbereich wurde bei 62 % mehr als eine Ursache angenommen und damit eine multifaktorielle Genese nahegelegt. Als wichtige Ursachen wurden in 57 % kardiologische, in 14 % vestibuläre und in 10 % psychiatrische Erkrankungen vermutet (Maarsingh et al. 2010). Entsprechend der eher funktionellen Genese ist neben der Behandlung von fassbaren Ursachen eher eine multifaktorielle Intervention, z. B. die Verordnung eines Rollators oder von Kraft- und Gleichgewichtstraining sinnvoll (Salles et al. 2003), weniger die Verordnung eines Antivertiginosums. Ebenfalls gegen die Gabe von Antivertiginosa spricht, dass die Priscus-Liste (Holt et al. 2010) die Antihistaminika Dimenhydrinat und Doxylamin als potentiell inadäquate Medikamente (PIM) im Alter ausweist. Schließlich wird die langfristige Einnahme von Muskarinrezeptorantagonisten (Anticholinergika) einschließlich von Antihistaminika in Beobachtungsstudien mit einem erhöhten Risiko für die Entwicklung einer Demenz assoziiert (Pieper et al. 2020).

Literatur

Alcocer RR, Rodriguez JGL, Romero AN, Nunez JLC, Montoya VR, Deschamps JJ et al (2015) Use of betahistine in the treatment of peripheral vertigo. Acta Otolaryngol 135(12):1205–1211

Bosner S, Schwarm S, Grevenrath P, Schmidt L, Horner K, Beidatsch D et al (2018) Prevalence, aetiologies and prognosis of the symptom dizziness in primary care – a systematic review. BMC Fam Pract 19(1):33

Britt H, Fahridin S (2007) Presentations of nausea and vomiting. Aust Fam Physician 36(9):682–683

Cirek Z, Schwarz M, Baumann W, Novotny M (2005) Efficacy and tolerability of a fixed combination of cinnarizine and dimenhydrinate versus betahistine in the treatment of otogenic vertigo : a double-blind, randomised clinical study. Clin Drug Investig 25(6):377–389

Devantier L, Hougaard D, Handel MN, Guldfred L-AF, Schmidt JH, Djurhuus B et al (2020) Using betahistine

in the treatment of patients with Meniere's disease: a meta-analysis with the current randomized-controlled evidence. Acta Otolaryngol 140(10):845–853

Van Esch B, van der Zaag-Loonen H, Bruintjes T, van Benthem PP (2022) Betahistine in Meniere's disease or syndrome: a systematic review. Audiol Neurootol 27(1):1–33

Frese TK, Herrmann K, Sandholzer H (2011) Nausea and vomiting as the reasons for encounter in general practice. J Clin Med Res 3(1):23–29

Grunze A, Mago R, Grunze H (2017) Side effects of psychotropic medication: suggestions for clinical practice. Dtsch Med Wochenschr 142(22):1690–1700

Hesketh PJ, Kris MG, Basch E, Bohlke K, Barbour SY, Clark-Snow RA et al (2020) Antiemetics: ASCO Guideline Update (vol 38, pg 2782, 2020). J Clin Oncol 38(32):3825-3825

Holt S, Schmiedl S, Thurmann PA (2010) Potentially inappropriate medications in the elderly: the PRISCUS list. Dtsch Arztebl Int 107(31–32):543–551

Jordan K, Muller F, Schmoll HJ (2009) New antiemetic strategies – not only in oncology. Internist 50(7):887–894

(2017) Leitlinienprogramm Onkologie. S3-Leitlinie Supportive Therapie bei onkologischen PatientInnen. https://www.leitlinienprogramm-onkologie. de/fileadmin/user_upload/Downloads/Leitlinien/ Supportivtherapie/LL_Supportiv_Langversion_1.1. pdf;. Zugegriffen: 2. Aug. 2022

Maarsingh OR, Dros J, Schellevis FG, van Weert HC, van der Windt DA, ter Riet G et al (2010) Causes of persistent dizziness in elderly patients in primary care. Ann Fam Med 8(3):196–205

Murdin L, Hussain K, Schilder AG (2016) Betahistine for symptoms of vertigo. Cochrane Database Syst Rev. https://doi.org/10.1002/14651858.CD010696.pub2

Oosterveld WJ (1984) Betahistine dihydrochloride in the treatment of vertigo of peripheral vestibular origin. A double-blind placebo-controlled study. J Laryngol Otol 98(1):37–41

Pieper NT, Grossi CM, Chan WY, Loke YK, Savva GM, Haroulis C et al (2020) Anticholinergic drugs and incident dementia, mild cognitive impairment and cognitive decline: a meta-analysis. Age Ageing 49(6):939–947

Reddymasu SC, Soykan I, McCallum RW (2007) Domperidone: review of pharmacology and clinical applications in gastroenterology. Am J Gastroenterol 102(9):2036–2045

Salles N, Kressig RW, Michel JP (2003) Management of chronic dizziness in elderly people. Z Gerontol Geriatr 36(1):10–15

Spinks A, Wasiak J (2011) Scopolamine (hyoscine) for preventing and treating motion sickness. Cochrane Database Syst Rev. https://doi.org/10.1002/14651858. CD002851.pub4

Neurodegenerative Erkrankungen

Roland Seifert und Susanne Petri

Auf einen Blick

Verordnungsprofil Größte Gruppe der Antidementiva sind die Acetylcholinesterase-Inhibitoren (Cholinesterasehemmer) gefolgt von dem NMDA-Rezeptorantagonisten Memantin, der aber nur etwa halb so viel verordnet wird. In beiden Gruppen sind nur noch Generika vertreten. Traditionelle Antidementiva (Piracetam, Ginkgoextrakt, Nicergolin) ohne gesicherten Nutzen werden immer noch verschrieben. Zum zweiten mal vertreten ist mit steigender tendenz Riluzol, das v. a. zur neuroprotektiven Therapie der amyotrophen Lateralsklerose eingesetzt wird.

Bewertung Der symptomatische Nutzen der besprochenen Arzneistoffe ist insgesamt begrenzt. In der S3-Leitlinie der Deutschen Gesellschaft für Psychiatrie, Psychotherapie und Nervenheilkunde und Deutschen Gesellschaft für Neurologie 2016 wird bei leichter bis mittelschwerer Alzheimer-Demenz die Gabe eines Cholinesterasehemmers in der höchsten verträglichen Dosis empfohlen; ebenso wird bei Krankheitsprogredienz eine Beibehaltung der Therapie empfohlen (Off-Label-Gebrauch).

Demenzen sind Krankheiten des höheren Lebensalters und haben sich durch den steigenden Anteil der älteren Bevölkerung in vielen Industrieländern (demographischer Wandel) zu einem großen Gesundheitsproblem entwickelt. Am häufigsten ist die Alzheimer'sche Krankheit. Die Prävalenz nimmt ab dem 60. Lebensjahr rasch zu und erreicht bei 85-Jährigen 24–33 % der Bevölkerung (Übersicht bei Ballard et al. 2011). Etwa 70 % des Krankheitsrisikos ist genetisch bedingt. Weitere häufige Demenzerkrankungen sind die vaskuläre Demenz (hervorgerufen durch mikroangiopathische zerebrovaskuläre Schädigung oder Makroinfarkte), die gemischte Demenz mit Vorliegen sowohl einer Alzheimer- als auch einer vaskulären Pathologie, die frontotemporale Demenz, die Demenz bei Morbus Parkinson sowie die Lewy-Körper-Demenz. Bei 10 % der Demenzkranken liegen potentiell reversible Grundkrankheiten wie Hypertonie und Diabetes vor, die sich nach rechtzeitiger Diagnose und spezifischer Therapie teilweise oder vollständig rückbilden können.

Die Alzheimer-Demenz ist eine progressive neurodegenerative Krankheit, die zu einem irreversiblen Verlust von Nervenzellen und Nervenzellverknüpfungen führt. Sie entwickelt sich nach heutiger Kenntnis über einen langen präklinischen Zeitraum von mehreren Jahrzehnten. Der manifesten Alzheimer-Demenz geht jahrelang ein Stadium der leichten kognitiven Beeinträchtigung (Mild Cognitive Impairment, MCI) voraus, das von weiteren klinischen Veränderungen (depressive Symptome, Geruchsstörungen) begleitet sein kann. Manifeste klinische Symptome sind ein zunehmender Verlust von Gedächtnis, Urteilsfähigkeit, Orientierung und Sprache. Bei vielen Alzheimerpatienten kommen Verhaltensänderungen und psychiatrische Störungen hinzu,

W.-D. Ludwig, B. Mühlbauer, R. Seifert (Hrsg.), *Arzneiverordnungs-Report 2022*,
https://doi.org/10.1007/978-3-662-66303-5_28

die eine enorme Belastung für den Patienten selbst wie auch für die Betreuungspersonen darstellen und für einen großen Teil der Kosten nach Aufnahme in institutionalisierte Pflegeeinrichtungen verantwortlich sind. Nach epidemiologischen Daten leben in Deutschland derzeit 1,6 Mio. Personen mit Demenz, jedes Jahr kommen etwa 300.000 Neuerkrankungen hinzu (Escher und Jensen 2019). Für die nächsten Jahrzehnte wird aufgrund der Altersentwicklung der Bevölkerung eine Steigerung der Zahl der Erkrankten prognostiziert.

Als entscheidende neuropathologische Ursache der Alzheimer'schen Krankheit wird weiterhin das kombinierte Auftreten von extrazellulären Amyloidablagerungen und intrazellulären Tau-Aggregaten in Form von Neurofibrillenbündeln angesehen. Amyloid-beta-Peptid 1–42, Gesamt-Tau-Proteine und Phospho-Tau-181 sind daher auch wichtige zerebrospinale Biomarker, die eine hohe diagnostische Sensitivität und Spezifität von 85–90 % haben, um präklinische Veränderungen im Stadium der leichten kognitiven Beeinträchtigung zu erfassen. Als bildgebende Verfahren sind Magnetresonanztomographie (MRT) und Positronen-Emissions-Tomographie (PET) mit Fluorodeoxyglucose zur Erkennung von zerebralen Atrophiemustern und regionalem Glucosehypometabolismus etabliert. Weiterhin gewinnen Amyloid-PET und Tau-PET im Rahmen klinischer Studien an Bedeutung (Übersicht bei Scheltens et al. 2016). Arzneistoffe zur Reduktion der Betaamyloidplaques wurden in zahlreichen klinischen Studien untersucht. Nach einer Immunisierung mit Betaamyloidpeptid (AN1792) kam es bei Alzheimerpatienten zwar zu einer beträchtlichen Abnahme der Betaamyloidplaques, die progressive Neurodegeneration wurde jedoch nicht verhindert (Holmes et al. 2008). Fehlgeschlagen sind auch vier Phase-3-Studien mit insgesamt 4.500 Alzheimerpatienten, die das Ziel verfolgten, mit den monoklonalen Antikörpern Solanezumab und Bapineuzumab die löslichen Formen von Betaamyloid zu binden und den Abtransport aus dem Gehirn zu fördern (Doody et al. 2014; Salloway et al. 2014).

Nach diesen Misserfolgen wurde überlegt, ob Anti-Amyloid-Arzneimittel vielleicht in frühen Krankheitsstadien wirksamer sind. Aber auch in Studien an prodromalen Alzheimerpatienten mit niedriger Liquorkonzentration von Amyloid-beta-Peptid 1–42 waren die Ergebnisse mit dem monoklonalen Antikörper Gantenerumab und dem γ-Sekretase-Inhibitor Avagacestat nicht ermutigend (Übersicht bei Scheltens et al. 2016). Trotz erheblicher Fortschritte beim wissenschaftlichen Verständnis der Krankheit sind die meisten klinischen Studien zur Behandlung der Alzheimer-Demenz gescheitert. Seit 2002 hatten von bisher über 400 Studien mit über 200 Wirkstoffen 99,6 % negative Ergebnisse (Cummings 2018).

Am 7. Juni 2021 wurde der humane monoklonale Immunoglobulin gamma 1 (IgG1)-Antikörper Aducanumab, der gegen lösliche und unlösliche Formen von Beta-Amyloid gerichtet ist, durch die US Food and Drug Administration in einem beschleunigten Verfahren unter dem Handelsnamen Aduhelm® zur Behandlung der Alzheimer-Krankheit in den USA zugelassen, allerdings mit der Auflage, eine weitere Plazebo-kontrollierte Studie durchzuführen (U.S. Food & Drug Administration 2021), Diese Zulassung beruht letztlich auf den Biomarker-Daten aus zwei Plazebo-kontrollierten Studien in Patienten mit leichter kognitiver Einschränkung (mild cognitive impairment, MCI) bzw. im Frühstadium der Alzheimer-Erkrankung, so dass eine Ausweitung der Erkenntnisse auf alles Patienten mit einer Alzheimer-Erkrankung kritisch gesehen werden muss.

Die Zwischenanalyse der ersten 1.748 Patienten beider Studien bezüglich des primärem Endpunkts in Form eines neurokognitiven Scores (Clinical Dementia Rating Scale – Sum of Boxes (CDR-SB)) führte zunächst im März 2019 aufgrund fehlenden Nachweis einer Wirkung zum Abbruch (Knopman et al. 2019). In der der finalen Analyse, in die Daten von 3.285 Probanden eingingen, ergab sich für die ENGAGE-Studie ($n = 1.647$) zunächst kein signifikanter Nutzen von Aducanumab in 2 unterschiedlichen Dosierungen. Eine Sub-

28

gruppenanalyse nach Protokolländerung, die die Gabe höherer Dosen an Träger der das Alzheimer-Risiko erhöhenden APOE4-Genvariante erlaubte, ergab dann jedoch positive Effekte der höheren Dosis. Die EMERGE-Studie ($n = 1.636$) zeigte signifikante Dosis- und zeitabhängige Effekte auf die Reduktion von Amyloid-Plaques im Gehirn und auch hinsichtlich einer Verzögerung der Verschlechterung in neuropsychologischen-Tests in der Hochdosis-Gruppe (Budd Haeberlein et al. 2020; Budd Haeberlein et al. 2022).

Häufigste Nebenwirkungen waren Kopfschmerzen, Stürze sowie MRT-Auffälligkeiten (temporäre klinisch asymptomatische Schwellungen in verschiedenen Gehirnregionen, als Amyloid-related Imaging Abnormalities (ARIA) bezeichnet, die bei ca. 40 % der behandelten im Gegensatz zu 10 % der Plazebo-behandelten Patienten auftraten, was zur Empfehlung regelmäßiger MRT-Verlaufskontrollen geführt hat) (Abdi Beshir et al. 2022). Die FDA-Zulassung wurde von Experten sehr kritisch beurteilt (Mullard 2021). Die von der FDA geforderte randomisierte Placebo-kontrollierte Studie zur Verifizierung des klinischen Nutzens „A Study to Verify the Clinical Benefit of Aducanumab in Participants With Early Alzheimer's Disease (ENVISION)" wurde mittlerweile in den USA gestartet (ClinicalTrials.gov Identifier: NCT05310071).

Eine Bewertung von Aducanumab durch die Europäische Arzneimittelagentur (EMA) führte zur Ablehnung des Zulassungsantrags am 17.12.2021 (European Medicines Agency 2021) aufgrund des fehlenden Nachweises eines kausalen Zusammenhangs der Reduktion von Beta-Amyloid-Plaques und einer Verbesserung kognitiver Funktionen, der zum Teil schwerwiegenden Nebenwirkungen von Aducanumab und der fehlenden Kosten-Effektivität bei Jahrestherapiekosten von aktuell 56.000 \$ (Sinha und Barocas 2022). Ein externes Expert*innen-Gremium hatte sich bereits im November gegen eine Zulassung in Europa ausgesprochen. Am 22. April 2022 wurde durch die Firma Biogen der Rückzug des Zulassungsantrags bei der EMA mitgeteilt.

Die Hypothese des cholinergen Defizits, die bereits vor 40 Jahren aufgestellt wurde (Davies und Maloney 1976), basiert auf der Abnahme der Zahl cholinerger Neurone im basalen Vorderhirn (vor allem Nucleus basalis Meynert) und einem entsprechenden Verlust cholinerger Axone im Cortex von Alzheimerpatienten. Diese Hirnareale sind mit Lernen, Gedächtnis, Funktionssteuerung, Verhalten und emotionalen Reaktionen assoziiert. Behandlungsstrategien zur Behebung des cholinergen Defizits zielen daher auf eine Steigerung cholinerger Funktionen durch Acetylcholinesterase-Inhibitoren (Cholinesterasehemmer), die den Abbau von Acetylcholin hemmen.

28.1 Verordnungsspektrum

Größte Gruppe der Antidementiva sind die Cholinesterasehemmer mit einem inzwischen stabilen Verordnungsvolumen (◘ Abb. 28.1). Der NMDA-Rezeptorantagonist Memantin folgt mit deutlichem Abstand und wird etwa nur halb so viel wie die Cholinesterasehemmer verordnet. In der Gruppe der traditionellen Antidementiva hat der seit langem rückläufige Trend bei Piracetam weitere Verordnungsabnahmen zur Folge. Die Verordnungen von Ginkgoextrakten sind stabil.

28.1.1 Cholinesterasehemmer

In der Gruppe der Cholinesterasehemmer entfällt der größte Teil der Verordnungen weiterhin auf Donepezil gefolgt von Rivastigmin und Galantamin (◘ Tab. 28.1). Durch den hohen Generikaanteil sind die Kosten der Cholinesterasehemmer mit Ausnahmen von Rivastigmin relativ niedrig.

Zu Donepezil liegen zahlreiche klinische Studien vor. In einem Cochrane-Review über 28 klinische Studien mit 8.257 Patienten fanden sich Besserungen kognitiver Funktionen und der Alltagsaktivität und eine positivere globale ärztliche Beurteilung (Birks und

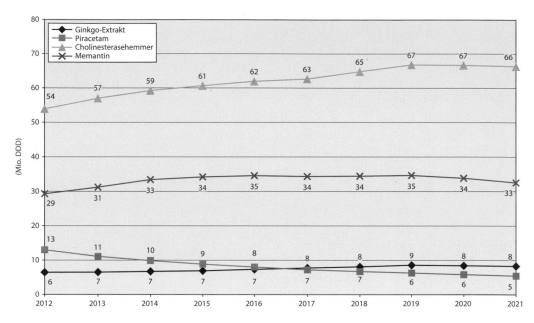

◻ Abb. 28.1 Verordnungen von Antidementiva 2012 bis 2021. Gesamtverordnungen nach definierten Tagesdosen

Harvey 2018). Eine Langzeitstudie an 565 ambulanten Alzheimerpatienten, die vom britischen National Health Service initiiert wurde, bestätigte die leichten Verbesserungen des kognitiven Status und der funktionellen Alltagsaktivität durch Donepezil über einen Zeitraum von 2 Jahren (AD2000 Collaborative Group 2004). Dagegen hatte Donepezil nach 3 Jahren keinen signifikanten Nutzen für den Beginn der institutionalisierten Pflege oder Progression der Alltagsbeeinträchtigung (primäre Endpunkte). Bei der Behandlung leichter kognitiver Störungen wurde die Progression zur Alzheimer'schen Krankheit durch Donepezil in den ersten 12 Monaten geringfügig verzögert, jedoch nicht über einen Zeitraum von 3 Jahren (Petersen et al. 2005, ADCS-Studie). Leichte kognitive Störungen sind jedoch eine ätiologisch heterogene Gruppe, die nur zum Teil in eine Alzheimer'sche Demenz übergehen, so dass potentielle krankheitsverzögernde Effekte von Cholinesterasehemmern verwässert werden können.

Rivastigmin ermöglicht ähnlich wie Donepezil eine begrenzte Verbesserung der kognitiven Leistungsfähigkeit. Neben der Acetylcho-

linesterase wird auch die Butyrylcholinesterase gehemmt. Nach einer Cochrane-Metaanalyse über 13 Studien verbessert Rivastigmin im Vergleich zu Placebo kognitive Funktionen, Alltagsaktivität und den Schweregrad in Tagesdosen von 6–12 mg (Birks und Grimley Evans 2015). Ein transdermales Rivastigminpflaster (9,5 mg/Tag) war genauso wirksam wie das orale Präparat (12 mg/Tag), hatte aber weniger Nebenwirkungen. Insgesamt ist die Qualität der Evidenz jedoch wegen hoher nebenwirkungsbedingter Abbruchquoten nur begrenzt. Typische unerwünschte Wirkungen der Cholinesterasehemmer lassen sich unter dem Oberbegriff muskarinerges (cholinerges) Syndrom zusammenfassen und beinhalten erhöhte Schweiß- und Speichelproduktion, Harn- und Stuhlinkontinenz, Atemwegsobstruktion sowie Tremor. Diese unerwünschten Wirkungen, die auch in Bezug auf die Pflege der Patienten relevant sind, müssen gegen die therapeutischen Wirkungen abgewogen werden.

Galantamin bindet zusätzlich zu seiner Acetylcholinesterase-blockierenden Wirkung allosterisch an den nicotinischen Acetylcholinrezeptor und verstärkt dadurch die Wirkung

◻ **Tab. 28.1 Verordnungen von Cholinesterasehemmern und NMDA-Rezeptorantagonisten 2021.** Angegeben sind die 2021 verordneten Tagesdosen, die Änderungen gegenüber 2020 und die mittleren Kosten je DDD 2021

Präparat	Bestandteile	DDD	Änderung	DDD-Nettokosten
		Mio.	%	Euro
Donepezil				
Donepezil HCL BASICS	Donepezil	26,5	(−2,1)	0,52
Donepezilhydrochlorid Bluefish	Donepezil	7,7	(+27,0)	0,35
Donepezilhydrochlorid Heumann	Donepezil	3,2	(+120,1)	0,53
Donepezil HCL-1 A Pharma	Donepezil	2,2	(+175,8)	0,38
Donepezil AL	Donepezil	1,4	(−37,5)	0,40
		40,8	**(+8,9)**	**0,48**
Galantamin				
Galanaxiro	Galantamin	3,6	(+484,9)	0,68
Galantamin Glenmark	Galantamin	1,5	(+17,2)	0,70
Galantamin Heumann	Galantamin	1,3	(−63,0)	0,67
		6,5	**(+16,0)**	**0,68**
Rivastigmin				
Rivastigmin Heumann	Rivastigmin	4,5	(−34,7)	2,01
Rivastigmin Luye	Rivastigmin	2,1	(neu)	2,72
Rivastigmin-1 A Pharma	Rivastigmin	1,8	(−28,9)	2,39
Rivastigmin Aurobindo	Rivastigmin	1,3	(+81,4)	1,44
Rivastigmin Glenmark	Rivastigmin	1,1	(+38,9)	2,26
Rivastigmin-neuraxpharm	Rivastigmin	1,1	(+47,0)	2,50
Rivastigmin AL	Rivastigmin	0,82	(−13,2)	2,04
Rivastigmin HEXAL	Rivastigmin	0,81	(−5,8)	1,97
		13,5	**(+0,2)**	**2,17**
NMDA-Rezeptorantagonisten				
Memantin Heumann	Memantin	16,9	(+15,9)	0,94
Memantin Abdi	Memantin	9,3	(−22,4)	0,87
Memantin Aurobindo	Memantin	2,7	(+117,8)	0,70
		28,9	**(+4,0)**	**0,90**
Summe		**89,7**	**(+6,4)**	**0,88**

des endogenen Acetylcholins. In einem Cochrane-Review über zehn Studien mit 6.805 Patienten zeigte Galantamin konsistente positive Effekte über eine Dauer von 3–6 Monaten (Loy und Schneider 2006). In zwei Studien an Patienten mit leichten kognitiven Störungen hatte Galantamin über einen Zeitraum von zwei Jahren keinen Einfluss auf die Konversion in eine Demenz, erhöhte aber die Mortalität im Vergleich zu Placebo (Winblad et al. 2008).

Trotz der Evidenz aus über 30 kontrollierten Studien und der zusätzlichen klinischen Erfahrung gibt es eine fortgesetzte Debatte über den klinischen Nutzen von Cholinesterasehemmern. Nach Metaanalysen sind alle drei Cholinesterasehemmer bei leichter bis mittelschwerer Alzheimerkrankheit wirksam (Birks 2006; Raina et al. 2008). Die meisten Studien haben eine bescheidene Besserung kognitiver Symptome um 2,7 Punkte der ADAS-Cog-Subskala und 1,4 MMSE-Punkte gezeigt. Trotz geringfügiger Unterschiede im Wirkungsmechanismus gibt es keine Belege für eine unterschiedliche klinische Wirksamkeit.

Die deutsche S3-Leitlinie über Demenzen empfiehlt die Gabe von Cholinesterasehemmern bei leichter bis moderater Demenz vom Alzheimer-Typ (Deutsche Gesellschaft für Psychiatrie, Psychotherapie und Nervenheilkunde und Deutsche Gesellschaft für Neurologie 2016). Die Auswahl soll sich am Profil der unerwünschten Wirkungen orientieren, da keine ausreichenden klinischen Unterschiede in der Wirksamkeit vorliegen. Zusätzlich wird besonderes Gewicht auf die Behandlung von psychischen und Verhaltenssymptomen sowie auf psychosoziale Interventionen und nichtpharmakologische Therapieverfahren gelegt. Auch das britische National Institute for Health and Care Excellence (NICE) (2018) empfiehlt die drei Cholinesterasehemmer in seiner aktuellen Leitlinie für Patienten mit Demenz. Die Behandlung soll nur fortgesetzt werden, wenn eine angemessene Wirkung auf globale, funktionelle und verhaltensorientierte Parameter vorliegt.

Die deutsche S3-Leitlinie empfiehlt weiterhin die Erwägung einer Off-label-Behandlung der vaskulären Demenz mit Cholinesterasehemmern in Einzelfällen, die Behandlung von Patienten mit gemischter Demenz entsprechend der Alzheimer-Demenz sowie die Off-label-Behandlung der Demenz bei M. Parkinson mit Rivastigmin-Pflaster und Donepezil und die Erwägung von Off-Label-Behandlungsversuchen einer Behandlung der Lewy-Körperchen-Demenz mit Rivastigmin, Donepezil oder Memantin. Für die medikamentöse Therapie kognitiver oder Verhaltenssymptome bei der frontotemporalen Demenz wird aufgrund fehlender Evidenz keine Behandlungsempfehlung gegeben.

28.1.2 NMDA-Rezeptorantagonisten

Nach einem aktuellen Cochrane-Review hat der NMDA-Rezeptorantagonist Memantin bei Patienten mit mäßiger bis schwerer Alzheimerdemenz begrenzte positive Effekte auf Denken, Alltagsaktivitäten und Verhaltensstörungen (McShane et al. 2019). Die Verträglichkeit ist insgesamt gut, bei einigen Patienten kann jedoch Schwindel auftreten. Bei leichter Alzheimerdemenz ist Memantin wahrscheinlich nicht besser als Placebo. Die deutsche S3-Leitlinie beurteilt Memantin als wirksam auf Kognition, Alltagsfunktion und klinischen Gesamteindruck und empfiehlt eine Behandlung bei Patienten mit moderater bis schwerer Alzheimer-Demenz (Deutsche Gesellschaft für Psychiatrie, Psychotherapie und Nervenheilkunde und Deutsche Gesellschaft für Neurologie 2016). In der Leitlinie des britischen National Institute for Health and Care Excellence (NICE) (2018) wird die Anwendung von Memantin bei Patienten mit Alzheimerkrankheit nur bei Intoleranz oder Kontraindikationen gegen Cholinesterasehemmer sowie bei schwerer Alzheimerdemenz empfohlen. Die Kombination von Memantin mit Cholinesterasehemmern zeigte in einer Metaanalyse von 14 randomisierten Studien mit

5.019 Patienten bei mäßiger bis schwerer Alzheimerdemenz im Vergleich zur Monotherapie keine Überlegenheit in Bezug auf die kognitive Funktion und Alltagsaktivitäten, sondern nur bei neuropsychiatrischen Symptomen und Verhaltensstörungen (Tsoi et al. 2016). Trotz der relativ guten Verträglichkeit wurden daher die zusätzlichen Kosten der Kombinationstherapie als unnötig angesehen.

28.1.3 Ginkgoextrakt

Die Verordnungen des führenden Ginkgopräparates *Ginkgo AL* sind leicht angestiegen (◨ Tab. 28.2). Nach einem Cochrane-Review gibt es keine konsistente Evidenz, dass Ginkgo trotz akzeptabler Verträglichkeit einen klinischen Nutzen für Patienten mit Demenz oder leichten kognitiven Störungen hat (Birks und Grimley Evans 2009). In einer französischen placebokontrollierten Studie an 2.854 Patienten mit Gedächtnisstörungen hatte ein standardisierter Ginkgoextrakt über 5 Jahre keinen Effekt auf die Progression zur Alzheimer'schen Krankheit (Vellas et al. 2012). Nach der deutschen S3-Leitlinie Demenzen eine Behandlung mit einem standardisierten Ginkgoextrakt bei Patienten mit leichter bis mittelgradiger Alzheimerdemenz erwogen werden, allerdings nur mit dem Empfehlungsgrad 0 (Expertenmeinung, klinische Studien von guter Qualität nicht verfügbar). Daher ist aus Sicht der Evidenz-basierten Medizin die Verordnung von Ginkgoextrakten nicht nachvollziehbar.

Möglicherweise hat die Verordnung von Ginkgo-Präparaten auch nichts mit Demenzerkrankungen zu tun, sondern mit COVID-19. Es wird behauptet, dass Ginkgo-Präparate den Verlauf von COVID-19-Erkrankungen abmildern allerdings fehlt dazu die Evidenz (Ibrahim et al. 2021). Leider wird regelmäßig unterschätzt, dass Ginkgo-Präparate erhebliche unerwünschte Wirkungen und ein erhebliches Interaktionspotenzial mit anderen Arzneistoffen besitzen (Williams 2021). Außerdem sind Ginkgo-Präparate pharmakologisch nicht standardisiert, sondern können sehr unterschied-

lich zusammengesetzt sein und damit wirken (Bilia und Ceu-Costa 2021). Gerade bei älteren Patienten, die oft einer Polypharmazie unterliegen, ist dies hochrelevant. Daher sollte auf das Verordnen von Ginkgo-Präparaten verzichtet werden. Es besteht ein erhebliches Kosteneinsparpotenzial bei gleichzeitig verringertem Potenzial für unerwünschte Wirkungen und Arzneimittelinteraktionen.

28.1.4 Piracetam

Die Verordnung von Piracetam hat in 2021 abgenommen (◨ Tab. 28.2). Nach einem älteren Cochrane-Review wird die Anwendung von Piracetam bei Demenz oder kognitiven Störungen nicht durch die vorliegende Literatur gestützt (Flicker und Grimley Evans 2001), während eine Hersteller-gesponserte Übersicht zu einem gegenteiligen Ergebnis kam (Winblad 2005). In der deutschen S3-Leitlinie Demenzen wird eine Behandlung mit Piracetam nicht empfohlen, da die Evidenz für eine Wirksamkeit bei Alzheimerdemenz unzureichend ist. Aus klinisch-pharmakologischer Sicht ist der Anstieg der Piracetam-Verordnungen nicht nachvollziehbar.

28.1.5 Riluzol

Zum zweiten Mal vertreten ist Riluzol, dessen Verordnungen in den letzten Jahren stark gestiegen sind. Es ist zugelassen als krankheitsmodifizierender Arzneistoff bei der degenerativen Motoneuronerkrankung amyotrophe Lateralsklerose (ALS). ALS ist eine rasch progrediente Erkrankung (durchschnittliche Lebenserwartung 2–4 Jahre) mit einer Inzidenz von 2–3/100.000 (Rosenbohm et al. 2017). Hauptwirkmechanismus von Riluzol ist eine Blockade spannungsabhängiger Natriumkanäle und Reduktion der Glutamatfreisetzung mit dem Ziel der Reduktion von Exzitotoxizität.

In der doppelblind kontrollierten Zulassungsstudie erhöhte Riluzol (100 mg/d) bei ALS-Patienten die Überlebenswahrscheinlich-

⬛ Tab. 28.2 Verordnungen von sonstigen Antidementiva 2021. Angegeben sind die 2021 verordneten Tagesdosen, die Änderungen gegenüber 2020 und die mittleren Kosten je DDD 2021

Präparat	Bestandteile	DDD	Änderung	DDD-Nettokosten
		Mio.	%	Euro
Ginkgo-biloba-Extrakt				
Ginkgo AL	Ginkgoblätterextrakt	2,7	(+2,6)	0,64
Piracetam				
Piracetam AL	Piracetam	4,1	(+1,1)	0,37
Piracetam-neuraxpharm	Piracetam	1,1	(−19,1)	0,40
		5,2	**(−4,2)**	**0,38**
Nicergolin				
Nicergolin-neuraxpharm	Nicergolin	0,83	(−8,7)	0,61
Riluzol				
Riluzol SUN	Riluzol	0,69	(+4,1)	6,58
Summe		**9,5**	**(−2,2)**	**0,93**

keit ohne Tracheotomie nach 12 Monaten signifikant, eine Cochrane-Analyse (4 unabhängige Studien eingeschlossen) ergab ein im Median um 3 Monate verlängertes Überleben (Miller et al. 2012). Eine retrospektive Analyse weist auf eine Wirkung auch in Spätstadien der ALS nach, was allerdings nicht in prospektiven klinischen Studien überprüft wurde (Fang et al. 2018).

Der Arzneistoff ist in Tablettenform (50 mg Tbl.) und Suspensionsform (5 mg/ml, v. a. bei zunehmender Dysphagie und zur Gabe über PEG-Sonde) verfügbar. Riluzol ist meist gut verträglich, wichtigste Nebenwirkung ist ein Transaminasenanstieg, so dass in den ersten drei Monaten monatliche und danach vierteljährliche Kontrollen erfolgen müssen.

Zur Therapie von Ataxien ist Riluzol nicht zugelassen, es existieren jedoch Daten aus 2 doppelblinden randomisierten Placebo-kontrollierten Studien an insgesamt 98 Patienten, die eine Verbesserung von Ataxie-Symptomen in verschiedenen klinischen Scores ohne sichere klinische Relevanz zeigten (Klasse I-Evidenz) (Zesiewicz et al. 2018; Ristori et al.

2010; Romano et al. 2015). Eine in 2022 publizierte multizentrische, randomisierte, doppelblinde, placebokontrollierte Studie Studie zu Riluzol in Patienten mit spinozerebellärer Ataxie 2 (SCA2) ($n = 45$) zeigte keine signifikanten Effekte, so dass für einen off-label Einsatz bei Ataxien keine überzeugende Rationale besteht (Coarelli et al. 2022).

Literatur

Beshir AS, Aadithsoorya AM, Parveen A, Sir Loon GS, Hussain N, Bharathan Menon VB (2022) Aducanumab therapy to treat alzheimer's disease: a narrative review. Int J Alzheimers Dis 2022:9343514. Published online 2022 Mar 9

AD2000 Collaborative Group (2004) Long-term donepezil treatment in 565 patients with Alzheimer's disease (AD2000): randomised double-blind trial. Lancet 363:2105–2115

Ballard C, Gauthier S, Corbett A, Brayne C, Aarsland D, Jones E (2011) Alzheimer's disease. Lancet 377:1019–1031

Bilia AR, Ceu Costa M (2021) Medicinal plants and their preparations in the European market: why has harmonization failed? The cases of St. John's wort,

28

valerian, ginkgo, ginseng and green tea. Phytomedicine 81:153421

Birks J (2006) Cholinesterase inhibitors for Alzheimer's disease. Cochrane Database Syst Rev. https://doi.org/10.1002/14651858.CD005593

Birks J, Grimley Evans J (2009) Ginkgo biloba for cognitive impairment and dementia. Cochrane Database Syst Rev. https://doi.org/10.1002/14651858.CD003120.pub3

Birks JS, Grimley Evans J (2015) Rivastigmine for Alzheimer's disease. Cochrane Database Syst Rev. https://doi.org/10.1002/14651858.CD001191.pub3

Birks JS, Harvey RJ (2018) Donepezil for dementia due to Alzheimer's disease. Cochrane Database Syst Rev. https://doi.org/10.1002/14651858.CD001190.pub3

Budd Haeberlein S, von Hehn C, Tian Y et al (2020) Emerge and Engage topline results: phase 3 studies of aducanumab in early Alzheimer's disease. Alzheimers Dement 16(S9):e47259

Budd Haeberlein S, Aisen PS, Barkhof F, Chalkias S, Chen T, Cohen S, Dent G, Hansson O, Harrison K, von Hehn C, Iwatsubo T, Mallinckrodt C, Mummery CJ, Muralidharan KK, Nestorov I, Nisenbaum L, Rajagovindan R, Skordos L, Tian Y, van Dyck CH, Vellas B, Wu S, Zhu Y, Sandrock A (2022) Two randomized phase 3 studies of aducanumab in early Alzheimer's disease. J Prev Alzheimers Dis 9(2):197–210

Coarelli G, Heinzmann A, Ewenczyk C et al (2022) Safety and efficacy of riluzole in spinocerebellar ataxia type 2 in France (ATRIL): a multicentre, randomised, double-blind, placebo-controlled trial. Lancet Neurol 21:225–233

Cummings J (2018) Lessons learned from Alzheimer disease: clinical trials with negative outcomes. Clin Transl Sci 11:147–152

Davies P, Maloney AJ (1976) Selective loss of central cholinergic neurons in Alzheimer's disease. Lancet 2:1403

Deutsche Gesellschaft für Psychiatrie, Psychotherapie und Nervenheilkunde (DGPPN), Deutsche Gesellschaft für Neurologie (DGN) (2016) S3-Leitlinie Demenzen. http://www.dgn.org/leitlinien/3177-die-leitlinie-demenzen-2016-punkt-fuer-punkt

Doody RS, Thomas RG, Farlow M, Iwatsubo T, Vellas B, Joffe S, Kieburtz K, Raman R, Sun X, Aisen PS, Siemers E, Liu-Seifert H, Mohs R (2014) Phase 3 trials of solanezumab for mild-to-moderate Alzheimer's disease. N Engl J Med 370:311–321

Escher C, Jensen F (2019) Prävention von kognitivem Abbau und Demenz durch Behandlung von Risikofaktoren. Nervenarzt 90:921–925

European Medicines Agency (2021) Refusal of the marketing authorisation for Aduhelm (aducanumab)

Fang T, Al Khleifat A, Meurgey JH, Jones A, Leigh PN, Bensimon G, Al-Chalabi A (2018) Stage at which riluzole treatment prolongs survival in patients with amyotrophic lateral sclerosis: a retrospective analysis of data from a dose-ranging study. Lancet Neurol 17:416–422

Flicker L, Grimley Evans G (2001) Piracetam for dementia or cognitive impairment. Cochrane Database Syst Rev. https://doi.org/10.1002/14651858.CD001011

Holmes C, Boche D, Wilkinson D, Yadegarfar G, Hopkins V, Bayer A, Jones RW, Bullock R, Love S, Neal JW, Zotova E, Nicoll JA (2008) Long-term effects of Abeta42 immunisation in Alzheimer's disease: follow-up of a randomised, placebo-controlled phase I trial. Lancet 372:216–223

Ibrahim MA, Ramadan HH, Mohammed RN (2021) Evidence that Ginkgo biloba could use in the influenza and coronavirus COVID-19 infections. J Basic Clin Physiol Pharmacol 32:131–143

Knopman DS, Jones DT, Greicius MD (2021) Failure to demonstrate efficacy of aducanumab: an analysis of the EMERGE and ENGAGE trials as reported by Biogen, December 2019. Alzheimers Dement 17(4):696–701

Loy C, Schneider L (2006) Galantamine for Alzheimer's disease and mild cognitive impairment. Cochrane Database Syst Rev. https://doi.org/10.1002/14651858.CD001747.pub3

McShane R, Westby MJ, Roberts E, Minakaran N, Schneider L, Farrimond LE, Maayan N, Ware J, Debarros J (2019) Memantine for dementia. Cochrane Database Syst Rev. https://doi.org/10.1002/14651858.CD003154.pub6

Miller RG, Mitchell JD, Moore DH (2012) Riluzole for amyotrophic lateral sclerosis (ALS)/motor neuron disease (MND). Cochrane Database Syst Rev. https://doi.org/10.1002/14651858.CD001447.pub3

Mullard A (2021) Landmark Alzheimer's drug approval confounds research community. Nature 594(7863):309–310

National Institute for Health and Care Excellence (2018) Dementia: assessment, management and support for people living with dementia and their carers. https://www.nice.org.uk/guidance/ng97. Zugegriffen: 20. Juni 2018

Petersen RC, Thomas RG, Grundman M, Bennett D, Doody R, Ferris S, Galasko D, Jin S, Kaye J, Levey A, Pfeiffer E, Sano M, van Dyck CH, Thal LJ (2005) Vitamin E and donepezil for the treatment of mild cognitive impairment. N Engl J Med 352:2379–2388

Raina P, Santaguida P, Ismaila A, Patterson C, Cowan D, Levine M, Booker L, Oremus M (2008) Effectiveness of cholinesterase inhibitors and memantine for treating dementia: evidence review for a clinical practice guideline. Ann Intern Med 148:379–397

Ristori G, Romano S, Visconti A et al (2010) Riluzole in cerebellar ataxia: a randomized, double-blind, placebo-controlled pilot trial. Neurology 74:839–835

Romano S, Coarelli G, Marcotulli C et al (2015) Riluzole in patients with hereditary cerebellar ataxia:

a randomised, double-blind, placebo-controlled trial. Lancet Neurol 14:985–991

Rosenbohm A, Peter RS, Erhardt S, Lule D, Rothenbacher D, Ludolph AC, Nagel G (2017) Epidemiology of amyotrophic lateral sclerosis in Southern Germany. J Neurol 264:749–757

Salloway S, Sperling R, Fox NC, Blennow K, Klunk W, Raskind M, Sabbagh M, Honig LS, Porsteinsson AP, Ferris S, Reichert M, Ketter N, Nejadnik B, Guenzler V, Miloslavsky M, Wang D, Lu Y, Lull J, Tudor IC, Liu E, Grundman M, Yuen E, Black R, Brashear HR (2014) Two phase 3 trials of bapineuzumab in mild-to-moderate Alzheimer's disease. N Engl J Med 370:322–333

Scheltens P, Blennow K, Breteler MM, de Strooper B, Frisoni GB, Salloway S, Van der Flier WM (2016) Alzheimer's disease. Lancet 388:505–517

Sinha S, Barocas JA (2022) Cost-effectiveness of aducanumab to prevent Alzheimer's disease progression at current list price. Alzheimers Dement 8(1):e12256

Tsoi KK, Chan JY, Leung NW, Hirai HW, Wong SY, Kwok TC (2016) Combination therapy showed limited superiority over monotherapy for Alzheimer disease: a meta-analysis of 14 randomized trials. J Am Med Dir Assoc 17:863.e1–863.e8

U.S. Food & Drug Administration (2021) FDA's decision to approve new treatment for Alzheimer's disease

Vellas B, Coley N, Ousset PJ, Berrut G, Dartigues JF, Dubois B, Grandjean H, Pasquier F, Piette F, Robert P, Touchon J, Garnier P, Mathiex-Fortunet H, Andrieu S (2012) Long-term use of standardised Ginkgo biloba extract for the prevention of Alzheimer's disease (GuidAge): a randomised placebo-controlled trial. Lancet Neurol 11:851–859

Williams ST (2021) Herbal supplements: precautions and safe use. Nurs Clin North Am 56:1–2

Winblad B (2005) Piracetam: a review of pharmacological properties and clinical uses. CNS Drug Rev 11:169–182

Winblad B, Gauthier S, Scinto L, Feldman H, Wilcock GK, Truyen L, Mayorga AJ, Wang D, Brashear HR, Nye JS (2008) Safety and efficacy of galantamine in subjects with mild cognitive impairment. Baillieres Clin Neurol 70:2024–2035

Zesiewicz TA, Wilmot G, Kuo SH, Perlman S, Greenstein PE, Ying SH, Ahizawa T, Subramony SH, Schmahmann JD, Figueroa KP, Mizusawa H, Schöls L, Shaw JD, Dubinsky RM, Armstrong MJ, Gronseth GS, Sullivan KL (2018) Comprehensive systematic review summary: treatment of cerebellar motor dysfunction and ataxia. Report of the guideline development, dissemination, and implementation subcommittee of the American Academy of Neurology. Neurology 90:464–471

28

Augenerkrankungen

Martin J. Lohse, Franz Grehn und Jörn Kuchenbecker

Auf einen Blick

Trend Seit vielen Jahren dominieren unter den Ophthalmika die Glaukommittel. Sie machen über zwei Drittel der Verordnungen auf Kassenrezept aus, wobei sich in den letzten Jahrzehnten vor allem Prostaglandinderivate und lokal wirkende Carboanhydrasehemmer durchgesetzt haben, während die Bedeutung von Betarezeptorenblockern kontinuierlich abnimmt und die Verordnungen selektiver Alpha$_2$-Rezeptoragonisten auf niedrigerem Niveau verharren. Mit dem Rho-Kinase-Inhibitor Netarsudil (*Rhokiinsa* – zugelassen in Europa) und Latanoprostene Bunod (*Vyzulta* – Zulassung in den USA) sind erstmals wieder zwei neue Wirkprinzipien hinzugekommen, aber in Deutschland noch nicht im Handel.

Neben den Glaukommitteln spielen die ophthalmologischen Antiinfektiva und Antiphlogistika jeweils mit einer Vielzahl von Substanzen eine größere Rolle. Bei den meisten übrigen Gruppen von Ophthalmika sind die Verordnungen auf Kassenrezept durch das GKV-Modernisierungsgesetz 2004 drastisch gesunken. Als Neuentwicklungen für die antineovaskuläre Therapie haben sich neben den antineovaskulären Antikörpern Bevacizumab (*Avastin* – *off label*) und Ranibizumab (*Lucentis*) mit Aflibercept (*Eylea*) und Brolicizumab (*Beovu*) zwei weiterere VEGF-Antagonisten sowie ein Dexamethason-Implantat (*Ozurdex*) unter den verordnungshäufigsten Arzneimitteln etabliert und verzeichneten deutliche Zunahmen.

Die Behandlung des trockenen Auges (Keratokonjunktivitis sicca) durch Tränenersatzmittel spielt in der Augenheilkunde wegen der hohen Prävalenz dieser Störung im Alter eine große Rolle; aber die meisten hierfür in Frage kommenden Mittel können – bis auf wenige Ausnahmen – nicht mehr auf Kassenrezept verordnet werden.

Im Jahre 2021 haben sich die Verordnungen von Ophthalmika im Wesentlichen im Sinne der langfristigen Trends entwickelt, vor allem bei der Glaukomtherapie. Auffällig ist eine Abnahme der Verordnungen von Antiinfektiva, die vermutlich als Konsequenz der Covid19-Pandemie mit weniger Arztbesuchen, weniger elektiven Eingriffen und möglicherweise auch durch Kontaktbeschränkungen zu deuten ist.

Die Indikationsgruppe der Ophthalmika umfasst Präparate, die in aller Regel lokal angewendet werden. ◘ Abb. 29.1 gibt als Übersicht die wichtigsten Arzneimittelgruppen des Gesamtmarktes wieder. Neben den stark dominierenden und stetig, wenn auch nur noch langsam anwachsenden Glaukommitteln sind mengenmäßig im Wesentlichen nur noch Antiinfektiva und Antiphlogistika bedeutsam, deren Verordnungen jeweils seit einem Jahrzehnt ungefähr konstant geblieben sind, bei den Antiphlogistika aber langsam wieder ansteigen. Als vierte Gruppe spielt die innovative Gruppe der antineovaskulären Mittel (VEGF Hemmer) für zahlreiche früher kaum behandelbare Erkrankungen wie Makuladegeneration und andere Gefäßerkrankungen des Auges eine wichtige Rolle. Sie nehmen auch wegen der hohen

W.-D. Ludwig, B. Mühlbauer, R. Seifert (Hrsg.), *Arzneiverordnungs-Report 2022*, https://doi.org/10.1007/978-3-662-66303-5_29

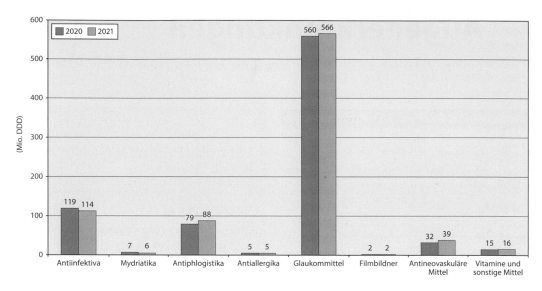

◘ Abb. 29.1 Verordnungen von Ophthalmika 2021. Gesamtverordnungen nach definierten Tagesdosen

29

Kosten und ihrer intraokularen Injektion eine Sonderstellung ein.

Insgesamt ist das Verordnungsvolumen der topischen Ophthalmika 2021 wieder geringfügig angestiegen (vgl. ◘ Tab. 1.2). Bei diesen Veränderungen ist bemerkenswert, dass einige durchaus fragwürdige Ophthalmika weiterhin zu Lasten der GKV verordnet werden können, während andere medizinisch gut begründete Arzneimittel von den Patients selbst gezahlt werden müssen. So führte die 2004 aufgehobene Erstattungsfähigkeit der Filmbildner (Tränenersatzmittel), die beim Syndrom des trockenen Auges (Keratokonjunktivitis sicca) indiziert sind, zum fast völligen Verschwinden aus dem GKV-Arzneimittelmarkt. Nur bei Autoimmunerkrankungen, wie z. B. Sjögren-Syndrom und okulärem Pemphigoid, und schwerem Sicca-Syndrom, z. B. bei Tränendrüsenaplasie oder Lagophthalmus, können diese noch zu Lasten der GKV verordnet werden.

In der Ophthalmologie hat es in den letzten Jahren einige interessante Neuentwicklungen gegeben. Die seit mehr vielen Jahren eingeführten Glaukommittel – Prostaglandine, Brimonidin, topische Carboanhydrasehemmer und seit langem Betarezeptorenblocker – dominieren weiterhin sehr deutlich die Therapie.

Nahezu alle dieser Substanzen sind auch als Kombinationspräparate, ganz überwiegend in Kombination mit dem Betarezeptorenblocker Timolol, erhältlich. Zusätzlich stehen nach der Zulassung in den USA und durch die EMA mit dem Rho-Kinase-Inhibitor Netarsudil sowie zukünftig vermutlich auch Latanoprostene-Bunod zwei neue Wirkungsprinzipien zur Verfügung, die aber in Deutschland weiterhin noch nicht im Handel sind.

Für Augenerkrankungen mit Gefäßneubildungen sowie insbesondere die Makuladegeneration spielen die VEGF-Hemmer eine zunehmend wichtige Rolle: Mit Pegaptanib (*Macugen*) wurde 2006 zunächst ein RNA-Aptamer eingeführt (Holz und Martini 2007). Deutlich wirksamer ist eine Blockade des „Vascular Endothelial Growth Factor" (VEGF), die sich mit dem für die Indikation Makuladegeneration zugelassenen und sehr teuren humanisierten Antikörperfragment Ranibizumab (*Lucentis*), aber nach vielen Studien auch ebenso gut mit dem hierfür nicht zugelassenen, sehr viel preisgünstigeren Krebsmittel Bevacizumab (*Avastin*) erreichen lässt. Einen letztlich ähnlichen Weg der VEGF-Blockade nutzt ein Fusionsprotein aus VEGF-Rezeptor und Fc-Immunglobulin in Aflibercept (*Eylea*). 2020 ist Brolicizumab (*Beovu*) als ebenfalls humanisiertes Antikörperfragment hinzugekommen, dem eine etwas längere Wirkungsdauer zugeschrieben wird; allerdings sind durch Brolucizumab auch intraokulare Entzündungen und retinale Vaskulitiden beschrieben worden (Baumal et al. 2020). Schließlich wurden für die Behandlung des Makulaödems in den letzten Jahren Glucocorticoidimplantate mit Dexamethason (*Ozurdex*) und Fluocinolon (*Iluvien*) zugelassen. Das Thema der VEGF-Hemmer ist am Ende dieses Kapitels näher behandelt.

29.1 Antiinfektiva

Antiinfektive Ophthalmika (◘ Tab. 29.1, 29.2) werden zur Behandlung von Infektionen des vorderen Augenabschnittes eingesetzt (Messmer 2012). Diese Infektionen äußern sich zumeist als Konjunktivitiden. Virale und bakterielle Konjunktivitis lassen sich klinisch kaum unterscheiden, wenn auch morgendlich verklebte Augen sowie das Fehlen von Juckreiz und von Konjunktivitiden in der Anamnese eine bakterielle Genese nahelegen (Rietveld et al. 2004; Yeu und Hauswirth 2020). Daher erklärt sich die insgesamt geringe Wirksamkeit von Antibiotika wohl wesentlich auch durch die hohe Prävalenz (deutlich über 50 %) von nichtbakteriellen Konjunktivitiden, insbesondere der Konjunktivitis sicca.

Verschiedenste bakterielle Erreger können eine Konjunktivitis auslösen. Eine Analyse aus dem Raum Turin über 30 Jahre zeigt Veränderungen bei den isolierten Bakterien; derzeit überwiegen zu etwa 75 % Gram-positive Erreger, vor allem verschiedene Staphylokokkenstämme, aber auch Gram-negative Pseudomonaden und Enterobakterien (Grandi et al. 2019). Ähnliche Ergebnisse zeigt bei Erwachsenen eine jüngere Studie aus England, während bei Kindern häufig Hämophilus-Spezies gefunden wurden, besonders im Frühling (Lee et al. 2019). Besonders gefährlich und durchaus nicht selten sind Infektionen mit Pseudomonas aeruginosa, häufig bei älteren Patienten oder Trägern weicher Kontaktlinsen, oder

seltener Haemophilus und Proteus mirabilis. Wichtig ist auch das Erkennen von Hornhautulzera durch Acanthamöben, da diese auf Antibiotika nicht ansprechen. Ebenso werden Infektionen durch Chlamydien oft nicht richtig eingeordnet.

Resistenzen gegen Antibiotika nehmen zu und verändern sich; auch multi-resistente Keime, besonders Staphylokokken, kommen gehäuft vor, vor allem bei klinischen Isolaten (Lee et al. 2019; Asbell et al. 2020). Die genannte Longitudinalstudie aus Turin fand die beste *in vitro*-Wirksamkeit für Gyrasehemmer und Chloramphenicol gefolgt von Tetracyclinen, Ampicillin und Aminoglykosiden; Resistenzen nahmen über die Jahre zu, besonders gegen Aminoglykoside bei Gram-negativen und gegen Aminoglykoside und Gyrasehemmer bei Gram-positiven Erregern (Grandi et al. 2019).

Experimentelle (Behrens-Baumann und Begall 1993) wie auch klinische Untersuchungen (Isenberg et al. 2002) zeigten, dass Antiseptika wie Ethacridin (*Biseptol*) oder Povidon-Iod bei ausschließlich auf die Bindehaut beschränkten bakteriellen Konjunktivitiden zu schnellerer Elimination der Bakterien und Regression der Symptome führten als Antibiotika. Zu einem ähnlichen Schluss kommt die Übersichtsarbeit von Rose (2007), nach der Antibiotika zwar die Heilung zu beschleunigen scheinen, jedoch das Endergebnis nicht beeinflussen. In einer Studie gegen Placebo berichteten Hwang et al. (2003) dagegen, dass das Endergebnis mit Levofloxacin besser sei. Ein Cochrane-Review zu diesem Thema kommt auf der Basis einer insgesamt als unbefriedigend bewerteten Studienlage zum Schluss, dass die Gabe von Antibiotika bei Konjunktivitis, allenfalls wegen der etwas schnelleren Abheilung empfehlenswert sei (Sheikh et al. 2012). Entsprechend empfehlen die 2018 erneuerten Leitlinien der American Academy of Ophthalmology (▶ https://www.aao.org/preferred-practice-pattern/conjunctivitis-ppp-2018) und stärker noch die 2021 aktualisierte Zusammenfassung (▶ https://www.aao.org/

◻ Tab. 29.1   Verordnungen antiinfektiver Ophthalmika 2021. Angegeben sind die 2021 verordneten Tagesdosen, die Änderungen gegenüber 2020 und die mittleren Kosten je DDD 2021

Präparat	Bestandteile	DDD	Änderung	DDD-Nettokosten
		Mio.	%	Euro
Gentamicin				
Gent-Ophtal	Gentamicinsulfat	9,0	(−2,3)	0,65
Gentamicin-POS	Gentamicinsulfat	1,2	(−19,7)	0,49
Infectogenta Augen	Gentamicinsulfat	0,43	(−68,8)	0,57
		10,7	**(−12,0)**	**0,63**
Ofloxacin				
Ofloxacin-ophtal	Ofloxacin	27,3	(−6,0)	0,51
Floxal	Ofloxacin	5,8	(−4,7)	0,54
Ofloxa-Vision	Ofloxacin	3,0	(−11,0)	0,58
Ofloxacin Stulln	Ofloxacin	2,3	(+31,6)	0,41
Ofloxacin-ratiopharm AT	Ofloxacin	0,61	(−67,8)	0,49
		39,0	**(−7,4)**	**0,51**
Weitere Fluorchinolone				
Vigamox	Moxifloxacin	4,2	(+0,3)	0,35
Oftaquix	Levofloxacin	0,80	(+6,0)	0,74
Ciloxan	Ciprofloxacin	0,42	(−9,1)	0,60
		5,4	**(+0,3)**	**0,43**
Weitere Antibiotika				
Kanamycin-POS	Kanamycin	3,3	(−15,6)	0,78
Fucithalmic	Fusidinsäure	1,2	(−11,6)	0,51
Polyspectran	Polymyxin B Neomycin Gramicidin	0,60	(−6,2)	1,13
Oxytetracyclin AS JENAPHARM	Oxytetracyclin	0,58	(−4,0)	1,43
Azyter	Azithromycin	0,17	(+18,8)	4,90
Infectoazit	Azithromycin	0,13	(−29,9)	6,33
		5,9	**(−12,5)**	**1,07**
Virostatika				
Acivision	Aciclovir	2,6	(+0,6)	0,60
Virgan	Ganciclovir	0,73	(+3,0)	1,88
		3,4	**(+1,1)**	**0,88**
Summe		**64,3**	**(−7,7)**	**0,60**

◼ **Tab. 29.2 Verordnungen antiinfektiver Ophthalmikakombinationen mit Glucocorticoiden 2021.**
Angegeben sind die 2021 verordneten Tagesdosen, die Änderungen gegenüber 2020 und die mittleren Kosten je
DDD 2021

Präparat	Bestandteile	DDD	Änderung	DDD-Nettokosten
		Mio.	%	Euro
Dexamethasonkombinationen				
Dexagent Ophtal	Gentamicin Dexamethason	17,9	(+30,5)	0,78
Isopto-Max	Neomycin Polymyxin B Dexamethason	10,9	(−1,1)	1,23
Dexa-Gentamicin	Gentamicin Dexamethason	9,8	(−26,5)	0,74
Tobradex	Tobramycin Dexamethason	4,6	(+1,7)	0,37
Dexamytrex	Gentamicin Dexamethason	2,9	(−18,6)	0,81
Dispadex comp	Neomycin Dexamethason	1,1	(−26,0)	0,67
		47,3	(1,0)	0,83
Prednisolonkombinationen				
Oxytetracyclin-Prednisolon JENA-PHARM	Oxytetracyclin Prednisolon	1,8	(+0,5)	1,26
Summe		**49,1**	**(−0,9)**	**0,85**

summary-benchmark-detail/cornea-external-disease-summary-benchmarks-2020) große Zurückhaltung bei der Gabe von Antibiotika bei der unkomplizierten Konjunktivitis; sie enthalten aber auch sehr differenzierte Behandlungsvorschläge für spezielle Formen der Konjunktivitis. Zusätzlich sprechen die genannten Resistenz-Daten für Zurückhaltung bei der Gabe von Antibiotika. Wenn sie gegeben werden, dann sollte in der Regel eine lokale antibiotische Behandlung des Auges eine Woche nicht überschreiten.

Bei schweren Infektionen des vorderen Augenabschnittes, insbesondere Keratitis, ist dagegen eine antibiotische Therapie dringend geboten. Bei Hornhautulzera sind immer eine Erregeridentifizierung und ein Antibiogramm erforderlich (Rachwalik und Pleyer 2015). Nur bei Konjunktivitis und geringen Epitheldefekten kann empirisch mit Breitspektrumantibiotika behandelt werden, wobei sich vor allem Gentamicin und Moxifloxacin als wirksam erwiesen haben (Kowalski et al. 2013; Rachwalik und Pleyer 2015). Interessant ist, dass ein großer Teil dieser Infektionen durch das Tragen weicher Kontaktlinsen verursacht ist (Rachwalik und Pleyer 2015); daher werden Studien zu Erregern bei Konjunktividen auch von Kontaktlinsen-Herstellern unternommen und gesponsert (etwa Asbell et al. 2015, 2020).

Bei den für die Behandlung von Konjunktivitis und Keratitis verfügbaren Substanzen und Präparaten hat es in den letzten Jahren kaum Veränderungen gegeben. Die meisten Umschichtungen bei den Verordnungen scheinen aus preislichen Gründen zu geschehen. Insgesamt haben diese Verordnungen im letzten Jahrzehnt um etwa 20 % abgenommen.

Im Jahr 2021 haben die Verordnungen von antiinfektiven Ophthalmika um etwa 4 % abgenommen, und zwar deutlicher bei den Monopräparaten (◐ Tab. 29.1) als bei den Kombinationen mit Glucocorticoiden (◐ Tab. 29.2). Es ist zu vermuten, dass dies im Zusammenhang mit der Covid19-Pandemie steht, in deren Zusammenhang es zu deutlichen Reduktionen von Arztbesuchen und elektiven Eingriffen gekommen ist (z. B. Kam et al. 2021; Wenzel et al. 2021). Diese Rückgänge entsprechen aber auch den oben ausgeführten Empfehlungen.

29.1.1 Monopräparate

Die Verordnungen von antibiotischen Monopräparaten sind nach Rückgang bereits im Vorjahr auch 2021 um etwa 10 % Prozent zurückgegangen (◐ Tab. 29.1). Dagegen haben die Verordnungen antiviraler Substanzen wieder gering zugenommen (+1,1 %) und stellen damit ein kleines, stabiles und inzwischen deutlich gewachsenes Segment dar (◐ Tab. 29.1).

Die Rolle der Aminoglykoside Gentamicin und Kanamycin hat über die letzten Jahre deutlich abgenommen, und bei diesen Substanzen ist der Einbruch 2021 mit −12 bzw. über −15 % sehr stark. Die Gyrasehemmer (Fluorchinolone) sind nach kontinuierlichen Zunahmen in den letzten Jahren die ganz überwiegend verordneten ophthalmologischen Antibiotika, was einerseits durch gute lokale Penetration und geringe unerwünschte Wirkungen gerechtfertigt ist (O'Brien et al. 1995; Hanioglu-Kargi et al. 1998), andererseits wegen der Resistenzlage zunehmend schwierig ist. Ganz überwiegend wird das racemische Ofloxacin (*Floxal und Generika*) verordnet, auch wenn Levofloxacin etwas wirksamer sein soll (Schwab et al. 2003). Etliche Generika haben in den letzten Jahren stark an Bedeutung

gewonnen und liegen insgesamt deutlich vor dem Originalpräparat *Floxal*. Auch bei Ofloxacin und anderen Fluorchinolonen sind die Verordnungen 2021 um etwa 7 % zurückgegangen.

Ebenfalls an Bedeutung verloren (−11,6 %) hat die Fusidinsäure (*Fucithalmic*), die vor allem gegen Staphylokokken wirksam ist und nur zweimal täglich angewendet werden muss, gegen die aber in einer Größenordnung von 50 % auch im ambulanten Bereich Resistenzen beobachtet wurden (Lee et al. 2019). Nach Zuwächsen in den vergangenen Jahren hatten sich die Verordnungen der Azithromycinpräparate *Infectoazit* und *Azyter* stabilisiert, die mit Erfolg insbesondere bei trachomatöser und purulenter Konjunktivitis eingesetzt werden (Bremond-Gignac et al. 2015); die Verordnungen dieser Präparate haben 2021 um 12,5 % abgenommen, wobei es zu starken Verschiebungen zugunsten von Azyter gekommen ist.

Fixkombinationen mehrerer lokaler Antibiotika waren lange Zeit in der Ophthalmologie beliebt. Sie sind nun aber nur noch mit einem älteren Präparat (*Polyspectran*) vertreten, das seit längerem deutlich rückläufig ist und in seinen Verordnungen 2021 erneut um 6 % zurückgegangen ist (◐ Tab. 29.1). Ein relativ hohes Allergisierungs- und Reizungspotenzial, die ungünstige Resistenzlage und langsame Abheilungsraten im Vergleich zu Gyrasehemmern (Granet et al. 2008) begründen wahrscheinlich diese Rückgänge.

Ophthalmologische Virostatika stellen ein kleines, in seinen Indikationen und seiner Wirksamkeit aber gut definiertes Segment von Arzneimitteln dar (◐ Tab. 29.1). Aciclovir wird als Augensalbe topisch bei oberflächlicher Herpesinfektion der Hornhaut gegeben (Keratitis dendritica). Bei tiefer Herpesinfektion des Auges durch Herpes-simplex- oder auch Varicella-Zoster-Viren ist immer auch eine systemische Therapie (p. o. oder i. v.) erforderlich. Aciclovir Augensalbe ist auch 2021 nur mit einem Präparat vertreten, das trotz leichter Zunahme von 0,6 % nicht die Aciclovirverordnungen früherer Jahre erreicht. Systemisch stehen mehrere Präparate zur Verfügung (u. a. Aciclovir, Valaciclovir). Bei Herpes-simplex-Infektion der Hornhaut kann auch das Präparat Ganciclovir eingesetzt werden (Kaufmann und Haw 2012), bei dem die Verordnungen mit 3 % ebenfalls gering angestiegen sind. Ob Virostatika bei epidemischer Konjunktivitis sinnvoll eingesetzt werden können, ist nach einem jüngsten Cochrane Review auf Grund der schlechten Studienlage nicht sicher beurteilbar (Liu et al. 2022).

29.1.2 Kombinationspräparate

Kombinationen von Antibiotika und Glucocorticoiden erfreuten sich auch 2021 großer Beliebtheit (◘ Tab. 29.2), auch wenn hier ein geringer Rückgang um 1 % zu verzeichnen war. Diese Präparate machten 2021 mehr als ein Drittel der Verordnungen von Antibiotika in der Ophthalmologie aus. Ganz überwiegend wurden Dexamethason-haltige Präparate verwendet. Durch die Kombination von Antibiotika und Glucocorticosteroiden erhofft man bei echten bakteriellen Konjunktivitiden eine Abnahme von Entzündungserscheinungen und ein besseres Endergebnis. Infektiologisch sollte aber bei schweren Entzündungen mit Erregernachweis (bakteriell und viral) immer zunächst spezifisch antibiotisch/antiviral behandelt werden, bevor Steroide zur Dämpfung der Entzündungsrektion hinzugegeben werden. Die aktuellen Richtlinien der American Academy of Ophthalmology (2018a, 2018b) für die bakterielle Keratitis und für die Konjunktivitis führen dieses Ziel auf, betonen aber, dass die wissenschaftliche Evidenz hierfür gering sei. Eine Studie an 500 Patienten ergab, dass auch bei Ulcera in der Cornea Steroide den Visus weder nach 3 Monaten noch in einer späteren 12-Monats-Analyse verbesserten (Srinivasan et al. 2012, 2014). Auch eine jüngere Studie an 753 Patienten mit bakterieller Konjunktivitis fand keinen signifikanten Unterschied bei Gabe einer Povidon-Iod/Dexamethason-Kombination gegenüber Povidon-Iod allein oder Placebo (Ta et al. 2020). Eine

ungezielte Verwendung von Glucocorticoiden am Auge kann wegen ihrer Risiken in den meisten Fällen nicht begründet werden (Holland et al. 2019). Ob eine frühzeitige Gabe bei speziellen Subgruppen günstig ist, bleibt weiter abzuklären (Ray et al. 2014).

29.2 Antiphlogistische Ophthalmika

Die bereits angesprochenen Glucocorticoide werden in der Ophthalmologie bei verschiedenen nicht-erregerbedingten Infektionen von Conjunctiva, Cornea, Sklera und Iris sowie zur Unterdrückung von Narbenbildung an Lidern und Cornea eingesetzt. *Nicht* indiziert sind sie in der Regel bei infektiöser Konjunktivitis (siehe oben). Die akuten Gefahren ihrer Anwendung am Auge liegen in dem Aufflammen von infektiösen Prozessen, besonders Pilzinfektionen und Herpesinfektionen. Bei längerer topischer Anwendung kann eine Augendruck steigerung mit Glaukom ausgelöst werden, bei prädisponierten Patienten (hohe Myopie) vereinzelt auch schon innerhalb weniger Wochen. Nach systemischer Anwendung über ein oder mehrere Jahre können sich Linsentrübungen und Augendrucksteigerungen mit Glaukom entwickeln. Grundsätzlich gewarnt werden muss vor der Anwendung von topischen Glucocorticoiden, wenn das Hornhautepithel nicht intakt ist. Aus diesen Gründen sollte jede längerdauernde Anwendung von Glucocorticoiden am Auge sorgfältig überwacht werden.

Zum Einsatz kommen verschiedene Glucocorticoide, die sich nicht nur in ihrer Potenz, sondern auch in ihrer Resorbierbarkeit erheblich unterscheiden. So ist die Resorption von Prednisolonacetat (*Inflanefran*, *Ultracortenol*) höher als die der Phosphatsalze (*Dexa-sine*). Dagegen ist – gleiche Resorption vorausgesetzt – die Potenz von Dexamethason deutlich höher als die von Prednisolon und Hydrocortison. In den Kombinationspräparaten mit Antibiotika (◘ Tab. 29.2) findet fast nur Dexamethason Verwendung, häufig in Form der schlechter resorbierten Phosphatsalze. Bei den

Monopräparaten (◨ Tab. 29.3) dagegen überwiegt die Verwendung von Prednisolonacetat. Ein plausibler Grund für diese Unterschiede ist nicht erkennbar.

Insgesamt sind auch die Verordnungen von Glucocorticoiden 2021 deutlich angestiegen (◨ Tab. 29.3). Der in den vergangenen Jahren auch bei den Monopräparaten beobachtbare Trend zum Dexamethason hat sich 2021 nicht fortgesetzt, dagegen fällt der weitere Anstieg beim Hydrocortison auf. Loteprednol (*Lotemax*) ist ein nur in der Ophthalmologie genutztes, topisch anwendbares Glucocorticoid, das angeblich ein geringeres Risiko der Augeninnendrucksteigerung ausweist. Es wird zur Behandlung entzündlicher Augenerkran-

kungen und nach chirurgischen Eingriffen am Auge eingesetzt. Die Verordnungszahl hat sich im Vergleich zum Vorjahr fast verdoppelt.

Als Alternative zu Glucocorticoiden werden bei verschiedenen Indikationen auch nichtsteroidale Antiphlogistika eingesetzt (Schalnus 2003; Kandarakis et al. 2020), wie Diclofenac (*Voltaren ophtha*), Indometacin (*Indocolir*) und Ketorolac (*Acular, Ketovision*) sowie das besser penetrierende und offensichtlich bevorzugte Nepafenac (*Nevanac*) (◨ Tab. 29.3). Sie werden hauptsächlich zur Entzündungshemmung nach Operationen sowie zur Vermeidung intraoperativer Miosis eingesetzt, bei denen ihre antiinflammatorische Potenz der der Glucocor-

◨ Tab. 29.3 Verordnungen von antiphlogistischen Ophthalmika 2021. Angegeben sind die 2021 verordneten Tagesdosen, die Änderungen gegenüber 2020 und die mittleren Kosten je DDD 2021

Präparat	Bestandteile	DDD	Änderung	DDD-Nettokosten
		Mio.	%	Euro
Prednisolon				
Predni-POS	Prednisolon	12,6	(+13,4)	0,17
Inflanefran	Prednisolon	9,5	(+10,1)	0,72
Prednisolon AS JENAPHARM	Prednisolon	4,2	(+6,6)	0,30
Prednifluid	Prednisolon	3,8	(−4,2)	0,55
Predni-Ophtal	Prednisolon	2,9	(+13,0)	0,33
Ultracortenol	Prednisolon	0,84	(+7,3)	1,09
		33,9	**(+9,2)**	**0,42**
Dexamethason				
Dexa EDO/Dexagel	Dexamethason	5,5	(+6,0)	0,83
Dexa ophtal	Dexamethason	3,8	(+38,5)	0,36
Dexafluid	Dexamethason	3,2	(+24,3)	0,60
Dexapos	Dexamethason	1,6	(−14,6)	0,73
Monodex	Dexamethason	1,5	(+8,6)	0,71
Dexamethason AS JENAPHARM	Dexamethason	0,95	(+2,2)	0,64
Dexa-sine	Dexamethason	0,78	(−45,4)	0,97
		17,3	**(+7,6)**	**0,66**

29

◘ Tab. 29.3 (Fortsetzung)

Präparat	Bestandteile	DDD	Änderung	DDD-Nettokosten
		Mio.	%	Euro
Weitere Glucocorticoide				
Softacort	Hydrocortison	3,8	(+27,6)	0,70
Hydrocortison-POS N	Hydrocortison	1,4	(+49,4)	1,24
Fluoropos	Fluorometholon	1,3	(−23,5)	0,38
Efflumidex	Fluorometholon	0,74	(+46,3)	0,75
Lotemax	Loteprednol	0,46	(+49,2)	1,02
		7,8	**(+19,7)**	**0,77**
Nichtsteroidale Antiphlogistika				
Nevanac	Nepafenac	13,5	(+20,7)	0,55
Ketovision	Ketorolac	2,1	(−0,3)	0,44
Ketorolac Micro Labs	Ketorolac	1,3	(+9,9)	0,43
Acular	Ketorolac	1,2	(+70,9)	0,43
Voltaren ophtha	Diclofenac	1,0	(−31,0)	0,54
Diclo Vision	Diclofenac	0,62	(+34,0)	0,91
Difen UD	Diclofenac	0,58	(+13,7)	0,83
		20,4	**(+15,2)**	**0,54**
Summe		**79,4**	**(+11,3)**	**0,54**

ticoide nahekommt (Wright et al. 1997). Ob nichtsteroidale Antiphlogistika den Glucocorticoiden gleichwertig oder gar überlegen seien, kann nach einem Cochrane Review auf Grund der heterogenen Studienlage derzeit nicht beurteilt werden (Juthani et al. 2017). Außerdem können die nichtsteroidalen Antiphlogistika in Kombination mit lokalen Steroiden und Carboanhydrasehemmern zur Behandlung des zystoiden Makulaödems eingesetzt werden (Asahi et al. 2015).

29.3 Antiallergika

Für die Therapie allergischer Erkrankungen, insbesondere der Heuschnupfen-Konjunktivitis und der Conjunctivitis vernalis steht eine Reihe von vorwiegend älteren Substanzen zur Verfügung (Bielory 2002; Ben-Eli und Solomon 2018), deren Verordnungen in 2021 zwischen 10 und 20 % zugenommen haben (◘ Tab. 29.4). Langsam eintretende Wirkungen haben die vor allem prophylaktisch eingesetzten Mastzellstabilisatoren Cromoglicinsäure und die ähnlich aber schneller wirkenden Substanzen Nedocromil und Lodoxamid, die auch eine H_1-Rezeptor-Blockade bewirken. Die Verordnungen dieser Präparate sind mit dem GKV-Modernisierungsgesetz von 2004 stark zurückgegangen. Cromoglicinsäure, von der 2003 noch 12,7 Mio. DDD verordnet worden waren, kommt hier gar nicht mehr vor. Eine noch gelegentlich verordnete Alternative stellt das Ketotifen dar, dem neben einer Degranulationshemmung noch eine

▫ Tab. 29.4 **Verordnungen von antiallergischen Ophthalmika 2021.** Angegeben sind die 2021 verordneten Tagesdosen, die Änderungen gegenüber 2020 und die mittleren Kosten je DDD 2021

Präparat	Bestandteile	DDD	Änderung	DDD-Nettokosten
		Mio.	%	Euro
H$_1$-Antihistaminika				
Livocab Augentropfen	Levocabastin	1,1	(+18,4)	0,34
Vividrin Azelastin AT	Azelastin	0,44	(+2,4)	0,35
		1,5	**(+13,2)**	**0,34**
Weitere Antiallergika				
Opatanol	Olopatadin	0,87	(+4,9)	0,73
Zaditen ophtha	Ketotifen	0,73	(+18,4)	0,48
Olopatadin Micro Labs	Olopatadin	0,40	(+21,9)	0,65
		2,0	**(+12,8)**	**0,62**
Summe		**3,5**	**(+13,0)**	**0,50**

29

Reihe weiterer Wirkmechanismen zugesprochen werden und das der Cromoglicinsäure bei schnellerem Wirkungseintritt gleichwertig (Ben-Eli und Solomon 2018), in mehreren Vergleichsstudien aber verschiedenen Antihistaminika unterlegen ist (etwa Lai et al. 2002).

Lokal anwendbare H$_1$-Antihistaminika wirken bei Konjunktivitis schneller und länger als die Mastzellstabilisatoren (Ben-Eli und Solomon 2018). Allerdings sind die Ergebnisse insgesamt nicht wesentlich besser als bei anderen antiallergisch wirkenden Substanzen, wozu die hohe Placeborate von 30–80 % beiträgt (Noble und McTavish 1995). Zur Verfügung steht eine ganze Reihe von Substanzen, von denen Levocabastin und Azelastin unter den verordnungshäufigsten Präparaten auftauchen. Olapatadin scheint neben der Blockade von H$_1$-Histaminrezeptoren zusätzlich direkte Mastzellen-stabilisierende Wirkungen zu haben (Ben-Eli und Solomon 2018) und nimmt den zweiten Platz unter diesen Arzneimitteln ein.

29.4 Glaukommittel

Unter dem Begriff Glaukom wird eine Anzahl ätiologisch unterschiedlicher Krankheiten zusammengefasst, deren gemeinsames Kennzeichen eine charakteristische Schädigung der Sehnervenpapille (Exkavation) und des Gesichtsfelds (parazentrale Defekte) ist und die in der Regel progredient verlaufen. Ein individuell zu hoher Augeninnendruck gilt als hauptsächlicher Risikofaktor (Grehn 2019). Dabei ist es wichtig zu berücksichtigen, dass sich auch bei normalem Druck ein Glaukom entwickeln kann und viele Patienten von ihrer Erkrankung auch in entwickelten Ländern nicht wissen (Quigley 1996). In Deutschland wurde die Zahl der Glaukompatienten im Jahr 2009 auf etwa 800.000 bis 900.000 geschätzt, die Dunkelziffer nicht diagnostizierter Glaukomfälle sollte noch einmal etwa ebenso so hoch sein (Dietlein et al. 2009). Eine aktuelle Metaanalyse schätzt, dass in Europa etwa zwei Drittel aller Glaukome unentdeckt sind (Da Soh et al. 2021). Kriterien für eine frühzeitige korrekte Diagnose werden im Rahmen des umfangreichen Early Manifest Glaucoma Trial erarbeitet (Öhnell et al. 2019).

Bei „Okulärer Hypertension" (erhöhter Augeninnendruck ohne Sehnerven-/Gesichtsfeldschädigung) und bei manifestem Glaukom gibt es eine ganze Reihe medikamentöser und chirurgischer Therapien (Weinreb und Khaw 2004; Webers et al. 2008; Costagliola et al. 2009a, 2009b; Sun und Dai 2019), die alle auf eine Senkung des Augeninnendrucks abzielen. Neuroprotektive Substanzen, die ohne Drucksenkung den Sehnerven schützen sollen, sind bisher nicht erfolgreich entwickelt worden.

Große Studien aus den letzten Jahren dienten dem Vergleich augendrucksenkender Strategien und der Definition der Therapieziele und kamen zu wesentlichen Schlüssen. Erstens, eine frühe Therapie ist sinnvoll: Bei der Ocular Hypertension Treatment Study (OHTS) wurde nachgewiesen, dass die Senkung des erhöhten Augeninnendrucks das Auftreten von Gesichtsfelddefekten oder Sehnervenschäden etwa auf die Hälfte reduziert, woraus sich bei entsprechender Risikokonstellation dann eine Behandlung ergibt (Kass et al. 2002). Ob dies angesichts der Kosten aber bei *allen* Patienten mit „okulärer Hypertension" durchgeführt werden soll, wurde bei Vorliegen der Studienergebnisse aber bezweifelt (Pfeiffer 2005). Daten der OHTS-Studie belegen allerdings, dass eine frühe medikamentöse Therapie das Auftreten von Glaukomschäden signifikant erniedrigt, und zwar von 22 % auf 16 % bei 13-jähriger Beobachtungszeit; der Effekt einer frühzeitigen Medikation war besonders groß bei Hochrisikopatienten (40 % vs. 28 %; Kass et al. 2010). In die gleiche Richtung gehen die Daten der CIGTS-Studie, die ebenfalls für eine aggressive Therapie sprechen, falls Erhöhungen oder Schwankungen des Augeninnendrucks beobachtet werden (Musch et al. 2011). Die Ergebnisse der schwedischen EMGT Studie (Heijl et al. 2002; Leske et al. 2003) und der britischen UKGTS-Studie bestätigen, dass die medikamentöse Senkung des Augeninnendrucks langfristig das Gesichtsfeld erhalten kann (Garway-Heath et al. 2015; Founti et al. 2020).

Zweitens hat sich gezeigt, dass das Gesichtsfeld bei fortgeschrittenem Glaukom umso besser erhalten wird, je niedriger der Augeninnendruck unter der Therapie ist. Erst bei einem Augeninnendruck unter 14 mm Hg blieb es nach einer Metaanalyse stabil (AGIS Investigators 2000). Dies spricht für eine aggressive Therapie zumindest bei fortgeschrittenem Glaukom.

Drittens zeigte die CIGTS-Studie eine Gleichwertigkeit von medikamentöser und chirurgischer Therapie bei frühen Glaukomstadien (Feiner et al. 2003), wobei allerdings die chirurgische Therapie (Trabekulektomie) langfristig von Vorteil ist und bei optimierter Nachsorge noch weiter verbessert werden kann (Grehn 2008). Die 5-Jahres-Daten der CIGTS-Studie deuten auf eine bessere Stabilisierung des Gesichtsfeldschadens nach Operation, zeigen für den Visus allerdings keine relevante Überlegenheit eines operativen Vorgehens (Parrish et al. 2009). In dem von der European Glaucoma Society (2020) empfohlenen Therapiestufenplan steht die medikamentöse Augeninnendrucksenkung *vor* der Laserchirurgie des Trabekelwerkes und *vor* der (filtrierenden) Glaukomchirurgie. Zur Klärung, ob am Beginn der Glaukomtherapie eher eine Laser-Behandlung oder eine medikamentöse Therapie stehen sollte, wurden in jüngster Zeit mehrere Multicenter-Studien begonnen. Von diesen wurde kürzlich die LiGHT-Studie an 718 Patienten aus England veröffentlicht, die zu dem Schluss kommt, dass die Laser-Trabekuloplastik nicht nur etwas effektiver sondern vor allem kostengünstiger sei als die medikamentöse Therapie (Gazzard et al. 2019). Die GITS-Studie an 242 Patienten ergab, dass eine kombinierte Therapie (Laser-Trabekuloplastik plus Multi-Medikation) einem stufenweisen Vorgehen mit initialer medikamentöser Monotherapie bezüglich Augendrucksenkung und Gesichtsfelderhalt überlegen war (Lindén et al. 2018; Bengtsson et al. 2022).

In der letzten Zeit gewinnen Fragen der Compliance in Studien an Bedeutung (De Moraes und Weinreb 2017). Aus Nordamerika ist bekannt, dass niedriger sozioökonomischer Status mit geringer Compliance bei der Glaukom-Medikation einhergeht (Leung et al. 2015); gerade bei solchen Patienten ist die ausführliche Instruktion wichtig. Eine Studie an 1.200 Patienten ergab allerdings, dass Interventionen und Information von Ärzten wie Patienten die Compliance nicht verbesserten (Fiscella et al. 2018). Die große Bedeutung der Compliance für die Ergebnisse wurde eindrücklich mit den 10-Jahres-Ergebnissen der CIGTS-Studie dokumentiert (Newman-Casey et al. 2020).

In der medikamentösen Therapie des Glaukoms stehen verschiedene klassische Gruppen von Arzneimitteln zur Auswahl, die entweder den Kammerwasserabfluss erhöhen (Cholinergika, Prostaglandine) oder die Kammerwasserproduktion reduzieren (Betarezeptorenblocker, Alpha$_2$-Sympathomimetika). Besonders erfolgreiche Therapiemöglichkeiten stellen die Prostaglandinderivate Latanoprost, Travoprost, Bimatoprost und Tafluprost sowie das stark alpha$_2$-selektive Brimonidin, die lokal wirksamen Carboanhydrasehemmer Dorzolamid und Brinzolamid dar (Weinreb und Khaw 2004; Webers et al. 2008; Costagliola et al. 2009a, 2009b; Uusitalo et al. 2010).

Die DDD für die Glaukommittel beziehen sich auf *zwei* Augen, auch wenn Glaukome bei etwa einem Drittel der Patienten nur einseitig bestehen. Für die Eindosispackungen wurde angenommen, dass eine Packung pro Tag verwendet wird, auch wenn strikt genommen wegen der Gefahr bakterieller Kontamination bei jeder einzelnen Applikation eine neue Packung angebrochen werden sollte.

Nach deutlichen Steigerungen in den 1980er Jahren hatten sich die Verordnungen von Glaukommitteln in den 1990er Jahren stabilisiert. In den letzten zehn Jahren haben sie wieder einen stetigen langsamen Zuwachs gezeigt (◘ Abb. 29.2). Angesichts der vermuteten Dunkelziffer unerkannter Glaukome ist dieser Trend zu begrüßen. Anhand der Glaukomverordnungen von 566 Mio. DDD (◘ Abb. 29.1) ergibt sich auch bereits eine Zahl von medikamentös behandelten Glaukompatienten von gut 1,5 Mio. – also deutlich mehr als die oben angegebene Schätzung aus 2009 von 800.000 bis 900.000. Ob dies tatsächlich auf eine höhere Zahl behandel-

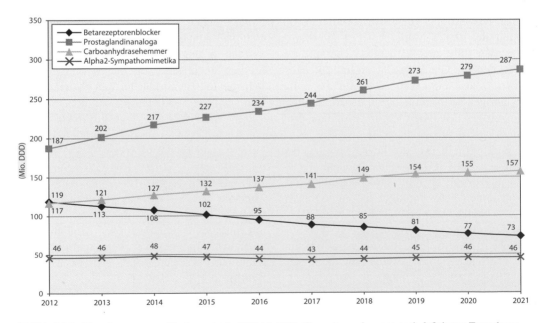

◘ **Abb. 29.2** Verordnungen von Glaukommitteln 2011 bis 2021. Gesamtverordnungen nach definierten Tagesdosen

ter Patienten oder auf nicht-effektive Nutzung der verordneten Arzneimittel zurückzuführen ist, müssten epidemiologische Studien klären.

Unter den verschiedenen Arzneimittelgruppen haben sich die langjährig beobachteten Umschichtungen zu neueren Therapieprinzipien fortgesetzt (◘ Abb. 29.2), mit denen sich die medikamentöse Therapie des Glaukoms grundlegend gewandelt hat: Die Rolle der Betarezeptorenblocker nimmt weiterhin kontinuierlich ab (außer bei Kombinationspräparaten), die Prostaglandinanaloga haben seit 2008 die größte und kontinuierlich zunehmende Bedeutung, topische Carboanhydrasehemmer haben inzwischen ebenfalls die Betarezeptorenblocker als Monopräparate deutlich überflügelt, Alpha$_2$-Rezeptorenagonisten zeigen gleichbleibende Verordnungen auf niedrigerem Niveau und die Cholinergika haben nur noch eine Randstellung (◘ Tab. 29.5–29.8). In den Kombinationspräparaten spielen die Betarezeptorenblocker (in der Regel Timolol) aber nach wie vor die wichtigste Rolle.

Dies entspricht den geltenden Empfehlungen, die Therapie mit Prostaglandinanaloga zu beginnen und bei ungenügender Wirksamkeit diese mit Betarezeptorenblockern, Alpha$_2$-Rezeptorenagonisten oder topischen Carboanhydrasehemmern zu kombinieren (Whitson 2007). Unter den Leitsubstanzen der verschiedenen Arzneimittelgruppen scheint Latanoprost wirksamer zu sein als Dorzolamid oder Brimonidin, wobei beide mehr unerwünschte Wirkungen zeigen (Hodge et al. 2008). Eine große ältere Metaanalyse besagt, dass Prostaglandine am wirksamsten seien, gefolgt von Timolol und Betaxolol, mit absteigender Wirksamkeit Brimonidin und schließlich Dorzolamid (van der Valk et al. 2005). Zwei jüngere Meta-Analysen kommen zu dem Schluss, dass unter den Prostaglandinderivaten Bimatoprost sowohl als Monopräparat als auch in Kombination mit Timolol am wirksamsten sei (Tang et al. 2019; Xing et al. 2020).

Aktuell noch gültige Empfehlungen zum praktischen Vorgehen bei Glaukom finden sich in den Richtlinien der American Academy of Ophthalmology (Gedde et al. 2021), ebenso wie die oben erwähnten Leitlinien der European Glaucoma Society (European Glaucoma Society 2020). Dort sind die oben zitierten neuen Studien, die eine Überlegenheit einer frühzeitigen Laserbehandlung nahelegen, ausgewogen dargestellt.

Während die Senkung des Augeninnendrucks das Fortschreiten der Glaukomschäden begrenzen kann, ist ein direkter medikamentöser Schutz der absterbenden Zellen (Neuroprotektion) bisher nicht gelungen. Theoretische Überlegungen haben zu laufenden Versuchen geführt, das Fortschreiten des Glaukomschadens durch Neuroprotektiva zu hemmen (Danesh-Meyer 2011; Wareham et al. 2022). Die letztverfügbare Cochrane-Analyse (Sena und Lindsley 2017) sowie ein White Paper der European Glaucoma Society (Tamm et al. 2013) waren zu dem Schluss gekommen, dass es bis dahin kein verfügbares Medikament gebe, das bei Glaukom eine Neuroprotektion bewirkt. Seitdem sind aber verschiedene interessante Optionen in der Forschung verfolgt worden (Khatib und Martin 2020).

Am weitesten fortgeschritten ist dabei das Therapieprinzip der Hemmung der Rho-Kinase (Donegan und Lieberman 2016; Schehlein und Robin 2019). Der Rho-Kinase-Inhibitor Netarsudil ist nach der erfolgreichen ROCKET-4-Studie (Khouri et al. 2019), in der allerdings nur die Nicht-Unterlegenheit gegenüber Timolol gezeigt wurde, und einem positiven Votum der EMA auch bei uns in 2021 mit dem Handelsnamen Rhokiinsa zugelassen worden; die u. a. in den USA erhältliche Substanz wird aber in Deutschland immer noch nicht vertrieben. Die Neigung zu konjunktivaler Hyperämie und die Wirkungsstärke lassen diese Substanz eher als additive Medikation empfehlen.

Ähnlich ist der Status bei Latanoprostene-Bunod, das als NO-Spender (neben dem Latanoprost) einen neuen zusätzlichen Wirkmechanismus aufweist und in den USA und einigen anderen Ländern seit 2017 zugelassen ist und als *Vyzulta* vertrieben wird. Netarsudil und Latanoprostene-Bunod stellen seit vielen

◘ Tab. 29.5 Verordnungen von Cholinergika und Alpha₂-Sympathomimetika 2021. Angegeben sind die 2021 verordneten Tagesdosen, die Änderungen gegenüber 2020 und die mittleren Kosten je DDD 2021

Präparat	Bestandteile	DDD	Änderung	DDD-Nettokosten
		Mio.	%	Euro
Cholinergika				
Pilomann	Pilocarpin	1,6	(+0,1)	0,23
Spersacarpin	Pilocarpin	1,1	(−11,9)	0,20
		2,7	**(−5,1)**	**0,22**
Clonidin				
Clonid-Ophtal	Clonidin	16,5	(−2,8)	0,24
Brimonidin				
Brimonidin Bluefish	Brimonidin	9,0	(+61,6)	0,58
Brimonidin-AL	Brimonidin	7,7	(−25,7)	0,62
Brimo-Vision	Brimonidin	4,7	(−0,0)	1,11
Alphagan	Brimonidin	1,2	(−4,8)	0,64
Brimonidin Stulln	Brimonidin	1,1	(+40,0)	1,42
		23,6	**(+4,5)**	**0,74**
Summe		**42,8**	**(+0,9)**	**0,52**

Jahren erstmals wieder neue Wirkungsprinzipien in der Glaukombehandlung dar (Ostler et al. 2021).

29.4.1 Cholinergika

Die klassische Therapie mit Cholinergika – allein oder in Kombination mit Betarezeptorenblockern – verliert wegen unerwünschter Wirkungen zunehmend an Bedeutung: Miosis mit Sehstörung in der Dämmerung und bei Linsentrübungen sowie, besonders bei jungen Patienten, akkommodative Myopie und Ziliarmuskelspasmus. Ganz überwiegend wird Pilocarpin benutzt, dessen Verordnungen auch 2021 weiterhin bei den Monopräparaten (◘ Tab. 29.5) wie auch bei den Kombinationen mit Betarezeptorenblockern (◘ Tab. 29.6) auf niedrigem Niveau verharrten. Pilocarpin als Hauptsubstanz ophthalmischer Cholinergika ist aber für spezielle Situationen nach wie vor ein unverzichtbares Medikament.

29.4.2 Alpha₂-Sympathomimetika

Bei den Alpha₂-Sympathomimetika Alpha₂-Rezeptorenblocker waren lange Jahre die klassischen Clonidinpräparate vor dem stärker alpha₂-selektiv wirkenden Brimonidin führend. Seit etwa 2010 aber nahmen die Verordnungen des Brimonidin mit vielen Generika wieder deutlich zu, so dass es die führende Substanz in dieser Arzneimittelgruppe wurde (◘ Tab. 29.5). Bei der lokalen Anwendung dieser Substanzen ist die Möglichkeit systemischer Nebenwirkungen, Blutdruckabfall und Sedierung, zu beachten (Nordlund et al. 1995). Bei Kindern sollte Brimonidin nicht vor dem 6.–8. Lebensjahr gegeben werden, da in Einzelfällen erhebliche Kreis-

◻ **Tab. 29.6 Verordnungen von Betarezeptorenblockern 2021.** Angegeben sind die 2021 verordneten Tagesdosen, die Änderungen gegenüber 2020 und die mittleren Kosten je DDD 2021

Präparat	Bestandteile	DDD	Änderung	DDD-Nettokosten
		Mio.	%	Euro
Timolol				
Tim-Ophtal	Timolol	38,5	(−6,0)	0,21
Timo-Comod	Timolol	15,7	(−9,5)	0,18
Timolol Micro Labs	Timolol	8,0	(+241,2)	0,17
Timo-Stulln	Timolol	2,1	(+4,5)	0,26
Timolol-1 A Pharma	Timolol	2,0	(−67,9)	0,18
Timomann/Timo EDO	Timolol	0,81	(−21,6)	0,50
		67,2	**(−4,0)**	**0,20**
Kombinationen				
Combigan	Brimonidin Timolol	4,4	(−4,1)	0,77
Fotil	Pilocarpin Timolol	1,0	(−6,7)	0,65
		5,5	**(−4,6)**	**0,75**
Summe		**72,6**	**(−4,1)**	**0,25**

laufreaktionen beobachtet wurden (Bowman et al. 2004; Al-Shahwan et al. 2005). Brimonidin Augentropfen können in Einzelfällen eine vordere Uveitis mit Hornhautpräzipitaten hervorrufen (McKnight et al. 2012). In der oben zitierten Metaanalyse (van der Valk et al. 2005) wurde Brimonidin schlechter bewertet als Timolol. Einzelne Studien widersprechen dem aber. Brimonidin erwies sich in einer großen Studie als dem Timolol (0,5 %) überlegen, ohne Effekte auf Blutdruck oder Herzfrequenz zu zeigen; allerdings wurden bei über 10 % der Patienten lokale allergische Reaktionen beobachtet (Katz 1999). Die Lowpressure Glaucoma Treatment Studie (LoGTS) hat in ähnlicher Weise gezeigt, dass die Patienten, die Brimonidin (0,2 %) vertragen, bessere Ergebnisse haben als mit Timolol (0,5 %) behandelte Glaukompatienten mit niedrigem (< 22 mm Hg) Augeninnendruck (Krupin et al. 2011). Ähnliches fand sich bei der Kombination mit Travoprost, wo Brimonidin, falls vertragen, wirksamer war als Timolol (Pfeiffer et al. 2011). Die Verordnungen von Brimonidin haben in den letzten Jahren kontinuierlich zugenommen und diesen Trend in 2021 fortgesetzt (±4,5 %).

29.4.3 Betarezeptorenblocker

Betarezeptorenblocker dominierten über lange Zeit die medikamentöse Therapie des Glaukoms. Als Standard gilt heute Timolol, von dem zahlreiche Generika am Markt sind. Keiner der anderen Betarezeptorenblocker hat sich – bei insgesamt guter Wirksamkeit – im Vergleich mit Timolol als überlegen erwiesen (Sorensen und Abel 1996; Watson et al. 2001). Entsprechend nimmt die Bedeutung anderer Betarezeptorenblocker in der Glaukomtherapie kontinuierlich und deutlich ab. Inzwischen ist mit dem Levobunolol auch der letzte alternative Betarezeptorenblocker aus dem Segment der 3.000 verordnungshäufigsten Arzneimittel ausgeschieden (◘ Tab. 29.6).

Auch die Anwendung von Betarezeptorenblockern kann systemische unerwünschte Wirkungen mit sich bringen. Daher stellen insbesondere Asthma bronchiale und AV-Überleitungsstörungen 2. und 3. Grades Kontraindikationen dar. Lokale Nebenwirkung der Therapie mit Betarezeptorenblockern kann ein Sicca-Syndrom sowie eine leichte lokale Oberflächenanästhesie der Hornhaut sein, was vor allem bei Kontaktlinsenträgern zu Problemen führt. Mit dem Aufkommen von Alternativen war bereits frühzeitig diskutiert worden, ob die Betarezeptorenblocker wegen ihrer im Vergleich zu neueren Medikamenten geringeren Wirkung noch in der primären Therapie indiziert sind (Goldberg 2002). In diesem Zusammenhang ist es nachvollziehbar, dass wie schon in den Vorjahren die Verordnungen von Betarezeptorenblockern weiter zurückgegangen sind (−4,1 %) (◘ Tab. 29.6), während gleichzeitig die Verordnungen der neueren, stärker wirksamen Arzneimittel weiter zugenommen haben (◘ Abb. 29.2). Die Kombinationstherapie von neueren Substanzen mit einem Betarezeptorenblocker ist aber nach wie vor eine wichtige Anwendung bei Glaukom; insgesamt machten solche Kombinationen mit anderen Substanzen im Jahr 2021 170 Mio. DDD aus, also fast das Dreifache der Monotherapie mit Betarezeptorenblockern (◘ Tab. 29.6–29.8).

29.4.4 Carboanhydrasehemmer

Der systemisch angewandte Carboanhydrasehemmstoff Acetazolamid (neu auch als Acemit verfügbar) spielt nur noch bei akuten Drucksteigerungen und in der kurzfristigen Glaukomtherapie eine Rolle (◘ Tab. 29.7); interessanterweise haben seine Verordnungen wie schon im Vorjahr auch 2020 um 6,1 % zugenommen. Neben der Anwendung bei Glaukom hat eine retrospektive Analyse bei einer kleinen Zahl von Patienten gezeigt, dass orales Acetazolamid einen signifikanten Nutzen bei entzündlich bedingtem Makulaödems hatte (Pepple et al. 2019).

◘ **Tab. 29.7 Verordnungen von Carboanhydrasehemmern 2021.** Angegeben sind die 2021 verordneten Tagesdosen, die Änderungen gegenüber 2020 und die mittleren Kosten je DDD 2021

Präparat	Bestandteile	DDD	Änderung	DDD-Nettokosten
		Mio.	%	Euro
Acetazolamid				
Glaupax	Acetazolamid	2,4	(−0,1)	1,33
Acemit	Acetazolamid	0,34	(+91,9)	1,27
		2,8	**(+6,1)**	**1,32**
Dorzolamid				
Dorzo-Vision	Dorzolamid	11,6	(−6,7)	1,03
Dorzolamid Micro Labs	Dorzolamid	6,1	(+89,3)	0,63
Trusopt/-S	Dorzolamid	3,5	(−7,5)	1,38
Dorzolamid AL	Dorzolamid	1,4	(−46,7)	0,82
		22,6	**(+2,5)**	**0,96**

◻ **Tab. 29.7** (Fortsetzung)

Präparat	Bestandteile	DDD	Änderung	DDD-Nettokosten
		Mio.	%	Euro
Brinzolamid				
Azopt	Brinzolamid	12,1	(−22,7)	0,55
Brinzolamid HEXAL	Brinzolamid	11,6	(+125,2)	0,57
Brinzolamid-1 A Pharma	Brinzolamid	4,8	(−13,2)	0,56
Brinzolamid Heumann	Brinzolamid	4,2	(−49,2)	0,54
Brinzo-Vision	Brinzolamid	2,2	(+15,3)	0,55
Brinzolamid AL	Brinzolamid	1,2	(+148,7)	0,56
		36,1	**(−2,4)**	**0,56**
Kombinationen				
DorzoComp-Vision	Dorzolamid Timolol	44,5	(+17,6)	0,83
Simbrinza	Brinzolamid Brimonidin	16,2	(+4,2)	1,02
Azarga	Brinzolamid Timolol	9,2	(−33,1)	0,72
Cosopt	Dorzolamid Timolol	6,6	(−9,1)	0,90
Brinzolamid/Timolol AL	Brinzolamid Timolol	5,4	(+307,6)	0,65
Dorzolamid AL comp	Dorzolamid Timolol	4,4	(−24,9)	0,73
Duokopt	Dorzolamid Timolol	3,9	(−17,5)	0,65
Dorzolamid/Timolol Micro Labs	Dorzolamid Timolol	2,6	(−47,2)	0,53
		92,7	**(+1,7)**	**0,83**
Summe		**154,2**	**(+0,9)**	**0,79**

Bei der Glaukomdauertherapie dominieren lokal anwendbare Präparate wie Dorzolamid, dessen Wirksamkeit und Verträglichkeit seit langem gut dokumentiert sind (Herkel und Pfeiffer 2001). Dorzolamid wird sowohl als Monopräparat als auch in Kombinationen, vor allem mit Betarezeptorenblockern (*Cosopt* und generische Kombinationen) einge-setzt. Ein zweiter lokal anwendbarer Carbo-anhydrasehemmstoff ist Brinzolamid (*Azopt* und Generika), das als Monotherapie zweimal täglich (gegenüber dreimal täglich bei Dor-zolamid) angewendet werden kann und wohl lokal etwas besser verträglich und preisgünsti-ger ist (Cvetkovic und Perry 2003). Es ist auch in Kombination mit Betablockern verfügbar und stellt inzwischen das führende Monopräparat dar.

Lokale Carboanhydrasehemmer können auch mit allen anderen Glaukommitteln oder deren Kombinationen gemeinsam angewendet werden und wirken dann additiv (z. B. Travoprost/Timolol-Kombination; Goldberg et al. 2012). Bei den Verordnungen der Carboanhydrasehemmer überwiegen inzwischen die Kombinationen, meist mit Timolol. Aber auch die Kombination von Brinzolamid mit Brimonidin (*Simbrinza*) erreichte eine Steigerung um 4,2 %. Kombinationen haben grundsätzlichen Vorteil, dass die Zahl der täglichen Tropfenapplikationen geringer ist und sich damit die Compliance verbessert (◘ Tab. 29.7).

29.4.5 Prostaglandinderivate

Die seit über einem Jahrzehnt führende Therapiemöglichkeit zur medikamentösen Senkung des Augeninnendrucks bei Offenwinkelglaukom stellen die Prostaglandinderivate dar, die – anders als die meisten Glaukommittel – eine Erhöhung des Kammerwasserabflusses bewirken. Latanoprost (*Xalatan*, Zulassung 1997) war das erste derartige Präparat. Alle Prostaglandinanaloga zeichnen sich durch gute therapeutische Wirksamkeit aus, haben aber je nach individueller Disposition auch lokale Nebenwirkungen (konjunktivale Hyperämie, verstärkte Pigmentierung der Iris bei bis zu 10 % der Patienten, vermehrtes Wachstum von Wimpern, Pigmentierung der Lidhaut (Ravinet et al. 2003; Perry et al. 2003)). Eine weniger bekannte Nebenwirkung

◘ Tab. 29.8 Verordnungen von Prostaglandinderivaten 2021. Angegeben sind die 2021 verordneten Tagesdosen, die Änderungen gegenüber 2020 und die mittleren Kosten je DDD 2021

Präparat	Bestandteile	DDD	Änderung	DDD-Nettokosten
		Mio.	%	Euro
Latanoprost				
Monoprost	Latanoprost	50,8	(+11,5)	0,63
Latanoprost Pfizer	Latanoprost	50,5	(−24,1)	0,42
Latanelb	Latanoprost	13,1	(+110,1)	0,35
Latano Vision	Latanoprost	12,1	(+86,2)	0,42
Latanoprost AL	Latanoprost	10,2	(+107,6)	0,43
Latano Q	Latanoprost	1,7	(−28,3)	0,40
Xalatan	Latanoprost	1,3	(−8,6)	0,65
		139,6	**(+4,7)**	**0,49**
Travoprost				
Travoprost-1 A Pharma	Travoprost	3,6	(+45,2)	0,43
Travoprost HEXAL	Travoprost	3,3	(−36,7)	0,43
Travatan	Travoprost	2,9	(−14,1)	0,43
Travoprost Heumann	Travoprost	2,0	(+191,0)	0,43
		11,7	**(+0,8)**	**0,43**

◧ Tab. 29.8   (Fortsetzung)

Präparat	Bestandteile	DDD	Änderung	DDD-Nettokosten
		Mio.	%	Euro
Weitere Wirkstoffe				
Lumigan	Bimatoprost	22,2	(−10,3)	0,53
Taflotan	Tafluprost	19,0	(−0,9)	0,72
Bimato-Vision	Bimatoprost	5,7	(+24,1)	0,71
		46,8	**(−3,4)**	**0,63**
Kombinationen				
Ganfort	Bimatoprost Timolol	30,1	(+0,3)	0,93
Tavu	Latanoprost Timolol	27,4	(+9,2)	0,65
Fixaprost	Latanoprost Timolol	11,6	(+46,4)	0,99
DuoTrav	Travoprost Timolol	3,1	(−8,2)	0,66
Taptiqom	Tafluprost Timolol	2,8	(+75,2)	0,87
Latanoprost-ratiopharm comp	Latanoprost Timolol	2,7	(−15,1)	0,65
Latanotim Vision	Latanoprost Timolol	2,5	(−31,7)	0,65
Travotim-Vision	Travoprost Timolol	2,4	(−35,9)	0,58
Travoprost/Timolol Zentiva	Travoprost Timolol	1,4	(+25,8)	0,59
Travoprost/Timolol Heumann	Timolol Travoprost	1,1	(+555,6)	0,59
Travoprost/Timolol AL	Travoprost Timolol	1,0	(−9,8)	0,50
Xalacom	Latanoprost Timolol	0,98	(−8,0)	0,73
		87,2	**(+6,2)**	**0,80**
Summe		**285,4**	**(+3,5)**	**0,61**

ist die Fettgewebsatrophie der Orbita (vor allem bei Bimatoprost), die bei einseitiger Behandlung kosmetisch auffällig wird (Tappeiner et al. 2008). Über Einzelfälle der Reaktivierung von Herpes-simplex-Infektionen wurde berichtet (Wand et al. 1999). Nach einer älteren Metaanalyse ist Latanoprost dem Dorzolamid und anderen Glaukommitteln in seiner

Wirksamkeit überlegen (van der Valk et al. 2005).

Seit 2001 wurden drei weitere neue Prostaglandinderivate ebenfalls erfolgreich eingeführt: Travoprost (*Travatan*), Bimatoprost (*Lumigan*) und Tafluprost (*Taflotan*) (◘ Tab. 29.8). Eine bessere Wirksamkeit der neueren Substanzen zeigte sich in manchen früheren Studien; spätere Daten sprechen jedoch eher für Gleichwertigkeit (Parrish et al. 2003; Yildirim et al. 2008; Uusitalo et al. 2010). Es wurde bereits einleitend angesprochen, dass zwei jüngere Meta-Analysen wieder darauf hinweisen, dass unter den Prostaglandinderivaten Bimatoprost sowohl als Monopräparat als auch in Kombination mit Timolol am wirksamsten sei (Tang et al. 2019; Xing et al. 2020).

Konservierungsmittel-freie Präparate haben den Vorteil, dass bei Daueranwendung die konjunktivale Hyperämie nicht durch die Toxizität des Benzalkoniumchlorids verstärkt wird und zusätzlich zur Reduktion der Becherzellen der Bindehaut beiträgt. Allerdings ist die Penetration durch die Hornhaut ohne Konservierungsmittel etwas schlechter, weshalb Konservierungsmittel-freie Präparate etwas weniger drucksenkend wirken.

Insgesamt stellen die Prostaglandinderivate die bedeutsamste Arzneimittelgruppe in der Glaukomtherapie dar und werden derzeit als Mittel der ersten Wahl angesehen. Es ist deshalb zu begrüßen, dass ihre Verordnungen kontinuierlich ansteigen und sie seit 2009 die führenden Glaukommittel sind. Ähnlich wie bei den Carboanhydrasehemmern (außer *Simbrinza*) umfassen die Kombinationspräparate ausschließlich Kombinationen mit dem Betarezeptorenblocker Timolol. Das Jahr 2021 ist bei diesen Präparaten vor allem durch den weiteren Aufstieg zahlreicher preisgünstiger Generika gekennzeichnet, die den inzwischen nicht mehr teureren Originalpräparaten praktisch den gesamten Markt abgenommen haben (◘ Tab. 29.8). Ob Generika und Originalpräparate jeweils gleich wirksam sind, ist allerdings nur unzureichend untersucht (z. B. Steensberg et al. 2020). Latanoprost hat das

Timolol als wichtigstes Monopräparat bei den Glaukommitteln seit längerer Zeit schon abgelöst, während das Timolol in den Kombinationen immer noch deutlich überwiegt, wozu auch die zahlreichen Kombinationen mit Prostaglandinderivaten kräftig beitragen.

29.5 Antineovaskuläre Ophthalmika

Bei verschiedenen Augenerkrankungen kommt es zu einer Neubildung von pathologischen Blutgefäßen im Augeninneren. Die Unterdrückung dieser Neubildung kann therapeutisch sehr bedeutsam sein (s. Einleitung dieses Kapitels). Als besonders wirksam hat sich eine Blockade des „Vascular Endothelial Growth Factor" (VEGF) erwiesen, spezifisch der Isoform VEGF-A. Nachdem zunächst hierfür das RNA-Aptamer Pegaptanib (*Macugen*) auf den Markt kam (Holz und Martini 2007), erwies sich als noch wirksamer die Blockade des Rezeptors durch rekombinante Antikörper. Für die Indikation Makuladegeneration ist seit etlichen Jahren das teure humanisierte Antikörperfragment Ranibizumab (*Lucentis*) zugelassen. Ähnlich wirksam ist das zwar hierfür nicht zugelassene, jedoch etwa 20 mal preisgünstigere schon viele Jahre früher eingeführte onkologische Medikament Bevacizumab (*Avastin*), ein humanisierter Antikörper (Lynch und Cheng 2007). In der schwierigen Diskussion um den häufig praktizierten und preisgünstigen „off label"-Einsatz und die Notwendigkeit klinischer Studien und Zulassungen zeichnet sich zunehmend ab, dass *Lucentis* bei denjenigen Indikationen eingesetzt wird, wo es zugelassen ist, während *Avastin* weltweit „off label" bei den vielen anderen Erkrankungen mit Gefäßneubildungen im Auge, wie z. B. dem neovaskulären Sekundärglaukom (Seibel et al. 2013), eingesetzt wird (Gunther und Altaweel 2009). Es sind also deutlich mehr medico-legale als medizinische Gründe, die *Lucentis* im Markt etablieren. Das Präparat findet sich seit 2010 unter den 3.000 verordnungshäufigsten Arzneimitteln,

29

◘ Tab. 29.9 Verordnungen von antineovaskulären Mitteln, Mydriatika und sonstigen Ophthalmika 2021. Angegeben sind die 2021 verordneten Tagesdosen, die Änderungen gegenüber 2020 und die mittleren Kosten je DDD 2021

Präparat	Bestandteile	DDD	Änderung	DDD-Nettokosten
		Mio.	%	Euro
Antineovaskuläre Mittel				
Eylea	Aflibercept	26,7	(+23,6)	18,46
Lucentis	Ranibizumab	11,1	(+12,2)	42,69
Beovu	Brolucizumab	0,99	(+85,5)	36,49
		38,8	**(+21,1)**	**25,84**
Intravitreale Antiphlogistika				
Ozurdex	Dexamethason	7,3	(+19,8)	7,47
Mydriatika				
Mydriaticum Stulln	Tropicamid	2,8	(+6,2)	0,08
Atropin-POS	Atropin	1,5	(−7,2)	0,23
Zyklolat EDO	Cyclopentolat	0,31	(+55,3)	0,72
		4,7	**(+3,5)**	**0,17**
Immunsuppressiva				
Ikervis	Ciclosporin	3,7	(+29,1)	3,34
Sonstige Mittel				
Bepanthen Roche Augen- und Nasensalbe	Dexpanthenol	4,0	(+2,9)	0,17
Hylo Gel	Hyaluronsäure	3,3	(+9,8)	0,62
Corneregel	Dexpanthenol	1,3	(+3,8)	0,14
Euphrasia Augentropfen Wala	Euphrasia D2 Rosae aetherol. D7	0,72	(−0,6)	0,93
Posiformin	Bibrocathol	0,21	(+20,1)	0,82
		9,5	**(+5,4)**	**0,40**
Summe		**64,0**	**(+17,3)**	**16,78**

seine Verordnungen haben sich in 2015 mehr als verdoppelt und auch seitdem kontinuierlich zugenommen (◘ Tab. 29.9). Seine Tagestherapiekosten (beruhend auf einmal monatlicher Injektion) betragen über 40 €, wobei die den Krankenkassen gewährten Rabatte allerdings nicht eingerechnet sind.

Sowohl die grundlegende wissenschaftliche Fragestellung als auch die Kosten waren Anlass für eine Reihe direkter Vergleichsstudien. Alle bisher verfügbaren Daten sprechen dafür, dass die Ergebnisse mit beiden Präparaten etwa gleich sind (etwa Subramanian et al. 2009; Gharbiya et al. 2010; Biswas et al. 2011). Die in verschiedenen Publikationen veröffentlichte multizentrische CATT-Studie, die an über 1.000 Patienten die beiden Präparate bei feuchter altersabhängiger Makuladegeneration (AMD) verglich, fand gleiche Resultate beider Medikamente in Bezug auf die Sehschärfe; sie fand weiter, dass die regelmäßige monatliche Gabe von Ranibizumab einer an den Befunden orientierten Gabe (Pro re nata) nicht überlegen ist (Comparison of Age-related Macular Degeneration Treatments Trials (CATT) Research Group 2011). Allerdings gab es bei den mit Bevacizumab behandelten Patienten eine Reihe unspezifischer, offenbar nicht VEGF-vermittelter unerwünschter Effekte, die Anlass für weitere Untersuchungen sein sollten (Rosenfeld 2011). Diese blieben auch bei den 2- und 5-Jahresauswertungen bestehen (CATT Research Group 2012, 2016) und schließen auch vergleichbare Entwicklungen am zweiten Auge ein (Maguire et al. 2013). Therapeutische Gleichwertigkeit ohne zusätzliche unerwünschte Wirkungen zeigten neben der genannten Studie von Biswas et al. (2011) bei AMD auch die Zweijahresauswertung der multizentrischen britischen IVAN-Studie an immerhin 610 Patienten (Dakin et al. 2014), eine österreichische Studie (Krebs et al. 2013), sowie die LUCAS-Studie an 441 Patienten (Berg et al. 2015). Die IVAN-Studie zeigt darüber hinaus, dass Bevacizumab intermittierend verabreicht besser wirkt, als wenn es kontinuierlich gegeben wird.

Ähnlich wie frühere Metaanalysen kommen daher praktisch alle Übersichten zu dem Schluss, dass auf Grund der bisher vorliegenden direkten Vergleiche kein wesentlicher Vorteil für Ranibizumab gegenüber Bevacizumab bestehe und dass unter Kosten-Nutzen-Gesichtspunkten Bevacizumab wesentlich besser abschneide (Solomon et al. 2016; American Academy of Ophthalmology 2019; Brown et al. 2020). Diese Gesamtlage macht es notwendig, dass Zulassungsbehörden und Versicherungen klären, ob und wie der bisherige „off label"-Einsatz von *Avastin* weiterhin erlaubt sein soll. Die Fachverbände haben die Erlaubnis eines solchen Einsatzes bereits gefordert, und auch von Juristen ist dieses schwierige medizinethische und juristische Thema unter dem Titel „Avastin-Lucentis-Debakel" intensiv diskutiert worden (Jansen 2013).

Die Preispolitik des *Lucentis* verbunden mit den guten Wirksamkeitsnachweisen hat den Wettbewerb stimuliert. Im Jahr 2013 fand sich erstmals ein zweiter VEGF-Antagonist, das Aflibercept (*Eylea*) unter den verordnungshäufigsten Arzneimitteln; seine Verordnungen haben seither deutlich zugenommen. Inzwischen hat es *Lucentis* weit hinter sich gelassen, sicher auch stimuliert durch die nicht einmal halb so hohen Kosten (◘ Tab. 29.9). Bei Aflibercept sind die extrazellulären Domänen der VEGF-Rezeptoren mit dem Fc-Anteil des humanen IgG_1 fusioniert. Dieses Fusionsprotein bindet sowohl VEGF selbst als auch den ähnlichen placentaren Wachstumsfaktor PlGF. Laut den Zulassungsdokumenten der EMA ist es in seinen erwünschten wie seinen unerwünschten Wirkungen dem Ranibizumab vergleichbar (EMA 2012). Dies stützt sich auf die direkt vergleichenden an 2.457 Patienten durchgeführten VIEW-Studien, mit denen die Nicht-Unterlegenheit von Aflibercept gezeigt wurde (Schmidt-Erfurth et al. 2014). Kosten-Nutzen-Bewertungen auf der Basis einer öffentlich geförderten multizentrischen Studie an 660 Patienten mit diabetischem Makulaödem zeigen Gleichwertigkeit bei milden Formen und eine Überlegenheit von Aflibercept bei schwereren Fällen (Diabetic Retinopathy Clinical Research Network et al. 2015). Die jüngste Cochrane-Analyse, die sich auf die zitierten Studien stützt, kommt zum Schluss der therapeutischen Gleichwertigkeit bei günstigerer Anwendungsfrequenz (Sarwar et al. 2016). Die amerikanische SCORE2-Studie findet ebenfalls Gleichwertigkeit zwischen Aflibercept und Bevacizumab bei Zentralvenenverschluss (Scott et al. 2017), und ähnliches fanden mehrere Autoren bei diabetischer Retinopathie, wo sich für Aflibercept sogar Vorteile abzeichnen (Bahrami et al. 2017; Bressler et al. 2017). Eine jüngst prominent publizierte Studie an Patienten mit diabetischem Makulaödem kommt zu dem Schluss, dass aus Kosten-Nutzen-Gesichtspunkten es das Beste sei, die Therapie mit Bevacizumab zu beginnen und, wenn notwendig, auf Aflibercept umzustellen (Jhaveri et al. 2022).

Kürzlich wurde ein neuer VEGF Hemmer, Brolucizumab (*Beovu*) zugelassen. Ob Vorteile gegenüber den bisherigen Substanzen bestehen, wird derzeit untersucht (Book et al. 2021). Allerdings sind durch Brolucizumab auch intraokulare Entzündungen und retinale Vaskulitiden beschrieben worden (Baumal et al. 2020, 2021). Eine kürzlich publizierte Meta-Analyse kommt zu dem Schluss, dass ein solches Risiko bei allen VEGF-Hemmern bestehe, bei Brolucizumab aber wohl höher sei als zumindest bei Aflibercept (Patil et al. 2022).

Alle VEGF-Hemmer müssen wiederholt, manchmal lebenslang gegeben werden, wodurch die Kosten auch sehr stark von der Behandlungsstrategie abhängen. Neben dem „Pro re nata" Prinzip, also die Befund-abhängige Gabe, hat sich besonders bei schwereren Verläufen das „Treat and extend" Prinzip der regelmäßigen Applikation mit Optimierung der Behandlungsintervalle bewährt, um Rezidive und Behandlungsintervalle zu steuern (Rosenberg et al. 2022).

Bereits seit 2010 ist mit *Ozurdex* ein Dexamethason-haltiges Arzneimittel zur Behandlung eines diabetischen Makulaödems und eines Makulaödems beim Verschluss von Netzhautvenen auf dem Markt. Es handelt sich dabei um ein Implantat, das in den Glaskörper des Auges eingebracht wird und sich dort langsam auflöst (Garweg und Zandi 2016). 2016 ist es erstmals in den Rang der 3.000 verordnungshäufigsten Arzneimittel aufgestiegen und in 2017 haben seine Verordnungen nochmals um fast ein Viertel zugenommen; in 2021 findet sich wiederum ein Anstieg um fast 20 % (❏ Tab. 29.9). Eine Reihe kontrollierter Studien belegen die Wirksamkeit dieses Implantats bei Makulaödem. Im direkten Vergleich ist die Wirksamkeit offenbar dem Bevacizumab ähnlich (Aroney et al. 2016). Eine jüngst publizierte Metaanalyse zum Vergleich mit Aflibercept kommt zu dem Schluss, dass

das Dexamethason-Implantat nicht unterlegen sei („non-inferiority"), weist aber auch auf die Gefahr typischer unerwünschter Wirkungen des Dexamethason hin, also Anstieg des Augeninnendrucks und Entwicklung von Katarakten (Qiu et al. 2022). Eine additive Wirkung scheint nicht gegeben zu sein (Chaudhary et al. 2016), auch wenn eine Reduktion der Anwendungen von Ranibizumab durch das Dexamethason-Implantat erreichbar sein mag (Kuppermann et al. 2015). Eine noch nicht unter den verordnungshäufigsten Präparaten auftauchende Alternative ist das seit 2013 zugelassene Implantat mit dem Glucocorticoid Fluocinolon (*Iluvien*). Der in den Glaskörperraum injizierte Medikamententräger des Illuvien wird allerdings (im Gegensatz zu Orzurdex) nicht abgebaut, was bei mehrfachen Injektionen bedacht werden muss. Der Vergleich der Wirksamkeit zwischen dem Fluocinolon und dem Dexamethason-Präparat ist noch nicht geklärt.

29.6 Mydriatika und sonstige Ophthalmika

Als Mydriatika kommen im Prinzip sowohl Alphasympathomimetika als auch Anticholinergika in Frage. Unter den verordnungshäufigsten Arzneimitteln finden sich jedoch nur noch die Anticholinergika Tropicamid, Atropin sowie Cyclopentolat, während Scopolamin hier nicht mehr vorkommt (❏ Tab. 29.9). Langwirksame Mydriatika (Atropin, Scopolamin) werden vor allem zur Ausschaltung der Akkommodation für diagnostische Zwecke (Skiaskopie bei Kindern) und zur Ruhigstellung von Iris (Sphincter pupillae) und Ziliarmuskel bei Entzündungen des vorderen Augenabschnittes (z. B. Iritis, Iridozyklitis) eingesetzt, während kurzwirksame Substanzen (Tropicamid) zur diagnostischen Pupillenerweiterung zu bevorzugen sind. Das Alpha$_1$-Sympathomimetikum Phenylephrin (Stimulation des Dilatator pupillae) kann zusätzlich zu Tropicamid zur Maximierung einer diagnostischen Mydriasis verwendet werden.

Das Immunsuppressivum Ciclosporin A (*Ikervis*) ist seit 2015 zur Behandlung schwerer Keratitis bei Erwachsenen mit trockenen Augen zugelassen, bei denen trotz Behandlung mit Tränenersatzmitteln keine Besserung eingetreten ist; seine Wirksamkeit wurde in der 2016 publizierten SANSIKA-Studie an 246 Patienten gezeigt (Leonardi et al. 2016). Es kam praktisch auf Anhieb unter die 3.000 verordnungshäufigsten Arzneimittel und hat seine Verordnungszahlen auch 2021 weiterhin nochmals deutlich steigern können (29,1 %).

Als „sonstige Mittel" sind Präparate aufgelistet, die keiner der bisher aufgeführten Arzneimittelgruppen zugeordnet werden (◗ Tab. 29.9). Dazu gehören insbesondere Tränenersatzmittel. Bei diesen überwiegend apothekenpflichtigen und seit 2004 generell nicht mehr erstattungsfähigen Präparaten geben die Zahlen der ◗ Tab. 29.9 naturgemäß ein nur sehr unvollständiges Bild; an der Bedeutung solcher Arzneimittel besteht kein Zweifel. Die Wirksamkeit solcher Präparate ist stark von der Ausgangssituation abhängig. Insbesondere durch Altersinvolution der Tränendrüse kommt es zur weit verbreiteten Keratokonjunktivitis sicca (trockenes Auge), die sowohl durch subjektive Beschwerden als auch eine Sehstörung durch die reduzierte Oberflächenbenetzung der Hornhaut verursacht und deshalb von großer Bedeutung ist. Frauen in der Menopause sind stärker betroffen. Durch Herabsetzung der Oberflächenspannung (Carbomere) und durch Simulation der mehrschichtigen Tränenflüssigkeit (Mucin- und Lipid-Ersatz) wird versucht, wesentliche Komponenten des fehlenden natürlichen Tränenfilms zu ersetzen. Extreme Situationen bei Verlust der Becherzellen durch Verätzung, okuläres Pemphigoid, Keratitis neuroparalytica oder Stephen Johnson Syndrom erfordern eine äußerst intensive benetzende Therapie bis hin zur Verwendung von Eigenserum und den neuerdings zugelassenen sehr teuren Neurotrophin-haltigen Augentropfen Cenegermin (*Oxervate*) bei Keratitis neuroparalytica. Dexpanthenol-haltigen Präparate dürften im Wesentlichen ähnlich wie die Filmbildner indifferent wirken und z. B. zur Reduktion von Fremdkörpergefühl besonders bei abendlicher Gabe geeignet sein, auch wenn für Dexpanthenol-haltige Tränenflüssigkeit spezifische Wirkungen berichtet wurden (Göbbels und Gross 1996).

Häufig vertreten sind Hyaluronsäure-haltige Präparate aus der Gruppe der viskositätserhöhenden Tränenersatzmittel, die als Mucinersatz bei geschädigten Becherzellen wirken, teilweise in Deutschland lediglich als Medizinprodukte vertrieben werden; unter den 3.000 verordnungshäufigsten Präparaten findet sich *Hylo Gel*. Nach einer systematischen Übersichtsarbeit bestehen bei Behandlung des trockenen Auges keine wesentlichen Unterschiede zwischen Hyaluronsäure und Carbomer (Doughty und Glavin 2009).

Literatur

AGIS Investigators (2000) The advanced glaucoma intervention study (AGIS): 7. The relationship between control of intraocular pressure and visual field deterioration. Am J Ophthalmol 130:429–440

Al-Shahwan S, Al-Torbak AA, Turkmani A, AL-Omran M, Al-Jadaan I, Edward DP (2005) Side-effect profile of brimonidine tartrate in children. Ophthalmology. https://doi.org/10.1016/j.ophtha.2005.06.035

American Academy of Ophthalmology (2018a) Conjunctivitis. Preferred practice pattern. https://www.aao.org/preferred-practice-pattern/conjunctivitis-ppp-2018

American Academy of Ophthalmology (2018b) Bacterial keratitis. Preferred practice pattern. https://www.aao.org/preferred-practice-pattern/bacterial-keratitis-ppp-2018

American Academy of Ophthalmology (2019) Age related macular degeneration. Preferred practice pattern. https://www.aao.org/preferred-practice-pattern/age-related-macular-degeneration-ppp

Aroney C, Fraser-Bell S, Lamoureux EL, Gillies MC, Lim LL, Fenwick EK (2016) Vision-related quality of life outcomes in the BEVORDEX study: a clinical trial comparing Ozurdex sustained release dexamethasone intravitreal implant and bevacizumab treatment for diabetic macular edema. Invest Ophthalmol Vis Sci 57:5541–5546

Asahi MG, Bobarnac Dogaru GL, Onishi SM, Gallemore RP (2015) Strong topical steroid, NSAID, and carbonic anhydrase inhibitor cocktail for treatment of cystoid macular edema. Int Med Case Rep J 8:305–312

29

Asbell PA, Sanfilippo CM, Pillar CM, DeCory HH, Sahm DF, Morris TW (2015) Antibiotic resistance among ocular pathogens in the United States: five-year results from the antibiotic resistance monitoring in ocular microorganisms (ARMOR) surveillance study. JAMA Ophthalmol 133:1445–1454

Asbell PA, Sanfilippo CM, Sahm DF, DeCory HH (2020) Trends in antibiotic resistance among ocular microorganisms in the United States from 2009 to 2018. JAMA Ophthalmol 9(138):1–12

Bahrami B, Hong T, Zhu M, Schlub TE, Chang A (2017) Switching therapy from bevacizumab to aflibercept for the management of persistent diabetic macular edema. Graefes Arch Clin Exp Ophthalmol 255:1133–1140

Baumal CR, Spaide RF, Vajzovic L, Freund KB, Walter SD, John V, Rich R, Chaudhry N, Lakhanpal RR, Oellers PR, Leveque TK, Rutledge BK, Chittum M, Bacci T, Enriquez AB, Sund NJ, Subong ENP, Albini TA (2020) Retinal vasculitis and intraocular inflammation after intravitreal injection of brolucizumab. Ophthalmology 127:1345–1359

Baumal CR, Bodaghi B, Singer M, Tanzer DJ, Seres A, Joshi MR, Feltgen N, Gale R (2021) Expert opinion on management of Intraocular inflammation, retinal vasculitis, and vascular occlusion after brolucizumab treatment. Ophthalmol Retin 5:519–527

Behrens-Baumann W, Begall T (1993) Antiseptics versus antibiotics in the treatment of the experimental conjunctivitis caused by staphylococcus aureus. Ger J Ophthalmol 2:409–411

Ben-Eli H, Solomon A (2018) Topical antihistamines, mast cell stabilizers, and dual-action agents in ocular allergy: current trends. Curr Opin Allergy Clin Immunol 18:411–416

Bengtsson B, Linden C, Hejil A, Andersson-Geimer S, Asperg J, Johannesson G (2022) The glaucoma intensive treatment study: interim results from an ongoing longitudinal randomized clinical trial. Acta Ophthalmol 100:e455–e462

Berg K, Pedersen TR, Sandvik L, Bragadóttir R (2015) Comparison of ranibizumab and bevacizumab for neovascular age-related macular degeneration according to LUCAS treat-and-extend protocol. Ophthalmology 122:146–152

Bielory L (2002) Ocular allergy guidelines: a practical treatment algorithm. Drugs 62:1611–1634

Biswas P, Sengupta S, Choudhary R, Home S, Paul A, Sinha S (2011) Comparative role of intravitreal ranibizumab versus bevacizumab in choroidal neovascular membrane in age-related macular degeneration. Indian J Ophthalmol 59:191–196

Book M, Ziegler M, Rothaus K, Faatz H, Gutfleisch M, Spital G, Lommatzsch A, Pauleikhoff D (2021) Erste Erfahrungen mit Brolucizumab bei neovaskulärer altersabhängiger Makuladegeneration und Therapierefraktärität unter der bisherigen Anti-VEGF-Therapie.

Ophthalmologe. https://doi.org/10.1007/s00347-021-01474-6

Bowman RJC, Cope J, Nischal KK (2004) Ocular and systemic side effects of brimonidine 0.2% eye drops (Alphagan) in children. Eye (Lond) 18:24–26

Bremond-Gignac D, Messaoud R, Lazreg S, Speeg-Schatz C, Renault D, Chiambaretta F (2015) A 3-day regimen with azithromycin 1.5% eyedrops for the treatment of purulent bacterial conjunctivitis in children: efficacy on clinical signs and impact on the burden of illness. Clin Ophthalmol 9:725–732

Bressler SB, Liu D, Glassman AR, Blodi BA, Castellarin AA, Jampol LM, Kaufman PL, Melia M, Singh H, Wells JA (2017) Change in diabetic retinopathy through 2 years: secondary analysis of a randomized clinical trial comparing aflibercept, bevacizumab, and ranibizumab. JAMA Ophthalmol 135:558–568

Brown GC, Brown MM, Rapuano S, Boyer D (2020) Cost-utility analysis of VEGF inhibitors for treating neovascular age-related macular degeneration. Am J Ophthalmol 218:225–241

CATT Research Group (2011) Ranibizumab and bevacizumab for neovascular age-related macular degeneration. New Engl J Med 364:1897–1908

Chaudhary V, Barbosa J, Lam WC, Mak M, Mavrikakis E, Mohaghegh PSM (2016) Ozurdex in age-related macular degeneration as adjunct to ranibizumab (The OARA Study). Can J Ophthalmol 51:302–305

Comparison of Age-related Macular Degeneration Treatments Trials (CATT) Research Group (2012) Ranibizumab and bevacizumab for treatment of neovascular age-related macular degeneration: two-year results. Ophthalmology 119:1388–1398

Comparison of Age-related Macular Degeneration Treatments Trials (CATT) Research Group (2016) Five-year outcomes with anti-vascular endothelial growth factor treatment of neovascular age-related macular degeneration. Ophthalmology 123:1751–1761

Costagliola C, dell'Omo R, Romano MR, Rinaldi M, Zeppa L, Parmeggiani F (2009a) Pharmacotherapy of intraocular pressure: part I. Parasympathomimetic, sympathomimetic and sympatholytics. Expert Opin Pharmacother 10:2663–2677

Costagliola C, dell'Omo R, Romano MR, Rinaldi M, Zeppa L, Parmeggiani F (2009b) Pharmacotherapy of intraocular pressure – part II. Carbonic anhydrase inhibitors, prostaglandin analogues and prostamides. Expert Opin Pharmacother 10:2859–2870

Cvetkovic RS, Perry CM (2003) Brinzolamide: a review of its use in the management of primary open-angle glaucoma and ocular hypertension. Drugs Aging 20:919–947

Dakin HA, Wordsworth S, Rogers CA, Abangma G, Raftery J, Harding SP, Lotery AJ, Downes SM, Chakravarthy U, Reeves BC (2014) Cost-effectiveness of ranibizumab and bevacizumab for age-related macular degeneration: 2-year findings from the IVAN randomised trial. BMJ Open 4:e5094

Danesh-Meyer HV (2011) Neuroprotection in glaucoma: recent and future directions. Curr Opin Ophthalmol 22:78–86

De Moraes CG, Weinreb RN (2017) Glaucoma medication adherence: a review of the literature. Am J Ophthalmol 183:186–200

Diabetic Retinopathy Clinical Research Network, Wells JA, Glassman AR, Ayala AR, Jampol LM, Aiello LP, Antoszyk AN, Arnold-Bush B, Baker CW, Bressler NM, Browning DJ, Elman MJ, Ferris FL, Friedman SM, Melia M, Pieramici DJ, Sun JK, Beck RW (2015) Aflibercept, bevacizumab, or ranibizumab for diabetic macular edema. N Engl J Med 372:1193–1203

Dietlein TS, Hermann MM, Jordan JF (2009) Medikamentöse und chirurgische Therapie des Glaukoms. Dtsch Arztebl Int 106:597–606

Donegan RK, Lieberman RL (2016) Discovery of molecular therapeutics for glaucoma: challenges, successes, and promising directions. J Med Chem 59:788–809

Doughty MJ, Glavin S (2009) Efficacy of different dry eye treatments with artificial tears or ocular lubricants: a systematic review. Ophthalmic Physiol Opt 29:573–583

EMA (2012) https://www.ema.europa.eu/en/documents/product-information/eylea-epar-product-information_de.pdf

European Glaucoma Society (2020) Terminology and guidelines for glaucoma, 45. Aufl. DOGMA, Savona. http://www.eugs.org/eng/egs_guidelines_reg.asp?l=1

Feiner L, Piltz-Seymour JR (2003) Collaborative Initial Glaucoma Treatment Study: a summary of results to date. Curr Opin Ophthalmol 14:106–111

Fiscella R, Caplan E, Kamble P, Bunniran S, Uribe C, Chandwani H (2018) The effect of an educational intervention on adherence to intraocular pressure-lowering medications in a large cohort of older adults with glaucoma. J Manag Care Spec Pharm 24:1284–1294

Founti P, Bunce C, Khawaja AP, Doré CJ, Mohamed-Noriega J, Garway-Heath DF (2020) Risk factors for visual field deterioration in the United Kingdom Glaucoma Treatment Study. Ophthalmology. https://doi.org/10.1016/j.ophtha.2020.06.009

Garway-Heath DF, Crabb DP, Bunce C, Lascaratos G, Amalfitano F, Anand N, Azuara-Blanco A, Bourne RR, Broadway DC, Cunliffe IA, Diamond JP, Fraser SG, Ho TA, Martin KR, McNaught AI, Negi A, Patel K, Russell RA, Shah A, Spry PG, Suzuki K, White ET, Wormald RP, Xing W, Zeyen TG (2015) Latanoprost for open-angle glaucoma (UKGTS): a randomised, multicentre, placebo-controlled trial. Lancet 385:1295–1304

Garweg JG, Zandi S (2016) Retinal vein occlusion and the use of a dexamethasone intravitreal implant (Ozurdex®) in its treatment. Graefes Arch Clin Exp Ophthalmol 254:1257–1265

Gazzard G, Konstantakopoulou E, Garway-Heath D, Garg A, Vickerstaff V, Hunter R, Ambler G, Bunce C, Wormald R, Nathwani N, Barton K, Rubin G, Buszewicz M (2019) Selective laser trabeculoplasty versus eye drops for first-line treatment of ocular hypertension and glaucoma (LiGHT): a multicentre randomised controlled trial. Lancet 393:1505–1516

Gedde SJ, Vinod K, Wright MM, Muir KW, Lind JT, Chen PP, Li T, Mansberger SL (2021) Primary open-angle glaucoma preferred practice pattern. Ophthalmology 128:P71–P150

Gharbiya M, Giustolisi R, Allievi F, Fantozzi N, Mazzeo L, Scavella V, Gabrieli CB (2010) Choroidal neovascularization in pathologic myopia: intravitreal ranibizumab versus bevacizumab – a randomized controlled trial. Am J Ophthalmol 149:458–464.e1

Göbbels M, Gross D (1996) Klinische Studie der Wirksamkeit einer Dexpanthenol-haltigen künstlichen Tränenflüssigkeit (Siccaprotect) bei der Behandlung des trockenen Auges. Klin Monatsbl Augenheilkd 209:84–88

Goldberg I (2002) Should beta blockers be abandoned as initial monotherapy in chronic open angle glaucoma? The controversy. Br J Ophthalmol 86:691–692

Goldberg I, Crowston JG, Jasek MC, Stewart JA, Stewart WC (2012) Intraocular pressure-lowering efficacy of brinzolamide when added to travoprost/timolol fixed combination as adjunctive therapy. J Glaucoma 21:55–59

Grandi G, Bianco G, Boattini M, Scalabrin S, Iannaccone M, Fea A, Cavallo R, Costa C (2019) Bacterial etiology and antimicrobial resistance trends in ocular infections: a 30-year study, Turin area, Italy. Eur J Ophthalmol. https://doi.org/10.1177/1120672119896419

Granet DB, Dorfman M, Stroman D, Cockrum P (2008) A multicentre comparison of polymyxin B sulfate/trimethoprim ophthalmic solution and moxifloxacin in the speed of clinical efficacy for the treatment of bacterial conjunctivitis. J Pediatr Ophthalmol Strabismus 45:340–349

Grehn F (2008) Chirurgie des primären Offenwinkelglaukoms. Klin Monatsbl Augenheilkd 225:30–38

Grehn F (2019) Augenheilkunde, 32. Aufl. Springer, Heidelberg

Gunther JB, Altaweel MM (2009) Bevacizumab (avastin) for the treatment of ocular disease. Surv Ophthalmol 54:372–400

Hanioglu-Kargi S, Basci N, Soysal H, Bozkurt A, Gursel E, Kayaalp O (1998) The penetration of ofloxacin into human aqueous humor given by various routes. Eur J Ophthalmol 8:33–36

Heijl A, Leske MC, Bengtsson B et al (2002) Reduction of intraocular pressure and glaucoma progression: results from the Early Manifest Glaucoma Trial. Arch Ophthalmol 120:1269–1279

29

Herkel U, Pfeiffer N (2001) Update on topical carbonic anhydrase inhibitors. Curr Opin Ophthalmol 12:88–93

Hodge WG, Lachaine J, Steffensen I, Murray C, Barnes D, Foerster V, Ducruet T, Morrison A (2008) The efficacy and harm of prostaglandin analogues for IOP reduction in glaucoma patients compared to dorzolamide and brimonidine: a systematic review. Br J Ophthalmol 92:7–12

Holland EJ, Fingeret M, Mah FS (2019) Use of topical steroids in conjunctivitis: a review of the evidence. Cornea 38:1062–1067

Holz F, Martini B (2007) Pegaptanib. Intravitreale Injektion bei neovaskulärer altersabhängiger Makuladegeneration. Arzneimitteltherapie 25:47–50

Hwang DG, Schanzlin DJ, Rotberg MH, Foulks G, Raizman MB, Levofloxacin Bacterial Conjunctivitis Placebo-controlled Study Group (2003) A phase III, placebo controlled clinical trial of 0.5% levofloxacin ophthalmic solution for the treatment of bacterial conjunctivitis. Br J Ophthalmol 87:1004–1009

Isenberg SJ, Apt L, Valenton M, Del Signore M, Cubillan L, Labrador MA et al (2002) A controlled trial of povidone-iodine to treat infectious conjunctivitis in children. Am J Ophthalmol 134:681–688

Jansen RM (2013) The off-label use of medication: the latest on the Avastin – Lucentis debacle. Med Law 32:65–77

Jhaveri CD, Glassman AR, Ferris FL 3rd, Liu D, Maguire MG, Allen JB, Baker CW, Browning D, Cunningham MA, Friedman SM, Jampol LM, Marcus DM, Martin DF, Preston CM, Stockdale CR, Sun JK, Retina Network DRCR (2022) Aflibercept Monotherapy or Bevacizumab first for diabetic macular edema. N Engl J Med 387:692–703

Juthani VV, Clearfield E, Chuck RS (2017) Non-steroidal anti-inflammatory drugs versus corticosteroids for controlling inflammation after uncomplicated cataract surgery. Cochrane Database Syst Rev. https://doi.org/10.1002/14651858.CD010516.pub2

Kam AW, Gunasekaran N, Chaudhry SG, Vukasovic M, White AJR, Fung AT (2021) Reduction in ophthalmic presentations to Australian emergency departments during the COVID-19 period: Are we seeing the full picture? Clin Ophthalmol 15:341–346

Kandarakis SA, Petrou P, Papakonstantinou E, Spiropoulos D, Rapanou A, Georgalas I (2020) Ocular nonsteroidal inflammatory drugs: where do we stand today? Cutan Ocul Toxicol 39:200–212

Kass MA, Heuer DK, Higginbotham EJ, Johnson CA, Keltner JL, Miller JP et al (2002) The ocular hypertension treatment study: a randomized trial determines that topical ocular hypotensive medication delays or prevents the onset of primary open-angle glaucoma. Arch Ophthalmol 120:701–713

Kass MA, Gordon MO, Gao F, Heuer DK, Higginbotham EJ, Johnson CA, Keltner JK, Miller JP, Parrish RK, Wilson MR, Ocular Hypertension Treatment Study Group (2010) Delaying treatment of ocular hypertension: the ocular hypertension treatment study. Arch Ophthalmol 128:276–287

Katz LJ (1999) Brimonidine tartrate 0.2% twice daily vs timolol 0.5% twice daily: 1-year results in glaucoma patients. Brimonidine Study Group. Am J Ophthalmol 127:20–26

Kaufmann HE, Haw WH (2012) Ganciclovir ophthamic gel 0.15%: saety and efficacy of a new treatment for herpes simplex keratitis. Curr Eye Res 37:654–660

Khatib TZ, Martin KR (2020) Neuroprotection in glaucoma: Towards clinical trials and precision medicine. Curr Eye Res 45:327–338

Khouri AS, Serle JB, Bacharach J, Usner DW, Lewis RA, Braswell P, Kopczynski CC, Heah T (2019) Once-daily netarsudil versus twice-daily timolol in patients with elevated intraocular pressure: the randomized phase 3 ROCKET-4 study. Am J Ophthalmol 204:97–104

Kowalski RP, Kowalski TA, Shanks RM, Romanowski EG, Karenchak LM, Mah FS (2013) In vitro comparison of combination and monotherapy for the empiric and optimal coverage of bacterial keratitis based on incidence of infection. Cornea 32:830–834

Krebs I, Schmetterer L, Boltz A, Told R, Vécsei-Marlovits V, Egger S, Schönherr U, Haas A, Ansari-Shahrezaei S, Binder S (2013) A randomised double-masked trial comparing the visual outcome after treatment with ranibizumab or bevacizumab in patients with neovascular age-related macular degeneration. Br J Ophthalmol 97:266–271

Krupin T, Liebmann JM, Greenfield DS, Ritch R, Gardiner S, Low-Pressure Glaucoma Study Group (2011) A randomized trial of brimonidine versus timolol in preserving visual function: results from the low-pressure glaucoma treatment study. Am J Ophthalmol 151:671–681

Kuppermann BD, Goldstein M, Maturi RK, Pollack A, Singer M, Tufail A, Weinberger D, Li XY, Liu CC, Lou J, Whitcup SM, Ozurdex® ERIE Study Group (2015) Dexamethasone intravitreal implant as adjunctive therapy to ranibizumab in neovascular age-related macular degeneration: a multicenter randomized controlled trial. Ophthalmologica 234:40–54

Lai DS, Lue KH, Hsieh JC, Lin KL, Lee HS (2002) The comparison of the efficacy and safety of cetirizine, oxatomide, ketotifen, and a placebo for the treatment of childhood perennial allergic rhinitis. Ann Allergy Asthma Immunol 89:589–598

Lee AE, Niruttan K, Rawson TM, Moore LSP (2019) Antibacterial resistance in ophthalmic infections: a multi-centre analysis across UK care settings. BMC Infect Dis 19:768

Leonardi A, Van Setten G, Amrane M, Ismail D, Garrigue JS, Figueiredo FC, Baudouin C (2016) Efficacy and safety of 0.1% cyclosporine A cationic emulsion in the treatment of severe dry eye disease: a multicenter randomized trial. Eur J Ophthalmol 26:287–296

Leske MC, Heijl A, Hussein M, Bengtsson B, Hyman L, Komaroff E (2003) Factors for glaucoma progression and the effect of treatment: the early manifest glaucoma trial. Arch Ophthalmol 121:48–56

Leung VC, Jin YP, Hatch W, Mammo Z, Trope GE, Buys YM, Macrae WG (2015) The relationship between sociodemographic factors and persistence with topical glaucoma medications. J Glaucoma 24:69–76

Lindén C, Heijl A, Jóhannesson G, Aspberg J, Andersson Geimer S, Bengtsson B (2018) Initial intraocular pressure reduction by mono- versus multi-therapy in patients with open-angle glaucoma: results from the glaucoma intensive treatment study. Acta Ophthalmol 96:567–572

Liu SH, Hawkins BS, Ng SM, Ren M, Leslie L, Han G, Kuo IC (2022) Topical pharmacologic interventions versus placebo for epidemic keratoconjunctivitis. Cochrane Database Syst Rev. https://doi.org/10.1002/14651858.CD013520.pub2

Lynch SS, Cheng CM (2007) Bevacizumab for neovascular ocular diseases. Ann Pharmacother 41:614–625

Maguire MG, Daniel E, Shah AR, Grunwald JE, Hagstrom SA, Avery RL, Huang J, Martin RW, Roth DB, Castellarin AA, Bakri SJ, Fine SL, Martin DF, Comparison of Age-Related Macular Degeneration Treatments Trials (CATT Research Group) (2013) Incidence of choroidal neovascularization in the fellow eye in the comparison of age-related macular degeneration treatments trials. Ophthalmology 120:2035–2041

McKnight CM, Richards CJ, Daniels D, Morgan WH (2012) Brimonidin (Alphagan) associated anterior uveitis. Br J Ophthalmol 96:766–768

Messmer EM (2012) Bakterielle Konjunktivitis – Update zu Diagnose und Therapie. Klin Monbl Augenheilkd 229:529–533

Musch DC, Gillespie BW, Niziol LM, Lichter PR, Varma R, CIGTS Study Group (2011) Intraocular pressure control and long-term visual field loss in the collaborative initial glaucoma treatment study. Ophthalmology 118:1766–1773

Newman-Casey PA, Niziol LM, Gillespie BW, Janz NK, Lichter PR, Musch DC (2020) The association between medication adherence and visual field progression in the Collaborative Initial Glaucoma Treatment Study. Ophthalmology 127:477–483

Noble S, McTavish D (1995) Levocabastine. An update of its pharmacology, clinical efficacy and tolerability in the topical treatment of allergic rhinitis and conjunctivitis. Drugs 50:1032–1049

Nordlund JR, Pasquale LR, Robin AL et al (1995) The cardiovascular, pulmonary, and ocular hypotensive effects of 0.2% brimonidine. Arch Ophthalmol 113:77–83

O'Brien TP, Maguire MG, Fink NE, Alfonso E, McDonnell P (1995) Efficacy of ofloxacin vs cefazolin and tobramycin in the therapy for bacterial keratitis. Arch Ophthalmol 113:1257–1265

Öhnell H, Bengtsson B, Heijl A (2019) Making a correct diagnosis of glaucoma: data from the EMGT. Version 2. J Glaucoma 28:859–864

Ostler E, Rhee D, Burney E, Sozeri Y (2021) Advances in medical therapy for glaucoma. Curr Opin Ophthalmol 32:129–133

Parrish RK, Palmberg P, Sheu WP, XLT Study Group (2003) A comparison of latanoprost, bimatoprost, and travoprost in patients with elevated intraocular pressure: a 12-week, randomized, masked-evaluator multicenter study. Am J Ophthalmol 135:688–703

Parrish RK, Feuer WJ, Schiffman JC, Lichter PR, Musch DC, CIGTS Optic Disc Study Group (2009) Five-year follow-up optic disc findings of the collaborative initial glaucoma treatment study. Am J Ophthalmol 147:717–724

Patil NS, Dhoot AS, Popovic MM, Kertes PJ, Muni RH (2022) Risk of intraocular inflammation after injection of antivascular endothelial growth factor agents: A meta-analysis. Retina 42:2134–2142

Pepple KL, Nguyen MH, Pakzad-Vaezi K, Williamson K, Odell N, Lee C, Leveque TK, Van Gelder RN (2019) Response of inflammatory cystoid macular edema to treatment using oral acetazolamide. Retina 39:948–955

Perry CM, McGavin JK, Culy CR, Ibbotson T (2003) Latanoprost: an update of its use in glaucoma and ocular hypertension. Drugs Aging 20:597–630

Pfeiffer N (2005) Ergebnisse der „Ocular hypertension treatment study" (OHTS). Ophthalmologe 102:230–234

Pfeiffer N, TATS (Travatan Adjunctive Treatment Study) group (2011) Timolol versus brinzolamide added to travoprost in glaucoma or ocular hypertension. Graefes Arch Clin Exp Ophthalmol 249:1065–1071

Qiu XY, Hu XF, Qin YZ, Ma JX, Liu QP, Qin L, Li JM (2022) Comparison of intravitreal aflibercept and dexamethasone implant in the treatment of macular edema associated with diabetic retinopathy or retinal vein occlusion: A meta-analysis and systematic review. Int J Ophthalmol 15:1511–1519

Quigley HA (1996) Number of people with glaucoma worldwide. Brit J Ophthalmol 80:389–393

Rachwalik D, Pleyer U (2015) Bakterielle Keratitis. Klin Monbl Augenheilkd 232:738–744

Ravinet E, Mermoud A, Brignoli R (2003) Four years later: a clinical update on latanoprost. Eur J Ophthalmol 13:162–175

Ray KJ, Srinivasan M, Mascarenhas J, Rajaraman R, Ravindran M, Glidden DV, Oldenburg CE, Sun CQ, Zegans ME, McLeod SD, Acharya NR, Lietman TM (2014) Early addition of topical corticosteroids in the treatment of bacterial keratitis. JAMA Ophthalmol 132:737–741

29

Rietveld RP, ter Riet G, Bindels PJ, Sloos JH, van Weert HC (2004) Predicting bacterial cause in infectious conjunctivitis: cohort study on informativeness of combinations of signs and symptoms. Brit Med J 329:206–210

Rose P (2007) Management strategies for acute infective conjunctivitis in primary care: a systematic review. Expert Opin Pharmacother 8:1903–1921

Rosenberg D, Deonarain DM, Gould J, Sothivannan A, Phillips MR, Sarohia GS, Sivaprasad S, Wykoff CC, Cheung CMG, Sarraf D, Bakri SJ, Chaudhary V (2022) Efficacy, safety, and treatment burden of treat-and-extend versus alternative anti-VEGF regimens for nAMD: a systematic review and meta-analysis. Eye (Lond). https://doi.org/10.1038/s41433-022-02020-7

Rosenfeld PJ (2011) Bevacizumab versus Ranibizumab – the verdict. New Engl J Med 364:1966–1967

Sarwar S, Clearfield E, Soliman MK, Sadiq MA, Baldwin AJ, Hanout M, Agarwal A, Sepah YJ, Do DV, Nguyen QD (2016) Aflibercept for neovascular age-related macular degeneration. Cochrane Database Syst Rev. https://doi.org/10.1002/14651858.CD011346.pub2

Schalnus R (2003) Topical nonsteroidal anti-inflammatory therapy in ophthalmology. Ophthalmologica 217:89–98

Schehlein EM, Robin AL (2019) Rho-associated kinase inhibitors: evolving strategies in glaucoma treatment. Drugs 79:1031–1036

Schmidt-Erfurth U, Kaiser PK, Korobelnik JF, Brown DM, Chong V, Nguyen QD, Ho AC, Ogura Y, Simader C, Jaffe GJ, Slakter JS, Yancopoulos GD, Stahl N, Vitti R, Berliner AJ, Soo Y, Anderesi M, Sowade O, Zeitz O, Norenberg C, Sandbrink R, Heier JS (2014) Intravitreal aflibercept injection for neovascular age-related macular degeneration: ninety-six-week results of the VIEW studies. Ophthalmology 121:193–201

Schwab IR, Friedlaender M, McCulley J, Lichtenstein SJ, Moran CT, Levofloxacin Bacterial Conjunctivitis Active Control Study Group (2003) A phase III clinical trial of 0.5% levofloxacin ophthalmic solution versus 0.3% ofloxacin ophthalmic solution for the treatment of bacterial conjunctivitis. Ophthalmology 110:457–465

Scott IU, VanVeldhuisen PC, Ip MS, Blodi BA, Oden NL, Awh CC, Kunimoto DY, Marcus DM, Wroblewski JJ, King J (2017) Effect of bevacizumab vs aflibercept on visual acuity among patients with macular edema due to central retinal vein occlusion: the SCORE2 randomized clinical trial. JAMA 317:2072–2087

Seibel I, Breuß H, Kuchenbecker J (2013) Therapie des rubeotischen Sekundärglaukoms IOD-Verlauf nach Kombinationstherapie bestehend aus Zyklophotokoagulation (CPC), Kryokoagulation und intravitrealer Bevacizumab-Injektion. Klin Monatsbl Augenheilkd 230:265–269

Sena DF, Lindsley K (2017) Neuroprotection for treatment of glaucoma in adults. Cochrane Database Syst Rev. https://doi.org/10.1002/14651858.CD006539.pub4

Sheikh A, Hurwitz B, van Schayck CP, McLean S, Nurmatov U (2012) Antibiotics versus placebo for acute bacterial conjunctivitis. Cochrane Database Syst Rev. https://doi.org/10.1002/14651858.CD001211.pub3

Soh Z, Yu M, Betzler BK, Majithia S, Thakur S, Tham YC, Wong TY, Aung T, Friedman DS, Cheng CY (2021) The global extent of undetected glaucoma in adults: a systematic review and meta-analysis. Ophthalmology 128:1393–1404

Solomon SD, Lindsley KB, Krzystolik MG, Vedula SS, Hawkins BS (2016) Intravitreal bevacizumab versus ranibizumab for treatment of neovascular age-related macular degeneration: findings from a Cochrane systematic review. Ophthalmology 123:70–77

Sorensen SJ, Abel SR (1996) Comparison of the ocular beta-blockers. Ann Pharmacother 30:43–54

Srinivasan M, Mascarenhas J, Rajaraman R, Ravindran M, Lalitha P, Glidden DV, Ray KJ, Hong KC, Oldenburg CE, Lee SM, Zegans ME, McLeod SD, Lietman TM, Acharya NR (2012) Corticosteroids for bacterial keratitis: the steroids for corneal ulcers trial (SCUT). Arch Ophthalmol 130:143–150

Srinivasan M, Mascarenhas J, Rajaraman R, Ravindran M, Lalitha P, O'Brien KS, Glidden DV, Ray KJ, Oldenburg CE, Zegans ME, Whitcher JP, McLeod SD, Porco TC, Lietman TM, Acharya NR (2014) The steroids for corneal ulcers trial (SCUT): secondary 12-month clinical outcomes of a randomized controlled trial. Am J Ophthalmol 157:327–333.e3

Steensberg AT, Müllertz OO, Virgili G, Azuara-Blanco A, Kolko M (2020) Evaluation of generic versus original prostaglandin analogues in the treatment of glaucoma: a systematic review and meta-analysis. Ophthalmol Glaucoma 3:51–59

Subramanian ML, Ness S, Abedi G, Ahmed E, Daly M, Feinberg E, Bhatia S, Patel P, Nguyen M, Houranieh A (2009) Bevacizumab vs ranibizumab for age-related macular degeneration: early results of a prospective double-masked, randomized clinical trial. Am J Ophthalmol 148:875–882.e1

Sun X, Dai Y (Hrsg) (2019) Medical treatment of glaucoma. Springer, Singapore

Ta CN, Raizman MB, Gross RD, Joshi S, Mallick S, Wang Y, Segal B (2020) A prospective, randomized trial of Povidone-iodine 0.6% and Dexamethasone 0.1% ophthalmic suspension for acute bacterial conjunctivitis. Am J Ophthalmol 215:56–65

Tamm ER, Schmetterer L, Grehn F (2013) Status and perspectives of neuroprotective therapies in glaucoma: the European Glaucoma Society White Paper. Cell Tissue Res 353:347–354

Tang W, Zhang F, Liu K, Duan X (2019) Efficacy and safety of prostaglandin analogues in primary open-angle glaucoma or ocular hypertension patients: a meta-analysis. Medicine 98:e16597

Tappeiner C, Perren B, Iliev ME, Frueh BE, Goldblum D (2008) Orbitale Fettgewebsatrophie bei lokaler Bimatoprost-Therapie – Kann Bimatoprost einen Enophthalmus verursachen? Klin Monbl Augenheilkd 225:443–445

Uusitalo H, Pillunat LE, Ropo A (2010) Efficacy and safety of tafluprost 0.0015% versus latanoprost 0.005% eye drops in open angle glaucoma and ocular hypertension: 24-month results of a randomized, double-masked phase III study. Acta Ophthalmol 88:12–19

van der Valk R, Webers CA, Schouten JS, Zeegers MP, Hendrikse F, Prins MH (2005) Intraocular pressure-lowering effects of all commonly used glaucoma drugs: a meta-analysis of randomized clinical trials. Ophthalmology 112:1177–1185

Wand M, Gilbert CM, Liesegang TJ (1999) Latanoprost and herpes simplex keratitis. Am J Ophthalmol 127:602–604

Wareham LK, Liddelow SA, Temple S, Benowitz LI, Di Polo A, Wellington C, Goldberg JL, He Z, Duan X, Bu G, Davis AA, Shekhar K, Torre A, Chan DC, Canto-Soler MV, Flanagan JG, Subramanian P, Rossi S, Brunner T, Bovenkamp DE, Calkins DJ (2022) Solving neurodegeneration: common mechanisms and strategies for new treatments. Mol Neurodegener 17:23

Watson PG, Barnett MF, Parker V, Haybittle J (2001) A 7 year prospective comparative study of three topical beta blockers in the management of primary open angle glaucoma. Br J Ophthalmol 85:962–968

Webers CA, Beckers HJ, Nuijts RM, Schouten JS (2008) Pharmacological management of primary open-angle glaucoma: second-line options and beyond. Drugs Aging 25:729–759

Weinreb RN, Khaw PT (2004) Primary open-angle glaucoma. Lancet 363:1711–1720

Wenzel M, Schayan K, Wirbelauer C, Scharrer A, Agostini H, Cursiefen C (2021) Ambulante und stationäre Intraokularchirurgie 2020/21: Ergebnisse der aktuellen Umfrage im Corona-Jahr von BDOC, BVA, DGII und DOG. Ophthalmochirurgie 6:349–357

Whitson JT (2007) Glaucoma: a review of adjunctive therapy and new management strategies. Expert Opin Pharmacother 8:3237–3249

Wright M, Butt Z, McIlwaine G, Fleck B (1997) Comparison of the efficacy of diclofenac and betamethasone following strabismus surgery. Brit J Ophthalmol 81:299–301

Xing Y, Zhu L, Zhang K, Huang S (2020) The efficacy of the fixed combination of latanoprost and timolol versus other fixed combinations for primary open-angle glaucoma and ocular hypertension: a systematic review and meta-analysis. PLoS ONE 15:e229682

Yeu E, Hauswirth S (2020) A Review of the differential diagnosis of acute infectious conjunctivitis: implications for treatment and management. Clin Ophthalmol 14:805–813

Yildirim N, Sahin A, Gultekin S (2008) The effect of latanoprost, bimatoprost, and travoprost on circadian variation of intraocular pressure in patients with open-angle glaucoma. J Glaucoma 17:36–39

29

Erkrankungen der Lungen und der Luftwege

Inhaltsverzeichnis

Husten und Auswurf

Leszek Wojnowski

Zusammenfassung

Antitussiva und Expektorantien werden hauptsächlich bei Husten im Rahmen einer akuten oder chronischen Bronchitis angewendet. Die häufigste Ursache einer akuten Bronchitis ist eine Virusinfektion der oberen Atemwege, wie sie bei Erkältungskrankheiten und Grippe vorkommt. Chronische Bronchitis ist in Deutschland am häufigsten durch Rauchen bedingt. Seit dem Maximum von 940 Mio. DDD im Jahre 1995 (vgl. Arzneiverordnungs-Report 2004) sind die Verordnungen der Antitussiva und der Expektorantien um mehr als 90 % zurückgegangen. Hauptgründe sind die zweifelhafte Wirksamkeit und Sicherheit sowie die zunehmende Therapierbarkeit der Hustenursachen. Ein weiterer Faktor sind die 2004 eingeführten Einschränkungen der Erstattung. Aufgrund von Ausnahmen von diesen Einschränkungen für Kinder bis zu einem Alter von 12 Jahren dürften die vorliegenden Zahlen in einem erheblichen Maße die Verordnungen an diese Altersgruppe widerspiegeln. In welchem Ausmaß die Einschränkungen der Erstattung für ältere Patientinnen und Patienten durch Selbstzahlung kompensiert werden, ist unbekannt. Obwohl sie in einem Kapitel gemeinsam behandelt, sollen Antitussiva und Expektorantien nicht gleichzeitig eingenommen werden, da sich ihre Wirkungen gegenseitig neutralisieren können.

Ein besonders massiver Rückgang der Verschreibungen von Antitussiva und Expektorantien war im ersten Jahr der COVID-19-Pandemie verzeichnet worden (◘ Abb. 30.1). Hauptgründe dürften die Abnahme von akuten Bronchitiden durch Beachten von Abstandsregeln und Maskenpflicht sein sowie die reduzierten Arztkonsultationen in Pandemiezeiten. Im Jahr 2021 nahmen die Verordnungen der Antitussiva sowie der pharmakologisch definierten Expektorantien 2021 weiter ab, die der pflanzlichen Expektorantien erholten sich teilweise.

30.1 Antitussiva

Antitussiva werden bei unproduktivem, quälendem und belastendem Husten angewendet, vor allem wenn dieser den Schlaf stört (American Academy of Pediatrics Committee on Drugs 1997; Celli et al. 2015; Kurz 1986; Tse et al. 2013).

Führendes Präparat der Antitussiva ist Capval, wobei unklar ist, welche der drei Darreichungsformen dabei vorrangig verordnet wurde (◘ Tab. 30.1). Der darin enthaltene Wirkstoff Noscapin ist im Opium enthalten, zeigt aber weder analgetische Effekte noch Abhängigkeitspotenzial, was durch seinen separaten Wirkmechanismus erklärt wird. Zur Wirksamkeit als Antitussivum liegen wenige ältere Studien vor (Karlsson et al. 1990). Die Verordnungen von Noscapin blieben im Berichtsjahr unverändert.

Die Opioid-Antitussiva Codein und Dihydrocodein unterdrücken den Hustenreflex durch einen direkten Effekt auf das Hustenzentrum. Relevante unerwünschte Wirkungen dieser Substanzen sind Abhängigkeit, Atemde-

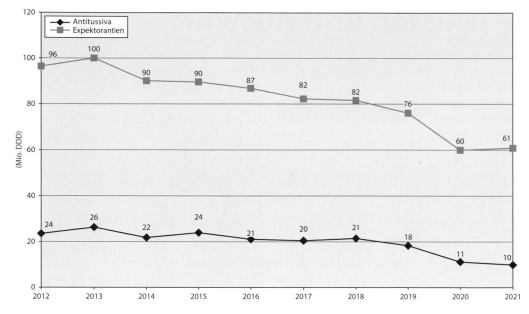

◻ Abb. 30.1   Verordnungen von Antitussiva und Expektorantien 2012 bis 2021. Gesamtverordnungen nach definierten Tagesdosen

30

pression und die Hemmung der mukoziliären Clearance. Obwohl Codein in älteren Studien positive Effekte zeigte, war es nach einem Cochrane-Review nicht wirksamer als Placebo (Smith et al. 2014). Zur gleichen Auffassung kommt ein weiterer Übersichtsartikel über die Wirkmechanismen und die klinische Wirksamkeit von Antitussiva (Dicpinigaitis et al. 2014). Die Amerikanische (FDA) und die Europäische (EMA) Arzneimittelagentur haben empfohlen, Codein wegen der unerwünschten Wirkungen Kindern unter 12 Jahren und stillenden Müttern nicht zu verordnen (Lazaryan et al. 2015). Die Verordnungen von Codein

◻ Tab. 30.1   Verordnungen von Antitussiva 2021. Angegeben sind die 2021 verordneten Tagesdosen, die Änderungen gegenüber 2020 und die mittleren Kosten je DDD 2021

Präparat	Bestandteile	DDD	Änderung	DDD-Nettokosten
		Mio.	%	Euro
Codein				
Codeintropfen-CT	Codein	0,71	(−24,4)	2,75
Tryasol Codein	Codein	0,53	(−10,9)	2,38
Bronchicum Mono Codein	Codein	0,34	(−22,9)	1,86
Codicaps	Codein	0,31	(−22,1)	3,45
Codicompren	Codein	0,25	(−20,4)	2,08
Codein-1A Pharma	Codein	0,21	(+190,5)	3,32

◻ Tab. 30.1 (Fortsetzung)

Präparat	Bestandteile	DDD	Änderung	DDD-Nettokosten
		Mio.	%	Euro
Codeinum phosphoricum Compren	Codein	0,20	(−23,2)	2,30
Codeinum phosphoricum BC	Codein	0,15	(−16,5)	3,39
Tussoret	Codein	0,14	(−26,5)	1,85
		2,8	**(−16,3)**	**2,59**
Pentoxyverin				
Sedotussin	Pentoxyverin	0,28	(−20,2)	1,71
Silomat Reizhusten	Pentoxyverin	0,11	(+138,8)	3,15
		0,38	**(−2,0)**	**2,11**
Weitere Antitussiva				
Capval	Noscapin	3,9	(+0,0)	2,91
Paracodin/-N	Dihydrocodein	2,3	(−21,5)	2,66
Quimbo	Levodropropizin	0,37	(−4,0)	2,32
		6,6	**(8,9)**	**2,79**
Summe		**9,8**	**(−10,9)**	**2,71**

und Dihydrocodein sind 2021 erneut deutlich zurückgegangen (◻ Tab. 30.1)

Pentoxyverin wirkt hauptsächlich über den Sigma-1-Rezeptor, d. h. ähnlich wie Noscapin. Seine Wirksamkeit ist nicht belegt. Das geringe Verordnungsvolumen blieb 2021 nahezu stabil.

Levodropropizin ist das einzige der gelisteten Antitussiva, für das ein peripherer Wirkmechanismus postuliert wird. Laut einer Metaanalyse von 7 kleinen Studien ist Levodropropizin wirksamer als Opioid-Antitussiva (Zanasi et al. 2015). Die Verordnungen waren im Jahr 2021 leicht rückläufig.

Nach dem dramatischen Rückgang im Jahre 2020 um 39 % haben die Verschreibungen der genannten Antitussiva im Berichtsjahr insgesamt um weitere 11 % abgenommen.

30.2 Expektorantien

Expektorantien sollen bei produktivem Husten die Sekretion der Bronchialflüssigkeit fördern oder die Viskosität eines verfestigten Bronchialschleims senken. Obwohl dieser Mechanismus plausibel ist, wurde in zahlreichen kontrollierten Studien keine Überlegenheit der Expektorantien gegenüber Placebo bzw. Flüssigkeitszufuhr nachgewiesen. In einem Übersichtsartikel der „Cochrane Library" (Poole et al. 2019) wurden 38 Studien mit Expektorantien bei 10.377 Patienten mit chronischer Bronchitis oder COPD (chronisch-obstruktiver Lungenerkrankung) analysiert. Die Autoren äußerten sich mäßig zuversichtlich, dass die Behandlung zu einer geringen Reduktion von Exazerbationen, der Arbeitsunfähigkeitstage pro Monat und möglicherweise der Krankenhausaufenthalte führt. Eine Zunahme von unerwünschten Ereignissen wurde nicht festgestellt. Auch ein weiterer systematischer Review, diesmal über 29 placebokontrollierte Studien an 3.799 Erwachsenen und 1.036 Kindern, ergab keinen überzeugenden Hinweis auf eine therapeutische Wirkung von Expektorantien (Smith et al. 2014).

Generell sollte vor der Auswahl einer Therapie den Ursachen der vermehrten Schleimbildung (z. B. Rauchen, chronische Infekte) nachgegangen werden. Dies gilt vor allem für die COPD, die laut WHO die dritthäufigste Todesursache auf der Welt ist (WHO 2020).

Wie bei den Antitussiva war auch bei den Expektorantien ein dramatischer Verordnungsrückgang im Jahr 2020 gegenüber 2019 zu verzeichnen, was am Ehesten auf die Abnahme von Erkältungen durch Abstandsregelungen und Maskenpflicht sowie selteneren Arztbesuche zurückzuführen ist. Die Entwicklung im Jahr 2021 fällt differenzierter aus: die Verordnungen von Acetylcystein und Ambroxol sind erneut, wenn auch nur leicht, zurückgegangen, die der Kochsalzlösung und der pflanzlichen Expektorantien haben dagegen zugelegt (◼ Tab. 30.2, 30.3).

30.2.1 Acetylcystein

Führender Wirkstoff der pharmakologisch definierten Expektorantien ist Acetylcystein. Acetylcystein ist ein Mukolytikum mit freien Sulfhydrylgruppen, die die Viskosität des Bronchialschleims durch Spaltung von Disulfidbrücken reduzieren. Inhalatives Acetylcystein wurde aufgrund von Bronchospasmen bei Asthmapatienten durch orale Präparate nahezu vollständig ersetzt. Im Verordnungsvolumen des früheren Originalpräparats *Fluimucil* könnten noch Verschreibungen der 10%igen Lösung für einen Vernebler enthalten sein, mit etwas über einem Prozent der Acetylcystein-Verordnungen spielt *Fluimucil* aber keine relevante Rolle (◼ Tab. 30.2). Zwei Metaanalysen haben über eine signifikante Reduktion von Exazerbationen berichtet, wenn Acetylcystein

in ausreichender Dosierung als Langzeittherapie eingesetzt wird (Cazzola et al. 2017; Fowdar et al. 2017). Basierend auf diesen Ergebnissen hat die NVL COPD (2021) eine offene „Kann"-Empfehlung ausgesprochen, insbesondere wenn die Vermeidung von Exazerbationen im Vordergrund steht. Nachteilig bei Acetylcystein sind seine relativ häufigen unerwünschten Wirkungen, z. B. allergische und gastrointestinale Reaktionen. Seine Verordnungen waren 2021 erneut deutlich rückläufig (◼ Tab. 30.2).

30.2.2 Ambroxol

Ambroxolpräparate werden deutlich seltener als Acetylcysteinpräparate verordnet und erfuhren im Jahr 2020 – vermutlich COVID-19-bedingt (siehe oben) – den stärksten Verordnungseinbruch dieser Wirkstoffgruppe; auch 2021 nahmen die Verordnungszahlen leicht ab (◼ Tab. 30.2). Als Beleg der Wirksamkeit gilt eine ältere italienische Studie zur Prävention akuter Exazerbationen der chronischen Bronchitis (Olivieri et al. 1987). In einer weiteren Studie wurde zwar die Dauer der Arbeitsunfähigkeit verkürzt, subjektive Symptome (Atemnot, Husten, Auswurf) und Klinikaufenthalte wurden aber nicht beeinflusst (Cegla 1988). Bei 90 Patienten mit chronischer Bronchitis war in einer randomisierten, placebokontrollierten und doppelblind durchgeführten Studie kein therapeutischer Vorteil von Ambroxol nachweisbar (Guyatt et al. 1987). In einer randomisierten, doppelblinden, placebokontrollierten Studie bei 242 Patienten mit COPD hatte Ambroxol nach 6 und 12 Monaten ebenfalls keinen signifikanten Effekt auf die Exazerbationen (Malerba et al. 2004). Ambroxol gehört aus diesem Grunde nicht zu den Standardtherapeutika der chronischen Bronchitis. In der NVL COPD (2021) wird es nicht genannt. Die European Medicines Agency (2015) empfiehlt, auf das Risiko von Allergien und Hautreaktionen bei Ambroxol hinzuweisen.

☐ Tab. 30.2 Verordnungen von pharmakologisch definierten Expektorantien 2021. Angegeben sind die 2021 verordneten Tagesdosen, die Änderungen gegenüber 2020 und die mittleren Kosten je DDD 2021

Präparat	Bestandteile	DDD	Änderung	DDD-Nettokosten
		Mio.	%	Euro
Acetylcystein				
ACC HEXAL	Acetylcystein	15,4	(+4,7)	0,35
NAC-ratiopharm	Acetylcystein	4,0	(−28,3)	0,22
NAC AL	Acetylcystein	0,79	(−15,1)	0,19
Fluimucil	Acetylcystein	0,28	(−4,8)	0,89
NAC-1A Pharma	Acetylcystein	0,15	(−85,7)	0,47
		20,6	**(−8,5)**	**0,33**
Ambroxol				
Mucosolvan	Ambroxol	2,3	(−0,1)	0,48
Ambroxol AbZ	Ambroxol	0,94	(−5,2)	0,56
Ambroxol AL	Ambroxol	0,75	(+33,1)	0,52
Ambroxol-1A Pharma	Ambroxol	0,61	(+15,8)	0,53
Ambroxol-ratiopharm	Ambroxol	0,26	(+11,1)	0,60
AmbroHEXAL	Ambroxol	0,22	(−64,9)	0,32
		5,1	**(−3,0)**	**0,51**
Inhalative Kochsalzlösungen				
Pari NaCl Inhalationslösung	Kochsalzlösung	4,5	(+8,3)	0,77
Kochsalz Pädia/Pädia Salin	Kochsalzlösung	1,2	(+64,7)	0,69
Mucoclear	Kochsalzlösung	0,90	(−3,8)	2,54
Isotonische Kochsalzlösung zur Inhalation Eifelfango	Kochsalzlösung	0,59	(+3,5)	1,07
		7,2	**(+12,6)**	**1,00**
Weitere Mukolytika				
Pulmozyme	Dornase alfa	0,41	(−25,2)	34,97
Summe		**33,4**	**(−4,0)**	**0,93**

30.2.3 Inhalative Kochsalzlösungen

Nach auffälligen Zunahmen in der Vergangenheit und einem leichten Rückgang 2020 zeigen inhalativ angewendete Kochsalzlösungen 2021 wieder eine deutliche Verordnungszunahme (☐ Tab. 30.2). Bei der kritischen Bewertung muss die Kochsalzkonzentration (Molarität) beachtet werden. Bei Mukoviszidose verbessern hypertone Kochsalzlösungen nach einem Cochrane-Review (12 Studien, 442 Teilnehmer, Alter 6–46 Jahre) Exazerbationen und Lebensqualität, nicht aber die Lungenfunktion (Wark und McDonald 2009). Ein weiterer Cochrane-Review zeigte bei Kleinkindern mit akuter viraler Bronchiolitis eine Verkürzung der Hospitalisierungsdauer durch Inhalation hypertoner Kochsalzlösung (Zhang et al. 2017). Die Inhalation physiologischer Kochsalzlösung wird dagegen nur als Placebo eingesetzt und nicht in Leitlinien genannt (Øymar et al. 2014).

30.2.4 Dornase alfa

Bei Dornase alfa (*Pulmozyme*) handelt es sich um eine gentechnisch hergestellte humane Desoxyribonuklease zur inhalativen Anwendung bei Mukoviszidose, um die aus zerfallenden Leukozyten freigesetzte DNA zu spalten und dadurch die Viskosität des zähen Bronchi-

alschleims zu verringern. Nach einem Cochrane-Review über 15 Studien mit 2.469 Patienten verbessert das knapp 13.000 € Jahrestherapiekosten verursachende Präparat die Lungenfunktion um 3–8 %, ohne dass die Exazerbationsrate vermindert wird (Jones und Wallis 2010). Die Verschreibungen sind 2021 um 25 % zurückgegangen (◘ Tab. 30.3).

Eine mögliche Ursache ist die 2020 erfolgte Einführung des Präparats *Kaftrio* (Elexacaftor/Tezacaftor/Ivacaftor), zugelassen für Mukoviszidose-Patienten ab sechs Jahren mit mindestens einer F508del-Mutation. Das mit bis zu 200.000 € jährlich sehr teure Präparat wurde 2021 fast vervierfacht häufiger verordnet (◘ Tab. 1.3). Entsprechend heterogener Verfügbarkeit und Qualität von Studiendaten reicht die G-BA-Nutzenbewertung je nach Genkonstellation der Patienten von keinem bis zu erheblichem Zusatznutzen. Um die Arzneimittelrichtlinien zu befolgen, muss bei der

30

◘ **Tab. 30.3 Verordnungen von pflanzlichen Expektorantien 2021.** Angegeben sind die 2021 verordneten Tagesdosen, die Änderungen gegenüber 2020 und die mittleren Kosten je DDD 2021

Präparat	Bestandteile	DDD	Änderung	DDD-Nettokosten
		Mio.	%	Euro
Efeublätterextrakt				
Prospan	Efeublätterextrakt	20,0	(+11,3)	0,45
Hedelix	Efeublätterextrakt	1,1	(+10,2)	0,92
Sinuc	Efeublätterextrakt	0,31	(−0,9)	0,34
		21,3	**(+11,1)**	**0,47**
Thymianextrakt				
Tussamag Hustensaft	Thymianextrakt	0,09	(−2,5)	1,64
Weitere Mittel				
Bronchipret	Thymianextrakt Efeublätterextrakt	2,0	(+9,1)	1,58
Bronchicum	Thymianextrakt Primelwurzelextrakt	0,56	(−20,6)	1,96
Umckaloabo	Pelargoniumwurzelextrakt	0,43	(−1,2)	1,27
		3,0	**(+0,5)**	**1,61**
Summe		**24,4**	**(+9,6)**	**0,61**

Verschreibung von *Kaftrio* sorgfältig auf die genetische Konstellation geachtet werden.

30.2.5 Pflanzliche Expektorantien

Die Verordnungen der pflanzlichen Expektorantien waren 2020 um 26 % zurückgegangen, haben sich aber im Berichtsjahr 2021 teilweise erholt. Auf Monopräparate der Extrakte aus Efeublättern (Folia Hedera) entfielen 2021 87 % der Verordnungen (◘ Tab. 30.3). Viele dieser Präparate stützten sich lediglich auf Übersichtsartikel und Erfahrungswissen aus der Aufbereitungsmonographie der Kommission E für die phytotherapeutische Therapierichtung (Bundesgesundheitsamt 1981). Inzwischen berufen sich die Phytotherapeuten auf eine Efeu-Monographie der European Medicines Agency (2011). In dem endgültigen Beurteilungsbericht wurden 10 kontrollierte klinische Studien aufgelistet, die jedoch nach Auffassung von 5 Mitgliedern der Kommission für Pflanzenprodukte (HMPC) keine ausreichenden Belege für eine allgemeine medizinische Anwendung enthalten. Auch die Sicherheit der Verwendung bei Kindern unter 12 Jahren sei nicht belegt (European Medicines Agency 2012). Zwischenzeitlich sind weitere Efeustudien erschienen, die jedoch nur zwei Efeuextrakte miteinander vergleichen oder unkontrollierte Anwendungsbeobachtungen darstellen (Stauss-Grabo et al. 2010; Cwientzek et al. 2011; Schmidt et al. 2012).

Die Verordnungen von Thymianpräparaten waren nach dem dramatischen Einbruch im Vorjahr in 2021 nur noch gering rückläufig (◘ Tab. 30.3). Hauptinhaltsstoff ist das ätherische Thymianöl mit angeblich sekretolyti-

◘ **Tab. 30.4** Verordnungen von Erkältungshomöopathika, -inhalaten und -brusteinreibungen 2021. Angegeben sind die 2021 verordneten Tagesdosen, die Änderungen gegenüber 2020 und die mittleren Kosten je DDD 2021

Präparat	Bestandteile	DDD	Änderung	DDD-Nettokosten
		Mio.	%	Euro
Erkältungshomöopathika				
Meditonsin	Aconitum D5 Atropinum sulf. D5 Mercurius cyanatus D8	0,82	(−20,0)	0,32
Contramutan	Echin. Angustifolia Ø Aconitum Ø Belladonna Ø Eupatorium Perfol. Ø	0,18	(−23,7)	2,59
		1,0	**(−20,7)**	**0,73**
Inhalate und Brusteinreibungen				
Babix-Inhalat N	Eucalyptusöl Fichtennadelöl	0,89	(+14,0)	0,29
Eucabal Balsam S	Eucalyptusöl Kiefernnadelöl	0,29	(+34,0)	0,58
Emser Inhalation	Emser Salz	0,17	(+15,0)	2,05
		1,4	**(+17,9)**	**0,57**
Summe		**2,4**	**(−2,3)**	**0,64**

schen und broncholytischen Eigenschaften, die jedoch nach einer PubMed-Recherche nicht durch klinische Studien belegt sind.

Pelargoniumwurzelextrakt aus südafrikanischen Geraniumarten (*Umckaloabo*) enthält Cumarine und Gerbsäuren, die in hohen Konzentrationen (0,6–10 g/l) schwache antibakterielle Wirkungen entfalten (Kayser und Kolodziej 1997). Seit 2007 ist das Präparat für die Behandlung von Atemwegsinfektionen zugelassen. Nach einem Cochrane-Review hat der Pelargoniumwurzelextrakt nur zweifelhafte Wirkungen auf die Linderung von Symptomen bei akuter Rhinosinusitis und Erkältungskrankheiten (Timmer et al. 2013). Nach massivem Einbruch 2020 blieb das Verordnungsvolumen 2021 stabil (◻ Tab. 30.3).

30.2.6 Erkältungsmittel

Zusammen mit Expektorantien werden in diesem Kapitel auch die Verordnungen von Erkältungshomöopathika, -inhalaten und -brusteinreibungen besprochen. Der Grund dafür ist, dass für diese Präparate neben einer Vielzahl anderer Effekte eine Wirksamkeit als Expektorantien postuliert wird. Da für diese Behauptungen nach wie vor keine klinischen Studien vorliegen, werden diese Präparate insgesamt in nur noch marginalem Ausmaß verschrieben (◻ Tab. 30.4). Nach massivem Einbruch im ersten Jahr der COVID-19-Pandemie nahmen die Verordnungen oraler Erkältungsmittel auch in 2021 weiter deutlich ab, während sich Inhalate und Brusteinreibungen behaupten konnten (◻ Tab. 30.4).

Literatur

American Academy of Pediatrics Committee on Drugs (1997) Use of codeine- and dextromethorphan-containing cough remedies in children. Pediatr Electron Pages 99:918–920

Bundesgesundheitsamt (1981) Monographieentwürfe für anthroposophische und phytotherapeutische Arzneimittel. Dtsch Apoth Ztg 52:2910–2913

Cazzola et al (2017) Impact of mucolytic agents on COPD exacerbations: a pair-wise and network meta-analysis. COPD 14:552–563

Cegla UH (1988) Langzeittherapie über 2 Jahre mit Ambroxol (Mucosolvan) Retardkapseln bei Patienten mit chronischer Bronchitis. Ergebnisse einer Doppelblindstudie an 180 Patienten. Prax Klin Pneumol 42:715–721

Celli BR, Decramer M, Wedzicha JA, Wilson KC, Augusti A et al (2015) An official Ameriocan Thoracis Society/European Respiratory Society statement: research questions in COPD. Eur Respir J 45:879–905

Cwientzek U, Ottillinger B, Arenberger P (2011) Acute bronchitis therapy with ivy leaves extracts in a two-arm study. A double-blind, randomised study vs. an other ivy leaves extract. Phytomedicine 18:1105–1109

Dicpinigaitis PV, Morice AH, Birrung SS, McGarvey L, Smith JA, Canning BJ, Page CP (2014) Antitussive drugs – past, present, and future. Pharmacol Rev 66:468–512

European Medicines Agency (2011) Community herbal monograph on Hedera helix L., folium. Final assessment report on Hedera helix L., folium. http://www.ema.europa.eu/ema/index.jsp?curl=pages/medicines/herbal/medicines/herbal_med_000115.jsp&mid=WC0b01ac058001fa1d

European Medicines Agency (2012) Opinion of the HMPC on a community herbal monograph on Hedera helix L., folium. http://www.ema-europa.eu/docs/en_GB/document_library/Herbal_-_HMPC_opinion_on_Community_herbal_monograph/2012/01/WC500120649.pdf

European Medicines Agency (2015) Ambroxol and bromhexine expectorants: safety information to be updated (Press Release 25. February EMA/130676/2015)

Fowdar K et al (2017) The effect of N-acetylcysteine on exacerbations of chronic obstructive pulmonary disease: a meta-analysis and systematic review. Heart Lung 46:120–128

Guyatt GH, Townsend M, Kazim F, Newhouse MT (1987) A controlled trial of ambroxol in chronic bronchitis. Chest 92:618–620

Jones AP, Wallis C (2010) Dornase alfa for cystic fibrosis. Cochrane Database Syst Rev. https://doi.org/10.1002/14651858.CD001127.pub5

Karlsson MO, Dahlström B, Eckernäs SA, Johansson M, Alm AT (1990) Pharmacokinetics of oral noscapine. Eur J Clin Pharmacol 39:275–299

Kayser O, Kolodziej H (1997) Antibacterial activity of extracts and constituents of Pelargonium sidoides and Pelargonium reniforme. Planta Med 63:508–510

Kurz H (1986) Expektorantien und Antitussiva. Dtsch Apoth Ztg 126:1024–1029

Lazaryan M, Shasha-Zigelman C, Dagan Z, Berkovitch M (2015) Codeine should not be prescribed for breastfeeding mothers or children under the age of 12. Act Paediatr 104:555–556

Malerba M, Ponticiello A, Radaeli A, Bensi G, Grassi V (2004) Effect of twelve-months therapy with oral ambroxol in preventing exacerbations in patients with COPD. Double-blind, randomised, multicenter, placebo-controlled study (the AMETHIST Trial). Pulm Pharmacol Therpeut 17:27–34

Olivieri D, Zavattini G, Tomasini G (1987) Ambroxol for the prevention of chronic bronchitis exacerbations: long-term multicenter trial. Respiration 51(Suppl 1):42–51

Øymar K, Skjerven HO, Mikalsen IB (2014) Acute bronchiolitis in infants, a review. Scand J Trauma Resusc Emerg Med 22:23

Poole P, Chong J, Cates CJ (2019) Mucolytic agents versus placebo for chronic bronchitis or chronic obstructive pulmonary disease. Cochrane Database Syst Rev. https://doi.org/10.1002/14651858.CD001287.pub5

Schmidt M, Thomsen M, Schmidt U (2012) Suitability of ivy extract for the treatment of paediatric cough. Phytother Res 26:1942–1947

Smith SM, Schroeder K, Fahey T (2014) Over-the-counter (OTC) medications for acute cough in children and adults in communitty settings. Cochrane Database Syst Rev. https://doi.org/10.1002/14651858.CD001831.pub5

Stauss-Grabo M, Atiye S, Warnke A, Wedemeyer RS, Donath F, Blume HH (2010) Observational study on the tolerability and safety of film-coated tablets con-taining ivy extract (Prospan® Cough Tablets) in the treatment of colds accompanied by coughing. Phytomedicine 15:433–436

Timmer A, Günther J, Motschall E, Rücker G, Antes G, Kern WV (2013) Pelargonium sidoides extract for treating acute respiratory tract infections. Cochrane Database Syst Rev. https://doi.org/10.1002/14651858.CD006323.pub3

Tse HN, Raiteri L, Wong KY, Yee KS, Wai KY, Loo CK, Houng CM (2013) High-Dose N-acetylcysteine in stable chronic obstructive pulmonary disease: the 1-year, double-blind, randomized, placebo-controlled HIACE study. Chest 144:106–118

Wark P, McDonald VM (2009) Nebulised hypertonic saline for cystic fibrosis. Cochrane Database Syst Rev. https://doi.org/10.1002/14651858.CD001506.pub3

WHO fact sheets (2020) The top 10 causes of death. https://www.who.int/news-room/fact-sheets/detail/the-top-10-causes-of-death

Zanasi A, Lanata L, Fontana G et al (2015) Levodropropizine for trating cough in adult and children: a meta-analysis of published studies

Zhang L, Mendoza-Sassi RA, Wainwright C, Klassen TP (2017) Nebulised hypertonic saline solution for acute bronchiolitis in infants. Cochrane Database Syst Rev. https://doi.org/10.1002/14651858.CD006458.pub4

Nationale Versorgungsleitlinie COPD, 2. Auflage, Version 1, AWMF-Register-Nr. nvl-003 (2021)https://www.leitlinien.de/themen/copd/2-auflage

Chronisch-obstruktive Lungenerkrankung und Asthma

Tom Schaberg und Leszek Wojnowski

Auf einen Blick

Verordnungsprofil Inhalative Glucocorticoide sind seit vielen Jahren die größte Arzneimittelgruppe in der Asthmatherapie. Eine weitere wichtige Gruppe sind die Betasympathomimetika, die überwiegend in Kombination mit inhalativen Glucocorticoiden verordnet werden.

Bei chronisch obstruktiver Lungenkrankheit (COPD) werden bevorzugt inhalative langwirksame Muscarinrezeptorantagonisten und Betasympathomimetika, überwiegend miteinander kombiniert, eingesetzt.

Unabdingbar ist, dass der Patient durch ärztlich geführte Schulung (richtige Inhalationstechnik, Verwendung von Inhalationshilfen, Peak-Flow-Messungen, Dokumentation von Symptomen und Arzneimittelverbrauch) lernt, seine Erkrankung zu verstehen und die Behandlung selbst zu optimieren.

Trend Die Verordnungen der inhalativen Glucocorticoide haben 2013 die Betasympathomimetika überflügelt und seitdem, vor allem beim Asthma, noch weiter zugenommen. Dieser Trend ist begleitet von einer Präferenz für die Kombinationspräparate von inhalativen Glucocorticoiden mit langwirkenden Betasympathomimetika, während auf die Monopräparate dieser bei-

den Wirkstoffgruppen nur noch ein Viertel der Verordnungen entfällt. Betasympathomimetika zeigen in den letzten 10 Jahren ein leicht rückläufiges Verordnungsniveau. Kurzwirkende Betasympathomimetika sind die Domäne der inhalativen Akutbehandlung des Asthma (Bedarfsmedikation). Als Bedarfsmedikation werden auch Glucocorticoide in Kombination mit dem lang, aber schnell wirksamen Formoterol eingesetzt, was die traditionelle Unterscheidung zwischen Relievern und Controllern verwischt. Langwirkende Betasympathomimetika sollen beim Asthma wegen Hinweise auf erhöhte Mortalität unter einer Monotherapie nur in Kombination mit inhalativen Glucocorticoiden gegeben werden. Verordnungen von Theophyllin sind seit Jahren rückläufig, sie haben in den letzten 10 Jahren über 80 % eingebüßt. Dagegen hat sich das Verordnungsvolumen der inhalativen Muscarinrezeptorantagonisten in den letzten 10 Jahren verdoppelt, auch durch Neueinführung von mehreren Wirkstoffen und Kombinationspräparaten, wodurch ihre zunehmende Bedeutung für die COPD-Therapie unterstrichen wird.

Monoklonale Antikörper sind mit Omalizumab zur Behandlung des allergischen Asthma und mit Mepolizumab und Benralizumab zur Therapie des eosinophilen Asthma vertreten.

Bronchospasmolytika werden zur Behandlung des Asthma bronchiale und der COPD eingesetzt. Bei beiden Erkrankungen ist es das Ziel, die Bronchialobstruktion, die beim Asthma besser reversibel ist als bei der COPD, zu reduzieren. Im Spätstadium der COPD mit Ateminsuffizienz, Emphysem und Cor pulmonale sollen die Symptome so weit wie möglich gebessert werden.

31.1   Asthma bronchiale

Die jüngste nationale Versorgungsleitlinie „Asthma" (Bundesärztekammer (BÄK) et al. 2020) fasst den Stand des Wissens, die Einteilung und die Therapie des Asthma bronchiale zusammen, worauf in diesem Kapitel Bezug genommen wird. Asthma ist eine heterogene Erkrankung, die durch eine chronische Entzündung der Atemwege charakterisiert ist. Sie ist gekennzeichnet durch das Auftreten zeitlich und in ihrer Intensität variierender Symptome wie Atemnot, Giemen, Brustenge und Husten sowie durch eine bronchiale Hyperreagibilität. Bei der Entstehung des Asthma ist von einer multifaktoriellen Genese auszugehen. Eine genetische Disposition und exogene Faktoren, die durch psychosoziale Faktoren verstärkt werden, sind beteiligt. Ausgehend von einer Entzündungsreaktion der Atemwege kann eine bronchiale Hyperreagibilität bis hin zu einer bronchialen Obstruktion auftreten. Frauen sind häufiger betroffen als Männer (7,1 vs 5,4 %) (Bundesärztekammer (BÄK) et al. 2020). Das breite pathophysiologische Spektrum, welches zu den klinischen Symptomen eines Asthma führen kann, beinhaltet epitheliale und subepitheliale, immunologische und neuromuskuläre sowie vaskuläre Veränderungen, die miteinander vernetzt sind und sich gegenseitig beeinflussen (Buhl et al. 2017; Cloonan et al. 2020). Die Folge ist ein heterogenes Erscheinungsbild, das in klinischer und therapeutischer Hinsicht berücksichtigt werden muss.

Asthma-Anfälle (synonym: akutes Asthma, Asthma-Exazerbation) pflegen in 70–80 % der Fälle vor allem nachts aufzutreten. Eine Zunahme der zirkadianen Tag-Nacht-Amplitude der Flussrate in den Atemwegen ist symptomatisch für den Schweregrad der Erkrankung. Asthmabeschwerden in der Nacht und den frühen Morgenstunden sind ein besonders wichtiger Indikator einer unzureichenden Asthmakontrolle (Bundesärztekammer (BÄK) et al. 2020).

Ziel jeder Therapie ist es, eine Kontrolle des Asthma zu erreichen mit möglichst geringen Exazerbationen und Arzneimittelnebenwirkungen. Die Behandlungsempfehlungen müssen die Heterogenität des Asthma und die variable Ausprägung der Erkrankung im Verlauf in Betracht ziehen. Einteilung und Therapie orientieren sich vor allem am Asthma-Kontrollgrad. Folgende Symptome des Patienten werden für die letzten 4 Wochen abgefragt:

- Auftreten von Atemnot mehr als zweimal in der Woche tagsüber
- Nächtliches Erwachen durch Asthmaymptomatik
- Gebrauch der Bedarfsmedikation wegen der Symptome häufiger als zweimal in der Woche
- Aktivitätseinschränkung durch das Asthma

Beurteilung: Als gut kontrolliert gilt das Asthma, wenn kein Symptomkriterium erfüllt ist, als teilweise kontrolliert, wenn 1–2 Kriterien erfüllt sind, und als unkontrolliert, wenn 3–4 Kriterien erfüllt sind.

Patienten mit diagnostiziertem Asthma sollen gemäß einem Stufenschema behandelt werden. Dies teilt sich in 5 Stufen, von der Bedarfstherapie (Stufe 1) bis zur Langzeittherapie (Stufen 2–5, bei Kindern 2–6) (Bundesärztekammer (BÄK) et al. 2020). Dabei wird durch De- und Eskalation die niedrigste Therapiestufe ermittelt und regelmäßig überprüft, bei der das Asthma gut kontrolliert ist.

Als Bedarfsmedikation werden rasch und kurzwirkende Beta$_2$-Rezeptoragonisten (rapid & short-acting beta agonists: RABA/SABA, überwiegend Salbutamol) oder Formoterol als rasch und langwirksames Betasympathomime-

31

tikum (long-acting beta agonists: LABA) in Fixkombination mit niedrig-dosierten inhalativen Glucocorticoiden (inhaled corticosteroid: ICS) eingesetzt (Crossingham et al. 2021). In der Langzeittherapie ist eine differenzierte Gabe von LABA, ICS und verschiedenen weiteren Medikamenten vorgesehen.

Akupunktur, Homöopathie und Chiropraxis haben keinen nachgewiesenen Effekt auf die Asthmakontrolle (Bundesärztekammer (BÄK) et al. 2020).

Eine Toleranzentwicklung gegenüber Glucocorticoiden ist ein erhebliches Problem beim schweren Asthma. Sie besteht, wenn trotz Therapie mit hochdosierten inhalativen Glucocorticoiden in Kombination mit langwirkenden Beta$_2$-Rezeptoragonisten schwere Exazerbationen auftreten und die Lungenfunktion eingeschränkt ist (Bundesärztekammer (BÄK) et al. 2020). Auch mit dieser Definition erfasst das schwere Asthma keine einheitliche Patientengruppe, sondern beschreibt Patienten mit unterschiedlichen pathophysiologischen Merkmalen. Um diese Heterogenität besser zu verstehen, entstand das Konzept einzelner Asthmaphänotypen mit molekularen, patientenbezogenen Merkmalen. Mit der Identifizierung von entzündungsbedingten Phänotypen wurden gezielte Therapien gegen einzelne Entzündungsmediatoren entwickelt. Als erster monoklonaler Anti-IgE-Antikörper wurde Omalizumab zur Behandlung von Patienten mit schwerem allergischem Asthma eingeführt, der die Mastzelldegranulation verhindert und Exazerbationen reduziert. Weiterhin zeigen etwa 50 % der Asthmapatienten eine Zunahme von Eosinophilen im Blut und Gewebe, die überwiegend durch das proeosinophile Zytokin Interleukin-5 aktiviert werden. Darauf basiert die Entwicklung der Interleukin-5-Antikörpern Mepolizumab, Reslizumab und Benralizumab zur Behandlung des schweren eosinophilen Asthma (Fajt und Wenzel 2017; Farne et al. 2022; Gallagher et al. 2021).

31.2 Chronisch-obstruktive Lungenkrankheit (COPD)

Die COPD ist ein heterogenes Krankheitsbild mit unterschiedlichen pathogenetischen und ätiologischen Mechanismen (in Deutschland überwiegend Tabakrauchen, in Afrika und Asien Heizung mit Biomasse und „indoor cooking") (Bundesärztekammer (BÄK) et al. 2021; Singh et al. 2019). Die COPD ist von zunehmender sozioökonomischer Bedeutung. Sie ist gekennzeichnet durch eine progressive, kaum reversible Atemwegsobstruktion, bedingt durch strukturelle, irreversible Veränderungen in den Atemwegen (obstruktive Bronchitis) und im Lungenparenchym (Emphysem).

Die COPD wird in der Nationalen Versorgungs-Leitlinie angelehnt an die Schweregrade A, B, C und D der Global Initiative for Chronic Obstructive Lung Disease (GOLD) eingeteilt (Bundesärztekammer (BÄK) et al. 2021; Singh et al. 2019), die Symptomatik und Exazerbationen berücksichtigen. Für verschiede Konstellationen, ausgehend von der Schwere der Symptomatik und der Exazerbations-Häufigkeit, wurde ein therapeutisches Vorgehen vorgeschlagen, das zur Minderung der Symptomatik und zur Vermeidung von Exazerbationen führen soll. Alle Patienten sollen langwirkende Muscarinrezeptorantagonisten (LAMA) oder langwirkende Beta$_2$-Rezeptoragonisten (LABA) als Monotherapie oder in Kombination erhalten. Inhalative Steroide (ICS) sollten nur Patienten mit häufigen Exazerbationen als step-up Medikation trotz einer dualen Bronchodilationstherapie (LABA plus LAMA) erhalten.

Auch bei der COPD spielt eine chronische Entzündung eine Rolle, die aber ein vom Asthma unterschiedliches Muster der Entzündungszellen und -mediatoren aufweist (Singh et al. 2019). Im Gegensatz zum Asthma sind die zugrundeliegenden Mechanismen der Entzündung und der Zerstörung des Gewebes bei der COPD noch zu wenig erforscht, was die Entwicklung gezielter therapeutischer Fortschritte behindert. Insgesamt sind also die pharmakotherapeutischen Optionen bei der COPD wesentlich geringer als beim Asthma. Bei der COPD müssen ein Rauchverzicht konsequent eingehalten und rezidivierende Atemwegsinfektionen sowie eine berufliche inhalative Schadstoffexposition vermieden werden. Überschneidungen zwischen Asthma und COPD (Asthma and COPD overlap, ACO) werden diskutiert (Bundesärztekammer (BÄK) et al. 2021; Singh et al. 2019; Hines und Peebles 2017). Es scheinen genetische Varianten vorzuliegen, die auf eine erhöhte Empfindlichkeit für virale Infekte und auf eine gestörte Lungenentwicklung hinweisen. Die Suche nach weiteren Geno- und Phänotypen bei der COPD ist vielversprechend, steckt aber noch in den Anfängen.

Auch bei der Behandlung der COPD steht heute eine stärker personalisierte Therapie im Vordergrund (Bundesärztekammer (BÄK) et al. 2021; Singh et al. 2019).

31.3 Verordnungsspektrum

Die bei Asthma und COPD zugelassenen Präparate lassen sich mehreren pharmakologischen Wirkstoffklassen zuordnen. Die inhalativen Glucocorticoide haben sich seit einigen Jahren zur größten Arzneimittelgruppe in der Asthmatherapie entwickelt und werden inzwischen etwa 25 % mehr verordnet als die Beta$_2$-Rezeptoragonisten ($\blacksquare$ Abb. 31.1). Da die inhalativen Glucocorticoide in der Kombination mit langwirksamen Betasympathomimetika der primäre therapierelevante Kombinationspartner sind, wurden die fixen Kombinationspräparate der Gruppe der inhalativen Glucocorticoide zugeordnet ($\blacksquare$ Tab. 31.4). Danach folgen die kontinuierlich steigenden Verordnungen von Muscarinrezeptorantagonisten und die weiter rückläufigen Xanthinpräparate. Weiterhin vertreten sind bei der COPD der PDE-4-Hemmer Roflumilast sowie beim Asthma die monoklonalen Antikörper Omalizumab, Mepolizumab und Benralizumab sowie der Leukotrienantagonist Montelukast.

31

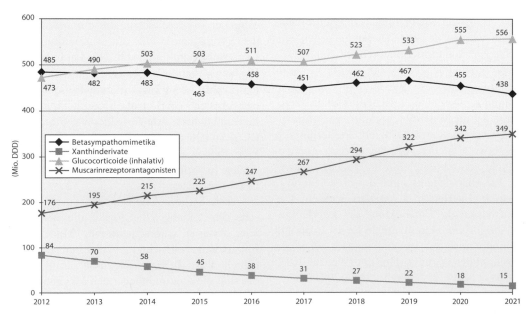

$\blacksquare$ **Abb. 31.1 Verordnungen von Bronchospasmolytika und Antiasthmatika 2012 bis 2021.** Gesamtverordnungen nach definierten Tagesdosen

31.3.1 Beta$_2$-Sympathomimetika

Beta$_2$-Sympathomimetika sind nach wie vor die wirksamsten Bronchospasmolytika bei der Behandlung der Bronchialobstruktion. Neben ihrem bronchodilatatorischen Effekt verstärken sie die mukoziliäre Clearance und vermindern mikrovasale Exsudation und Freisetzung von Entzündungsmediatoren. Neuere Studien zeigen, dass die regelmäßige Gabe von Beta$_2$-Sympathomimetika bei bestimmungsgemäßem Gebrauch keine vermehrten Risiken, aber auch keine Vorteile gegenüber einer Bedarfstherapie mit sich bringt. Bei Asthma ist bei einer regelmäßigen Beta$_2$-Sympathomimetika-Gabe, d. h. ab Therapiestufe II zusätzlich die regelmäßige Anwendung eines inhalativen Glucocorticosteroids indiziert.

Beta$_2$-Sympathomimetika werden inhalativ angewandt, da sie in dieser Applikationsweise sicherer, wirksamer und mit weniger unerwünschten Wirkungen behaftet sind.

Die Verordnungen der rasch- und kurzwirksamen inhalativen Beta$_2$-Sympathomimetika (RABA/SABA) blieben im Jahre 2021 weitgehend unverändert (◘ Tab. 31.1). Zwei-Drittel entfallen auf Salbutamol.

Die Verordnungen der fixen Kombinationen kurzwirkender inhalativer Betasympathomimetika mit Ipratropiumbromid oder Cromoglicinsäure sind rückläufig. (◘ Tab. 31.1). Die Verordnung kurzwirkender Kombinationspräparate entfällt zu 90 % auf *Berodual*, das neben dem Beta$_2$-Sympathomimetikum Fenoterol den Muscarinrezeptorantagonisten Ipratropiumbromid enthält. Neu hinzugekommen ist die Kombination aus Salbutamol und Ipratropiumbromid (*Ipramol TEVA*). Die Kombinationen können sinnvoll sein, weil die betreffenden Beta$_2$-Sympathomimetikum einen schnelleren Wirkungseintritt haben, während Ipratropiumbromid in der Wirkung langsamer einsetzt, aber länger anhält.

Allergospasmin und *Aarane* enthalten neben dem Beta$_2$-Sympathomimetikum Reproterol das Antiallergikum Cromoglicinsäure. Letztere wird bei Kindern, Jugendlichen und Erwachsenen nicht mehr empfohlen und in der NVL nicht mehr erwähnt. Aufgrund der unterschiedlichen Wirkdauer von Reproterol und Cromoglicinsäure erscheint schon grundsätzlich der Einsatz dieser Fixkombination weder zur Bedarfs- noch zur Langzeittherapie sinnvoll. Der deutliche Verordnungsrückgang ist daher zu begrüßen.

Die oralen Beta$_2$-Sympathomimetika nahmen 2021 zwar quantitativ zu, sie spielen in der Therapie insgesamt aber kaum eine Rolle mehr. Daher ist insbesondere die deutliche Zunahme der Verordnung von Bambuterol therapeutisch nicht gut erklärbar (◘ Tab. 31.2).

Die langwirkenden Beta$_2$-Sympathomimetika (LABA) sind für die Dauertherapie und bei Patienten mit nächtlichem Asthma oder häufiger Bedarfsmedikation grundsätzlich nur in Kombination mit inhalativen Glucocorticoiden (ICS) indiziert, da die alleinige Verordnung von LABA mit einem erhöhten Risiko Asthma-induzierter Todesfälle einhergeht. Mehrere Studien zu LABA hatten dagegen gezeigt, dass die Kombination von LABA mit ICS das Risiko nicht erhöht (Bundesärztekammer (BÄK) et al. 2020). Die Nationale Verordnungsleitlinie beschreibt ebenfalls das Risiko des alleinigen Einsatzes von LABA und empfiehlt bei der Langzeittherapie des Asthma die obligate Kombination mit einem inhalativen Glucocorticoid (Bundesärztekammer (BÄK) et al. 2020).

Die Verordnungen von LABA-Präparaten ohne Kombinationspartner nahmen daher 2021 erneut deutlich ab (◘ Tab. 31.3). Der weitaus größere Teil der Verordnungen von LABA entfällt auf die Kombinationen mit Glucocorticoiden (◘ Tab. 31.4).

□ Tab. 31.1 **Verordnungen von kurzwirkenden inhalativen Betasympathomimetika 2021.** Angegeben sind die 2021 verordneten Tagesdosen, die Änderungen gegenüber 2020 und die mittleren Kosten je DDD 2021

Präparat	Bestandteile	DDD	Änderung	DDD-Nettokosten
		Mio.	%	Euro
Salbutamol				
SalbuHEXAL	Salbutamol	141,2	(−8,2)	0,41
Salbutamol-ratiopharm	Salbutamol	72,8	(+19,0)	0,50
Sultanol	Salbutamol	9,0	(+73,2)	0,38
Salbu Easyhaler	Salbutamol	3,5	(+0,1)	0,39
Bronchospray	Salbutamol	2,8	(−11,1)	0,48
Salbutamol AL	Salbutamol	1,5	(−65,2)	1,07
Ventilastin Novolizer	Salbutamol	1,1	(−9,1)	0,52
Apsomol Inhalat	Salbutamol	0,98	(−1,5)	0,39
Salbutamol-1 A Pharma	Salbutamol	0,68	(+5,3)	0,40
Salbutamol STADA	Salbutamol	0,11	(−74,1)	2,59
		233,7	**(−0,3)**	**0,44**
Weitere Betasympathomimetika				
Berotec	Fenoterol	32,3	(−4,2)	0,25
Aerodur Turbohaler	Terbutalin	0,52	(−9,8)	0,72
		32,9	**(−4,3)**	**0,25**
Kombinationen				
Berodual	Ipratropiumbromid Fenoterol	87,9	(−2,6)	0,60
Allergospasmin	Cromoglicinsäure Reproterol	3,0	(−46,1)	1,25
Aarane	Cromoglicinsäure Reproterol	2,2	(−54,6)	1,24
Ipramol TEVA	Ipratropiumbromid Salbutamol	1,3	(−12,6)	2,30
Combiprasal	Salbutamol Ipratropiumbromid	0,53	(+160,7)	2,08
Ipratropium/Salbutamol Cipla	Salbutamol Ipratropiumbromid	0,31	(+21,2)	2,08
		95,3	**(−7,2)**	**0,67**
Summe		**361,8**	**(−2,6)**	**0,48**

31

◘ **Tab. 31.2 Verordnungen von oralen Beta$_2$-Sympathomimetika.** Angegeben sind die 2021 verordneten Tagesdosen, die Änderungen gegenüber 2020 und die mittleren Kosten je DDD 2021

Präparat	Bestandteile	DDD	Änderung	DDD-Nettokosten
		Mio.	%	Euro
Monopräparate				
Salbubronch	Salbutamol	1,2	(+19,5)	5,63
Bambec	Bambuterol	1,1	(+255,0)	1,12
		2,3	**(+74,6)**	**3,48**
Kombinationen				
Spasmo-Mucosolvan	Clenbuterol Ambroxol	0,15	(−29,5)	2,89
Summe		**2,5**	**(+60,7)**	**3,45**

◘ **Tab. 31.3 Verordnungen von langwirksamen inhalativen Beta$_2$-Sympathomimetika 2021.** Angegeben sind die 2021 verordneten Tagesdosen, die Änderungen gegenüber 2020 und die mittleren Kosten je DDD 2021

Präparat	Bestandteile	DDD	Änderung	DDD-Nettokosten
		Mio.	%	Euro
Salmeterol				
Serevent	Salmeterol	1,6	(+50,4)	1,30
Formoterol				
Formatris	Formoterol	17,6	(−16,2)	1,01
Forair	Formoterol	10,0	(−6,1)	0,97
Formoterol AL	Formoterol	9,9	(−17,0)	0,91
Formo-Aristo	Formoterol	9,6	(+5,8)	0,91
FormoLich	Formoterol	9,5	(−37,3)	0,84
Formoterol-CT	Formoterol	8,1	(+74,7)	0,91
Formoterol Easyhaler	Formoterol	5,0	(+18,9)	0,91
Foradil	Formoterol	1,6	(−13,3)	0,89
		71,4	**(−9,2)**	**0,93**
Summe		**73,0**	**(−8,4)**	**0,94**

31.3.2 Glucocorticoide (mit und ohne LABA)

Um die systemischen Nebenwirkungen möglichst gering zu halten, soll zunächst immer die inhalative Anwendung erfolgen. Inhalative Glucocorticoide (ICS) zeigen seit langem eine stetige Aufwärtsentwicklung der Verordnungen (hier dargestellt ab 2012) und haben die Verordnungen der Beta$_2$-Sympathomime-

◻ Tab. 31.4 Verordnungen von inhalativen Glucocorticoiden. Angegeben sind die 2021 verordneten Tagesdosen, die Änderungen gegenüber 2020 und die mittleren Kosten je DDD 2021

Präparat	Bestandteile	DDD	Änderung	DDD-Nettokosten
		Mio.	%	Euro
Beclometason				
Beclometason-ratiopharm	Beclometason	10,6	(−4,6)	0,69
Ventolair	Beclometason	7,1	(+7,3)	0,60
Junik	Beclometason	6,8	(−19,0)	0,54
Beclomet Easyhaler	Beclometason	1,2	(+0,8)	0,68
Sanasthmax	Beclometason	0,50	(−52,4)	3,11
		26,1	**(−7,6)**	**0,67**
Budesonid				
Novopulmon	Budesonid	31,9	(−11,6)	0,49
Budiair	Budesonid	26,0	(+6,3)	0,55
Budesonid Easyhaler	Budesonid	24,1	(+9,3)	0,54
Miflonide	Budesonid	6,1	(−6,8)	0,57
Cyclocaps Budesonid	Budesonid	1,7	(−10,9)	0,55
Budenobronch	Budesonid	1,4	(+2,2)	4,92
Pulmicort	Budesonid	1,3	(−16,1)	1,34
Budesonid AL	Budesonid	0,45	(+278,6)	3,96
Larbex	Budesonid	0,22	(−45,2)	5,51
		93,3	**(−1,4)**	**0,63**
Weitere Mittel				
Alvesco	Ciclesonid	6,9	(−0,4)	0,53
Flutide	Fluticason	3,8	(−20,6)	1,42
Fluticason Cipla	Fluticason	2,8	(+37,4)	0,71
		13,4	**(−1,8)**	**0,81**
Kombinationen				
Foster	Beclometason Formoterol	139,3	(+5,9)	1,94
Symbicort	Budesonid Formoterol	70,6	(+7,6)	2,12
Relvar Ellipta	Fluticasonfuroat Vilanterol	46,3	(+10,0)	1,32
Viani	Fluticason Salmeterol	42,3	(−15,5)	1,22

31

◨ **Tab. 31.4** (Fortsetzung)

Präparat	Bestandteile	DDD	Änderung	DDD-Nettokosten
		Mio.	%	Euro
Atmadisc	Fluticason Salmeterol	31,5	(−4,5)	1,24
Flutiform	Fluticason Formoterol	27,3	(−0,6)	1,30
Bufori Easyhaler	Budesonid Formoterol	17,3	(−32,2)	1,77
Inuvair	Beclometason Formoterol	10,9	(−5,4)	1,84
Duoresp Spiromax	Budesonid Formoterol	8,2	(−10,5)	1,90
Revinty Ellipta	Fluticasonfuroat Vilanterol	7,3	(+10,8)	1,34
Serroflo	Fluticason Salmeterol	5,3	(−13,7)	1,25
Rolenium	Fluticason Salmeterol	3,2	(+18,1)	1,24
Airflusal	Fluticason Salmeterol	3,1	(+8,3)	1,42
Salmeterol/Fluticasonpropionat AL	Fluticason Salmeterol	2,8	(+688,5)	1,16
Atectura Breezhaler	Indacaterol Mometason	2,7	(+321,1)	1,31
Flusarion Easyhaler	Fluticason Salmeterol	1,7	(+29,1)	1,13
Salflutin	Fluticason Salmeterol	0,90	(+535,3)	0,99
Airbufo Forspiro	Budesonid Formoterol	0,83	(>1.000)	1,83
Serkep	Fluticason Salmeterol	0,44	(−34,6)	1,57
		421,9	(+1,1)	1,68
Summe		**554,7**	**(+0,1)**	**1,44**

tika bereits 2013 überflügelt (◨ Abb. 31.1). Dabei ist aber zu beachten, dass ICS zu etwa 80 % in Kombinationen mit LABA verordnet werden (◨ Tab. 31.4).

ICS als Monosubstanzen sollten bei mildem Asthma symptomabhängig eingesetzt werden, um das Risiko schwerer Exazerbationen zu vermindern. Dafür stehen topisch stark wirksame Glucocorticoide zur Verfügung. Die Berechnung der definierten Tagesdosen basiert einheitlich auf den WHO-DDD für die Dosieraerosole und die Trockenpulverinhalate (Beclometason (0,8 mg), Budesonid (0,8 mg) und Fluticason (0,6 mg)).

Auch bei inhalativen Glucocorticoiden sind lokale und systemische unerwünschte Wirkungen zu bedenken. Die überwiegende Meinung geht heute dahin, dass die niedrigste therapeutisch wirksame Dosis eingesetzt werden sollte (Bundesärztekammer (BÄK) et al. 2020). Bei höheren Tagesdosen sollte, um eine oropharyngeale Candidiasis zu vermeiden, ein Spacer verwendet und der Mund nach Inhalation ausgespült werden. Die Verwendung von Spacern verbessert zudem die Wirkstoffdeposition in der Lunge.

Es muss sichergestellt sein, dass die Behandlung des Asthma, insbesondere die Inhalationstechnik, auf jeden individuellen Patienten zugeschnitten und kontinuierlich überprüft wird.

Budesonid ist der führende Wirkstoff der inhalativen Glucocorticosteroid-Monopräparate. Beclometason und Fluticason sind die bevorzugt in der Kombination mit LABA eingesetzten Substanzen. Die Kombinationstherapie aus inhalativen Glucocorticoiden und langwirkenden LABA ist in ihrer Wirksamkeit allen weiteren möglichen Kombinationen (z. B. Glucocorticoide plus Montelukast oder Theophyllin) überlegen. Bei fixen Kombinationen ist die Flexibilität bei der Wahl der Dosierung der Einzelkomponenten schwieriger umzusetzen, andererseits fördern sie die Therapieadhärenz.

Die intermittierende oder langfristige orale Anwendung von Glucocorticoiden bei Asthma ist entsprechend dem Stufenschema erst dann indiziert, wenn alle übrigen arzneitherapeutischen Maßnahmen versagen. Die inhalative Gabe wird dabei fortgesetzt, um die Dosis der systemischen Glucocorticoide möglichst gering halten zu können (Bundesärztekammer (BÄK) et al. 2020). Bei schwer zu kontrollierendem Asthma mit nächtlichen Beschwerden kann die Tagesdosis des systemischen Glu-

cocorticoids auf 2/3 am Morgen und 1/3 am Abend verteilt werden. Auch bei instabilem chronischem Asthma wird nach einer kurzzeitigen Verordnung von oralen Glucocorticoiden eine Langzeittherapie lediglich mit hohen inhalativen Dosen angestrebt.

31.3.3 Phosphodiesterasehemmer

Retardiertes Theophyllin wird als leicht bis mäßig wirksamer Bronchodilatator angesehen, sein Stellenwert in der Therapie des Asthma hat weiter abgenommen. In der aktuellen deutschen Versorgungsleitlinie wurde Theophyllin aufgrund seiner geringen therapeutischen Breite, des Nebenwirkungspotentials und der verfügbaren Alternativen nicht mehr in das Stufenschema für die Behandlung des Asthma aufgenommen (Bundesärztekammer (BÄK) et al. 2020). Die Verordnung von Theophyllin war zwar 2021 stabil, hat aber in den letzten 10 Jahren um über 80 % abgenommen (◌ Abb. 31.1).

Der selektive Phosphodiesterase-4-Hemmer Roflumilast (*Daxas*) ist für die Dauertherapie der COPD und der chronischen Bronchitis zugelassen und verzeichnete im Gegensatz zum Vorjahr 2021 eine Verordnungsabnahme (◌ Tab. 31.5). Da der Wirkstoff vor Inkrafttreten des AMNOGs eingeführt wurde, gibt es keine Bewertung des Zusatznutzens. Eine zurückhaltende Einschätzung von Roflumilast wird durch eine aktuellen Cochrane-Metaanalyse von 28 Studien mit Roflumilast und zwei weiteren PDE-4-Hemmern bestätigt (Janjua et al. 2020), die die Verwendung von Phosphodiesterase-4-Inhibitoren bei COPD nur in Einzelfällen empfiehlt (persistierende schwergradige Symptomatik und gehäufte Exazerbationen). Sie boten einen geringen Vorteil bei der Verbesserung der Lungenfunktion und der Verringerung von COPD-Exazerbationen, hatten jedoch nur geringe Auswirkungen auf die Lebensqualität und die COPD-Symptome. Nebeneffekte wie Durchfall und Gewichtsverlust waren häufig.

◘ Tab. 31.5 Verordnungen von Phosphodiesterasehemmern. Angegeben sind die 2021 verordneten Tagesdosen, die Änderungen gegenüber 2020 und die mittleren Kosten je DDD 2021

Präparat	Bestandteile	DDD	Änderung	DDD-Nettokosten
		Mio.	%	Euro
Theophyllin				
Theophyllin-ratiopharm	Theophyllin	6,8	(−12,7)	0,22
Bronchoretard	Theophyllin	4,5	(+21,7)	0,26
Theophyllin Aristo	Theophyllin	2,3	(+14,6)	0,19
		13,6	**(+0,8)**	**0,23**
PDE-4-Hemmer				
Daxas	Roflumilast	6,3	(−25,0)	2,01
Summe		**19,9**	**(−9,1)**	**0,79**

31.3.4 Muscarinrezeptorantagonisten

Langwirksame Muscarinrezeptorantagonisten (Anticholinergika) gehören zusammen mit langwirksamen Betasympathikomimetika zu den Mitteln der ersten Wahl bei der COPD (Singh et al. 2019; Bundesärztekammer (BÄK) et al. 2021; Sliwka et al. 2018). Beim Asthma gelten sie als Medikamente der zweiten Wahl (Bundesärztekammer (BÄK) et al. 2020). Sie stellen aber eine Alternative für die relativ seltenen Patienten dar, die inhalative Beta$_2$-Sympathomimetika schlecht tolerieren.

Die Verordnungen der Muscarinrezeptorantagonisten haben sich in den letzten 10 Jahren verdoppelt (◘ Abb. 31.1). Das langwirkende Tiotropiumbromid (*Spiriva, Srivasso, Braltus*) ist weiterhin das mit Abstand führende Monopräparat (◘ Tab. 31.6). Tiotropiumbromid war in Deutschland zunächst nur für die COPD zugelassen, nach Empfehlung der Europäischen Arzneimittelagentur (EMA) ist es seit 2015 auch für die Zusatztherapie bei schwerem Asthma zugelassen. Ob bei inhalativen Muscarinrezeptorantagonisten ein gering erhöhtes Risiko für kardiovaskuläre Mortalität und Herzinfarkte besteht, ist nicht abschließend geklärt, jedoch nach aktuellem Wissensstand eher unwahrscheinlich (Bundesärztekammer (BÄK) et al. 2021; Singh et al. 2019; Horita et al. 2017; Maqsood et al. 2019).

Die Muscarinrezeptorantagonisten Glycopyrroniumbromid (*Seebri Breezhaler, Robinul*), Aclidiniumbromid (*Bretaris genuair Eklira genuair*) und Umeclidiniumbromid (*Incruse Rolufta Ellipta*) sind weitere langwirkende Muscarinrezeptorantagonisten mit höherer Affinität zu M$_3$-Rezeptoren, die auch langsamer vom Rezeptor dissoziieren. Insgesamt wurden die Monopräparate trotz der weiteren neuen Wirkstoffe 2021 weniger verordnet (◘ Tab. 31.6).

Eine erneute kräftige Zunahme der Verordnungen um etwa 14 % zeigen dagegen fixe Kombinationspräparate der Muscarinrezeptorantagonisten mit langwirkenden Beta$_2$-Sympathomimetika (LABA) (◘ Tab. 31.6). Erneut besonders ausgeprägt sind die Verordnungszunahmen der Dreifachkombinationen, die als dritte Komponente noch ein inhalatives Glucocorticoid enthalten. Sie wurden zwar 2017 als Erhaltungstherapie bei Patienten mit moderater bis schwerer COPD zugelassen, die mit einer Zweifachkombination nicht ausreichend eingestellt sind (siehe Arzneiverordnungs-Report 2019, Kap. 2, Abschn. 2.2.11). Diese Entwicklung muss aber kritisch gesehen wer-

◘ Tab. 31.6 Verordnungen von Muscarinrezeptorantagonisten. Angegeben sind die 2021 verordneten Tagesdosen, die Änderungen gegenüber 2020 und die mittleren Kosten je DDD 2021

Präparat	Bestandteile	DDD	Änderung	DDD-Nettokosten
		Mio.	%	Euro
Tiotropiumbromid				
Spiriva	Tiotropiumbromid	69,6	(−0,4)	1,98
Srivasso	Tiotropiumbromid	21,4	(−37,5)	1,89
Braltus	Tiotropiumbromid	21,2	(+36,6)	1,53
		112,1	**(−6,2)**	**1,88**
Ipratropiumbromid				
Atrovent	Ipratropiumbromid	4,4	(−10,8)	1,30
Ipravent	Ipratropiumbromid	2,0	(+187,1)	0,45
Ipratropium TEVA	Ipratropiumbromid	1,8	(−19,4)	2,99
Ipratropiumbromid Stulln	Ipratropiumbromid	0,49	(+278,7)	2,81
		8,7	**(+9,1)**	**1,53**
Weitere Monopräparate				
Seebri Breezhaler	Glycopyrroniumbromid	9,7	(−12,3)	1,69
Bretaris genuair	Aclidiniumbromid	9,0	(−8,4)	1,35
Incruse	Umeclidiniumbromid	3,2	(−3,0)	1,24
Rolufta Ellipta	Umeclidiniumbromid	1,9	(+6,8)	1,26
Eklira genuair	Aclidiniumbromid	1,7	(−29,1)	1,35
Robinul	Glycopyrroniumbromid	0,09	(+12,6)	5,20
		25,6	**(−10,1)**	**1,47**
Kombinationspräparate				
Ultibro Breezhaler	Indacaterol Glycopyrroniumbromid	49,9	(−3,3)	2,24
Spiolto Respimat	Olodaterol Tiotropiumbromid	42,7	(+4,0)	2,16
Trimbow	Formoterol Beclometason Glycopyrroniumbromid	28,9	(+47,2)	2,84
Anoro Ellipta	Vilanterol Umeclidiniumbromid	20,1	(+2,9)	1,64
Brimica Genuair	Formoterol Aclidiniumbromid	19,9	(+0,7)	2,10
Trelegy Ellipta	Vilanterol Fluticasonfuroat Umeclidiniumbromid	11,1	(+19,9)	2,28

31

▢ **Tab. 31.6** (Fortsetzung)

Präparat	Bestandteile	DDD	Änderung	DDD-Nettokosten
		Mio.	%	Euro
Elebrato Ellipta	Vilanterol Fluticasonfuroat Umeclidiniumbromid	8,1	(+22,4)	2,28
Duaklir Genuair	Formoterol Aclidiniumbromid	5,7	(−21,9)	2,10
Ulunar	Indacaterol Glycopyrroniumbromid	5,0	(−12,0)	2,27
Laventair Ellipta	Vilanterol Umeclidiniumbromid	3,5	(+31,6)	1,65
Enerzair Breezhaler	Indacaterol Glycopyrronium Mometason	3,3	(+542,5)	3,07
Bevespi	Formoterol Glycopyrroniumbromid	2,6	(+200,5)	2,37
Trixeo	Formoterol Glycopyrroniumbromid Budesonid	1,5	(neu)	2,79
		202,1	**(+9,6)**	**2,25**
Summe		**348,5**	**(+2,4)**	**2,05**

den, weil ICS bei COPD das Pneumonie-Risiko erhöhen (Bundesärztekammer (BÄK) et al. 2021).

31.3.5 Montelukast

Montelukast wird als Zusatzmedikation zur Behandlung von leichten bis mittelschweren Formen des Asthma bronchiale eingesetzt (Bundesärztekammer (BÄK) et al. 2020). Es ist ein Antagonist am Cysteinyl-Leukotrien-Rezeptorsubtyp $CysLT_1$ und bei unzureichendem Ansprechen auf inhalative Glucocorticoide sowie bei Kindern von 2–14 Jahren als Alternative zu niedrig dosierten inhalativen Glucocorticoiden zugelassen. Die Verordnungen von Montelukast haben 2021 um 3 % abgenommen und entfallen zu 95 % auf Generika (▢ Tab. 31.7).

Montelukast hat einen begrenzten entzündungshemmenden Effekt, der sich wahrscheinlich nur bei 50–60 % der Patienten bemerkbar macht. Montelukast wird durch Cytochrom P450 3A4 metabolisiert. Daher muss bei gleichzeitiger Verordnung von Pharmaka, die CYP3A4 induzieren, wie Phenytoin, Phenobarbital und Rifampicin, deren Dosierung überprüft und gegebenenfalls angepasst werden. Montelukast darf nicht zur Behandlung eines akuten Asthmaanfalls eingesetzt werden.

Da unter Montelukast neuropsychiatrische Störungen auftreten können, sollten Nutzen und Risiken sorgfältig abgewogen werden.

31.3.6 Monoklonale Antikörper

Trotz ihres extrem anmutenden Preises haben die monoklonalen Antikörper in ih-

◼ Tab. 31.7 Verordnungen von Montelukast und monoklonalen Antikörpern. Angegeben sind die 2021 verordneten Tagesdosen, die Änderungen gegenüber 2020 und die mittleren Kosten je DDD 2021

Präparat	Bestandteile	DDD	Änderung	DDD-Nettokosten
		Mio.	%	Euro
Montelukast				
Montelukast-1 A Pharma	Montelukast	13,7	(−7,8)	0,50
Montelukast dura	Montelukast	9,2	(−13,5)	0,48
Montelukast AbZ	Montelukast	4,5	(+10,2)	0,51
Montelukast Heumann	Montelukast	1,8	(+185,7)	0,52
Montelukast Aurobindo	Montelukast	1,7	(+56,1)	0,50
Singulair	Montelukast	1,3	(−17,2)	0,73
Montelukast-ratiopharm	Montelukast	1,2	(+6,2)	1,20
Montelukast Aristo	Montelukast	0,74	(−29,8)	0,58
		34,1	**(−2,7)**	**0,53**
Monoklonale Antikörper				
Xolair	Omalizumab	3,0	(+12,3)	50,45
Fasenra	Benralizumab	1,3	(+21,2)	44,05
Nucala	Mepolizumab	1,3	(+7,9)	44,80
		5,7	**(+13,2)**	**47,65**
Summe		**39,7**	**(−0,7)**	**7,24**

31

ren Verordnungen 2021 kräftig zugenommen (◼ Tab. 31.7). Sie belasten die Kosten der antiasthmatischen Therapie erheblich: Durch sie wurde ein Achtel der gesamten Arzneimittelausgaben im Indikationsgebiet durch weniger als ein halbes Prozent der verordneten DDD verursacht (◼ Tab. 1.2, 31.7).

Der humanisierte, rekombinante monoklonale anti-IgE Antikörper Omalizumab (*Xolair*), der an IgE bindet und dadurch die Degranulation von Mastzellen und Basophilen sowie die Freisetzung von Histamin reduziert, ist als Zusatztherapie zur verbesserten Asthmakontrolle bei schwerem persistierenden allergischen Asthma bei Erwachsenen und Kindern über 6 Jahren zugelassen (Normansell et al. 2014).

Mepolizumab ist ein humanisierter monoklonaler Interleukin-5-Antikörper, der 2016 als Zusatzbehandlung bei schwerem refraktärem eosinophilem Asthma zugelassen wurde. Bei Patienten mit schwerem eosinophilem Asthma wurde die Exazerbationsrate durch Mepolizumab relativ um etwa 50 % gesenkt (Farne et al. 2022; Gallagher et al. 2021).

Benralizumab ist ein humanisierter monoklonaler Antikörper des Typs IgG1κ, der mit hoher Affinität und Spezifität an den humanen Interleukin-5-Rezeptor (IL-5Rα) auf der Oberfläche der eosinophilen Granulozyten bindet. Benralizumab kann bei Erwachsenen mit schwerem eosinophilem Asthma, das trotz hochdosierter inhalativer Glucocorticoide plus langwirksamer Beta-Agonisten unzureichend kontrolliert ist, als Add-on-Therapie eingesetzt werden (Farne et al. 2022; Gallagher et al. 2021).

Die Indikation zur Therapie mit monoklonalen Antikörpern sollte ausschließlich gestellt werden, wenn sich unter einer dreimonatigen maximalen inhalativen Kombinationstherapie mit einem ICS in Höchstdosis, einem LABA und einem LAMA (Tiotropium) keine ausreichende Asthmakontrolle erreichen lässt und weitere strenge Voraussetzungen der nationalen Versorgungsleitlinie (Bundesärztekammer (BÄK) et al. 2020) erfüllt sind. Für eine endgültige Beurteilung hinsichtlich des Nutzens und langfristiger UAW ist die vorhandene Datengrundlage noch nicht ausreichend. Die deutliche Zunahme der Verordnungen ist daher kritisch zu sehen. Bei der COPD ergibt sich keine Indikation für eine Therapie mit den monoklonalen Antikörpern.

Literatur

Buhl R, Bals R, Baur X, Berdel D, Criee CP, Gappa M, Gillissen A, Greulich T, Haidl P, Hamelmann E, Kardos P, Kenn K, Klimek L, Korn S, Lommatzsch M, Magnussen H, Nicolai T, Nowak D, Pfaar O, Rabe KF, Riedler J, Ritz T, Schultz K, Schuster A, Spindler T, Taube C, Taube K, Vogelmeier C, von Leupoldt A, Wantke F, Weise S, Wildhaber J, Worth H, Zacharasiewicz A (2017) Guideline for the Diagnosis and Treatment of Asthma – Guideline of the German Respiratory Society and the German Atemwegsliga in Cooperation with the Paediatric Respiratory Society and the Austrian Society of Pneumology. Pneumologie 71(12):e3

Bundesärztekammer (BÄK), Kassenärztliche Bundesvereinigung (KBV), Arbeitsgemeinschaft der Wissenschaftlichen Medizinischen Fachgesellschaften (AWMF). (2020). „Nationale Versorgungsleitlinie Asthma – Langfassung, 4. Auflage. Version 1. www.asthma.versorgungsleitlinien.de." Retrieved 01 08 2022

Bundesärztekammer (BÄK), Kassenärztliche Bundesvereinigung (KBV), Arbeitsgemeinschaft der Wissenschaftlichen Medizinischen Fachgesellschaften (AWMF). (2021). „Nationale Versorgungsleitlinie COPD – Teilpublikation der Langfassung, 2. Auflage. Version 1. 2021. www.leitlinien.de/copd." Retrieved 01. 08. 2022

Cloonan SM, Kim K, Esteves P, Trian T, Barnes PJ (2020) Mitochondrial dysfunction in lung ageing and disease. Eur Respir Rev 200165:1-12

Crossingham I, Turner S, Ramakrishnan S, Fries A, Gowell M, Yasmin F, Richardson R, Webb P, O'Boyle E,

Hinks TS (2021) Combination fixed-dose beta agonist and steroid inhaler as required for adults or children with mild asthma. Cochrane Database Syst Rev. https://doi.org/10.1002/14651858.CD013518.pub2

Fajt ML, Wenzel SE (2017) Development of new therapies for severe asthma. Allergy Asthma Immunol Res 9(1):3–14

Farne HA, Wilson A, Milan S, Banchoff E, Yang F, Powell CV (2022) Anti-IL-5 therapies for asthma. Cochrane Database Syst Rev. https://doi.org/10.1002/14651858.cd010834.pub3

Gallagher A, Edwards M, Nair P, Drew S, Vyas A, Sharma R, Marsden PA, Wang R, Evans DJ (2021) Anti-interleukin-13 and anti-interleukin-4 agents versus placebo, anti-interleukin-5 or anti-immunoglobulin-E agents, for people with asthma. Cochrane Database Syst Rev. https://doi.org/10.1002/14651858.cd012929.pub2

Hines KL, Peebles RS Jr. (2017) Management of the asthma-COPD overlap syndrome (ACOS): a review of the evidence. Curr Allergy Asthma Rep 17(3):15

Horita N, Goto A, Shibata Y, Ota E, Nakashima K, Nagai K, Kaneko T (2017) Long-acting muscarinic antagonist (LAMA) plus long-acting beta-agonist (LABA) versus LABA plus inhaled corticosteroid (ICS) for stable chronic obstructive pulmonary disease (COPD). Cochrane Database Syst Rev. https://doi.org/10.1002/14651858.CD012066.pub2

Janjua S, Fortescue R, Poole P (2020) Phosphodiesterase-4 inhibitors for chronic obstructive pulmonary disease. Cochrane Database Syst Rev. https://doi.org/10.1002/14651858.CD002309.pub6

Maqsood U, Ho TN, Palmer K, Eccles FJ, Munavvar M, Wang R, Crossingham I, Evans DJ (2019) Once daily long-acting beta2-agonists and long-acting muscarinic antagonists in a combined inhaler versus placebo for chronic obstructive pulmonary disease. Cochrane Database Syst Rev. https://doi.org/10.1002/14651858.CD012930.pub2

Normansell R, Walker S, Milan SJ, Walters EH, Nair P (2014) Omalizumab for asthma in adults and children. Cochrane Database Syst Rev. https://doi.org/10.1002/14651858.CD003559.pub4

Singh D, Agusti A, Anzueto A, Barnes PJ, Bourbeau J, Celli BR, Criner GJ, Frith P, Halpin DMG, Han M, Lopez Varela MV, Martinez F, Montes de Oca M, Papi A, Pavord ID, Roche N, Sin DD, Stockley R, Vestbo J, Wedzicha JA, Vogelmeier C (2019) Global Strategy for the Diagnosis, Management, and Prevention of Chronic Obstructive Lung Disease: the GOLD science committee report 2019. Eur Respir J 1900164:1–12

Sliwka A, Jankowski M, Gross-Sondej I, Storman M, Nowobilski R, Bala MM (2018) Once-daily long-acting beta2-agonists/inhaled corticosteroids combined inhalers versus inhaled long-acting muscarinic antagonists for people with chronic obstructive pulmonary disease. Cochrane Database Syst Rev 8(8):Cd12355

Hals-Nasen- und Ohrenerkrankungen

Horst Luckhaupt

Auf einen Blick

Verordnungsprofil Rhinologika werden lokal zur symptomatischen Behandlung der behinderten Nasenatmung bei Nasenschleimhautentzündungen und bei Rhinosinusitiden eingesetzt. Die weitaus größte Gruppe bilden die schleimhautabschwellenden Alphasympathomimetika (α1-Adrenorezeptoragonisten). Otologika werden zur lokalen antientzündlichen Therapie im Bereich des äußeren Ohres eingesetzt, ferner in Kombination mit einem Lokalanästhetikum in der symptomatischen Therapie von Ohrenschmerzen.

Bewertung Die topischen Sympathomimetika gehören zu den nicht verschreibungspflichtigen Arzneimitteln und werden daher fast nur noch bei Kindern verordnet. Topische Glucocorticoide sind bei allergischer Rhinitis zuverlässig wirksam, ferner sind sie Bestandteil der konservativen Therapie der chronischen Rhinosinusitis mit und ohne Nasenpolypen. Für die Lokaltherapie der bakteriell bedingten Otitis externa diffusa steht mit dem Fluorchinolon Ciprofloxacin ein gut wirksames Antibiotikum (antibakterieller Arzneistoff) zur Verfügung. Die lediglich symptomatisch wirksamen Lokalanästhetikakombinationen zeigen weiter Verordnungsabnahmen. Eine Zunahme der Verordnungen im HNO-Bereich zeigen die Arzneimittel zur Hyposensibilisierung. Dies ist auch bedingt durch die Zunahme allergischer Erkrankungen weltweit.

Rhinologika und Otologika sind Arzneimittel, die überwiegend lokal bei verschiedenen Erkrankungen des äußeren Ohres und des Mittelohres sowie bei bestimmten Erkrankungen der Nasenhaupthöhlen und der Nasennebenhöhlen eingesetzt werden. Der Hauptteil der Verordnungen entfällt weiter auf Alphasympathomimetika (α₁-Adrenorezeptoragonisten) und glucocorticoidhaltige Rhinologika, während alle anderen Rhinologika und auch die Otologika eine geringere Rolle spielen (◘ Abb. 32.1). Im Laufe der letzten zehn Jahre waren die Verordnungen glucocorticoidhaltiger Rhinologika bis 2020 rückläufig, im vergangenen Jahr zeigte sich ein gleiches Verordnungsverhalten wie im Vorjahr. Bei den rhinologischen Sympathomimetika war im Zeitraum 2020/21 ein leichter Anstieg der Verordnungen zu verzeichnen, während die Otologika-Verordnungen stabil blieben.

Rhinologika und Otologika zählen, bezogen auf die Einzelverordnung, zu den preiswerten Therapeutika, erreichen jedoch relativ hohe Umsätze, weil sie in der Behandlung sehr häufig auftretender Erkrankungen zum Einsatz kommen.

Teile des Kapitels wurden mit Zustimmung des Autors Karl-Friedrich Hamann dem Kapitel „Rhinologika und Otologika" in den vorangegangenen Ausgaben des Arzneiverordnungs-Reports bis 2021 entnommen, ohne besonders gekennzeichnet zu sein.

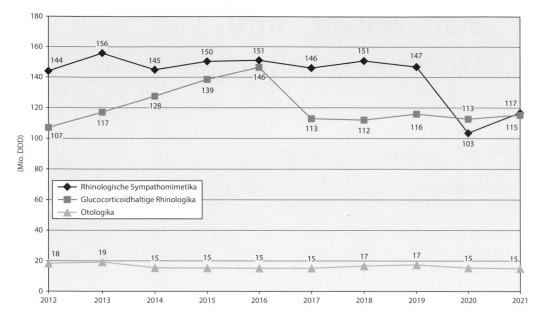

◘ Abb. 32.1 Verordnungen von Rhinologika und Otologika 2012–2021. Gesamtverordnungen nach definierten Tagesdosen

32.1 Rhinologika

Im Vordergrund der symptomatischen Behandlung mit Rhinologika steht die Beseitigung der behinderten Nasenatmung. Sie ist das am meisten störende Symptom aller Rhinitisformen, wobei in manchen Fällen noch Niesreiz und eine Hypersekretion der Schleimhäute hinzukommen. Zur lokalen Applikation stehen schleimhautabschwellende Alphasympathomimetika, Glucocoticoide und Antiallergika zur Verfügung. Eine Indikation für Homöopathika sehen der Autor des Kapitels und die Herausgeber des AVR nicht, da es keine wissenschaftliche Evidenz gibt. Die im Zusammenhang mit banalen Erkältungskrankheiten auftretende akute Rhinitis weist eine hohe Selbstheilungsrate auf. Der Gesichtspunkt einer Vorbeugung von Nasennebenhöhlenkomplikationen und die durch vermehrte Blutfüllung der Schleimhäute hervorgerufene „verstopfte Nase" machen je nach subjektivem Leidensdruck dennoch eine Therapie notwendig. Sinnvoll ist die kurzzeitige Anwendung von Alphasympathomimetika. Durch ihren ab-

schwellenden Effekt wird zum einen die Nasenluftpassage verbessert, zum anderen werden die Schleimhäute im Bereich der Nebenhöhlenostien abgeschwollen, was eine bessere Ventilation und Drainage der Nasennebenhöhlen bedingt. Auch wenn die Tuba Eustachii nicht direkt durch Alphasympathomimetika zu beeinflussen ist, so spielt doch eine freie Nasenluftpassage eine wichtige Rolle für die Belüftung des Mittelohres. Die Therapiedauer sollte möglichst sieben Tage nicht überschreiten, damit durch den vasokonstriktorischen Effekt trophische Störungen der Schleimhaut vermieden werden. Dies ist insbesondere bei langanhaltenden Beschwerden bedeutsam.

Der Begriff „nasale Hyperreaktivität" umfasst alle übersteigerten Reaktionsformen der Nasenschleimhaut auf physikalische, chemische oder pharmakologische Reize, die zu den bekannten Symptomen Obstruktion, Sekretion und Niesreiz führen (Bachert 1996). Sie beruht auf unterschiedlichen, sich teilweise überlappenden Pathomechanismen. Dazu zählen auch die allergische Rhinitis und die früher sog. „vasomotorische Rhinitis", der neben lokalen

Reizfaktoren auch psychosomatische Faktoren zugrunde liegen können. Die Behandlung der nasalen Hyperreaktivität richtet sich, wenn möglich, nach Ätiologie und Pathogenese, vor allem aber gegen die dominierenden Symptome (Bachert 1996). Zur medikamentösen Therapie werden topische Chromone wie Cromoglicinsäure, die am besten prophylaktisch anzuwenden sind, topische und systemische Glucocorticoide, Alphasympathomimetika sowie topische und systemische Antihistaminika (H1-Rezeptor-Antagonisten) vorzugsweise in Form wenig oder nicht sedierender Antihistaminika der zweiten Generation eingesetzt (▶ Kap. 36, Antiallergika).

32.1.1 Alphasympathomimetika

Wichtigster Effekt der Alphasympathomimetika ist die Schleimhautabschwellung, hieraus resultieren auch die wichtigsten Indikationen wie akute Rhinitis (in der Regel im Rahmen eines viralen Infektes der oberen Atemwege), nasale Hyperreaktivität, akute Rhinosinusitis, akute Exazerbation einer chronischen Rhinosinusitis (Abschwellen der Schleimhäute des mittleren Nasenganges). Unterstützend kann ein Alphasympathomimetikum bei starker Obstruktion im Rahmen einer allergischen Rhinitis additiv mit anderen Medikamenten verordnet werden. Bei nicht-eitrigen Rhinosinusitiden sollte durchaus ein Therapieversuch mit beispielsweise Kochsalzspülungen (mehrfach täglich) der Nase erfolgen, bevor Alphasympathomimetika Anwendung finden, gerade auch im Kindesalter. Bei Säuglingen sind die Verwendung von Sprühflaschen (hoher Applikationsdruck mit wenig exakter Dosierung), Dosieraerosole, mentholhaltige Nasentropfen und Antihistaminika kontraindiziert. Eine mögliche bakterielle und fungale Kontaminationsgefahr ist bei der Benutzung sog. Tropfpipetten zu beachten. Reicht bei Kleinkindern bis zum 6. Lebensjahr eine Kochsalzbehandlung der erkrankten Nasenschleimhäute nicht aus, so liegen ausreichende Erfahrungen mit Tramazolin-Nasenspray vor (Luckhaupt 2016). Ab-

schwellende Nasentropfen sollten stets nur zeitlich begrenzt Anwendung finden (7–10 Tage), bei einer Langzeitapplikation besteht die Gefahr einer Rhinitis medicamentosa, daneben können Schleimhautatrophie und Rhinitis sicca beobachtet werden. Die 2020 verordneten rhinologischen Sympathomimetika weisen einen Anstieg bei den Verordnungen auf. Ein möglicher Grund könnte die symptomatische Therapie allergischer Rhinitiden mit erheblicher nasaler Symptomatik sein. Auffällig ist ein erhebliches Verordnungsplus von Oxymetazolin (◨ Tab. 32.1). Zu berücksichtigen ist, dass in den Pandemiejahren 2020 und 2021 in den deutschen Arztpraxen weniger Menschen mit Atemwegsinfektionen behandelt wurden.

32.1.2 Antiallergika

Zu den lokal wirksamen Antiallergika zählen der Mastzellstabilisator Cromoglicinsäure (ausreichende Erfahrung auch bei Kindern), Antihistaminika wie Levocabastin und Azelastin; letztere weisen eine rasche Wirksamkeit gegen Nasen- und Augensymptome auf. Im Jahre 2021 zeigt sich ein annähernd gleiches Verordnungsverhalten bei den H1-Antihistaminika wie 2020 (◨ Tab. 36.1). Diese lokal wirkenden Substanzen wirken nicht sedierend. Die spezifische Immuntherapie ist auf längere Zeit betrachtet im Vergleich zur Pharmakotherapie bei allergischer Rhinitis deutlich kosteneffektiver (Luckhaupt 2016), hier ist im vergangenen Jahr eine Verordnungszunahme festzustellen.

32.1.3 Glucocorticoide

Die topische Applikation von Glucocorticoiden ist die wirksamste Behandlung der allergischen Rhinitis, insbesondere bei erheblicher nasaler Obstruktion (Luckhaupt 2016). Ebenso bewährt sich diese Therapieform bei Patienten mit Polyposis nasi (im Rahmen einer chronisch-polypösen Rhinosinusitis) und einer dadurch bedingten nasalen Symptoma-

◘ **Tab. 32.1** **Verordnungen rhinologischer Alphasympathomimetika und Antiallergika.** Angegeben sind die 2021 verordneten Tagesdosen, die Änderungen gegenüber 2020 und die mittleren Kosten je DDD 2021

Präparat	Bestandteile	DDD	Änderung	DDD-Nettokosten
		Mio.	%	Euro
Xylometazolin				
Nasengel/-spray/-tropfen AL	Xylometazolin	47,4	(+6,3)	0,07
Otriven	Xylometazolin	19,7	(−13,8)	0,11
Olynth	Xylometazolin	17,1	(+4,7)	0,06
Nasenspray/-tropfen-ratiopharm	Xylometazolin	1,1	(+3,1)	0,10
Imidin	Xylometazolin	0,79	(−58,7)	0,07
Nasenspray Zentiva	Xylometazolin	0,70	(−20,0)	0,18
		86,8	**(−0,9)**	**0,08**
Andere Sympathomimetika				
Nasivin	Oxymetazolin	24,6	(+140,6)	0,17
Kombinationen				
Nasenduo	Xylometazolin Dexpanthenol	2,5	(+29,6)	0,19
Nasic/-neo	Xylometazolin Dexpanthenol	2,3	(−22,9)	0,22
		4,9	**(−2,3)**	**0,20**
Antiallergika				
Allergodil Nasenspray, Nasenspray/ Augentropfen	Azelastin	1,2	(+2,9)	0,92
Livocab Nasenspray, Nasenspray/ Augentropfen	Levocabastin	0,55	(+26,6)	3,06
Cromo-ratiopharm Nasenspray, Nasenspray/Augentropfen	Cromoglicinsäure	0,11	(+109,2)	1,35
		1,8	**(+12,6)**	**1,58**
Summe		**118,1**	**(+13,0)**	**0,13**

32

tik wie Nasenatmungsbehinderung, Rhinorrhoe und Riechstörung. Der Wirkungseintritt topisch applizierter Glucocorticoide ist langsam, aus diesem Grund wird mitunter bei subjektiv hohem Leidensdruck wegen starker nasaler Obstruktion kurzzeitig zu Behandlungsbeginn ein Alphasympthomimetikum mit einem lokal wirksamen Glucocorticoidpräparat kombiniert. Bei einigen topisch anwendbaren Glucocorticoiden wie Dexamethason kann es zu systemischen unerwünschten Arzneimittelwirkungen kommen (Myginol und Andersson 2006). Ein erhöhtes Frakturrisiko durch nasal appliziertes Glucocorticoide ist nicht nachweisbar (Luckhaupt 2016). Die Verträglichkeit der meisten Präparate ist gut, gelegentlich werden

◻ **Tab. 32.2 Verordnungen von glucocorticoidhaltigen Rhinologika.** Angegeben sind die 2021 verordneten Tagesdosen, die Änderungen gegenüber 2020 und die mittleren Kosten je DDD 2021

Präparat	Bestandteile	DDD	Änderung	DDD-Nettokosten
		Mio.	%	Euro
Budesonid				
Budes Nasenspray	Budesonid	16,8	(+16,7)	0,37
Aquacort Nasenspray	Budesonid	10,5	(−14,3)	0,31
Budesonid-1 A Pharma	Budesonid	4,1	(−9,2)	0,23
Budapp nasal	Budesonid	2,2	(+5,9)	0,40
		33,7	**(+1,1)**	**0,34**
Fluticason				
Avamys	Fluticason	3,2	(−0,4)	0,62
Flutica TEVA	Fluticason	1,8	(−2,4)	0,58
Flutide Nasal	Fluticason	0,61	(−1,2)	0,76
		5,6	**(−1,2)**	**0,62**
Mometason				
MometaHEXAL	Mometason	21,4	(+26,4)	0,48
Mometasonfuroat AL	Mometason	16,4	(+79,2)	0,47
MomeAllerg/MomeGalen Nasen-spray	Mometason	7,4	(−52,6)	0,46
Mometasonfuroat Abz	Mometason	5,2	(−21,1)	0,38
Mometason/Mometasonfuroat-ratiopharm	Mometason	3,2	(+0,0)	0,48
Nasonex	Mometason	2,1	(−2,5)	0,55
		55,8	**(+3,9)**	**0,47**
Weitere Mittel				
Dymista	Fluticason Azelastin	6,3	(+6,5)	1,14
Beclometason-ratiopharm nasal	Beclometason	5,7	(+6,6)	0,25
Syntaris	Flunisolid	4,3	(−0,1)	0,37
Rhinisan	Triamcinolonacetonid	0,99	(−17,9)	0,58
Beclorhinol	Beclometason	0,59	(−26,1)	0,43
Nasacort	Triamcinolonacetonid	0,43	(+20,8)	0,70
Dexa Rhinospray Mono	Dexamethason	0,15	(−3,4)	1,50
		18,4	**(+2,1)**	**0,63**
Summe		**113,5**	**(+2,5)**	**0,46**

ein Brennen in der Nase, ein Trockenheitsgefühl und Nasenbluten beobachtet. Bei Langzeitbehandlung sollte der Augeninnendruck kontrolliert werden. Die aktuelle Datenlage zeigt keine Überlegenheit eines bestimmten Glucocorticoids bzgl. Wirksamkeit und Therapieerfolg bei nasaler Applikation (Waddell et al. 2003). Daher können grundsätzlich kostengünstige Präparate verordnet werden.

2021 wurden 2,5 % glucocorticoidhaltige Rhinologika mehr verordnet als 2020, Mometason um 3,9 % mehr (◻ Tab. 32.2). Mögliche Ursachen sind zum einen die Zunahme von Patientinnen und Patienten mit allergischer Rhinitis, zum anderen der Einsatz dieser Präparate in der konservativen Therapie chronischer Rhinosinusitiden.

Dexamethason-haltige Rhinologika sollten wegen der zwar seltenen, grundsätzlich aber möglichen unerwünschten Arzneimittelwirkungen wie iatrogenes Cushing-Syndrom, Nebennierenrindensuppression und Wachstumsstörung bei Kindern (Fuchs et al. 1999) durch andere topisch applizierbare Glucocorticoide ersetzt werden, die diese Nebenwirkungen nicht aufweisen. Das Kombinationspräparat aus dem Antihistaminikum Azelastin und dem Glucocorticoid Fluticason führt offensichtlich relativ häufig zu Epistaxis, auch über unangenehme Geruchsempfindungen und Dysgeusie wird immer wieder geklagt, das Präparat ist auch relativ teuer.

32.1.4 Sonstige Rhinologika

Kochsalzlösungen wirken reinigend auf die Nasenschleimhäute, ein positiver Einfluss auf die Zilientätigkeit in der Nase ist wahrscheinlich, das Nasensekret wird durch eine Alkalisierung flüssiger. Sinnvoll ist dieses Therapieprinzip bei chronischen Rhinitiden, insbesondere bei borkigen Nasenschleimhautveränderungen. Das Fertigpräparat Emser Salz weist 2021 eine Zunahme der Verordnungen um 16,5 % auf (◻ Tab. 32.3). Dieser Trend

32

◻ **Tab. 32.3 Verordnungen sonstiger Rhinologika.** Angegeben sind die 2021 verordneten Tagesdosen, die Änderungen gegenüber 2020 und die mittleren Kosten je DDD 2021

Präparat	Bestandteile	DDD	Änderung	DDD-Nettokosten
		Mio.	%	Euro
Monopräparate				
Emser Salz Nase	Emser Salz	2,5	(+16,5)	0,31
Kombinationen				
Sinupret	Enzianwurzel Schlüsselblumenblüten Ampferblätter Holunderblüten Eisenkraut	2,1	(−3,2)	1,91
Euphorbium comp SN Spray	Euphorbium D4 Pulsatilla D2 Mercurius biiod. D8 Hepar sulfuris D10 Argentum nitr. D10 Luffa operculata D2	0,34	(−10,8)	0,62
		2,4	(−4,3)	1,73
Summe		4,9	(+5,2)	1,01

ist aus klinisch-pharmakologischer und HNO-ärztlicher Sicht durchaus wünschenswert, da derartige Präparate an der Nasenschleimhaut wirksam sind bei fehlenden unerwünschten Arzneimittelwirkungen. Bei entzündlichen Erkrankungen der Nasennebenhöhlen – insbesondere der chronischen Rhinosinusitis ohne Nasenpolypen – finden Phytotherapeutika wie das Kombinationspräparat Sinupret oder Cineol-haltige Präparate (Soledum) im Rahmen der konservativen Behandlung Anwendung, bei diesen Pharmaka sind einzelne pharmakologische Effekte auf die entzündlich veränderte Schleimhaut nachgewiesen. Für homöopathische Mittel sehen wir bei Erkrankungen der Nasenhaupt- und -nebenhöhlen keine Indikationen; es fehlt die Evidenz.

Ausblick: Bei Patientinnen und Patienten mit einer durch eine Typ2-Inflammation bedingten schweren chronischen Rhinosinusitis mit Nasenpolypen mit einem therapierefraktären Verlauf auf glucocorticoidhaltige Rhinologika und operativen Maßnahmen stehen zukünftig Behandlungen mit therapeutischen monoklonalen Antikörpern (im Klinikjargon häufig als Biologika bezeichnet) wie Mepolizumab oder Dupilumab zur Verfügung (Bachert 2022, persönliche Mitteilung). Allerdings werden die zu erwartenden Therapiekosten hoch sein, sodass diese Therapie nur ausgewählten Patienten vorbehalten sein wird.

32.2 Otologika

Otologika sind Arzneimittel zur lokalen Anwendung im Bereich des äußeren Ohres, neben der Ohrmuschel insbesondere im äußeren Gehörgang. Die wichtigsten Indikationen der Otologika sind die Otitis externa diffusa, die Otitis externa circumscripta, das Ekzem des äußeren Ohres und akute Exazerbationen der Otitis media chronica. Bei der oftmals sehr schmerzhaften diffusen Gehörgangsentzündung (Abstrich!) wird abschwellend (z. B. Alkohol-Gazestreifen nach subtiler Gehörgangsreinigung) und antientzündlich behandelt; hierbei nach Möglichkeit lo-

kal mit einem Antiseptikum wie Natriumhypochlorit oder Povidon-Jod. Lediglich bei therapierefraktärem Krankheitsverlauf ist bei der diffusen Otitis externa bakterieller Genese eine zeitlich begrenzte (5–7 Tage) antibakterielle Lokaltherapie angezeigt (Luckhaupt et al. 1996). Heilt die Gehörgangsentzündung unter der lokalen Behandlung nicht aus, so kann eine systemische antibiotische Behandlung (siehe ▶ Abschn. 32.2.1) erforderlich werden (gezielt nach Erregernachweis aus Gehörgangsabstrich). Die Otitis externa circumscripta (Gehörgangsfurunkel) wird lokal therapiert mit antiseptisch wirkenden Lösungen oder Salben, lediglich bei ausbleibender Besserung unter dieser Therapie ist eine lokale antibakterielle Behandlung indiziert (siehe ▶ Abschn. 32.2.1). Patienten mit einem trockenen Gehörgangsekzem werden mit Harnstoffcreme oder glucocorticoidhaltigen Salben therapiert, beim nässenden Ekzem des äußeren Ohres kommen Schüttelmixtur oder weiche Lotio zinci zur Anwendung (Luckhaupt 2016). Entzündliche Exazerbationen einer chronischen Mittelohrentzündung werden nach HNO-ärztlicher Ohrreinigung lokal therapiert (cave: Trommelfellperforation). Behandlung der Wahl ist bei der chronisch-epitympanalen Otitis media (Cholesteatom) die mikrochirurgische Operation (wegen Komplikationsgefahr), während bei der chronisch-mesotympanalen Mittelohrentzündung eine relative Operationsindikation zur Tympanoplastik besteht (keine Komplikationsgefahr).

32.2.1 Antibiotika (antibakterielle Arzneistoffe)

Wichtigste bakterielle Erreger bei den o. g. entzündlichen Ohrerkrankungen sind *Pseudomonas aeruginosa, Staphylococcus aureus* und *Proteus mirabilis*. Eine antibakterielle Lokaltherapie muss gerade auch unter Berücksichtigung von Risiken wie Allergisierung, Resistenzentwicklung, eventueller Toxizität streng indiziert werden. Bei bakteriellen

Gehörgangsentzündungen und Exazerbationen einer chronischen Otitis media oder einer infizierten mastoidalen Höhle (Zustand nach Warzenfortsatzoperation) kommt den hohen und wirksamen örtlichen Konzentrationen des applizierten Medikamentes eine große Bedeutung für den Therapieerfolg zu. So findet sich im mittleren und hinteren Gehörgangsdrittel eine fast periostartige Auskleidung mit relativ schlechter Durchblutung. Mittel der Wahl zur lokalen antibakteriellen Behandlung ist das Fluorchinolon Ciprofloxacin; die bei systemischer Anwendung dieses Präparates gefürchteten unerwünschten Arzneimittelwirkungen finden sich bei der örtlichen Anwendung nicht. Ciprofloxacin zeigt in der HNO-Heilkunde seit Jahren zuverlässige Behandlungsergebnisse in der lokalen Anwendung bei bakteriell bedingten Ohrentzündungen – aber: strenge Indikationsstellung für die fachärztlich indizierte, zeitlich begrenzte Therapie. Die Überlegenheit von Ciprofloxacin gegenüber anderen lokal wirkenden antibakteriellen Arzneistoffen haben Cochrane-Reviews bereits vor mehr als zwanzig Jahren gezeigt (Acuin et al. 2000). Eine ebenso strenge Indikationsstellung

▢ Tab. 32.4 Verordnungen von Otologika. Angegeben sind die 2021 verordneten Tagesdosen, die Änderungen gegenüber 2020 und die mittleren Kosten je DDD 2021

Präparat	Bestandteile	DDD	Änderung	DDD-Nettokosten
		Mio.	%	Euro
Antibiotika				
Ciloxan Ohren	Ciprofloxacin	2,8	(−4,4)	1,19
Panotile cipro	Ciprofloxacin	2,3	(−6,7)	1,84
Infectocipro Ohrentropfen	Ciprofloxacin	0,55	(−4,1)	2,37
		5,6	**(−5,3)**	**1,57**
Corticosteroide				
Otoflamm	Fluocinolonacetonid	0,23	(+13,8)	2,16
Antibiotikakombinationen				
Infectociprocort	Fluocinolonacetonid Ciprofloxacin	4,6	(+3,7)	1,46
Cilodex	Dexamethason Ciprofloxacin	2,9	(+5,6)	0,96
		7,6	**(+4,4)**	**1,27**
Lokalanästhetikakombinationen				
Otobacid N	Dexamethason Cinchocain Butandiol	0,81	(−5,5)	1,76
Otalgan	Phenazon Procain	0,27	(+4,4)	0,42
		1,1	**(−3,2)**	**1,42**
Summe		**14,5**	**(−0,0)**	**1,41**

32

erfordern Kombinationspräparate aus Ciprofloxacin und einem Glucocorticoid; lediglich bei ausgeprägten entzündlichen Veränderungen sowie starkem Leidensdruck und nachgewiesener bakterieller Genese (Mikrobiologie) können diese zur Anwendung kommen. Antibiotikahaltige Otologika wurden 2021 um 5,3 % weniger verordnet als im Vorjahr, bei der Verordnung von Antibiotikakombinationen mit einem Glucocorticoid zeigte sich eine geringe Zunahme der Verordnungshäufigkeit im Jahre 2021 (◘ Tab. 32.4). Eine mögliche Ursache liegt in der wirksamen Behandlung insbesondere bakteriell superinfizierter Gehörgangsekzeme.

32.2.2 Lokalanästhetika- kombinationen

Dexamethason und das Lokalanästhetikum Cinchocain werden aufgrund ihrer abschwellenden und schwach lokalanästhetischen Wirkung zur örtlich wirksamen Schmerztherapie bei entzündlichen Ohrerkrankungen eingesetzt, ferner zeigt das Präparat eine Pruritus-lindernde Wirkung bei Patienten mit Ohrekzem. Wie bereits 2020 zeigt sich auch 2021 eine abnehmende Verordnungstendenz des Kombinationspräparates gegenüber dem Vorjahr (◘ Tab. 32.4).

Literatur

Acuin J, Smith A, Mackenzie I (2000) Interventions for chronic supporative otitis media. Cochrane Database Syst Rev. https://doi.org/10.1002/14651858. CD000473

Bachert C (1996) Klinik der Umwelterkrankungen von Nase und Nasennebenhöhlen – Wissenschaft und Praxis. In: Feldmann H, Draf W (Hrsg) Teil I: Referate Aktuelle Rhinologie. Forschung und Klinik. Verhandlungsbericht 1996 der Deutschen Gesellschaft für Hals-Nasen-Ohren-Heilkunde, Kopf- und Hals-Chirurgie, Bd. 1. Springer, Berlin, Heidelberg, S 75–153

Bachert C (2022) persönliche Mitteilung

Fuchs M, Wetzig H, Kertscher F, Täschner R, Keller E (1999) Iatrogenes Cushing-Syndrom und Mutatio tarda durch Dexamethason-haltige Nasentropfen. HNO 47:647–650

Luckhaupt H (2016) Medikamentöse Therapie in der HNO-Heilkunde, 2. Aufl. Thieme, Stuttgart, New York

Luckhaupt H, Hildmann H, Opferkuch W (1996) Mikrobiologische Erkrankungen im HNO-Bereich. SM Verlagsgesellschaft, Gräfelfing

Myginol N, Andersson M (2006) Topical glucosteroids in rhinitis: clinical aspects. Acta Otolaryngol 126:1022 1029

Waddell AN, Patel SK, Toma AG, Maw AR (2003) Intranasal steroid sprays in the treatment of rhinitis: is one better than another? J Laryngol Otol 117:843–845

Urologische Erkrankungen

Inhaltsverzeichnis

Nieren-, Harnwegs- und Prostataerkrankungen

Bernd Mühlbauer und Hartmut Oßwald

Auf einen Blick

Verordnungsprofil Mit über 70 % der Verordnungen bleiben Prostatamedikamente die überwiegende Gruppe der Urologika. Urologische Spasmolytika repräsentieren mehr als ein Viertel des Verordnungsvolumens, während Urolithiasis- und Kathetermedikamente nur sehr geringe Verordnungszahlen erreichen.

Trend Die langjährige Zunahme des Verordnungsvolumens von Alpha$_1$-Rezeptorenblockern zur Behandlung von Miktionsstörungen hat sich auch 2021 fortgesetzt, während die 5α-Reduktasehemmer zur Behandlung des benignen Prostatasyndroms seit einigen Jahren stagnieren. Der nach jahrelanger Plateauphase im Vorjahr beobachtete Verordnungsanstieg anticholinerg wirkender Spasmolytika zur Behandlung der Harninkontinenz hat sich 2021 sogar verstärkt; an der kontroversen Diskussion zum Ausmaß des therapeutischen Nutzens dieser Substanzen hat sich nichts geändert.

Urologika werden zur Behandlung von Miktionsstörungen im weitesten Sinne angewandt, denen Störungen der Blase und – bei Männern – der Prostata sowie verschiedene andere urologische Erkrankungen zugrunde liegen. Die beiden wichtigsten Arzneimittelgruppen sind Prostatamedikamente (Alpha$_1$-Rezeptorenblocker, 5α-Reduktasehemmer) und urologische Spasmolytika (◗ Abb. 33.1). Das Verordnungsvolumen der gesamten Indikationsgruppe hat 2021 gegenüber dem Vorjahr um 2,5 % zugenommen (siehe ◗ Tab. 1.2).

33.1 Prostatamedikamente

Die benigne Prostatahyperplasie tritt bei Männern ab einem Alter von ca. 50 Jahren auf und führt zu einer zunehmenden, individuell unterschiedlichen Größenzunahme der Prostata. Ohne subjektive Beschwerden oder klinisch relevante Obstruktion bedarf sie keiner Therapie. Bei der Hälfte der betroffenen Patienten kommt es allerdings im weiteren Verlauf zu einer behandlungsbedürftigen Blasenentleerungsstörung mit Nykturie, zu Restharnbildung und Überlaufblase bis hin zur Harninkontinenz. Das klinische Bild wird als benignes Prostatasyndrom oder LUTS (lower urinary tract symptoms) zusammengefasst. Symptome, Pathophysiologie, objektiv quantifizierbare somatische Befunde, subjektive Symptomatik sowie Progredienz dieser Erkrankung weisen eine große interindividuelle Varianz auf, was die vergleichende Beurteilung klinischer Studien erschwert. Die Bezeichnung benignes Prostata-Syndrom ist der Überbegriff für die symptomatischen Störungen und wird je nach pathophysiologischem Hintergrund in Prostatavergrößerung, Prostataobstruktion oder Blasenauslassobstruktion unterschieden.

Die therapeutische Vorgehensweise ist in der Leitlinie der European Association of Urology zusammengefasst (Gravas et al. 2021).

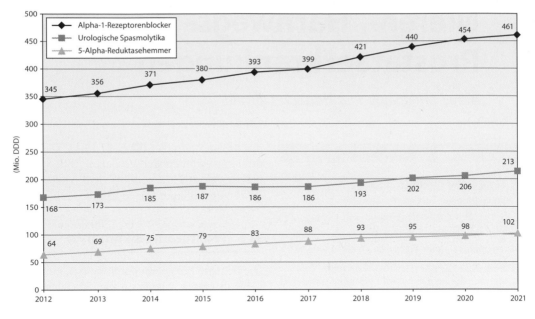

◻ Abb. 33.1 Verordnungen von Urologika 2012 bis 2021. Gesamtverordnungen nach definierten Tagesdosen

Bei milder Symptomatik ist beobachtendes Zuwarten („watchful waiting") gerechtfertigt. Als Standardverfahren bei vergrößerter Prostata und deutlicher Symptomatik (zunehmendes Restharnvolumen und rezidivierende Harnverhaltungen) gilt die transurethrale Resektion der Prostata. Alternativ diskutiert werden zahlreiche andere Behandlungsverfahren (z. B. Laserkoagulation, Laserresektion, transurethrale Mikrowellentherapie). Mit selektiven Inhibitoren adrenerger Alpha$_1$-Rezeptoren sowie des Enzyms 5α-Reduktase (bei Überwiegen der Prostatavergrößerung) stehen medikamentöse Therapieoptionen zur Verfügung, die bei leichter bis mäßiger Symptomatik, zumindest in der Zeit bis zur Operation, eine wirksame Behandlung möglich machen. Da die medikamentösen Strategien in der Regel zu symptomatischen Verbesserungen führen, muss vor Behandlungsbeginn eine differenzierte urologische Beurteilung erfolgen, da sonst eine bisher asymptomatische, aber ausgeprägte Obstruktion außer Kontrolle geraten kann.

33.1.1 Adrenerge Alpha$_1$-Rezeptorenblocker

Adrenerge Alpha$_1$-Rezeptorenblocker werden aufgrund ihrer vasodilatierenden Wirkungen seit langem als Antihypertensiva eingesetzt (vgl. ▶ Kap. 6). Daneben blockieren sie die Alpha$_1$-Rezeptoren in der glatten Muskulatur der Prostata und des Blasenhalses, so dass der Urinfluss ansteigt und das Restharnvolumen sinkt. Aufgrund der besseren kardiovaskulären Verträglichkeit werden bei LUTS ausschließlich selektive Alpha$_1$-Rezeptorenblocker wie Tamsulosin eingesetzt. Ausreichend lange Eliminationshalbwertszeiten oder galenische Retardierung erlauben bei allen verfügbaren Substanzen eine tägliche Einmaldosierung. Trotz der hohen Zahl klinischer Untersuchungen zu den Alpha$_1$-Rezeptorenblockern ist aufgrund der Heterogenität in Design und methodischer Qualität die Datenlage unübersichtlich. Im Wesentlichen sind Steigerungen der Urinflussrate um 20–35 % nachgewiesen worden, wobei vergleichende Studien oder Übersichten

33

einmal weniger (Chapple 1996), einmal mehr (Djavan und Marberger 1999; Tsujii 2000) Unterschiede zwischen den einzelnen Substanzen berichten. In der Mehrzahl der Studien zeigen sich auch in den Placeboarmen erhebliche Responderraten, so dass die absoluten Unterschiede eher gering sind.

Die selektiven Alpha$_1$-Rezeptorenblocker haben auch 2021 den seit über einem Jahrzehnt zu beobachtenden Verordnungszuwachs fortgesetzt (◖ Abb. 33.1) und stellen einen Anteil von 60 % am DDD-Volumen der gesamten Indikationsgruppe der Urologika dar. Tamsulosin hat seine führende Position mit knapp 90 % der Verordnungen dieser Wirkstoffgruppe behauptet. Das ähnlich preisgünstige Alfuzosin verzeichnete einen geringen Verordnungsanstieg. Die etwa 30 % teureren Terazosinpräparate konnten ebenfalls geringfügig zulegen (◖ Tab. 33.1). Wie schon im Vorjahr zeigten Silodosinpräparate insgesamt

einen Verordnungsanstieg um etwa ein Viertel. Dieser konzentriert sich auf die inzwischen drei generischen Präparate *Silodosin Zentiva*, *Silbesan und Silodosin AL*, während das Originalpräparat *Urorec* trotz eines eher geringen Preisunterschiedes im Umsatz geradezu einbrach (◖ Tab. 33.1). Silodosin zeigt im Vergleich zu Tamsulosin keine höhere Wirksamkeit, dafür aber häufiger (14 % vs. 2 %) die für diese Wirkstoffgruppe typische Nebenwirkung Erektionsstörung (Chapple et al. 2011), die früher als „retrograde Ejakulation" beschrieben wurde.

Nach einem systematischen Review haben alle Alpha$_1$-Rezeptorenblocker eine vergleichbare Wirksamkeit bei der symptomatischen Behandlung des benignen Prostatasyndroms (Milani und Djavan 2005). In Kurzzeitstudien über 2–3 Monate verbesserten sie den Gesamtsymptomenscore um 30–45 % und die maximale Urinflussrate um 15–30 % gegenüber

◖ **Tab. 33.1 Verordnungen von adrenergen Alpha1-Rezeptorenblockern 2021.** Angegeben sind die 2021 verordneten Tagesdosen, die Änderungen gegenuber 2020 und die mittleren Kosten je DDD 2021

Präparat	Bestandteile	DDD	Änderung	DDD-Nettokosten
		Mio.	%	Euro
Tamsulosin				
Tamsulosin Zentiva	Tamsulosin	243,9	(+9,9)	0,19
Tamsulosin-1 A Pharma	Tamsulosin	54,1	(+11,2)	0,21
Tamsulosin BASICS	Tamsulosin	39,2	(−4,0)	0,21
Tamsulosin Heumann	Tamsulosin	20,4	(−10,0)	0,19
Tamsublock	Tamsulosin	18,6	(−20,9)	0,21
Tamsulosin AL	Tamsulosin	12,0	(−18,0)	0,23
Tamsulosin Aristo	Tamsulosin	3,2	(−13,5)	0,21
Tamsulosin AbZ	Tamsulosin	2,8	(−72,8)	0,19
Tamsunar	Tamsulosin	1,8	(−17,8)	0,21
Tadin	Tamsulosin	1,6	(−16,2)	0,26
Tamsulosin Uropharm	Tamsulosin	1,6	(−22,3)	0,21
		399,1	**(+1,8)**	**0,20**

◘ Tab. 33.1 (Fortsetzung)

Präparat	Bestandteile	DDD	Änderung	DDD-Nettokosten
		Mio.	%	Euro
Terazosin				
Terazosin Aristo	Terazosin	3,3	(+44,4)	0,31
Tera TAD	Terazosin	1,1	(−27,9)	0,33
Terablock	Terazosin	0,96	(−29,4)	0,36
		5,4	**(+3,6)**	**0,33**
Alfuzosin				
Alfuzosin Zentiva	Alfuzosin	19,6	(+17,0)	0,20
Alfuzosin Aurobindo	Alfuzosin	7,5	(−12,7)	0,20
Alfuzosin Winthrop	Alfuzosin	6,7	(−10,8)	0,31
Alfuzosin-1 A Pharma	Alfuzosin	3,1	(+15,1)	0,20
		36,9	**(+3,8)**	**0,22**
Weitere Alpharezeptorenblocker				
Silodosin Zentiva	Silodosin	4,5	(+214,3)	0,26
Urorec	Silodosin	3,1	(−50,6)	0,43
Silbesan	Silodosin	1,8	(+481,1)	0,32
Silodosin AL	Silodosin	1,2	(+277,8)	0,32
		10,7	**(+26,7)**	**0,33**
Summe		**452,0**	**(+2,4)**	**0,20**

33

den Ausgangswerten. Dabei hatten Alfuzosin (10 mg/Tag) und Tamsulosin (0,4 mg/Tag) eine etwas bessere kardiovaskuläre Verträglichkeit als Doxazosin und Terazosin, während Tamsulosin häufiger Ejakulationsstörungen (s. o.) auslöste. Kontrollierte Langzeitstudien zu Alpharezeptorenblockern bei der benignen Prostatahyperplasie liegen nur für Doxazosin vor (Kirby et al. 2003), das schon seit Jahren nicht mehr unter den 3.000 am häufigsten verordneten Arzneimitteln auftaucht.

33.1.2 α-Reduktasehemmer

Hemmstoffe des in zwei Isoformen (Typ 1 und 2) vorkommenden Enzyms 5α-Reduktase verringern die Umwandlung von Testosteron in Dihydrotestosteron, welches das primäre Androgen der Prostata ist und für die Zunahme des Prostatavolumens verantwortlich gemacht wird. Die Reduktion der Prostatavolumina, der LUTS Symptomatik sowie die Senkung des PSA-Wertes mit Hemmstoffen der 5α-Reduktase zeigten sich in einer Metaanalyse sechs relevanter klinischer Studien (Boyle et al. 1996). Gemäß den oben erwähnten Therapieempfehlungen ist ein Erfolg der

◻ Tab. 33.2 Verordnungen von 5α-Reduktasehemmern 2021. Angegeben sind die 2021 verordneten Tagesdosen, die Änderungen gegenüber 2020 und die mittleren Kosten je DDD 2021

Präparat	Bestandteile	DDD	Änderung	DDD-Nettokosten
		Mio.	%	Euro
Finasterid				
Finasterid Winthrop	Finasterid	23,5	(−41,3)	0,56
Finasterid Bluefish	Finasterid	13,8	(+512,8)	0,51
Finasterid Aurobindo	Finasterid	4,5	(−26,0)	0,52
Finasterid Heumann	Finasterid	4,0	(−17,5)	0,51
Finasterid-PUREN	Finasterid	3,6	(+381,1)	0,41
Finural	Finasterid	3,3	(−17,5)	0,56
		52,7	**(−9,2)**	**0,53**
Dutasterid				
Duodart	Tamsulosin Dutasterid	20,0	(−21,8)	1,00
Tamsublock duo	Tamsulosin Dutasterid	4,5	(+214,0)	0,58
Dutasterid-Tamsulosin Zentiva	Tamsulosin Dutasterid	3,5	(+144,0)	0,32
Dutasterid/Tamsulosin Heumann	Tamsulosin Dutasterid	2,5	(> 1.000)	0,34
Dutastam	Tamsulosin Dutasterid	2,1	(+24,5)	0,36
Dutasterid/Tamsulosin-PUREN	Tamsulosin Dutasterid	1,9	(> 1.000)	0,31
Dutasterid/Tamsulosin beta	Tamsulosin Dutasterid	1,7	(+51,6)	0,33
Dutasterid Axiromed	Dutasterid	1,6	(+25,1)	0,57
Duta-Tamsaxiro	Tamsulosin Dutasterid	1,6	(> 1.000)	0,80
Dutasterid/Tamsulosin-ratiopharm	Tamsulosin Dutasterid	1,4	(+30,0)	0,35
		40,8	**(+20,4)**	**0,72**
Summe		**93,5**	**(+1,7)**	**0,61**

Therapie mit 5α-Reduktasehemmern vor allem bei Prostatavolumina über 40 ml zu erwarten. Finasterid hat nach jahrelanger Verordnungszunahme und Stagnation im Vorjahr in 2021 einen deutlichen Verordnungsrückgang erfahren (◻ Tab. 33.2).

Mit über 20 % war dagegen bei Dutasterid eine deutliche Steigerung der DDD-Verordnungen zu beobachten (◘ Tab. 33.2). Dutasterid hemmt im Gegensatz zu Finasterid zusätzlich den Typ 1 der 5α-Reduktase. Ein therapeutischer Vorteil scheint sich jedoch daraus nicht abzuleiten: Eine einjährige direkte Vergleichsstudie zeigte keine Unterschiede im Wirkungs- oder Nebenwirkungsprofil der beiden 5α-Reduktasehemmer (Nickel et al. 2011). Nur einen vernachlässigbaren Verordnungsanteil besitzt Dutasterid als Monopräparat (*Dutasterid Axiromed*), so dass der erwähnte Verordnungszuwachs auf seinen Fixkombinationen mit Tamsulosin beruht (siehe ▶ Abschn. 33.1.2).

Während früher lediglich die 5α-Reduktase-vermittelte Aktivierung von Testosteron zu Dihydrotestosteron betrachtet wurde, ist in den letzten Jahren die ebenfalls durch sie bedingte Umwandlung von Progesteron, Desoxycorticosteron, Aldosteron und Corticosteron in deren entsprechende 5α-Dihydroderivate in den Fokus gerückt. Diese sind Substrate der 3α-Hydroxysteroid-Dehydrogenase, die wiederum die Bildung von neuroaktiven Steroidhormonen katalysiert. Dies lässt einige bekannte, aber in ihrem Mechanismus bisher nicht vollständig verstandenen Nebeneffekte in neuem Licht erscheinen (Traish et al. 2015). Zwei große klinische Studien zur Prävention des Prostatakarzinoms mit den beiden 5α-Reduktasehemmern waren allerdings enttäuschend, da die Inzidenz des höhergradigen Prostatakarzinoms (Gleason Score 7–10) gegenüber den jeweiligen Placebogruppen erhöht und nicht etwa erniedrigt war (Thompson et al. 2003; Andriole et al. 2010). Deshalb sollen Patienten hinsichtlich des Risikos eines Prostatakarzinoms regelmäßig überprüft werden. Darüber hinaus wurde in einem aktuellen Rote-Hand-Brief auf mögliche Nebenwirkungen finasteridhaltiger Arzneimitteln (sexuelle Dysfunktionen, psychische Symptome bzw. Störungen) hingewiesen (Arzneimittelkommission der deutschen Ärzteschaft 2018), die teilweise sogar langfristig persistieren können.

33.1.3 Kombinationstherapie

Aufgrund der unterschiedlichen pharmakodynamischen Mechanismen kann in ausgewählten Fällen die Kombination von Alpha$_1$-Rezeptorblockern und 5α-Reduktaseinhibitoren eine komplementäre Wirkung entfalten. Für zwei solcher Kombinationen liegen mehrjährige Vergleichsstudien vor. Durch eine Kombinationstherapie mit Doxazosin und Finasterid wurde die klinische Progression bei Patienten mit symptomatischer benigner Prostatahyperplasie nach 4,5 Jahren im Vergleich zu Placebo deutlich stärker (−66 %) gesenkt als durch die jeweiligen Einzelkomponenten (39 % bzw. 34 %) (McConnell et al. 2003, MTOPS).

Nahezu identische Ergebnisse lieferten Dutasterid und Tamsulosin sowie deren Kombination über einen Zeitraum von 4 Jahren (Roehrborn et al. 2010, CombAT). Dies erklärt vermutlich den Erfolg der Fixkombination von Dutasterid mit Tamsulosin (siehe ▶ Abschn. 33.1.2). Neben dem Originalpräparat *Duodart* sind inzwischen zahlreiche generische Präparate vertreten, wodurch die DDD-Kosten mehr als halbiert wurden und sogar unter denen der freien Kombination liegen. Trotz eines fast 22%igen Verordnungsrückganges konnte sich *Duodart* in 2021 gegenüber den generischen Präparaten gerade eben noch behaupten (◘ Tab. 33.2). Ohne erneute Preisanpassung ist ein weiterer Rückgang zumindest im GKV-Markt zu erwarten.

33.2 Urologische Spasmolytika

Urologische Spasmolytika werden zur Behandlung der Harninkontinenz eingesetzt. Die anticholinerge Wirkung dieser Medikamente soll in der Blase hauptsächlich den Detrusortonus senken. Bei der Beurteilung der therapeutischen Wirksamkeit urologischer Spasmolytika muss die heterogene Ätiologie der Blasenfunktionsstörung beachtet werden, da sich daraus unterschiedliche Effizienzraten ableiten. So ist bei erhöhter Detrusoraktivität infolge neurologischer Erkrankungen, die mit Drang- oder

Reflexinkontinenz einhergeht (Hyperreflexie), eine höhere Wirksamkeit von Anticholinergika zu erwarten als bei instabiler Blase, die beispielsweise der weit verbreiteten Inkontinenz geriatrischer Pflegepatienten zugrunde liegt. Bei Überlaufinkontinenz (z. B. durch Prostatahyperplasie) oder Belastungsinkontinenz (z. B. durch Sphinkterinsuffizienz) sollten Behandlungen mit kausalem Therapieziel immer differentialtherapeutische Priorität erhalten. Bei der häufigen Dranginkontinenz können Harnwegsentzündungen vorliegen, die einen kausalen Behandlungsansatz ermöglichen. In jedem Fall sollte die Entscheidung zur Behandlung der Harninkontinenz auf gründlicher Anamnese und suffizienter Differentialdiagnostik einschließlich des Ausschlusses eines Blasentumors beruhen, im Idealfall auf einer Untersuchung der Urodynamik.

Die Heterogenität der Symptomatik, die Vielfalt der pathophysiologischen Faktoren sowie ein Mangel an differentialdiagnostischen Erwägungen bei der Definition von Ein- und Ausschlusskriterien sind vermutlich die Ursache dafür, dass sich trotz einer wachsenden Zahl von klinischen Studien kein eindeutiges Bild des therapeutischen Stellenwertes von anticholinergen Spasmolytika in der Behandlung der Harninkontinenz ergibt. Erschwert wird die Quantifizierung von Therapieeffekten zudem durch die relativ hohen Ansprechraten in den Placeboarmen. Dies betont den Wert einer intensiven therapeutischen Betreuung dieser Patienten, z. B. durch spezielles Verhaltenstraining (Physiotherapie). In Übersichtsarbeiten sind die verschiedenen therapeutischen Situationen sowie die zur Inkontinenzbehandlung verfügbaren Substanzen ausführlich beschrieben (Thüroff et al. 1998; Grünewald 2005).

Die Einschätzung eines begrenzten therapeutischen Nutzens der spasmolytischen Anticholinergika wird durch systematische Reviews unterstrichen: Sie kommen zwar zu dem Schluss, dass die Reduktion der Symptomatik durch diese Präparate im Vergleich zu Placebo statistisch signifikant ist, dass aber das Effektausmaß insgesamt gering ist und die Lebensqualität nur unerheblich beeinflusst wird.

Darüber hinaus bilden sich klinisch relevante Unterschiede zwischen den Substanzen nicht ab (Hay-Smith et al. 2005; Alhasso et al. 2006; Nabi et al. 2006). Nichtmedikamentöse Verfahren bleiben daher Therapie der ersten Wahl für die verschiedenen Inkontinenzformen, zu ihrer Ergänzung kann ein Therapieversuch mit Anticholinergika angezeigt sein.

Das Verordnungsvolumen der urologischen Spasmolytika hat seit 2012 langsam aber stetig zugenommen und zeigte auch 2021 eine leichte Steigerung (◐ Abb. 33.1). Ein neuerer Review warnt vor dem Einsatz dieser Wirkstoffe bei gebrechlichen älteren Patienten (Woodford 2018).

Wie im Vorjahr entfällt ein knappes Drittel der Verordnungen auf Trospiumchlorid, das als parasympatholytisches Spasmolytikum bei vegetativ bedingten Blasenfunktionsstörungen sowie bei gastrointestinalen Spasmen der glatten Muskulatur eingesetzt wird. Deutlich geringere Verordnungsvolumina haben zwei weitere ältere Anticholinergika. Oxybutynin ist aufgrund seiner breiten Datenbasis nach wie vor als therapeutischer Standard dieser Gruppe anzusehen. 2021 ging seine Verordnungshäufigkeit leicht zurück (◐ Tab. 33.3). Das transdermale Oxybutininpräparat *Kentera* weist mehr als doppelt so hohe DDD-Kosten auf, obwohl belastbare Überlegenheitsbeweise fehlen. Propiverin hat neben seiner anticholinergen Wirkung einen zusätzlichen muskulotropen Effekt und zeigte in einer Vergleichsstudie mit Oxybutynin weniger anticholinerge Nebenwirkungen (Madersbacher et al. 1999). Von den Präparaten mit dem Wirkstoff Tolterodin erreichen die Liste der 3.000 am häufigsten verordneten Arzneimittel lediglich drei Generika (*Mictonorm/Mictonetten, Propiverin Aristo, Propiverin AL*) (◐ Tab. 33.3). Tolterodin hat im Vergleich zu Oxybutynin etwas geringere anticholinerge Nebenwirkungen, was aber nach den Daten einer Metaanalyse zumindest bei Dranginkontinenz mit einer signifikant geringeren therapeutischen Wirksamkeit einherging. Dies deutet auf nicht äquieffektive Dosierungen in den Vergleichsstudien hin (Harvey et al. 2003). Das Verordnungsvolu-

◧ Tab. 33.3 Verordnungen von urologischen Spasmolytika 2021. Angegeben sind die 2021 verordneten Tagesdosen, die Änderungen gegenüber 2020 und die mittleren Kosten je DDD 2021

Präparat	Bestandteile	DDD	Änderung	DDD-Nettokosten
		Mio.	%	Euro
Trospiumchlorid				
Spasmex	Trospiumchlorid	40,2	(−10,2)	0,86
Spasmolyt	Trospiumchlorid	18,5	(+33,9)	0,83
Urivesc	Trospiumchlorid	5,6	(−7,3)	0,43
		64,4	**(−0,5)**	**0,82**
Oxybutynin				
Oxybugamma	Oxybutynin	2,8	(+5,6)	0,66
Kentera	Oxybutynin	2,5	(−5,7)	1,44
Oxybutynin HCL Aristo	Oxybutynin	0,88	(−15,9)	0,64
		6,1	**(−2,7)**	**0,97**
Propiverin				
Mictonorm/Mictonetten	Propiverin	19,8	(+8,8)	0,79
Propiverin Aristo	Propiverin	2,3	(−32,2)	1,13
Propiverin AL	Propiverin	1,4	(+4,1)	1,12
		23,5	**(+2,3)**	**0,84**
Tolterodin				
Tolterodin/-tartrat Aristo	Tolterodin	3,9	(+1,3)	0,89
Tolterodin AbZ	Tolterodin	1,7	(−5,6)	0,76
		5,6	**(−0,9)**	**0,85**
Solifenacin				
Solifenacin Succinat Zentiva	Solifenacin	21,3	(+134,1)	0,27
Solifenacin Micro Labs	Solifenacin	21,2	(+341,9)	0,24
Vesikur	Solifenacin	9,3	(−68,2)	0,55
Solifemin TAD	Solifenacin	3,9	(−36,6)	0,24
Solifenacin Accord	Solifenacin	3,7	(+34,5)	0,26
Solifenacinsuccinat Alkem	Solifenacin	2,6	(+126,5)	0,24
Solifenacin-1 A Pharma	Solifenacin	2,3	(−7,5)	0,25
Solifenacinsuccinat Mylan	Solifenacin	1,4	(−20,4)	0,26
		65,7	**(+14,3)**	**0,30**

33

◻ **Tab. 33.3** (Fortsetzung)

Präparat	Bestandteile	DDD	Änderung	DDD-Nettokosten
		Mio.	%	Euro
Andere Spasmolytika				
Betmiga	Mirabegron	13,7	(+15,7)	1,02
Tovedeso	Desfesoterodin	12,4	(+23,5)	0,51
Emselex	Darifenacin	8,1	(−5,9)	0,56
Duloxetin Zentiva uro	Duloxetin	1,4	(+206,3)	2,27
Duloxetin Glenmark uro	Duloxetin	1,0	(−32,7)	2,26
Tadalafil Mylan	Tadalafil	0,67	(+44,0)	1,58
Duloxetin beta uro	Duloxetin	0,52	(−0,2)	2,14
		37,9	**(+13,1)**	**0,86**
Summe		**203,2**	**(+6,6)**	**0,67**

men von Tolterodin war 2021 auf niedrigem Niveau unverändert.

Mit dem Anspruch einer geringeren Rate anticholinerger Nebenwirkungen sind die beiden vorzugsweise an den M_3-Acetylcholinrezeptor der Blase bindenden Antagonisten Solifenacin (*Vesicur*, zahlreiche Generika) und Darifenacin (*Emselex*) zur symptomatischen Therapie von Dranginkontinenz, Pollakisurie und imperativem Harndrang bei überaktiver Blase eingeführt worden. Für beide Substanzen wurde in kurzen Phase III-Studien eine im Vergleich zu Placebo höhere Wirksamkeit bei ähnlicher Nebenwirkungsrate wie unter Tolterodin beschrieben (Chapple et al. 2004; Haab et al. 2004). Ein Cochrane-Review über 86 Studien an 31.249 Patienten mit überaktiver Blase zeigte eine Überlegenheit von Solifenacin gegenüber Tolterodin bezüglich Inkontinenzperioden, Drangepisoden und Lebensqualität (Madhuvrata et al. 2012). Solifenacin hat sich seitdem zum führenden Wirkstoff der neueren Anticholinergika entwickelt, während Darifenacin eine nur untergeordnete Rolle spielt. Die Festbetragsgruppenbildung für urologische Spasmolytika (Bundesministerium für Gesundheit 2015) führte zu den in

dieser Gruppe günstigsten DDD-Kosten, was wie in den Vorjahren auch 2021 eine deutliche Verordnungssteigerung nach sich zog. Inzwischen hat das Verordnungsvolumen von Solifenacin das des führenden Spasmolytikums Trospiumchlorid überholt. Auch hier ist ein erneuter Verordnungsrückgang des Originalpräparates (*Vesikur*) zugunsten der halb so teuren generischen Präparate zu beobachten (◻ Tab. 33.3).

Nachdem der Hersteller von Fesoterodin (*Toviax*) nicht zu einer Preissenkung auf den Festbetrag bereit war, taucht es schon lange nicht mehr auf der Liste der 3.000 am häufigsten verordneten Präparate auf. Der später von einem Generikahersteller zum Festbetragsgruppenpreis eingeführte aktive Metabolit Desfesoterodin (*Tovedeso*) (siehe auch Kap. 3, Neue Arzneimittel 2018, Abschn. 3.1.10), erreichte schnell die Gruppe der häufig verordneten Arzneimittel und konnte auch 2021 sein Verordnungsvolumen steigern (◻ Tab. 33.3).

Das bereits 1990 als Antidepressivum patentierte Duloxetin, ein selektiver Serotonin-Noradrenalin-Rückaufnahme-Inhibitor (SNRI) wurde 2004 auch zur Inkontinenzbehandlung der Frau zugelassen. Eine Zulassungsstudie (Millard et al. 2004) zeigte bei Patientinnen mit Stressinkontinenz lediglich eine Überlegenheit gegenüber Placebo. Übelkeit war die häufigste Nebenwirkung und hauptsächlich für den Studienabbruch von ca. 20 % der Patientinnen im Duloxetin-Arm verantwortlich. Diese schlechte Verträglichkeit zeigt sich offensichtlich auch im Praxisalltag: Im Vergleich zu den anderen Wirkstoffen bleibt das Verordnungsvolumen dieser auch als Generika (*Duloxetin Glenmark uro, Duloxetin Zentiva uro, Duloxetin beta uro*) teuersten Präparate der Indikationsgruppe mit knapp 2 Mio DDD marginal (◘ Tab. 33.3).

Auch 2021 erscheint Mirabegron (*Betmiga*) unter den 3.000 am häufigsten verordneten Arzneimitteln. Dieser erste Vertreter der Beta-3-Adrenozeptoragonisten war aufgrund gescheiterter Preisverhandlungen zunächst vom Markt genommen und dann wieder eingeführt worden. Bei Fehlen signifikanter Vorteile gegenüber Tolterodin (Chapple et al. 2013, TAURUS) sah der G-BA keinen Zusatznutzen für

Mirabegron (Gemeinsamer Bundesausschuss 2014) und ordnete es folgerichtig in die Festbetragsgruppe der Spasmolytika ein (Gemeinsamer Bundesausschuss 2019). Das Verordnungsvolumen konnte Mirabegron 2021 um immerhin knapp 16 % steigern (◘ Tab. 33.3).

33.3 Urolithiasis- und Kathetermedikamente

Wie in den Vorjahren sind in dieser Arzneimittelgruppe auch 2021 nur wenige Präparate und diese mit sehr geringen Verordnungszahlen unter den 3.000 meistverordneten Arzneimitteln zu finden: Das lokalanästhesierende und oberflächendesinfizierende Kathetermedikament *Instillagel* sowie vier Urolithiasismedikamente, eines mit Hydrogenphosphat (*Reducto-Spezial*) und drei citrathaltige (*Blanel Brause, Blemaren N, Uralyt U*) (◘ Tab. 33.4). Citrathaltige Präparate erhöhen die renale Bikarbonatausscheidung und bewirken dadurch eine Harnalkalisierung. Sie werden zur Pro-

33

◘ **Tab. 33.4 Verordnungen von Urolithiasis- und Kathetermedikamenten 2021.** Angegeben sind die 2021 verordneten Tagesdosen, die Änderungen gegenüber 2020 und die mittleren Kosten je DDD 2021

Präparat	Bestandteile	DDD	Änderung	DDD-Nettokosten
		Mio.	%	Euro
Urolithiasismittel				
Blemaren N	Citronensäure Kaliumhydrogencarbonat Natriumcitrat	1,2	(+1,3)	1,34
Blanel Brause	Kalium-Natriumhydrogencitrat	0,76	(+0,3)	1,11
Uralyt-U	Kalium-Natriumhydrogencitrat	0,48	(−3,1)	1,13
Reducto-Spezial	Kaliumhydrogenphosphat Natriumhydrogenphosphat	0,24	(+2,7)	1,64
		2,7	**(+0,3)**	**1,26**
Kathetermittel				
Instillagel	Lidocain Chlorhexidindigluconat	0,59	(−4,6)	1,45
Summe		**3,2**	**(−0,6)**	**1,30**

phylaxe von Cystin- und Harnsäuresteinen eingesetzt. Zusätzlich kann durch sie eine Hypocitraturie, die mit einem erhöhten Risiko für calciumhaltige Nierensteine einhergeht, korrigiert werden.

Literatur

Alhasso AA, McKinlay J, Patrick K, Stewart L (2006) Anticholinergic drugs versus non-drug active therapies for overactive bladder syndrome in adults. Cochrane Database Syst Rev. https://doi.org/10.1002/14651858. CD003193.pub3

Andriole GL, Bostwick DG, Brawley OW, Gomella LG, Marberger M, Montorsi F, Pettaway CA, Tammela TL, Teloken C, Tindall DJ, Somerville MC, Wilson TH, Fowler IL, Rittmastser R (2010) Effect of dutasteride on the risk of prostate cancer. N Engl J Med 362:1192–1202

Arzneimittelkommission der deutschen Ärzteschaft (2018) Mögliche Risiken bei der Anwendung finasteridhaltiger Arzneimittel (1 mg und 5 mg Dosierung) sowie Empfehlungen zur Aufklärung Ihrer Patienten. https://www.akdae.de/Arzneimittelsicherheit/RHB/index.html

Boyle P, Gould AL, Roehrborn CG (1996) Prostate volume predicts outcome of treatment of benign prostatic hyperplasia with finasteride: meta-analysis of randomized clinical trials. Urology 48:398–405

Bundesministerium für Gesundheit (2015): Bekanntmachung eines Beschlusses des Gemeinsamen Bundesausschusses über eine Änderung der Arzneimittel-Richtlinic (AM-RL): Anlage IX – Festbetragsgruppenbildung Anlage X – Aktualisierung von Vergleichsgrößen, Urologische Spasmolytika, Gruppe 1, in Stufe 3 nach § 35 Absatz 1 des Fünften Buches Sozialgesetzbuch (SGB V) vom 15. Oktober 2015 veröffentlicht am Mittwoch, 2. Dezember 2015 BAnz AT 2. Dez. 2015 B2

Chapple CR (1996) Selective a_1-adrenoceptor antagonists in benign prostatic hyperplasia: rationale and clinical experience. Eur Urol 29:129–144

Chapple CR, Rechberger T, Al-Shukri S, Meffan P, Everaert K, Huang M, Ridder A, YM-905 Study Group (2004) Randomized, double-blind placebo- and tolterodine-controlled trial of the once-daily antimuscarinic agent solifenacin in patients with symptomatic overactive bladder. Brit J Urol Int 93:303–310

Chapple CR, Montorsi F, Tammela TL, Wirth M, Koldewijn E, Fernández Fernández E, European Silodosin Study Group (2011) Silodosin therapy for lower urinary tract symptoms in men with suspected benign prostatic hyperplasia: results of an international, randomized, double-blind, placebo- and active-

controlled clinical trial performed in Europe. Eur Urol 59:342–352

Chapple CR, Kaplan SA, Mitcheson D, Klecka J, Cummings J, Drogendijk T, Dorrepaal C, Martin N (2013) Randomized double-blind, active-controlled phase 3 study to assess 12-month safety and efficacy of mirabegron, a $\beta(3)$-adrenoceptor agonist, in overactive bladder. Eur Urol 63:296–305

Djavan B, Marberger M (1999) A meta-analysis on the efficacy and tolerability of alpha1-adrenoceptor antagonists in patients with lower urinary tract symptoms suggestive of benign prostatic obstruction. Eur Urol 36:1–13

Gemeinsamer Bundesausschuss (2014) Beschlusstext Mirabegron. https://www.g-ba.de/downloads/39-261-2099/2014-11-20_AM-RL-XII_Mirabegron_2014-06-01-D-110_BAnz.pdf

Gemeinsamer Bundesausschuss (2019) Beschlusstext Festbetragsgruppenbildung Urologische Spasmolytika. https://www.g-ba.de/downloads/39-261-3792/2019-05-16_AM-RL-1X_urologische Spasmolytika_G1S3_BAnz.pdf

Gravas S, Cornu JN, Gacci M, Gratzke C, Herrmann TRW, Mamoulakis C, Rieken M, Speakman MJ, Tikkinen KAO, Karavitakis M, Kyriazis I, Malde S, Sakalis V, Umbach R EAU Guidelines. Edn. presented at the EAU Annual Congress Barcelona 2021 ISBN 978-94-92671-04-2. EAU Guidelines Office, Arnhem, The Netherlands. http://uroweb.org/guidelines/compilations-of-all-guidelines/

Grünewald V (2005) Pharmakologische Therapie von neurogenen Harnblasenfunktionsstörungen. In: Truß MC, al (Hrsg) Pharmakotherapie in der Urologie. Springer, Heidelberg, S 383–311

Haab F, Stewart L, Dwyer P (2004) Darifenacin, an M3 selective receptor antagonist, is an effective and well-tolerated once-daily treatment for overactive bladder. Eur Urol 45:420–429

Harvey M-A, Baker K, Wells GA (2003) Tolterodine versus oxybutynin in the treatment of urge urinary incontinence: a meta-analysis. Am J Obstet Gynecol 185:56–61

Hay-Smith J, Herbison P, Ellis G, Morris A (2005) Which anticholinergic drug for overactive bladder symptoms in adults. Cochrane Database Syst Rev. https://doi.org/10.1002/14651858.CD005429

Kirby RS, Roehrborn C, Boyle P, Bartsch G, Jardin A, Cary MM, Sweeney M, Grossman EB, Prospective European Doxazosin and Combination Therapy Study Investigators (2003) Efficacy and tolerability of doxazosin and finasteride, alone or in combination, in treatment of symptomatic benign prostatic hyperplasia: the prospective European Doxazosin and combination therapy (PRE-DICT) trial. Urology 61:119–126

Madersbacher H, Halaska M, Voigt R, Alloussi S, Höfner K (1999) A placebo-controlled, multicentre study comparing the tolerability and efficacy of propiverine and oxybutynin in patients with urgency and urge incontinence. BJU Int 84:646–651

Madhuvrata P, Cody JD, Ellis G, Herbison GP, Hay-Smith EJ (2012) Which anticholinergic drug for overactive bladder symptoms in adults. Cochrane Database Syst Rev. https://doi.org/10.1002/14651858.CD005429.pub2

McConnell JD, Roehrborn CG, Bautista OM, Andriole GL Jr, Dixon CM, Kusek JW, Lepor H, McVary KT, Nyberg LM Jr, Clarke HS, Crawford ED, Diokno A, Foley JP, Foster HE, Jacobs SC, Kaplan SA, Kreder KJ, Lieber MM, Lucia MS, Miller GJ, Menon M, Milam DF, Ramsdell JW, Schenkman NS, Slawin KM, Smith JA, Medical Therapy of Prostatic Symptoms (MTOPS) Research Group (2003) The long-term effect of doxazosin, finasteride, and combination therapy on the clinical progression of benign prostatic hyperplasia. N Engl J Med 349:2387–2398

Milani S, Djavan B (2005) Lower urinary tract symptoms suggestive of benign prostatic hyperplasia: latest update on alpha-adrenoceptor antagonists. BJU Int 95(Suppl 4):29–36

Millard RJ, Moore K, Rencken R, Yalcin I, Bump RC, Duloxetine UI Study Group (2004) Duloxetine vs placebo in the treatment of stress urinary incontinence: a four-continent randomized clinical trial. Brit J Urol Int 93:311–318

Nabi G, Cody JD, Ellis G, Herbison P, Hay-Smith J (2006) Anticholinergic drugs versus placebo for overactive bladder syndrome in adults. Cochrane Database Syst Rev. https://doi.org/10.1002/14651858.CD003781.pub2

Nickel JC, Gilling P, Tammela TL, Morrill B, Wilson TH, Rittmaster RS (2011) Comparison of dutasteride and finasteride for treating benign prostatic hyperplasia: the enlarged prostate international Comparator study (EPICS). BJU Int 108:388–394

Roehrborn CG, Siami P, Barkin J, Damião R, Major-Walker K, Nandy I, Morrill BB, Gagnier RP, Montorsi F, CombAT Study Group (2010) The effects of combination therapy with dutasteride and tamsulosin on clinical outcomes in men with symptomatic benign prostatic hyperplasia: 4-year results from the CombAT study. Eur Urol 57:123–131

Thompson IM, Goodman PJ, Tangen CM, Lucia MS, Miller GJ, Ford LG, Lieber MM, Cespedes RD, Atkins JN, Lippman SM, Carlin SM, Ryan BA, Szczepanek CM, Ceowley JJ, Coltman CA (2003) The Influence of finasteride on the development of prostate cancer. N Engl J Med 349:215–224

Thüroff JW, Chartier-Kastler E, Corcus J, Humke J, Jonas U, Palmtag H, Tanagho EA (1998) Medical treatment and medical side effects in urinary incontinence in the elderly. World J Urol 16(suppl):S48–S61

Traish AM, Melcangi RC, Bortolato M, Garcia-Segura LM, Zitzmann M (2015) Adverse effects of 5α-reductase inhibitors: what do we know, don't know, and need to know? Rev Endocr Metab Disord 16:177–198

Tsujii T (2000) Comparison of prazosin, terazosin and tamsulosin in the treatment of symptomatic benign prostatic hyperplasia: a short-term open, randomized multicenter study. Int J Urol 7:199–205

Woodford HJ (2018) Anticholinergic drugs for overactive bladder in frail older patients: the case against. Drugs Aging 35:773–776

33

Diuretika

Hartmut Oßwald und Bernd Mühlbauer

Auf einen Blick

Trend Von den Diuretika werden hauptsächlich Schleifendiuretika und Thiazide verordnet. Aldosteronantagonisten folgen mit deutlichem Abstand. Schleifendiuretika sind die dominierende Gruppe der Diuretika und machen auch 2021 fast zwei Drittel der verordneten Tagesdosen dieser Gruppe aus. Ihre Verordnungszahl war gegenüber dem Vorjahr praktisch unverändert, während die Thiazidkombinationen ihren seit über 10 Jahren zu beobachtenden Rückgang weiter fortsetzten. Der Einsatz von Spironolacton und dem zehnfach teureren Eplerenon nahm weiter zu, während die einzige noch hier gelistete Spironolacton-Furosemidkombination etwas Boden gutmachen konnte.

Bewertung Die Verordnung von Diuretika ist nach wie vor ein fester Bestandteil der Therapie von Hypertonie, Herzinsuffizienz und Ödemen. Die Abnahme der Verordnungen von fixen Kombinationen von Thiaziden mit kaliumsparenden Diuretika spiegelt den Fortschritt der Pharmakotherapie der Herz-Kreislauferkrankungen wieder. Auch Aldosteronantagonisten gehören zur Standardtherapie der Herzinsuffizienz, wobei es keinen Beleg für einen patientenrelevanten Vorteil von Eplerenon gegenüber Spironolacton gibt.

Diuretika werden zur Behandlung von Krankheiten eingesetzt, bei denen das therapeutische Ziel die Verminderung des Extrazellulärvolumens durch Vermehrung der Ausscheidung von Salz und Wasser ist. Hauptindikationen sind arterielle Hypertonie, Herzinsuffizienz sowie Ödeme kardialer, hepatischer und renaler Genese.

Diuretika vergrößern den Harnfluss vor allem über eine Hemmung der Rückresorption von Natrium und Chlorid in der Niere. Die einzelnen Gruppen von Diuretika wirken an verschiedenen Tubulusabschnitten des Nephrons und unterscheiden sich in Stärke und Dauer ihrer diuretischen Wirkung. Bei Thiaziden und ihren Analoga tritt die Wirkung relativ langsam ein, sie wirken 6 bis 72 h. Ihre maximale Wirkungsstärke liegt bei einer Ausscheidung von etwa 5–10 % der glomerulären Filtrationsrate. Die Wirkung von Schleifendiuretika tritt schneller ein und ist in der Regel kürzer. Sie sind stärker wirksam als Thiazide und können bis zu 30 % des glomerulären Filtrats zur Ausscheidung bringen. Sie sind auch noch bei eingeschränkter Nierenfunktion wirksam.

Kaliumsparende Diuretika führen zu einer Hemmung der Kaliumausscheidung, während ihre natriuretische Wirkung sehr schwach ausgeprägt ist. Ihre therapeutische Bedeutung besteht daher vor allem in der Korrektur der Hypokaliämien, wie sie bei der diuretischen Therapie mit Thiaziden und Schleifendiuretika entstehen können. Aus diesem Grunde werden sie ausschließlich in Kombination mit den beiden anderen Diuretikagruppen angewendet. Aldosteronantagonisten haben ebenfalls eine hemmende Wirkung auf die Kaliumausscheidung und wurden früher hauptsächlich bei Hyperaldosteronismus eingesetzt. Seit vielen Jahren gehören sie mit Diuretika, ACE-Inhibitoren und Betarezeptorenblockern zur Standardtherapie der schweren Herzinsuffizienz.

© Der/die Autor(en), exklusiv lizenziert an Springer-Verlag GmbH, DE, ein Teil von Springer Nature 2022
W.-D. Ludwig, B. Mühlbauer, R. Seifert (Hrsg.), *Arzneiverordnungs-Report 2022*,
https://doi.org/10.1007/978-3-662-66303-5_34

Eine neue Klasse diuretisch wirksamer Arzneistoffe sind die eigentlich als orale Antidiabetika entwickelten spezifischen Inhibitoren des Natrium-Glucose Kotransporters 2 (SGLT2) im proximalen Tubulus der Niere. Die blutzuckersenkende Wirkung beruht auf einer vermehrten renalen Ausscheidung von Glucose, verbunden mit Natriurese und Diurese. Nachdem behördlich angeordnete Sicherheitsstudien zu Empagliflozin, Dapagliflozin und Canagliflozin (in Deutschland nicht auf dem Markt) kardiovaskuläre und renale Outcome-Vorteile bei diabetischen Patienten gezeigt hatten, konnten diese in Folgestudien bei Patienten mit und ohne Diabetes bestätigt werden. Daher erfolgte die Zulassung als Reserve in der Therapie der Herzinsuffizienz bei diabetischen und nicht-diabetischen Patienten für Empagliflozin und Dapagliflozin. Letzteres hat auch die Zulassung zur Behandlung der chronischen Niereninsuffizienz, die für Empagliflozin steht bevor (Übersicht bei van der Aart-van der Beek et al. 2022).

34.1 Verordnungsspektrum

Das Verordnungsvolumen der gesamten Indikationsgruppe der Diuretika ist im langjährigen Mittel ungefähr gleich geblieben (vgl. ◘ Abb. 34.1). Schleifendiuretika sind seit über 20 Jahren die am häufigsten verordnete Gruppe aller Diuretika-Monopräparate und konnten das seit 2012 gehaltene hohe Verordnungsniveau halten, auch wenn es 2021 zu einem leichten Rückgang kam. Die Thiazidmonopräparate zeigten seit 10 Jahren stabile Verordnungszahlen, während sich bei den Thiazidkombinationen mit Triamteren und Amilorid die seit 2009 rückläufige Entwicklung fortgesetzt hat (◘ Abb. 34.1). Als Grund wird der konstant hohe Einsatz von ACE-Hemmern und AT_1-Rezeptorantagonisten gesehen, die über die Verringerung der Aldosteronsekretion antikaliuretisch wirken und damit kaliumsparende Diuretika überflüssig machen.

34

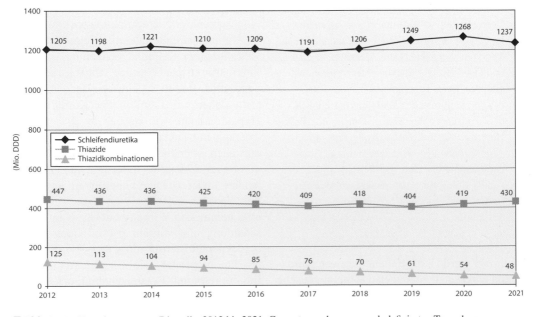

◘ **Abb. 34.1** Verordnungen von Diuretika 2012 bis 2021. Gesamtverordnungen nach definierten Tagesdosen

34.1.1 Thiazide und Thiazidanaloga

Thiaziddiuretika sind in der Gruppe der 3.000 am häufigsten angewandten Präparate mit vier Wirkstoffen vertreten (◼ Tab. 34.1), die sich in ihrem Wirkungsprofil deutlich voneinander unterscheiden. Die Verordnungen von Hydro-chlorothiazid und Xipamid nahmen im Vergleich zum Vorjahr ab, während die Verordnungen von Indapamid und Chlortalidon kräftig zunahmen (◼ Tab. 34.1). Ursache des Rückgangs der Hydrochorothiazidverordnungen sind vermutlich die Hinweise zweier pharmakoepidemiologischer Studien aus Dänemark auf ein erhöhtes Risiko für nicht-

◼ **Tab. 34.1** **Verordnungen von Thiaziddiuretika 2021 (Monopräparate).** Angegeben sind die 2021 verordneten Tagesdosen, die Änderungen gegenüber 2020 und die mittleren Kosten je DDD 2021

Präparat	Bestandteile	DDD	Änderung	DDD-Nettokosten
		Mio.	%	Euro
Hydrochlorothiazid				
HCT Dexcel	Hydrochlorothiazid	140,8	(−12,4)	0,18
HCT-1 A Pharma	Hydrochlorothiazid	20,3	(+26,3)	0,18
HCT HEXAL	Hydrochlorothiazid	12,0	(−12,8)	0,17
HCT beta	Hydrochlorothiazid	8,8	(+13,3)	0,17
		181,9	**(−8,3)**	**0,18**
Xipamid				
Xipagamma	Xipamid	33,7	(+71,4)	0,20
Xipamid AAA Pharma	Xipamid	12,2	(−67,0)	0,20
Xipamid-ratiopharm	Xipamid	11,0	(+279,7)	0,21
		56,9	**(−4,4)**	**0,20**
Indapamid				
Indapamid Heumann	Indapamid	54,8	(+23,9)	0,38
Indapamid-PUREN	Indapamid	3,2	(+130,2)	0,30
Indapamid AL	Indapamid	3,1	(+45,0)	0,43
Natrilix	Indapamid	1,7	(−42,6)	0,43
Indapamid-ratiopharm	Indapamid	1,3	(+105,7)	0,41
		64,3	**(+24,8)**	**0,38**
Chlortalidon				
Hygroton	Chlortalidon	124,0	(+17,2)	0,17
Summe		**427,0**	**(+2,9)**	**0,21**

melanozytärem Hautkrebs unter der Anwendung von Hydrochlorothiazid (Pottegård et al. 2017; Pedersen et al. 2018), auf die auch in einem Rote-Hand-Brief der Herstellerfirmen in Abstimmung mit den Arzneimittelbehörden hingewiesen wurde (Bundesinstitut für Arzneimittel und Medizinprodukte 2019).

Chlortalidon (*Hygroton*) entspricht in seinem natriuretischen Wirkprofil dem des Hydrochlorothiazid, weist aber eine wesentlich längere Halbwertszeit von 47 h auf, die im Alter zunehmen kann. Der Gefahr der Kumulation und der Wechselwirkungen mit anderen Pharmaka steht die stabilere Wirkungsdauer auch bei gelegentlichem Vergessen der Einnahme gegenüber. Chlortalidon hat wie schon im Vorjahr auch einen deutlichen Zuwachs an Verordnungen gezeigt. Dies dürfte einerseits auf seinem in der ALLHAT-Studie demonstrierten Nutzen in der Therapie der arteriellen Hypertonie beruhen (The ALLHAT Officers and Coordinators 2003) und andererseits auf den o. g. Hautkrebs-Bedenken bei Hydrochlorothiazid. Weiterhin hat ein systematischer Review mit Netzwerkmetaanalyse gezeigt, dass das Risiko kardiovaskulärer Ereignisse durch Chlortalidon im Vergleich zu Hydrochlorothiazid um 21 % reduziert wird (Roush et al. 2012).

Das Thiazidanalogon Xipamid ist in seinem Wirkungseintritt und der Wirkungsdauer dem Hydrochlorothiazid ähnlich, hat aber in höheren Dosierungen (40–80 mg) eine etwas stärkere diuretische Wirkung und kann daher auch bei niereninsuffizienten Patienten eingesetzt werden (Oßwald et al. 2004).

Indapamid ist bis zu einer Tagesdosis von 2,5 mg ein Antihypertensivum ohne diuretische Wirkung. In höheren Dosierungen von 5 mg ruft es einen den Thiaziden ähnlichen diuretischen Effekt hervor, der jedoch die blutdrucksenkende Wirkung nicht steigert (Oßwald et al. 2004). Es kann auch in niedriger Dosierung Hypokaliämien auslösen. Das Verordnungsvolumen dieses im Vergleich zu Chlortalidon mehr als doppelt so teuren Diuretikums ist auch 2021 angestiegen (◘ Tab. 34.1).

Insgesamt stellen Monopräparate von Thiaziden 2021 weniger als ein Viertel der Diuretikaverordnungen (◘ Tab. 1.2) insgesamt dar. Dieser geringe Prozentsatz erklärt sich dadurch, dass diese Substanzgruppe häufig in Fixkombination mit zahlreichen anderen Antihypertensiva angewandt wird und ein bewährtes Therapieprinzip darstellt (siehe ► Abschn. 34.2 Therapeutische Aspekte).

34.1.2 Kaliumsparende Diuretikakombinationen

2021 sind die fixen Kombinationen von Thiaziden mit kaliumsparenden Diuretika mit ca. 46 Mio. DDD erneut deutlich weniger als im Vorjahr verordnet worden, so dass ihr Anteil auf wenige Prozent aller Diuretikaverordnungen zurückfiel. Dies beruht vermutlich auf der bereits erwähnten hohen Verordnungshäufigkeit von ACE-Inhibitoren und AT_1-Rezeptorantagonisten bei der Behandlung von Herzinsuffizienz und arterieller Hypertonie. Die Thiazid-Kombinationen mit Amilorid haben nur noch einen Anteil von 25 % am Gesamtvolumen der Thiazidkombinationen. Der Grund für die deutliche Verordnungszunahme des im Vergleich zur Präparategruppe doppelt so teuren *Tensoflux* (Bendroflumethiazid/Amilorid) erschließt sich nur schwer – vielleicht wurde es vor dem Hintergrund der Basalzellkarzinom-Diskussion als Alternative zu Hydrochlorothiazid verordnet (◘ Tab. 34.2).

◻ Tab. 34.2 Verordnungen von kaliumsparenden Diuretikakombinationen 2021. Angegeben sind die 2021 verordneten Tagesdosen, die Änderungen gegenüber 2020 und die mittleren Kosten je DDD 2021

Präparat	Bestandteile	DDD	Änderung	DDD-Nettokosten
		Mio.	%	Euro
Triamterenkombinationen				
Nephral	Hydrochlorothiazid Triamteren	14,2	(+61,3)	0,15
Turfa gamma	Hydrochlorothiazid Triamteren	6,4	(−53,4)	0,15
Dytide H	Hydrochlorothiazid Triamteren	4,6	(−6,4)	0,17
Triampur comp	Hydrochlorothiazid Triamteren	2,4	(−9,9)	0,15
Triamteren comp-ratiopharm	Hydrochlorothiazid Triamteren	2,3	(−21,7)	0,15
Triamteren HCT AL	Hydrochlorothiazid Triamteren	1,3	(−41,8)	0,15
		31,2	**(−11,5)**	**0,16**
Amiloridkombinationen				
Tensoflux	Bendroflumethiazid Amilorid	9,7	(+22,9)	0,29
Amilorid comp-ratiopharm	Hydrochlorothiazid Amilorid	5,0	(+1,1)	0,14
		14,7	**(+14,5)**	**0,24**
Summe		**45,9**	**(−4,6)**	**0,18**

34.1.3 Schleifendiuretika

Die Verordnungen der Schleifendiuretika blieben über viele Jahre konstant. Nach Anstiegen in 2019 und 2020 nahmen sie 2021 wieder ab (◻ Abb. 34.1). Bei gleichbleibenden Verordnungen von Torasemid nahmen die von Furosemid erneut ab, obwohl die mittleren DDD-Kosten für Torasemid immer noch über denen von Furosemid liegen und ein Überlegenheitsnachweis für Torasemid niemals erbracht wurde (s. u.).

Das Verordnungsvolumen von Piretanid war 2021 gegenüber dem Vorjahr mehr als halbiert, wenn auch insgesmt auf niedrigem Niveau. Mit gerade einmal 3,0 Mio. verordneter DDD spielt es eine vernachlässigbare Rolle unter den Diuretika (◻ Tab. 34.3).

Nach wie vor fehlen zweifelsfreie klinische Belege für eine Überlegenheit von Torasemid gegenüber Furosemid. In der Mehrzahl der Vergleichsstudien wurden keine signifikanten Unterschiede beobachtet. Lediglich in einer offenen und damit nicht belastbaren Einjahresstudie von Murray et al. (2001) war die Klinikwiederaufnahme herzinsuffizienter Patienten unter Torasemid (17 %) niedriger als unter Furosemid (32 %). Die Frage nach der möglichen Überlegenheit von Torasemid in der klinischen Praxis wurde in einer Übersicht ausführlich diskutiert (Buggey et al. 2015). Die Autoren bestätigen, dass die bisherige Stu-

◻ **Tab. 34.3 Verordnungen von Schleifendiuretika 2021.** Angegeben sind die 2021 verordneten Tagesdosen, die Änderungen gegenüber 2020 und die mittleren Kosten je DDD 2021

Präparat	Bestandteile	DDD	Änderung	DDD-Nettokosten
		Mio.	%	Euro
Furosemid				
Furosemid-ratiopharm	Furosemid (h)	156,9	(−8,8)	0,12
Furosemid-1 A Pharma	Furosemid (h)	14,5	(−4,6)	0,11
Furorese	Furosemid (h)	12,0	(+6,6)	0,10
Furobeta	Furosemid (h)	11,5	(−48,2)	0,12
Furosemid AbZ	Furosemid (h)	5,4	(−38,9)	0,12
Furosemid AL	Furosemid (h)	2,2	(−10,8)	0,11
		202,6	**(−12,7)**	**0,12**
Torasemid				
Torasemid AL	Torasemid (h)	697,3	(+2,9)	0,21
Torasemid-1 A Pharma	Torasemid (h)	179,4	(−7,7)	0,18
Torasemid HEXAL	Torasemid (h)	142,4	(−0,5)	0,11
Torasemid AbZ	Torasemid	3,7	(−6,9)	0,21
Torasemid AAA Pharma	Torasemid (h)	2,5	(+7,6)	0,23
		1.025,2	**(+0,4)**	**0,19**
Piretanid				
Arelix	Piretanid	1,7	(+38,9)	0,34
Piretanid HEXAL	Piretanid	1,4	(−66,4)	0,28
		3,0	**(−42,5)**	**0,31**
Summe		**1.230,7**	**(−2,2)**	**0,18**

34

dienlage eine solche Überlegenheit nicht bestätigt.

34.1.4 Aldosteronantagonisten

Spironolacton ist ein kompetitiver Antagonist des Mineralocorticoids Aldosteron. Durch Verminderung der Natriumreabsorption im Tubulussystem wird die Natriumausscheidung verstärkt und die Kaliumausscheidung gesenkt. Der diuretische Effekt von Spironolacton ist gering. Er setzt am zweiten Tag ein und erreicht sein Maximum nach 3–5 Tagen. Die klassische Indikation von Spironolacton ist die Behandlung des primären und sekundären Hyperaldosteronismus sowie die Therapie von Ödemen bei chronischer Herzinsuffizienz, Leberzirrhose und nephrotischem Syndrom, wenn andere Diuretika nicht ausreichend wirksam waren.

Nach den Ergebnissen der RALES-Studie verringert Spironolacton, zusätzlich zur Standardtherapie gegeben, die Mortalität bei schwerer Herzinsuffizienz (Pitt et al. 1999). Als eine mögliche Ursache für diesen güns-

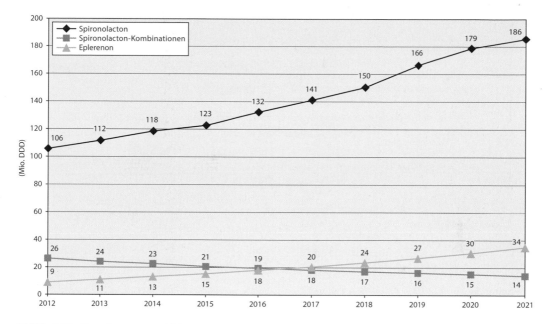

◘ Abb. 34.2 Verordnungen von Aldosteronantagonisten 2012 bis 2021. Gesamtverordnungen nach definierten Tagesdosen

tigen Effekt wird diskutiert, dass Spironolacton die Aldosteron-bedingte Steigerung der Fibroblastenproliferation im Myokard hemmt. Während der Therapie mit Spironolacton muss grundsätzlich der Serumkaliumspiegel kontrolliert werden, weil auch bei gleichzeitiger Gabe von Thiaziden oder Schleifendiuretika eine Hyperkaliämie auftreten kann. Angesichts der niedrigen Spironolactontagesdosen in dieser Indikation wurde diese Gefahr bisher als gering erachtet. Eine Studie zeigte jedoch unter Behandlung mit Spironolacton eine durchaus ernstzunehmende Rate an Hyperkaliämien, gekoppelt mit einem Anstieg der Zahl der Klinikeinweisungen (Juurlink et al. 2004). In der ESC/ESH-Leitlinie wird Spironolacton auch bei therapieresistenter Hypertonie als viertes Arzneimittel zusätzlich zu ACE-Hemmern oder Angiotensinrezeptorantagonisten, Diuretikum und Calciumantagonisten empfohlen (Williams et al. 2018), ist aber für diese Indikation nicht zugelassen.

Die Verordnungen von Spironolactonmonopräparaten haben in 2021 den seit Jahren beobachteten Anstieg fortgesetzt, wenn auch in geringerem Ausmaß. Seit 2012 hat sich das Verordnungsvolumen um 80 % erhöht (◘ Abb. 34.2). Das ist vor allem auf die hinzugekommene Indikation der systolischen Herzinsuffizienz zurückzuführen. Die Verordnung der einzig hier gelisteten Spironolactonkombination war 2021 mit −7 % erneut rückläufig (◘ Tab. 34.4). Die unterschiedliche Wirkungsdauer von Furosemid (4–6 h) und Spironolacton (48–72 h) erschwert den beiden Kombinationspartnern die Synergie; in der Praxis ist eine genaue Beobachtung des angestrebten Kombinationseffektes erforderlich, um Entgleisungen der Elektrolyte zu vermeiden.

Der zweite Aldosteronantagonist Eplerenon soll nicht über die unerwünschten antiandrogenen und progestagenen Nebenwirkungen von Spironolacton verfügen. Von der EMA erhielt die Substanz eng definierte Anwendungsbeschreibungen. Mit dem Behandlungsziel einer Verringerung des Risikos für kardiovaskuläre Mortalität und Morbidität kann Eplerenon zusätzlich zur optimalen Standardtherapie eingesetzt werden bei stabilen Patien-

◻ **Tab. 34.4 Verordnungen von Aldosteronantagonisten 2021.** Angegeben sind die 2021 verordneten Tagesdosen, die Änderungen gegenüber 2020 und die mittleren Kosten je DDD 2021

Präparat	Bestandteile	DDD	Änderung	DDD-Nettokosten
		Mio.	%	Euro
Spironolacton				
Spironolacton-ratiopharm	Spironolacton	49,1	(−46,7)	0,30
Spironolacton Accord	Spironolacton	38,3	(>1.000)	0,33
Aldactone	Spironolacton	19,3	(−6,6)	0,45
Spironolacton Aristo	Spironolacton	18,8	(+101,8)	0,28
Spironolacton HEXAL	Spironolacton	11,9	(+276,4)	0,29
Spironolacton AL	Spironolacton	6,4	(−43,5)	0,29
Spironolacton-1 A Pharma	Spironolacton	5,2	(+4,5)	0,29
Spirobeta	Spironolacton	2,1	(−36,7)	0,29
		151,1	**(+2,9)**	**0,32**
Eplerenon				
Eplerenon Heumann	Eplerenon	21,1	(+6,1)	3,30
Eplerenon AbZ	Eplerenon	4,5	(+31,8)	3,06
Eplerenon Zentiva	Eplerenon	2,2	(+97,6)	3,27
Eplerenon-PUREN	Eplerenon	1,8	(−11,0)	2,71
Eplerenon beta	Eplerenon	1,2	(−43,7)	2,63
Eplerenon Accord	Eplerenon	1,1	(+187,5)	2,54
Eplerenon AL	Eplerenon	0,83	(−9,6)	2,54
		32,5	**(+9,6)**	**3,16**
Spironolacton und Schleifendiuretika				
Spiro comp-ratiopharm	Spironolacton Furosemid	13,8	(−7,0)	0,31
Summe		**197,4**	**(+3,2)**	**0,79**

34

ten mit linksventrikulärer Dysfunktion (LVEF ≤ 40 %) und klinischen Zeichen einer Herzinsuffizienz nach kürzlich aufgetretenem Herzinfarkt sowie bei Patienten mit chronischer Herzinsuffizienz NYHA II und linksventrikulärer systolischer Dysfunktion (LVEF ≤ 30 %). Grundsätzlich zu begrüßen sind klinisch relevante Endpunkte in der Zulassungsstudie. In dieser an über 6.600 Patienten durchgeführ-

ten Studie reduzierte die Zusatztherapie mit Eplerenon die Mortalität und Morbidität im Vergleich zur Placebogruppe, auch wenn der absolute Unterschied mit 2,3 % relativ gering war. Die Rate schwerer Hyperkaliämien war in der Eplerenongruppe signifikant um 1,6 % gegenüber Placebo erhöht. Weitere Nebenwirkungen waren Hypotonie, Diarrhö und Nausea (Pitt et al. 2003, EPHESUS; Jacob und Tang

2011; Lachaine et al. 2011). Der für den Beleg einer echten Innovation wichtigste Vergleich, nämlich mit Spironolacton, wurde in dieser Studie nicht vorgenommen. Trotz seiner im Vergleich zu Spironolacton zehnfach höheren Tagestherapiekosten hat sich das DDD-Volumen von Eplerenon gegenüber dem Vorjahr erneut erhöht (◘ Tab. 34.4). Angesichts der fehlenden Evidenz für eine Überlegenheit ist und bleibt das nicht nachvollziehbar.

34.2 Therapeutische Aspekte

Thiazide haben nach den günstigen Ergebnissen der ALLHAT-Studie mit Chlortalidon (The ALLHAT Officers and Coordinators 2003) weitere Unterstützung durch eine Metaanalyse von 42 klinischen Studien mit 192.478 Patienten erhalten, in der niedrig dosierte Diuretika die wirksamste Behandlung zur Senkung der kardiovaskulären Morbidität und Mortalität der Hypertonie waren (Psaty et al. 2003). Diese Ergebnisse finden sich in den Empfehlungen amerikanischer und europäischer Leitlinien zur Behandlung der Hypertonie wieder, nämlich Thiaziddiuretika für die initiale Behandlung der meisten Patienten mit unkomplizierter Hypertonie allein oder in Kombination mit anderen Antihypertonika einzusetzen (Whelton et al. 2018; Williams et al. 2018). Auch nach einer neueren Übersicht senken Thiaziddiuretika kardiovaskulärer Ereignisse bei der Behandlung der Hypertonie mindestens ebenso effektiv wie andere Arzneimittelgruppen, bei der Schlaganfallreduktion sind sie sogar wirksamer als Betarezeptorenblocker und ACE-Hemmer (Roush et al. 2014).

Die Verordnungen von Thiaziddiuretika erscheinen seit mehreren Jahren rückläufig (◘ Abb. 34.1). Um den Verordnungsumfang dieser Wirkstoffe richtig einzuschätzen, müssen die zahlreichen Fixkombinationen mit anderen Antihypertensiva berücksichtigt werden. Insgesamt kommt damit ein beachtliches Verordnungsvolumen von Thiaziddiuretika zusammen, das weitaus höher ist als das der

Schleifendiuretika. Diese werden, nach wie vor mit hohem Verordnungsvolumen, fast ausschließlich als Monotherapeutika verordnet. Ob diese stark wirksamen Mittel in allen übrigen Fällen einer Diuretikatherapie indiziert sind, ist fraglich. Bei intakter Nierenfunktion sind Thiazide erste Wahl. Bei den inzwischen üblichen niedrigen Dosierungen von Thiaziden spielen die metabolischen Nebeneffekte nach einer Übersichtarbeit von 59 Studien mit 58.520 Patienten keine wesentliche Rolle mehr (Zillich et al. 2006).

Literatur

Buggey J, Mentz RJ, Pitt B, Eisenstein EI, Anstrom KJ, Velazquez EJ, O'Connor CM (2015) A reappraisal of loop diuretic choice in heart failure patients. Am Heart J 169:323–333

Bundesinstitut für Arzneimittel und Medizinprodukte (2019) Hydrochlorothiazid – Risiko von nichtmelanozytärem Hautkrebs [Basalzellkarzinom (Basaliom); Plattenepithelkarzinom der Haut (Spinaliom)]. https://www.bfarm.de/SharedDocs/Risikoinformationen/Pharmakovigilanz/DE/RHB/2018/rhb-hydrochlorothiazid.html

Jacob MS, Tang WH (2011) Aldosterone-receptor antagonists in heart failure: insights after EMPHASIS-HF. Curr Heart Fail Rep 8:7–13

Juurlink DN, Mamdani MM, Lee DS, Kopp A, Austin PC, Laupacis A, Redelmeier DA (2004) Rates of hyperkalemia after publication of the Randomized Aldactone Evaluation Study. N Engl J Med 351:543–551

Lachaine J, Beauchemin C, Ramos E (2011) Use, tolerability and compliance of spironolactone in the treatment of heart failure. BMC Clin Pharmacol 20(11):4. https://doi.org/10.1186/1472-6904-11-4

Murray MD, Deer MM, Ferguson JA, Dexter PR, Bennett SJ, Perkins SM et al (2001) Open label randomized trial of torsemide compared with furosemide therapy for patients with heart failure. Am J Med 111:513–520

Oßwald H, Vallon V, Luippold G, Gleiter CH (2004) Diuretika – Physiologie, Pharmakologie und klinische Anwendungen. Wissenschaftliche Verlagsgesellschaft, Stuttgart

Pedersen SA, Gaist D, Schmidt SAJ, Hölmich LR, Friis S, Pottegård A (2018) Hydrochlorothiazide use and risk of nonmelanoma skin cancer: a nationwide case-control study from Denmark. J Am Acad Dermatol 78:673–681

Pitt B, Zannad F, Remme WJ, Cody R, Castaigne A, Perez A, Palensky J, Wittes J (1999) The effect of spironolactone on morbidity and mortality in patients with severe heart failure. Randomized Aldactone Evaluation Study Investigators. N Engl J Med 341:709–717

Pitt B, Remme W, Zannad F, Neaton J, Martinez F, Roniker B, Bittman R, Hurley S, Kleiman J, Gatlin M, Eplerenone Post-Acute Myocardial Infarction Heart Failure Efficacy and Survival Study Investigators (2003) Eplerenone, a selective aldosterone blocker, in patients with left ventricular dysfunction after myocardial infarction. N Engl J Med 348:1309–1321

Pottegård A, Hallas J, Olesen M, Svendsen MT, Habel LA, Friedman GD, Friis S (2017) Hydrochlorothiazide use is strongly associated with risk of lip cancer. J Intern Med 282:322–331

Psaty BM, Lumley T, Furberg CD, Schellenbaum G, Pahor M, Alderman MH, Weiss NS (2003) Health outcomes associated with various antihypertensive therapies used as first-line agents: a network meta-analysis. JAMA 289:2534–2544

Roush GC, Holford TR, Guddati AK (2012) Chlorthalidone compared with hydrochlorothiazide in reducing cardiovascular events: systematic review and network meta-analyses. Hypertension 59:1110–1117

Roush GC, Kaur R, Ernst ME (2014) Diuretics: a review and update. J Cardiovasc Pharmacol Ther 19:5–13

The ALLHAT Officers and Coordinators for the ALLHAT Collaborative Research Group (2003) Major outcomes in high-risk hypertensive patients randomized to angiotensin-converting enzyme inhibitor or calcium channel blocker vs diuretic: The Antihypertensive and Lipid-Lowering Treatment to Prevent Heart Attack Trial (ALLHAT). JAMA 288:2981–2997

van der Aart-van der Beek AB, de Boer RA, Heerspink HJL (2022) Kidney and heart failure outcomes associated with SGLT2 inhibitor use. Nat Rev Nephrol 18:294–306

Whelton PK, Carey RM, Aronow WS, Casey DE Jr, Collins KJ, Dennison Himmelfarb C, DePalma SM, Gidding S, Jamerson KA, Jones DW, MacLaughlin EJ, Muntner P, Ovbiagele B, Smith SC Jr, Spencer CC, Stafford RS, Taler SJ, Thomas RJ, Williams KA Sr, Williamson JD, Wright JT Jr. (2018) 2017 ACC/AHA/AAPA/ABC/ACPM/AGS/APhA/ASH/ASPC/NMA/PCNA Guideline for the prevention, detection, evaluation, and management of high blood pressure in adults: A report of the American College of Cardiology/American Heart Association Task Force on Clinical Practice Guidelines. Circulation 138:e484–e594

Williams B, Mancia G, Spiering W, Agabiti Rosei E, Azizi M, Burnier M, Clement DL, Coca A, de Simone G, Dominiczak A, Kahan T, Mahfoud F, Redon J, Ruilope L, Zanchetti A, Kerins M, Kjeldsen SE, Kreutz R, Laurent S, Lip GYH, McManus R, Narkiewicz K, Ruschitzka F, Schmieder RE, Shlyakhto E, Tsioufis C, Aboyans V, Desormais I, Task Force Members (2018) 2018 ESC/ESH Guidelines for the management of arterial hypertension: the Task Force for the management of arterial hypertension of the European Society of Cardiology and the European Society of Hypertension: The Task Force for the management of arterial hypertension of the European Society of Cardiology and the European Society of Hypertension. J Hypertens 36:1953–2041

Zillich AJ, Garg J, Basu S, Bakris GL, Carter BL (2006) Thiazide diuretics, potassium, and the development of diabetes: a quantitative review. Hypertension 48:219–224

34

Hauterkrankungen und Allergien

Inhaltsverzeichnis

Hauterkrankungen

Hans Merk und Judith Günther

Auf einen Blick

Verordnungsprofil Seit Jahren verändert sich das Verordnungsspektrum der zahlreicher dermatologischer Wirkstoffklassen nur marginal. Wie in den Vorjahren werden topische Glukokortikoide am häufigsten verordnet. Auf sie entfallen 43 von 100 Dermatikatagesdosen. Antimykotika und Psoriasismedikamente (jeweils 11 %), Medikamente bei aktinischer Keratose und Aknemedikamente (jeweils 7 %), Antiinfektiva und Warzenmedikamente (jeweils 5 %), Wundbehandlungsmedikamente und Antipruriginosa (jeweils 4 %) sowie Rosazeamedikamente (3 %) werden deutlich seltener verordnet. Aufgrund der dem Arzneiverordnungs-Report zugrunde liegenden Systematik werden in den Tabellen zu den Dermatikaverordnungen wesentliche Veränderungen in der Therapie chronisch-entzündlicher Dermatosen nicht vollständig abgebildet. Dies betrifft die Verwendung monoklonaler Antikörper (Biologika) und JAK-Inhibitoren bei der Behandlung schwerer Fälle von atopischer Dermatitis oder Psoriasis (Lauffer und Biedermann 2022; Griffiths et al. 2021).

Trend Die Verordnungen in den einzelnen Marktsegmenten werden weitgehend durch nationale und internationale Therapieempfehlungen gestützt. Die Gesamtverordnungsmenge bezogen auf DDD stieg 2021 im Vergleich zum Vorjahr um 3,9 %, mit deutlicheren Zuwächsen bei den Psoriasismedikamenten, den Aknemedikamenten und den Glukokortikoidtopika. Wesentliche Veränderungen in der Therapie der atopischen Dermatitis und der chronisch entzündlichen Hauterkrankungen werden vor allem bei Betrachtung der Kostenentwicklung deutlich: So entfällt 2021 weit über die Hälfte der gesamten dermatologischen Verordnungskosten von 2,7 Mrd. € auf die vier hier berücksichtigten monoklonalen Antikörper Dupilumab, Ustekinumab, Secukinumab, Guselkumab.

35.1 Verordnungsspektrum

Dermatika zählen in Deutschland zu den verordnungsstärksten Arzneimitteln. Sie werden bei vielfältigen Hauterkrankungen unterschiedlichster Ursachen angewandt. Entsprechend heterogen sind die zum Einsatz kommenden Wirkstoffklassen, die von den Glukokortikoidexterna über dermatologische Antimykotika, Psoriasismedikamente sowie Wundbehandlungsmedikamente bis hin zu Hautschutz- und Pflegemitteln reichen (◘ Abb. 35.1).

Die Verordnungsmenge der Dermatika blieb 2021 im Vergleich zum Vorjahr überwiegend stabil. Verordnungsstärkste Gruppe sind nach wie vor die Glukokortikoide (◘ Abb. 35.1). Die übrigen Stoffgruppen weisen eine deutlich geringere Verordnungshäufigkeit auf. Antimykotika mit Indikationen, die über die Behandlung von Erkrankungen der Haut und der Hautanhangsorgane hinausgehen, finden sich in ▶ Kap. 16 (Bakterielle und virale Infektionserkrankungen und Mykosen). Bei den chronisch-entzündlichen Hauterkran-

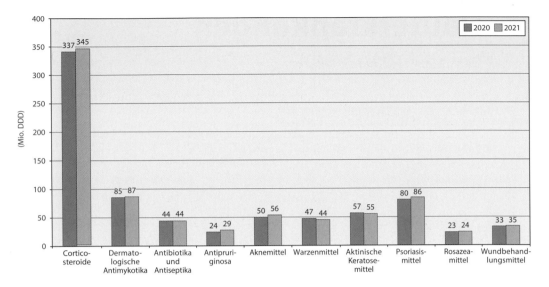

◘ Abb. 35.1 Verordnungen von Dermatika und Wundbehandlungsmedikamenten 2021 und 2020. Gesamtverordnungen nach definierten Tagesdosen

kungen – insbesondere Psoriasis und atopischer Dermatitis – wird die Entwicklung durch die zunehmende Bedeutung einer zielgerichteten Therapie mit monoklonalen Antikörpern oder auch mit JAK-Inhibitoren geprägt (Lauffer und Biedermann 2022; Griffiths et al. 2021). Dabei ist zu beachten, dass sich nur ein Teil der bei diesen Erkrankungen verwendbaren Immuntherapeutika im vorliegenden Kapitel wiederfindet, da sie ihre primäre Zulassung bei anderen Erkrankungen wie rheumatoide Arthritis (z. B. Biologika wie Adalimumab, Etanercept, Infliximab oder JAK-Inhibitoren wie Baricitinib) erhielten. Die Verordnungsentwicklungen dieser Medikamente können in ▶ Kap. 19 nachgelesen werden. Die in der Gruppe der Wundbehandlungsmedikamente zusammengefassten Präparate werden nachfolgend aus pharmakologisch-praktischen Gründen teils in dem eigenständigen ▶ Abschn. 35.12 Wundbehandlungsmedikamente (◘ Tab. 35.16), teils unter antiseptikahaltigen Dermatika (◘ Tab. 35.8) besprochen.

35.2 Glukokortikoidexterna

Glukokortikoide werden in der Dermatologie wegen ihrer antiphlogistischen und antiproliferativen Wirkung bei zahlreichen chronischen und akuten entzündlichen Hauterkrankungen wie atopischer Dermatitis, Psoriasis, Photodermatosen und anderen eingesetzt und nehmen daher in der externen Therapie eine zentrale Stellung ein. Eine zu lange Anwendung oder die Wahl der falschen Wirkstärke rufen unerwünschte, z. T. irreversible Schäden hervor. In der Fachliteratur wird daher sowohl in Bezug auf die Indikation als auch im Hinblick auf das einzusetzende Glukokortikoid ein besonders kritischer Umgang gefordert (Rathi und D'Souza 2012; Saraswat 2014).

Glukokortikoide lassen sich nach ihren erwünschten entzündungshemmenden und unerwünschten atrophisierenden Wirkungen in vier Klassen einteilen (Deutsche Dermatologische Gesellschaft et al. 2015). Sie reichen von schwach wirksamen Substanzen (Klasse I) wie Hydrocortison (◘ Tab. 35.1) mit entsprechend geringem Risiko unerwünschter

35

◘ Tab. 35.1 Verordnungen schwach wirksamer Corticosteroide 2021 (Monopräparate). Angegeben sind die 2021 verordneten Tagesdosen, die Änderungen gegenüber 2020 und die mittleren Kosten je DDD 2021

Präparat	Bestandteile	DDD	Änderung	DDD-Nettokosten
		Mio.	%	Euro
Hydrocortison				
HydroGalen/-akut	Hydrocortison	3,0	(+2,2)	0,55
Hydrocutan	Hydrocortison	2,0	(+9,1)	0,43
Hydrocort-1 A Pharma	Hydrocortison	0,70	(−42,0)	0,51
Hydro-/cortison Heumann	Hydrocortison	0,35	(+606,3)	0,63
Fenihydrocort	Hydrocortison	0,25	(−4,1)	0,49
		6,2	**(+0,1)**	**0,51**
Prednisolon				
Linola H N/-H fett N	Prednisolon	4,1	(−6,1)	0,38
Prednisolon LAW	Prednisolon	1,0	(+7,2)	0,31
Lygal Kopftinktur N	Prednisolon	0,22	(+6,9)	1,21
		5,3	**(−3,3)**	**0,40**
Dexamethason				
Dexamethason LAW	Dexamethason	0,95	(−1,7)	0,35
Summe		**12,5**	**(−1,5)**	**0,45**

Wirkungen bis hin zu den fluorierten Glukokortikoiden mit sehr starker Wirksamkeit (Klasse IV) wie Clobetasol (◘ Tab. 35.3), die dann aber bei längerer Anwendung auch das Risiko erheblicher unerwünschter Wirkungen – einschließlich systemischer Nebenwirkungen – in sich bergen. Bei Clobetasol ist dies sogar schon nach wenigen Tagen zu erwarten. Da vergleichende Untersuchungen zur Wirksamkeit topischer Glukokortikoide fehlen und konzentrationsabhängige Verschiebungen von einer Gruppe in die andere möglich sind, sollte eine solche Einteilung allerdings nur als grobe Richtlinie angesehen werden. Auch von der verwendeten Grundlage (Galenik) sowie der Form der Anwendung ist die Wirkintensität dieser Präparate abhängig. Darüber hinaus können Hautbeschaffenheit und Lokalisation einer Dermatose die Kinetik der Glukokortikoide beeinflussen.

Um das Risiko unerwünschter Wirkungen möglichst gering zu halten, werden stark bis sehr stark wirksame Glukokortikoide in der Regel nur kurzfristig und kleinflächig angewendet. Schwach wirksame Glukokortikoide eignen sich dagegen auch für eine längerfristige und großflächige Anwendung bzw. für eine Applikation bei Kindern. Die Lokaltherapie sollte zunächst mit dem am stärksten wirksamen Präparat begonnen werden, das die Dermatose unter Berücksichtigung der Lokalisation und Ausprägung zulässt. Die Weiterbehandlung erfolgt im Anschluss mit dem gerade noch effektiven Glukokortikoid. Schließlich wird die Therapie im Wechsel mit einer steroidfreien Basissalbe/creme fortgeführt (Intervalltherapie), bis eine ausschließlich pflegende Nachbehandlung möglich ist (Hengge et al. 2006; Ference und Last 2009; Rathi und D'Souza 2012).

35.2.1 Monopräparate

Glukokortikoidhaltige Lokaltherapeutika werden fast nur als Monopräparate verschrieben (◘ Tab. 35.1, 35.2 und 35.3). Hydrocortisonpräparate sind in Zubereitungen von 0,25–0,5 % in kleinen Packungsgrößen häufig nicht-verschreibungspflichtig und seit Inkrafttreten des GKV-Modernisierungs-Gesetzes (GMG) am 1. Januar 2004 weitgehend von der vertragsärztlichen Versorgung ausgeschlossen. Verordnungen für Kinder bis zum vollendeten 12. Lebensjahr sowie für Jugendliche mit Entwicklungsstörungen bis zum vollendeten 18. Lebensjahr sind von dieser Regelung ausgenommen (Gemeinsamer

◘ **Tab. 35.2   Verordnungen mittelstark wirksamer Corticosteroide 2021 (Monopräparate).** Angegeben sind die 2021 verordneten Tagesdosen, die Änderungen gegenüber 2020 und die mittleren Kosten je DDD 2021

Präparat	Bestandteile	DDD	Änderung	DDD-Nettokosten
		Mio.	%	Euro
Trimacinolonacetonid				
Triamgalen	Triamcinolonacetonid	9,6	(−9,9)	0,61
Volon A/Volonimat/-N	Triamcinolonacetonid	0,44	(+34,1)	0,65
Kortikoid-ratiopharm	Triamcinolonacetonid	0,40	(+33,9)	0,86
Triamcinolon AbZ	Triamcinolonacetonid	0,34	(+13,0)	0,82
		10,7	**(−6,9)**	**0,62**
Hydrocortisonbutyrat				
Alfason	Hydrocortisonbutyrat	6,2	(−4,4)	0,56
Laticort	Hydrocortisonbutyrat	1,4	(+3,0)	0,40
Neuroderm akut	Hydrocortisonbuteprat	0,62	(−31,5)	1,72
		8,2	**(−6,1)**	**0,62**
Prednicarbat				
Prednitop	Prednicarbat	32,5	(−4,0)	0,35
Prednicarbat acis	Prednicarbat	16,6	(+2,1)	0,36
Dermatop	Prednicarbat	6,5	(−11,9)	0,39
Prednicarbgalen	Prednicarbat	3,8	(+76,8)	0,33
		59,5	**(−0,4)**	**0,36**
Andere Corticosteroide				
Advantan	Methylprednisolonaceponat	65,2	(+3,4)	0,35
Decoderm	Fluprednidin	2,3	(+2,0)	0,69
Metigalen	Methylprednisolonaceponat	1,1	(+991,6)	0,30
		68,6	**(+4,8)**	**0,36**
Summe		**147,1**	**(+1,1)**	**0,39**

35

◼ Tab. 35.3 Verordnungen stark und sehr stark wirksamer Corticosteroide 2021 (Monopräparate). Angegeben sind die 2021 verordneten Tagesdosen, die Änderungen gegenüber 2020 und die mittleren Kosten je DDD 2021

Präparat	Bestandteile	DDD	Änderung	DDD-Nettokosten
		Mio.	%	Euro
Betamethason				
Betagalen	Betamethasonvalerat	31,2	(−11,0)	0,53
Soderm	Betamethasonvalerat	13,1	(+26,7)	0,55
Deflatop	Betamethasonvalerat	1,5	(+8,7)	0,70
Diprosone Creme etc.	Betamethasondipropionat	0,62	(+15,1)	0,63
Betnesol-V	Betamethasonvalerat	0,57	(−16,1)	0,53
		47,0	**(−2,1)**	**0,54**
Mometason				
Momegalen	Mometason	47,9	(−5,0)	0,32
Mometason/Mometasonfuroat Glenmark	Mometason	19,8	(+15,0)	0,35
Momecutan	Mometason	7,2	(+80,8)	0,30
Ecural	Mometason	3,9	(+23,0)	0,45
Monovo	Mometason	1,3	(−0,6)	0,35
		80,1	**(+5,2)**	**0,33**
Andere stark wirksame Corticosteroide				
Jellin	Fluocinolonacetonid	1,7	(−11,2)	0,51
Amciderm	Amcinonid	0,78	(−9,8)	0,56
Nerisona	Diflucortolon	0,65	(+2,9)	0,56
		3,1	**(−8,2)**	**0,53**
Sehr stark wirksame Corticosteroide				
Karison	Clobetasol	12,1	(+7,0)	0,40
Clobegalen	Clobetasol	8,9	(+0,9)	0,38
Clobetasol acis	Clobetasol	6,5	(+2,2)	0,41
Clarelux	Clobetasol	5,4	(>1.000)	0,23
Dermoxin/Dermoxinale	Clobetasol	4,3	(−3,1)	0,48
Clobex	Clobetasol	1,1	(+1,3)	1,63
		38,3	**(+19,5)**	**0,42**
Summe		**168,5**	**(+5,6)**	**0,41**

Bundesausschuss 2021). Uneingeschränkt verschreibungspflichtig und damit erstattungsfähig sind lediglich alle Zubereitungsformen von *Linolacort Hydro*.

Verordnungshäufigkeiten und Verschiebungen von Präparaten in den jeweiligen Wirkklassen werden im Wesentlichen durch die Preisgestaltung bestimmt. So dominieren bei den mittelstark wirksamen Glukokortikoiden (Klasse II) (◖Tab. 35.2) Prednicarbat und Methylprednisolonaceponat, unter den stark wirksamen Glukokortikoiden (Klasse III) (◖Tab. 35.3) das halogenierte Glukokortikoidmonoester Mometasonfuroat. Aufgrund der substanzeigenen Pharmakokinetik wird bei den genannten Glukokortikoiden hinsichtlich ihrer systemischen Aufnahme von einem günstigen Nutzen-Risiko-Verhältnis ausgegangen (Ruzicka 2006; Luger et al. 2004). Als Glukokortikoid mit sehr starker Wirksamkeit (Klasse IV) (◖Tab. 35.3)

kommen seit einigen Jahren allein Clobetasol-haltige Lokaltherapeutika zum Einsatz – 2021 sogar mit einem Verordnungsanstieg.

35.2.2 Glukokortikoid-kombinationen

Der Einsatz von Glukokortikoidkombinationen, insbesondere von antibiotika- und antiseptikahaltigen (◖Tab. 35.7 und 35.8) sowie antimykotikahaltigen Kombinationen (◖Tab. 35.6), wird kontrovers diskutiert. Kombinationen von Glukokortikoiden mit Salicylsäure oder Harnstoff (◖Tab. 35.4) stellen bei hyperkeratotischen Hauterkrankungen, einschließlich der Psoriasis und Handekzemen, eine sinnvolle Kombination dar. Die Wirkung des Glukokortikoids wird hier durch Penetrationssteigerung erhöht bzw. erst ermög-

◖ Tab. 35.4 **Verordnungen glukokortikoidhaltiger Dermatikakombinationen 2021.** Angegeben sind die 2021 verordneten Tagesdosen, die Änderungen gegenüber 2020 und die mittleren Kosten je DDD 2021

Präparat	Bestandteile	DDD	Änderung	DDD-Nettokosten
		Mio.	%	Euro
Corticosteroide und Salicylsäure				
Soderm plus	Betamethason Salicylsäure	7,3	(+46,1)	0,65
Betadermic	Betamethason Salicylsäure	2,8	(−43,8)	0,52
Diprosalic	Betamethason Salicylsäure	1,1	(−17,1)	0,90
Volon A Tinktur N	Triamcinolonacetonid Salicylsäure	0,51	(−4,5)	1,15
Alpicort	Prednisolon Salicylsäure	0,42	(−7,3)	1,04
		12,1	**(−1,4)**	**0,67**
Andere Corticosteroidkombinationen				
Hydrodexan	Hydrocortison Harnstoff	0,45	(−5,6)	1,05
Summe		**12,6**	**(−1,6)**	**0,69**

35

licht (Jacobi et al. 2015; Deutsche Dermatologische Gesellschaft et al. 2015).

35.3 Antimykotika

Während alle oralen Antimykotika der Verschreibungspflicht unterliegen, sind die in der Therapie überwiegend eingesetzten Lokalantimykotika rezeptfrei und damit seit Inkrafttreten des GKV-Modernisierungs-Gesetzes (GMG) am 1. Januar 2004 weitgehend von der vertragsärztlichen Versorgung ausgeschlossen (Ausnahmen siehe Gemeinsamer Bundesausschuss 2021, Arzneimittel-Richtlinie, Abschnitt F, § 12). Nach dem darauffolgenden drastischen Verordnungsrückgang bei den Antimykotika stagnieren die Verordnungen – allenfalls mit leichten jährlichen Zu- oder Abnahmen – auf insgesamt niedrigem Niveau (◘ Abb. 35.1). Gegenüber dem Vorjahr ist 2021 der recht deutliche Verordnungsanstieg der Antimykotika in erster Linie auf eine Mehrverordnung oraler Terbinafinzubereitungen zurückzuführen.

35.3.1 Therapeutische Aspekte

Pilzinfektionen werden klinisch-diagnostisch und therapeutisch nach ihrer Lokalisation und der Art der Erreger unterschieden. Am häufigsten sind oberflächliche Mykosen der Haut und Hautanhangsorgane sowie der Schleimhäute. Organmykosen sind in unseren Breiten deutlich seltener, haben aber bei Patienten mit erworbener Immunschwäche (AIDS) erhebliche Bedeutung und sind auch im Rahmen einer immunsuppressiven Therapie zu beachten (Ramos-e-Silva et al. 2012). Pilzinfektionen der Haut begünstigende Faktoren sind zudem Diabetes mellitus, nosokomiale Infektionen oder opportunistische Infektionen bei Brandwunden, eine Schädigung des Hautmilieus sowie weitere therapiebegleitend eingesetzte Arzneimittel wie Antibiotika, Glukokortikoide – einschließlich Glukokortikoid/Antimykotika-Kombinationen, welche das kli-nische Bild verschleiern können (Hengge et al. 2006; Rathi und D'Souza 2012; Singh et al. 2015).

Zur Behandlung von Pilzinfektionen der Haut und Schleimhäute werden Antimykotika überwiegend als Lokaltherapeutika verordnet. Nystatin und Miconazol werden in oraler Darreichungsform auch bei orointestinalen Candidainfektionen angewandt (► Kap. 16, Bakterielle und virale Infektionserkrankungen und Mykosen). Die systemisch wirksamen, oralen Azolantimykotika Fluconazol und Itraconazol sowie das Allylamin Terbinafin werden auch bei großflächigen oder häufig rezidivierenden Pilzinfektionen der Haut und Hautanhangsgebilde wie der Onychomykose, bei vulvovaginalen Mykosen sowie bei immundefizienten Patienten mit opportunistischen Infektionen eingesetzt, wenn eine lokale Behandlung allein nicht ausreichend wirksam ist.

35.3.2 Lokale Antimykotika

Bei Pilzerkrankungen der Haut sind prinzipiell alle Lokalantimykotika (◘ Tab. 35.5) placebokontrollierten Studien zufolge wirksam (Rotta et al. 2012), wenn auch die individuellen Anwendungsgebiete zum Teil erheblich voneinander abweichen und die möglicherweise unterschiedliche Verträglichkeit des jeweiligen Vehikels zu berücksichtigen ist.

Die Azolantimykotika (z. B. Clotrimazol, Miconazol) haben ein breites Wirkungsspektrum, das nahezu alle menschen- und tierpathogenen Pilze umfasst. Azolantimykotika können bei Infektionen durch Dermatophyten, Hefen und Schimmelpilze eingesetzt werden (Brodt 2013). Dies trifft auch für Ciclopirox zu (Subissi et al. 2010). Auch das Allylaminderivat Terbinafin (► Abschn. 35.3.3, Orale Antimykotika) besitzt in der topischen Anwendung ähnliche Wirkeigenschaften. Nystatin ist nur bei Candidamykosen indiziert (Brodt 2013).

Die topische Behandlung von Onychomykosen ist wegen mangelnder Resorption zur Nagelmatrix nur selten effektiv. Topische An-

◘ **Tab. 35.5   Verordnungen dermatologischer Antimykotika 2021 (Monopräparate).** Angegeben sind die 2021 verordneten Tagesdosen, die Änderungen gegenüber 2020 und die mittleren Kosten je DDD 2021

Präparat	Bestandteile	DDD	Änderung	DDD-Nettokosten
		Mio.	%	Euro
Clotrimazol				
Clotrimazol AL	Clotrimazol	0,64	(+1,3)	0,27
Ciclopirox				
Ciclopoli	Ciclopirox	3,4	(+59,1)	0,78
Ciclopirox-ratiopharm	Ciclopirox	1,3	(−35,2)	0,83
Sebiprox	Ciclopirox	1,0	(+25,1)	0,33
Batrafen	Ciclopirox	0,42	(−46,7)	0,91
		6,2	**(+6,9)**	**0,73**
Nystatin				
Nystaderm	Nystatin	0,29	(+6,3)	0,68
Candio-Hermal	Nystatin	0,21	(+2,3)	0,69
Nystaderm Mundgel	Nystatin	0,10	(−2,6)	1,12
		0,60	**(+3,3)**	**0,75**
Miconazol				
Miconazol acis	Miconazol	0,35	(+17,7)	0,38
Mykoderm Miconazolcreme	Miconazol	0,31	(−8,9)	0,39
		0,66	**(+3,6)**	**0,38**
Terbinafin (oral)				
Terbinafin Aurobindo	Terbinafin	4,7	(+50,8)	0,93
Terbigalen	Terbinafin	4,0	(+7,9)	0,82
Terbinafin-1 A Pharma	Terbinafin	2,7	(+29,4)	0,97
Terbinafin Heumann	Terbinafin	2,2	(−36,7)	0,93
Terbinafin-PUREN	Terbinafin	0,59	(−35,7)	0,94
Dermatin	Terbinafin	0,39	(−10,6)	0,96
		14,5	**(+6,2)**	**0,91**
Summe		**22,6**	**(+6,1)**	**0,82**

35

timykotika werden bei Onychomykosen daher vor allem in Kombination mit oralen Antimykotika bzw. zur Prophylaxe nach erfolgreicher Behandlung der Onychomykose empfohlen (Grover und Khurana 2012; Feng et al. 2017).

35.3.3 Orale Antimykotika

Das Allylamin Terbinafin wird zu Lasten der gesetzlichen Krankenversicherung primär oral angewendet (❑ Tab. 35.5). Verglichen mit den Azolantimykotika ergeben sich für die orale Anwendung leichte Vorteile bei Infektionen mit Dermatophyten und Schimmelpilzen (Crawford und Hollis 2007; El-Gohary et al. 2014). Hefen sind dagegen weniger empfindlich, daher ist Terbinafin bei Candidosen oder Pityriasis versicolor oral nicht wirksam und in dieser Darreichungsform nur zugelassen zur Behandlung von Dermatophyteninfektionen der Füße und des Körpers sowie der Finger- und Zehennägel (Darkes et al. 2003). In topischer Darreichungsform kann Terbinafin dagegen auch bei Candidosen und Pityriasis versicolor eingesetzt werden. Bei Dermatophyteninfektionen der Haut und der Füße ist Terbinafin oral verwendet Griseofulvin überlegen und anderen Antimykotika wie Ketoconazol, Fluconazol oder Itraconazol mindestens klinisch äquivalent (Bell-Syer et al. 2012).

Die systemische Behandlung der Onychomykosen ist langwierig (Fingernägel 4–6 Monate, Fußnägel 12–18 Monate). Die Raten vollständiger Heilung sind mit 30–50 % auch nach Behandlung mit modernen Antimykotika dennoch enttäuschend gering. Aufgrund seines unzureichenden Wirkspektrums kann Terbinafin nur bei durch Dermatophyten bedingten Onychomykosen eingesetzt werden. Bei diesen wirkt es aber besser als Azolantimykotika wie Itraconazol (Kreijkamp-Kaspers et al. 2017). Diese können allerdings auch bei Nagelinfektionen durch Hefen und Schimmelpilze zum Einsatz kommen (Darkes et al. 2003).

Zu beachten sind als seltene unerwünschte Arzneimittelwirkungen von systemischem Terbinafin schwere Hautreaktionen einschließlich der toxischen epidermalen Nekrolyse und Hepatitis. Ein Hinweis auf neurotoxische Schädigungen sind lang anhaltende, wenn-gleich reversible Geschmacksveränderungen bis hin zu vollständigem Geschmacksverlust sowie reversible Störungen des Farbsinns (Darkes et al. 2003; Singal und Khanna 2011). Auch auf psychiatrische Störungen mit Depressionen, Angststörungen, Panikreaktion, Unruhezustände und Suizidversuch wurde hingewiesen (Arzneimittelkommission der deutschen Ärzteschaft 2006). Bei den oralen Azolantimykotika stehen Interaktionen mit Cytochrom P450 Isoenzymen im Vordergrund, die zum einen die Grundlage ihrer antimykotischen Wirkung darstellen, aber auch Ursache von zahlreichen Arzneimittelwechselwirkungen und Beeinflussung von Hormonsynthesen und -metabolisierungen sind.

35.3.4 Antimykotikakombinationen

Glukokortikoidhaltige Antimykotikakombinationen werden mehr als doppelt so häufig verordnet wie die reinen Lokaltherapeutika (❑ Tab. 35.6), obwohl sie in Leitlinien zur Behandlung von Pilzerkrankungen der Haut gar nicht erwähnt oder kontrovers diskutiert werden (Czaika und Zuberbier 2015). Die rasch einsetzende Wirkung der Glukokortikoide kann zwar den initialen Behandlungserfolg, vor allem bei Infektionen mit Dermatophyten und damit die Compliance begünstigen, sie darf jedoch nicht zu einer unerwünschten Langzeittherapie verführen (Erbagci 2004; Schaller et al. 2016). Besonders kritisch zu sehen bzw. abzulehnen ist die Anwendung derartiger Fixkombinationen bei Kindern (Wheat et al. 2017).

Dem gegenüber werden zinkoxidhaltige Kombinationen (❑ Tab. 35.6) aus fachtherapeutischer Sicht bei Candidainfektionen der Haut und im Ano-Genitalbereich (z. B. bei Windeldermatitis) als sinnvoll angesehen (Ring und Fröhlich 1985). Zinkoxid kann durch seinen abdeckenden und trocknenden Effekt die Abheilung begünstigen.

◻ Tab. 35.6   Verordnungen dermatologischer Antimykotika 2021 (Kombinationen). Angegeben sind die 2021 verordneten Tagesdosen, die Änderungen gegenüber 2020 und die mittleren Kosten je DDD 2021

Präparat	Bestandteile	DDD	Änderung	DDD-Nettokosten
		Mio.	%	Euro
Corticosteroidhaltige Kombinationen				
Decoderm tri	Miconazol Flupredniden	22,1	(+3,7)	1,45
Lotricomb	Clotrimazol Betamethason	15,2	(+2,5)	0,77
Vobaderm	Miconazol Flupredniden	6,2	(+4,4)	1,55
Nystalocal	Nystatin Chlorhexidin Dexamethason	5,7	(+8,1)	1,99
Baycuten HC	Clotrimazol Hydrocortison	2,7	(−14,2)	1,04
Epipevisone	Econazol Triamcinolonacetonid	2,5	(−0,2)	1,06
Nystaderm comp	Nystatin Hydrocortison	1,5	(+1,4)	1,03
Candio-Hermal Plus	Nystatin Flupredniden	1,0	(+8,6)	1,27
Travocort	Isoconazol Diflucortolon	0,66	(−12,1)	1,34
		57,5	**(+2,5)**	**1,28**
Zinkoxidhaltige Kombinationen				
Multilind Heilpaste	Nystatin Zinkoxid	2,0	(−10,2)	0,83
Infectosoor Zinksalbe	Miconazol Zinkoxid	1,0	(+6,0)	2,40
Mykoderm Heilsalbe	Nystatin Zinkoxid	0,77	(−4,4)	0,64
Mykundex Heilsalbe	Nystatin Zinkoxid	0,33	(+0,1)	0,61
Nystatin Holsten Softpaste	Nystatin Zinkoxid	0,30	(+30,8)	0,59
		4,4	**(−2,9)**	**1,14**
Summe		**61,9**	**(+2,1)**	**1,27**

35

35.4 Antibiotika und Antiseptika

Die Verordnungen antibiotischer und antiseptischer Lokaltherapeutika haben sich seit Jahren auf niedrigem Niveau stabilisiert (◘ Abb. 35.1), allerdings werden noch immer vor allem deren Glukokortikoidkombinationen therapeutisch eingesetzt (◘ Tab. 35.7 und 35.8).

35.4.1 Antibiotika

Der Einsatz topischer Antibiotika (◘ Tab. 35.7) wird zurückhaltend bewertet. Für ihre therapeutische Wirksamkeit liegen bis auf die Behandlung einer Impetigo oder für eine nasale Entkolonialisierung von Staphylococcus aureus nur begrenzt klinische Daten vor. Dies gilt auch für ihren Einsatz zur Vorbeugung oder Behandlung chronischer Wundinfektionen (Williamson et al. 2017). Zudem werden Resistenzentwicklungen und Sensibilisierungen aufgrund ihres breiten Einsatzes gefürchtet (Drucker 2012; Francis et al. 2017). Grundsätzlich sollten daher nach Möglichkeit nur solche Antibiotika lokal eingesetzt werden, die keine systemische Anwendung finden (Koning et al. 2012). Damit scheiden in der Regel Antibiotika wie Chloramphenicol, Fusidinsäure, Fluorchinolone, Gentamicin und Tetracycline für einen topischen Einsatz aus.

Fusidinsäure steht in Deutschland ausschließlich in topischer Darreichungsform zur Verfügung und gilt als eines der wirksamsten Antibiotika bei durch Staphylococcus aureus hervorgerufenen Hautinfektionen wie Impetigo, Follikulitis oder Furunkulose (Schöfer und Simonsen 2010). Bei begrenzter, unkomplizierter Impetigo ist die Lokalbehandlung mit Fusidinsäure einer systemischen Antibiotikatherapie ebenbürtig bzw. sogar überlegen (Koning et al. 2012). Aufgrund zunehmender Resistenz von Staphylococcus aureus gegenüber Fusidinsäure wird zu einer restriktiven Verordnungsweise geraten (Alsterholm et al. 2010; Deutsche Dermatologische Gesellschaft et al. 2015). Prinzipiell sollte Fusidinsäure nur kurzfristig, d. h. nicht länger als 2 Wochen, angewandt werden (Schöfer und Simonsen 2010).

Das Aminoglykosid Gentamicin besitzt bei zunehmender Resistenzhäufigkeit, insbesondere gegenüber Enterobacter, Proteus und Enterokokken, eine gute Wirksamkeit u. a. auf Pseudomonas aeruginosa und Methicillinempfindliche Staphylokokken und ist in parenteraler Darreichungsform (in Kombination mit einem weiteren Antibiotikum, z. B. Acylaminopenicillin oder Cephalosporin) bei schweren Infektionen (Sepsis, Endokarditis, Peritonitis u. a.) indiziert (Brodt 2013). Als Lokaltherapeutikum ist Gentamicin – außer in der Augenheilkunde (► Kap. 29, Ophthalmika) – zur Behandlung von Ulcera cruris, Dekubitus und kurzfristig bei oberflächlichen, kleinflächigen Hautinfektionen zugelassen. Im Vordergrund der Therapie chronischer Wunden steht allerdings die Behandlung der Grundkrankheit, z. B. beim Ulcus cruris die möglichst weitgehende Beseitigung der chronisch venösen Mikro- und Makrozirkulationsstörung durch Kompressionsverbände (O'Meara et al. 2012). Vor allem wegen der möglichen Entstehung resistenter Pseudomonasstämme auf der Haut, die schließlich Anlass zu schwer therapierbaren Infektionen innerer Organe oder sogar zu einer Pseudomonassepsis geben könnten ist der Rückgang der Verordnungen von topischem Gentamicin zu begrüßen (Gloor 1982).

Framycetin (Neomycin B) ist obsolet. Kreuzresistenzen mit dem oral eingesetzten Reserveantibiotikum Gentamicin sind beschrieben. Bei großflächiger und dauerhafter Anwendung sind nephro- oder ototoxische Eigenschaften, insbesondere bei Risikopatienten, nicht auszuschließen. Zudem besteht die Gefahr von Kontaktdermatitiden (Brodt 2013). Neomycin-haltige Kombinationen wie *Jellin-Neomycin* sind, insbesondere bei Patienten mit Unterschenkelekzemen, durch häufig auftretende Kontaktsensibilisierungen belastet (Thaçi und Schöfer 2005; Menezes de Padua et al. 2008). Die Verordnung von *Jellin-Neomycin* ist seit Jahren rückläufig.

Mupirocin ist als *Infectopyoderm* zur Behandlung bakterieller Hautinfektionen mit

◘ Tab. 35.7 Verordnungen von antibiotikahaltigen Dermatika 2021. Angegeben sind die 2021 verordneten Tagesdosen, die Änderungen gegenüber 2020 und die mittleren Kosten je DDD 2021

Präparat	Bestandteile	DDD	Änderung	DDD-Nettokosten
		Mio.	%	Euro
Fusidinsäure				
Fusicutan	Fusidinsäure	2,9	(−7,2)	2,40
Fucidine	Fusidinsäure	2,5	(−10,8)	2,39
Fusidinsäure-ratiopharm	Fusidinsäure	0,55	(+24,9)	2,30
		5,9	**(−6,5)**	**2,39**
Aminoglykoside				
Refobacin	Gentamicin	1,0	(−6,6)	1,56
Infectogenta	Gentamicin	1,0	(−4,5)	1,29
Leukase N Puder/Salbe	Framycetin	0,19	(−2,2)	2,03
		2,3	**(−5,3)**	**1,48**
Andere Antibiotika				
Infectopyoderm	Mupirocin	0,92	(−7,5)	2,61
Turixin	Mupirocin	0,44	(−22,0)	1,22
Unguentum Oxytetracyclini Pharmachem	Oxytetracyclin	0,35	(−7,2)	0,68
Tyrosur	Tyrothricin	0,14	(−0,6)	1,56
		1,8	**(−10,9)**	**1,84**
Corticosteroidkombinationen				
Diprogenta	Betamethason Gentamicin	8,5	(+2,4)	1,01
Fusicutan plus Betamethason	Betamethason Fusidinsäure	2,2	(−19,2)	2,52
Fusidinsäure/Betamethason Mylan	Betamethason Fusidinsäure	2,0	(+211,0)	1,82
Decoderm comp	Flupredniden Gentamicin	1,5	(−3,9)	1,40
Jellin-Neomycin	Fluocinolonacetonid Neomycin	1,5	(−1,5)	1,43
Fucicort	Betamethason Fusidinsäure	1,3	(−14,6)	2,55
Sulmycin mit Celestan-V	Betamethason Gentamicin	1,3	(−9,3)	2,21
Fucidine-H	Hydrocortisonacetat Fusidinsäure	0,29	(+11,1)	2,31
		18,5	**(+3,4)**	**1,55**
Summe		**28,5**	**(−0,5)**	**1,73**

35

◘ Tab. 35.8 Verordnungen von antiseptikahaltigen Dermatika 2021. Angegeben sind die 2021 verordneten Tagesdosen, die Änderungen gegenüber 2020 und die mittleren Kosten je DDD 2021

Präparat	Bestandteile	DDD	Änderung	DDD-Nettokosten
		Mio.	%	Euro
Povidon-Iod				
Betaisodona Salbe etc.	Povidon-Iod	0,80	(−8,7)	0,64
PVP Jod AL	Povidon-Iod	0,43	(−24,6)	0,47
Polysept Lösung/Salbe	Povidon-Iod	0,23	(−11,4)	0,49
Braunovidon	Povidon-Iod	0,15	(−2,0)	0,57
		1,6	**(−13,4)**	**0,57**
Andere Antiseptika				
Octenisept	Octenidin Phenoxyethanol	3,4	(−1,2)	0,74
Furacin Sol	Nitrofural	0,85	(−0,9)	0,98
Rivanol	Ethacridinlactat	0,58	(−11,2)	0,78
Serasept	Polihexanid	0,23	(+3,8)	1,67
		5,0	**(−2,2)**	**0,83**
Corticosteroidkombinationen				
Infectocortisept	Halometason Triclosan	2,3	(+3,1)	1,07
Duogalen	Flumetason Triclosan	0,90	(−8,5)	1,38
Locacorten-Vioform	Flumetason Clioquinol	0,68	(−4,0)	1,71
Leioderm P	Prednisolon Chinolinolsulfat	0,29	(+38,7)	1,04
		4,2	**(+0,9)**	**1,24**
Summe		**10,8**	**(−2,9)**	**0,95**

empfindlichen Erregern wie Staphylococcus aureus (einschl. methicillinresistenter Stämme), das wirkstoffidentische *Turixin* zur Elimination von Staphylokokken aus der Nasenschleimhaut zugelassen. In der Behandlung der unkomplizierten Impetigo ist Mupirocin einer oralen Therapie mit Erythromycin überlegen (Koning et al. 2012). Bei intranasaler Anwendung verhindert Mupirocin im intensivmedizinischen Bereich das Auftreten Methicillin-resistenter Staphylococcus-aureus-Infektionen (Muller et al. 2005) und kann bei chronischer Exazerbation einer Rhinosinusitis den Einsatz parenteraler Antibiotika ersetzen (Solares et al. 2006). Mupirocin gilt daher bei Staphylokokkeninfektionen der Nasenschleimhaut als Mittel der ersten Wahl (Schöfer und Simonsen 2010). Resistenzen gegen Staphylococcus aureus liegen bei Kindern mit Haut- und Weichteilinfektionen aber bereits bei 9,8 % (McNeil et al. 2014) und können für den Einsatz von Mupirocin für den intensivmedizinischen Bereich eine Gefahr darstellen (Hayden et al. 2016).

Tyrothricin (*Tyrosur*) wird bei infizierten und infektionsgefährdeten Hautverletzungen oder Wunden sowie bei Verbrennungen etc. eingesetzt. Tyrothricin (Gemisch aus 70–80 % Tyrocidin und 20–30 % Gramicidin) ist ein Polypeptidantibiotikum mit guter Wirksamkeit auf grampositive Kokken und Stäbchen. Es besteht keine Kreuzresistenz mit anderen Antibiotika (Brodt 2013). *Tyrosur* ist nicht verschreibungspflichtig und damit nur bedingt zu Lasten der GKV verordnungsfähig (Gemeinsamer Bundesausschuss 2021).

Auch der Einsatz topischer antibiotika-/antiseptikahaltiger Kombinationen wird kontrovers beurteilt. In klinischen Studien wurde kein zusätzlicher therapeutischer Nutzen eines topischen Antibiotikums in Kombination mit einem topischen Glukokortikoid gezeigt (Deutsche Dermatologische Gesellschaft et al. 2015; Francis et al. 2017). Umso mehr überrascht, dass derartige Kombinationen häufiger verordnet werden (◘ Tab. 35.7).

35.4.2 Antiseptika

Zur Behandlung bakterieller (und mykotischer) Hautinfektionen werden – nicht zuletzt wegen der potenziell fehlenden bakteriellen Resistenz (Lachapelle 2014) – auch bereits jahrzehntelang bekannte Lokalantiseptika wie Ethacridinlactat, Octenidin, Nitrofural oder Povidon-Iod (◘ Tab. 35.8) eingesetzt. Zur Wunddesinfektion werden aber in erster Linie Octenidin, Polihexanid (◘ Tab. 35.16 Wundbehandlungsmedikamente) oder Povidon-Iod empfohlen, vor allem weil ihnen ein gravierend störender Einfluss auf den Wundheilungsprozess fehlt (Kujath und Michelsen 2008; Koburger et al. 2010; Willy et al. 2016).

Nitrofural (*Furacin-Sol*) ist als einziger Vertreter unter den aufgeführten Antiseptika verschreibungspflichtig und wird ebenfalls im Wesentlichen zur Lokalbehandlung infizierter Wunden und Ulzera sowie bei Verbrennungen eingesetzt. Es wirkt bei lokaler Anwendung bakterizid auf Staphylokokken, Streptokokken, Escherichia coli, Enterobacter, Klebsiella und Proteus, nicht dagegen auf Pseudomonas aeruginosa und Candida albicans. Allergische Reaktionen (Kontaktekzem) sind möglich. Die Anwendung während der Schwangerschaft sowie eine Dauertherapie sollten wegen onkogener Eigenschaften unterbleiben (Brodt 2013).

35.5 Virostatika

Aciclovir-haltige Fertigarzneimittel (siehe ◘ Tab. 35.9) werden bei Infektionen durch Herpes-simplex-Viren zur Linderung von Schmerzen und Juckreiz bei rezidivierendem Herpes labialis und Herpes genitalis eingesetzt. Bei häufigeren Rezidiven kann die prophylaktische Applikation von Sonnenschutzpräparatenhilfreich sein. Wie in der Therapie des Herpes labialis ist auch bei Herpes genitalis die systemische Anwendung der topischen Applikation von Aciclovir überlegen.

Podophyllotoxin (*Condylox*) wird bereits seit den 1970er Jahren therapeutisch bei Infektionen mit humanen Papillomaviren (Condylomata acuminata, Feigwarzen) eingesetzt (von Krogh 1978). Das Glykosid aus den Rhizomen von Podophyllum-Arten wirkt über eine Bindung an Tubulin antimitotisch und weist Remissionsraten zwischen 62 und 70 % auf (Thurgar et al. 2016), aber auch hohe Rezidivraten bis 90 % (Lopaschuk 2013).

Grüner-Tee-Extrakt (*Veregen*) ist seit 2010 zur Behandlung äußerlicher Feigwarzen im Genital- und Perianalbereich immunkompetenter Erwachsener zugelassen. Der Wirkmechanismus des Extraktes ist ungeklärt. In den Zulassungsstudien lagen die Heilungsraten nach maximal 16 Behandlungswochen bei 3-mal täglicher Anwendung unter Grünem-Tee-Extrakt bei 51–57 % im Vergleich zu 34–37 % unter Vehikel, wobei Frauen eine höhere Erfolgsrate aufwiesen als Männer

▣ **Tab. 35.9 Verordnungen von antiviralen Dermatika 2021.** Angegeben sind die 2021 verordneten Tagesdosen, die Änderungen gegenüber 2020 und die mittleren Kosten je DDD 2021

Präparat	Bestandteile	DDD	Änderung	DDD-Nettokosten
		Mio.	%	Euro
Aciclovir				
Aciclostad Creme	Aciclovir	1,5	(+5,6)	0,57
Aciclovir-ratiopharm Creme	Aciclovir	0,52	(+37,0)	0,59
Aciclovir Creme/-akut 1 A Pharma	Aciclovir	0,47	(−14,3)	0,76
		2,5	**(+6,1)**	**0,61**
Andere antivirale Mittel				
Condylox	Podophyllotoxin	1,0	(−1,2)	2,13
Veregen	Grüner Tee	0,51	(−5,3)	3,07
		1,5	**(−2,6)**	**2,45**
Summe		**4,0**	**(+2,6)**	**1,30**

(Stockfleth et al. 2008; Tatti et al. 2008). Lokale Nebenwirkungen an der Applikationsstelle waren sehr häufig und stärker ausgeprägt als unter Scheinbehandlung (Tatti et al. 2008). Die Rezidivrate lag unter 10 %. Direkte Vergleichsstudien zu Podophyllotoxin oder Imiquimod (siehe ▶ Abschn. 35.9 Medikamente zur Behandlung aktinischer Keratosen) fehlen allerdings (Grillo-Ardila et al. 2014; Werner et al. 2017).

35.6 Antiphlogistika und Antipruriginosa

Die entzündungshemmenden und juckreizstillenden Dermatika zeigten 2021 gegenüber dem Vorjahr eine Zunahme an verordneten Tagesdosen, die aber für verschiedene Präparate sehr unterschiedlich ausfiel (▣ Tab. 35.10). Wesentlicher Grund hierfür ist die heterogene Zusammensetzung dieser Gruppe in Bezug auf pharmakologische Wirkung und zugelassene Indikation. Zum einen finden sich hier Calcineurinantagonisten als die – neben den Glukokortikoiden – wich-

tigsten topisch angewendeten Therapeutika bei atopischer Dermatitis wie auch das erste Biologikum zur systemischen Behandlung der atopischen Dermatitis, darüber hinaus Alitretinoin zur Therapie des Handekzems, sowie verschiedene rezeptfreie Präparate (Gerbstoffe, Harnstoff, Polidocanol), die nur in Ausnahmefällen zu Lasten der GKV verordnungsfähig sind (Gemeinsamer Bundesausschuss 2021).

35.6.1 Calcineurinantagonisten

Pimecrolimus und Tacrolimus sind die beiden topisch verfügbaren Calcineurinantagonisten und stellen zusammen mit Glukokortikoiden den Standard der topischen antiinflammatorischen Therapie der atopischen Dermatitis (Freimooser et al. 2022). Gegenüber dem Vorjahr wurden Calcineurinantagonisten 2021 mit 11,6 % gemessen in Tagesdosendeutlich häufiger verordnet. Tacrolimus (*Protopic und Tacrolimus Dermapharm*) ist in topischer Darreichungsform bei Erwachsenen und Jugendlichen (als 0,1 %ige Salbe) sowie bei Kindern ab

◘ Tab. 35.10 Verordnungen entzündungshemmender und juckreizstillender Dermatika 2021. Angegeben sind die 2021 verordneten Tagesdosen, die Änderungen gegenüber 2020 und die mittleren Kosten je DDD 2021

Präparat	Bestandteile	DDD	Änderung	DDD-Nettokosten
		Mio.	%	Euro
Calcineurinantagonisten				
Elidel	Pimecrolimus	4,6	(+8,2)	2,71
Protopic	Tacrolimus	2,0	(−29,5)	2,88
Tacrolimus Dermapharm	Tacrolimus	1,4	(+118,6)	2,48
Takrozem	Tacrolimus	0,76	(+553,6)	2,34
		8,8	**(+11,6)**	**2,68**
Gerbstoff				
Tannolact	Gerbstoffe	3,2	(+13,7)	0,54
Tannosynt	Gerbstoffe	3,1	(+20,6)	0,22
		6,3	**(+16,9)**	**0,38**
Andere Monopräparate				
Tarmed	Steinkohlenteer	2,6	(+8,5)	0,14
Anaesthesulf Lotio	Polidocanol	1,6	(+3,2)	0,27
		4,2	**(+6,4)**	**0,19**
Orale Retinoide				
Toctino	Alitretinoin	0,73	(+18,7)	17,00
Monoklonale Antikörper				
Dupixent	Dupilumab	5,7	(+64,1)	50,48
Kombinationspräparate				
Optiderm	Polidocanol Harnstoff	2,2	(+2,0)	0,27
Summe		**28,0**	**(+19,0)**	**11,75**

35

2 Jahren (als 0,03 %ige Salbe) zur Behandlung des mittelschweren bis schweren atopischen Ekzems zugelassen, die auf topische Glukokortikoide nicht ausreichend ansprechen oder diese nicht vertragen. Pimecrolimus (*Elidel*) ist dagegen bei Patienten ab 2 Jahren unter derselben Voraussetzung nur zur Behandlung des leichten bis mittelschweren Ekzems indiziert. Tacrolimus ist verschiedenen Metaanaly-

sen zufolge etwas potenter als Pimecrolimus, was sich auch im unterschiedlichen Zulassungsstatus widerspiegelt (Wollenberg et al. 2020). Wie die Glukokortikoide wird auch Tacrolimus zur proaktiven Therapie empfohlen (Wollenberg et al. 2020).

Die Calcineurinantagonisten sind in ihrer Wirkstärke vergleichbar mit mittelstarken Glukokortikoiden ohne deren atrophogenen Eigenschaften. Sie können im Gegensatz zu diesen daher auch im Gesicht und Halsbereich, etwa beim periorbitalen Ekzem, angewendet werden. Die Inzidenz unerwünschter Ereignisse unter Tacrolimus und Pimecrolimus ist etwa vergleichbar. Am häufigsten sind ein anfangs auftretendes Hautbrennen am Applikationsort und Pruritus. Ein erhöhtes Infektionsrisiko für Virusinfektionen (z. B. Herpes simplex, Zoster, Eczema herpeticum) sollte vor allem bei Kindern beachtet werden (Wollenberg et al. 2020). Präklinische Studien weisen auf eine mögliche Photokarzinogenität hin (Williams 2002). Pimecrolimus und Tacrolimus dürfen daher nicht mit einer UV-Therapie kombiniert werden, und bei Anwendung im Gesicht ist ein Sonnenschutz erforderlich. In einer umfangreichen epidemiologischen Studie wurde keine erhöhte Tumorgefährdung (einschließlich der Lymphome) bei Kindern gefunden, die mit Tacrolimus behandelt wurden (Paller et al. 2020; Ju et al. 2021). Dies wird für die Therapie mit Calcineurinantagonisten auch in einer aktuellen Metaanalyse von acht Kohortenstudien an Patienten jeglichen Alters für die Gesamtrate von Krebserkrankungen bestätigt, allerdings war dort das Lymphomrisiko geringfügig erhöht (Lam et al. 2021).

35.6.2 Gerbstoff

Gerbstoffpräparate (◨ Tab. 35.10) werden vor allem bei entzündlichen, nässenden und juckenden Hauterkrankungen unterschiedlicher Genese – einschließlich Neurodermitis oder Windpocken in der Pädiatrie – eingesetzt. Synthetischer Gerbstoff ist ein wasserlösliches Mischkondensationsprodukt aus Phenol- und Kresolsulfonsäure, Harnstoff und Formaldehyd, das an der Haut in niedriger Konzentration entquellend und in höherer Konzentration durch Proteinfällung adstringierend, gerbend und Schorf bildend wirkt (Fölster-Holst und Latussek 2007). Nach einer Medline-Recherche stützt sich die Anwendung lediglich auf einen älteren Erfahrungsbericht (Post und Jänner 1971).

35.6.3 Andere Antiphlogistika und Antipruriginosa

Polidocanol (*Anaesthesulf*) besitzt lokalanästhetische und juckreizstillende Eigenschaften. *Optiderm* enthält neben Polidocanol zusätzlich Harnstoff. Für die beiden polidocanolhaltigen Präparate liegen keine kontrollierten Nutzenbelege vor.

35.6.4 Steinkohlenteer

Tarmed, ein Shampoo mit Steinkohlenteer, ist für verschiedene Kopfhauterkrankungen wie Psoriasis, seborrhoische Dermatitis oder Pityriasis der Kopfhaut zugelassen. Wegen – insbesondere bei der Langzeitanwendung – möglichen mutagenen und karzinogenen Wirkeigenschaften ist Steinkohlenteer verschreibungspflichtig und darf nicht bei Kindern unter 12 Jahren angewendet werden. Die Wirksamkeit von Teerprodukten liegt vor allem in der Interaktion der Inhaltsstoffe mit dem Arylhydrocarbonrezeptor (AhR) begründet, was eine antientzündliche und barrierefördernde Wirkung zur Folge hat (Kyoreva et al. 2021). Allerdings ist die klinische Beleglage für Steinkohlenteer verbesserungsbedürftig und bezieht sich bei der Behandlung der Neurodermitis auf einen methodisch unzureichenden Direktvergleich mit Hydrocortison (Deutsche Dermatologische Gesellschaft et al. 2015).

35.6.5 Orale Retinoide

Alitretinoin (9-cis-Retinsäure) ist ein Isomer von Isotretinoin (◨ Tab. 35.11) und wie dieses ein physiologisch vorkommendes Retinoid. Als optimaler Ligand des Retinoid-X-Rezeptors hat es antientzündliche und auf Keratinozyten antiproliferative Eigenschaften (Evans und Mangelsdorf 2014). Im Jahr 2008 erfolgte die Zulassung in oraler Darreichungsform (*Toctino*) zur Behandlung von Erwachsenen mit schwerem chronischem Handekzem, das auf potente topische Glukokortikoide nicht

◘ Tab. 35.11   Verordnungen von Aknemedikamenten 2021. Angegeben sind die 2021 verordneten Tagesdosen, die Änderungen gegenüber 2020 und die mittleren Kosten je DDD 2021

Präparat	Bestandteile	DDD	Änderung	DDD-Nettokosten
		Mio.	%	Euro
Topische Antibiotika				
Aknemycin Lösung/Salbe	Erythromycin	2,0	(+2,7)	0,91
Zindaclin	Clindamycin	1,8	(+9,8)	0,69
Nadixa	Nadifloxacin	0,76	(+3,4)	1,46
Inderm	Erythromycin	0,70	(−6,0)	0,66
Aureomycin Riemser Salbe	Chlortetracyclin	0,24	(−0,1)	1,27
		5,6	**(+3,7)**	**0,89**
Andere topische Aknemittel				
Skinoren	Azelainsäure	5,6	(+6,9)	1,19
Selgamis	Trifaroten	2,7	(+391,7)	0,80
Differin	Adapalen	2,5	(+14,4)	0,53
Dipalen	Adapalen	1,7	(+11,4)	0,62
Cordes VAS	Tretinoin	0,45	(+19,2)	0,61
		13,0	**(+31,5)**	**0,89**
Topische Kombinationen				
Duac/-Akne	Clindamycin Benzoylperoxid	11,5	(+9,4)	0,87
Epiduo	Adapalen Benzoylperoxid	10,9	(+17,5)	0,93
Acnatac	Clindamycin Tretinoin	3,5	(−11,8)	0,90
Zineryt	Erythromycin Zinkacetat	1,4	(+2,3)	0,64
Aknemycin Plus	Erythromycin Tretinoin	1,2	(+8,7)	1,02
		28,5	**(+8,7)**	**0,90**
Orale Retinoide				
Aknenormin	Isotretinoin	3,0	(+10,8)	1,33
Isotretinoin BASICS	Isotretinoin	2,0	(+26,0)	1,20
Isogalen	Isotretinoin	2,0	(−4,3)	1,36
		6,9	**(+9,8)**	**1,30**
Summe		**54,0**	**(+13,0)**	**0,95**

35

ausreichend anspricht. Das chronische Handekzem ist die häufigste Form berufsbedingter Hauterkrankungen.

Nach einem Cochrane-Review steigt bei Retinoid-behandelten Patienten mit einem chronischen Handekzem gegenüber einer Placebotherapie der Anteil mit guter bis sehr guter Symptomverbesserung dosisabhängig um absolut ca. 11 % (10 mg Alitretinoin) bzw. 26 % (30 mg Alitretinoin) (Christoffers et al. 2019). Dosisabhängige Nebenwirkungen betreffen vor allem Kopfschmerzen, Trockenheit von Haut und Schleimhaut, Hyperlipidämie und einen Abfall der Thyreotropin (TSH)- und Thyroxinwerte. Wie andere Retinoide, z. B. Acitretin (► Abschn. 35.10 Psoriasismedikamente), ist Alitretinoin teratogen und damit bei Schwangeren absolut kontraindiziert. Aufgrund der im Gegensatz zu Acitretin kürzeren Halbwertzeit müssen Frauen im gebärfähigen Alter jedoch nur während sowie jeweils einen Monat vor Beginn und nach Beendigung der Behandlung mit Alitretinoin eine sehr zuverlässige und kontinuierliche Kontrazeption einhalten.

35.6.6 Monoklonale Antikörper

Auch 2021 ist die Verordnungsmenge von Dupilumab (*Dupixent*) für die Behandlung einer mittelschweren bis schweren Neurodermitis bei Erwachsenen, die für eine systemische Therapie in Betracht kommen, deutlich angestiegen. Neben dieser Indikation kann der Wirkstoff seit September 2019 auch bei schwerem Asthma mit Typ 2-Inflammation und bei chronischer Rhinosinusitis mit Nasenpolypen eingesetzt werden. Im Gegensatz zu Glukokortikoiden und Calcineurinantagonisten ist mit Dupilumab eine gezieltere Therapie atopischer Entzündungsreaktionen möglich. Der Wirkstoff ist ein vollständig humaner monoklonaler Antikörper, der an die Alpha-Untereinheit des Interleukin (IL)-4-Rezeptor bindet und dadurch die IL4- und IL13-Signalwege hemmt. Dupilumab besserte bei Patienten mit moderater bis schwerer Neurodermi-

tis in Placebo-kontrollierten Studien wie auch in weiteren Studien zusätzlich zu einer topischen Glukokortikoidbehandlung den Hautzustand und das Beschwerdebild einschließlich Juckreiz deutlicher als eine topische Glukokortikoidbehandlung alleine und steigerte die Lebensqualität der Patienten (Werfel et al. 2021). Zu den häufig auftretenden unerwünschten Wirkungen gehört eine beidseitige Conjunctivitis (Aszodi et al. 2019). Einzelfälle einer Aktivierung von Psoriasis oder Morbus Crohn unter der Therapie mit Dupilumab werden berichtet (Arzneimittelkommission der deutschen Ärzteschaft 2019a; Senner et al. 2020). Mittlerweile stehen auch die Januskinaseinhibitoren Baricitinib, Upadacitinib und Abrocitinib zur gezielten antiinflammatorischen Therapie der atopischen Dermatitis zur Verfügung. Sie zeichnen sich durch einen rascheren Wirkungseintritt als die Monoklonalen Antikörper Dupilumab sowie das spezifisch mit IL13 bindende Tralokinumab aus. Letztere haben allerdings den Vorteil, auch bei anderen Erkrankungen des atopischen Formenkreises wie Asthma bronchiale zu wirken (Lauffer und Biedermann 2022).

35.7 Aknemedikamente

Die Verordnungen der Aknemedikamente nahmen 2021 erneut gegenüber dem Vorjahr in allen Präparategruppen einschließlich Lokalantibiotika leicht zu (◘ Abb. 35.1, ◘ Tab. 35.11).

Das erstaunt, da international eine Reduktion der Verwendung von Lokalantibiotika zur Verhinderung von Resistenzbildungen angestrebt wird (Thiboutot et al. 2020). Für die Behandlung der Akne ist ein therapeutischer Stufenplan nach Schweregrad, Vorherrschen verschiedener Effloreszenzen (Komedonen, Papeln, Pusteln, Knötchen, Knoten) und Verlauf festgelegt, der zunächst (bei Acne comedonica) eine topische Monotherapie mit einem Retinoid mit und ohne Benzoylperoxid, alternativ mit Azelainsäure, bei mäßig schweren Aknefällen (Acne papulopustulosa) den kombinierten Einsatz mehrerer Topika (Retinoide, Benzoylperoxid, ggf. Antibiotika) vorsieht (Thiboutot et al. 2018). Diese können zusätzlich zusammen mit oralen Antibiotika oder bei Frauen auch mit systemischen hormonellen Antiandrogenen eingesetzt werden. Topische Retinoide (ggf. in Kombination mit Benzoylperoxid) sind auch Mittel der Wahl im Rahmen der Rezidivprophylaxe. Bei schwerer Akne, die nicht auf systemische Antibiotika und topische Therapie anspricht, sind orale Retinoide wie Isotretinoin indiziert (Zaenglein et al. 2016).

35.7.1 Topische Aknemedikamente

In der lokalen Behandlung der Akne gelten Retinoide wie Isotretinoin, Adapalen oder Tretinoin sowie als Kombinationspartner auch Benzoylperoxid als Mittel der Wahl (Zaenglein et al. 2016).

Wegen ihrer teratogenen Eigenschaften auch in topischer Darreichungsform dürfen Retinoide jedoch nicht während der Schwangerschaft (und Stillperiode) eingesetzt werden. Das größte teratogene Potenzial innerhalb dieser Stoffgruppe hat Tretinoin. Zu beachten sind Hinweise auf mögliche neuropsychiatrische Störungen unter der Behandlung mit oralen Retinoiden (siehe Orale Aknemedikamente), wenn auch nach derzeit vorliegenden Daten die systemische Exposition unter topischer Behandlung vernachlässigbar und ein daraus resultierendes Risiko psychiatrischer Erkrankungen unwahrscheinlich ist (Arzneimittelkommission der deutschen Ärzteschaft 2019b).

Azelainsäure ist eine natürlich vorkommende C_9-Dicarbonsäure mit antibakteriellen und entzündungshemmenden Eigenschaften, die zu einer Normalisierung der gestörten follikulären Keratinisierung führt. Kontrollierte klinische Studien zeigen eine anderen topischen Aknemitteln wie Benzoylperoxid, Tretinoin oder den Antibiotika Clindamycin und Erythromycin äquivalente Wirksamkeit. Wie mit diesen sind erste klinische Besserungen nach etwa vier Wochen zu erwarten. Patienten mit papulopustulöser Akne und Komedonen-Akne sprechen am besten an. Aufgrund fehlender mutagener und teratogener Wirkungen besteht während der Schwangerschaft und Stillperiode kein besonderes Anwendungsrisiko (Fluhr und Degitz 2010).

Topische Antibiotika können bei leichter bis mittelschwerer umschriebener Akne eingesetzt werden. Allerdings wird eine Monotherapie mit topischen Antibiotika mittlerweile abgelehnt. Ein therapeutischer Stellenwert wird ihnen lediglich in Kombination mit Benzoylperoxid, topischen Retinoiden wie Tretinoin oder Isotretinoin, bei Retinoidunverträglichkeit alternativ mit Azelainsäure zuerkannt. Dies steigert die Effektivität, verkürzt die Behandlungsdauer und verzögert bzw. verhindert die Resistenzentwicklung (Zaenglein et al. 2016). Nach Besserung des Hautbefundes (Rückgang der Entzündung) sollte das Antibiotikum unter Fortsetzung der Retinoidtherapie abgesetzt werden. Ist eine Besserung innerhalb von 6–8 Wochen nicht eingetreten, sollte die Therapie insgesamt umgestellt werden. Die Behandlung mit topischen Antibiotika sollte nicht länger als 3 Monate dauern (Thiboutot et al. 2020). Als topische Antibiotika kommen in erster Linie Clindamycin und Erythromycin zum Einsatz (◘ Tab. 35.11). Auch Benzoylperoxid und – weniger ausgeprägt – Azelainsäure besitzen antibakterielle Eigenschaften gegenüber Propionibakterien (Worret und Fluhr 2006), weswegen – und weil bakterielle Resistenzentwicklungen fehlen – Benzoylperoxid alleine oder in Kombination mit einem Retinoid einer länger dauernden Therapie mit Antibiotika vorgezogen wird (Valente Duarte de Sousa 2014). Das zur lokalen Aknetherapie zugelassene Fluorchinolon Nadifloxacin gilt aufgrund der im Vergleich mit Erythromycin deutlich geringeren In-vitro-Aktivität gegen Propionibacterium acnes sowie der zu erwartenden weiteren Ausbreitung der Chinolonresistenz als bedenklich, zumal zur Behandlung der Akne zahlreiche bewährte und auch besser belegte Wirkstoffe zur Verfügung stehen (Lohde und Stahlmann 2004).

35

Für topische Tetrazykline (*Aureomycin*) liegen nur wenige, ältere klinische Studien mit eingeschränkter Aussagekraft vor.

Die Kombination von Adapalen mit Benzoylperoxid (*Epiduo*) war bei Patienten mit milder bis mittelschwerer papulopustulöser Akne bei gleicher Verträglichkeit wirksamer als die jeweiligen Monotherapie (Thiboutot et al. 2007; Gollnick et al. 2009). Die amerikanische Food and Drug Administration (2014) warnt allerdings vor seltenen, aber schweren allergischen Reaktionen nach lokaler Applikation Benzoylperoxid-haltiger Aknemedikamente, die innerhalb von Minuten bis 24 h einsetzen können. In fast der Hälfte der Fälle war eine Klinikeinweisung erforderlich. Die Fixkombination aus Clindamycin und Tretinoin (*Acnatac*) verbessert das Hautbild deutlicher als die jeweiligen Einzelkomponenten und Placebo (Dréno et al. 2014) und führt einer randomisierten Vergleichsstudie zufolge seltener zu Hautirritationen wie Juckreiz, Brennen und Stechen als *Epiduo*. In Bezug auf Erythemfläche und Hauttrockenheit ergaben sich jedoch keine signifikanten Unterschiede zwischen den beiden Fertigarzneimitteln (Goreshi et al. 2012). Zinkacetat (in *Zineryt*) wird zur Lokalbehandlung der Akne nicht empfohlen (Zaenglein et al. 2016). Nach einer einfach verblindeten Studie an 148 Aknepatienten war eine Kombination aus Erythromycin und Zinkacetat weniger und langsamer wirksam als eine Kombination aus Clindamycin und Benzoylperoxid (*Duac Akne*) (Langner et al. 2007).

35.7.2 Orale Aknemedikamente

Bei schwerer zystischer Akne (Acne conglobata) oder bei Akneformen, die auf eine Lokalbehandlung nicht ansprechen, sind nach Versagen einer kombinierten Gabe oraler Antibiotika mit topischen Aknemedikamenten (Retinoide, Benzoylperoxid) orale Retinoide wie Isotretinoin (◘ Tab. 35.11) Mittel der Wahl (Thiboutot et al. 2020). Zu beachten ist bei Retinoiden jedoch das nicht unerhebliche teratogene Potenzial, das eine An-

wendung während der Schwangerschaft sowie bei gebärfähigen Frauen ohne strenge Kontrazeption ausschließt (Arzneimittelkommission der deutschen Ärzteschaft 2019b). Nach einem Cochrane-Review wird der Stellenwert von Isotretinoin in der Praxis aufgrund der vorliegenden randomisierten Studien zwar akzeptiert, es fehlen aber verlässliche Informationen zu seiner Verträglichkeit und dem Risiko schwerer unerwünschter Wirkungen (Costa et al. 2018). Ein deutlicher Anstieg der Kreatinkinase während der Behandlung mit oralen Isotretinoinpräparaten ist mit dem potenziellen Risiko einer Rhabdomyolyse in Zusammenhang gebracht worden (Chroni et al. 2010). Daher sollte Isotretinoin bei einer deutlichen Erhöhung der Kreatinkinase oder bei muskulären Symptomen abgesetzt werden. Gleiches gilt für mögliche Beeinflussungen des Fettstoffwechsels und damit einhergehender Triglyceriderhöhung (Amann et al. 2014). Obwohl bisher keine weiteren Fallberichte von Rhabdomyolysen unter oralen Retinoiden wie Acitretin oder Alitretinoin bekannt geworden sind, kann ein Stoffklasseneffekt nicht ausgeschlossen werden (Arzneimittelkommission der deutschen Ärzteschaft 2013). In seltenen Fällen wurde ferner unter der Einnahme oraler Retinoide über Depressionen oder damit verbundene, verstärkte Angststörungen sowie über Stimmungsschwankungen berichtet. Allerdings ist bekannt, dass Patienten mit schweren Hauterkrankungen an sich ein erhöhtes Risiko für psychiatrische Erkrankungen haben (Arzneimittelkommission der deutschen Ärzteschaft 2019b).

35.8 Warzenmedikamente und Mittel zur Behandlung von Verhornungsstörungen

Die Verordnungsmenge der Warzenmedikamente und der Medikamente bei Verhornungsstörungen ging 2021 etwas zurück (◘ Abb. 35.1, ◘ Tab. 35.12). Es handelt sich vor allem um nicht rezeptpflichtige Präpa-

◻ **Tab. 35.12** **Verordnungen von Warzenmedikamenten und Medikamenten bei Verhornungsstörungen 2021.** Angegeben sind die 2021 verordneten Tagesdosen, die Änderungen gegenüber 2020 und die mittleren Kosten je DDD 2021

Präparat	Bestandteile	DDD	Änderung	DDD-Nettokosten
		Mio.	%	Euro
Salicylsäure				
Guttaplast	Salicylsäure	1,4	(−20,9)	0,15
Verrucid	Salicylsäure	1,1	(+27,3)	0,26
		2,5	**(−5,1)**	**0,19**
Kombinationen				
Verrumal	Fluorouracil Salicylsäure	13,8	(−17,8)	0,34
Verrucutan	Fluorouracil Salicylsäure	10,1	(+19,2)	0,32
Clabin N/plus	Salicylsäure Milchsäure	1,7	(−15,3)	0,15
Ureotop + VAS	Harnstoff Tretinoin	0,93	(−9,3)	0,39
Duofilm	Salicylsäure Milchsäure	0,90	(−22,4)	0,12
		27,4	**(−6,8)**	**0,32**
Summe		**29,9**	**(−6,7)**	**0,31**

rate, die im Rahmen der Ausnahmeregelungen der Arzneimittel-Richtlinie (Gemeinsamer Bundesausschuss 2021) nur bedingt zu Lasten der GKV verordnungsfähig sind. Lediglich die 5-Fluorouracilkombinationen *Verrumal* und *Verrucutan* sowie die Tretinoin/Harnstoffkombination (*Ureotop + VAS*) sind verschreibungspflichtig. Sie machen mehr als 80 % der Verordnungen in diesem Marktsegment aus.

35.8.1 Salicylsäure

In der Lokalbehandlung kleiner Warzen gelten Salicylsäurezubereitungen als Mittel der ersten Wahl. Warzen an den Händen sprechen auf eine Salizylsäurebehandlung besser an als Warzen an den Füßen. Ein besonders praktikables

und zudem sehr kostengünstiges Vorgehen ist der Einsatz von Salicylsäurepflastern wie z. B. *Guttaplast* (Ring und Fröhlich 1985). Höhere Remissionsraten sind mit einer Kombination aus topischer Salicylsäure und Kryotherapie zu erwarten (Kwok et al. 2012).

35.8.2 Kombinationen

Die Kombination der Salicylsäure mit dem Zytostatikum Fluorouracil besitzt eine Wirksamkeit mit begrenzter Evidenz bei kutanen Warzen und gilt mit dieser Indikation eher als Drittwahlmittel (Dall'Oglio et al. 2012; Kwok et al. 2012). 5-Fluorouracil darf nur kleinflächig, zeitlich begrenzt und nicht bei Säuglingen oder während Schwangerschaft und Stillzeit eingesetzt werden. Bei Dihydropyrimidindehydrogenase (DPD)-Defizienz sind nach topischer Behandlung mit 5-Fluoroura-cil Neutropenien und Thrombozytopenien mit lebensbedrohenden Komplikationen beschrieben (Johnson et al. 1999). Das Medikamente darf aus diesem Grund auch nicht gemeinsam mit Hemmstoffen der DPD wie Brivudin (*Zostex*) angewendet werden. Darüber hinaus muss eine Wartezeit von vier Wochen nach Abschluss einer Behandlung mit Fluoropy-rimidinen – dies gilt explizit auch für die topische Anwendung – eingehalten werden, bevor eine Therapie mit brivudinhaltigen Medikamenten eingeleitet werden kann (Arznei-mittelkommission der deutschen Ärzteschaft 2020).

Die Harnstoff-Tretinoin-Kombination *Ureotop + VAS* wird zur Behandlung der Ichthyosis und anderer Verhornungsstörungen eingesetzt. Harnstoff wird aufgrund seiner wasserbindenden, barriereregenerierenden, entschuppenden und antimikrobiellen Wirkung als wichtigster Wirkstoff bei Ichthyosen angesehen (Deutsche Dermatologische Gesellschaft 2016). Nach 4- bzw. 8-wöchiger Behandlung mit einer 10%igen Harnstofflo-tion lagen die Responderraten von 65 % bzw. 78 % jedoch nur geringfügig höher als mit wirkstofffreier Lotion (50 % bzw. 72 %) (Küster et al. 1998).

35.9 Medikamente zur Behandlung aktinischer Keratosen

Aktinische Keratosen gelten als Carcinoma in situ der Haut mit möglichem Übergang in ein Plattenepithelkarzinom. Grundlage jeder nichtinvasiven Therapie sollte daher eine sichere Differenzialdiagnose mit gegebenenfalls histologischen Kontrollen zur Diagnose und Beurteilung des therapeutischen Erfolges sein. Zur Behandlung stehen verschiedene Optionen zur Verfügung: Exzision, Kryothe-rapie, Anwendung ablativer Laser, photody-namische Therapie sowie die lokale Anwendung von 5-Fluorouracil, Diclofenac oder Imi-quimod (Merk 2021). Bei der Auswahl der anzuwendenden Medikamente ist wesentlich, ob die aktinischen Keratosen einzeln oder als Feldkarzinisierung auftreten (Cornejo et al. 2020). Die bei Feldkarzinisierung gerade unter der Bedingung einer Langzeitbeobachtung von mindestens 1 Jahr vorteilhafte photodynami-sche Therapie wird in der Regel in der Kassen-arztpraxis wegen mangelnder Erstattung kaum verwendet, wohl aber in der Behandlung ak-tinischer Keratosen nach anerkannter Berufs-krankheit (Steeb et al. 2021).

Gegenüber dem Vorjahr blieben die Verordnungen in der Gesamtgruppe nahezu stabil. Allerdings ergaben sich 2021 bei – vor allem auf Kosten von Fluorouracilhaltigen Zubereitungen – bei Imiquimod leichte Mehrverordnungen (◘ Abb. 35.1, ◘ Tab. 35.13).

Imiquimod (*Aldara*) ist ein Immunmodulator mit antineoplastischen und apoptotischen Wirkungen, der über die Synthese proinflammatorischer Zytokine letztlich zu einer Hochregulation der $T_{h}1$-T-Helferzell-vermittelten Immunantwort führt (Gaspari et al. 2009). Er ist zur Behandlung nicht hyperkeratotischer, nicht hypertropher aktinischer Keratosen im Gesicht oder auf der Kopfhaut bei immunkompetenten Erwachsenen zugelassen, wenn andere Verfahren nicht eingesetzt werden können. In 5%iger Zubereitung (*Aldara*) werden nach 3-mal wöchentlicher Applikation über 4 Wochen mit 85 % ähnliche Heilungsraten wie unter 5-Fluorouracil gefunden, während mit der Kryotherapie deutlich geringere Effekt erzielt wurden (Samrao und Cockerell 2013). Eine 12 Monate andauernde Erscheinungsfreiheit für das gesamte Behandlungsareal wiesen 4 % der Patienten nach Kryotherapie, 33 % nach 5-Fluorouracil-Behandlung und 73 % nach Behandlung mit Imiquimod 5 % auf (Gupta et al. 2012). Desweiteren ist Imiquimod für die topische Behandlung von Feigwarzen zugelassen (Grillo-Ardila et al. 2014). Die kompletten Remissionsraten betragen bei dieser Indikation etwa 50 % (vs. 11 % unter Vehikel), wobei Frauen offensichtlich besser als Männer ansprechen (komplette Remissionsraten von 72 % vs. 33 %) (Gupta et al.

◘ **Tab. 35.13   Verordnungen von Medikamenten zur Behandlung aktinischer Keratosen 2021.** Angegeben sind die 2021 verordneten Tagesdosen, die Änderungen gegenüber 2020 und die mittleren Kosten je DDD 2021

Präparat	Bestandteile	DDD	Änderung	DDD-Nettokosten
		Mio.	%	Euro
Imiquimod				
Aldara	Imiquimod	1,5	(−30,8)	2,97
Aksunim	Imiquimod	0,88	(+487,8)	2,41
		2,3	**(+3,3)**	**2,76**
Diclofenac				
Diclofenac Acis Gel	Diclofenac	3,3	(−7,0)	2,14
Solacutan	Diclofenac	2,8	(+36,1)	2,28
Diclofenac-ratiopharm Gel	Diclofenac	2,6	(−6,4)	2,19
Diclofenac AbZ Gel	Diclofenac	1,4	(+88,5)	2,23
Solaraze	Diclofenac	1,4	(−46,6)	2,40
		11,6	**(−1,8)**	**2,23**
Andere Mittel				
Actikerall	Fluorouracil Salicylsäure	14,9	(−7,7)	0,15
Tolak	Fluorouracil	0,92	(+520,3)	3,75
Efudix	Fluorouracil	0,90	(+1,4)	4,27
		16,7	**(−2,7)**	**0,57**
Summe		**30,6**	**(−1,9)**	**1,37**

2005). Die Rezidivraten für Imiquimod liegen bei 22–63 % (Lopaschuk 2013).

5-Fluorouracil hemmt als Antimetabolit die RNA- und DNA-Synthese, wird darüber hinaus in die RNA inkorporiert und zeigt so eine höhere Affinität zu rasch proliferierenden Zellen. Das Zytostatikum wird als 5 %ige Creme (*Efudix*) in Deutschland bereits seit vielen Jahren zur Behandlung aktinischer Keratosen eingesetzt. Auch bei topischer Applikation von 5-Fluorouracil ist bei Dihydropyrimidindehydrogenase (DPD)-Defizienz an Interaktion mit DPD-Inhibitoren wie z. B. Brivudin zu denken (Johnson et al. 1999). In einem vierarmigen Head-to-Head-Vergleich bei Patienten mit multiplen aktinischen Keratosen am Kopf

war die kumulative Wahrscheinlichkeit für einen Therapieerfolg bei Flächenbehandlung nach 5%igem Fluorouracil mit 75 % im Vergleich zu Imiquimod (54 %) oder photodynamischer Therapie (38 %) am höchsten (Jansen et al. 2019). In einer aktuellen Netzwerkmetaanalyse wird – allerdings allein über indirekte Vergleiche – für den Endpunkt komplette Heilung die Überlegenheit der photodynamischen Therapie mit 5-Aminolaevulinsäure herausgestellt (Steeb et al. 2021).

Eine Fixkombination aus 5-Fluorouracil (0,5 %) und Salicylsäure (10 %) soll die Penetration des Antimetaboliten in die aktinisch veränderte Haut verbessern. Im direkten Vergleich zu Diclofenac 3 % lagen die histologischen Heilungsraten unter der Kombination mit 72 % signifikant höher als unter Diclofenac (59 %) und Vehikel (45 %) (Stockfleth et al. 2011). Lokale Nebenwirkungen wie entzündliche Reaktionen und Brennen traten unter *Actikerall* häufiger in Erscheinung als unter Diclofenac, waren aber in der Regel nur mäßig ausgeprägt.

Diclofenac hat antiproliferative, angiostatische und proapoptotische Eigenschaften, die über eine Hemmung der Cyclooxygenase (COX)-2 zustande kommen sollen (Merk 2007; Samrao und Cockerell 2013). Klinische Heilungsraten lagen nach Applikation über 60–90 Tage bei 58 %, bei kombinierter Anwendung mit Kryotherapie bei 64 % (Samrao und Cockerell 2013).

35.10 Psoriasismedikamente

Die Verordnungen der Psoriasismedikamente haben auch 2021 erneut zugenommen (◘ Abb. 35.1). Verursacht wird diese Steigerung in erster Linie durch die drei monoklonalen Antikörper Ustekinumab (*Stelara*), Secukinumab (*Cosentyx*) und Guselkumab (*Tremfya*) (◘ Tab. 35.14). Allein diese drei Präparate verursachten Verordnungskosten von über 1,2 Mrd. € und damit fast die Hälfte der Kosten aller Dermatika in Höhe von 2,7 Mrd. € (vgl. ▶ Kap. 1, ◘ Tab. 1.2). Zu beachten ist,

dass in dieser Liste nicht alle auch für die Behandlung der Psoriasis zugelassenen Biologika und Biosimilars enthalten sind (Kim et al. 2020; Nast et al. 2021; Griffiths et al. 2021) (siehe ▶ Kap. 18). Inzwischen sind zur Behandlung der Psoriasis von der FDA 11 Biologika und 12 Biosimilars zugelassen (Margosian 2021).

Neben den Antikörperverordnungen zeigen aber auch die Verordnungen der topischen Kombinationspräparate mit Calcipotriol und Betamethason 2020 einen kräftigen Zuwachs.

35.10.1 Therapeutische Aspekte

Bei milden Formen der Psoriasis, bei der zumeist nur 3–5 % der Körperoberfläche betroffen sind, steht die topische Behandlung mit Glukokortikoiden, Vitamin D Analoga, Keratolytika und Phototherapie im Vordergrund (Armstrong und Read 2020). Mit ansteigendem Schweregrad der Erkrankung oder gleichzeitiger Psoriasisarthritis werden systemische Antipsoriatika oder kombinierte Therapieverfahren erforderlich (Nast et al. 2021). In der systemischen Therapie der Plaque-Psoriasis stehen neben den Retinoiden unspezifische Immunsuppressiva wie Glukokortikoide und Calcineurinantagonisten und vor allem spezifisch auf die TNFα-IL23-Th17 dominierte Entzündungsachse einwirkenden Biologika

◘ **Tab. 35.14 Verordnungen von Psoriasismedikamenten 2021.** Angegeben sind die 2021 verordneten Tagesdosen, die Änderungen gegenüber 2020 und die mittleren Kosten je DDD 2021

Präparat	Bestandteile	DDD	Änderung	DDD-Nettokosten
		Mio.	%	Euro
Vitamin-D-Analoga				
Daivonex	Calcipotriol	6,3	(−8,3)	0,77
Calcipotriol HEXAL	Calcipotriol	2,5	(+10,9)	0,69
Curaterm	Tacalcitol	0,96	(−11,6)	0,95
Silkis	Calcitriol	0,55	(+0,2)	1,17
		10,2	**(−4,2)**	**0,79**

◘ Tab. 35.14 (Fortsetzung)

Präparat	Bestandteile	DDD	Änderung	DDD-Nettokosten
		Mio.	%	Euro
Kombinationspräparate				
Enstilar	Calcipotriol Betamethason	18,6	(+11,8)	1,16
Daivobet	Calcipotriol Betamethason	11,7	(−25,2)	1,06
Calcipotriol comp. HEXAL	Calcipotriol Betamethason	6,7	(−9,4)	0,93
Calcipotriderm comp. Dermapharm	Calcipotriol Betamethason	3,5	(+127,4)	0,94
Calcipotriol comp-1A Pharma	Calcipotriol Betamethason	2,4	(+787,0)	0,97
Xamiol	Calcipotriol Betamethason	0,93	(−7,1)	1,09
		43,8	**(+3,1)**	**1,07**
Orale Psoriasismittel				
Skilarence	Dimethylfumarat	2,3	(−1,9)	8,97
Otezla	Apremilast	1,8	(+0,4)	35,28
Fumaderm	Ethylhydrogenfumarat Dimethylfumarat	1,3	(−14,7)	8,34
Neotigason	Acitretin	0,49	(−5,8)	3,82
Acicutan	Acitretin	0,49	(+6,7)	3,86
		6,4	**(−3,8)**	**15,56**
Monoklonale Antikörper				
Stelara	Ustekinumab	18,6	(+29,8)	37,43
Cosentyx	Secukinumab	6,4	(+5,9)	54,79
Tremfya	Guselkumab	3,1	(+49,7)	53,95
		28,1	**(+25,2)**	**43,23**
Summe		**88,5**	**(+7,6)**	**15,45**

im Vordergrund während IL36-abhängige Entzündungen bei pustulöser Psoriasis im Vordergrund stehen (Bachelez et al. 2019; Rendon und Schäkel 2019; Raharja et al. 2021).

Zur Entfernung der Schuppen wird vor allem zu Beginn der Behandlung 3–10 %ige Salicylsäure-Vaseline eingesetzt, die als nicht verschreibungspflichtige Zubereitung nach den Arzneimittel-Richtlinien als Teil der Behandlung der Psoriasis und hyperkeratotischer Ekzeme zu Lasten der GKV verordnungsfähig ist (Gemeinsamer Bundesausschuss 2021).

Dies dient jedoch weniger der eigenständigen Behandlung der Psoriasis als vielmehr der Resorptionsverbesserung anderer Antipsoriatika, insbesondere von Glukokortikoiden (van de Kerkhof et al. 2011; Hendriks et al. 2013a). Eine entschuppende Wirkung haben auch 1–3 %ige Kochsalzbäder bzw. andere NaCl-haltige Zubereitungen oder Ölbäder, z. B. *Linola-Fett-N Ölbad* (◘ Tab. 35.17).

35.10.2 Vitamin-D₃-Analoga

Vitamin-D_3-Analoga gelten neben Glukokortikoiden als Mittel der Wahl bei leichter und mittelschwerer Psoriasis und erhalten für die topische Behandlung eine starke Empfehlung (Nast et al. 2021). Klinisch sind die Vitamin-D_3-Analoga wirksamer als Dithranol, im Vergleich zu stark wirksamen topischen Glukokortikoiden (◘ Tab. 35.3) aber weitgehend äquivalent. Sie führen bei Patienten mit leichter bis mittelschwerer Plaque-Psoriasis innerhalb weniger Wochen in 30–50 % der Fälle zu einer deutlichen Besserung oder vollständigen Abheilung der Hautläsionen. Bei Anwendung in besonders sensiblen Arealen, z. B. im Gesicht, wird alternativ zum dann kontraindizierten Calcipotriol wegen seines geringeren irritativen Potenzials Tacalcitol empfohlen, das zudem den Vorteil der nur einmal täglichen Applikation aufweist. Im direkten Vergleich ist Tacalcitol aber etwas schwächer wirksam als Calcipotriol (Nast et al. 2021).

Vitamin-D_3-Analoga werden auch zusätzlich zu UVB oder in freier Kombination mit topischen Glukokortikoiden angewandt und sind dann wirksamer als UVB allein oder die jeweilige Monotherapie, dürfen aber erst nach der UV-Anwendung aufgetragen werden (Nast et al. 2021). Vorteil einer sequenziellen Therapie von Vitamin-D_3-Analoga und topischen Glukokortikoiden ist eine verbesserte Wirksamkeit bei gleichzeitiger Minimierung unerwünschter Wirkungen. Klinische Studien belegen unter diesen Bedingungen nach 6-monatiger Behandlung Remissionsraten von 76 % im Vergleich zu 40 % unter Placebo (Koo 2005).

Ähnliche Befunde gibt es auch für die Fixkombination aus Calcipotriol und Betamethasondipropionat (Hendriks et al. 2013b; Nast et al. 2021). Die Anwendung der Fixkombination ist vor allem in der Anfangsbehandlung für die Dauer von 4 Wochen sinnvoll. Eine über diesen Zeitraum hinausgehende Behandlung ist in begründeten Ausnahmefällen und unter regelmäßiger ärztlicher Kontrolle zu vertreten. Wiederholte Anwendungen sind für einen Zeitraum von bis zu 52 Wochen beschrieben. Weitere Anwendungsbeschränkungen entsprechen den Empfehlungen für die Monotherapie mit den Vitamin-D_3-Analoga.

35.10.3 Apremilast

Apremilast ist ein Hemmstoff der Phosphodiesterase-4 (PDE-4), der die cAMP-Konzentration in dendritischen Zellen wie Monozyten, Neutrophilen und Keratinozyten erhöht und dadurch die Bildung von Entzündungsmediatoren vermindert. Seine Zulassung umfasst die Behandlung Erwachsener mit einer mittelschweren bis schweren Psoriasis oder einer Psoriasisarthritis, wenn andere systemische Therapien nur unzureichend ansprechen oder kontraindiziert sind.

Während der Behandlung mit Apremilast erreichen nach 16 Wochen mehr Patienten eine 75 %ige Abnahme des Index zur Beurteilung von Fläche und Schweregrad einer Psoriasis (PASI75) als unter Placebo (29–33 % versus 5–6 %) (Papp et al. 2015; Paul et al. 2015). In einer Untersuchung an Patienten mit moderater bis schwerer Psoriasis wurde nach 16 Behandlungswochen im direkten Vergleich eine ähnlich höhere Ansprechrate des PASI75 (primärer Endpunkt) unter Apremilast sowie Etanercept gegenüber Placebo erreicht (40 und 48 % versus 12 % der Patienten) (Reich et al. 2017a). Mehrere Netzwerkmetaanalysen weisen aber für die beiden Therapeutika gegenüber anderen Biologika, wie z. B. Infliximab, Ixekizumab, Secukinumab u. a. z. T. deutlich geringere Wirkstärken aus (Sawyer et al. 2019; Sbidian et al. 2022).

35.10.4 Acitretin

Acitretin ist ein Derivat der Vitamin-A-Säure, das mangels ausreichender Wirksamkeit bei niedriger Dosierung und verstärkten Nebenwirkungen an Haut- und Schleimhaut bei Dosiserhöhung nur noch zurückhaltend zur Psoriasisbehandlung empfohlen wird (Nast et al. 2021). In Kombination mit Phototherapie weist Acitretin eine zumindest vergleichbare klinische Effektivität wie andere klassische systemische Psoriasismedikamente auf und wird daher bei kontraindizierter immunsuppressiver Therapie als wichtige Therapiealternative angesehen (Booij und van de Kerkhof 2011). Zu beachten sind aber teratogene Eigenschaften, die nicht nur *während der Therapie* mit Acitretin, sondern auch *nach Beendigung* der Behandlung über mindestens 3 Jahre einen sicheren Konzeptionsschutz erfordern.

35.10.5 Monoklonale Antikörper

Für die Behandlung schwerer Erkrankungsformen der Psoriasis wurden in den vergangenen Jahren zahlreiche neue Therapeutika in den Markt eingeführt. Aufgrund verbesserter Wirkeigenschaften gewinnen diese im therapeutischen Alltag immer mehr an Bedeutung. Als Beispiele sind in ◘ Tab. 35.14 der IL17-Antagonist Secukinumab und die IL23-Antagonisten Ustekinumab und Guselkumab aufgeführt, die primär mit dieser Indikation zugelassen wurden. Weitere Beispiele sind Ixekizumab und Brodalumab (beide sind IL17-Antagonisten) sowie Risankizumab und Tildrakizumab (beide sind IL23-Antagonisten) (Griffiths et al. 2021). Mit Ausnahme von Ixekizumab (siehe ► Kap. 21, ◘ Tab. 21.3) sind die letztgenannten Monoklonalen Antikörper aber noch nicht unter den häufig zu Lasten der gesetzlichen Krankenversicherung verordneten Medikamenten vertreten.

Ustekinumab (*Stelara*) ist ein humaner monoklonaler IgG1κ-Antikörper gegen Interleukin IL-12 und IL-23 zur Behandlung der Psoriasis mit mittelschwerem bis schwerem Verlauf bei unzureichendem Ansprechen oder Kontraindikationen für andere systemische Therapien. Im Vergleich zu einer Scheinbehandlung verbessert sich nach 12 Wochen bei ca. 65–75 % der behandelten Patienten das Beschwerdebild der Psoriasis um mindestens 75 % (PASI75) (Griffiths et al. 2010). Fünf Jahre nach Studienbeginn waren noch 70 % des ursprünglichen Patientenkollektivs aktiv unter Behandlung mit Ustekinumab. Die Ansprechraten (PASI75) lagen zwischen 75 und 80 % (Langley et al. 2015). Im direkten Vergleich zu Etanercept lagen die PASI75-Raten unter Ustekinumab nach 12 Wochen absolut um etwa 10–20 % höher (Griffiths et al. 2010). Nach einer aktualisierten Netzwerkmetaanalyse der Cochrane Collaboration ergeben sich im indirekten Vergleich für Ustekinumab im Hinblick auf den PASI75 Vorteile gegenüber Fumarsäureester, Apremilast, Acitretin und Etanercept. Dieses Ergebnis wird auch für PASI90 bestätigt (Sbidian et al. 2022). Da Ustekinumab das Immunsystem supprimiert, darf das Medikamente nicht bei aktiver Tuberkulose und nicht zusammen mit Lebend-Impfstoffen verabreicht werden. Vor Behandlungsbeginn sind chronische oder rezidivierende Infektionen auszuschließen. Zu beachten sind darüber hinaus Einzelfallbeschreibungen einer unter der Therapie mit TNFα-Inhibitoren neu aufgetretenen Psoriasis oder Verschlimmerung einer bereits vorbestehenden Psoriasis mehrere Monate bis Jahre nach Beginn einer Behandlung mit diesen Medikamenten (Glenn et al. 2011; Shmidt et al. 2011). Ein erhöhtes Risiko für Haut- und Weichteilinfektionen bei operativen Eingriffen wurde zwar bei Glukokortikoiden und einer kombinierten Behandlung mit Biologika und Glukokortikoiden, nicht aber bei den Biologika (Adalimumab, Etanercept, Infliximab, Ustekinumab) alleine beobachtet. Es bestand kein Unterschied bei Patienten, die vor der Operation die Biologika absetzten im Vergleich zu jenen, die auch während des Eingriffes damit behandelt wurden (Nguyen et al. 2021). Für Neuanwender von Infliximab und Adalimumab besteht im Vergleich zu Etanercept ein höheres Risiko für eine schwerwiegende Infektion, während sich für Ustekinumab und Inhibitoren von IL17 und IL23 ein niedrigeres Risiko abzeichnet. Wegen der geringeren Anzahl bisher behandelter Fälle müssen vor allem bei Guselkumab die Daten noch weiter gesichert werden (Penso et al. 2021). Da bei Psoriasispatienten nach TNFα-Inhibitoren auch Demyelinisierungen des ZNS beschrieben wurden, sollten diese Medikamente sicherheitshalber nicht bei Patienten mit anamnestisch oder familiär bekannter multipler Sklerose angewandt werden (Zhu et al. 2016).

Auch Secukinumab ist als humaner monoklonaler Interleukin-17A-Antikörper zur Behandlung erwachsener Patienten mit mittelschwerer und schwerer Psoriasis zugelassen, die für eine systemische Therapie in Frage kommen. Im direkten Vergleich schneidet das Medikamente bei Patienten mit moderater bis schwerer Psoriasis und unzureichender Antwort, Kontraindikationen oder Unverträglichkeiten gegenüber anderen systemischen Therapien mit einem PASI75 nach 12 Wochen von 77 % besser ab als Etanercept (44 %) und Placebo (5 %) (Langley et al. 2014). Auch gegenüber Ustekinumab war Secukinumab mit einem PASI90 nach 16 Wochen von 79 % (versus 58 %) überlegen (Thaçi et al. 2015). Diese Unterschiede wurden auch noch nach einem Jahr bestätigt (Blauvelt et al. 2017a; Strober et al. 2017). Die frühe Nutzenbewertung von Secukinumab durch den GBA ergab bei Patienten mit unzureichendem Ansprechen, Kontraindikationen oder Unverträglichkeit gegenüber anderen systemischen Antipsoriatika und für solche mit einer Vorbehandlung mit einem Biologikum einen Hinweis auf einen beträchtlichen Zusatznutzen gegenüber der zweckmäßigen Vergleichstherapie (Bundesministerium für Gesundheit 2015). Auch bei Patienten mit moderater bis schwerer Psoriasis ohne bisherige systemische Vorbehandlung stellte der G-BA einen Hinweis auf einen beträchtlichen Zusatznutzen gegenüber der zweckmäßigen Vergleichstherapie fest (Bundesministerium für Gesundheit 2017). Diesem Beschluss liegt eine direkte Vergleichsstudie zugrunde, in der

sich bei Patienten, die auf topische Medikamente oder Phototherapien (z. B. UV-A, UV-B, Balneophototherapie ohne Psoralen oder andere UV-verstärkende Badezusätze) nur unzureichend angesprochen hatten, nach 24 Wochen die Hauterscheinungen häufiger unter Secukinumab vollständig zurückbildeten als unter Fumarsäureester (45 % versus 6 %). Auch die Abbruchrate aufgrund unerwünschter Wirkungen lag unter Secukinumab lediglich bei 2 % im Vergleich zu 33 % unter der zweckmäßigen Vergleichstherapie (Sticherling et al. 2017).

Der Interleukin-23-Antikörper Guselkumab ist zur Behandlung einer mittelschweren bis schweren Plaque-Psoriasis zugelassen, wenn systemische Medikamente erforderlich sind. Im direkten Vergleich war Guselkumab bei Patienten mit mittelschwerer bis schwerer Psoriasis mit PASI90-Ansprechraten von 73 % versus 50 % nach 16 Behandlungswochen besser wirksam als Adalimumab (Blauvelt et al. 2017b). Die Überlegenheit war auch nach 48 Wochen noch nachweisbar, Non-Responder auf Adalimumab zeigten nach Wechsel auf Guselkumab deutliche Hautverbesserungen. Bei Patienten, deren Guselkumab-Behandlung beendet wurde, verschlechterte sich das Hautbild (Reich et al. 2017b). In einer weiteren Vergleichsstudie wurden bei Patienten mit unzureichendem Ansprechen auf Ustekinumab durch Wechsel auf Guselkumab die PASI90-Ansprechraten (51,1 % vs. 21,1 %) nach 52 Wochen verbessert (Langley et al. 2018). Die frühe Nutzenbewertung ergab für Guselkumab im Vergleich zur zweckmäßigen Vergleichstherapie einen Hinweis auf einen beträchtlichen Zusatznutzen. Dieser Einschätzung liegt eine direkte Vergleichsstudie gegen Fumarsäureester an Patienten mit Psoriasis ohne vorangegangene systemische Behandlung zugrunde (Thaçi et al. 2019). Zudem wird bei Patienten, die auf zweckmäßige Vergleichstherapien nur unzureichend angesprochen haben oder nicht anwenden können, Guselkumab gegenüber Adalimumab in Bezug auf PASI90 ein Beleg für einen beträchtlichen Zusatznutzen bei vergleichbarer Verträglichkeit zuerkannt (Bundesministerium für Gesundheit 2018). Für das zweite Zulassungsgebiet (Psoriasis Arthritis) kann dagegen mangels Daten kein Zusatznutzen gegenüber der zweckmäßigen Vergleichstherapie gefunden werden (Bundesministerium für Gesundheit 2021).

Zur Behandlung mittelgradiger und schwerer Formen der Psoriasis kommen als monoklonale Antikörper auch TNFα-Inhibitoren wie Infliximab und Adalimumab in Frage, die in ▶ Kap. 19 dargestellt sind (Krankheitsmodifizierende Arzneistoffe für Autoimmunerkrankungen). Netzwerk-Metaanalysen zeigen im indirekten Vergleich, dass Infliximab nach Bimekizumab bezogen auf PASI90 die höchste Effektivität besitzt, gefolgt von ähnlichen Wirkungen für Secukinumab, Guselkumab und Adalimumab (Sbidian et al. 2022).

35.10.6 Fumarsäurederivate

Ist eine alleinige äußerliche Therapie nicht ausreichend, kann zur oralen Anwendung bei mittelschweren bis schweren Formen der Psoriasis vulgaris auch eine Dimethylfumaratkombination (*Fumaderm*) eingesetzt werden (Nast et al. 2021). Die Kombination hat seit 1994 in Deutschland eine nationale Zulassung, ist aber weder in anderen europäischen Ländern noch in den USA zugelassen (Balak et al. 2016).

Fumaderm ist ein Gemisch eines Dimethylesters und eines Monoethylesters der Fumarsäure sowie dessen Calcium-, Magnesium- und Zinksalzes. Der Wirkungsmechanismus ist nicht endgültig geklärt. Als wichtigste Zielstruktur gilt das Immunsystem. Dimethylfumarat hemmt über die Interaktion mit Glutathion die Aktivität des Transkriptionsfaktors NF-κB, was zur Downregulation der proinflammatorische Th1/Th17 Zytokine zu Gunsten einer Th2-Antwort führt (Brück et al. 2018). Klinische Erfahrungen mit dem Fumarsäureestergemisch beruhten lange Zeit auf Fallbeschreibungen und auf den Ergebnissen einiger placebo- und auch verumkontrollierter Studien mit jeweils nur geringen Fallzahlen

(Atwan et al. 2016). Danach kommt es unter der Therapie mit *Fumaderm* über 12 bis 16 Wochen zu einer mittleren Reduktion des Psoriasis Area and Severity Index (PASI) zwischen 42 und 65 % (Balak et al. 2016). Hinweise auf eine hohe Zahl von Therapieabbrüchen unter *Fumaderm* aufgrund von Therapieversagen und Krankheitsverschlimmerung sowie auf schwere unerwünschte Wirkungen in Form von gastrointestinalen Störungen, Lymphozytopenie, Panzytopenie, Kaposi-Sarkom oder rezidivierenden Pneumonien finden sich in älteren Studien und Fallbeschreibungen (Balak et al. 2016). Darüber hinaus wurden im Zusammenhang mit der Anwendung von Fumarsäureestern mehrere Fälle einer progressiven multifokalen Leukenzephalopathie (PML) beschrieben (Balak et al. 2017; Gieselbach et al. 2017). Eine längerfristige, schwere Lymphopenie unter Therapie mit Dimethylfumarat wird als Risikofaktor für die Entstehung einer PML angesehen. Daher sind bei Patienten, die mit Dimethylfumarat-haltigen Arzneimitteln behandelt werden, regelmäßige Blutbildkontrollen (inkl. Differentialblutbild) notwendig. Gegebenenfalls muss die Medikation bei niedrigen Lymphozytenwerten abgesetzt werden. Ein letal verlaufener Fall zeigt jedoch, dass eine PML unter der Therapie mit Dimethylfumarat-haltigen Medikamenten zur Behandlung der Psoriasis auch ohne schwere Lymphozytopenie auftreten kann (Nieuwkamp et al. 2015).

Dimethylfumarat wurde nach Erstzulassung als *Tecfidera* zur Behandlung der Multiplen Sklerose im Jahr 2014 in einer weiteren Indikation als Monotherapie mit gleicher Indikation wie das Fumarsäureestergemisch *Fumaderm* zugelassen und wurde bereits 2019 als *Skilarence* häufiger eingesetzt als die Kombination. Insgesamt gehen die Verordnungsraten fumarsäurehaltiger Dermatika in den letzten Jahren zurück. 2021 war dies wie schon im Vorjahr insbesondere durch einen deutlichen Verordnungsrückgang bei *Fumaderm* bedingt Mit der dreiarmigen BRIDGE-Studie, in der Dimethylfumarat gegen *Fumaderm* und Placebo bei moderater bis schwerer Psoriasis untersucht wurde, wurde auch die Datenlage für das Kombinationspräparat *Fumaderm* deutlich verbessert. Sowohl unter Dimethylfumarat-Monotherapie als auch unter der Kombination erreichen nach 16 Behandlungswochen signifikant mehr Patienten eine 75 %ige Verbesserung des Beschwerdebildes (PASI75) als unter Placebotherapie (37,5 und 40,3 % vs. 15,3 %). Im Vergleich zu Placebo treten allerdings deutlich mehr Magen-Darm-Beschwerden, Flush und erythematöse Hauterscheinungen auf. Lymphopenien werden unter Dimethylfumarat wie unter dem Fumarsäuregemisch bei 10 bzw. 11 von 100 Behandelten gefunden, während diese unter Placebobehandlung in keinem Fall beobachtet wurden (Mrowietz et al. 2017).

35.11 Rosazeamedikamente

Gegenüber dem Vorjahr stagnierten 2021 die Verordnungen der Rosazeamedikamente (◻ Abb. 35.1). Von den verschiedenen Therapeutika wird Ivermectin als *Soolantra* am häufigsten eingesetzt (◻ Tab. 35.15). In vielen Fällen ist eine topische Behandlung der Rosacea erythematosa-teleangiectatica und der Rosacea papulopustulosa ausreichend (Clanner-Engelshofen et al. 2022). Wenn Topika die

Beschwerden nicht hinreichend lindern können oder bereits ein schwerwiegendes Erscheinungsbild der Rosazea vorliegt, kommt die systemische Behandlung mit Tetracyclinen infrage. Als Mittel der ersten Wahl werden doxycyclinhaltige Medikamente, in der im Rahmen einer antiinfektiven Behandlung üblichen Dosierung, aber auch in einer niedrig dosierten Zubereitung (*Oraycea*), eingesetzt (▶ Kap. 16 Bakterielle und virale Infektionserkrankungen und Mykosen, ◻ Tab. 16.4).

Das systemisch zur Behandlung der Krätzmilbe verfügbare makrozyklische Lacton Ivermectin steht in topischer Zubereitungsform (*Soolantra*) zur Behandlung der papulopustulösen Rosazea zur Verfügung (◻ Tab. 35.15). Pathophysiologische Grundlage der Rosacea ist eine verstärkte Reaktion des angeborenen Immunsystems mit z. B. verstärkter Bildung von Cathelicidin. Es wird angenommen, dass durch das antiparasitär wirkende Ivermectin auf Demodex-Milben in den Haarfollikeln, die als Auslöser der Entzündungsreaktion bei Rosazea diskutiert werden, die Aktivierung von Cathelicidin verhindert wird (van Zuuren et al. 2021). In vehikelkontrollierten Studien bessert Ivermectin über die Behandlungsdauer von 12 Wochen bei vergleichbarer Verträglichkeit das Hautbild der papulopustulösen Rosazea,

◻ **Tab. 35.15 Verordnungen von Rosazeamedikamenten 2021.** Angegeben sind die 2021 verordneten Tagesdosen, die Änderungen gegenüber 2020 und die mittleren Kosten je DDD 2021

Präparat	Bestandteile	DDD	Änderung	DDD-Nettokosten
		Mio.	%	Euro
Rosazeamittel				
Soolantra	Ivermectin	13,0	(+7,6)	0,82
Metrogel/-creme/-lotion	Metronidazol	6,9	(−1,5)	0,88
Rosiced	Metronidazol	2,4	(−13,0)	0,92
Mirvaso	Brimonidin	0,99	(+3,1)	0,99
Metrogalen	Metronidazol	0,64	(+3,4)	0,90
		23,9	**(+2,2)**	**0,86**
Summe		**23,9**	**(+2,2)**	**0,86**

ein Effekt, der sich bei Extension der Behandlung auf 52 Wochen noch steigern lässt (Stein Gold et al. 2014). Im direkten, allerdings lediglich einfach verblindeten Vergleich mit topischer Metronidazol-Cremezubereitung ergibt sich für Ivermectin nach 16-wöchiger Behandlung eine geringfügig bessere Reduktion entzündlicher Hautläsionen, ohne dass Nebenwirkungen häufiger auftraten (Taieb et al. 2015; Cardwell et al. 2016). Auch eine systematische Übersichtsarbeit stellt nach viermonatiger Behandlung einer papulopustulösen Rosazea für Ivermectin gegenüber Metronidazol eine signifikante Verbesserung des Beschwerdebildes fest. Wird ein halbes Jahr weiterbehandelt, bleibt für Ivermectin gegenüber Metronidazol ein leichter Vorteil bestehen, allerdings treten nach Behandlungsende bei etwa Zweidrittel der Betroffenen die Hauterscheinungen wieder auf (Ebbelaar et al. 2018).

Die therapeutische Wirksamkeit von Metronidazol ist in dieser Indikation durch zahlreiche kontrollierte klinische Studien gesichert. Das Medikamente verbessert das Hautbild im Vergleich zu Placebo und ist hierin der Azelainsäure (*Skinoren*, ▶ Abschn. 35.7 Aknemedikamente) weitgehend ebenbürtig. Im Vordergrund steht vor allem die signifikante Besserung entzündlicher Läsionen (Papeln, Pusteln) sowie des Erythems, während Teleangiektasien kaum beeinflusst werden (Van Zuuren et al. 2019). Metronidazol ist nach einer kleineren klinischen Studie auch zur Rezidivprophylaxe geeignet. Rezidive nach Absetzen der Therapie sind nicht häufiger als nach oraler Gabe von Tetracyclinen (Conde et al. 2007). Nach topischer Applikation wird Metronidazol kaum resorbiert, so dass systemische Nebenwirkungen (z. B. Alkoholintoleranz oder auf Metronidazolmetabolite beruhende mutagene Effekte) nicht zu erwarten sind (Connor et al. 1977; McClellan und Noble 2000).

Auch das vasokonstringierende Brimonidin (*Mirvaso*) führt nach vehikelkontrollierten Studien zu einer symptomatischen Verbesserung des Gesichtserythems mit deutlicher Abnahme der rosazeabedingten Hautrötung (Fowler et al. 2012; Layton et al. 2015;

Van Zuuren et al. 2019), die nach Metabolisierung der Substanz wiederkehrt. Nach den bisherigen Erkenntnissen kommt es innerhalb der kontrollierten Anwendung über den Zeitraum von knapp einem Monat weder zu einer Tachyphylaxie noch zu Reboundphänomenen nach Absetzen der Behandlung (Clanner-Engelshofen et al. 2022). Allerdings wurden nach der Einführung des Medikamentes etwa bei jedem sechsten Behandelten auch Verschlimmerungen des Rosazea-Erythems sowie verstärkte Rötungen und Brennen der Haut berichtet (Medicines and Healthcare Products Regulatory Agency 2016). In einer Vehikelkontrollierten Studie führte die Kombination Brimonidin morgens und Ivermectin abends zu einem geringen Zusatzeffekt im Vergleich zu einer alleinigen Ivermectin-Behandlung (Gold et al. 2017; Van Zuuren et al. 2021).

35.12 Wundbehandlungsmedikamente

Die Gesamtverordnungsmenge von Wundbehandlungsmedikamenten hat sich 2021 gegenüber dem Vorjahr kaum verändert (◘ Abb. 35.1). Mit Ausnahme der Sulfadiazin-Silber-haltigen Medikamente (*Flammazine*, *Allevyn Ag Gentle Border*) sowie von *Iruxol N* (◘ Tab. 35.16) sind alle aufgeführten Medikamente nicht verschreibungspflichtig und daher nur in Ausnahmefällen zu Lasten der GKV verordnungsfähig (Gemeinsamer Bundesausschuss 2021).

35.12.1 Therapeutische Aspekte

Entsprechend den Phasen der Wundheilung lassen sich Wundbehandlungsmedikamente in Mittel zur Reinigung, Granulationsförderung und Förderung der Epithelisierung unterscheiden.

Zur Reinigung und Desinfektion chronischer Wunden werden neben lokalchirurgischen Maßnahmen, Ausduschen der Wunde,

◘ Tab. 35.16 Verordnungen von Wundbehandlungsmedikamenten 2021. Angegeben sind die 2021 verordneten Tagesdosen, die Änderungen gegenüber 2020 und die mittleren Kosten je DDD 2021

Präparat	Bestandteile	DDD	Änderung	DDD-Nettokosten
		Mio.	%	Euro
Dexpanthenol				
Panthenol Cr. JENAPHARM	Dexpanthenol	1,5	(−10,5)	0,15
Bepanthen Wund- u. Heilsalbe	Dexpanthenol	1,1	(+5,3)	0,39
Panthenol-ratiopharm	Dexpanthenol	0,77	(+9,1)	0,27
Panthenol Heumann	Dexpanthenol	0,69	(+10,4)	0,16
		4,1	**(+0,3)**	**0,24**
Zinkoxidpräparate				
Mirfulan	Lebertran Zinkoxid	2,7	(+4,6)	0,42
Zinksalbe etc. Bombastus	Zinkoxid	0,69	(+5,0)	0,15
Zinkoxid/Zinkpaste LAW	Zinkoxid	0,46	(+16,4)	0,22
		3,8	**(+6,0)**	**0,35**
Wundauflagen				
Urgotül	Vaseline Carmellose	6,6	(−1,9)	2,55
Aquacel Ag	Silber Carmellose	3,9	(+120,3)	5,04
Biatain Silikon Ag	Silber, ionisch	2,2	(+103,9)	4,97
Mepilex Ag	Silbersulfat Aktivkohle Polyurethan Silikon	1,4	(−13,6)	5,39
Dracofoam	Polihexanid Polyurethan	1,0	(−5,7)	4,28
Urgotül Silver	Silbersalz Vaseline Paraffin Carmellose	0,94	(+11,2)	6,61
Atrauman Ag	Silber	0,81	(+5,7)	3,98
Allevyn Ag Gentle Border	Sulfadiazin Silber Polyurethanschaum Silikone	0,76	(−5,2)	4,43
Allevyn Gentle	Silikone Polyurethanschaum	0,32	(+11,1)	3,58
		18,0	**(+19,8)**	**4,08**

Tab. 35.16 (Fortsetzung)

Präparat	Bestandteile	DDD	Änderung	DDD-Nettokosten
		Mio.	%	Euro
Weitere Wundbehandlungsmittel				
Flammazine	Sulfadiazin-Silber	4,1	(−3,6)	0,37
Iruxol N	Clostridiopeptidase	1,4	(−5,3)	0,66
Bepanthen Antiseptisch	Dexpanthenol Chlorhexidin	0,24	(+3,6)	0,49
Prontosan akut	Tenside, amphoter Polihexanid	0,19	(+21,8)	0,95
Hametum Salbe etc.	Hamamelisextrakt	0,15	(−8,8)	0,72
Kamillin-Extern Robugen	Kamillenblütenextrakt	0,10	(+4,5)	2,58
		6,2	**(−3,2)**	**0,51**
Summe		**32,0**	**(+10,3)**	**2,46**

ggf. unter Zusatz von Antiseptika wie Octenidin oder Polihexanid (Tab. 35.8), und Umschlägen mit hypertoner Kochsalzlösung, auch proteolytische und kollagenolytische Enzyme wie Clostridiopeptidase (*Iruxol N*) zum Abbau nekrotischer Belege eingesetzt (Tab. 35.16). Ein Cochrane-Review findet außer für isotonische Kochsalzlösung mit Zusätzen von Silberchlorid, Aloe vera und dem nicht-ionischen Surfactant Decylglucosid (vs. isotonische Kochsalzlösung allein) keinen signifikanten Einfluss von Wundreinigungsmedikamenten auf die Ulkusheilung (Moore und Cowman 2013).

35

35.12.2 Dexpanthenol

Die Ergebnisse experimenteller und klinischer Studien zur Wirksamkeit von Dexpanthenol sind uneinheitlich (Løkkevik et al. 1996; Ebner et al. 2002; Baron et al. 2020). Ein Expertenpanel votiert gegen den Einsatz von Dexpanthenol bei der Behandlung bzw. Prophylaxe von akuten oder späteren Strahlenschäden (Wong et al. 2013). Eine Vergleichsstudie an 46 Säuglingen mit Windeldermatitis fand unter Dexpanthenol- bzw. Zinkoxid-haltiger Salbe gegenüber einer wirkstofffreien Salbe einen verminderten transepithelialen Wasserverlust, aber keinen klinischen Unterschied zwischen den Behandlungsgruppen (Wananukul et al. 2006). Dagegen weist ein explorativer Halbseitenvergleich an 30 Kindern mit leichter bis mäßiger atopischer Dermatitis nach 4-wöchiger Behandlung auf eine äquieffektive Wirksamkeit von 5%iger Dexpanthenolsalbe gegenüber 1%iger Hydrocortisonsalbe bei allerdings signifikant schnellerem Wirkungseintritt unter der Glukokortikoidbehandlung hin (Udompataikul und Limpa-o-vart 2012). Kontaktallergien gegen das ubiquitär in Pharmazeutika, Kosmetika und Pflegemitteln eingesetzte Dexpanthenol sind beschrieben (Hahn et al. 1993; Clerens und Goossens 2017).

35.12.3 Zinkoxid

Zur Abdeckung der Wundränder und zur Hautpflege stehen neben wirkstofffreien Cremes auch Zinkoxid-haltige Zubereitungen (Tab. 35.16) zur Verfügung. Sie wirken adstringierend, austrocknend und exsudatbindend und werden außer zur Randabdeckung von Ulcera crurum vor allem in der Säuglings- und Kleinkinderpflege, bei Windeldermatitis, subakuten intertriginösen Entzündungen oder bei Dekubitalläsionen eingesetzt und sind nach kontrollierten klinischen Studien wirksam (Lansdown et al. 2007).

35.12.4 Wundauflagen

Zur Wundabdeckung wird eine nahezu unübersehbare Zahl verschiedenster Wundauflagen angeboten. Allen gemeinsam ist der Versuch, die physiologische Wundheilung durch Erhaltung eines feuchten Wundmilieus zu unterstützen. Man unterscheidet inaktive (konventionelle), interaktive und (bio)aktive (aus Transplantatmaterialien bestehende) Wundauflagen (Kujath und Michelsen 2008). Als inaktive Wundauflagen werden unter anderem Mullkompressen oder Wundgaze eingesetzt. Um ein feuchtes Wundmilieu zu erhalten, werden diese in der Regel mit physiologischer Kochsalzlösung getränkt und mit einer wasserdichten Folie abgedeckt. Vorteile sind ihre hohe Saugfähigkeit und der niedrige Preis. Nachteilig sind ein mögliches Austrocknen der Wunde und das Verkleben mit dem Wundgrund, wodurch frisches Granulationsgewebe beim (für den Patienten sehr schmerzhaften) Verbandwechsel zerstört werden kann. Interaktive Wundauflagen wie Alginate, Hydrokolloide, mit Salben imprägnierte Gaze oder silberhaltige Auflagen (❏ Tab. 35.16) ermöglichen aufgrund ihrer besonderen Materialeigenschaften optimale Bedingungen der Wundheilung und werden entsprechend den jeweiligen Wundheilungsphasen eingesetzt. Vorteile bestehen in einem selteneren und weitgehend schmerzfreien Verbandwechsel (Dissemond et al. 2014). Allerdings ist mit der vorliegenden Evidenz aus klinischen Studien zu Hydrokolloiden, Alginaten, Schaumverbänden und Hydrogelen unklar, ob diese gegenüber anderen Verbänden relevante Vorteile bei der Wundheilung besitzen (Dumville et al. 2015a, 2015b, 2016; Ribeiro et al. 2022). Allenfalls bei der Behand-

lung eines diabetischen Fußsyndroms scheinen Hydrogelauflagen gegenüber konventionellen Wundverbänden einen geringfügigen Vorteil für die Wundheilung zu besitzen (Saco et al. 2016).

Silberhaltige Wundauflagen bzw. Wundbehandlungsmedikamente (*Flammazine*) werden bei infizierten oder infektionsgefährdeten Wunden, z. B. bei Dekubitus, Ulcus cruris oder diabetischem Fuß bzw. nach Verbrennungen, Verbrühungen und Verätzungen eingesetzt. Silberionen bilden Komplexe mit bakteriellen Proteinen, schädigen irreversibel Zellmembran, Enzyme oder die DNA und wirken so bakterizid (Dissemond et al. 2014). Nach einer systematischen Literatursichtung lassen sich bei Brandwunden für silberhaltige Wundauflagen aber keine relevanten Vorteile gegenüber nicht silberhaltigen Wundauflagen nachweisen. Dies gilt insbesondere für Sulfadiazin-Silber haltige Wundverbände und -behandlungsmedikamente (Nímia et al. 2019). Ähnliche Ergebnisse werden auch für Brandwunden bei Kindern gefunden (Rashaan et al. 2014). Bei Geschwüren aufgrund chronisch-venöser Insuffizienz oder zur Infektionsprophylaxe nach Verbrennungen besitzen silberhaltige Wundbehandlungsmedikamente ebenfalls keinen nachgewiesenen Nutzen (Barajas-Nava et al. 2013; O'Meara et al. 2014).

Polihexanid ist ein seit den 1960er Jahren bekanntes Antiseptikum (❏ Tab. 35.8) mit breitem Wirkungsspektrum, das in Form von Wundauflagen (*Dracofoam*) bei infizierten akuten und chronischen Wunden eingesetzt wird. Polihexanid hat ein breites Wirkspektrum, es zeigt antimikrobielle Eigenschaften gegen gramnegative und grampositive Bakterien, einschließlich Enterokokken und Methicillin-resistente Staphylococcus aureus (MRSA) sowie Candida albicans. Nach In-vitro-Untersuchungen besitzt Polihexanid – neben Octenidin – im Vergleich zu anderen Antiseptika die besten antimikrobiellen Eigenschaften gegen verschiedene MRSA-Stämme (Dittmann et al. 2019). Seine antiseptische Wirkung tritt aber langsamer ein als bei Octenidin oder Povidon Jod (Dissemond et al. 2009; Fjeld und Lingaas 2016). Kontaktsensibilisierungen sind selten und Resistenzen unter der Therapie bisher nicht beschrieben (Eberlein und Assadian 2010; Willy et al. 2016).

35.12.5 Andere Wundbehandlungs- medikamente

Clostridiopeptidase (*Iruxol N*) ist eine bakterielle Kollagenase und wird zur enzymatischen Reinigung kutaner Ulzera von nekrotischem Gewebe eingesetzt. Systematische Übersichten finden jedoch nur schwache Belege für die Wirksamkeit eines enzymatischen Wunddebridements für den diabetischen Fuß oder Dekubitalgeschwüre (Patry und Blanchette 2017).

Für die kombinierte Anwendung von Dexpanthenol und Chlorhexidin fehlen klinische Studien, die die spezifische Zusammensetzung zur Wundbehandlung hinreichend begründen. Eine systematische Übersichtsarbeit findet auf Grundlage der derzeitigen Literatur – mit Ausnahme von Cadexomer-Iod – keine ausreichenden Belege für eine Routineanwendung von Antiseptika oder Antibiotika bei chronischen Beinulcera aufgrund von venöser Insuffizienz (O'Meara et al. 2014).

Hamamelisextrakt (*Hametum*) hat den Status eines traditionell angewendeten Phytotherapeutikums bei trockenen oder entzündlichen Hautzuständen, da keine aussagekräftigen Studien zur Wirksamkeit vorliegen (European Medicines Agency 2009).

Auch für Kamillenblütenextrakt (*Kamillin-Extern Robugen*) erkennt die Europäische Zulassungsbehörde lediglich einen traditionellen Gebrauch zur Behandlung bei leichten entzündlichen Hauterkrankungen und oberflächlichen Wunden an, da ausreichende Belege für eine therapeutische Wirksamkeit fehlen (European Medicines Agency 2015).

35.13 Hautschutz- und Pflegemittel

Die Wirksamkeit einer lokalen Behandlung von Hautkrankheiten wird nur selten vom pharmakologischen Wirkstoff allein bestimmt. Eine wesentliche Bedeutung hat in der Dermatologie auch die galenische Grundlage (Wohlrab 2016). Aus diesem Grund gehörten Basistherapeutika sowie Hautschutz- und Pflegemittel über viele Jahre zu den häufig verordneten Dermatika, darunter vor allem Basiszubereitungen glukokortikoidhaltiger Externa und harnstoffhaltige Basistherapeutika. Hautschutz- und Pflegemittel werden vor allem seit 2004 als Auswirkung des GKV-Modernisierungs-Gesetzes nur noch wenig verordnet, da dieses Marktsegment ausschließlich durch nicht verschreibungspflichtige Arzneimittel repräsentiert wird.

Das hat dazu geführt, dass mittlerweile nur noch wenige Fertigarzneimittel in diesem Marktsegment unter den 3.000 meistverordneten Arzneimitteln vertreten sind (◘ Tab. 35.17). Verschreibungsfreie Hauttherapeutika können zu Lasten der GKV nur unter bestimmten Bedingungen verordnet werden (Gemeinsamer Bundesausschuss 2021). Basistherapeutika und Emollientien werden aber zur unterstützenden Behandlung trockener oder schuppender Dermatosen wie Psoriasis und Neurodermitis eingesetzt und bei Patienten mit atopischem Ekzem oder therapiebedürftiger Psoriasis vulgaris auch empfohlen (Deutsche Dermatologische Gesellschaft et al. 2015; Nast et al. 2021). Die wirkstofffreien Basistherapeutika kommen zudem bei seborrhoischer Haut, berufsbedingten Hautschäden sowie zur Glukokortikoid-freien Intervallbehandlung von Dermatosen zum Einsatz. Die diskontinuierliche topische Glukokortikoidbehandlung (Tandem- bzw. Intervalltherapie) ist allgemein akzeptiert, da sich damit Glukokortikoide einsparen und deren unerwünschte Wirkungen mildern oder sogar vermeiden lassen (Van Zuuren et al. 2017).

◘ Tab. 35.17 Verordnungen von Hautschutz-/Pflegemitteln und sonstigen Dermatika 2021. Angegeben sind die 2021 verordneten Tagesdosen, die Änderungen gegenüber 2020 und die mittleren Kosten je DDD 2021

Präparat	Bestandteile	DDD	Änderung	DDD-Nettokosten
		Mio.	%	Euro
Hautschutz- und Pflegemittel				
Sanacutan Basiscreme/-salbe	Wirkstoff-freie Grundlage	15,0	(+21,5)	0,31
Linola/-Fett	Ungesättigte Fettsäuren	3,8	(−4,1)	0,60
Linola Fett-N Ölbad	Paraffin, dickflüssig Hexadecyl(2-ethylhexanoat)-Octadecyl(2-ethylhexanoat)-Isopropylmyristat α-Dodecyl-ω-hydroxypoly(oxyethylen)-2(Dodecyltetradecyl)-ω-hydroxypoly(oxyethylen)-4,5-poly(oxypropylen)-5	0,73	(+9,1)	0,36
Allergika Basis	Wirkstoff-freie Grundlage	0,73	(−9,8)	0,24
Neuroderm Mandelölbad	Mandelöl Paraffin, dünnflüssig	0,57	(+9,8)	1,14
		20,8	**(+13,8)**	**0,39**
Sonstige Dermatika				
Vagantin	Methanthelinium	1,3	(−4,6)	1,06
Summe		**22,1**	**(+12,5)**	**0,43**

35.14 Sonstige in der Dermatologie eingesetzte Medikamente

Methantheliniumbromid (*Vagantin*) ist ein orales Anticholinergikum, das nach Abschluss der Nachzulassung seit 2015 nur noch zur Behandlung einer persistenten exzessiven idiopathischen primären Hyperhydrosis axillaris zugelassen ist. An rund 400 Patienten wurde die Schweißproduktion in der Axilla, aber nicht an den Händen vermindert (Hund et al. 2004; Müller et al. 2013). Die klinische Bedeutung dieses Effektes bleibt allerdings unklar. Typische anticholinerge Nebeneffekte wie Mundtrockenheit, trockene Schleimhäute in Auge und Nase, Akkommodationsstörungen sowie Harnverhalt begleiten die Anwendung. Mit

Axhidrox wurde im Juni 2022 ein zweites Anticholinergikum zur äußerlichen Anwendung in vergleichbarer Indikation zugelassen. Die Creme enthält Glycopyrronium und kann bei schwerer axillärer Hyperhidrose an Erwachsene verabreicht werden. Erstmals als Antihidrotikum untersucht wurde Glycopyrronium bereits Ende 1970erJahre, damals aber noch in systemisch wirkender Zubereitungsform. Für die topische Anwendung liegen mehrere klinische Studien vor. Danach nimmt bei 57 % der Anwender die Schweißproduktion um mindestens 50 % ab im Vergleich zu 34 % unter Placebo (Abels et al. 2021). Ob das Anticholinergikum hierin Vorteile gegenüber Aluminiumchlorid-haltigen Lösungen besitzt, ist nicht untersucht. Trotz topischer Anwendung werden anticholinerge Nebenwirkungen wie Mundtrockenheit und Mydriasis beschrieben.

Literatur

Abels C, Soeberdt M, Kilic A, Reich H, Knie U, Jourdan C, Schramm K, Heimstaedt-Muskett S, Masur C, Szeimies R (2021) A glycopyrronium bromide 1% cream for topical treatment of primary axillary hyperhidrosis: efficacy and safety results from a phase IIIa randomized controlled trial. Br J Dermatol 185:315–322

Alsterholm M, Flyström I, Bergbrant IM, Faergemann J (2010) Fusidic acid-resistant staphylococcus aureus in impetigo contagiosa and secondarily infected atopic dermatitis. Acta Derm Venereol 90:52–57

Amann PM, Merk HF, Baron JM (2014) Retinoide in der Dermatopharmakologie. Hautarzt 65:98–105

Armstrong AW, Read C (2020) Pathophysiology, clinical presentation, and treatment of psoriasis: a review. JAMA 323:1945–1960

Arzneimittelkommission der deutschen Ärzteschaft (2006) Psychiatrische Reaktionen nach Terninafin (Lamisil®). Dtsch Arztebl 103:A3432

Arzneimittelkommission der deutschen Ärzteschaft (2013) Rhabdomyolyse nach Isotretinoin. Dtsch Arztebl 110:240

Arzneimittelkommission der deutschen Ärzteschaft (2019a) „Aus der UAW-Datenbank": Rezidiv eines Morbus Crohn nach Behandlung einer atopischen Dermatitis mit Dupilumab. Dtsch Arztebl 116:A1919–A1920

Arzneimittelkommission der deutschen Ärzteschaft (2019b) Retinoide (Acitretin, Adapalen, Alitretinoin, Bexaroten, Isotretinoin, Tazaroten und Tretinoin) – Aktualisierungen zu Teratogenität und neuropsychiatrischen Erkrankungen. Drug Saf 50 (www.akdae.de)

Arzneimittelkommission der deutschen Ärzteschaft (2020) Brivudinhaltige Arzneimittel: Potenziell tödliche Toxizität von Fluoropyrimidinen bei der Anwendung kurz vor, gleichzeitig mit oder innerhalb von 4 Wochen nach Ende der Behandlung mit Brivudin. Drug Saf 31 (www.akdae.de)

Aszodi N, Thurau S, Seegräber M, de Bruin-Weller M, Wollenberg A (2019) Management of dupilumab-associated conjunctivitis in atopic dermatitis. J Dtsch Dermatol Ges 17:488–491

Atwan A, Ingram JR, Abbott R, Kelson MJ, Pickles T, Bauer A, Piguet V (2016) Oral fumaric acid esters for psoriasis: abridged Cochrane systematic review including GRADE assessments. Br J Dermatol 175:873–881

Bachelez H, Choon SE, Marrakchi S, Burden AD, Tsai TF, Morita A, Turki H, Hall DB, Shear M, Baum P, Padula SJ, Thoma C (2019) Inhibition of the Interleukin-36 pathway for the treatment of generalized pustular psoriasis. N Engl J Med 380:981–983

Balak DMW, Fallah Arani S, Hajdarbegovic E, Hagemans CAF, Bramer WM, Thio HB, Neumann HAM (2016) Efficacy, effectiveness and safety of fumaric acid esters in the treatment of psoriasis: a systematic review of randomized and observational studies. Br J Dermatol 175:250–226

Balak DMW, Hajdarbegovic E, Bramer WM, Neumann HAM, Thio HB (2017) Progressive mulrifocal leukencephalopathy associated wirh fumaric acid etsres treatment in psoriasis patients. J Eur Acad Dermatol Venereol 31:1475–1482

Barajas-Nava LA, López-Alcalde J, Roqué i Figuls M, Solà I, Bonfill Cosp X (2013) Antibiotic prophylaxis for preventing burn wound infection. Cochrane Database Syst Rev. https://doi.org/10.1002/14651858.CD008738.pub2

Baron JM, Glatz M, Proksch E (2020) Optimal support of wound healing: new insights. Dermatology 236:593–600

Bell-Syer SEM, Khan SM, Torgerson DJ (2012) Oral treatments for fungal infections of the skin of the foot. Cochrane Database Syst Rev. https://doi.org/10.1002/14651858.CD003584.pub2

Blauvelt A, Reich K, Tsai TF, Tyring S, Vanaclocha F, Kingo K, Ziv M, Pinter A, Vender R, Hugot S, You R, Mi-lutinovic M, Thaçi D (2017a) Secukinumab is superior to ustekinumab in clearing skin of subjects with moderate-to-severe plaque psoriasis up to 1 year: results from the CLEAR study. J Am Acad Dermatol 76:60–69.e9

Blauvelt A, Papp KA, Griffiths CE, Randazzo B, Wasfi Y, Shen YK, Li S, Kimball AB (2017b) Efficacy and safety of guselkumab, an anti-interleukin-23 monoclonal antibody, compared with adalimumab for the continuous treatment of patients with moderate to severe psoriasis: results from the phase III, double-blinded, placebo- and active comparator-controlled VOYAGE 1 trial. J Am Acad Dermatol 76:405–417

Booij MT, van De Kerkhof PC (2011) Acitretin revisited in the era of biologics. J Dermatolog Treat 22:86–89

Brodt HR (2013) Stille – Antibiotikatherapie. Klinik und Praxis der antiinfektiösen Behandlung, 12. Aufl. Schattauer, Stuttgart

Brück J, Dringen R, Amasuno A, Pau-Charles I, Ghoreschi K (2018) A review of the mechanisms of action of dimethylfumarate in the treatment of psoriasis. Exp Dermatol 27:611–624

Bundesministerium für Gesundheit (2015) Bekanntmachung eines Beschlusses des Gemeinsamen Bundesausschusses über eine Änderung der Arzneimittel-Richtlinie (AM-RL) ((Anlage XII – Beschlüsse über die Nutzenbewertung von Arzneimitteln mit neuen Wirkstoffen nach § 35a des Fünften Buches Sozialgesetzbuch (SGB V) – Secukinumab) vom: 27. Nov. 2015. BAnz AT 29. Dez. 2015 B4)

Bundesministerium für Gesundheit (2017) Bekanntmachung eines Beschlusses des Gemeinsamen Bundesausschusses über eine Änderung der Arzneimittel-Richtlinie (AM-RL) ((Anlage XII – Beschlüsse über die Nutzenbewertung von Arzneimitteln mit neuen

Wirkstoffen nach § 35a des Fünften Buches Sozialgesetzbuch (SGB V) – Secukinumab (Neubewertung aufgrund neuer wissenschaftlicher Erkenntnisse)) vom: 17. Aug. 2017. BAnz AT 12. Sept. 2017 B2)

Bundesministerium für Gesundheit (2018) Bekanntmachung eines Beschlusses des Gemeinsamen Bundesausschusses über eine Änderung der Arzneimittel-Richtlinie (AM-RL) ((Anlage XII – Beschlüsse über die Nutzenbewertung von Arzneimitteln mit neuen Wirkstoffen nach § 35a des Fünften Buches Sozialgesetzbuch (SGB V) – Guselkumab) vom: 17. Mai 2018. BAnz AT 4. Juli 2018 B2)

Bundesministerium für Gesundheit (2021) Bekanntmachung eines Beschlusses des Gemeinsamen Bundesausschusses über eine Änderung der Arzneimittel-Richtlinie (Anlage XII – Nutzenbewertung von Arzneimitteln mit neuen Wirkstoffen nach § 35a des Fünften Buches Sozialgesetzbuch (SGB V) Guselkumab (neues Anwendungsgebiet: Psoriasis-Arthritis) vom: 20. Mai 2021. BAnz AT 29. Juni 2021 B5)

Cardwell LA, Alinia H, Moradi Tuchayı S, Feldman SR (2016) New developments in the treatment of rosacea – role of once-daily ivermectin cream. Clin Cosmet Investig Dermatol 9:71–77

Christoffers WA, Coenraads PJ, Svensson Å, Diepgen TL, Dickinson Blok JL, Xia J, Williams HC (2019) Interventions for hand eczema. Cochrane Database Syst Rev. https://doi.org/10.1002/14651858. CD004055.pub2

Chroni E, Monastirli A, Tsambaos D (2010) Neuromuscular adverse effects associated with systemic retinoid dermatotherapy: monitoring and treatment algorithm for clinicians. Drug Saf 33:25–34

Clanner-Engelshofen BM, Bernhard D, Dargatz S, Flaig MJ, Gieler U, Kinberger M, Klövekorn W, Kuna AC, Läuchli S, Lehmann P, Nast A, Pleyer U, Schaller M, Schöfer H, Steinhoff M, Schwennesen T, Werner RN, Zierhut M, Reinholz M (2022) S2k-Leitlinie: Rosazea. J Dtsch Dermatol Ges 20:1147–1167

Clerens I, Goossens A (2017) Allergic contact dermatitis caused by panthenol: a rare but relevant sensitizer. Contact Derm 76:122–123

Conde JF, Yelverton CB, Balkrishnan R, Fleischer AB Jr, Feldman SR (2007) Managing rosacea: a review of the use of metronidazole alone and in combination with oral antibiotics. J Drugs Dermatol 6:495–498

Connor TH, Stoeckel M, Evrard J, Legator MS (1977) The contribution of metronidazole and two metabolites to the mutagenic activity detected in urine of treated humans and mice. Cancer Res 37:629–633

Cornejo CM, Jambusaria-Pahlajani A, Willenbrink TJ, Schmults CD, Arron ST, Ruiz ES (2020) Field cancerization: treatment. J Am Acad Dermatol 83:719–730

Costa CS, Bagatin E, Martimbianco ALC, da Silva EMK, Lúcio MM, Magin P, Riera R (2018) Oral isotretinoin for acne. Cochrane Database Syst Rev. https://doi.org/10.1002/14651858.CD009435.pub2

Crawford F, Hollis S (2007) Topical treatments for fungal infections of the skin and nails of the foot. Cochrane Database Syst Rev 3:CD1434. https://doi.org/10.1002/14651858.CD001434.pub2

Czaika VA, Zuberbier T (2015) Lokale Kombinationstherapie bei entzündlichen Dermatomykosen. Review zu den Therapieempfehlungen in nationalen und internationalen Leitlinien. Hautarzt 66:360–369

Dall'Oglio F, D'Amico V, Nasca MR, Micali G (2012) Treatment of cutaneous warts: an evidence-based review. Am J Clin Dermatol 13:73–96

Darkes MJM, Scott LJ, Goa KL (2003) Terbinafine. A review of its use in onychomycosis in adults. Am J Clin Dermatol 4:39–65

Deutsche Dermatologische Gesellschaft (2016) Leitlinie zur Diagnostik und Therapie der Ichthyosen (Aktualisierung). AWMF-Leitlinien-Register Nr. 013/043, Entwicklungsstufe S1. Gültigkeit seit 18.06.2021 abgelaufen. https://www.awmf.org/leitlinien/detail/ll/013-043.html

Deutsche Dermatologische Gesellschaft et al (2015) Leitlinie Neurodermitis [atopisches Ekzem; atopische Dermatitis] Entwicklungsstufe: S2k [ICD 10: L20.8, L20.9, L28.0], AWMF-Registernummer: 013-027. Gültigkeit seit 30.03.2020 abgelaufen. https://www. awmf.org/uploads/tx_szleitlinien/013_027l_S2k_ Neurodermitis_2020-06-abgelaufen.pdf

Dissemond J, Gerber V, Kramer A, Riepe G, Strohal R, Vasel-Biergans A, Eberlein T (2009) Praxisorientierte Expertenempfehlung zur Behandlung kritisch kolonisierter und lokal infizierter Wunden mit Polihexanid. WundManagement 2009:62–68

Dissemond J, Augustin M, Eming SA, Goerge T, Horn T, Karrer S, Schumann H, Stücker M (2014) Modern wound care – practical aspects of non-interventional topical treatment of patients with chronic wounds. J Dtsch Ges Dermatol. https://doi.org/10.1111/ddg. 12351

Dittmann K, Schmidt T, Müller G, Cuny C, Holtfreter S, Troitzsch D, Pfaff P, Hübner NO (2019) Susceptibility of livestock-associated methicillin-resistant staphylococcus aureus (LA-MRSA) to chlorhexidine digluconate, octenidine dihydrochloride, polyhexanide, PVP-iodine and triclosan in comparison to hospital-acquired MRSA (HA-MRSA) and community-aquired MRSA (CA-MRSA): a standardized comparison. Antimicrob Resist Infect Control 8:122

Dréno B, Bettoli V, Ochsendorf F, Layton AM, Perez M, Dakovic R, Gollnick H (2014) Efficacy and safety of clindamycin phosphate 1.2%/tretinoin 0.025% formulation for the treatment of acne vulgaris: pooled analysis of data from three randomised, double-blind, parallel-group, phase III studies. Eur J Dermatol 24:201–209

Drucker CR (2012) Update on topical antibiotics in dermatology. Dermatol Ther 25:6–11

Dumville JC, Keogh SJ, Liu Z, Stubbs N, Walker RM, Fortnam M (2015a) Alginate dressings for treating pressure ulcers. Cochrane Database Syst Rev. https://doi.org/10.1002/14651858.CD011277.pub2

Dumville JC, Stubbs N, Keogh SJ, Walker RM, Liu Z (2015b) Hydrogel dressings for treating pressure ulcers. Cochrane Database Syst Rev. https://doi.org/10.1002/14651858.CD011226.pub2

Dumville JC, Gray TA, Walter CJ, Sharp CA, Page T, Macefield R, Blencowe N, Milne TK, Reeves BC, Blazeby J (2016) Dressings for the prevention of surgical site infection. Cochrane Database Syst Rev. https://doi.org/10.1002/14651858.CD003091.pub4

Ebbelaar CCF, Venema AW, Van Dijk MR (2018) Topical Ivermectin in the treatment of papulopustular rosacea: a systematic review of evidence and clinical guideline recommendations. Dermatol Ther (Heidelb) 8:379–387

Eberlein T, Assadian O (2010) Clinical use of polihexanide on acute and chronic wounds for antisepsis and decontamination. Skin Pharmacol Physiol 23(Suppl 1):45–51

Ebner F, Heller A, Rippke F, Tausch I (2002) Topical use of dexpanthenol in skin disorders. Am J Clin Dermatol 3:427–433

El-Gohary M, van Zuuren EJ, Fedorowicz Z, Burgess H, Doney L, Stuart B, Moore M, Little P (2014) Topical antifungal treatments for tinea cruris and tinea corporis. Cochrane Database Syst Rev. https://doi.org/10.1002/14651858.CD009992.pub2

Erbagci Z (2004) Topical therapy for dermatophytoses. Should corticosteroids be included? Am J Clin Dermatol 5:375–384

European Medicines Agency (2009) Committee on herbal medicinal products (HMPC) assessment report on Hamamelis virginiana L, Cortex; Hamamelis virginiana L, Folium, Hamamelis virginiana L. Folium et cortex aut ramunculus destillatum. http://www.ema.europa.eu/ema/. Zugegriffen 28. September 2022

European Medicines Agency (EMA) (2015) Committee on herbal medicinal Produkts (HMPC) assessment report on Matricaria recutita L., flos and Matricaria recutita L., aetheroleum. http://www.ema.europa.eu/ema/. Zugegriffen 28. September 2022

Evans RM, Mangelsdorf DJ (2014) Nuclear receptors, RXR, and the Big Bang. Cell 157:255–266

Feng X, Xiong X, Ran Y (2017) Efficacy and tolerability of amorolfine 5% nail lacquer in combination with systemic antifungal agents for onychomycosis: a meta-analysis and systematic review. Dermatol Ther. https://doi.org/10.1111/dth.12457

Ference JD, Last AR (2009) Choosing topical corticosteroids. Am Fam Physician 79:135–140

Fjeld H, Lingaas E (2016) Polyhexanide – safety and efficacy as an antiseptic. Tidsskr Nor Laegeforen 136:707–711

Fluhr JW, Degitz K (2010) Antibiotika, Azelainsäure und Benzoylperoxid in der topische Aknetherapie. J Dtsch Dermatol Ges 8(Suppl 1):S24–S30

Fölster-Holst R, Latussek E (2007) Synthetic tannins in dermatology – a therapeutic option in a variety of pediatric dermatoses. Pediatr Dermatol 24:296–301

Food and Drug Administration (2014) FDA warns of rare but serious hypersensitivity reactions with certain over-the-counter topical acne products. http://www.fda.gov/downloads/Drugs/DrugSafety/UCM402663.pdf. Zugegriffen 28. September 2022

Fowler J, Jarratt M, Moore A, Meadows K, Pollack A, Steinhoff M, Liu Y, Leoni M (2012) Once-daily topical brimonidine tartrate gel 0·5% is a novel treatment for moderate to severe facial erythema of rosacea: results of two multicentre, randomized and vehicle-controlled studies. Br J Dermatol 166:633–641

Francis NA, Ridd MJ, Thomas-Jones E, Butler CC, Hood K, Shepherd V, Marwick CA, Huang C, Longo M, Wootton M, Sullivan F, CREAM Trial Management Group (2017) Oral and topical antibiotics for clinically infected eczema in children: a pragmatic randomized controlled trial in ambulatory care. Ann Fam Med 15:124–130

Freimooser S, Traidl S, Werfel T (2022) Entwicklung von neuen topischen Substanzen zur Therapie der atopischen Dermatitis. Hautarzt 73:514–519

Gaspari A, Tyring SK, Rosen T (2009) Beyond a decade of 5% imiquimod topical therapy. J Drugs Dermatol 8:467–474

Gemeinsamer Bundesausschuss (2021) Richtlinie des Gemeinsamen Bundesausschusses über die Verordnung von Arzneimitteln in der vertragsärztlichen Versorgung (Arzneimittel-Richtlinie/AM-RL) in der Fassung vom 18. Dezember 2008/22.Januar 2009 veröffentlicht im Bundesanzeiger 2009 Nr. 49a. https://www.g-ba.de/downloads/62-492-2565/AM-RL-2021-06-17_iK-2021-08-03_AT-02-08-2021-B5.pdf (Erstellt: 17. Juni 2021) (veröffentlicht im Bundesanzeiger (BAnz AT 02.08.2021 B5) in Kraft getreten am 3. August 2021)

Gieselbach RJ, Muller-Hansma AH, Wijburg MT, de Bruin-Weller MS, van Oosten BW, Nieuwkamp DJ, Coenjaerts FE, Wattjes MP, Murk JL (2017) Progressive multifocal leukencephalopathy in patients treated with fumaric acid esters: a review of 19 cases. J Neurol 264:1155–1164

Glenn CJ, Kobraei KB, Russo JJ (2011) New-onset psoriasis associated with adalimumab: a report of two cases. Dermatol Online J 17:15

Gloor M (1982) Pharmakologie dermatologischer Externa. Springer, Berlin, Heidelberg, New York

Gold LS, Papp K, Lynde C, Lain E, Gooderham M, Johnson S, Kerrouche N (2017) Treatment of rosacea

35

with concomitant use of topical Ivermectin 1% cream and Brimonidine 0.33% gel: a randomized, vehicle-controlled study. J Drugs Dermatol 16:909–916

Gollnick HP, Draelos Z, Glenn MJ, Rosoph LA, Kaszuba A, Cornelison R, Gore B, Liu Y, Graeber M (2009) Adapalene-benzoyl peroxide, a unique fixed-dose combination topical gel for the treatment of acne vulgaris: a transatlantic, randomized, double-blind, controlled study in 1670 patients. Br J Dermatol 161:1180–1189

Goreshi R, Samrao A, Ehst BD (2012) A double-blind, randomized, bilateral comparison of skin irritancy following application of the combination acne products clindamycin/tretinoin and benzoyl peroxide/adapalene. J Drugs Dermatol 11:1422–1426

Griffiths CE, Strober BE, van de Kerkhof P, Ho V, Fidelus-Gort R, Yeilding N, Guzzo C, Xia Y, Zhou B, Li S, Dooley LT, Goldstein NH, Menter A (2010) Comparison of ustekinumab and etanercept for moderate-to-severe psoriasis. N Engl J Med 362:118–128

Griffiths CEM, Armstrong AW, Gudjonsson JE, Barker JNWN (2021) Psoriasis. Lancet 397:1301–1315

Grillo-Ardila CF, Angel-Müller E, Salazar-Díaz LC, Gaitán HG, Ruiz-Parra AI, Lethaby A (2014) Imiquimod for anogenital warts in non-immunocompromised adults. Cochrane Database Syst Rev. https://doi.org/10.1002/14651858.CD010389.pub2

Grover C, Khurana A (2012) An update on treatment of onychomycosis. Mycoses 55:541–551

Gupta AK, Cherman AM, Tyring SK (2005) Viral and nonviral uses of imiquimod: a review. J Cut Med Surg 8:338–352

Gupta AK, Paquet M, Villanueva E, Brintnell W (2012) Interventions for actinic keratoses. Cochrane Database Syst Rev. https://doi.org/10.1002/14651858.CD004415.pub2

Hahn C, Röseler S, Fritzsche R, Schneider R, Merk HF (1993) Allergic contact reaction to dexpanthenol: lymphocyte transformation test and evidence for microsomal-dependent metabolism of the allergen. Contact Dermat 28:81–83

Hayden MK, Lolans K, Haffenreffer K, Avery TR, Kleinman K, Li H, Kaganov RE, Lankiewicz J, Moody J, Septimus E, Weinstein RA, Hickok J, Jernigan J, Perlin JB, Platt R, Huang SS (2016) Chlorhexidine and mupirocin susceptibility of methicillin-resistant staphylococcus aureus isolates in the REDUCE-MRSA trial. J Clin Microbiol 54:2735–2742

Hendriks AG, Keijsers RR, de Jong EM, Seyger MM, van de Kerkhof PC (2013a) Combinations of classical time-honoured topicals in plaque psoriasis: a systematic review. J Eur Acad Dermatol Venereol 27:399–410

Hendriks AG, Keijsers RR, de Jong EM, Seyger MM, van de Kerkhof PC (2013b) Efficacy and safety of combinations of first-line topical treatments in chronic plaque psoriasis: a systematic literature review. J Eur Acad Dermatol Venereol 27:931–951

Hengge UR, Ruzicka T, Schartz RA, Cork MJ (2006) Adverse effects of topical glucocorticosteroids. J Am Acad Dermatol 54:1–15

Hund M, Sinkgraven R, Rzany B (2004) Randomisierte, plazebokontrollierte klinische Doppelblindstudie zur Wirksamkeit und Verträglichkeit der oralen Therapie mit Methantheliniumbromid (Vagantin®) bei fokaler Hyperhidrose. J Dtsch Dermatol Ges 2:343–349

Jacobi A, Mayer A, Augustin M (2015) Keratolytics and emollients and their role in the therapy of psoriasis: a systematic review. Dermatol Ther 5:1–18

Jansen MHE, Kessels JPHM, Nelemans PJ, Kouloubis N, Arits AHMM, van Pelt HPA, Quaedvlieg PJF, Essers BAB, Steijlen PM, Kelleners-Smeets NWJ, Mosterd K (2019) Randomized trial of four treatment approaches for actinic keratosis. N Engl J Med 380:935–946

Johnson MR, Hageboutros A, Wang K, High L, Smith JB, Diasio RB (1999) Life-threatening toxicity in a dihydropyrimidine dehydrogenase-deficient patient after treatment with topical 5-fluorouracil. Clin Cancer Res 5:2006–2011

Ju HJ, Han JH, Kim MS, Lee SH, Shin JW, Choi M, Jeong KH, Han TY, Choi CW, Lee HJ, Oh SH, Lee SH, Kim DH, Shin J, Lee JH, Kim SS, Kang HY, Chang SE, Kim JS, Lee DY, Choi GS, Suh DH, Kim CY, Park CJ, Kim KH, Lee AY, Park CK, Lee MH, Bae JM (2021) The long-term risk of lymphoma and skin cancer did not increase after topical calcineurin inhibitor use and phototherapy in a cohort of 25,694 patients with vitiligo. J Am Acad Dermatol 84:1619–1627

van de Kerkhof PC, Kragballe K, Segaert S, Lebwohl M, International Psoriasis Council (2011) Factors impacting the combination of topical corticosteroid therapies for psoriasis: perspectives from the International Psoriasis Council. J Eur Acad Dermatol Venereol 25:1130–1139

Kim H, Alten R, Avedano L, Dignass A, Gomollón F, Greveson K, Halfvarson J, Irving PM, Jahnsen J, Lakatos PL, Lee J, Makri S, Parker B, Peyrin-Biroulet L, Schreiber S, Simoens S, Westhovens R, Danese S, Jeong JH (2020) The future of biosimilars: maximizing benefits across immune-mediated inflammatory diseases. Drugs 80:99–113

Koburger T, Hübner NO, Braun M, Siebert J, Kramer A (2010) Standardized comparison of antiseptic efficacy of triclosan, PVP-iodine, octenidine dihydrochloride, polyhexanide and chlorhexidine digluconate. J Antimicrob Chemother 65:1712–1719

Koning S, van der Sande R, Verhagen AP, van Suijlekom-Smit LWA, Morris AD, Butler CC, Berger M, van der Wouden JC (2012) Interventions for impetigo. Cochrane Database Syst Rev. https://doi.org/10.1002/14651858.CD003261.pub3

Koo JYM (2005) New developments in topical sequential therapy for psoriasis. Skin Therapy Lett 10:1–4

Kreijkamp-Kaspers S, Hawke K, Guo L, Kerin G, Bell-Syer SEM, Magin P, Bell-Syer SV, van Driel ML

(2017) Oral antifungal medication for toenail onychomycosis. Cochrane Database Syst Rev. https://doi.org/10.1002/14651858.CD010031.pub2

von Krogh G (1978) Topical treatment of penile condylomata acuminata with podophyllin, podophyllotoxin and colchicine. A comparative study. Acta Derm Venereol 58:163–168

Kujath P, Michelsen A (2008) Wunden – von der Physiologie zum Verband. Dtsch Arztebl 105:239–248

Küster W, Bohnsack K, Rippke F, Upmeyer HJ, Groll S, Traupe H (1998) Efficacy of urea therapy in children with ichthyosis. A multicenter randomized, placebo-controlled, double-blind, semilateral study. Dermatology 196:217–222

Kwok CS, Gibbs S, Bennett C, Holland R, Abbott R (2012) Topical treatments for cutaneous warts. Cochrane Database Syst Rev. https://doi.org/10.1002/14651858.cd001781.pub3

Kyoreva M, Li Y, Hoosenally M, Hardman-Smart J, Morrison K, Tosi I, Tolaini M, Barinaga G, Stockinger B, Mrowietz U, Nestle FO, Smith CH, Barker JN, Di Meglio P (2021) CYP1A1 Enzymatic activity influences skin inflammation via regulation of the AHR pathway. J Invest Dermatol 141:1553–1563

Lachapelle JM (2014) A comparison of the irritant and allergenic properties of antiseptics. Eur J Dermatol 24:3–9

Lam M, Zhu JW, Tadrous M, Drucker AM (2021) Association between topical calcineurin inhibitor use and risk of cancer, including lymphoma, keratinocyte carcinoma, and melanoma: a systematic review and meta-analysis. JAMA Dermatol 157:549–558

Langley RG, Elewski BE, Lebwohl M, Reich K, Griffiths CE, Papp K, Puig L, Nakagawa H, Spelman L, Sigur-geirsson B, Rivas E, Tsai TF, Wasel N, Tyring S, Salko T, Hampele I, Notter M, Karpov A, Helou S, Papavassilis C (2014) Secukinumab in plaque psoriasis-results of two phase 3 trials. N Engl J Med 371:326–338

Langley RG, Lebwohl M, Krueger GG, Szapary PO, Wasfi Y, Chan D, Hsu MC, You Y, Poulin Y, Korman N, Prinz JC, Reich K (2015) Long-term efficacy and safety of ustekinumab, with and without dosing adjustment, in patients with moderate-to-severe psoriasis: results from the PHOENIX 2 study through 5 years of follow-up. Br J Dermatol 172:1371–1383

Langley RG, Tsai TF, Flavin S, Song M, Randazzo B, Wasfi Y, Jiang J, Li S, Puig L (2018) Efficacy and safety of guselkumab in patients with psoriasis who have an inadequate response to ustekinumab: results of the randomized, double-blind, phase III NAVIGATE trial. Br J Dermatol 178:114–123

Langner A, Sheehan-Dare R, Layton A (2007) A randomized, single-blind comparison of topical clindamycin + benzoyl peroxide (Duac) and erythromycin + zinc acetate (Zineryt) in the treatment of mild to moderate facial acne vulgaris. J Eur Acad Dermatol Venereol 21:311–319

Lansdown AB, Mirastschijski U, Stubbs N, Scanlon E, Ågren MS (2007) Zinc in wound healing: theoretical, experimental, and clinical aspects. Wound Repair Regen 15:2–16

Lauffer F, Biedermann T (2022) Einschätzungen zur Therapie der moderaten bis schweren atopischen Dermatitis mit Januskinaseinhibitoren. Hautarzt 73:520–528

Layton AM, Schaller M, Homey B, Hofmann MA, Bewley AP, Lehmann P, Nohlgård C, Sarwer DB, Kerrouche N, Ma YM (2015) Brimonidine gel 0.33% rapidly improves patient-reported outcomes by controlling facial erythema of rosacea: a randomized, double-blind, vehicle-controlled study. J Eur Acad Dermatol Venereol 29:2405–2410

Lohde H, Stahlmann R (Hrsg.) (2004): Nadifloxacin – irrationaler Einsatz eines Fluorchinolons zur lokalen Aknetherapie. Zeitschr Chemother 25: 27–29

Løkkevik E, Skovlund E, Reitan JB, Hannisdal E, Tanum G (1996) Skin treatment with Bepanthen cream versus no cream during radiotherapy. Acta Oncol 35:1021–1026

Lopaschuk CR (2013) New approach to managing genital warts. Can Fam Physician 59:731–736

Luger TA, Loske KD, Elsner P, Kapp A, Kerscher M, Korting HC, Krutmann J, Niedner R, Röcken M, Ruzicka T, Schwarz T (2004) Topische Dermatotherapie mit Glukokortikoiden – Therapeutischer Index. J Deut Dermatol Gesell 2:629–634

Margosian E What's coming down the psoriasis pipeline. American Academy of Dermatology Dermworld weekly. https://www.aad.org/dw/weekly (Erstellt: 1. Aug. 2021). Zugegriffen: 5. Aug. 2021

McClellan KJ, Noble S (2000) Topical metronidazole. A review of its use in rosacea. Am J Clin Dermatol 1:191–199

McNeil JC, Hulten KG, Kaplan SL, Mason EO (2014) Decreased susceptibilities to retapamulin, mupirocin, and chlorhexidine among staphylococcus aureus isolates causing skin and soft tissue infections in otherwise healthy children. Antimicrob Agents Chemother 58:2878–2883

Medicines and Healthcare Products Regulatory Agency (MRHA) (2016) Brimonidine gel (Mirvaso): risk of exacerbation of rosacea. https://www.gov.uk/drug-safety-update/brimonidine-gel-mirvaso-risk-of-exacerbation-of-rosacea (Erstellt: 8. Nov. 2016)

Menezes de Padua CA, Schnuch A, Nink K, Pfahlberg A, Uter W (2008) Allergic contact dermatitis to topical drugs – epidemiological risk assessment. Pharmacoepidemiol Drug Saf 17:813–821

Merk HF (2021) Hauttumoren im Visier. Teil 1: Klassische medikamentöse Behandlung. Teil 2: Fortschritte in der medikamentösen Therapie von Hauttumoren. Dtsch Apoth Ztg 161:36–46

Merk HF (2007) Topical diclofenac in the treatment of actinic keratoses. Int J Dermatol 46:12–18

Moore ZEH, Cowman S (2013) Wound cleansing for pressure ulcers. Cochrane Database Syst Rev. https://doi.org/10.1002/14651858.CD004983.pub3

Mrowietz U, Szepietowski JC, Loewe R, van de Kerkhof P, Lamarca R, Ocker WG, Tebbs VM, Pau-Charles I (2017) Efficacy and safety of LAS41008 (dimethyl fumarate) in adults with moderate-to-severe chronic plaque psoriasis: a randomized, double-blind, Fumaderm(®) – and placebo-controlled trial (BRIDGE). Br J Dermatol 176:615–623

Muller A, Talon D, Potier A, Belle E, Cappelier G, Bertrand X (2005) Use of intranasal mupirocin to prevent methicillin-resistant staphylococcus aureus infection in intensive care units. Crit Care 9:R246–R250

Müller C, Berensmeier A, Hamm H, Dirschka T, Reich K, Fischer T, Rzany B (2013) Efficacy and safety of methantheline bromide (Vagantin(®)) in axillary and palmar hyperhidrosis: results from a multicenter, randomized, placebo-controlled trial. J Eur Acad Dermatol Venereol 27:1278–1284

Nast A, Altenburg A, Augustin M, Boehncke WH, Härle P, Klaus J, Koza J, Mrowietz U, Ockenfels HM, Philipp S, Reich K, Rosenbach T, Schlaeger M, Schmid-Ott G, Sebastian M, von Kiedrowski R, Weberschock T, Dressler C (2021) S3-Leitlinie Therapie der Psoriasis vulgaris AWMF-Register-Nr.: 013–001 mit Appendix. Stand: 19.02.2021 , gültig bis 30.09.2022. https://www.awmf.org/leitlinien/detail/ll/013-001.html

Nguyen ED, Gabel CK, Kroshinsky D (2021) Assessing the incidence of skin and soft tissue infection in patients on biologics. J Am Acad Dermatol 85:604–610

Nieuwkamp DJ, Murk JL, van Oosten BW, Cremers CH, Killestein J, Viveen MC, Van Hecke W, Frijlink DW, Wattjes MP (2015) PML in a patient without severe lymphocytopenia receiving dimethyl fumarate. N Engl J Med 372:1474–1476

Nímia HH, Carvalho VF, Isaac C, Souza FÁ, Gemperli R, Paggiaro AO (2019) Comparative study of Silver Sulfadiazine with other materials for healing and infection prevention in burns: a systematic review and meta-analysis. Burns 45:282–292

O'Meara S, Cullum N, Nelson EA, Dumville JC (2012) Compression for venous leg ulcers. Cochrane Database Syst Rev. https://doi.org/10.1002/14651858.CD000265.pub3

O'Meara S, Al-Kurdi D, Ologun Y, Ovington LG, Martyn-St JM, Richardson R (2014) Antibiotics and antiseptics for venous leg ulcers. Cochrane Database Syst Rev. https://doi.org/10.1002/14651858.CD003557.pub5

Paller AS, Fölster-Holst R, Chen SC, Diepgen TL, Elmets C, Margolis DJ, Pollock BH (2020) No evidence of increased cancer incidence in children using topical tacrolimus for atopic dermatitis. J Am Acad Dermatol 83:375–381

Papp K, Reich K, Leonardi CL, Kircik L, Chimenti S, Langley RG, Hu C, Stevens RM, Day RM, Gordon KB, Korman NJ, Griffiths CE (2015) Apremilast, an oral phosphodiesterase 4 (PDE4) inhibitor, in patients with moderate to severe plaque psoriasis: results of a phase III, randomized, controlled trial (efficacy and safety trial evaluating the effects of Apremilast in psoriasis [ESTEEM] 1). J Am Acad Dermatol 73:37–49

Patry J, Blanchette V (2017) Enzymatic debridement with collagenase in wounds and ulcers: a systematic review and meta-analysis. Int Wound J 14:1055–1065

Paul C, Cather J, Gooderham M, Poulin Y, Mrowietz U, Ferrandiz C, Crowley J, Hu C, Stevens RM, Shah K, Day RM, Girolomoni G, Gottlieb AB (2015) Efficacy and safety of apremilast, an oral phosphodiesterase 4 inhibitor, in patients with moderate-to-severe plaque psoriasis over 52 weeks: a phase III, randomized controlled trial (ES-TEEM 2). Br J Dermatol 173:1387–1399

Penso L, Dray-Spira R, Weill A, Vegas PL, Zureik M, Sbidian E (2021) Association between biologics use and risk of serious infection in patients with psoriasis. JAMA Dermatol. https://doi.org/10.1001/jamadermatol.2021.2599

Post B, Jänner M (1971) Zur Indikation der Gerbstofftherapie in der Dermatologie. Klinische Erfahrungen mit Tannosynt. Ther Ggw 110:1477 1494

Raharja A, Mahil SK, Barker JN (2021) Psoriasis: a brief overview. Clin Med (Lond) 21:170–173

Ramos-e-Silva M, Lima CM, Schechtman R, Trope MB, Carneiro S (2012) Systemic mycoses in immunodepressed patients (AIDS). Clin Dermatol 30:616–627

Rashaan ZM, Krijnen P, Klamer RR, Schipper IB, Dekkers OM, Breederveld RS (2014) Nonsilver treatment vs. silver sulfadiazine in treatment of partial-thickness burn wounds in children: a systematic review and meta-analysis. Wound Repair Regen 22:473–482

Rathi SK, D'Souza P (2012) Rational and ethical use of topical corticosteroids based on safety and efficacy. Indian J Dermatol 57:251–259

Reich K, Gooderham M, Green L, Bewley A, Zhang Z, Khanskaya I, Day RM, Goncalves J, Shah K, Piguet V, Soung J (2017a) The efficacy and safety of apremilast, etanercept and placebo in patients with moderate-to-severe plaque psoriasis: 52-week results from a phase IIIb, randomized, placebo-controlled trial (LIBERATE). J Eur Acad Dermatol Venereol 31:507–517

Reich K, Armstrong AW, Foley P, Song M, Wasfi Y, Randazzo B, Li S, Shen YK, Gordon KB (2017b) Efficacy and safety of guselkumab, an anti-interleukin-23 monoclonal antibody, compared with adalimumab for the treatment of patients with moderate to severe psoriasis with randomized withdrawal and retreatment: results from the phase III, double-blind, placebo- and active comparator-controlled VOYAGE 2 trial. J Am Acad Dermatol 76:418–431

Rendon A, Schäkel K (2019) Psoriasis pathogenesis and treatment. Int J Mol Sci 20:1475

Ribeiro CTD, Dias FAL, Fregonezi GAF (2022) Hydrogel dressings for venous leg ulcers. Cochrane Database Syst Rev. https://doi.org/10.1002/14651858. CD010738.pub2

Ring J, Fröhlich HH (1985) Wirkstoffe in der dermatologischen Therapie, 2. Aufl. Springer, Berlin Heidelberg, New York

Rotta I, Sanchez A, Gonçalves PR, Otuki MF, Correr CJ (2012) Efficacy and safety of topical antifungals in the treatment of dermatomycosis: a systematic review. Br J Dermatol 166:927–933

Ruzicka T (2006) Methylprednisolone aceponate in eczema and other inflammatory skin disorders – a clinical update. Int J Clin Pract 60:85–92

Saco M, Howe N, Nathoo R, Cherpelis B (2016) Comparing the efficacies of alginate, foam, hydrocolloid, hydrofiber, and hydrogel dressings in the management of diabetic foot ulcers and venous leg ulcers: a systematic review and meta-analysis examining how to dress for success. Dermatol Online J 22:13030/qt7ph5v17z

Samrao A, Cockerell CJ (2013) Pharmacotherapeutic management of actinic keratosis: focus on newer topical agents. Am J Clin Dermatol 14:273–237

Saraswat A (2014) Ethical use of topical corticosteroids. Indian J Dermatol 59:469–472

Sawyer LM, Cornic L, Levin LÅ, Gibbons C, Møller AH, Jemec GB (2019) Long-term efficacy of novel therapies in moderate-to-severe plaque psoriasis: a systematic review and network meta-analysis of PASI response. J Eur Acad Dermatol Venereol 33:355–366

Sbidian E, Chaimani A, Garcia-Doval I, Doney L, Dressler C, Hua C, Hughes C, Naldi L, Afach S, Le Cleach L (2022) Systemic pharmacological treatments for chronic plaque psoriasis: a network meta-analysis. Cochrane Database Syst Rev. https://doi.org/10.1002/14651858.CD011535.pub5

Schaller M, Friedrich M, Papini M, Pujol RM, Veraldi S (2016) Topical antifungal-corticosteroid combination therapy for the treatment of superficial mycoses: conclusions of an expert panel meeting. Mycoses 59:365–373

Schöfer H, Simonsen L (2010) Fusidic acid in dermatology: an updated review. Eur J Dermatol 20:6–15

Senner S, Eicher L, Aszodi N, Prinz JC, French LE, Wollenberg A (2020) Psoriasis bei Dupilumab-behandeltem atopischem Ekzem. Hautarzt 71:383–386

Shmidt E, Wetter DA, Ferguson SB, Pittelkow MR (2011) Psoriasis and palmoplantar pustulosis associated with tumor necrosis factor-α inhibitors: the Mayo Clinic experience, 1998 to 2010. J Am Acad Dermatol 67:e179–e185

Singal A, Khanna D (2011) Onychomycosis: diagnosis and management. Indian J Dermatol Venereol Leprol 77:659–672

Singh S, Fatima Z, Hameed S (2015) Predisposing factors endorsing Candida infections. Infez Med 23:211–223

Solares CA, Batra PS, Hall GS, Citardi MJ (2006) Treatment of chronic rhinosinusitis exacerbations due to methicillin-resistant staphylococcus aureus with mupirocin irrigations. Am J Otolaryngol 27:161–165

Steeb T, Wessely A, Petzold A, Brinker TJ, Schmitz L, Leiter U, Garbe C, Schöffski O, Berking C, Heppt MV (2021) Evaluation of long-term clearance rates of interventions for actinic keratosis: a systematic review and network meta-analysis. JAMA Dermatol. https://doi.org/10.1001/jamadermatol.2021.2779

Gold SL, Kircik L, Fowler J, Jackson JM, Tan J, Draelos Z, Fleischer A, Appell M, Steinhoff M, Lynde C, Sugarman J, Liu H, Jacovella J (2014) Long-term safety of ivermectin 1% cream vs azelaic acid 15% gel in treating inflammatory lesions of rosacea: results of two 40-week controlled, investigator-blinded trials. J Drugs Dermatol 13:1380–1386

Sticherling M, Mrowietz U, Augustin M, Thaçi D, Melzer N, Hentschke C, Kneidl J, Sieder C, Reich K (2017) Secukinumab is superior to fumaric acid esters in treating subjects with moderate to severe plaque psoriasis who are Naïve to systemic treatments: results from the randomized controlled PRIME trial. Br J Dermatol Br J Dermatol 177:1024–1032

Stockfleth E, Beti H, Orasan R, Grigorian F, Mescheder A, Tawfik H, Thielert C (2008) Topical polyphenon E in the treatment of external genital and perianal warts: a randomized controlled trial. Br J Dermatol 158:1329–1338

Stockfleth E, Kerl H, Zwingers T, Willers C (2011) Low-dose 5-fluorouracil in combination with salicylic acid as a new lesion-directed option to treat topically actinic keratoses: histological and clinical study results. Br J Dermatol 165:1101–1108

Strober B, Gottlieb AB, Sherif B, Mollon P, Gilloteau I, McLeod L, Fox T, Mordin M, Gnanasakthy A, Papavassilis C, Lebwohl MG (2017) Secukinumab sustains early patient-reported outcome benefits through 1 year: results from 2 phase III randomized placebo-controlled clinical trials comparing secukinumab with etanercept. J Am Acad Dermatol 76:655–661

Subissi A, Monti D, Togni G, Mailland F (2010) Ciclopirox: recent nonclinical and clinical data relevant to its use as a topical antimycotic agent. Drugs 70:2133–2152

Taieb A, Ortonne JP, Ruzicka T, Roszkiewicz J, Berth-Jones J, Peirone MH, Jacovella J (2015) Superiority of ivermectin 1% cream over metronidazole 0·75% cream in treating inflammatory lesions of rosacea: a randomized, investigator-blinded trial. Br J Dermatol 172:1103–1110

Tatti S, Swinehart JM, Thielert C, Tawfik H, Mescheder A, Beutner KR (2008) Sinecatechins, a defined green tea extract, in the treatment of external anogenital

35

warts: a randomized controlled trial. Obstet Gynecol 111:1371–1379

Thaçi D, Schöfer H (2005) Topische Antibiotika zur Therapie von Hautinfektionen. Hautarzt 56:381–396

Thaçi D, Blauvelt A, Reich K, Tsai TF, Vanaclocha F, Kingo K, Ziv M, Pinter A, Hugot S, You R, Milutinovic M (2015) Secukinumab is superior to ustekinumab in clearing skin of subjects with moderate to severe plaque psoriasis: CLEAR, a randomized controlled trial. J Am Acad Dermatol 73:400–409

Thaçi D, Pinter A, Sebastian M, Termeer C, Sticherling M, Gerdes S, Wegner S, Krampe S, Bartz H, Rausch C, Mensch A, Eyerich K (2019) Guselkumab is superior to fumaric acid esters in patients with moderate-to-severe plaque psoriasis who are naive to systemic treatment: results from a randomized, active-comparator-controlled phase IIIb trial (POLARIS). Br J Dermatol. https://doi.org/10.1111/bjd.18696

Thiboutot D, Dréno B, Sanders V, Rueda MJ, Gollnick H (2020) Changes in the management of acne: 2009–2019. J Am Acad Dermatol 82:1268–1269

Thiboutot DM, Dréno B, Abanmi A, Alexis AF, Araviiskaia E, Barona Cabal MI, Bettoli V, Casintahan F, Chow S, da Costa A, El Ouazzani T, Goh CL, Gollnick HPM, Gomez M, Hayashi N, Herane MI, Honeyman J, Kang S, Kemeny L, Kubba R, Lambert J, Layton AM, Leyden JJ, López-Estebaranz JL, Noppakun N, Ochsendorf F, Oprica C, Orozco B, Perez M, Piquero-Martin J, See JA, Suh DH, Tan J, Lozada VT, Troielli P, Xiang LF (2018) Practical management of acne for clinicians: an international consensus from the Global Alliance to Improve Outcomes in Acne. J Am Acad Dermatol 78(2 Suppl 1):S1–S23.e1

Thiboutot DM, Weiss J, Bucko A, Eichenfield L, Jones T, Clark S, Liu Y, Graeber M, Kang S, Adapalene-BPO Study Group (2007) Adapalene-benzoyl peroxide, a fixed-dose combination for the treatment of acne vulgaris: results of a multicenter, randomized double-blind, controlled study. J Am Acad Dermatol 57:791–799

Thurgar E, Barton S, Karner C, Edwards SJ (2016) Clinical effectiveness and cost-effectiveness of interventions for the treatment of anogenital warts: systematic review and economic evaluation. Health Technol Assess 20(v–vi):1–486

Udompataikul M, Limpa-o-vart D (2012) Comparative trial of 5% dexpanthenol in water-in-oil formulation with 1% hydrocortisone ointment in the treatment of childhood atopic dermatitis: a pilot study. J Drugs Dermatol 11:366–374

Valente Duarte de Sousa IC (2014) Novel pharmacological approaches for the treatment of acne vulgaris. Expert Opin Investig Drugs 23:1389–1410

Wananukul S, Limpongsanuruk W, Singalavanija S, Wisuthsarewong W (2006) Comparison of dexpanthenol and zinc oxide ointment with ointment base in the treatment of irritant diaper dermatitis from diarrhea: a multicenter study. J Med Assoc Thai 89:1654–1658

Werfel T, Heratizadeh A, Aberer W, Ahrens F, Augustin M, Biedermann T, Diepgen T, Fölster-Holst R, Kahle J, Kapp A, Nemat K, Peters E, Schlaeger M, Schmid-Grendelmeier P, Schmitt J, Schwennesen T, Staab D, Traidl-Hoffmann C, Werner R, Wollenberg A, Worm M, Ott H (2021) Update „Systemic treatment of atopic dermatitis" of the S2k-guideline on atopic dermatitis. J Dtsch Dermatol Ges: 19:151–168

Werner RN, Westfechtel L, Dressler C, Nast A (2017) Self-administered interventions for anogenital warts in immunocompetent patients: a systematic review and meta-analysis. Sex Transm Infect 93:155–161

Wheat CM, Bickley RJ, Hsueh YH, Cohen BA (2017) Current trends in the use of two combination antifungal/corticosteroid creams. J Pediatr 186:192–195

Williams H (2002) New treatments for topic dermatitis. Brit Med J 324:1533–1534

Williamson DA, Carter GP, Howden BP (2017) Current and emerging topical antibacterials and antiseptics: agents, action, and resistance patterns. Clin Microbiol Rev 30(3):827–860

Willy C, Stichling M, Müller M, Gatzer R, Kramer A, Vogt D (2016) Akute Maßnahmen beim „limb salvage" – Prozedere Teil 2. Debridement, Lavagetechniken und antiinfektiöse Strategien. Unfallchirurg 119:388–399

Wohlrab J (2016) Topika und deren Einsatz in der Dermatologie. J Dtsch Dermatol Ges 14:1061–1071

Wollenberg A, Christen-Zäch S, Taieb A, Paul C, Thyssen JP, de Bruin-Weller M, Vestergaard C, Seneschal J, Werfel T, Cork MJ, Kunz B, Fölster-Holst R, Trzeciak M, Darsow U, Szalai Z, Deleuran M, von Kobyletzki L, Barbarot S, Heratizadeh A, Gieler U, Hijnen DJ, Weidinger S, De Raeve L, Svensson Å, Simon D, Stalder JF, Ring J (2020) Eczema task force 2020 position paper on diagnosis and treatment of atopic dermatitis in adults and children. J Eur Acad Dermatol Venereol 34:2717–2744

Wong RK, Bensadoun RJ, Boers-Doets CB, Bryce J, Chan A, Epstein JB, Eaby-Sandy B, Lacouture ME (2013) Clinical practice guidelines for the prevention and treatment of acute and late radiation reactions from the MASCC Skin Toxicity Study Group. Support Care Cancer 21:2933–2948

Worret WI, Fluhr JW (2006) Acne therapy with topical benzoyl peroxide, antibiotics and azelaic acid. J Dtsch Dermatol Ges 4:293–300

Zaenglein AL, Pathy AL, Schlosser BJ, Alikhan A, Baldwin HE, Berson DS, Bowe WP, Graber EM, Harper JC, Kang S, Keri JE, Leyden JJ, Reynolds RV, Silverberg NB, Gold SLF, Tollefson MM, Weiss JS, Dolan NC, Sagan AA, Stern M, Boyer KM, Bhushan R (2016) Guidelines of care for the management of acne vulgaris. J Am Acad Dermatol 74:945–973.e33

Zhu TH, Nakamura M, Abrouk M, Farahnik B, Koo J, Bhutani T (2016) Demyelinating disorders secondary to TNF-inhibitor therapy for the treatment of psoriasis: a review. J Dermatolog Treat 2:1–8

van Zuuren EJ, Fedorowicz Z, Arents BWM (2017) Emollients and moisturizers for eczema: abridged Cochrane systematic review including GRADE assessments. Br J Dermatol 177:1256–1271

van Zuuren EJ, Fedorowicz Z, Tan J, van der Linden MMD, Arents BWM, Carter B, Charland L (2019) Interventions for rosacea based on the phenotype approach: an updated systematic review including GRADE assessments. Br J Dermatol 181:65–79

van Zuuren EJ, Arents BWM, van der Linden MMD, Vermeulen S, Fedorowicz Z, Tan J (2021) Rosacea: new concepts in classification and treatment. Am J Clin Dermatol 22:457–465

35

Allergien

Anette Zawinell und Roland Seifert

Auf einen Blick

Verordnungsprofil Größte Gruppe der Antiallergika sind die allergenspezifischen Immuntherapeutika bei allergisch bedingten Atemwegskrankheiten mit einem Verordnungsanteil von 59 %. Danach folgen H_1-Antihistaminika, die vor allem zur Behandlung des Heuschnupfens, der allergischen Bindehautentzündung und der Urtikaria eingesetzt werden.

Trend Die Verordnungsvolumina der wenig sedierenden H_1-Antihistaminika haben deutlich zugenommen, während die Verordnungen sedierender H_1-Antihistaminika rückläufig sind. Das Einsparpotenzial bei den wenig sedierenden H_1-Antihistaminika durch preisgünstige Generika beträgt 33 Mio. €. Bei der allergenspezifischen Immuntherapie entfällt der größte Teil auf Präparate mit Allergenen aus Gräser- und Getreidepollen. Im Jahr 2021 sind immer noch 5 Präparate mit Nettokosten von 78 Mio. € ohne reguläre Zulassung unter den 3.000 häufigsten verordneten Arzneimitteln vertreten.

Antiallergika werden zur Behandlung der allergischen Rhinitis und Konjunktivitis, des Asthma bronchiale, allergischer Hautreaktionen (z. B. Urtikaria, Pruritus) und generalisierter allergischer Krankheiten (z. B. Insektengiftallergien, anaphylaktische Reaktionen) eingesetzt. In diesem Kapitel werden schwerpunktmäßig H_1-Antihistaminika, Epinephrin für die Notfallbehandlung und Präparate der allergenspezifischen Immuntherapie (Therapieallergene) besprochen. Weitere Arzneimittel zur Behandlung von Allergien werden in den Kapiteln über Bronchospasmolytika (▶ Kap. 31), Corticosteroide (▶ Kap. 20), Dermatika (▶ Kap. 35), Ophthalmika (▶ Kap. 29) und Rhinologika (▶ Kap. 32) dargestellt.

Das Verordnungsvolumen der Antihistaminika hat seit 2012 kontinuierlich zugenommen (◘ Abb. 36.1). Demgegenüber waren die Verordnungen der allergenspezifischen Immuntherapeutika weitgehend konstant. Seit dem Verordnungsjahr 2019 ist jedoch ein deutlicher Anstieg zu beobachten.

36.1 H_1-Antihistaminika (H_1-Rezeptor-Antagonisten)

Systemisch anwendbare Antihistaminika (H1-Rezeptor-Antagonisten) sind zur symptomatischen Linderung der allergischen Rhinitis und der Urtikaria geeignet. Die ersten Vertreter wurden vor über 80 Jahren eingeführt. Sie haben allerdings ausgeprägte sedierende und antimuskarinerge unerwünschte Wirkungen und werden nur noch selten für diese Indikation eingesetzt. In den letzten 30 Jahren wurden sie weitgehend durch die wenig sedierenden H_1-Antihistaminika (H_1-Rezeptorantagonisten) verdrängt. Führende Vertreter sind Cetirizin, Fexofenadin, Ebastin, Levocetirizin, Rupatadin und Desloratadin (◘ Tab. 36.1). Bei fast allen Arzneistoffen ist inzwischen der Patentschutz abgelaufen, so dass Generika die Verordnungslandschaft bestimmen. In klinischen Studien der verschiedenen Arzneistoffe wurden vergleichbare Effekte auf die Reduktion allergischer Symptome beobachtet, so dass es keine Evidenz für die Überlegenheit ei-

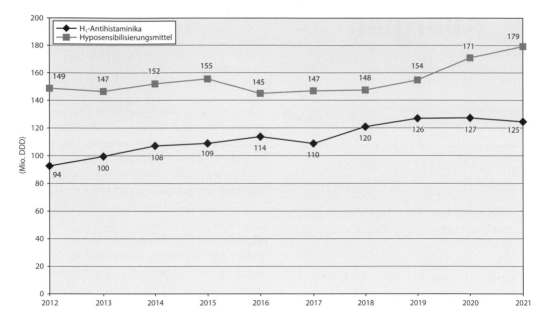

◘ Abb. 36.1 Verordnungen von Antiallergika 2012 bis 2021. Gesamtverordnungen nach definierten Tagesdosen

◘ Tab. 36.1 Verordnungen von wenig sedierenden H₁-Antihistaminika 2021. Angegeben sind die 2021 verordneten Tagesdosen, die Änderungen gegenüber 2020 und die mittleren Kosten je DDD 2021

Präparat	Bestandteile	DDD	Änderung	DDD-Nettokosten
		Mio.	%	Euro
Cetirizin				
Cetirizin-ADGC	Cetirizin	5,0	(−6,1)	0,13
Cetirizin AL	Cetirizin	3,2	(+18,4)	0,35
Cetirizin-ratiopharm	Cetirizin	2,2	(+10,1)	0,77
Cetirizin HEXAL	Cetirizin	0,93	(+15,7)	0,76
Cetirizin AbZ	Cetirizin	0,90	(+68,2)	0,13
Cetirizin beta	Cetirizin	0,28	(+141,4)	0,64
		12,5	**(+8,9)**	**0,35**
Fexofenadin				
Fexofenadin Winthrop	Fexofenadin	28,0	(+5,8)	0,40
Fexofenadinhydrochlorid Cipla	Fexofenadin	1,3	(−5,4)	0,35
		29,3	**(+5,3)**	**0,40**

◘ **Tab. 36.1** (Fortsetzung)

Präparat	Bestandteile	DDD	Änderung	DDD-Nettokosten
		Mio.	%	Euro
Ebastin				
Ebastin Aristo	Ebastin	13,9	(+12,6)	0,36
Ebastel	Ebastin	12,2	(−5,0)	0,36
Ebastin Micro Labs	Ebastin	1,5	(> 1.000)	0,37
		27,6	**(+9,6)**	**0,36**
Levocetirizin				
Levocetirizin TAD	Levocetirizin	2,2	(+12,2)	0,33
Xusal/-akut	Levocetirizin	1,3	(−27,5)	0,56
		3,5	**(−6,8)**	**0,42**
Rupatadin				
Rupatadin Bluefish	Rupatadin	4,0	(+50,1)	0,50
Urtimed	Rupatadin	2,8	(−23,0)	0,52
Rupafin	Rupatadin	2,0	(⏐ 108,3)	0,47
		8,8	**(+21,4)**	**0,50**
Desloratadin				
Aerius	Desloratadin	8,6	(+14,5)	0,41
Dasselta	Desloratadin	5,9	(+183,5)	0,51
Desloratadin/Deslora-1 A Pharma	Desloratadin	4,5	(−3,5)	0,40
Desloratadin-PUREN DesloPUREN	Desloratadin	1,8	(+323,1)	0,51
Desloratadin-Actavis	Desloratadin	1,6	(+12,5)	0,27
Desloratadin TAD	Desloratadin	1,4	(+109,4)	0,34
Deslora Denk	Desloratadin	0,92	(−84,5)	0,37
Desloratadin Aristo	Desloratadin	0,92	(+5,5)	0,81
		25,6	**(+8,7)**	**0,44**
Weitere wenig sedierende Antihistaminika				
Lora ADGC	Loratadin	2,2	(−1,2)	0,10
Mizollen	Mizolastin	1,1	(−6,1)	0,62
		3,3	**(−2,9)**	**0,27**
Summe		**110,7**	**(+8,0)**	**0,40**

◻ Tab. 36.2 Verordnungen von weiteren Antiallergika 2021. Angegeben sind die 2021 verordneten Tagesdosen, die Änderungen gegenüber 2020 und die mittleren Kosten je DDD 2021

Präparat	Bestandteile	DDD	Änderung	DDD-Nettokosten
		Mio.	%	Euro
Sedierende H_1-Antihistaminika				
Fenistil	Dimetinden	1,7	(−5,9)	1,13
Atarax	Hydroxyzin	1,4	(+2,7)	0,72
Hydroxyzin Bluefish	Hydroxyzin	1,1	(−15,9)	0,81
Tavegil	Clemastin	0,71	(−6,2)	1,43
Histakut Dimetindenmaleat	Dimetinden	0,36	(+9,3)	2,59
		5,3	**(−5,2)**	**1,09**
Topische Antihistaminika				
Fenistil Gel	Dimetinden	1,6	(+10,3)	0,49
Epinephrin				
Fastjekt	Epinephrin	0,13	(−34,1)	77,71
Jext	Epinephrin	0,08	(−0,5)	82,33
Emerade	Epinephrin	0,02	(+563,8)	95,04
		0,23	**(−18,3)**	**80,80**
Summe		**7,1**	**(−2,7)**	**3,59**

nes Vertreters dieser Arzneistoffgruppe gibt (Übersicht bei Wheatley und Togias 2015). Insgesamt sind die Verordnungen im vergangenen Jahr deutlich angestiegen (◻ Tab. 36.1). Am preisgünstigsten sind einige Cetirizin- und Loratadingenerika.

Die preiswertesten wenig sedierenden H_1-Antihistaminika haben DDD-Kosten von 10–13 Cent; die teuersten von bis zu 81 Cent (◻ Tab. 36.1). Da die Arzneistoffe therapeutisch äquivalent sind, ließe sich durch konsequente Verschreibung der preiswertesten Generika bei einem Volumen von 111 Mio. DDD und Nettokosten von 44 Mio. € ein Einsparpotenzial von 33 Mio. € realisieren. Rabattvereinbarungen von Krankenkassen sind in dieser Rechnung nicht berücksichtigt, da sie nicht öffentlich zugänglich sind. Bei kleinen Pa-

ckungen rezeptfreier Generika (z. B. *Cetirizin AbZ*, 20 Tbl. 10 mg 2,93 €) ist der Preis sogar deutlich niedriger als die Mindestzuzahlung von 5 €.

Die Verordnungen der sedierenden H_1-Antihistaminika sind 2021 erneut gesunken (◻ Tab. 36.2). Dies ist aus pharmakotherapeutischer Sicht sinnvoll, da die Aufmerksamkeit und Verkehrstüchtigkeit sinkt, insbesondere in Kombination mit Alkohol (Hetland und Carr 2014). Die lokale Anwendung von Antihistaminika auf der Haut ist aus dermatologischer Sicht problematisch. Sie sind wenig wirksam und können bei längerer Anwendung Sensibilisierungen und Kontaktdermatitiden auslösen (O'Neill und Forsyth 1988; Valsecchi et al. 1994).

36

36.2 Epinephrin

Epinephrinpräparate zur Notfallbehandlung von schweren, akuten allergischen Reaktionen wurden 2021 weniger verordnet (◘ Tab. 36.2). DiePräparate besitzen eine positive Bewertung in den aktuellen Therapierichtlinien (Ring et al. 2018, 2021). Adrenalin (Epinephrin) ist einer der potentesten Agonisten der adrenergen Alpha- und Betarezeptoren und vermindert die Symptome einer akuten allergischen Reaktion durch Vasokonstriktion, verminderte Gefäßpermeabilität, Bronchodilatation, Ödemreduktion und positive kardiale Inotropie. Es sind mehrere Präparate in Form von Autoinjektoren zur einmaligen Anwendung verfügbar, die in Notfallsituationen vom Patienten selbst oder von einer Begleitperson intramuskulär injiziert werden können, wenn keine sofortige ärztliche Hilfe erreichbar ist. Die Wirkung tritt etwa 8 min nach intramuskulärer Gabe ein und ist bei herzgesunden Personen nicht mit schweren Nebenwirkungen verbunden (Übersicht bei Rietschel et al. 2013). Die Autoinjektoren sind unverhältnismäßig teuer und haben nur eine begrenzte Haltbarkeit (18 Monate). Ein weiteres Problem ist, dass in einigen Fällen der Autoinjektionsmechanismus defekt ist, sodass inzwischen empfohlen wird, jedem Patienten mindestens zwei Autoinjektoren zu verschreiben (Ring et al. 2021). Dadurch steigen die Verordnungszahlen und Therapiekosten. Eine Preissenkung der lebensrettenden Epinephrin-Autoinjektoren wäre daher sehr wünschenswert und angezeigt. In den USA hatte die Firma Mylan den Preis für ihren Autoinjektor *EpiPen* innerhalb weniger Jahre von etwa 100 US-$ auf etwa 600 US-$ erhöht und wurde wegen seiner Preispolitik heftig kritisiert (DAZ-Online 2016).

36.3 Allergenspezifische Immuntherapie

Die allergenspezifische Immuntherapie ist eine wirksame Behandlung für Patienten mit allergischer Rhinokonjunktivitis, allergisch bedingtem Asthma bronchiale und Insektengiftallergien (Abramson et al. 2003; Pfaar et al. 2014). Eine Indikation zur Immuntherapie mit Allergenen ist gegeben, wenn eine wirksame Allergenkarenz nicht möglich ist oder eine Arzneitherapie zur Kontrolle von Symptomen nicht ausreicht. Voraussetzung für die Anwendung ist der Nachweis einer spezifischen Sensibilisierung der Patienten durch Hauttests, der Nachweis von IgE sowie die Ursache dieses Allergens für die Beschwerden der Patienten (z. B. durch Provokationstestung) und die Verfügbarkeit standardisierter Allergenextrakte.

Nach den Empfehlungen der Weltgesundheitsorganisation WHO gliedert sich die allergenspezifische Immuntherapie in eine Phase von ansteigenden Allergenkonzentrationen und eine anschließende Erhaltungsphase. Der Trend geht dahin, die zeitaufwendige klassische Behandlung durch spezielle Therapieschemata zu verkürzen. Hier muss jedoch auf eine ausreichende Sicherheit geachtet werden, da Häufigkeit und Schwere der unerwünschten Wirkungen einer allergenspezifischen Immuntherapie abhängig von den Dosierungsschemata sind und die meisten Reaktionen während der Dosissteigerungsphase auftreten (Jutel et al. 2015; Roberts et al. 2018).

Präparate zur spezifischen Immuntherapie sind zur sublingualen und subkutanen Anwendung verfügbar. Für beide Therapieverfahren liegen mehrere systematische Übersichtsarbeiten aus placebokontrollierten Studien vor (Meadows et al. 2013; Dhami et al. 2017a, 2017b). In der umfangreichen Übersichtsarbeit von Dhami et al. (2017b) über die Wirkung der Immuntherapie bei allergischer Rhinokonjunktivitis wurde eine Metaanalyse von 62 überwiegend placebokontrollierten Studien durchgeführt, die zahlreiche Belege für eine Verbesserung der Symptom-, Medikations- und kombinierten Symptom- und Medikationswerte bei Patienten mit allergischer Rhinokonjunktivitis ergab. Weiterhin gab es einige Hinweise, dass die symptombezogenen Vorteile nach Absetzen der Therapie erhalten bleiben. Nach einer Metaanalyse von 98 klinischen Studien senkt die allergenspezifische Immuntherapie auch beim allergischen Asthma die kurzfristigen Symptomenscores und den Arzneimittelbedarf, hatte jedoch keine konsistenten Effekte auf Asthmakontrolle, Exazerbationen und Lungenfunktion (Dhami et al. 2017a). Der aktuelle Stand der spezifischen Immuntherapie ist in der Leitlinie der Deutschen Gesellschaft für Allergologie und klinische Immunologie (Pfaar et al. 2014) sowie in einer Leitlinie der European Academy of Allergy and Clinical Immunology (EAACI) speziell für die Therapie der allergischen Rhinokonjunktivitis dargestellt (Roberts et al. 2018). In beiden Leitlinien wird empfohlen, standardisierte Immuntherapeutika mit Nachweis der Wirksamkeit in der klinischen Dokumentation zu verwenden.

Die sublinguale Immuntherapie (SLIT) gewinnt am Markt zunehmend an Bedeutung. So liegt der Verordnungsanteil der sublingualen Präparate innerhalb der 3.000 verordnungsstärksten Arzneimittel gegenüber den subkutanen Immuntherapeutika im Jahr 2020 bei 23 % (◘ Tab. 36.3–36.6). Als Vorteile werden aufgeführt, dass die Therapie anwenderfreundlich zu Hause durchgeführt werden kann, dass die schmerzhaften Injektionen entfallen und dass das Risiko von schwerwiegenden allergischen Reaktionen geringer ist. Ein bisher ungelöstes Problem ist die unzureichende Compliance der allergenspezifischen Immuntherapie. Nach einer niederländischen Analyse von Apothekendaten betrug die Compliance der oralen SLIT-Präparate bei der erforderlichen Therapiedauer von drei Jahren nur noch 7 %, während sie bei der subkutanen Immuntherapie (SCIT) wenigstens bei 23 % lag (Kiel et al. 2013). Dagegen zeigte eine Hersteller-gesponserte Verordnungsanalyse aus Deutschland im dritten Behandlungsjahr praktisch keine Unterschiede in der Persistenz der Medikation zwischen SLIT-Tablette und SCIT-Injektion (30 % versus 31 %) (Allam et al. 2018). Nach Leitlinien ist eine unzureichende Compliance bei beiden Applikationsformen der spezifischen Immuntherapie eine Kontraindikation (Pfaar et al. 2014), die jedoch in den Fachinformationen nicht angegeben wird.

In Deutschland waren aufgrund einer Ausnahmebestimmung des Arzneimittelgesetzes individuell hergestellte Arzneimittel zur spezifischen Immuntherapie lange Zeit von der Zulassungspflicht ausgenommen. Mit dem Inkrafttreten der Therapieallergene-Verordnung wurden die Vorschriften des Arzneimittelgesetzes über die Zulassung der Arzneimittel auf individuell hergestellte Therapieallergene ausgedehnt (Bundesministerium für Gesundheit 2008). Nach einer Übergangsfrist werden für die wichtigsten Allergene (Süßgräser, Birke, Erle, Hasel, Hausstaubmilben, Bienengift, Wespengift) nur noch zugelassene Allergenpräparate und keine Individualrezepturen mehr verfügbar sein. Ohne Zulassung dürfen nur noch Therapieallergene in den Verkehr gebracht werden, die für einzelne Patienten aufgrund seltener Allergien als Rezeptur hergestellt werden. Voraussetzung für eine weitere Verkehrsfähigkeit der Altpräparate war eine Anzeige und ggf. ein Zulassungsantrag bei der zuständigen Bundesoberbehörde. Bis zum 14. Mai 2009 erhielt das Paul-Ehrlich-Institut 6.654 Anzeigen von Therapieallergenen von 10 pharmazeutischen Unternehmern und bis Ende November 2010 insgesamt 123 Zulassungsanträge (Englert et al. 2012). Für die Zulassungsanträge gelten weitere Übergangsfristen von einem Jahr für die Zeit bis zur Mängelbehebung nach eventuellen Mängelschreiben der Zulassungsbehörde, die bis maximal 7 Jahre verlängert werden können. Das ursprüngliche Ende dieser Übergangsregelung für noch nicht zugelassene Therapieallergene war demnach für 2018 geplant. Nach dem Stand vom 25.09.2020 sind weiterhin 61 Therapieallergene im Zulassungsverfahren (Paul-Ehrlich-Institut 2020). Das Paul-Ehrlich-Institut geht von einer Ausweitung der Übergangsphase bis ca. 2026 aus. Bisher wurden erst zwei Präparate (*Sublivac/-fix Bäume, Sublivac fix Birke*) im Rahmen der Therapieallergene-Verordnung zugelassen (Paul-Ehrlich-Institut 2018). Aufgrund dieser Tatsache wurde gefordert, dass Patienten nur mit Produkten behandelt werden sollten, die ein positives Nutzenverhältnis aufweisen. Für nicht-zweck-

36

mäßige und unwirtschaftliche Therapieallergene sollte der G-BA einen Ausschluss von der Erstattungsfähigkeit festlegen dürfen (BKK-Dachverband 2019). Eine jeweils aktualisierte Übersicht über verkehrsfähige Therapieallergene im Zulassungsverfahren wird vom Paul-Ehrlich-Institut (2022) publiziert.

Gemäß der deutschen Leitlinie zur spezifischen Immuntherapie sollten zugelassene Allergenpräparate oder im Rahmen der Therapieallergene-Verordnung verkehrsfähige Präparate mit in klinischen Studien dokumentierter Wirksamkeit und Sicherheit eingesetzt werden (Pfaar et al. 2014). Die Leitlinie zur spezifischen Immuntherapie wurde daher für die praktische Durchführung der Verordnungstätigkeit empfohlen, weil die präparatespezifische Darstellung zur Studien- und Zulassungslage in einer halbjährlich aktualisierten Übersichtstabelle zu allen auf dem Markt befindlichen Präparaten eine evidenzbasierte Verordnungsweise erleichtert (Kassenärztliche Vereinigung Baden-Württemberg 2015). Unverständlicherweise wurde diese Empfehlung als „korrekturbedürftige Fehleinschätzung" kritisiert, weil es wissenschaftlich überhaupt keinen Sinn mache, die genannten Präparate mit einem neuen Beurteilungskriterium der „Evidenz/Zulassungsklassifikation" zu bewerten (Klimek et al. 2015). Daraufhin sahen sich die Leitlinienautoren veranlasst, die Auflistung der Präparate zur spezifischen Immuntherapie mit einer Fußnote zu versehen, dass die Tabelle als Entscheidungshilfe zur Verordnungs- oder Erstattungsfähigkeit im Sinne einer Positiv- oder Negativliste ungeeignet sei. Offenbar sind die Leitlinienautoren von ihrem ursprünglichen Mut zur Publikation einer uneingeschränkten evidenzbasierten Empfehlung wohl wieder verlassen worden.

Unter den 3.000 meistverordneten Arzneimitteln sind 21 Präparate der spezifischen Immuntherapie. Diese wurden für die Darstellung der Verordnungsentwicklung genauer analysiert (◘ Tab. 36.3–36.6). Hierbei wurden die definierten Tagesdosen (DDD) der Therapieallergene anhand der angegebenen Dosierungsschemata der Hersteller in der Fach- oder Gebrauchsinformation für die einzelnen verordneten Packungen berechnet. In den DDD-Nettokosten sind diese verordnungsanteilig gewichtet auf ein Präparat zusammengefasst. Soweit vom Hersteller angegeben, wurde nach Anfangs- und Fortsetzungsbehandlung unterschieden sowie eine ganzjährige oder eine saisonale Erhaltungstherapie zu Grunde gelegt. Die allergenspezifische Verordnungsanalyse ist therapeutisch bedeutsam, da die Erfolgsaussichten entscheidend von der Art des Allergens geprägt werden. Von den analysierten 21 Arzneimitteln sind 16 Präparate zugelassen (Paul-Ehrlich-Institut 2022), während weitere 5 Produkte mit einem Verordnungsvolumen von 35 Mio. DDD und Nettokosten von 78 Mio. € zwar gemäß der Therapieallergene-Verordnung verkehrsfähig sind, aber bisher keine reguläre Zulassung erhalten haben (◘ Tab. 36.3–36.6).

36.3.1 Gräserpollenpräparate

Die größte Gruppe der spezifischen Immuntherapeutika bilden Gräserpollen, Getreidepollen und Kräuterpollen. Sie wurden 2021 deutlich häufiger als im Vorjahr verordnet, wobei auf die subkutanen Präparate immer noch der größere Teil der Verordnungen entfällt (◘ Tab. 36.3). Seit längerer Zeit sind Wirksamkeit und Sicherheit für beide Applikationsformen der subkutanen und der sublingualen Immuntherapie durch zahlreiche Studien belegt (Übersicht bei Calderon et al. 2010).

Die meisten Verordnungen entfallen auf die beiden zugelassenen sublingualen Präparate *Grazax* und *Oralair* (◘ Tab. 36.3). *Grazax* hatte in der ersten placebokontrollierten Studie an 634 Patienten mit saisonaler Rhinokonjunktivitis den Symptomenscore (Schnupfen, verstopfte Nase, Niesen, Nasenjuckreiz, Augenrötung mit Juckreiz, tränende Augen) im ersten Jahr um 30 % gegenüber Placebo gesenkt (Dahl et al. 2006). Initial wurden häufig lokale Reaktionen im Mund (Pruritus, Mundödem, Halsreizung, Niesen) beobachtet, die jedoch nach 1–7 Tagen spontan zurückgin-

◻ Tab. 36.3 Verordnungen von Allergenen zur Immuntherapie gegen Gräser-, Getreide- und Kräuterpollen 2021. Angegeben sind die 2021 verordneten Tagesdosen, die Änderungen gegenüber 2020 und die mittleren Kosten je DDD 2021

Präparat	Zulassung	Bestandteile	DDD	Änderung	DDD-Nettokosten
			Mio.	%	Euro
Subkutane Immuntherapie					
Allergovit Gräser/Roggen	1992	Allergoid-Depot aus: Gräserpollen Roggenpollen	5,3	(+17,9)	1,90
Purethal Gräser	1993	Allergenextrakt aus: Gräserpollen	5,3	(+25,5)	4,02
Allergovit Gräser	1992	Allergoid-Depot aus: Gräserpollen	5,2	(+25,0)	1,78
Pollinex Quattro Gräser/ Roggen		Allergenextrakte aus: Gräserpollen Roggenpollen	5,0	(−1,9)	2,14
Alk-Depot SQ Gräser/ Roggen	1990	Allergene aus: Gräserpollen Roggenpollen	3,5	(+2,8)	2,00
TA Gräser top	1976	Allergenextrakte aus: Gräserpollen Roggenpollen	1,5	(+10,4)	4,37
			25,8	**(+13,5)**	**2,51**
Sublinguale Immuntherapie					
Grazax	2006	Allergenpräparat aus: Wiesenlieschgraspollen	8,7	(+27,0)	4,10
Oralair	2008	Allergenextrakt aus: Gräserpollen	7,2	(+14,2)	1,85
			15,8	**(+20,9)**	**3,08**
Summe			**41,6**	**(+16,2)**	**2,73**

36

gen. Diese ersten Ergebnisse wurden später in mehreren klinischen Studien an Erwachsenen und Kindern bestätigt (Übersicht bei Scaparrotta et al. 2015). Darüber hinaus wurde die sublinguale Immuntherapie mit *Grazax* in einer placebokontrollierten Fünf-Jahresstudie untersucht, in der nach einer 3-jährigen Behandlung eine 2-jährige immuntherapiefreie Nachbeobachtungsphase angeschlossen wurde (Durham et al. 2012). Nach Abschluss der Immuntherapie wurde im fünften Jahr der Studie ein therapieüberdauernder Effekt auf den Rhinokonjunktivitis-Symptomenscore nachgewiesen, der immerhin noch eine Reduktion um 25 % gegenüber Placebo zeigte, allerdings geringer war als in den ersten drei Jahren mit der aktiven Immuntherapie (31 %, 36 %, 29 %).

Eine weitere Sublingualtablette aus fünf verschiedenen Gräserpollen (*Oralair Gräser*) besserte in einer Studie an 628 Patienten rhinokonjunktivale Symptome um 27 % im Vergleich zu Placebo (Didier et al. 2007). Allerdings benötigten nur 20 % der eingeschlossenen Patienten eine Arzneitherapie zur Kontrolle der allergischen Rhinokonjunktivitis. Auch diese Ergebnisse wurden in weiteren klinischen Studien bestätigt (Übersicht bei Larenas-Linnemann 2016). Eine Besonderheit von *Oralair* ist die Zulassung für die saisonale Therapie, die vier Monate vor dem erwarteten Anfang der Pollensaison beginnt und bis zum Ende der Pollensaison fortgeführt wird. Dagegen wird für *Grazax* die Fortsetzung der täglichen Behandlung über drei aufeinanderfolgende Jahre empfohlen. Es ist daher mehr als doppelt so teuer wie *Oralair Gräser* (4.522 € versus 2.048 € pro 3 Jahre).

Die nach wie vor bedeutsame Rolle der symptomatischen Arzneitherapie wurde in einer Metaanalyse von 10 Studien über sub-linguale Immuntherapie und 28 Studien über symptomatische Therapie für Patienten mit allergischer Rhinokonjunktivitis aufgrund einer Graspollenallergie untersucht. Bei einem indirekten Vergleich war der relative klinische Effekt von Gräserpollentabletten ($-29,6\%$) zwar günstiger als der von H_1-Antihistaminika (-15%), aber ähnlich wie der von nasalen Glucocorticoiden ($-23,5\%$) (Devillier et al. 2014).

36.3.2 Baumpollenpräparate

An zweiter Stelle folgen 2021 die Baumpollenpräparate mit ebenfalls stark steigenden Verordnungen (◖ Tab. 36.4). Etwas über 80 %

◖ **Tab. 36.4 Verordnungen von Allergenen zur Immuntherapie gegen Baumpollen 2021.** Angegeben sind die 2021 verordneten Tagesdosen, die Änderungen gegenüber 2020 und die mittleren Kosten je DDD 2021

Präparat	Zulassung	Bestandteile	DDD	Änderung	DDD-Nettokosten
			Mio.	%	Euro
Subkutane Immuntherapie					
Allergovit Birke/Erle/Hasel	1992	Allergoid-Depot aus: Birkenpollen Erlenpollen Haselstrauchpollen	9,2	(+9,6)	1,82
Allergovit Birke	1992	Allergoid-Depot aus: Birkenpollen	4,9	(+14,1)	1,77
Depigoid/-XT Bäume-Mix		Allergenextrakt aus: Baumpollen	4,5	(−7,9)	1,54
Purethal Bäume	1989	Allergenextrakt aus: Baumpollen	3,9	(+8,4)	4,03
Purethal Birke	1989	Allergenextrakt aus: Birkenpollen	2,1	(+9,7)	4,02
TA Bäume	1995	Allergenextrakt aus: Baumpollen	1,5	(+6,8)	4,39
			26,2	**(+6,6)**	**2,42**
Sublinguale Therapie					
Itulazax	2019	Allergenextrakt aus: Birkenpollen	6,1	(+70,3)	5,81
Summe			**32,3**	**(+14,7)**	**3,06**

entfallen auf Präparate zur subkutanen Immuntherapie, die über eine Zulassung oder publizierte Studiendaten in der Präparateliste der deutschen Leitlinie verfügen (Pfaar et al. 2014; siehe ▶ https://dgaki.de/leitlinien/s2k-leitlinie-sit/).

Nach epidemiologischen Daten aus mehreren europäischen Ländern ist die Birke ein wesentlicher Pollenallergie-verursachender Baum. *Itulazax*, ein sublingualer Birkenpollenallergenextrakt wurde im Juli 2019 vom Paul-Ehrlich-Institut zugelassen und erreichte im Jahr 2021 bereits verordnete 6,1 Mio Tagesdosen (◙ Tab. 36.4). In einer placebokontrollierten Studie an 634 Patienten mit mittelschwerer bis schwerer allergischer Rhinokonjunktivitis wurde der kombinierte Rhinokonjunktivitis-Gesamtscore während der Birkenpollensaison um 40 % gesenkt (Biedermann et al. 2019). Ähnliche Effekte wurden auch schon früher mit einem anderen Birkenpollenextrakt (*Alutard SQ*) nachgewiesen, der den mittleren Symptomenscore (Schnupfen, Niesen, verstopfte Nase, Augensymptome, Bronchialsymptome) in der Pollensaison gegenüber Placebo (2,6 versus 4,3) signifikant senkte (Arvidsson et al. 2002).

36.3.3 Hausstaubmilbenpräparate

Als weitere klinisch bedeutsame Gruppe folgen 2021 die Hausstaubmilbenpräparate mit einem um 5 % gestiegenen Verordnungsvolumen (◙ Tab. 36.5). Auch hier entfällt der überwiegende Teil des DDD-Volumens auf die Präparate zur subkutanen Immuntherapie, von denen allerdings nur ein Präparat zugelassen ist (*Depigoid Milbenmix*). Für zwei weitere Präparate dieser Gruppe fehlen Studien in der Leitlinie (Pfaar et al. 2014). Eine erfolgreiche Hyposensibilisierung wurde in zahlreichen placebokontrollierten Studien mit definierten Hausstaubmilben (*Dermatophagoides pteryssimus, Dermatophagoides farinae*) nachgewiesen. Allein seit 2013 wurden 15 klinische

36

◙ **Tab. 36.5** **Verordnungen von Allergenen zur Immuntherapie gegen Hausstaubmilben 2021.** Angegeben sind die 2021 verordneten Tagesdosen, die Änderungen gegenüber 2020 und die mittleren Kosten je DDD 2021

Präparat	Zulassung	Bestandteile	DDD	Änderung	DDD-Nettokosten
			Mio.	%	Euro
Subkutane Immuntherapie					
Depigoid Milbenmix	2005	Allergenextrakte aus: Dermatophag. farinac Dermatop.pteronyssinus	9,3	(+3,6)	1,77
Acaroid		Depot-Allergoid aus: Dermatophag. farinae Dermatop.pteronyssinus	7,2	(−3,9)	2,22
Purethal Milbenmischung		Allergene aus: Milben	2,5	(+4,5)	4,02
			19,0	**(+0,7)**	**2,23**
Sublinguale Therapie					
Acarizax	2015	Allergenextrakt aus: Dermatophag. farinae Dermatop.pteronyssinus	6,6	(+17,8)	3,37
Summe			**25,6**	**(+4,7)**	**2,53**

Studien vor allem über neue Präparate zur sublingualen Immuntherapie publiziert (Übersicht bei Nelson 2018).

In der Gruppe der häufig verordneten sublingual angewendeten Milbenextrakte gibt es nur ein Präparat (*Acarizax*). Es wurde 2015 zur Behandlung von allergischer Rhinitis und allergischem Asthma bei Patienten mit nachgewiesener Hausstaubmilbenallergie zugelassen. Seine Verordnungen haben 2021 weiter zugenommen und erreichen damit ein Viertel des DDD-Volumens der dargestellten Allergene zur Immuntherapie gegen Hausstaubmilben. *Acarizax* senkte in einer placebokontrollierten Studie an 992 Patienten mit allergischer Rhinitis den kombinierten Symptom- und Medikationsscore um 22 % (Demoly et al. 2016a). In einer weiteren Studie an 834 Patienten mit allergischem Asthma wurden Asthmaexazerbationen im Vergleich zu Placebo signifikant reduziert (Virchow et al. 2016). In beiden Studien kam es initial zu lokalen Reaktionen im Mund (Pruritus, Halsreizung, Mundödeme), die jedoch nach 5–23 Tagen mit Fortschreiten der Behandlung abklangen.

36.3.4 Insektengiftpräparate

In der Gruppe der häufig verordneten Insektengiftpräparate ist nur ein Allergen zur subkutanen Immuntherapie vertreten, das schon vor über 25 Jahren zugelassen wurde. Bei IgE-vermittelten Insektengiftallergien ist die spezifische Immuntherapie ein wirksames Behandlungsverfahren, um anaphylaktische Reaktionen durch Bienen- oder Wespengifte zu verhindern. Eine Metaanalyse von 17 klinischen Studien hat bestätigt, dass die spezifische Immuntherapie das Risiko von neuerlichen Stichreaktionen senkt und Nebenwirkungen relativ gering sind (Dhami et al. 2017c). Bei den Verordnungen der Insektengiftpräparate dominieren Wespengiftallergene mit weitem Abstand (◘ Tab. 36.6).

36.3.5 Individualrezepturen und Mischpräparate

Einige Hyposensibilisierungsmittel werden als Individualrezepturen oder Mischpräparate mit unterschiedlichen Allergenen verordnet (◘ Tab. 36.6). Bei den Rezepturpräparaten können bis zu maximal vier Allergene vom Arzt für einen Patienten rezeptiert werden. Viele Verordnungen werden immer noch in Form von Einzelallergenen nach individueller Rezeptur des Arztes eingesetzt, obwohl das hier vertretene Rezepturpräparat ohne reguläre Zulassung auf dem Markt ist. Das Hauptproblem der rezeptierbaren Einzelallergene war lange Zeit die Tatsache, dass Arzneimittel, die für einzelne Personen aufgrund einer Rezeptur

◘ Tab. 36.6 Verordnungen von weiteren Allergenen zur subkutanen Immuntherapie 2021. Angegeben sind die 2021 verordneten Tagesdosen, die Änderungen gegenüber 2020 und die mittleren Kosten je DDD 2021

Präparat	Zulassung	Bestandteile	DDD	Änderung	DDD-Nettokosten
			Mio.	%	Euro
Insektengifte					
Alk-depot/lyophilisiert SQ Wespengift	1992	Wespengiftallergene	6,7	(+1,8)	2,57
Rezepturpräparate					
Clustoid Pollen		Allergoid-Depot nach individueller Rezeptur	15,6	(+5,0)	2,21
Summe			**22,3**	**(+4,0)**	**2,32**

als Therapieallergene gemäß § 21 Abs. 2 AMG hergestellt werden, bis auf einige Ausnahmen keine Zulassung und damit auch keine Zulassungsstudien zur Wirksamkeit benötigten. Das wurde mit der Ausweitung der Zulassungspflicht auf Therapieallergene durch die Therapieallergene-Verordnung geändert (Bundesministerium für Gesundheit 2008).

Die große Mehrheit (60–80 %) der Patienten ist polysensibilisiert und kann daher klinisch polyallerg sein. Die Allergenimmuntherapie bei polysensibilisierten und polyallergischen Patienten ist jedoch nicht standardisiert (Demoly et al. 2016b). Bei diesen Patienten sollte die Therapie jedoch immer auf der Identifizierung eines oder mehrerer klinisch relevanter Allergene beruhen. Auch bei polyallergischen Patienten wird die Therapie mit Einzelantigenen empfohlen. Hauptgrund ist die limitierte Evidenz für die Wirksamkeit und Sicherheit von Allergenkombinationen. In einer amerikanischen Übersicht über 13 Studien mit mehreren Allergenen für die subkutane oder sublinguale Immuntherapie waren nur sieben Studien doppelblind, placebokontrolliert und randomisiert (Nelson 2009). In einer neueren europäischen Übersichtsarbeit über Mehrfachallergentherapie wird ebenfalls auf die schwachen experimentellen Belege hingewiesen. Außerdem gibt es bei den Allergenmischungen noch ungelöste Probleme hinsichtlich der Verdünnung, der Verträglichkeit und der möglichen Inaktivierung von Allergenen (Passalacqua 2014).

Wesentliches Risiko der Immuntherapie mit Allergenen sind anaphylaktische Reaktionen. In Deutschland wurden im Zusammenhang mit der Anwendung von Therapieallergenen in der Zeit von 1991 bis 2000 drei Todesfälle und 555 schwerwiegende unerwünschte Arzneimittelwirkungen gemeldet (Lüderitz-Püchel et al. 2001). Obwohl sich das Sicherheitsprofil der subkutanen Immuntherapie mit der Entwicklung von Praxisrichtlinien verbessert hat, sollte der verordnende Arzt Risikofaktoren für schwere unerwünschte Wirkungen erkennen (Übersicht bei James und Bernstein 2017). Die sublinguale Immuntherapie hat ein günstigeres Sicherheitsprofil mit einer höheren Rate von lokalen Reaktionen, aber einer geringeren Inzidenz von systemischen unerwünschten Wirkungen und sollte bei der Behandlung von allergischer Rhinitis berücksichtigt werden.

Literatur

Abramson M, Puy R, Weiner J (2003) Allergen immunotherapy for asthma (Cochrane review). Cochrane Libr. https://doi.org/10.1002/14651858.CD001186

Allam JP, Andreasen JN, Mette J, Serup-Hansen N, Wüstenberg EG (2018) Comparison of allergy immunotherapy medication persistence with a sublingual immunotherapy tablet versus subcutaneous immunotherapy in Germany. J Allergy Clin Immunol 141:1898–1901

Arvidsson MB, Löwhagen O, Rak S (2002) Effect of 2-year placebo-controlled immunotherapy on airway symptoms and medication in patients with birch pollen allergy. J Allergy Clin Immunol 109:777–783

Biedermann T, Kuna P, Panzner P, Valovirta E, Andersson M, de Blay F, Thrane D, Jacobsen SH, Stage BS, Winther L (2019) The SQ tree SLIT-tablet is highly effective and well tolerated: results from a randomized, double-blind, placebo-controlled phase III trial. J Allergy Clin Immunol 143:1058–1066

Bundesministerium für Gesundheit (2008) Verordnung über die Ausdehnung der Vorschriften über die Zulassung der Arzneimittel auf Therapieallergene, die für einzelne Personen auf Grund einer Rezeptur hergestellt werden, sowie über Verfahrensregelungen der staatlichen Chargenprüfung. http://www.bgbl. de/Xaver/start.xav?startbk=Bundesanzeiger_BGBl (((Therapieallergene-Verordnung) vom 7. November 2008. Bundesgesetzblatt 2008 Teil I Nr. 51, Bonn 13. November 2008, Seite 2177–2178))

Calderon M, Mösges R, Hellmich M, Demoly P (2010) Towards evidence-based medicine in specific grass pollen immunotherapy. Allergy 65:420–434

Dachverband BKK (2019) Stellungnahme des BKK Dachverbandes e.V. vom 04. April 2019 zum Entwurf eines Gesetzes für mehr Sicherheit in der Arzneimittelversorgung (GSAV) BT-Drs. 19/8753. https://www.bkk-dachverband.de/fileadmin/user_upload/20190404_BKK_DV_Stellungnahme_GE_GSAV.pdf

Dahl R, Kapp A, Colombo G, de Monchy JG, Rak S, Emminger W, Rivas MF, Ribel M, Durham SR (2006) Efficacy and safety of sublingual immunotherapy with grass allergen tablets for seasonal allergic rhinoconjunctivitis. J Allergy Clin Immunol 118:434–440

DAZ-Online (2016) Epipen in den USA – Lebenswichtiges Arzneimittel wird unbezahlbar. https://www.

deutsche-apotheker-zeitung.de/news/artikel/2016/08/
31/lebenswichtiges-arzneimittel-wird-unbezahlbar

Demoly P, Emminger W, Rehm D, Backer V, Tommer-
up L, Kleine-Tebbe J (2016a) Effective treatment of
house dust mite-induced allergic rhinitis with 2 doses
of the SQ HDM SLIT-tablet: results from a randomized, double-blind, placebo-controlled phase III trial.
J Allergy Clin Immunol 137:444–451

Demoly P, Passalacqua G, Pfaar O, Sastre J, Wahn U
(2016b) Management of the polyallergic patient with
allergy immunotherapy: a practice-based approach.
Allergy Asthma Clin Immunol 12:2. https://doi.org/
10.1186/s13223-015-0109-6

Devillier P, Dreyfus JF, Demoly P, Calderón MA (2014)
A meta-analysis of sublingual allergen immunotherapy and pharmacotherapy in pollen-induced seasonal
allergic rhinoconjunctivitis. BMC Med 12:71. https://
doi.org/10.1186/1741-7015-12-71

Dhami S, Kakourou A, Asamoah F, Agache I, Lau S, Jutel
M, Muraro A, Roberts G, Akdis CA, Bonini M, Cav-
kaytar O, Flood B, Gajdanowicz P, Izuhara K, Kalayci
Ö, Mosges R, Palomares O, Pfaar O, Smolinska S, So-
kolowska M, Asaria M, Netuveli G, Zaman H, Akhlaq
A, Sheikh A (2017a) Allergen immunotherapy for all-
ergic asthma: a systematic review and meta-analysis.
Allergy 72:1825–1848

Dhami S, Nurmatov U, Arasi S, Khan T, Asaria M, Zaman
H, Agarwal A, Netuveli G, Roberts G, Pfaar O, Mur-
aro A, Ansotegui IJ, Calderon M, Cingi C, Durham
S, van Wijk RG, Halken S, Hamelmann E, Hellings
P, Jacobsen L, Knol E, Larenas-Linnemann D, Lin
S, Maggina P, Mösges R, Elberink OH, Pajno G,
Panwankar R, Pastorello E, Penagos M, Pitsios C, Ro-
tiroti G, Timmermans F, Tsilochristou O, Varga EM,
Schmidt-Weber C, Wilkinson J, Williams A, Worm
M, Zhang L, Sheikh A (2017b) Allergen immuno-
therapy for allergic rhinoconjunctivitis: a systematic
review and meta-analysis. Allergy 72:1597–1631

Dhami S, Zaman H, Varga EM, Sturm GJ, Muraro A, Ak-
dis CA, Antolín-Amérigo D, Bilò MB, Bokanovic D,
Calderon MA, Cichocka-Jarosz E, Oude Elberink JN,
Gawlik R, Jakob T, Kosnik M, Lange J, Mingomataj
E, Mitsias DI, Mosbech H, Ollert M, Pfaar O, Pitsios
C, Pravettoni V, Roberts G, Rueff F, Sin BA, Asaria
M, Netuveli G, Sheikh A (2017c) Allergen immuno-
therapy for insect venom allergy: a systematic review
and meta-analysis. Allergy 72:342–365

Didier A, Malling HJ, Worm M, Horak F, Jäger S, Mon-
tagut A, Andre C, de Beaumont O, Melac M (2007)
Optimal dose, efficacy, and safety of once-daily sublingual immunotherapy with a 5-grasspollen tablet
for seasonal allergic rhinitis. J Allergy Clin Immunol
120:1338–1345

Durham SR, Emminger W, Kapp A, de Monchy JG, Rak
S, Scadding GK, Wurtzen PA, Andersen JS, Tholstrup
B, Riis B, Dahl R (2012) SQ-standardized sublingual grass immunotherapy: confirmation of disease
modification 2 years after 3 years of treatment in a
randomized trial. J Allergy Clin Immunol 129:717–
725

Englert L, May S, Kaul S, Vieths S (2012) Die
Therapieallergene-Verordnung – Hintergrund und
Auswirkungen. Bundesgesundheitsblatt Gesundheits-
forschung Gesundheitsschutz 55:351–357

Hetland A, Carr DB (2014) Medications and impaired dri-
ving. Ann Pharmacother 48:494–506

James C, Bernstein DI (2017) Allergen immunotherapy:
an updated review of safety. Curr Opin Allergy Clin
Immunol 17:55–59

Jutel M, Agache I, Bonini S, Burks AW, Calderon M, Ca-
nonica W, Cox L, Demoly P, Frew AJ, O'Hehir R,
Kleine-Tebbe J, Muraro A, Lack G, Larenas D, Levin M, Nelson H, Pawankar R, Pfaar O, van Ree R,
Sampson H, Santos AF, Du Toit G, Werfel T, Gerth
van Wijk R, Zhang L, Akdis CA (2015) International
consensus on allergy immunotherapy. J Allergy Clin
Immunol 136:556–568

Kassenärztliche Vereinigung Baden-Württemberg (2015)
SCIT und SLIT: Neue S2k-Leitlinie nimmt Präparate
in den Fokus. Verordnungsforum 34:8–15

Kiel MA, Röder E, Gerth van Wijk R, Al MJ, Hop WC,
Rutten-van Mölken MP (2013) Real-life compliance
and persistence among users of subcutaneous and
sublingual allergen immunotherapy. J Allergy Clin
Immunol 132:353–360

Klimek L, Vogelberg C, Hamelmann E (2015) Allergenspezifische Immuntherapie: interessante Bewertungen
und korrekturbedürftige Fehleinschätzungen. Allergo J 24:68–71

Larenas-Linnemann D (2016) How does the efficacy and
safety of Oralair® compare to other products on the
market? Ther Clin Risk Manag 12:831–850

Lüderitz-Puchel U, Keller-Stanislawski B, Haustein D
(2001) Neubewertung des Risikos von Test- und Therapieallergenen. Eine Analyse der UAW-Meldungen
von 1991 bis 2000. Bundesgesundheitsblatt Gesundheitsforschung Gesundheitsschutz 44:709–718

Meadows A, Kaambwa B, Novielli N, Huissoon A, Fry-
Smith A, Meads C, Barton P, Dretzke J (2013) A
systematic review and economic evaluation of subcutaneous and sublingual allergen immunotherapy in
adults and children with seasonal allergic rhinitis.
Health Technol Assess 17:1–322

Nelson HS (2009) Multiallergen immunotherapy for allergic rhinitis and asthma. J Allergy Clin Immunol
123:763–769

Nelson HS (2018) Immunotherapy for house-dust mite allergy. Allergy Asthma Proc 39:264–272

O'Neill SM, Forsyth A (1988) Urticaria. Prescr J 28:14–20

Passalacqua G (2014) The use of single versus multiple
antigens in specific allergen immunotherapy for allergic rhinitis: review of the evidence. Curr Opin Allergy
Clin Immunol 14:20–24

Paul-Ehrlich-Institut (2018) Therapieallergene-Verordnung trägt Früchte. https://www.pei.de/DE/newsroom/pm/jahr/2018/13-therapieallergene-verordnung-traegt-fruechte.html;jsessionid=3E24CC332EE52DBF38A2A4DC0A363C66.intranet241?nn=171132

Paul-Ehrlich-Institut (2020) Verkehrsfähige Therapieallergene im Zulassungsverfahren unter der Therapieallergene-Verordnung. https://www.pei.de/DE/arzneimittel/allergene/therapie-verkehrsfaehig/verkehrsfaehig-node.html

Paul-Ehrlich-Institut (2022) Verkehrsfähige Therapieallergene im Zulassungsverfahren unter der Therapieallergene-Verordnung. https://www.pei.de/DE/arzneimittel/allergene/therapie-verkehrsfaehig/verkehrsfaehig-node.html

Pfaar O, Bachert C, Bufe A, Buhl R, Ebner C, Eng P, Friedrichs F, Fuchs T, Hamelmann E, Hartwig-Bade D, Hering T, Huttteger I, Jung K, Klimek L, Kopp MV, Merk H, Rabe U, Saloga J, Schmid-Grendelmeier P, Schuster A, Schwerk N, Sitter H, Umpfenbach U, Wedi B, Wöhrl S, Worm M, Kleine-Tebbe J (2014) Leitlinie zur (allergen-)spezifischen Immuntherapie bei IgE-vermittelten allergischen Erkrankungen. Allergo J Int 23:282–319

Rietschel E, Hutegger I, Lange L, Urbanek R (2013) Anaphylaxie – Diagnostisches und therapeutisches Vorgehen. Med Klin Intensivmed Notfmed 108:239–249

Ring J, Klimek L, Worm M (2018) Adrenaline in the acute treatment of anaphylaxis. Dtsch Arztebl Int 115:528–534

Ring J, Beyer K, Biedermann T, Bircher A, Fischer M, Heller A, Huttegger I, Jakob T, Klimek L, Kopp MV, Kugler C, Lange L, Pfaar O, Ritschel E, Rueff F, Schnadt S, Seifert R, Stöcker B, Treudler R, Vogelberg C, Werfel T, Worm M, Sitter H, Brockow K (2021) Leitlinie zu Akuttherapie und Management der Anaphylaxie – Update 2021: S2k-Leitlinie. Allergo J 30:20–49

Roberts G, Pfaar O, Akdis CA, Ansotegui IJ, Durham SR, Gerth van Wijk R, Halken S, Larenas-Linnemann D, Pawankar R, Pitsios C, Sheikh A, Worm M, Arasi S, Calderon MA, Cingi C, Dhami S, Fauquert JL, Hamelmann E, Hellings P, Jacobsen L, Knol EF, Lin SY, Maggina P, Mösges R, Oude Elberink JNG, Pajno GB, Pastorello EA, Penagos M, Rotiroti G, Schmidt-Weber CB, Timmermans F, Tsilochristou O, Varga EM, Wilkinson JN, Williams A, Zhang L, Agache I, Angier E, Fernandez-Rivas M, Jutel M, Lau S, van Ree R, Ryan D, Sturm GJ, Muraro A (2018) EAACI guidelines on allergen immunotherapy: allergic rhinoconjunctivitis. Allergy 73:765–798

Scaparrotta A, Attanasi M, Petrosino MI, Di Filippo P, Di Pillo S, Chiarelli F (2015) Critical appraisal of Timothy grass pollen extract GRAZAX in the management of allergic rhinitis. Drug Des Devel Ther 9:5897–5909

Valsecchi R, di Landro A, Pansera B, Cainelli T (1994) Contact dermatitis from a gel containing dimethindene maleate. Contact Derm 30:248–249

Virchow JC, Backer V, Kuna P, Prieto L, Nolte H, Villesen HH, Ljørring C, Riis B, de Blay F (2016) Efficacy of a house dust mite sublingual allergen immunotherapy tablet in adults with allergic asthma: a randomized clinical trial. JAMA 315:1715–1725

Wheatley LM, Togias A (2015) Clinical practice. Allergic rhinitis. N Engl J Med 372:456–463

Hormonsystem

Inhaltsverzeichnis

Schilddrüsenerkrankungen

Hans Christian Kasperk

Auf einen Blick

Verordnungsprofil Krankheiten der Schilddrüse werden mit Schilddrüsenhormonen, Iodsalzen und Thyreoperoxidaseinhibitoren behandelt. Die größte Gruppe der Schilddrüsentherapeutika sind Schilddrüsenhormone, die bei Schilddrüsenunterfunktion und beim Iodmangelkropf eingesetzt werden. Als zweitgrößte Gruppe folgen Iodsalze zur Strumaprophylaxe. Wesentlich seltener und weiter langsam abnehmend werden Thyreoperoxidasehemmer zur Hemmung der Hormonproduktion bei Schilddrüsenüberfunktion eingesetzt.

Trend Seit 2010 sind die Verschreibungen für Schilddrüsenhormone kontinuierlich weiter um fast 40 % angestiegen. Der frühere Einbruch bei den Iodsalzen ist immer noch nicht zum Stillstand gekommen. Zwei Komponenten können eine Rolle spielen: (a) die Anerkennung des fortbestehenden therapeutischen Bedarfs, (b) vermehrte Selbstmedikation bei Iodsalzen.

Schilddrüsentherapeutika werden eingesetzt, um einen Schilddrüsenhormonmangel zu substituieren bzw. eine Kropfprophylaxe zu betreiben oder eine Schilddrüsenhormonübersekretion zu behandeln. Dementsprechend werden innerhalb dieser Indikationsgruppe drei Arzneimittelgruppen unterschieden. Schilddrüsenhormone werden gegeben, um bei Unterfunktion die mangelnde Hormonbildung der Drüse zu substituieren. Sie dienen auch der TSH-Absenkung bei der endemischen Struma infolge Iodmangels. Bei letzterem werden be-

vorzugt Iodidpräparate verabreicht, insbesondere solange die Struma noch nicht regressiv bzw. knotig verändert ist. Thyreoperoxidasehemmer (Thyreostatika) werden bei Schilddrüsenüberfunktion gegeben, um eine übermäßige Hormonproduktion der Schilddrüse zu blockieren bis zur Einleitung einer definitiven Therapie (Operation oder Radiojodbehandlung).

Die weitaus häufigste Schilddrüsenerkrankung in Deutschland ist der Iodmangelkropf, der bei etwa 25 % der Bevölkerung entsprechend mindestens 20 Mio. Personen nachgewiesen ist (Schumm-Dräger und Feldkamp 2007). Wesentliche Ursache ist eine nicht ausreichende Iodversorgung der Bevölkerung, die immer noch hinter den Empfehlungen der WHO zurückbleibt. Bedeutsam ist auch die Hypothyreose, die bei 0,5–1 % der Gesamtbevölkerung vorkommt und am häufigsten durch eine Autoimmunthyreoiditis (Hashimoto Thyreoiditis) bedingt ist. Bei der Schilddrüsenüberfunktion stehen funktionelle Autonomien und der Morbus Basedow (Autoimmunopathie, die auf den TSH-Rezeptor aktivierenden Antikörpern beruht) im Vordergrund. Die Prävalenz einer latenten/manifesten Hyperthyreose beträgt in Süddeutschland 5,8 bzw. 0,8 % (Saam et al. 2005).

37.1 Verordnungsspektrum

Schilddrüsentherapeutika gehören mit einem Verordnungsvolumen von 1,9 Mrd. DDD zu den zehn führenden Indikationsgruppen (siehe ◻ Tab. 1.2). Die Verlaufsbeobachtung der definierten Tagesdosen (DDD) zeigt bei den Hormonen seit 2010 einen Anstieg um fast

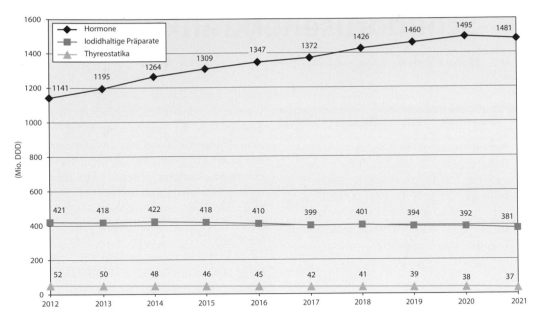

◘ Abb. 37.1 Verordnungen von Schilddrüsentherapeutika 2011 bis 2020. Gesamtverordnungen nach definierten Tagesdosen

40 %, während die Verordnung der iodhaltigen Präparate (Iodidmonopräparate, Kombinationen von Iodid plus Schilddrüsenhormon) nach dem früheren Einbruch von 2004 weitgehend stabil geblieben sind. Bei den Verordnungen der iodhaltigen Präparate hat sich die bisher geäußerte Vermutung einer verbesserten Iodidversorgung mit der Nahrung leider nicht dauerhaft bestätigt. Im Vergleich zu früher war die Iodidversorgung in Deutschland zwar verbessert worden, lag aber immer noch am unteren Ende der von der Weltgesundheitsorganisation (WHO) empfohlenen Werte (Thamm et al. 2007). In den letzten Jahren hat sich die Iodidversorgung bei Schulkindern jedoch in dem Zeitraum von 2007–2010 wieder verschlechtert und lag erneut unterhalb der empfohlenen Mindestaufnahmen (Johner et al. 2013). Die Jodversorgung der deutschen Erwachsenenbevölkerung liegt nach den Gesundheitsdaten der Jahre 2008–2011 im mittleren unteren Bereich der von der WHO geforderten Zufuhr und ist damit noch nicht optimal, da über 30 % der untersuchten Population eine Jodzufuhr unterhalb ihres mittleren geschätzten Bedarfs aufwiesen (Johner et al. 2016).

Der weitaus größte Teil der Verordnungen entfällt auf Schilddrüsenhormone, gefolgt von den deutlich weniger, aber relativ konstant verordneten Iodidpräparaten, während der Anteil der Thyreoperoxidasehemmer nur sehr gering ist und in den letzten 10 Jahren weiter um 30 % abgenommen hat (◘ Abb. 37.1).

37.1.1 Schilddrüsenhormone

Bei den Schilddrüsenhormonen entfällt der Hauptteil der verordneten Tagesdosen auf drei führende Levothyroxin (T4)-Monopräparate (*L-Thyroxin Henning*, *L-Thyrox HEXAL*, *Euthyrox*) (◘ Tab. 37.1). Bei den Kombinationspräparaten von Liothyronin (Triiodthyronin, T3) und Levothyroxin (T4) haben sich die Verschreibungen gegenüber 2018 kaum verändert.

Hauptindikation ist die Hypothyreose, insbesondere bei deutlich erhöhten TSH-Serumkonzentrationen (über 5 µU/ml) und positiven TPO-Antikörpern als Zeichen einer Autoim-

37

◘ Tab. 37.1 **Verordnungen von Schilddrüsenhormonen und Kaliumiodid 2021.** Angegeben sind die 2021 verordneten Tagesdosen, die Änderungen gegenüber 2020 und die mittleren Kosten je DDD 2021

Präparat	Bestandteile	DDD	Änderung	DDD-Nettokosten
		Mio.	%	Euro
Levothyroxin				
L-Thyroxin Henning	Levothyroxin	514,5	(−4,2)	0,23
L-Thyrox HEXAL	Levothyroxin	371,5	(−0,2)	0,22
Euthyrox	Levothyroxin	196,5	(−0,7)	0,22
L-Thyroxin-1 A Pharma	Levothyroxin	73,6	(+35,9)	0,23
Eferox	Levothyroxin	59,6	(−7,6)	0,24
L-Thyroxin Aristo	Levothyroxin	53,3	(−6,4)	0,25
L-Thyroxin Aventis	Levothyroxin	51,8	(+23,7)	0,25
L-Thyroxin beta	Levothyroxin	43,5	(−6,8)	0,21
L-Thyroxin Winthrop	Levothyroxin	43,4	(−12,1)	0,30
L-Thyroxin AL	Levothyroxin	14,6	(−1,5)	0,28
L-Thyroxin-Na-ratiopharm	Levothyroxin	13,6	(−3,0)	0,22
Berlthyrox	Levothyroxin	4,5	(−6,6)	0,22
L-Thyroxin-Na AbZ	Levothyroxin	3,4	(−4,4)	0,22
L-Thyroxin Zentiva	Levothyroxin	1,2	(> 1.000)	0,23
		1.445,0	**(−0,9)**	**0,23**
Liothyroninpräparate				
Novothyral	Liothyronin Levothyroxin	23,1	(−0,4)	0,21
Prothyrid	Liothyronin Levothyroxin	9,8	(−7,0)	0,26
Thybon	Liothyronin	2,2	(−4,6)	0,77
		35,1	**(−2,6)**	**0,26**
Schilddrüsenhormone plus Iodid				
Thyronajod	Levothyroxin Kaliumiodid	203,5	(−2,9)	0,19
L-Thyrox Jod HEXAL	Levothyroxin Kaliumiodid	42,3	(+5,7)	0,14
Eferox Jod	Levothyroxin Kaliumiodid	29,8	(−13,6)	0,15
L-Thyroxin Jod Aristo	Levothyroxin Kaliumiodid	21,4	(−11,2)	0,15

◘ Tab. 37.1 (Fortsetzung)

Präparat	Bestandteile	DDD	Änderung	DDD-Nettokosten
		Mio.	%	Euro
L-Thyroxin Henning plus	Levothyroxin Kaliumiodid	20,3	(+10,3)	0,18
Jodthyrox	Levothyroxin Kaliumiodid	7,9	(+17,3)	0,20
L-Thyroxin Jod Winthrop	Levothyroxin Kaliumiodid	3,6	(−8,2)	0,20
		328,9	**(−2,5)**	**0,18**
Kaliumiodid				
Jodid-ratiopharm	Kaliumiodid	14,5	(+20,7)	0,04
Jodetten	Kaliumiodid	10,6	(−7,1)	0,05
Jodid HEXAL	Kaliumiodid	10,4	(−21,9)	0,04
Jodinat Lindopharm	Kaliumiodid	9,9	(−25,0)	0,04
Jodid Tabletten	Kaliumiodid	6,1	(+40,9)	0,04
		51,6	**(−5,1)**	**0,04**
Summe		**1.860,5**	**(−1,3)**	**0,22**

munthyreoiditis (Gärtner und Reincke 2008). In den meisten Empfehlungen wird dem Monopräparat Levothyroxin eindeutig der Vorzug gegeben. Bei der Langzeittherapie ist ein gleichmäßiger Hormonspiegel im Serum durch das pharmakologisch langlebige Levothyroxin (Halbwertszeit 5 bis 8 Tage) wesentlich besser zu erreichen als durch das kurzlebige Liothyronin (Halbwertszeit 1 bis 2 Tage). Bei der Verwendung von Kombinationspräparaten beider Schilddrüsenhormone entstehen unerwünschte Spitzen der Triiodthyronin-Konzentration im Serum (Saravanan et al. 2007) mit entsprechend unerwünschten Nebenwirkungen bei höherer Dosierung. Beim „Härtetest" der Schilddrüsenhormontherapie, der Substitution der Hypothyreose, bestätigt die Metaanalyse von 11 Studien, dass die Zugabe von Liothyronin keine Vorteile erkennen lässt (Grozinsky-Glasberg et al. 2006). Auch nach Thyreoidektomie wurden mit alleiniger Gabe von Levothyroxin normale Triiodthyro-

ninspiegel erreicht (Jonklaas et al. 2008). Zu beachten ist bei der Einstellung von Frauen mit Hypothyreose, dass eine Schwangerschaft den Substitutionsbedarf für Levothyroxin erhöht (Alexander et al. 2004). Magensäuremangel kann die Levothyroxinresorption vermindern (Centanni et al. 2006). Auch in anderen Ländern (z. B. in den USA) wird immer wieder auf die Notwendigkeit hingewiesen, auf die Bioverfügbarkeit der Hormonpräparate zu achten (Burman et al. 2008).

37.1.2 Iodidhaltige Präparate

Iodidhaltige Präparate haben sich nach dem bemerkenswerten Einbruch im Jahre 2004 (siehe Arzneiverordnungs-Report 2005, Abb. 45.1) auf dem neuen Niveau zunächst stabilisiert, waren aber seit 2010 erneut leicht rückläufig (◘ Abb. 37.1). Auch die reinen Iodidsalze zeigen 2019 einen weiteren Rück-

37

gang (◫ Tab. 37.1). Hauptgrund dürfte der Ausschluss rezeptfreier Präparate aus der vertragsärztlichen Versorgung durch das GKV-Modernisierungs-Gesetz seit Januar 2004 sein. Allerdings gehören Iodidpräparate zur Behandlung von Schilddrüsenkrankheiten zu den Arzneimitteln der Ausnahmeliste gemäß § 34 Abs. 1 SGB V und sind damit weiterhin verordnungsfähig. Eine besondere Bedeutung hat die optimale Versorgung mit Iodid bei Schwangeren und Stillenden (American Academy of Pediatrics 2014).

Iodid wird vor allem zur Substitution bei Patienten mit Iodmangelstruma empfohlen, da die Behandlung mit Levothyroxin in TSH-suppressiver Dosierung den Iodmangel in der Schilddrüse verstärkt und eine Knotenbildung nicht verhindert (Gärtner und Reincke 2008). Für ein Jahr kann eine Kombination mit Levothyroxin in nicht TSH-suppressiver Dosie-

rung eingesetzt werden. Die unterschiedlichen Angriffspunkte der beiden Prinzipien rechtfertigen ihre Kombination (Schumm-Dräger und Grünwald 2003). Dementsprechend erwies sich die Kombination von Levothyroxin plus Iodid in einer größeren Studie an Patienten mit Struma nodosa den anderen Therapiearmen überlegen (Grussendorf et al. 2011). Die Verordnungen der Kombinationspräparate aus Levothyroxin und Kaliumiodid waren leicht rückläufig (◫ Tab. 37.1).

37.1.3 Thyreoperoxidasehemmer (Thyreostatika)

Die langsame Abnahme der Verschreibungen von Thyreoperoxidasehemmern gegenüber dem Maximum von 1996 mit 84 Mio. definierten Tagesdosen (DDD) (siehe Arznei-

◫ Tab. 37.2 **Verordnungen von Thyreostatika 2021.** Angegeben sind die 2021 verordneten Tagesdosen, die Änderungen gegenüber 2020 und die mittleren Kosten je DDD 2021

Präparat	Bestandteile	DDD	Änderung	DDD-Nettokosten
		Mio.	%	Euro
Carbimazol				
Carbimazol Aristo	Carbimazol	9,6	(−17,2)	0,35
Carbimazol-1 A Pharma	Carbimazol	2,4	(+170,6)	0,32
Carbimazol Henning	Carbimazol	0,68	(−13,6)	0,37
		12,7	**(−4,4)**	**0,34**
Thiamazol				
Thiamazol Aristo	Thiamazol	15,1	(−14,1)	0,20
Thiamazol HEXAL	Thiamazol	5,8	(+67,9)	0,21
Methizol	Thiamazol	0,73	(−26,3)	0,30
		21,6	**(−1,9)**	**0,21**
Propylthiouracil				
Propycil	Propylthiouracil	1,0	(−0,8)	0,54
Perchlorat				
Irenat	Natriumperchlorat	1,3	(+4,2)	0,55
Summe		**36,6**	**(−2,5)**	**0,28**

verordnungs-Report 2005, Abb. 45.1) ist noch nicht zum Stillstand gekommen und hat 2019 insgesamt 54 % erreicht (◘ Abb. 37.1). Hier scheint das Maximum der Demaskierung der Autonomien durch Iodexposition bleibend unterschritten zu sein. In berechtigter Interpretation dürfte das Überschreiten des Gipfels der Thyreostatikaverschreibungen bedeuten, dass die Demaskierung von Autonomien durch Iodidexposition abnimmt, wie es in Dänemark nach Erreichen einer verbesserten Iodversorgung gesehen wurde (Cerqueira et al. 2009).

Für die medikamentöse Therapie der Schilddrüsenüberfunktion werden fast ausschließlich Carbimazol und Thiamazol eingesetzt (◘ Tab. 37.2). Insgesamt haben Thyreoperoxidasehemmer etwas abgenommen. Carbimazol wird im Organismus in seinen aktiven Metaboliten Thiamazol umgewandelt. Da es Carbimazol-refraktäre Fälle gibt, die auf Thiamazol ansprechen, kann auch direkt mit dem aktiven Metaboliten behandelt werden. Außerdem ist Thiamazol (10 mg) in äquimolaren Mengen billiger als das Prodrug Carbimazol (15 mg). Eine untergeordnete Rolle spielt Propylthiouracil (*Propycil*), das wegen seiner kurzen Halbwertszeit mehrmals täglich gegeben werden muss, ggf. aber bei der Behandlung von Schwangeren Vorteile hat.

37.2 Wirtschaftliche Aspekte der Strumabehandlung

Unter den Schilddrüsenpräparaten haben sich die Verordnungen der Hormonpräparate erfreulicherweise weiter erholt, Iodide haben jedoch leicht abgenommen. Es ist anzunehmen, dass der größte Teil der Patienten diese Behandlung als Strumaprophylaxe gegen den Iodmangelkropf benötigt hat. Angesichts der hohen Kropfhäufigkeit in Deutschland kann man davon ausgehen, dass sogar 40 Mio. Menschen potentiell behandlungsbedürftig sind. Damit ist es möglich, dass die Therapie mit Schilddrüsenpräparaten in den kommenden Jahren immer noch nicht optimal ist. Sehr genau sind die Iodidverordnungen mit ihrem

Abnahmetrend zu beobachten, um einer ungünstigen „Iodidmüdigkeit" durch Aufklärung entgegenzusteuern (Scriba et al. 2007). Wichtig sind immer wieder aufklärende Appelle auch an die Ärzte, dass die Iodprophylaxe kein Risiko darstellt.

Angesichts des endemischen Iodmangels in Deutschland hatten Endokrinologen seit langem gefordert, eine wirksame Iodprophylaxe bei der Bevölkerung durchzuführen. In unseren Nachbarländern wie Österreich, Schweiz, der ehemaligen Tschechoslowakei und der ehemaligen DDR wurde die Iodsalzprophylaxe mit großem Erfolg eingeführt. In Schweden ist der Kropf seit Einführung der Iodsalzprophylaxe weitgehend beseitigt. Bei uns hat sich die Jodversorgung in den letzten 25 Jahren zwar verbessert, ist aber immer noch nicht optimal, da in einer neueren Untersuchung über 30 % der untersuchten Population unterhalb des mittleren Bedarfs lagen (Johner et al. 2016). Allerdings ist anzumerken, dass die Iodsalzprophylaxe oder auch Iodidgabe bei der seltenen Strumaform der Iodfehlverwertung nicht wirksam ist. Interessant ist, dass die Verbesserung der Iodversorgung die Demaskierung anderer Risikofaktoren für die Struma wie z. B. das Rauchen erlaubt: Die Umsetzung in eine gesündere Lebensweise (Nichtrauchen) würde Ausgaben für Medikamente einsparen helfen (Völzke et al. 2005).

Auch wenn aus dem Absinken der Thyreoperoxidasehemmer-Verschreibungskurve eine „Morgenröte" der Verbesserung der Iodversorgung abgelesen werden könnte, sollte dies nicht als Signal missverstanden werden, in den Bemühungen um eine weitere Optimierung nachzulassen.

Literatur

Alexander EK, Marquesee E, Lawrence J, Jarolim P, Fischer GA, Larsen PR (2004) Timing and magnitude of increases in levothyroxine requirements during pregnancy in women with hypothyroidism. N Engl J Med 351:241–249
American Academy of Pediatrics (2014) Iodine deficiency, pollutant chemicals, and the thyroid: new information

on an old problem. Pediatr Electron Pages 133:1163–1166

Burman K, Hennessey J, McDermott M, Wartofsky L, Emerson C (2008) The FDA revises requirements for levothyroxine products. Thyroid 18:487–490

Centanni M, Garganol L, Canettieri G, Viceconti N, Franchi A, Delle Fave G, Annibale B (2006) Thyroxine in goiter, helicobacter pylori infection, and chronic gastritis. N Engl J Med 354:1787–1795

Cerqueira C, Knudsen N, Ovesen L, Perrild H, Rasmussen LB, Laurberg P, Jørgensen T (2009) Association of iodine fortification with incident use of antithyroid medication – a Danish Nationwide Study. J Clin Endocrinol Metab 94:2400–2405

Gärtner R, Reincke M (2008) Substitution von Schilddrüsenhormonen. Internist 49:538–544

Grozinsky-Glasberg S, Fraser A, Nashoni E, Weizman A, Leibovici L (2006) Thyroxine-triiodothyronine combination therapy versus thyroxine monotherapy for clinical hypothyroidism: meta-analysis of randomized controlled trials. J Clin Endocrinol Metab 91:2692–2699

Grussendorf M, Reiners C, Paschke R, Wegscheider K (2011) Reduction of thyroid nodule volume by levothyroxine and iodine alone and in combination: a randomized, placebo-controlled trial. J Clin Endocrinol Metab 96:2786–2795

Johner SA, Thamm M, Nöthlings U, Remer T (2013) Iodine status in preschool children and evaluation of major dietary iodine sources: a German experience. Eur J Nutr 52:1711–1719

Johner SA, Thamm M, Schmitz R, Remer T (2016) Examination of iodine status in the German population: an example for methodological pitfalls of the current approach of iodine status assessment. Eur J Nutr 55:1275–1282

Jonklaas J, Davidson B, Bhagat S, Soldin SJ (2008) Triiodothyronine levels in athyreotic individuals during levothyroxine therapy. JAMA 299:769–777

Saam T, Hess T, Kasperk C, Kauffmann GW, Düx M (2005) Prävalenz der latenten und manifesten Hyperthyreose in einem Jodmangelgebiet: Erhebung an einem nichtselektionierten Patientenkollektiv vor Durchführung einer Computertomographie mit jodhaltigem Kontrastmittel. Rofo 177:1250–1254

Saravanan P, Siddique H, Simmons DJ, Greenwood R, Dayan CM (2007) Twenty-four hour hormone profiles of TSH, free T3 and free T4 in hypothyroid patients on combined T3/T4 therapy. Exp Clin Endocrinol Diabetes 115:261–267

Schumm-Dräger PM, Feldkamp J (2007) Schilddrüsenkrankheiten in Deutschland – Ausmaß, Entwicklung, Auswirkungen auf das Gesundheitswesen und Präventionsfolge. Präv Gesundheitsf 2:153–158

Schumm-Dräger PM, Grünwald F (2003) Aspekte der Kombinationstherapie. Dtsch Ärztebl 100:C427–C428

Scriba PC, Heseker H, Fischer A (2007) Jodmangel und Jodversorgung in Deutschland – Erfolgreiche Verbraucherbildung und Prävention am Beispiel von jodiertem Speisesalz. Präv Gesundheitsf 2:143–148

Thamm M, Ellert U, Thierfelder W, Liesenkötter KP, Völzke H (2007) Jodversorgung in Deutschland – Ergebnisse des Jodmonitorings im Kinder- und Jugendgesundheitssurvey (KiGGS). Bundesgesundheitsblatt Gesundheitsforschung Gesundheitsschutz 50:744–749

Völzke H, Schwahn C, Kohlmann T, Kramer A, Robinson DM, John U, Meng W (2005) Risk factors for goiter in a previously iodine-deficient region. Exp Clin Endocrinol Diabetes 113:507–515

Sexualhormone

Thomas Strowitzki

Auf einen Blick

Verordnungsprofil Die wichtigsten Gruppen der Sexualhormone sind Östrogenpräparate und Kontrazeptiva. Danach folgen mit weitem Abstand Gestagene. Die Verordnungen aller Östrogenpräparate zur Hormontherapie in der Postmenopause (systemische und topische Präparate) sind seit 1999 stark zurückgegangen und zeigen nach einem stabilen Niveau seit 2018 wieder eine Steigerung insbesondere bei Östrogenmonopräparaten. Die Verordnung von Östrogen-/Gestagenkombinationen zur HRT hat sich zum Vorjahr stabilisiert. Somit haben die Leitlinienempfehlungen zur postmenopausalen Hormontherapie den gleichen Effekt wie im Vorjahr erzielt. Die Verordnungen der hormonalen Kontrazeptiva sind 2021 rückläufig, insbesondere klassische kombinierte orale Kontrazeptiva, wogegen Gestagenmonopräparate und vaginale Kontrazeptiva Zunahmen verzeichnen. Absolut gesehen sind kombinierte hormonale Kontrazeptiva aber weiterhin die mit Abstand am häufigsten verordneten Hormonpräparate. Androgenverordnungen nehmen wie schon in den letzten Jahren weiter zu.

Bewertung Die Verordnungen zur postmenopausalen Hormontherapie reflektieren eine gute Beachtung der Indikationsstellung basierend auf einer sorgfältigen Nutzen-Risiko-Bewertung, die leitlinienbasiert erfolgt (AWMF-Leitlinie Peri- and Postmenopause – Diagnosis and Interventions 2020). Hormonale Kontrazeption in jeder Variante behält weite Akzeptanz.

Sexualhormone werden zur Behandlung von Störungen der Sexualfunktion bei Mann und Frau eingesetzt. Sie dienen in erster Linie zur Substitution einer ungenügenden körpereigenen Hormonproduktion, aber auch zur Hemmung der Hormonproduktion durch Änderung der zentralen Regulationsvorgänge im Zwischenhirn und der Hypophyse. Neben vielen anderen Anwendungen sind Sexualhormone bei der Therapie von Sexualhormon-abhängigen Tumoren von Bedeutung, wie z. B. in der Therapie mit Antiöstrogenen beim Mammakarzinom (AWMF Peri- and Postmenopause – Diagnosis and Interventions 2020).

Im Einzelnen lassen sich Sexualhormone in Androgene, Anabolika, Antiandrogene, Östrogene, Gestagene und Antiöstrogene einteilen. Antiöstrogene, wie z. B. Letrozol oder Clomifen, werden zwar häufig in der ovariellen Stimulation bei unerfülltem Kinderwunsch eingesetzt, sind aber bis auf das zur hormonellen Stimulation verwendete Clomifen ausschließlich in der Onkologie, z. B. zur Behandlung des Mammakarzinoms zugelassen und werden daher bei den Onkologika (▶ Kap. 5) dargestellt. Östrogen-Gestagen-Kombinationen vor allem in Form von ethinylestradiolhaltigen Präparaten werden in großem Umfang für die hormonale Kontrazeption eingesetzt. Kontrazeptiva sind seit 1992 in dieser Indikationsgruppe vertreten, weil sie seitdem bei Frauen bis zum vollendeten 20. Lebensjahr und seit April 2019 bis zum vollendeten 22. Lebensjahr auf Kassenrezept verordnet werden können.

Das Verordnungsspektrum der Sexualhormone zeigt bei den östrogenhaltigen Substitutionen zur postmenopausalen Hormontherapie seit 2016 wieder einen geringen An-

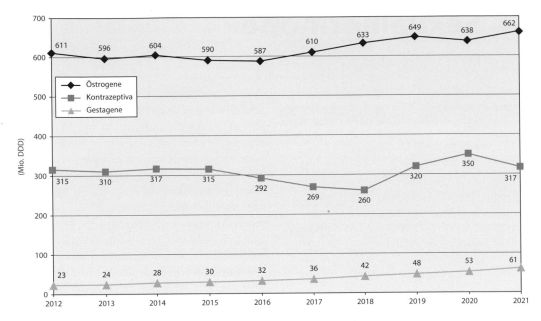

◨ Abb. 38.1 Verordnungen von Sexualhormonen 2011 bis 2021. Gesamtverordnungen nach definierten Tagesdosen

stieg der Verordnungszahlen, wobei die systemisch und topisch (vaginal) applizierten Östrogenpräparate gemeinsam dargestellt werden (◨ Abb. 38.1). Im Vergleich zu 2020 zeigt sich ein deutlicher Anstieg der Verordnung der hormonalen Kontrazeptiva auf etwa das Niveau von vor 10 Jahren (◨ Abb. 38.1). Alle übrigen Sexualhormonpräparate (Androgene, Antiandrogene, Gestagene) spielen nur eine untergeordnete Rolle.

38.1 Androgene

Androgene werden zur Substitutionstherapie bei männlichem Hypogonadismus eingesetzt. Hypogonadale Männer haben u. a. ein erhöhtes Risiko für kardiovaskuläre Erkrankungen (EAU guidelines 2022). Beim primären Hypogonadismus ist eine Dauertherapie mit Testosteronpräparaten erforderlich. Beim sekundären Hypogonadismus orientiert sich die Behandlung an den zugrundeliegenden Ursachen. Studien zur physischen Leistungsstärke sind nicht eindeutig (EAU guidelines 2022).

Eine aktuelle Leitlinie zeigt, dass eine Testosteronsubstitution bei älteren Männern einen geringen verbessernden Einfluss auf die Sexualfunktion hat, aber keine sicher belegte Verbesserung der Physis, einer depressiven Stimmungslage oder der kognitiven Funktionen (Qaseem et al. 2020). Die Qualität der analysierten Studien ist allerdings niedrig.

Es liegen keine eindeutigen Studien vor, die eine Risikoerhöhung kardiovaskulärer Ereignisse durch eine Testosteronsubstitution belegen (EAU guidelines 2022).

Vor diesem Hintergrund ist die Zahl der Testosteronverordnungen weiter gestiegen, das Verordnungsvolumen ist von 6,0 Mio. DDD 2004 (Arzneiverordnungs-Report 2005, Kap. 46) über 27,4 Mio. DDD 2020 auf jetzt 29,3 Mio. DDD im Jahr 2021 angestiegen. Über die Ursache läßt sich nur spekulieren, möglicherweise wird durch umfassende Diagnostik die Diagnose eines LOH (late onset hypogonadism) zunehmend gestellt. Lifestylefaktoren wie Muskelaufbau bei Hobbysportlern oder der Einsatz von Androgenen in An-

38

◘ Tab. 38.1 Verordnungen von Androgenen und Antiandrogenen 2021. Angegeben sind die 2021 verordneten Tagesdosen, die Änderungen gegenüber 2020 und die mittleren Kosten je DDD 2021

Präparat	Bestandteile	DDD	Änderung	DDD-Nettokosten
		Mio.	%	Euro
Androgene				
Nebido	Testosteronundecanoat	15,5	(+4,8)	1,62
Testogel	Testosteron	8,8	(+7,3)	1,82
Testotop	Testosteron	2,2	(+3,7)	0,91
Testosteron-Depot GALEN	Testosteronenantat	1,1	(+81,1)	0,52
Testosteron depot	Testosteronpropionat	0,84	(−27,3)	0,64
Testosteron Depot Rotexmedic	Testosteronenantat	0,84	(−19,6)	0,52
		29,3	**(+4,9)**	**1,52**
Cyproteronacetat				
Androcur	Cyproteron	0,69	(−2,7)	2,92
Cyproteronkombinationen				
Bella HEXAL	Cyproteronacetat Ethinylestradiol	2,0	(−13,8)	0,23
Attempta-ratiopharm	Cyproteronacetat Ethinylestradiol	1,4	(−51,9)	0,22
Cyproderm	Cyproteronacetat Ethinylestradiol	1,2	(+102,7)	0,24
		4,6	**(−21,3)**	**0,23**
Summe		**34,6**	**(+0,3)**	**1,38**

ti aging-Programmen können aber auch nicht ausgeschlossen werden.

Mit Abstand führendes Präparat ist weiterhin Testosteronundecanoat (*Nebido*) (◘ Tab. 38.1) zur Langzeittherapie (einmal 1.000 mg i. m. alle 10 bis 14 Wochen). Danach folgt mit einem erneuten Anstieg das transdermale Testosteronpräparat (*Testogel*), das einmal pro Tag mit einer Dosis von 20, 40 oder 50 mg auf die Haut von Schulter, Armen oder Bauch aufgetragen wird und in dieser Form eine Resorptionsquote von 9–14 % hat.

38.2 Antiandrogene

Antiandrogene verdrängen männliche Hormone (Androgene) von ihrem Rezeptor und heben dadurch ihre Wirkung auf. Sie werden eingesetzt um androgenbedingte Krankheitszustände zu behandeln. Dazu gehört z. B. beim Mann das Prostatakarzinom. Cyproteron (*Androcur*) wird wenig verordnet mit weiterer Abnahme im Vergleich zu 2020 (◘ Tab. 38.1). Wesentlich häufiger werden bei Frauen Cyproteronkombinationen mit Ethinylestradiol zur Behandlung von Hirsutismus, Akne vulgaris und androgenetischem Haarausfall eingesetzt, die gleichzeitig auch eine Indikation als

Kontrazeptivum haben. Weitere Kombinationen mit antiandrogen wirksamen Gestagenen wie Chlormadinonacetat, Dienogest oder Drospirenon finden sich in verschiedenen hormonalen oralen Kontrazeptiva, Dienogest und Drospirenon auch in Präparaten zur postmenopausalen Hormonsubstitution. Die Verordnung der Cyproteronkombinationen mit einer Zulassung als Kontrazeptiva hat 2021 weiter abgenommen bei insgesamt eh geringen Verordnungszahlen (◘ Tab. 38.1), was evtl. durch die Anwendungsbeschränkungen aufgrund des Meningeomrisikos durch Cyproteron bei Langzeittherapie (European Medicines Agency 2020) erklärbar sein könnte.

38.3   Östrogene

Östrogene regeln zusammen mit den Gestagenen die Reproduktionsvorgänge bei der Frau, induzieren die Pubertätsveränderungen und erhalten die Funktion der Sexualorgane. Zu den therapeutisch wichtigen Wirkungen der Östrogene gehört die Proliferation der Schleimhaut in Uterus und Vagina sowie die Förderung der Knochenmineralisation. Hauptindikation für die Verordnung natürlicher Östrogene in verschiedensten Kombinationen ist die postmenopausale Hormontherapie und damit die Therapie des klimakterischen Syndroms. Für die Behandlung klimakterischer Ausfallerscheinungen werden Östrogene (Estradiol, Estradiolester und selten equine Östrogene) mit einem 10–14tägigen Gestagenzusatz (Sequenztherapie) oder als kontinuierliche Kombinationstherapie (Östrogen/Gestagen) oral oder als Pflaster, Gel oder Spray transdermal angewendet. Bei hysterektomierten Patientinnen ist eine Östrogentherapie ohne Gestagenzusatz indiziert.

Randomisierte Studien haben Langzeitnebenwirkungen einer postmenopausalen Hormontherapie gezeigt. In der Women's Health Initiative (WHI) an 16.608 Frauen waren die gesundheitlichen Risiken insgesamt höher als der Nutzen einer kombinierten Östrogen-Gestagen-Substitution (Writing Group for the Women's Health Initiative Investigators 2002), auch wenn die Altersverteilung der Patientinnen bei Studieneinschluss und das Risikoprofil die Studienbewertung einschränken. Die WHI-Studie fand bei postmenopausalen Frauen zwischen 50 und 59 Jahren und einer durchschnittlichen Behandlungsdauer von 3,2 Jahren mit Östrogenen und Gestagenen ein absolutes zusätzliches Risiko für Brustkrebs von 8 auf 1.000 Frauen im Vergleich zu Frauen ohne Hormontherapie. Insgesamt lag das Risiko für eine koronare Herzkrankheit 29 %, Brustkrebs 26 %, Schlaganfall 41 % und Lungenembolie 133 % höher. Niedriger lag dagegen das Risiko für kolorektales Karzinom (−37 %), Korpuskarzinom (−17 %) und Oberschenkelfrakturen (−33 %). Der absolute Risikoüberschuss ist mit einem Ereignis pro 100 Frauen in 5 Jahren gering. In einer ersten Nachuntersuchung der WHI-Studie drei Jahre nach der Beendigung der Hormonzufuhr war das kardiovaskuläre Risiko in der ursprünglichen Hormongruppe nicht mehr erhöht und mit der Kontrollgruppe vergleichbar, das Krebsrisiko lag jedoch in der ursprünglichen Hormongruppe weiterhin um 24 % höher (Heiss et al. 2008). In einer weiteren Nachauswertung der WHI-Studie nach 11 Jahren war die Inzidenz des Brustkrebses und die dadurch bedingte Mortalität auch noch lange nach Abbruch der kombinierten Hormontherapie um 78 bzw. 96 % erhöht (Chlebowski et al. 2010). In einem aktuellen Review zeigt sich bei ansonsten gesunden Frauen, die die Hormontherapie zur Zeit der Menopause begonnen haben, ein Trend, dass die Vorteile einer Hormontherapie die Nachteile überwiegen (Chester et al. 2018).

Der Studienarm der Östrogenmonotherapie wurde in der WHI-Studie wegen fehlenden Nutzens vorzeitig nach 7,1 Jahren vor dem geplanten Studienende durch die National Institutes of Health (NIH) abgebrochen. Konjugierte equine Östrogene (0,625 mg/Tag) erhöhten das Schlaganfallsrisiko signifikant um 39 % (276 Fälle) und das Lungenembolierisiko um 34 % (85 Fälle) (Womens Health Initiative Steering Committee 2004). Bei transdermaler Applikation fanden sich aber im

Gegensatz zur WHI-Studie keine vermehrten thromboembolischen Erkrankungen (Canonico et al. 2007). Das Risiko für Hüftfrakturen wurde in der WHI-Studie um 39 % (102 Fälle) reduziert. Die Risikoreduktionen für koronare Herzkrankheit (−9 %) und Brustkrebs (−23 %) waren eben noch nicht signifikant. Eine Nachuntersuchung der Östrogenmonotherapie nach insgesamt 10,7 Jahren hat keine erhöhten gesundheitlichen Risiken mehr gezeigt (LaCroix et al. 2011). Nach 13 Jahren hat eine post-hoc Auswertung der Östrogenmonotherapie bei jüngeren Frauen (50–59 Jahre) sogar günstigere Ergebnisse für Gesamtmortalität und Myokardinfarkte gezeigt (Manson et al. 2013).

Die Risikobewertung der Hormontherapie hatte bereits in der ersten NICE-Guideline zur Behandlung der Menopause eine gewisse Neubewertung erfahren (National Institute for Health and Care Excellence 2015). Bei der Auswertung der Langzeitrisiken wurde festgestellt, dass das thromboembolische Risiko durch orale Präparate signifikant erhöht wird, nicht aber durch transdermale Präparate. Auch das kardiovaskuläre Risiko wird bei Frauen unter 60 Jahren durch die Hormontherapie nicht erhöht. Das koronare Risiko und das Brustkrebsrisiko werden nur durch Östrogen-Gestagenkombinationen erhöht, jedoch kaum oder gar nicht durch die Östrogenmonotherapie.

Gemäß der deutschen Leitlinie „Peri- and Postmenopause – Diagnosis and Interventions" (2020) soll Frauen mit vasomotorischen Symptomen nach Nutzen-Risiko-Aufklärung eine Hormonersatztherapie angeboten werden. Eine Hormonsubstitution erhöht das kardiovaskuläre Risiko wenn überhaupt, dann nur gering. Zur Risikokommunikation Mammakarzinom empfiehlt die Leitlinie folgende Formulierung: „Nach 5 Jahren einer sequenziellen kombinierten HT mit Beginn ab dem 50. Lebensjahr ist für die nächsten 20 Jahre pro 1000 Frauen mit 14 zusätzlichen Fällen von Brustkrebs zu rechnen. Im Falle einer kontinuierlich-kombinierten HT ist mit 20 zusätzlichen Brustkrebsfällen zu rechnen." Vor Beginn der Hormontherapie sollen kardiovaskuläres Risiko und Brustkrebsrisiko der Patientinnen abgeklärt werden.

38.3.1 Östrogenmonopräparate

Die Verordnungen der Östrogenmonopräparate sind 2021 im Vergleich zu 2020 um mehr als 7 % gestiegen bei allen Applikationsformen (◘ Tab. 38.2). Östrogenpflaster ermöglichen eine transdermale Resorption von Estradiol in Dosierungen von täglich 25–100 µg bei zweimaliger bzw. einmaliger Gabe pro Woche, Gele und Sprays werden in der Regel täglich appliziert. Transdermal werden infolge der Umgehung der Leber 40fach kleinere Estradioldosen benötigt. In die Leber gelangen auf diesem Wege erheblich geringere Hormonmengen, so dass die östrogenabhängige Synthese von Angiotensinogen, Lipoproteinen und Gerinnungsfaktoren nicht übermäßig stimuliert wird. In einer Fallkontrollstudie wurden bereits 2007 erste Daten erhoben, dass nur die orale, aber nicht die transdermale Hormontherapie mit einem erhöhten Thromboembolierisiko (4,2-fach versus 0,9-fach) einhergeht (Canonico et al. 2007, ESTHER-Studie). Daher werden transdermale Präparate für die Hormontherapie empfohlen (American College of Obstetricians and Gynecologists 2013; National Institute for Health and Care Excellence 2015; AWMF Peri- and Postmenopause – Diagnosis and Interventions 2020). Die orale Verordnung von Estradiol spielt im Vergleich zur transdermalen fast keine Rolle.

Nur geringe Verordnungsmengen entfallen auf orales Estriol, das nur eine schwache östrogene Wirkung hat. Es stimuliert das Endometrium nur noch schwach und löst kaum Blutungen aus. Postmenopausale Dysphorien und lokale Befunde im Genitalbereich werden gemindert.

Vaginale Östrogenpräparate hatten 2021 ein um mehr als 7 % zunehmendes Verordnungsvolumen (◘ Tab. 38.2) und machen den Großteil der DDD aller Östrogenmonopräparate aus (◘ Abb. 38.1). Vaginale Sexual-

◻ Tab. 38.2 **Verordnungen von Östrogenen 2021 (Monopräparate).** Angegeben sind die 2021 verordneten Tagesdosen, die Änderungen gegenüber 2020 und die mittleren Kosten je DDD 2021

Präparat	Bestandteile	DDD	Änderung	DDD-Nettokosten
		Mio.	%	Euro
Estradiol (transdermal)				
Gynokadin Gel	Estradiol/-valerat	78,4	(+10,3)	0,24
Lenzetto	Estradiol	25,2	(+17,9)	0,21
Estreva	Estradiol	12,6	(−1,8)	0,19
Estramon	Estradiol	9,3	(−11,8)	0,31
Femoston mono	Estradiol	2,7	(+31,1)	0,26
Sisare Gel	Estradiol	1,3	(−10,3)	0,37
		129,6	**(+8,5)**	**0,24**
Estradiol (oral)				
Estrifam	Estradiol	4,8	(+13,6)	0,31
Gynokadin	Estradiol/-valerat	2,1	(−21,0)	0,21
Estradiol-1 A Pharma	Estradiol	1,7	(+1,6)	0,25
Estradiol fem JENAPHARM	Estradiolvalerat	1,6	(−54,2)	0,21
Progynova	Estradiolvalerat	1,3	(+42,2)	0,33
		11,4	**(−11,2)**	**0,27**
Weitere Östrogene (oral)				
Ovestin Tabl.	Estriol	1,9	(+43,5)	0,56
Östrogene (vaginal)				
Oekolp Vaginal	Estriol	197,1	(−9,3)	0,09
Ovestin Creme/Ovula	Estriol	124,3	(+49,6)	0,05
Estriol Wolff	Estriol	58,7	(+11,6)	0,05
Oestro-Gynaedron/M	Estriol	28,2	(+5,3)	0,06
Gynoflor	Estriol L. acidophilus	15,4	(+14,0)	0,42
Linoladiol-H N Creme	Estradiol Prednisolon	3,9	(−5,6)	0,49
Linoladiol N Creme	Estradiol	1,1	(−14,7)	0,34
		428,7	**(+7,5)**	**0,09**
Summe		**571,5**	**(+7,4)**	**0,13**

38

hormonpräparate enthalten überwiegend Estriol, den schwächer wirksamen Metaboliten von Estradiol. Die beiden Östrogene werden erfolgreich im Rahmen der postmenopausalen Östrogentherapie als Lokaltherapeutika bei Genitalatrophien, postmenopausalen Dysurien und zur Prophylaxe bei rezidivierenden Harnwegsinfektionen eingesetzt. Östrogene werden nach vaginaler und kutaner Applikation schnell resorbiert und haben im Vergleich zur systemischen Therapie eine bessere symptomatische Wirkung (Long et al. 2006).

38.3.2 Östrogenkombinationen

Die Verordnung von Östrogen-Gestagen-Kombinationen hat sich 2021 im Vergleich zum Vorjahr stabilisiert (◘ Tab. 38.3). Die Verordnungsentwicklung der Östrogenpräparate für die postmenopausale Hormonsubstitution entspricht somit genau wie im Vorjahr den derzeitigen Empfehlungen zur Hormontherapie (siehe oben).

◘ **Tab. 38.3 Verordnungen von Östrogen-Gestagen-Kombinationen 2021.** Angegeben sind die 2021 verordneten Tagesdosen, die Änderungen gegenüber 2020 und die mittleren Kosten je DDD 2021

Präparat	Bestandteile	DDD	Änderung	DDD-Nettokosten
		Mio.	%	Euro
Estradiol und Norethisteron				
Estramon comp/-Conti	Estradiol Norethisteronacetat	11,1	(−11,9)	0,51
Cliovelle	Estradiolvalerat Norethisteronacetat	4,4	(+1,2)	0,39
Activelle	Estradiol Norethisteronacetat	2,9	(+24,2)	0,42
Kliogest N	Estradiol Norethisteronacetat	1,1	(+33,0)	0,42
		19,5	**(−3,0)**	**0,46**
Estradiol und Levonorgestrel				
Wellnara	Estradiol Levonorgestrel	2,9	(−0,4)	0,42
Cyclo Progynova N	Estradiolvalerat Levonorgestrel	2,5	(−48,5)	0,37
Fem 7 Conti	Estradiol Levonorgestrel	1,1	(> 1.000)	0,45
		6,6	**(−16,5)**	**0,41**
Estradiol und Dienogest				
Lafamme	Dienogest Estradiolvalerat	21,0	(+0,4)	0,42
Velbienne	Dienogest Estradiolvalerat	3,4	(−1,3)	0,37

�‍Tab. 38.3 (Fortsetzung)

Präparat	Bestandteile	DDD	Änderung	DDD-Nettokosten
		Mio.	%	Euro
Ladivella	Dienogest Estradiolvalerat	2,0	(+4,9)	0,37
Ariora	Dienogest Estradiolvalerat	1,8	(+0,3)	0,33
		28,3	**(+0,5)**	**0,41**
Östrogene und andere Gestagene				
Femoston Conti/-mini	Estradiol Dydrogesteron	14,5	(+9,0)	0,42
Femoston	Estradiol Dydrogesteron	7,2	(+14,6)	0,42
		21,7	**(+10,8)**	**0,42**
Summe		**76,0**	**(+0,5)**	**0,43**

38.4 Gestagene und Progesteronantagonisten

Gestagene haben im Gegensatz zu den Östrogenen ein sehr viel kleineres Verordnungsvolumen, das bis 2011 rückläufig war, seitdem aber kontinuierlich auf zuletzt 61 Mio. DDD im Jahre 2021 angestiegen ist (� Abb. 38.1). Gestagene wirken zusammen mit Östrogenen auf nahezu alle weiblichen Reproduktionsvorgänge. Sie hemmen die Östrogen-induzierte Proliferation des Endometriums und induzieren die Sekretionsphase. Alle Gestagene unterdrücken dosisabhängig die Ovulation und hemmen die Tubenmotilität. In der Schwangerschaft führen Progesteron und 17α-Hydroxyprogesteron zu einer Ruhigstellung des Uterus.

Gestagene werden entweder als natürliches Progesteron oder als synthetische Gestagene eingesetzt, die sich von dem natürlichen Gestagen Progesteron oder von Testosteron ableiten. Die meisten Derivate haben unterschiedliche Zusatzeffekte auf androgene und östrogene Hormonwirkungen. Indikation der oralen Progesteronpräparate (z. B. *Famenita, Utrogest*) und von Dydrogesteron (*Duphaston*) ist neben der Verwendung in der Reproduktionsmedizin die Endometriumprotektion für die postmenopausale Hormontherapie mit Östrogenen bei nicht hysterektomierten Frauen. Das relativ teure, täglich subkutan zu applizierende Progesteron *Prolutex* wird überwiegend in der assistierten Reproduktion eingesetzt, spielt aber mit einem kleinen Verordnungsvolumen nur eine sehr untergeordnete Rolle (� Tab. 38.4).

Chlormadinon ist zusätzlich noch für Gestagenmangelzustände bei sekundärer Amenorrhö, dysfunktionellen Blutungen und unregelmäßigen Zyklen zugelassen. Dienogest als Monopräparat (*Visanne, Zafrilla, Endovelle, Dienogest Aristo*) ist ausschließlich zur Behandlung der Endometriose zugelassen. Seine Verordnung ist 2021 stabil und das nach Progesteron häufigst verordnete Gestagen (� Tab. 38.4).

38

◘ **Tab. 38.4** **Verordnungen von Gestagenen und Progesteronantagonisten 2021.** Angegeben sind die 2021 verordneten Tagesdosen, die Änderungen gegenüber 2020 und die mittleren Kosten je DDD 2021

Präparat	Bestandteile	DDD	Änderung	DDD-Nettokosten
		Mio.	%	Euro
Progesteron				
Famenita	Progesteron	29,4	(+61,1)	0,93
Utrogest	Progesteron	3,3	(−58,6)	1,54
Progestogel	Progesteron	2,3	(−3,9)	0,64
Progestan	Progesteron	0,73	(−59,0)	0,89
Cyclogest	Progesteron	0,33	(+83,5)	2,40
Prolutex	Progesteron	0,13	(+14,4)	7,90
		36,2	**(+17,9)**	**1,01**
Weitere Gestagene				
Chlormadinon JENAPHARM	Chlormadinon	8,2	(+4,6)	0,43
Endovelle	Dienogest	4,7	(+247,8)	0,49
Duphaston	Dydrogesteron	4,4	(+3,4)	0,41
Zafrilla	Dienogest	2,2	(−17,7)	0,49
Visanne	Dienogest	1,7	(−42,2)	1,70
Dienogest Aristo	Dienogest	1,6	(+113,0)	0,49
MPA Gyn HEXAL	Medroxyprogesteronacetat	0,86	(−2,4)	0,40
		23,6	**(+14,1)**	**0,54**
Summe		**59,9**	**(+16,4)**	**0,82**

38.5 Hormonale Kontrazeptiva

Kontrazeptiva gehören ganz überwiegend zur Gruppe der Östrogen-Gestagen-Kombinationen. Als Ovulationshemmer supprimieren sie in erster Linie die Ausschüttung des hypothalamischen Gonadotropin-Releasinghormons und der hypophysären Gonadotropine. Dadurch hemmen sie Follikelwachstum, Ovulation und Gelbkörperbildung. Die Gestagenkomponente vermindert zusätzlich die Proliferation des Endometriums (Nidationshemmung) und steigert die Viskosität des Zervixschleims (Hemmung der Spermienaszension).

Orale Kontrazeptiva sind seit ihrer Einführung vor fast 60 Jahren kontinuierlich weiterentwickelt worden, um das Nebenwirkungsrisiko zu reduzieren. Nach der Beobachtung von seltenen, aber gefährlichen kardiovaskulären Komplikationen in Form von Schlaganfällen, Herzinfarkten und Thromboembolien (Royal College of General Practitioners 1981) wurde zunächst Ethinylestradiol als wichtigste Östrogenkomponente von 50 auf 20–35 µg pro Tag reduziert. Mit diesen Präparaten gingen die thromboembolischen Zwischenfälle zurück. In einer dänischen Kohortenstudie an 1,6 Mio. Frauen war das absolute Risiko thromboembolischer Komplikationen (Schlaganfälle, Herzinfarkte) gering, wurde aber durch höher dosiertes Ethinylestradiol (30–40 µg/Tag) stärker als durch niedrig dosierte Präparate (20 µg Tag) erhöht (Lidegaard et al. 2012). Nach der Einführung niedrig dosierter Gestagene aus der Gruppe der Gonangestagene (Desogestrel 1981, Gestoden 1987) wurden im Oktober 1995 drei große Studien bekannt, die ein erhöhtes thromboembolisches Risiko für die beiden niedrig dosierten Gestagene zeigten (World Health Organization Collaborative Study 1995; Jick et al. 1995; Spitzer et al. 1996). Eine Metaanalyse von 12 Studien bestätigte, dass orale Kontrazeptiva der dritten Generation (Desogestrel, Gestoden) ein 1,7fach erhöhtes Thromboserisiko im Vergleich zu Kontrazeptiva der zweiten Generation hatten (Kemmeren et al. 2001). Auch für Drospirenon wurde ein erhöhtes thromboembolisches Risiko beschrieben (Wu et al. 2013). Ein Cochrane-Review von 26 Studien zeigte weiterhin ein um 50–100 % erhöhtes Thromboserisiko von Kontrazeptivakombinationen mit Gestoden, Desogestrel, Cyproteronacetat oder Drospirenon im Vergleich zu Levonorgestrelkombinationen (de Bastos et al. 2014). Die LL zur Hormonellen Empfängnisverhütung fasst das VTE-Risiko in Abhängigkeit vom Gestagen zusammen (AWMF LL Hormonal Contraception 2019). Gestagenmonopräparate dagegen bedingen kein erhöhtes Thromboserisiko (AWMF LL Hormonal Contraception 2019).

Ein weiteres seit langem diskutiertes Nebenwirkungsrisiko ist die Karzinogenität. Nach Leitlinie ist das Risiko für Mammakarzinom unklar, für Zervixkarzinom erhöht und für Ovarialkarzinom aber reduziert (AWMF LL Hormonal Contraception 2019).

38.5.1 Einphasen- und Sequenzialpräparate

Die Verordnungen der hormonalen Kontrazeptiva sind nach einem Anstieg von 2018 bis 2020 wieder gering rückläufig (◘ Abb. 38.1). Dies betrifft die Kombinationspräparate, nicht aber die Gestagenmonokontra-

zeptiva (◘ Tab. 38.5). Nach Kontrazeptiva mit Levonorgestrel werden Kontrazeptiva mit Dienogest am zweithäufigsten verordnet. Dienogest ist ein gestagenes Nortestosteronderivat mit antiandrogenen Eigenschaften, das 1995 in Deutschland zur hormonalen Kontrazeption und zur Behandlung von Frauen mit Akne eingeführt wurde. Laut aktueller Fachinformation ist das relative Thromboserisiko von Dienogest um Faktor 1,6 erhöht und somit höher im Vergleich zu Levonorgestrel, Norgestimat oder Norethisteron (siehe auch AWMF LL Hormonal Contraception 2019).

Desogestrelkombinationen wurden 2021 bei insgesamt niedrigen Verordnungszahlen im Vergleich zu 2020 deutlich seltener verordnet (◘ Tab. 38.5). Für Desogestrel ist schon seit 20 Jahren ein erhöhtes thromboembolisches Risiko bekannt (Kemmeren et al. 2001). Drospirenonhaltige Präparate spielen in absoluten Verordnungszahlen kaum eine Rolle. Als reines Gestagenpräparat ist 2021 aber erstmals ein Drospirenonpräparat (*Slinda*) gelistet.

Die 2012 eingeführte Nomegestrolkombination *Zoely* zeigt auch 2021 wie 2020 bei insgesamt geringen Verordnungszahlen nach dem Einbruch der Verordnungszahlen 2019 (◘ Tab. 38.5), der vermutlich durch Lieferverzögerungen des Herstellers bedingt war, einen deutlichen weiteren Verordnungszuwachs (Deutsche Apothekerzeitung 2019). Das Präparat enthält ein seit 30 Jahren bekanntes Gestagen in fixer Kombination mit natürlichem Estradiol. Im direkten Vergleich mit einer Drospirenonkombination hatte *Zoely* einen sicheren Konzeptionsschutz, verursachte aber häufiger Nebenwirkungen wie Veränderungen der monatlichen Abbruchblutung, Akne und Gewichtszunahme (Übersicht bei Yang und Plosker 2012).

Sequenzialpräparate sind nur mit einem Präparat vertreten (◘ Tab. 38.6) bei stabilen Verordnungszahlen. Ursachen könnten zum einen die Verwendung von Estradiol anstelle von Ethinylestradiol und zum anderen die Zulassung bei Hypermenorrhoe sein. Bei *Qlaira* handelt es sich um ein Dreiphasenpräparat, das wie *Zoely* natürliches Estradiol, aber in

Tab. 38.5 Verordnungen von Kontrazeptiva 2021. Angegeben sind die 2021 verordneten Tagesdosen, die Änderungen gegenüber 2020 und die mittleren Kosten je DDD 2021

Präparat	Bestandteile	DDD	Änderung	DDD-Nettokosten
		Mio.	%	Euro
Mit Levonorgestrel				
Swingo	Ethinylestradiol Levonorgestrel	39,0	(−13,6)	0,21
Asumate	Ethinylestradiol Levonorgestrel	37,2	(+54,1)	0,25
Maexeni/-mite	Ethinylestradiol Levonorgestrel	15,7	(+287,7)	0,19
Evaluna	Ethinylestradiol Levonorgestrel	9,5	(−76,5)	0,22
Minisiston/-fem	Ethinylestradiol Levonorgestrel	7,9	(−18,7)	0,29
Omsan	Ethinylestradiol Levonorgestrel	5,4	(+379,9)	0,23
Microgynon	Ethinylestradiol Levonorgestrel	5,1	(−16,6)	0,23
Kleodina	Ethinylestradiol Levonorgestrel	4,8	(−14,6)	0,21
Monostep	Ethinylestradiol Levonorgestrel	3,3	(−16,6)	0,26
Femikadin	Ethinylestradiol Levonorgestrel	2,7	(−28,8)	0,21
Levomin	Ethinylestradiol Levonorgestrel	2,4	(+34,6)	0,18
Leios	Ethinylestradiol Levonorgestrel	1,4	(−18,5)	0,31
		134,6	**(−8,9)**	**0,23**
Mit Desogestrel				
Desofemine	Ethinylestradiol Desogestrel	2,2	(−23,5)	0,21
Lamuna	Ethinylestradiol Desogestrel	2,1	(−21,1)	0,24
Cedia	Ethinylestradiol Desogestrel	2,0	(−12,3)	0,21
		6,2	**(−19,4)**	**0,22**

◘ Tab. 38.5 (Fortsetzung)

Präparat	Bestandteile	DDD	Änderung	DDD-Nettokosten
		Mio.	%	Euro
Mit Chlormadinonacetat				
Belara	Ethinylestradiol Chlormadinonacetat	21,5	(−1,3)	0,40
Solera	Chlormadinon Ethinylestradiol	1,4	(+14,3)	0,25
		22,9	**(−0,5)**	**0,39**
Mit Dienogest				
Maxim	Ethinylestradiol Dienogest	55,0	(−11,6)	0,29
Dienovel	Ethinylestradiol Dienogest	12,5	(+4,3)	0,21
Sibilla	Ethinylestradiol Dienogest	8,4	(−29,8)	0,21
Velafee	Ethinylestradiol Dienogest	6,7	(−4,2)	0,25
Aristelle	Ethinylestradiol Dienogest	5,6	(−15,7)	0,20
Luvyna	Ethinylestradiol Dienogest	2,7	(−7,9)	0,19
Stella STADA	Ethinylestradiol Dienogest	1,5	(−39,8)	0,19
		92,4	**(−12,2)**	**0,26**
Mit Nomegestrol				
Zoely	Estradiol Nomegestrol	4,1	(+34,7)	0,40
Mit Drospirenon				
Yiznell	Ethinylestradiol Drospirenon	1,5	(+79,8)	0,34
Sidretella	Ethinylestradiol Drospirenon	1,1	(−25,8)	0,35
		2,6	**(+12,4)**	**0,34**
Summe		**262,9**	**(−9,1)**	**0,25**

38

◘ Tab. 38.6 Verordnungen von weiteren Kontrazeptiva 2021. Angegeben sind die 2021 verordneten Tagesdosen, die Änderungen gegenüber 2020 und die mittleren Kosten je DDD 2021

Präparat	Bestandteile	DDD	Änderung	DDD-Nettokosten
		Mio.	%	Euro
Sequenzialpräparate				
Qlaira	Estradiolvalerat Dienogest	4,3	(−0,3)	0,49
Gestagenpräparate				
Solgest	Desogestrel	10,1	(+1,3)	0,21
Desogestrel Aristo	Desogestrel	4,5	(+101,9)	0,19
Feanolla	Desogestrel	2,4	(−24,5)	0,19
Desirett	Desogestrel	1,9	(−3,2)	0,26
Slinda	Drospirenon	1,6	(neu)	0,49
		20,6	**(+18,4)**	**0,23**
Vaginale Kontrazeptiva				
Ginoring	Ethinylestradiol Etonogestrel	12,5	(+28,2)	0,39
NuvaRing	Ethinylestradiol Etonogestrel	1,2	(−31,7)	0,53
Setlona	Ethinylestradiol Etonogestrel	1,1	(−50,0)	0,38
		14,8	**(+8,1)**	**0,40**
Transdermale Kontrazeptiva				
Evra transdermales Pflaster	Ethinylestradiol Norelgestromin	1,3	(+7,2)	0,46
Summe		**41,0**	**(+12,0)**	**0,33**

größerer Menge, enthält. Es gibt bisher keine zuverlässigen Kriterien für die Entscheidung, ob eine Patientin eher Einphasen- oder Sequenzialpräparate einnehmen sollte.

38.5.2 Gestagenmonopräparate

Eine deutliche Steigerung findet sich erneut bei Gestagenmonopräparaten um 12 %. Gestagenmonopräparate sind 2021 in der Liste der topverordneten Präparate mit 4 Desogestrelpräparaten und erstmals mit einem Drospi-

renonpräparat vertreten (◘ Tab. 38.6). Orale niedrig dosierte Desogestrelpräparate enthalten eine halb so hoch dosierte Gestagenmenge (75 µg/Tag) wie die Desogestrelkombinationen aus der Gruppe der Einphasenpräparate (z. B. *Lamuna*), weisen aber einen genauso sicheren Konzeptionsschutz wie Einphasenpräparate auf. Mit *Slinda* ist erstmals ein Drospirenonpräparat vertreten. Die Einnahme erfolgt über 24 Tage gefolgt von einer viertätigen Einnahmepause für eine bessere Blutungsstabilität.

38.5.3 Vaginale hormonale Kontrazeptiva

Die vaginal anwendbare Östrogen-Gestagen-Kombination *NuvaRing* enthält ein vaginales Freisetzungssystem, das pro Tag 15 µg Ethinylestradiol und 120 µg Etonogestrel abgibt. Mittlerweile sind mehrere Ringsysteme auf dem Markt. Diese Generika haben einen starken Zuwachs erlebt, während die Verordnung von *NuvaRing* auch 2021 deutlich rückläufig war. Vorteile sind die einmal monatliche Anwendung sowie die Möglichkeit, Östrogene und Gestagene in niedrigeren Dosen anzuwenden als bei kombinierten oralen Kontrazeptiva. Daraus resultieren konstante Serumhormonspiegel, gute Zyklusstabilität und sichere Kontrazeption bei Magen-Darm-Störungen. In einer offenen Einjahresstudie an 1.030 Frauen wurde eine vergleichbare Wirksamkeit und Verträglichkeit wie mit einem oralen Kontrazeptivum festgestellt (Oddsson et al. 2005). Im Vergleich zu 2020 hat die Verordnung weiter angezogen bedingt durch die zunehmende Verschreibung eines Generikums.

Literatur

American College of Obstetricians and Gynecologists (2013) Committee opinion no. 556: Postmenopausal estrogen therapy: route of administration and risk of venous thromboembolism. Obstet Gynecol 121:887–890

AWMF Hormonal contraception. Guideline of the DGGG, SGGG and OEGGG (S3-Level, AW MF Registry No. 015/015, November 2019). http://www.awmf.org/leitlinien/detail/ll/015-015.html

AWMF Peri- and Postmenopause – Diagnosis and Interventions. Guideline of the DGGG, SGGG and OEGGG (S3 Level, AW MF Registry No. 015-062, January 2020). https://www.awmf.org/leitlinien/detail/ll/015-062.html

de Bastos M, Stegeman BH, Rosendaal FR, Van Hylckama Vlieg A, Helmerhorst FM, Stijnen T, Dekkers OM (2014) Combined oral contraceptives: venous thrombosis. Cochrane Database Syst Rev. https://doi.org/10.1002/14651858.CD010813.pub2

Canonico M, Oger E, Plu-Bureau G, Conard J, Meyer G, Lévesque H, Trillot N, Barrellier MT, Wahl D, Emmerich J, Scarabin PY (2007) Hormone therapy and venous thromboembolism among postmenopausal women: impact of the route of estrogen administration and progestogens: the ESTHER study. Circulation 115:840–845

Chester RC, Kling JM, Manson JE (2018) What the Women's Health Initiative has taught us about menopausal hormone therapy. Clin Cardiol 41:247–252

Chlebowski RT, Anderson GL, Gass M, Lane DS, Aragaki AK, Kuller LH, Manson JE, Stefanick ML, Ockene J, Sarto GE, Johnson KC, Wactawski-Wende J, Ravdin PM, Schenken R, Hendrix SL, Rajkovic A, Rohan TE, Yasmeen S, Prentice RL (2010) Estrogen plus progestin and breast cancer incidence and mortality in postmenopausal women. JAMA 304:1684–1692

Deutsche Apothekerzeitung (2019) Engpass beendet. Zoely ist zurück. https://www.deutsche-apotheker-zeitung.de/news/artikel/2019/08/15/zoely-ist-zurueck

European Association of Urology https://uroweb.org/guidelines/sexual-and-reproductive-health. Zugegriffen: 25. Aug. 2022

European Medicines Agency (2020) Restrictions in use of cyproterone due to meningioma risk. https://www.ema.europa.eu/en/medicines/human/referrals/cyproterone-containing-medicinal-products (Erstellt: 27. März 2020) (EMA/147755/2020)

Heiss G, Wallace R, Anderson GL, Aragaki A, Beresford SA, Brzyski R, Chlebowski RT, Gass M, LaCroix A, Manson JE, Prentice RL, Rossouw J, Stefanick ML (2008) Health risks and benefits 3 years after stopping randomized treatment with estrogen and progestin. JAMA 299:1036–1045

Jick H, Jick SS, Gurewich V, Myers MW, Vasilakis C (1995) Risk of idiopathic cardiovascular death and nonfatal venous thromboembolism in women using oral contraceptives with differing progestagen components. Lancet 346:1589–1593

Kemmeren JM, Algra A, Grobbee DE (2001) Third generation oral contraceptives and risk of venous thrombosis: meta-analysis. Brit Med J 323:1–9

LaCroix AZ, Chlebowski RT, Manson JE, Aragaki AK, Johnson KC, Martin L, Margolis KL, Stefanick ML, Brzyski R, Curb JD, Howard BV, Lewis CE, Wactawski-Wende J (2011) Health outcomes after stopping conjugated equine estrogens among postmenopausal women with prior hysterectomy: a randomized controlled trial. JAMA 305:1305–1314

Lidegaard Ø, Løkkegaard E, Jensen A, Skovlund CW, Keiding N (2012) Thrombotic stroke and myocardial infarction with hormonal contraception. N Engl J Med 366:2257–2266

Long CY, Liu CM, Hsu SC, Wu CH, Wang CL, Tsai EM (2006) A randomized comparative study of the effects of oral and topical estrogen therapy on the vaginal vascularization and sexual function in hysterectomized postmenopausal women. Menopause 13:737–743

Manson JE, Chlebowski RT, Stefanick ML, Aragaki AK, Rossouw JE, Prentice RL, Anderson G, Howard BV, Thomson CA, LaCroix AZ, Wactawski-Wende J, Jackson RD, Limacher M, Margolis KL, Wassertheil-Smoller S, Beresford SA, Cauley JA, Eaton CB, Gass M, Hsia J, Johnson KC, Kooperberg C, Kuller LH, Lewis CE, Liu S, Martin LW, Ockene JK, O'Sullivan MJ, Powell LH, Simon MS, Van Horn L, Vitolins MZ, Wallace RB (2013) Menopausal hormone therapy and health outcomes during the intervention and extended poststopping phases of the Women's Health Initiative randomized trials. JAMA 310:1353–1368

National Institute for Health and Care Excellence (2015) Menopause: diagnosis and management. NICE guideline published. https://www.nice.org.uk/guidance/ng23 (Erstellt: 12. Nov. 2015) (NG 23)

Oddsson K, Leifels-Fischer B, de Melo NR, Wiel-Masson D, Benedetto C, Verhoeven CH, Dieben TO (2005) Efficacy and safety of a contraceptive vaginal ring (NuvaRing) compared with a combined oral contraceptive: a 1 year randomized trial. Contraception 71:176–182

Qaseem A, Horwitch CA, Vijan S et al (2020) Testosterone treatment in adult men with age-related low testosterone: a clinical guideline from the American College of Physicians. Ann Intern Med 172:126–133

Royal College of General Practitioners Oral Contraception Study (1981) Further analysis of mortality in oral contraceptive users. Lancet 1:541–546

Spitzer WO, Lewis MA, Heinemann LAJ, Thorogood M, MacRae KD (1996) Third generation oral contraceptives and risk of venous thromboembolic disorders: an international case-control study. Brit Med J 312:83–88

Womens Health Initiative Steering Committee (2004) Effect of conjugated equine estrogen in postmenopausal women with hysterectomy. The Women's Health Initiative randomized controlled trial. JAMA 291:1701–1712

World Health Organization Collaborative Study of Cardiovascular Disease and Steroid Hormone Contraception (1995) Effect of different progestagens in low oestrogen oral contraceptives on venous thromboembolic disease. Lancet 346:1582–1588

Writing Group for the Women's Health Initiative Investigators (2002) Risks and benefits of estrogen plus progestin in healthy postmenopausal women. Principal results from the Women's Health Initiative randomized controlled trial. JAMA 288:321–333

Wu C, Grandi S, Filion K, Abenhaim H, Joseph L, Eisenberg M (2013) Drospirenone-containing oral contraceptive pills and the risk of venous and arterial thrombosis: a systematic review. Br J Obstet Gynaecol 120:801–811

Yang LP, Plosker GL (2012) Nomegestrol acetate/estradiol: in oral contraception. Drugs 72:1917–1928

Hypophysen- und Hypothalamushormone

Roland Seifert

Auf einen Blick

Verordnungsprofil Die Verordnungszahlen von Gonadorelinantagonisten, Somatostatinanaloga, des sehr teuren Vasopressinantagonisten Tolvaptan sowie von Prolaktinhemmern haben 2021 deutlich zugenommen. Die Verordnungen von Choriogonadotropinpräparaten und des Ovulationsauslösers Clomifen waren rückläufig; die Verordnungen von Follitropinpräparaten stiegen leicht. Bei den Somatotropinpräparaten ist ein sehr deutlicher Trend zu preiswerteren Biosimilars zu erkennen. Es werden hier Einsparpotenziale realisiert. Auch bei den Verordnungen von Desmopressin und Bromocriptin werden Einsparpotenziale umgesetzt.

Hormone der Hypophyse und des Hypothalamus sind die zentralen Steuerungssignale für endokrine Drüsen und somatische Körperfunktionen. So regeln einige Hypophysenhormone die periphere Hormonproduktion in Schilddrüse, Nebennierenrinde und Gonaden, andere steigern Wachstum, Laktation, peripheren Gefäßtonus und renale Wasserrückresorption. Die Steuerung der hypophysären Hormonfreisetzung erfolgt einerseits zentral durch die übergeordneten Releasinghormone und Hemmstoffe des Hypothalamus, andererseits bei einigen Hypophysenhormonen durch die peripheren Hormone der endokrinen Drüsen über eine inhibitorische Feedbackregulation.

Hypophysen- und Hypothalamushormone wurden ursprünglich als Diagnostika für die Funktionsprüfung endokriner Organe eingesetzt. Seit vielen Jahren steht jedoch ihre therapeutische Bedeutung im Vordergrund. Besonders zu nennen ist die Hemmung gonadotroper Funktionen durch Gonadorelinanaloga bei der hormonsuppressiven Behandlung des Prostatakarzinoms, die Substitution des Wachstumshormonmangels und die ovarielle Stimulation mit Gonadotropinen zur Behandlung der weiblichen Infertilität im Rahmen der In-vitro-Fertilisation. Es sind relativ teure Arzneimittel.

39.1 Gonadorelin- und Gonadotropinpräparate

Die Gonadotropin-Releasinghormone des Hypothalamus (Gonadoreline, GnRH, LHRH) und die Gonadotropine des Hypophysenvorderlappens werden als gonadale Steuerungshormone für zahlreiche Indikationen eingesetzt. Follitropin (Follikelstimulierungshormon, FSH) stimuliert die Follikelreifung im Ovar und die Spermatogenese im Hoden. Lutropin (Luteinisierungshormon, LH) erhöht die ovarielle Steroidsynthese und induziert in der Zyklusmitte den Eisprung. In den Leydigzellen des Hodens stimuliert Lutropin die Androgensynthese. Choriongonadotropin ist ein weiteres Gonadotropin, das in der Plazenta gebildet wird und vorwiegend luteotrope Aktivität hat. Alle drei Gonadotropine werden in aktiver Form über die Niere ausgeschieden und können aus dem Harn durch Aufreinigung gewonnen werden.

39.1.1 Gonadorelinpräparate

Neben den natürlichen Gonadotropin-Releasinghormonen werden synthetische Gonadorelinanaloga eingesetzt, die aufgrund ihrer stärkeren Wirkung und längeren Wirkungsdauer die hypophysären Gonadorelinrezeptoren desensitisieren und dann als funktionelle Gonadorelinantagonisten die hypophysäre Gonadotropinsekretion und die nachgeschaltete gonadale Steroidsynthese hemmen.

Mit der Einführung der beiden Gonadorelinantagonisten Cetrorelix und Ganirelix besteht die Möglichkeit einer direkten Blockade hypophysärer Gonadorelinrezeptoren. Dieses Behandlungsprinzip wirkt schneller und führt seltener zu ovarieller Überstimulation. Nach einem Cochrane-Review (45 Studien mit 7.511 Frauen) gab es keinen Unterschied in der Lebendgeburtenrate zwischen Gonadorelinagonisten und Gonadorelinantagonisten (Al-Inany et al. 2011). Im Jahre 2021 sind die Verordnungen der Gonadorelinantagonisten deutlich angestiegen (❏ Tab. 39.1).

39.1.2 Follitropinpräparate

Das DDD-Volumen der Follitropinpräparate ist im Vergleich zum Vorjahr leicht angestiegen (❏ Tab. 39.1). Ihre Hauptindikation ist die weibliche Infertilität. Dabei werden sie zur Stimulation des Follikelwachstums bei hypo- oder normogonadotroper Ovarialinsuffizienz sowie bei der In-vitro-Fertilisation (IVF) zur kontrollierten ovariellen Überstimulation eingesetzt. Wesentlich seltener werden sie zur Stimulation der Spermiogenese bei hypogonadotropem Hypogonadismus zusammen mit humanem Choriongonadotropin verwendet.

Die Verordnungen der Follitropinpräparate liegen mit 1,4 Mio. DDD (Nettokosten 61 Mio. €) immer noch erheblich unter dem Niveau vor der Einführung der 2004 geänderten Kostenregelungen für die künstliche Befruchtung, das damals bei 3,6 Mio. DDD lag (vgl. Arzneiverordnungs-Report 2004, Kap. 31 Hypophysen- und Hypothalamushormone). Bei einer mittleren Tagesdosis von 150–225 I.E. und einer mittleren Behandlungsdauer von 10 Tagen werden für eine ausreichende Follikelreifung 1.875 I.E. (25 WHO-DDD zu 75 I.E.) für einen Behandlungszyklus und für die durchschnittlich 1,66 Behandlungszyklen pro Patientin 3.113 I.E. (41,4 WHO-DDD) benötigt. Aus den Verordnungen von 1,4 Mio. DDD errechnet sich damit, dass 2021 insgesamt ca. 33.000 GKV-Patientinnen mit Follitropinpräparaten für die IVF behandelt wurden. Nach den Daten des Deutschen IVF-Registers (2019) wurden 2017 insgesamt 64.247 Frauen behandelt, wobei in dem Register nicht nur GKV-Versicherte sondern alle behandelten Frauen erfasst werden. Die Zahl der Lebendgeburten nach IVF-Behandlung betrug 2017 21.295 Kinder (Deutsches IVF-Register 2019). Die eindrucksvollen Erfolge der Reproduktionsmedizin sollten Anlass sein, die Beschränkungen der Kostenübernahme für Kinderwunschbehandlung aufzuheben, vor allem vor dem Hintergrund niedriger Geburtenraten und des demografischen Wandels.

Führendes Präparat ist weiterhin das rekombinante Gonadotropin *Gonal* (Follitropin alfa ❏ Tab. 39.1). Menotropin (*Menogon*) ist ein humanes Menopausengonadotropin, das aus dem Harn postmenopausaler Frauen gewonnen wird und zu gleichen Teilen Follitropin und Lutropin enthält. Ein Cochrane-Review zeigte nur geringe Unterschiede zwischen Menotropin und rekombinantem Follitropin bezüglich Lebendgeburten oder Hyperstimulationssyndrom (Van Wely et al. 2012).

39.1.3 Choriongonadotropin

Ein weiteres häufig verordnetes Gonadotropin ist das aus Schwangerenharn gewonnene humane Choriongonadotropin (*Brevactid*), das wegen seiner LH-Aktivität eingesetzt wird. Trotz unterschiedlicher endogener Funktionen werden Lutropin und das luteotrop wirkende humane Choriongonadotropin in der prakti-

◘ Tab. 39.1 Verordnungen von Gonadorelin- und Gonadotropinpräparaten 2021. Angegeben sind die 2021 verordneten Tagesdosen, die Änderungen gegenüber 2020 und die mittleren Kosten je DDD 2021

Präparat	Bestandteile	DDD	Änderung	DDD-Nettokosten
		Mio.	%	Euro
Gonadorelinantagonisten				
Orgalutran	Ganirelix	0,13	(+24,1)	41,20
Fyremadel	Ganirelix	0,05	(−14,5)	40,58
Cetrotide	Cetrorelix	0,04	(+2,5)	49,88
		0,22	**(+9,2)**	**42,73**
Choriongonadotropin				
Brevactid	Choriongonadotropin	1,1	(−7,6)	0,91
Ovitrelle	Choriongonadotropin alfa	0,11	(+24,3)	50,47
		1,2	**(−5,4)**	**5,57**
Follitropinpräparate				
Gonal	Follitropin alfa	0,40	(−8,3)	40,61
Ovalcap	Follitropin alfa	0,27	(+28,1)	34,58
Menogon	Menotropin	0,23	(−2,5)	32,49
Pergoveris	Lutropin alfa Follitropin alfa	0,21	(+10,7)	84,93
Puregon	Follitropin beta	0,18	(−13,9)	34,48
Bemfola	Follitropin alfa	0,08	(+24,0)	31,78
		1,4	**(+1,7)**	**43,48**
Ovulationsauslöser				
Clomifen-ratiopharm	Clomifen	2,4	(−2,3)	0,34
Summe		**5,2**	**(−1,6)**	**14,66**

schen Anwendung häufig als austauschbar angesehen. Humanes Choriongonadotropin hat jedoch eine höhere Rezeptoraffinität und eine längere Halbwertszeit als Lutropin (Übersicht bei Choi und Smitz 2014). In der Gynäkologie wird humanes Choriongonadotropin zur Ovulationsauslösung nach eingetretener Follikelreifung im Rahmen der assistierten Fertilisation und in der Kinderheilkunde bei Kryptorchismus und bei verzögerter Pubertätsentwicklung zur Steigerung der Gonadenfunktion eingesetzt.

Die beiden Hauptvertreter haben ein unterschiedliches Indikationsspektrum. Bei *Brevactid* überwiegen die pädiatrischen Indikationen mit geringeren Dosierungen, die entsprechend der WHO-DDD dann auch erheblich geringere DDD-Kosten aufweisen (◘ Tab. 39.1). Das rekombinante humane Choriongonadotropin alfa (*Ovitrelle*) ist ausschließlich zur Stimulation des Follikelwachstums zugelassen. Auch hier hat ein Cochrane-Review gezeigt, dass es keine überzeugenden Belege für einen Unterschied zwischen dem rekombinanten und dem gereinigtem Choriongonadotropin bezüglich Lebendgeburten, Schwangerschaftsraten oder Hyperstimulationssyndrom gibt (Youssef et al. 2016).

39.1.4 Ovulationsauslöser

Clomifen ist ein oral wirksames Antiöstrogen, das durch Blockade inhibitorischer Östrogenrezeptoren in Hypothalamus und Hypophyse die Gonadorelin- und Gonadotropinsekretion steigert und dadurch eine Ovulation bei anovulatorischen Zyklen auslöst. Es gilt allgemein als Mittel der ersten Wahl für die pharmakologische Ovulationsinduktion bei Frauen mit polyzystischen Ovarien (PCO). Mit Clomifen beträgt die Lebendgeburtsrate 23 %, allerdings verbunden mit einem erhöhten Risiko von Mehrlingsschwangerschaften (Übersicht bei Perales-Puchalt und Legro 2013). Clomifen wurde 2021 etwas weniger häufig verordnet als 2020 (◘ Tab. 39.1).

39.2 Wachstumshormonpräparate

39.2.1 Wachstumshormon

Wachstumshormon ist ein weiteres Hormon des Hypophysenvorderlappens. Seine wichtigste Indikation ist die Behandlung des hypophysären Minderwuchses. Die 1985 eingeführten gentechnischen Präparate haben eindrucksvolle Erfolge bei der Steigerung des Längenwachstums von Kindern mit hypophysärem Minderwuchs ermöglicht. Die Behandlung wird für Kinder mit nachgewiesenem Wachstumshormonmangel, Turner-Syndrom, Prader-Willi-Syndrom, chronischer Niereninsuffizienz und Kleinwuchs wegen SHOX-Mangel empfohlen (National Institute for Health and Care Excellence 2010). Nach Erreichen der Zielgröße kann die Somatropinbehandlung normalerweise beendet werden.

Seit 1996 ist Wachstumshormon auch zur Substitution des Wachstumshormonmangels bei Erwachsenen zugelassen. In kontrollierten Studien bei Erwachsenen mit Somatropinmangel gibt es Hinweise auf eine erhöhte Knochendichte, eine verbesserte Leistungsfähigkeit der Muskulatur und eine Senkung des Körperfettgehalts. Eine Substitution von Wachstumshormon kann daher für Erwachsene mit nachgewiesenem Wachstumshormonmangel von Vorteil sein. Jedoch sind weitere kontrollierte Studien erforderlich, um individualisierte Wirksamkeitsmarker zu verfeinern. Da Wachstumshormon bei sonst gesunden Personen mit normaler Hypophysenfunktion inakzeptable Nebenwirkungen haben kann, empfehlen Leitlinien kein Wachstumshormon als Anti-Aging-Therapie (Übersicht bei Melmed 2019).

Die Verordnungen von Somatropin insgesamt sind 2021 konstant geblieben (◘ Tab. 39.2). Das preisgünstige Biosimilar (*Omnitrope*) führt sehr deutlich bei den Somatotropin-Verordnungen, bei deutlich steigenden Verordnungszahlen. Dies zeigt, dass in der Praxis Einsparpotenziale durch Biosimilars zunehmend realisiert werden. Dieser Verordnungstrend ist sehr zu begrüßen. Mit der Entwicklung langwirkender Somatropinanaloga wird es möglich sein, die bisher täglichen Injektionen auf einmal wöchentliche oder monatliche Gabe zu reduzieren (Moore et al. 2016).

39.3 Weitere Hypophysenhormone

39.3.1 Somatostatinanaloga

Somatostatin hemmt die Freisetzung anderer Peptidhormone aus dem Hypophysenvorderlappen und dem Gastrointestinaltrakt. Octreotid ist ein Somatostatinanalogon mit stärkerer und längerer Wirkung, das zur symptomatischen Therapie endokrin aktiver Tumoren des Gastrointestinaltrakts (metastasierende Karzinoide, VIPome, Glukagonome) sowie bei Akromegalie eingesetzt wird. Als zweiter Vertreter dieser Arzneistoffgruppe wurde 2005 Lanreotid (*Somatuline*) primär zur Behand-

39

◘ Tab. 39.2 Verordnungen von Wachstumshormonen und weiteren Hypophysenhormonen 2021.
Angegeben sind die 2021 verordneten Tagesdosen, die Änderungen gegenüber 2020 und die mittleren Kosten je DDD 2021

Präparat	Bestandteile	DDD	Änderung	DDD-Nettokosten
		Mio.	%	Euro
Wachstumshormone				
Omnitrope	Somatropin	1,5	(+8,4)	27,99
Norditropin	Somatropin	1,1	(−0,2)	39,04
Genotropin	Somatropin	0,77	(−12,3)	37,28
		3,4	**(+0,1)**	**33,73**
Somatostatinanaloga				
Somatuline	Lanreotid	1,4	(+9,6)	67,93
Sandostatin	Octreotid	0,82	(+10,3)	61,22
		2,2	**(+9,9)**	**65,44**
Vasopressinanaloga				
Nocutil	Desmopressin	2,4	(+14,5)	3,17
Desmogalen	Desmopressin	0,99	(+15,4)	1,36
Minirin	Desmopressin	0,80	(−34,6)	5,09
Desmopressin TEVA	Desmopressin	0,62	(−1,9)	4,03
		4,8	**(+0,0)**	**3,22**
Vasopressinantagonisten				
Samsca	Tolvaptan	0,13	(+12,7)	184,54
Summe		**10,5**	**(+2,1)**	**28,29**

lung der Akromegalie eingeführt. Beide Präparate werden als Depotpräparate mit einem Injektionsintervall von 28 Tagen angewendet und sind etwa genauso wirksam (Übersicht bei Fleseriu 2011). Die Verordnungszahlen von Lanreotid und Octreotid haben deutlich zugenommen. Nachteilig bei beiden Präparaten sind die sehr hohen DDD-Nettokosten (◘ Tab. 39.2). Deshalb ist eine genaue Indikationsstellung erforderlich.

39.3.2 Vasopressinanaloga

Desmopressin ist ein Derivat des Hyopohysenhinterlappenhormons Vasopressin (Adiuretin) mit verstärkter antidiuretischer Wirkung ohne wesentliche blutdrucksteigernde Aktivität. Hauptindikation ist der zentrale Diabetes insipidus. Die Verordnungen waren 2021 konstant (◘ Tab. 39.2). Es ist wie schon auch im Vorjahr eine begrüßenswerte Verschiebung in den Verordnungen von den teuren hin zu den preiswerten Präparten festzustellen. Es werden Einsparpotenziale realisiert.

39.3.3 **Vasopressinantagonist**

Tolvaptan (*Samsca*) ist ein selektiver V2-Vasopressinrezeptorantagonist, der 2009 zur Behandlung einer Hyponatriämie als sekundäre Folge des Syndroms der inadäquaten Sekretion des antidiuretischen Hormons zugelassen wurde. Tolvaptan (*Jinarc*) wurde zur Behandlung der autosomal-dominanten polyzystischen Nierenerkrankung zugelassen (siehe Arzneiverordnungs-Report 2016, Kap. 3, Abschn. 3.2.6). In dieser Indikation wird die Progression von Zystenentwicklung und Niereninsuffizienz verlangsamt. Unerwünschte Wirkungen sind allerdings relativ häufig. Eine aktuelle Meta-Analyse bestätigt diese Einschätzung (Xie et al. 2020). Ausgehend von einem sehr niedrigen Niveau wurde im Jahr 2021 wie schon im Jahr 2020 ein sehr deutlicher prozentualer Anstieg der Tolvaptan-Verordnungen registriert (◻ Tab. 39.2). Dies hat möglicherweise damit zu tun, dass Tolvaptan basierend auf den Ergebnissen einer Meta-Analyse (Sen et al. 2018) jetzt auch häufiger für Herzinsuffizienz und chronische Niereninsuffizienz eingesetzt wird. Die extrem hohen DDD-Kosten von Tolvaptan (◻ Tab. 39.2) machen es jedoch zwingend erforderlich, die Indikation für die Verschreibung auf diejenigen Patienten zu beschränken, für die es keine anderen Therapieoptionen gibt.

39.3.4 **Prolaktinhemmer**

Niedrigdosierte Dopaminrezeptoragonisten aus der Gruppe der Sekalealkaloide werden in der Gynäkologie bei Hyperprolaktinämie eingesetzt. An erster Stelle der Anwendungsgebiete stehen immer noch primäres und sekundäres Abstillen, obwohl diese Präparate nur bei Versagen anderer Maßnahmen eingesetzt werden sollen.

Das Verordnungsvolumen des langwirkenden Dopaminrezeptoragonisten Cabergolin ist 2021 im Vergleich zum Vorjahr gestiegen (◻ Tab. 39.3). Cabergolin wurde 1995 für primäres Abstillen und die Behandlung der Hyperprolaktinämie zugelassen und wird auch für die Therapie des Prolaktinoms eingesetzt (Castinetti et al. 2021). Regelmäßige internistische Kontrolluntersuchungen unter einer Cabergolin-Therapie sind notwendig, da der Arzneistoff das Risiko für Fibrosen am Herzen, im Retroperitoneum und in der Pleura erhöhen kann (Andrejak und Tribouilloy 2013; Castinetti et al. 2021). Auffallend ist der starke Anstieg der Verordnungen von Bromocriptin, das im Vergleich zu Cabergolin deutlich preiswerter ist; auch hier also wieder ein Hinweis für die Realisierung von Einsparpotenzialen.

◻ **Tab. 39.3 Verordnungen von Prolaktinhemmern 2021.** Angegeben sind die 2021 verordneten Tagesdosen, die Änderungen gegenüber 2020 und die mittleren Kosten je DDD 2021

Präparat	Bestandteile	DDD	Änderung	DDD-Nettokosten
		Mio.	%	Euro
Cabergolin				
Dostinex	Cabergolin	0,68	(+43,4)	3,56
Cabergolin-ratiopharm 0,5 mg	Cabergolin	0,24	(−28,5)	3,65
		0,93	**(+13,6)**	**3,58**
Bromocriptin				
Pravidel Tabl.	Bromocriptin	0,34	(+254,8)	1,29
Summe		**1,3**	**(+38,9)**	**2,97**

39

Literatur

Al-Inany HG, Youssef MA, Aboulghar M, Broekmans F, Sterrenburg M, Smit J, Abou-Setta AM (2011) Gonadotrophin-releasing hormone antagonists for assisted reproductive technology. Cochrane Database Syst Rev. https://doi.org/10.1002/14651858.CD001750.pub3

Andrejak M, Tribouilloy C (2013) Drug-induced valvular heart disease: an update. Arch Cardiovasc Dis 106:333–339

Castinetti F, Albarel F, Amodru V, Cuny T, Dufour H, Graillon T, Morange I, Brue T (2021) The risks of medical treatment of prolactinoma. Ann Endocrinol (Paris) 82:15–19

Choi J, Smitz J (2014) Luteinizing hormone and human chorionic gonadotropin: origins of difference. Mol Cell Endocrinol 383:203–213

Deutsches IVF-Register (2019) Jahrbuch 2018. J Reproduktionsmed Endokrinol 16:279–315

Fleseriu M (2011) Clinical efficacy and safety results for dose escalation of somatostatin receptor ligands in patients with acromegaly: a literature review. Pituitary 14:184–193

Melmed S (2019) Pathogenesis and diagnosis of growth hormone deficiency in adults. N Engl J Med 380.2551–2562

Moore WV, Nguyen HJ, Kletter GB, Miller BS, Rogers D, Ng D, Moore JA, Humphriss E, Cleland JL, Bright GM (2016) A randomized safety and efficacy study of somavaratan (VRS-317), a long-acting rhGH, in pediatric growth hormone deficiency. J Clin Endocrinol Metab 101:1091–1097

National Institute for Health and Care Excellence (2010) Human growth hormone (somatropin) for the treatment of growth failure in children. NICE technology appraisal guidance 188. http://www.nice.org.uk/guidance/ta188/resources/guidance-human-growth-hormone-somatropin-for-the-treatment-of-growth-failure-in-children-pdf

Perales-Puchalt A, Legro RS (2013) Ovulation induction in women with polycystic ovary syndrome. Steroids 78:767 772

Sen J, Chung E, McGill D (2018) Tolvaptan for heart failure in chronic kidney disease patients: a systematic review and meta-analysis. Heart Lung Circ 27:928–939

van Wely M, Kwan I, Burt AL, Thomas J, Vail A, Van der Veen F, Al-Inany HG (2012) Recombinant versus urinary gonadotrophin for ovarian stimulation in assisted reproductive technology cycles. A Cochrane review. Hum Reprod Update 18:111

Xie X, Cai Q, Bai D-H, Sheng H-Z, Wang B-K, Yan K, Lu A-M, Wang X-R (2020) Effectiveness of tolvaptan in the treatment for patients with autosomal dominant polycystic kidney disease: a meta-analysis. Comb Chem High Throughput Screen 23:6–16

Youssef MA, Abou-Setta AM, Lam WS (2016) Recombinant versus urinary human chorionic gonadotrophin for final oocyte maturation triggering in IVF and ICSI cycles. Cochrane Database Syst Rev. https://doi.org/10.1002/14651858.CD003719.pub4

Erkrankungen des Mundes und der Zähne

Inhaltsverzeichnis

Oral- und Dentalerkrankungen

Monika Daubländer und Klaus Höcherl

Auf einen Blick

Zahnärztliche Verordnungen nehmen nur einen Anteil von etwa 1 % an der Gesamt-verordnungszahl in Deutschland ein. Dies entspricht etwa 1 % der gesamten DDD in D und trägt zu 0,2 % der gesamten Nettokos-ten in Deutschland bei. Zahnärztlich verord-net werden hauptsächlich Arzneistoffe aus der Gruppe der antibakteriellen Arzneistof-fe (Antibiotika), gefolgt von den Antiphlo-gistika und mit Abstand von oben Fluorid-präparaten und Analgetika. Betrachtet man die DDD, dann handelt es sich dabei haupt-sächlich um topische Fluoridpräparate, wel-che einen Anteil von ca. 85 % an der DDD ausmachen. Dabei sind fast ausschließlich natriumfluoridhaltige Zahngele von Bedeu-tung. Danach folgt die Arzneimittelgruppe der Antibiotika und Antiinfektiva mit einem DDD-Anteil von ca. 5,9 % an der Gesamt-zahl zahnärztlicher Verordnungen, wobei insbesondere Amoxicillin und Clindamycin eine prominente Rolle haben. Bei den ähn-lich starken Antiphlogistika (DDD-Anteil von 6,2 %) ist Ibuprofen der mit Abstand wichtigste Arzneistoff. Der Anteil der An-algetika und topischer Lokalanästhetika an der DDD ist mit 0,4 % sehr klein. Etwa 2/3 entfallen dabei auf den Arzneistoff Meta-mizol, der in den letzten Jahren deutlich zugenommen hat.

Der Anteil zahnärztlicher Verordnungen an der gesamten Arzneimittelverordnung in Deutsch-land ist in den letzten Jahren auf einem niedri-gen Niveau geblieben und war gegenüber 2020 mit einem Anteil von 1,0 % an den definierten Tagesdosen (DDD) nahezu unverändert. Be-trachtet man nur die reinen Nettokosten von 129,1 Mio. €, so machen diese nur 0,2 % al-ler Verordnungskosten aus (◘ Tab. 40.1).

Verordnen dürfen die derzeit aktiv behan-delnden 72.683 Zahnärztinnen und Zahnärzte in Deutschland nur im Rahmen ihrer Appro-bation (BZAEK 2022). Das bedeutet, dass nur solche Arzneimittel verordnet werden dürfen, die zur Behandlung der vorliegenden Zahn-, Mund- und Kiefererkrankung dienen. Hierzu zählen nur Behandlungsmaßnahmen, die ei-nen unmittelbaren Behandlungsansatz haben. Dadurch wird das Spektrum der Medikamen-tengruppen, die zahnärztlich verordnungsfähig sind, stark eingeschränkt. Es umfasst folgende Gruppen (KZV BW 2019):

- Analgetika
- Sedativa und Hypnotika
- Kreislaufmittel und Mittel zur Schockbe-handlung
- Haemostyptika (auch resorbierbar)
- Desinficientia
- Lokalanästhetika und Fungistatica
- Verbandsstoff und Nahtmaterialien
- Arzneimittel zur lokalen Flouridierung (Nr. IP4)

Das Verordnungsvolumen lag 2020 bei 496 Mio. DDD, was 8.000 DDD und 125 Verordnungen pro Zahnärztin/Zahnarzt pro Jahr entspricht (WIdO 2021). Die Nettokos-ten betrugen 3.000 € pro Zahnärztin/Zahnarzt (WIdO 2021).

◘ Tab. 40.1 Die verordnungsstärksten Arzneimittelgruppen der zahnärztlichen Arzneiverordnungen 2021. Angegeben sind die Gesamtmengen der 2021 verordneten Tagesdosen, Verordnungen und Nettokosten

Arzneimittelgruppe	Verordnungen	Nettokosten	DDD
	Mio.	Mio.	Mio.
Analgetika und orale Lokalanästhetika	0,39	4,27	1,88
Antibiotika und Antiinfektiva	3,32	58,87	29,53
Antiphlogistika	2,39	25,94	27,33
Fluoridpräparate	0,70	9,51	391,03
Summe	**6,80**	**98,59**	**449,77**
Anteil	**94,4 %**	**76,4 %**	**97,9 %**
Gesamtzahl zahnärztlicher Verordnungen	**7,20**	**129,11**	**459,62**
Anteil am Gesamtmarkt	**1,0 %**	**0,2 %**	**1,0 %**

Es fällt auf, dass die Gruppe der Sedativa und Hypnotika auch bei den Verordnungen im Jahr 2021 nicht in Erscheinung tritt. Seit dem 01.07.2019 ist Distickstoffmonoxid (Lachgas) verschreibungspflichtig (Arzneimittelverschreibungsverordnung 2019). Dieses Gas wird vor allem in der Kinderzahnheilkunde zur Anxiolyse und minimalen Sedierung der kleinen Patienten eingesetzt. Hierzu wird das Gas in einer Konzentration von 20 bis 50 % verwendet. Die gute analgetische Wirkung von Distickstoffmonoxid wird bei dieser Dosierung nicht ausgeschöpft, daher sollte bei schmerzhaften Manipulationen immer auch eine Lokalanästhesie appliziert werden. Es bleibt abzuwarten, ob die Substanz den *cut point* des AVR von 10.000 Verordnungen erreicht.

Seit dem 01.11.2020 sind auch Zahnärztinnen und Zahnärzte verpflichtet eine Dosierungsanweisung für jedes verschreibungspflichtige Fertigarzneimittel auf der Arzneimittelverordnung anzugeben. Von dieser Änderung der Arzneimittelverordnung darf nur abgewichen werden, wenn der Patient einen Medikationsplan mit schriftlicher Dosierungsanweisung besitzt oder das Arzneimittel von dem verordnenden Zahnarzt verabreicht wird.

40.1 Arzneistoffe zur Behandlung mikrobieller Erkrankungen

Der Arzneimittelverordnungsreport 2021 führt 97,9 % der gesamten zahnärztlichen DDD aus dem Bereich der antimikrobiellen Arzneistoffe für das Jahr 2021 im Detail auf. Etwa 46 % der gesamten zahnärztlichen Verordnungen aus dem Jahr 2021 gehören zu der Gruppe der antimikrobiellen Arzneistoffe (◘ Tab. 40.1). Im Bereich der zahnärztlichen Verordnungen macht diese Gruppe etwa 46 % der gesamten zahnärztlichen Nettokosten und ca. 6,4 % der gesamten zahnärztlichen DDD aus (◘ Tab. 40.1). Für das Jahr 2021 entspricht dies einem Anteil von etwa 13 % an der gesamten DDD antimikrobieller Arzneistoffe in Deutschland, wobei für andere Industrienationen ein ähnlicher Anteil berichtet wird (Buonavoglia et al. 2021; Bunce und Hellyer 2018). Im Bereich der antimikrobiellen Arzneistoffe stellen antibakterielle Arzneistoffe mit mehr als 97 % den überwiegenden Anteil der zahnärztlichen DDD aus diesem Bereich dar (◘ Tab. 40.2–40.3). Antimykotische Arzneistoffe und Desinfektionsmittel spielen dementsprechend bei der gesamten zahnärztlichen DDD aus dem Bereich der antimikrobiellen Arzneistoffe eine untergeordnete Rolle.

◘ **Tab. 40.2 Zahnärztliche Verordnungen von Penicillinen 2021.** Angegeben sind die 2021 verordneten Tagesdosen (DDD), die Änderung gegenüber 2020 und die mittleren DDD-Nettokosten von Arzneimitteln mit mindestens 10.000 zahnärztlichen Verordnungen

Präparat	Bestandteile	DDD	Änderung	DDD-Nettokosten
		Mio.	%	Euro
Oralpencilline				
Penicillin V STADA	Phenoxymethylpenicillin	0,86	(−16,4)	1,43
Penicillin V AL	Phenoxymethylpenicillin	0,39	(+1,4)	1,44
Infectocillin	Phenoxymethylpenicillin	0,12	(+1,3)	2,41
Penicillin V-ratiopharm	Phenoxymethylpenicillin	0,11	(−43,8)	1,50
Pen Mega-1 A Pharma	Phenoxymethylpenicillin	0,11	(−35,7)	1,38
		1,6	**(−16,4)**	**1,50**
Aminopenicilline				
Amoxi-1 A Pharma	Amoxicillin	7,6	(−4,6)	1,30
Amoxicillin AL	Amoxicillin	4,9	(−4,5)	1,29
Amoxicillin-ratiopharm	Amoxicillin	1,1	(−13,7)	1,33
Amoxicillin Micro Labs	Amoxicillin	0,99	(+41,7)	1,33
Unacid PD	Sultamicillin	0,10	(−2,7)	9,36
		14,6	**(−3,2)**	**1,36**
Amoxicillinkombinationen				
Amoxi Clavulan Aurobindo	Amoxicillin Clavulansäure	1,6	(−10,2)	4,52
Amoxi-Clavulan AL	Amoxicillin Clavulansäure	0,54	(+37,7)	3,63
Amoxiclav-1 A Pharma	Amoxicillin Clavulansäure	0,47	(+136,7)	4,75
Amoxiclav BASICS	Amoxicillin Clavulansäure	0,44	(−26,1)	4,67
Amoxiclav Aristo	Amoxicillin Clavulansäure	0,26	(+5,1)	3,72
Amoxi Clavulan STADA	Amoxicillin Clavulansäure	0,26	(−17,5)	3,56
		3,6	**(+1,1)**	**4,31**
Summe		**19,8**	**(−3,7)**	**1,90**

◻ **Tab. 40.3 Zahnärztliche Verordnungen von weiteren Antibiotika und antiinfektiven Mitteln 2021.** Angegeben sind die 2021 verordneten Tagesdosen (DDD), die Änderung gegenüber 2020 und die mittleren DDD-Nettokosten von Arzneimitteln mit mindestens 10.000 zahnärztlichen Verordnungen

Präparat	Bestandteile	DDD	Änderung	DDD-Nettokosten
		Mio.	%	Euro
Oralcephalosporine				
Cefurax	Cefuroximaxetil	0,26	(−7,7)	1,36
Doxycyclin				
Doxycyclin-1 A Pharma	Doxycyclin	0,29	(+0,9)	0,70
Doxycyclin AL	Doxycyclin	0,16	(−49,9)	0,65
		0,45	**(−25,5)**	**0,68**
Clindamycin				
Clindasol	Clindamycin	3,4	(−6,3)	2,36
Clindamycin-1 A Pharma	Clindamycin	1,3	(+3,0)	2,12
Clindamycin Aristo	Clindamycin	0,82	(−29,6)	2,24
Clinda-saar	Clindamycin	0,74	(−32,3)	2,39
ClindaHEXAL	Clindamycin	0,47	(−17,4)	2,30
Clindamycin-ratiopharm	Clindamycin	0,17	(−14,2)	2,23
Sobelin	Clindamycin	0,04	(−4,8)	6,08
		6,9	**(−12,9)**	**2,32**
Metronidazol				
Metronidazol Aristo	Metronidazol	0,25	(−16,6)	3,48
Weitere Mittel				
Chlorhexamed	Chlorhexidin	0,40	(+0,5)	0,80
Ampho-Moronal Lutschtabl	Amphotericin B	0,17	(−8,6)	2,05
		0,57	**(−2,4)**	**1,18**
Summe		**8,4**	**(−13,0)**	**2,16**

40.1.1 Arzneistoffe zur Behandlung bakterieller Infektionen (Antibiotika)

Antibakterielle Arzneistoffe (Antibiotika) werden zur Prophylaxe und/oder Therapie bakterieller Infektionen eingesetzt. In der Zahnmedizin können antibakterielle Arznei-stoffe bei Infektionen odontogener und nicht-odontogener Herkunft eingesetzt werden. Bei odontogener Herkunft sollte immer erst die zahnärztliche Behandlung erfolgen. Therapie der Wahl ist die Trepanation und eine anschlie-ßende endodontische Versorgung. Ist keine Ausbreitungstendenz gegeben, ist auch keine antibakterielle Therapie indiziert. Bei Ausbrei-tungstendenz wird die sofortige chirurgische

40

Therapie mit adjuvanter Antibiotikagabe unter stationärer Überwachung empfohlen. Zudem liegen für die Endokarditisprophylaxe konkrete Empfehlungen der Deutschen Gesellschaft für Kardiologie vor. Ferner ist eine antibakterielle Therapie während und nach Radiatio oder Bisphosphonatgabe erforderlich, und kann bei Augmentation und orthognather Chirurgie empfohlen sein. Im Einzelfall kann bei Implantationen, bei Patienten mit Diabetes mellitus und bei immunsupprimierten Patienten eine Gabe antibakterieller Arzneistoffe in Betracht gezogen werden.

Der zu häufige, zu lange und damit auch zu unkritische Einsatz dieser Arzneistoffe führte in der Vergangenheit zu einer deutlichen Zunahme antimikrobieller Resistenzen bei Bakterien (Kern 2018). Dies stellt das Gesundheitswesen in Deutschland vor eine große Herausforderung. Die Verwendung antibakterieller Arzneistoffe bei starken Zahnschmerzen im Rahmen einer irreversiblen Pulpitis könnte eine solche unkritische Anwendung in der Zahnmedizin sein (Agnihotry et al. 2019). Eine Zunahme Antibiotika-resistenter Bakterien wird nicht nur in der Humanmedizin sondern auch in der Zahnmedizin beobachtet (Kern 2018; Halling 2014). Die Aufnahme und vor allem die Beachtung antibakterieller Therapien in S3-Leitlinien ist nur eine von mehreren Maßnahmen, um eine rationale antibakterielle Therapie zu gewährleisten (Kern 2018). Im Bereich der Zahnmedizin findet man antibakterielle Therapien in den S3-Leitlinien zu „Odontogene Infektionen" und der „Leitlinie zur Behandlung der Parodontitis" (▶ https://www.awmf.org/leitlinien/detail/ll/007-006.html; Zugriff am 09.09.2022; ▶ https://www.awmf.org/leitlinien/detail/ll/083-043.html; Zugriff am 09.09.2022).

Aus der Gruppe der antibakteriellen Arzneistoffe werden Amoxicillin und Clindamycin von deutschen Zahnärztinnen und Zahnärzten am häufigsten verschrieben. In den letzten Jahren ist aber erfreulicherweise eine Abnahme zugunsten von Amoxicillin zu verzeichnen. Trotzdem besitzt Clindamycin – entgegen aller Empfehlungen – immer noch einen gro-

ßen Anteil an der Gesamtverordnung. Erste Erkenntnisse zeigen, dass deutsche Zahnärztinnen und Zahnärzte antibakterielle Arzneistoffe auch ohne „echte" Indikation verordnen. Folgende Gründe werden genannt: 1. Der Mangel an zur Verfügung stehender Behandlungszeit vor allem bei Patienten mit akuten starken Schmerzen, die kurzfristig während des ärztlichen Notdienstes oder unmittelbar zu Beginn von Feiertagen, Wochenenden oder Urlaub die/den Zahnärtztin/Zahnarzt aufsuchen. Hinzu kommt eine eingeschränkte Möglichkeit der Patientenüberwachung bzw. der klinischen Kontrolle. 2. Die Erwartungshaltung mancher Patienten. 3. Eine fehlende Kompetenz therapeutische Entscheidungen zu treffen sowie fehlendes pharmakologisches Fachwissen. 4. Die Furcht vor rechtlichen Konsequenzen (Böhmer et al. 2021). Grundsätzlich können deshalb die Verordnungszahlen antibakterieller Arzneistoffe (und vor allem die von Clindamycin) noch weiter verringert werden, wenn das Verschreibungsverhalten deutscher Zahnärztinnen und Zahnärzte an die Richtlinien der Fachgesellschaften angepasst wird.

40.1.2 Antibakterielle Arzneistoffe, die die Zellwand-biosynthese hemmen

Zu dieser Gruppe gehören die Penicilline, Cephalosporine, Carbapeneme, Glykopeptide und die Epoxide. Diese Arzneistoffe wirken bakterizid. Penicilline, Cephalosporine und Carbapeneme hemmen die D-Alanin-Transpeptidase. Dadurch wird die Mucopeptidquervernetzung in der Zellwand zerstört. Die Penicilline haben die größte Bedeutung in der zahnärztlichen Verschreibung.

Penicilline Aufgrund ihrer guten Wirksamkeit, ihrer geringen Toxizität und ihrer großen therapeutischen Breite sind Penicilline im Allgemeinen Mittel der ersten Wahl in der Zahnmedizin. Unerwünschte Wirkungen sind bei Penicillinen selten und werden in ihrer Häufigkeit oft überschätzt. Meist treten infolge einer Schädigung der Darmflora gastrointestinale Beschwerden auf. Die wichtigste Nebenwirkung der Penicilline ist eine Arzneistoffallergie, wobei das Auftreten einer tatsächlichen Penicillinallergie deutlich seltener ist, als es die Angabe der Patienten vermuten lässt (Trcka et al. 2004).

Die in 2021 verordneten Tagesdosen (DDD) an Penicillinen betrugen etwa 20 Mio. Dies entspricht einer Abnahme gegenüber 2020 um etwa 3,7 % und macht einen Anteil von etwa 2/3 aus der Gruppe der antimikrobiellen Arzneistoffe aus (◘ Tab. 40.2). Bei den Penicillinen wurden fast ausschließlich säurestabile Oral- und Aminopenicilline verordnet. Von geringerer Bedeutung ist das Oralpenicillin Phenoxymethylpenicillin (Penicillin V), bei dem ein Rückgang der DDD gegenüber 2020 zu beobachten ist (◘ Tab. 40.2). Am häufigsten wurde das Aminopenicillin Amoxicillin verordnet, bei dem ebenfalls eine Abnahme der DDD im Vergleich zu 2020 zu verzeichnen ist. Aminopenicilline weisen gegenüber den Oralpenicillinen ein erweitertes Wirkungsspektrum im gramnegativen Bereich auf. Auch bei odontogenen Infektionen zeigen Penicilline eine gute Wirkung. Deswegen ist der Einsatz von Penicillinen dort zur Therapie von Infiltraten und lokalen Infektionen bei Risikopatienten zusätzlich zur chirurgischen Inzision möglich. Als Mittel der Wahl wird in der Leitlinie die Kombination aus Amoxicillin mit Clavulansäure, ein Arzneistoff aus der Gruppe der β-Lactamase-Inhibitoren, empfohlen (► https://www.awmf.org/leitlinien/detail/ll/007-006.html; Zugriff am 09.09.2022). β-Lactamase-Inhibitoren haben ebenfalls einen sogenannten β-Lactam-Ring, wirken aber nicht antibakteriell. Sie hemmen irreversibel die β-Lactamase und erweitern so das Wirkspektrum ihrer Kombinationspartner. Bei dieser Kombination wurde in 2021 eine leichte Zunahme der DDD gegenüber 2020 ermittelt (◘ Tab. 40.2). Eine ähnliche Kombination und somit eine therapeutische Alternative ist Sultamicillin, welches die Esterverbindung von Ampicillin mit dem β-Lactamase-

Inhibitor Sulbactam darstellt (Schindler und Stahlmann 2014). Nachteilig sind aber die im Vergleich mit der Kombination aus Amoxicillin mit Clavulansäure deutlich höheren DDD-Kosten (◘ Tab. 40.2).

Cephalosporine Cephalosporine sind eine gute Alternative zu den Penicillinen. Aus dieser Gruppe hat derzeit nur das oral anwendbare Cefuroximaxetil eine gewisse Bedeutung. Cefuroximaxetil zeigt nur in Einzelfällen eine Kreuzreaktivität mit Penicillinen. Damit wäre eine Anwendung bei Penicillinallergie möglich (► https://www.awmf.org/leitlinien/detail/ll/061-032.html; Zugriff am 09.09.2022). Cefuroximaxetil ist aber oft unterdosiert, da es nicht einfach ist tatsächlich wirksame Konzentrationen aufzubauen. Die 2021 rezeptierten Tagesdosen (DDD) an Cefuroximaxetil betrugen 0,26 Mio. Dies entspricht einem Rückgang der DDD gegenüber 2020 um 7,7 % (◘ Tab. 40.3).

40.1.3 Antibakterielle Arzneistoffe, die die Proteinsynthese hemmen

Zu dieser Gruppe gehören die Makrolide, Lincosamide, Tetrazykline und die Aminoglykoside. Diese Arzneistoffe können bakteriostatisch oder bakterizid wirken.

Clindamycin Das bakteriostatisch wirkende Lincosamid Clindamycin ist der zweithäufigste zahnärztlich verordnete antimikrobielle Arzneistoff. Die 2021 rezeptierten Tagesdosen (DDD) an Clindamycin betrugen etwa 6,9 Mio. Dies entspricht etwa einem Viertel aller zahnärztlich verschriebenen antimikrobiellen Arzneistoffen und ist ein erneuter Rückgang der DDD (gegenüber 2020 um etwa 12,9 %) (◘ Tab. 40.3). Trotzdem wird Clindamycin immer noch relativ häufig in der zahnärztlichen Praxis verordnet: a) 2021 wurden insgesamt 14,2 Mio DDD verordnet, was einem Anteil der zahnärztlichen Verordnungen von fast 50 % entspricht

40

und b) der Clindamycin-Anteil aller ärztlich rezeptierten antimikrobiell wirkenden Arzneistoffen lag nur bei etwa 6 % (◘ Tab. 16.5). Die weiterhin überdurchschnittliche zahnärztliche Verordnung von Clindamycin ist umso erstaunlicher, da Clindamycin grundsätzlich nur eine Alternative bei Vorliegen einer Penicillinallergie darstellt und im Vergleich zu den Penicillinen häufiger Nebenwirkungen wie z. B. Übelkeit, Diarrhö und Erbrechen auftreten (Halling 2014). Eine seltene jedoch gefährliche Nebenwirkung von Clindamycin ist die Ausbildung einer pseudomembranösen Enterokolitis, die durch *Clostridioides* (früher: *Clostridium*) *difficile* bedingt ist (Ahmadi et al. 2021; Brown et al. 2013). Deswegen ist Clindamycin auch in der S3-Leitlinie „Odontogene Infektionen" nur eine Alternative für Penicilline bei Vorliegen einer Penicillinallergie (► https://www.awmf.org/leitlinien/detail/ll/007-006.html; Zugriff am 09.09.2022). Warum Clindamycin so häufig verordnet wird, obwohl es zum Beispiel bei odontogenen Abszessen eine deutlich höhere Resistenzrate hat (Heim et al. 2021), ist wissenschaftlich nicht nachvollziehbar. Vermutlich beruht es wohl auf veralteten Studien, die suggerierten, dass Clindamycin besonders gut knochen- und speichelgängig sei. Neuere Studien zeigen aber, dass die Bioverfügbarkeit in der Pulpa eher geringer als z. B. bei Amoxicillin ist (Schüssl et al. 2014; Stahlmann et al. 2017). Es sollte daher nur bei Penicillinallergie und fehlenden, besser wirkenden Alternativen verordnet werden. Falls notwendig, sollten aber Clindamycin-Generika verschrieben werden, weil das Originalpräparat deutlich teurer ist. Auch die Angst vor einer möglichen allergischen Reaktion auf Penicilline unterstützt die Verordnung von Clindamycin durch Zahnärztinnen und Zahnärzte.

Makrolide Makrolide sind im Grunde sehr gut verträgliche und gut wirksame antibakterielle Arzneistoffe. Sie können bei Penicillinallergie und auch in der Schwangerschaft angewandt werden. Für das bakteriostatisch wirkende Makrolid Azithromycin wurde der Cut-off von 10.000 zahnärztlichen Verordnungen 2021 nicht mehr erreicht.

Tetracycline Ein deutlicher Rückgang der DDD um 25 % gegenüber 2020 liegt für das bakteriostatisch wirkende Tetracyclin Doxycyclin vor. Von diesem wurden in 2021 0,45 Mio DDD rezeptiert (◘ Tab. 40.3). Während lokal appliziertes Doxycyclin mit anhaltender Freisetzung bei Parodontitispatienten zusätzlich zur subgingivalen Instrumentierung erwogen werden kann, sollte systemisch wirksames subantimikrobielles Doxycyclin (SDD) zur subgingivalen Instrumentierung aufgrund einer fehlenden langfristigen Wirksamkeit und Sicherheit, sowie der möglichen Resistenzentwicklung, generell nicht verabreicht werden (Donos et al. 2019). Zudem sollten keine subantimikrobiellen Dosen von Doxycyclin zur professionellen mechanischen Plaquereduktion in der unterstützenden Parodontaltherapie eingesetzt werden (► https://www.awmf.org/leitlinien/detail/ll/083-043.html; Zugriff am 09.09.2022). Wegen irreversibler Zahnveränderungen (Verfärbungen und Zahnschmelzhypoplasie) sollten Schwangere und Kinder bis zum 8. Lebensjahr nicht mit Tetracyclinen behandelt werden.

40.1.4 Antibakterielle Arzneistoffe, die die DNA-Replikation hemmen

Zu dieser Gruppe gehören die bakterizid wirkenden Fluorchinolone und Metronidazol. Bei odontogenen Infektionen sind Sie allein oder in Kombination Reservemedikamente bei Vorliegen einer Penicillinallergie.

Fluorchinolone Fluorchinolone, wie z. B. Moxifloxacin, zeigen bei odontogenen Infektionen zwar eine gute Wirksamkeit, sollten aber aufgrund ihres UAW-Profils und der erhöhten Gefahr einer Resistenzentwicklung nur noch in Ausnahmefällen angewendet werden.

Metronidazol Das Nitroimidazol-Derivat Metronidazol wirkt bakterizid und schädigt die DNA unter anaeroben Bedingungen. 2021 wurden 0,25 Mio. DDD verordnet, was einem Rückgang der DDD gegenüber 2020 um 16,6 % entspricht (◘ Tab. 40.3). Der Anteil der zahnärztlich verordneten DDD an der gesamten DDD für Metronidazol beträgt etwa 9 % (◘ Tab. 16.8 und 40.3). Für Metronidazol konnten in klinischen Studien bedeutsame Resistenzraten bei Anaerobiern nachgewiesen werden (Halling 2014). Bei odontogenen Infektionen ist die Kombination von Metronidazol mit Ciprofloxacin nur als Reservemedikation bei Vorliegen einer Penicillinallergie vorgesehen.

40.1.5 Desinfektionsmittel

Das Desinfektionsmittel Chlorhexidin ist u. a. stark antibakteriell wirksam, da es die Zellwand von Bakterien schädigt. Verwendet wird es vor allem in Mundspüllösungen zur Haut- und Schleimhautdesinfektion. Es wird neben ätherischen Ölen, Cetylpyridiniumchlorid und Triclosan/Copolymer in der S3-Leitlinie „Häusliches chemisches Biofilmmanagement in der Prävention und Therapie der Gingivitis" als Ergänzung zur mechanischen Reinigung oder wenn ein mechanisches Biofilmmanagement nicht möglich ist zu einer Reduktion der Gingivitis empfohlen (► https://www.awmf.org/leitlinien/detail/ll/083-016.html; Zugriff am 09.09.2022). 2021 wurden 0,4 Mio. DDD verordnet, was in etwa den Zahlen aus 2020 entspricht (◘ Tab. 40.3).

40.1.6 Arzneistoffe zur Behandlung von oralen Mykosen (Antimykotika)

Arzneistoffe aus der Gruppe der Polyene haben eine antimykotische Wirkung, werden in der Regel nicht resorbiert und meist zur lokalen Therapie von Candida-Infektionen verord-

net. Im Rahmen einer lokalen Anwendung sind diese sehr gut verträglich. Aus dieser Gruppe hat Amphotericin B eine gewisse Bedeutung. 2021 wurden 0,17 Mio. DDD verordnet, was einem Rückgang der DDD gegenüber 2020 um 8,6 % bedeutet (◘ Tab. 40.3).

40.2 Antiphlogistika

Für die Behandlung von akuten und postoperativen Schmerzen in der Zahn-, Mund- und Kieferheilkunde, die häufig vorkommen und in der Regel entzündlicher Genese sind, werden vor allem nicht-steroidale Antiphlogistika (Cyclooxygenase-Inhibitoren) und Analgetika (ohne antiphlogistische Wirkung) eingesetzt. Antiphlogistika stehen daher, wie auch 2020 nach den Antibiotika an zweiter Stelle der verordnungsstärksten Arzneimittelgruppen der zahnärztlichen Verordnungen mit 2,39 Mio. Verordnungen im Jahr 2021. Die Nettokosten betrugen hierfür 25,94 Mio. €. Die DDD lag bei 27,33 Mio.. Dies ist eine Abnahme der Verordnungen um 7 %, der Nettokosten um 7,79 % und der DDD um 11,1 % gegenüber 2020. Die geringste Abnahme der DDD ist bei Ibuprofen mit −2,6 % festzustellen, es folgt Diclofenac mit −8,7 % und Dexketoprofen mit −18,3 %. Die stärkste Abnahme weisen die topischen Antiphlogistika mit −46,7 % auf.

Ibuprofen ist in dieser Arzneimittelgruppe mit einer DDD von 23,1 Mio. weiterhin das Medikament mit der höchsten Verschreibungsrate (◘ Tab. 40.4). Im Vergleich zum Jahr 2020 zeigt sich eine Abnahme um 2,6 %, die DDD-Nettokosten lagen im Mittel bei 970.000 €. Zwischen den verschiedenen im Handel befindlichen Präparate zeigen sich teilweise erhebliche Verschiebungen zum Vorjahr. Das am häufigsten verordnete Präparat mit 17,4 Mio. DDD enthält das Salz aus Ibuprofen und der Aminosäure Lysin (Ibuprofen-Lysinat). Dadurch soll die Löslichkeit und die Freisetzungsgeschwindigkeit verbessert werden, was einen schnelleren Wirkungseintritt zur Folge haben müsste. Pharmazeutische Stu-

◻ Tab. 40.4 Zahnärztliche Verordnungen von Antiphlogistika 2021. Angegeben sind die 2021 verordneten Tagesdosen (DDD), die Änderung gegenüber 2020 und die mittleren DDD-Nettokosten von Arzneimitteln mit mindestens 10.000 zahnärztlichen Verordnungen

Präparat	Bestandteile	DDD	Änderung	DDD-Nettokosten
		Mio.	%	Euro
Ibuprofen				
Ibuflam/-Lysin	Ibuprofen	17,4	(−11,0)	0,97
Ibu-1 A Pharma	Ibuprofen	3,2	(+92,2)	0,94
Ibuprofen AbZ	Ibuprofen	1,0	(+7,8)	0,92
Ibuprofen AL	Ibuprofen	0,44	(+1,2)	1,00
Ibu/Ibu Lysin-ratiopharm	Ibuprofen	0,34	(+2,4)	0,82
Ibuprofen/Ibu Atid	Ibuprofen	0,23	(−31,5)	1,00
Nurofen	Ibuprofen	0,21	(+11,9)	0,59
Ibuprofen/Ibu-PUREN	Ibuprofen	0,18	(−9,2)	1,32
		23,1	**(−2,6)**	**0,96**
Diclofenac				
Voltaren	Diclofenac	0,20	(−8,7)	0,65
Weitere Antiphlogistika				
Sympal	Dexketoprofen	0,12	(−18,3)	2,98
Topische Antiphlogistika				
Dontisolon D	Prednisolon	2,1	(−56,1)	0,69
Volon A Haftsalbe	Triamcinolonacetonid	0,54	(+57,6)	1,93
Prednisolon acis	Prednisolon	0,34	(−25,1)	0,39
		3,0	**(−46,7)**	**0,88**
Summe		**26,4**	**(−11,1)**	**0,96**

dien konnten hinsichtlich der Löslichkeit keine deutlichen Unterschiede zwischen den beiden Substanzen nachweisen (Kitak et al. 2015). Klinische Studien haben hingegen diese theoretischen Überlegungen bestätigt.

In einem systematischen Review mit 30 Studien und 1.015 untersuchten Personen konnte gezeigt werden, dass die maximale Plasmakonzentration bei den schnell wirkenden Ibuprofenpräparaten im Median nach etwa 50 min und bei den Standardpräparaten erst nach 90 min erreicht wurde (Moore et al. 2014). Klinische Patientendaten zeigten auch, die Analgesie während der ersten sechs Stunden nach Einnahme besser war und die Patienten weniger zusätzliche Analgetika benötigten. Insbesondere bei den zahnmedizinischen Studien konnte gezeigt werden, dass die Einnahme von schnellwirkendem Ibuprofen 200 mg nicht nur zu einem schnelleren Wirkungseintritt, sondern mit einer NNT (*number needed to treat*) von 2,1 (95 % Konfidenzintervall: 1,9–2,4) in der Effektivität mit 400 mg Standard-Ibuprofen mit einer NNT von 2,4

(95 % Konfidenzintervall: 2,2–2,5) zu einer vergleichbaren Schmerzreduktion geführt hat bei vergleichbarem Nebenwirkungsprofil.

An zweiter Stelle der meistverordneten Antiphlogistika steht Diclofenac mit 200.000 DDD und 650.000 € DDD-Nettokosten. Die Veränderung zum Vorjahr beträgt −8,7 %. Im Vergleich zu Ibuprofen ist die Schmerzreduktion etwas besser (NNT Diclofenac 50 mg: 2,1 (1,9 bis 2,5) und Diclofenac 100 mg: 1,9 (1,7 bis 2,3)) allerdings bei einer höheren UAW-Rate (Moore et al. 2015). Hier sind vor allem die gastrointestinalen Komplikationen wie Ulcera und Blutungen zu nennen. In Studien zeigt sich dies in einer höheren *risk ratio* von Diclofenac gegenüber Ibuprofen. Es sollte daher zurückhaltender verordnet werden.

An dritter Stelle steht Dexketoprofen mit 120.000 DDD und DDD-Nettokosten von 2,98 Mio. €. Hier zeigt sich eine erneute Reduktion von 8,7 % gegenüber dem Vorjahr.

Dexketoprofen ist in zahnärztlichen Studien mit einer NNT von 2,7 besser wirksam als nach Operationen in anderen Fachgebieten (NNT 5,7) (Gaskell et al. 2007). Nebenwirkungen traten gleich häufig wie in der Placebogruppe auf, die *risk ratio* liegt bei 1,4 (95 % Konfidenzintervall: 0,89–2,2).

Die Daten zeigen, dass die nicht-steroidalen Antiphlogistika sehr häufig in der Zahnmedizin verordnet werden und Ibuprofen als Einzelmedikation der beliebteste Arzneistoff ist. Aufgrund der zugrundeliegenden entzündlichen Komponente der Schmerzen ist dies pharmakologisch sinnvoll, effektiv und wirtschaftlich (Becker 2010; NICE 2020).

Der Einsatz topischer Antiphlogistika erfolgt durch Aufbringen der Medikamente auf die Mundschleimhaut. Indikationen sind nicht infektiöse Entzündungen (z. B. Gingivitis, Aphthen) oder Mundschleimhauterkrankungen wie der orale Lichen planus. Es handelt sich um eine symptomatische Therapie, die kurzzeitig angewendet werden kann und eine Schmerz- und Entzündungsreduktion erzielen soll. Länger als vier Wochen sollte die Applikation nicht erfolgen. Zum einen kann es zu Veränderungen der Mundschleimhaut (z. B.

Atrophie) kommen, zum anderen ist durch Veränderung des lokalen Mikrobioms das Risiko für Infektionen gegeben. Bei erstmaligem Auftreten der Mundschleimhautveränderung und fehlendem Ansprechen auf die symptomatische Therapie sollte eine histologische Diagnostik durch Inzisionsbiopsie oder Bürstenbiopsie erfolgen. Eine bakterielle, virale oder fungale Infektion sollte ebenfalls ausgeschlossen sein. Das am häufigsten verordnete topische Antiphlogistikum 2021 war Prednisolon in Pastenform mit 2,1 Mio. DDD. Die DDD Nettokosten lagen bei 690.000 Mio. €. Am zweithäufigsten verordnet wurde Triamcinolonacetonid als Haftsalbe mit 540.000 DDD, einer deutlichen Zunahme von 57,6 % im Vergleich zum Vorjahr und den höchsten DDD-Nettokosten mit 1,93 Mio. €. An dritter Stelle stand Prednisolon in Tablettenform mit 340.000 DDD und DDD-Nebenkosten von 390.000 €.

Ob hierfür ein pandemiebedingter Rückgang der zahnärztlichen Konsultationen wegen Mundschleimhautveränderungen verantwortlich ist, muss abgewartet werden. Möglicherweise ist es auch zu einer Verschiebung in den OTC-Bereich gekommen. Dies wäre als kritisch einzustufen, da es sich teilweise um potentiell maligne Schleimhautveränderungen handelt, die zeitnah zahnärztlich diagnostiziert werden sollten. Ein Shift hin zu den topischen Lokalanästhetika, der theoretisch auch denkbar wäre, da viele der Schleimhautveränderungen schmerzhaft sind, lässt sich bei den Verordnungszahlen nicht erkennen.

40.3 Arzneimittel zur Schmerzbehandlung (Analgetika und topische Lokalanästhetika)

Bei den Analgetika ohne ausgeprägte antiphlogistische Wirkung dominierte 2021 ein einzelner Arzneistoff den Verordnungsmarkt, nämlich Metamizol (◼ Tab. 40.5). Der Wirkmechanismus von Metamizol ist nach wie vor nicht vollständig geklärt (Rogosch et al.

◻ Tab. 40.5 Zahnärztliche Verordnungen von Analgetika und topischen Lokalanästhetika 2021. Angegeben sind die 2021 verordneten Tagesdosen (DDD), die Änderung gegenüber 2020 und die mittleren DDD-Nettokosten von Arzneimitteln mit mindestens 10.000 zahnärztlichen Verordnungen

Präparat	Bestandteile	DDD	Änderung	DDD-Nettokosten
		Mio.	%	Euro
Metamizol				
Novaminsulfon Lichtenstein	Metamizol	0,84	(−12,9)	2,71
Novaminsulfon-ratiopharm	Metamizol	0,20	(−21,9)	2,30
Novaminsulfon-1 A Pharma	Metamizol	0,07	(+9,2)	2,46
		1,1	**(−13,7)**	**2,62**
Paracetamol				
Paracetamol-1 A Pharma	Paracetamol	0,04	(−5,8)	0,54
Kombinationen				
Dolomo TN	Acetylsalicylsäure Paracetamol Coffein/Codein	0,30	(−21,7)	3,43
Topische Lokalanästhetika				
Dynexan Mundgel	Lidocain	0,29	(+1,8)	0,40
Summe		**1,7**	**(−12,8)**	**2,34**

2012). Anhand von Metaboliten konnten bislang sowohl eine Cyclooxegenasehemmung (COX 1 und COX 2) als auch eine Beteiligung des endogenen Endocannabinoid-Systems für die analgetische Wirkung identifiziert werden. Durch die spasmolytische Wirkung ergeben sich z. T. spezielle Indikationen hinsichtlich Koliken und Tumorschmerzen. Wahrscheinlich sind auch die vielfältigen Zubereitungsformen (Injektionslösung, Tropfen, Tabletten) ein Grund für die hohe Verordnungszahl. Der Anteil der Metamizolverordnungen übertraf dabei den der Paracetamolverordnungen sehr deutlich. Er lag bei 1,1 Mio. DDD, was einer Reduktion gegenüber dem Vorjahr um 13,7 % entsprach. Die DDD Nettokosten lagen bei 2,62 Mio. €.

Die Arzneimittelkommission der Zahnärzte sieht diese hohe Verordnungszahl kritisch (Stahlmann und Daubländer 2018). Aufgrund der möglichen schwerwiegenden UAW sollte es nicht als Mittel der ersten Wahl, sondern als Reserveanalgetikum in der Zahnheilkunde eingesetzt werden. Außer dem seit langem bekannten Risiko einer Agranulozytose wurde inzwischen auch auf das Risiko für einen arzneimittelbedingten Leberschaden unter der Behandlung mit Metamizol hingewiesen (BfArM 2020). Der Pathomechanismus ist bislang nicht eindeutig geklärt. Vermutet wird ein immunallergischer Mechanismus. Die Häufigkeit wird als sehr selten eingeschätzt, kann jedoch aufgrund des seltenen Auftretens nicht berechnet werden. Paracetamol erreichte 40.000 DDD, bei einer Reduktion von 5,8 % und DDD Nettokosten von 540.000 €.

Am zweithäufigsten wurde ein Kombinationspräparat verordnet, dass in der Zahnmedizin sehr beliebt, aber pharmakologisch kritisch zu sehen ist. Es handelt sich um die Kombination von Acetylsalicylsäure und Paracetamol entweder kombiniert mit Coffein (Tag)

oder Codein (Nacht). Das Verordnungsvolumen lag 2020 bei 300.000 DDD, das bedeutet eine erneute Reduktion, und zwar um 21,7 % im Vergleich zu 2020. Die DDD Nettokosten betrugen 3,43 Mio. €. Aufgrund seiner thrombozytenaggregationshemmenden Wirkung hat Acetylsalicylsäure in der postoperativen Schmerztherapie keine Berechtigung und sollte im Hinblick auf das erhöhte Nachblutungsrisiko nicht verordnet werden. Wegen der schwachen analgetischen Wirkung (NNT 4,2 (3,8 bis 4,6)) und der relativ hohen *risk ratio* (2,7 (2,0 bis 3,7)) ist Acetylsalicylsäure anderen zur Verfügung stehenden Substanzen wie z. B. Ibuprofen klar unterlegen (Moore et al. 2015).

Die gleichzeitige Reduktion der Verordnungen von den aufgrund ihrer Nebenwirkungen als kritisch einzustufenden Analgetika Metamizol, Paracetamol und des Kombinationspräparates mit Acetylsalicylsäure und Codein ist als positive Entwicklung anzusehen. Es ist zu hoffen, dass sich ein mechanismenorientierter Einsatz antiphlogistischer und analgetischer Substanzen in der Zahnmedizin durchsetzt.

Positiv ist auch, dass kein Trend hin zu einer verstärkten Verordnung von Opioiden in der Zahnmedizin in Deutschland zu verzeichnen ist, wie es in den Vereinigten Staaten von Amerika in den letzten Jahren der Fall war. Es wird davon ausgegangen, dass dort 12 % der Verordnungen von schnell wirksamen Opioiden von Zahnärzten vorgenommen wurden. Damit sind sie die Berufsgruppe mit der vierthöchsten Verordnungszahl mit 18,5 Mio. pro Jahr. Überwiegend handelt es sich dabei um Kombinationspräparate mit Hydrocodon (76 %). In erster Linie erhielten Jugendliche zwischen 14 und 17 Jahren diese Substanzen nach einer Weisheitszahnentfernung. Klinische Studien, die untersuchen, ob Antiphlogistika für die postoperative Schmerztherapie ausreichend sind, sollen in Zukunft die klinische Entscheidungsfindung bei der Verordnung unterstützen (Feldman et al. 2022).

Als topisches Lokalanästhetikum wurde nur Lidocain in Gelform verordnet. Die Indikation hierfür sind schmerzhafte Läsionen der Mundschleimhaut sei es durch Infektionen, mechanische Irritationen (z. B. Prothesendruckstellen, kieferorthopädische Apparaturen) oder Mundschleimhautveränderungen. Auch hierbei sollte die Anwendungsdauer kurzgehalten werden (ca. eine Woche). Kommt es in diesem Zeitraum nicht zu einem Abheilen der Läsion, sollte eine histologische Abklärung durch eine Biopsie erfolgen und ein Malignom ausgeschlossen werden. 2021 wurden 290.000 DDD verordnet. Damit war die Veränderung gegenüber dem Vorjahr mit +1,8 % gering. Die DDD Nettokosten lagen bei 400.000 €. Lidocain ist das einzige Amidlokalanästhetikum mit einer suffizienten oberflächenanästhetischen Wirkung und daher zu bevorzugen gegenüber Esterpräparaten, die ein höheres Risiko für allergische Reaktionen haben (Paragruppen-Allergie).

40.4 Fluoridpräparate

Die Verordnung topischer fluoridhaltiger Zahngele ist mit einem Anteil von 89,9 % aller Verordnungen eine Domäne der Zahnmedizin. Auch wenn die S2k-Leitlinie „Fluoridierungsmaßnahmen zur Kariesprophylaxe" gerade auf Aktualität überprüft wird, sind die Kernaussagen weiterhin von Bestand (▶ https://www.awmf.org/leitlinien/detail/ll/083-001.html; Zugriff am 19.09.2022). Da die perorale Flouridierung über Speisesalz und Tabletten in ihrer Evidenz nicht schlüssig ist, bleibt die lokale Fluoridierung die wesentliche Maßnahme der Kariesprävention im Kindesalter. Diese geschieht im Rahmen der häuslichen Zahnpflege durch fluoridhaltige Zahnpasten und Gele (Berg et al. 2021). Darüber hinaus kommen im Rahmen der zahnärztlichen Behandlung auch Lacke und Versiegelungen zum Einsatz.

Die topisch anzuwendenden Zahngele mit Natriumflourid wurden daher sehr häufig verordnet, 410,9 Mio. DDD im Jahr 2020, d. h. 1,5 % mehr als 2020 mit 30.000 € DDD Nettokosten (◻ Tab. 40.6).

■ **Tab. 40.6　Verordnungen von Fluoridpräparaten aller Arztgruppen.** Angegeben sind die 2021 verordneten Tagesdosen (DDD), die Änderung gegenüber 2020 und die mittleren DDD-Nettokosten von Arzneimitteln mit mindestens 10.000 zahnärztlichen Verordnungen

Präparat	Bestandteile	DDD	Änderung	DDD-Nettokosten	Zahnärztliche Verordnungen
		Mio.	%	€	%
Topische fluoridhaltige Zahngele					
Elmex Gelee	Olaflur Dectaflur Natriumfluorid	356,4	(+1,7)	0,03	89,8
Sensodyne	Natriumfluorid	54,5	(−0,2)	0,01	90,4
Summe		**410,9**	**(+1,5)**	**0,03**	**89,9**

Literatur

Agnihotry A, Thompson W, Fedorowicz Z, van Zuuren EJ, Sprakel J (2019) Antibiotic use for irreversible pulpitis. Cochrane Database Syst Rev. https://doi.org/10.1002/14651858.CD004969.pub5

Almadi H, Ebrahimi A, Almadi F (2021) Antibiotic therapy in dentistry. Int J Dent 2021:6667624. https://doi.org/10.1155/2021/6667624

Becker DE (2010) Pain management: part 1: managing acute and postoperative dental pain. Anesth Prog 57:67–79

Berg B, Cremer M, Flothkötter M, Koletzko B, Krämer N, Krahwinkel M, Lawrenz B, Przyrembel H, Schiffner U, Splieth C, Vetter K, Weißenborn A (2021) Kariesprävention im Säuglings- und frühen Kindesalter, Handlungsempfehlungen des bundesweiten Netzwerks Gesund ins Leben. Monatsschr Kinderheilkd 2021:169

BfArM (2020) Rote-Hand_Brief zu Metamizol: Risiko für arzneimittelbedingten Leberschaden

Böhmer F, Hornung A, Burmeister U, Köchling A, Altiner A, Lang H, Löffler C (2021) Factors, perceptions and beliefs associated with inappropriate antibiotic prescribing in German primary dental care: a qualitative study. Antibiotics 10:987. https://doi.org/10.3390/antibiotics10080987

Brown KA, Khanafer N, Daneman N, Fisman DN (2013) Meta-Analysis of antibiotics and the risk of community-associated clostridium difficile infection. Antimicrob Agents Chemother 57:2326–2332

Bunce JT, Hellyer P (2018) Antibiotic resistance and antibiotic prescribing by dentists in England 2007–2016. Br Dent J 225:81–84

Bundesgesetzblatt Jahrgang 2019 Teil I Nr. 9, ausgegeben am 28. März 2019, 17. Verordnung zur Änderung der Arzneimittelverschreibungsverordnung

Bundeszahnärztekammer und Kassenzahnärztliche Bundesvereinigung (2022) Daten & Fakten

Buonavoglia A, Leone P, Solimando AG, Fasano R, Malerba E, Prete M, Corrente M, Prati C, Vacca A, Racanelli V (2021) Antibiotics or no antibiotics, that is the question: an update on efficient and effective use of antibiotics in dental practice. Antibiot 10:550. https://doi.org/10.3390/antibiotics10050550

Deutsche Gesellschaft für Allergologie und klinische Immunologie e.V. (DGAKI) Sk2-Leitlinie: Diagnostik bei Verdacht auf eine Betalaktamantibiotika-Überempfindlichkeit. Verfügbar unter: AWMF Registernummer: 061-032. https://www.awmf.org/leitlinien/detail/ll/061-032.html

Deutsche Gesellschaft für Mund-, Kiefer- und Gesichtschirurgie Odontogene Infektionen, Verfügbar unter: AWMF Registernummer: 007-006. https://www.awmf.org/leitlinien/detail/ll/007-006.html

Deutsche Gesellschaft für Parodontologie (DG PARO), Deutsche Gesellschaft für Zahn-, Mund- und Kieferheilkunde (DGZMK) Häusliches chemisches Biofilmmanagement in der Prävention und Therapie der Gingivitis, Verfügbar unter AWMF-Registernummer: 083-016. https://www.awmf.org/leitlinien/detail/ll/083-016.html

Deutsche Gesellschaft für Zahn-, Mund- und Kieferheilkunde e.V. (DGZMK) S2k-Leitlinie Fluoridierungsmaßnahmen zur Kariesprophylaxe, Verfügbar unter AWMF-Registernummer. 083-001. https://www.awmf.org/leitlinien/detail/ll/083-001.html

Deutsche Gesellschaft für Zahn- und Mund- und Kieferheilkunde e.V. (DGZMK), Deutsche Gesellschaft für Parodontologie e.V. (DG PARO). Die Behandlung von Parodontitis Stadium I bis III – Die deutsche Implementierung der S3-Leitlinie „Treatment of Stage I–III Periodontitis" der European Federation of Periodontology (EFP). Verfügbar unter: AWMF Registernummer: 083-043. https://www.awmf.org/leitlinien/detail/ll/083-043.html

Donos N, Calciolari E, Brusselaers N, Goldoni M, Bostanci N, Belibasakis GN (2019) The adjunctive use of host modulators in non-surgical periodontal therapy. A systematic review of randomized, placebo-controlled clinical studies. J Clin Periodontol 47(Suppl 22):199–238. https://doi.org/10.1111/jcpe.13232

Feldman CA, Fredericks-Younger J, Lu S-E, Desjardins PJ, Malmstrom H, Miloro M, Warburton G, Ward B, Ziccardi V, Fine D (2022) The Opioid Analgesic Reduction Study (OARS) – a comparison of opioid vs. non-opioid combination analgesics für management of post-surgical pain: a double-blind randomized clinical trial. Trials 23:160

Gaskell H, Derry S, Wiffen PJ, Moore RA (2007) Single dose oral ketoprofen or dexketoprofen for acute postoperative pain in adults. Cochrane Database Syst Rev. https://doi.org/10.1002/14651858.CD007355.pub3

Halling F (2014) Antibiotika in der Zahnmedizin. Zahnmed Up2date 8:67–82. https://doi.org/10.1055/s-0033-1346918

Heim N, Jürgensen B, Kramer Wiedemeyer FJV (2021) Mapping the microbiological diversity of odontogenic abscess: are we using the right drugs? Clin Oral Invest 25:187–193. https://doi.org/10.1007/s00784-020-03350-0

Kassenzahnärztliche Vereinigung Baden-Württemberg (2019) Leitfaden zur Verordnung von Arzneimittel der vertragszahnärztlichen Versorgung 09/2019

Kern WV (2018) Rationale Antibiotikaverordnung in der Humanmedizin. Bundesgesundheitsblatt Gesundheitsforschung Gesundheitsschutz 61:580–588. https://doi.org/10.1007/s00103-018-2727-x

Kitak T, Dumicic A, Planinsek O, Sibanc R, Srcic S (2015) Determination of solubility parameters of Ibuprofen and Ibuprofen lysinate. Molcculcs 20:21549–21568

Moore RA, Derry S, Straube S, Ireon-Paine J, Wiffen PJ (2014) Faster, higher, stronger? Evidence for formulation and efficacy for ibuprofen in acute pain. Pain 155:14–21

Moore RA, Derry S, Aldington D, Wiffen PJ (2015) Single dose oral analgesics for acute postoperative pain in adults – an overview of Cochrane reviews. Cochrane Database Syst Rev. https://doi.org/10.1002/14651858.CD008659.pub3

National Institute for Health and Care Excellence (2020) Perioperative care in adults, evidence reviews for managing acute postoperative pain. NICE guideline, Bd. NG 180

Rogosch T, Sinning C, Podlewski A, Watzer B, Schlosburg J, Lichtman AH, Cascio MG, Bisogno T, Di Marzzo V, Nüsing R, Imming P (2012) Novel bioactive metabolites of dipyrone (metamizol). Bioorg Med Chem 20:101–107

Schindler C, Stahlmann R (2014) Sultamicillin als therapeutische Alternative zu Amoxicillin und Clavulansäure. zm 104, Nr. 13 A, 01.07.2014, (4). https://www.zm-online.de/archiv/2014/13/zahnmedizin/sultamicillin-als-therapeutische-alternative-zu-amoxicillin-und-clavulansaeure/

Stahlmann R, Daubländer M (2018) Metamizol – aktuelle Anmerkungen zu einem „alten" Arzneimittel zm 108, Nr. 20, 16.10.2018, (2376)

Stahlmann R, Schindler C, Gössling J (2017) 50 Jahre Clindamycin. zm 2017-19 vom 01.10.2017. https://www.zm-online.de/archiv/2017/19/zahnmedizin/50-jahre-clindamycin/

Schüssl Y, Pelz K, Kempf J, Otten JE (2014) Concentrations of amoxicillin and clindamycin in teeth following a single dose of oral medication. Clin Oral Invest 18:35–40. https://doi.org/10.1007/s00784-013-0958-7

Trcka J, Schäd SG, Pfeuffer P, Raith P, Bröcker EB, Trautmann A (2004) Penicillintherapie trotz Penicillinallergie? Plädoyer für eine allergologische Diagnostik bei Verdacht auf Penicillinallergie. Dtsch Arztebl 101:A-2888 / B-2444 / C-2331

WIdO (2021) wido_arz_gkv-arzneimittelmarkt_klassifikation_methodik_ergebnisse_2021.pdf

Serviceteil

W.-D. Ludwig, B. Mühlbauer, R. Seifert (Hrsg.), *Arzneiverordnungs-Report 2022*,
https://doi.org/10.1007/978-3-662-66303-5

Stichwortverzeichnis

A

B

I

N

T